NUTRIÇÃO NO ESPORTE

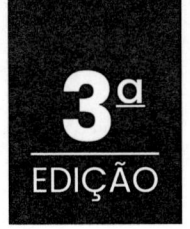

NUTRIÇÃO NO ESPORTE

Diretrizes nutricionais e bioquímica e fisiologia do exercício

Asker Jeukendrup, MSc, PhD
Loughborough University, Mysportscience

Michael Gleeson, BSc, PhD
Loughborough University

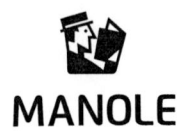

MANOLE

Título original em inglês: *Sport Nutrition*.
Copyright © 2019, 2010 Asker Jeukendrup e Michael Gleeson. Todos os direitos reservados.
Copyright © 2004 Human Kinetics. Todos os direitos reservados.
Publicado mediante acordo com a Human Kinetics.

Produção editorial: Retroflexo Serviços Editoriais
Tradução: Soraya Imon de Oliveira
    Doutora em Imunologia pelo Instituto de Ciências Biomédicas da
       Universidade de São Paulo (USP)
    Especialista em Imunopatologia e Sorodiagnóstico pela Faculdade de Medicina
       da Universidade Estadual Paulista Júlio de Mesquita Filho (UNESP)
    Graduada em Ciências Biológicas pelo Instituto de Biociências da
       Universidade Estadual Paulista Júlio de Mesquita Filho (UNESP)
Revisão de tradução e revisão de prova: Departamento Editorial da Editora Manole
Projeto gráfico: Departamento Editorial da Editora Manole
Diagramação: Lira Editorial
Ilustrações do miolo: © Human Kinetics, exceto quando indicado
Capa: Plinio Ricca
Imagem da capa: istockphoto

CIP-BRASIL. CATALOGAÇÃO NA PUBLICAÇÃO
SINDICATO NACIONAL DOS EDITORES DE LIVROS, RJ

J56n
3. ed.

    Jeukendrup, Asker, 1969-
    Nutrição no esporte : diretrizes nutricionais e bioquímica e fisiologia do exercício
/ Asker Jeukendrup, Michael Gleeson ; [tradução Soraya Imon de Oliveira]. - 3. ed. -
Santana de Parnaíba [SP] : Manole, 2021.
    28 cm.

    Tradução de: Sport nutrition
    ISBN 9786555764628

    1. Atletas - Nutrição. 2. Aptidão física - Aspectos nutricionais. 3. Aptidão física -
Fisiologia. 4. Exercícios físicos - Aspectos fisiológicos. I. Gleeson, Michael. II. Oliveira,
Soraya Imon de. III. Título.

21-70800
                        CDD: 613.7
                        CDU: 613.72:613.2

Camila Donis Hartmann - Bibliotecária - CRB-7/6472

Edição – 2021

Editora Manole Ltda.
Alameda América, 876
Tamboré – Santana de Parnaíba – SP – Brasil
CEP: 06543-315
Fone: (11) 4196-6000
www.manole.com.br | https://atendimento.manole.com.br/

Impresso no Brasil
Printed in Brazil

Gostaria de dedicar este livro às minhas duas filhas maravilhosas, Natasha e Sienna; também a Zita, minha noiva, que creio ser uma das pessoas mais pacientes do mundo; aos meus pais, Jos e Loes, que me deram incentivo e apoio; a Bengt Saltin, que me inspirou como mentor e foi um dos pioneiros em nossa área. Bengt se foi em 12 de setembro de 2014, mas jamais será esquecido.

— A.J.

Para Laura, minha esposa, minha amada e minha alma gêmea.

— M.G.

Sumário

Sobre os autores

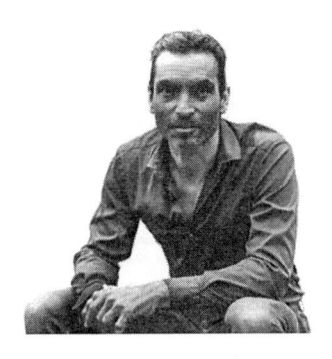

Asker Jeukendrup, PhD, é professor na Loughborough University, no Reino Unido, diretor da Mysportscience Ltd. Performance Consulting, além de cofundador e co-CEO da CORE Nutrition Planning. Após obter seus diplomas na Maastricht University, na Holanda, passou um ano na Universidade do Texas, em Austin (EUA) antes de aceitar um cargo na Universidade de Birmingham (RU). Em Birmingham, atuou por doze anos como diretor do Human Performance Laboratory, liderando o grupo de pesquisas sobre metabolismo no exercício. Sua pesquisa enfocava as respostas metabólicas ao exercício, a regulação do metabolismo de carboidrato e gordura durante o exercício, as adaptações ao treino e a influência da nutrição sobre o metabolismo, além da nutrição esportiva. É considerado um dos principais especialistas nas áreas gerais de nutrição esportiva, treino e treino excessivo, e recuperação.

Jeukendrup recebeu vários prêmios por suas realizações, entre os quais o *Danone Chair*, na Universidade de Bruxelas, em 2005. No ano de 2011, aceitou o cargo de diretor-geral sênior em fisiologia do exercício, à frente do Gatorade Sports Science Institute, definindo estratégias para os serviços de pesquisa, ensino e ciência do esporte junto à maior companhia de nutrição esportiva do mundo. É licenciado como nutricionista esportivo e do exercício, tendo trabalhado com muitos atletas de elite e clubes esportivos, entre os quais as equipes de ciclismo profissional Rabobank, Lotto-Soudal e Lotto Jumbo; Chelsea Football Club, FC Barcelona, Red Bull Salzburg, UK Athletics, The British Olympic Association; corredores africanos e diversos campeões olímpicos e mundiais. Atualmente, Asker atua como gestor em nutrição de desempenho para o Comitê Olímpico da Holanda e como chefe de nutrição de desempenho para a equipe pró-ciclismo Lotto Jumbo.

Jeukendrup publicou extensivamente artigos na área de nutrição esportiva. É membro do American College of Sports Medicine e do European College of Sport Sciences. Em seu tempo livre, gosta de correr, praticar ciclismo e competir em provas de triatlo. Já concluiu 21 maratonas *Ironman*, tendo participado seis vezes do *Ironman Hawaii*.

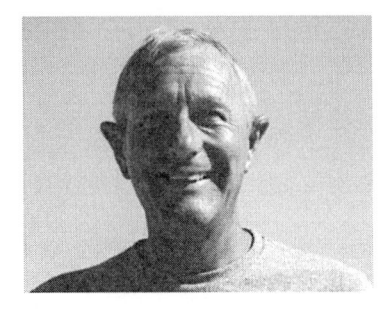

Michael Gleeson, PhD, é professor de bioquímica do exercício na School of Sport, Exercise and Health Sciences, na Loughborough University, em Loughborough, Leicestershire (RU). Gleeson é considerado uma autoridade mundial em nutrição, imunologia e bioquímica do exercício, tendo trabalhado com diversos atletas de classe mundial e equipes de futebol profissionais. Leciona nutrição esportiva em nível universitário e já publicou vários livros, além de mais de 250 artigos científicos em periódicos científicos e médicos. Tem interesse particular e conhecimento sobre os efeitos do exercício, treino e nutrição sobre a função imune, e já atuou como vice-presidente e presidente da International Society of Exercise and Immunology.

Gleeson também é membro do European College of Sport Sciences, do American College of Sports Medicine, da Physiological Society e da British Association of Sport and Exercise Sciences. Gosta de jogar tênis, fazer trilhas e ver jogos de futebol e filmes.

Prefácio

A nutrição tem um papel essencial no exercício e no esporte, por ser importante para a saúde, para as adaptações à atividade física e ao exercício, para a manutenção do peso e para o desempenho no exercício. A nutrição influencia quase todos os processos corporais envolvidos na produção de energia e na recuperação do exercício. Para aplicar os princípios da nutrição esportiva, é necessário ter conhecimentos básicos sobre nutrição, além de conhecer os processos bioquímicos e fisiológicos que ocorrem nas células e tecidos, bem como o modo de integração desses processos ao longo do corpo.

Escrevemos este livro principalmente para estudantes de ciência do esporte, fisiologia do exercício e outros programas de graduação relacionados com esporte ou exercício. Muitos cursos de graduação em áreas relacionadas ao esporte atualmente incluem algum conteúdo sobre nutrição, de modo que o objetivo deste livro é apresentar aos estudantes, atletas e técnicos os princípios subjacentes de nutrição esportiva e demonstrar como se relacionam ao desempenho esportivo. Dada a falta frequente dessa informação básica nos livros modernos, pode ser difícil entender a lógica por trás das diretrizes nutricionais específicas. A ampla gama de produtos de nutrição esportiva disponíveis no mercado – e as alegações dos fabricantes acerca desses produtos (muitas vezes baseadas em evidências seletivas ou pseudociência) – pode gerar confusão. Em contraste, com poucas exceções notáveis, há certo grau de confusão entre os cientistas na maioria das áreas de nutrição esportiva, o que enfatiza a importância do fornecimento de informações precisas e adequadas. Portanto, este livro fornece os fundamentos científicos do aconselhamento e das diretrizes de nutrição esportiva em um nível apropriado para estudantes. Tentamos trazer uma base científica para a nutrição esportiva que abrange os princípios, antecedentes e lógica das diretrizes nutricionais vigentes para atletas.

Os leitores deste livro não precisam de um conhecimento profundo sobre bioquímica, biologia, química ou fisiologia, mas devem estar familiarizados com alguns conceitos principais, uma vez que as propriedades físicas, químicas e bioquímicas das células e tecidos determinam as respostas fisiológicas ao exercício, bem como os efeitos da nutrição sobre essas respostas. Este livro tem o objetivo de desenvolver o conhecimento sobre essas disciplinas a partir de um nível básico a um nível relativamente avançado. Para os leitores não familiarizados ou um pouco "enferrujados" em relação aos conceitos fundamentais, recomenda-se estudar o Apêndice A antes de começar a ler os capítulos. O Apêndice A contém uma breve explicação sobre os processos físicos, químicos e biológicos básicos, bem como sobre as estruturas de moléculas, membranas, células e organelas nelas contidas. Qualquer confusão acerca dos termos empregados neste livro pode ser superada consultando o glossário; nele estão definidos muitos termos e siglas comuns relacionados com nutrição, fisiologia e metabolismo.

Após a leitura deste livro, você deverá ter adquirido um amplo domínio dos aspectos básicos de nutrição relacionada ao esporte. Além disso, deverá adquirir uma excelente compreensão sobre o modo como a nutrição pode influenciar o desempenho no exercício, o treino e a recuperação do exercício. Como resultado, você deverá conseguir explicar as bases do aconselhamento de nutrição esportiva fornecido aos atletas ou técnicos. O livro deve, ainda, incentivar o leitor a assumir uma postura crítica em relação à informação publicada em revistas, na internet ou até em periódicos científicos. Em vez de aceitar tudo que é dito, você deverá refletir sobre os mecanismos subjacentes e a força da evidência que sustenta as afirmações. Todo esporte tem necessidades nutricionais específicas que podem ser influenciadas por fatores ambientais e pelas diferenças existentes entre os indivíduos (p. ex., sexo, massa corporal). Após ler este livro, você saberá por que os atletas de resistência são beneficiados pela ingestão de carboidrato durante a competição, ao contrário dos levantadores de peso; conseguirá explicar por que os suplementos de creatina beneficiam jogadores e atletas de esportes de força, mas não têm efeito no desempenho em esportes de resistência; e será capaz de estimar por que a ingestão de líquido pode influenciar o desempenho no exercício prolongado, embora seja improvável que afete o desempenho em eventos com duração inferior a 30 minutos.

Como o livro está organizado

Em cada capítulo, tentamos explicar o papel específico da nutrição no aprimoramento do desempenho no exercício, bem como fornecer ao leitor achados atualizados das pesquisas mais recentes. Os tópicos discutidos no livro incluem:

- Princípios gerais de nutrição e necessidades nutricionais.
- Diretrizes para uma dieta saudável.
- Fontes de combustível para o músculo e metabolismo no exercício.
- Necessidades energéticas de diferentes esportes.
- Digestão e absorção de alimentos.
- Macronutrientes: carboidrato, gordura e proteína.
- Necessidades de água e balanço hídrico.
- Micronutrientes: vitaminas e minerais.
- Suplementos nutricionais.
- Efeitos da nutrição sobre as adaptações do treino.
- Nutrição e função imune em atletas.
- Constituição corporal.
- Controle de peso.
- Transtornos alimentares em atletas.
- Nutrição personalizada.

No Capítulo 1, explicamos alguns princípios importantes de nutrição e descrevemos as diretrizes de ingestão dietética apropriada, como o valor dietético de referência (DRV) e a ingestão dietética recomendada (RDA). O Capítulo 2, que é um capítulo inédito desta edição, aborda as diretrizes para uma dieta saudável e os potenciais problemas de saúde associados ao consumo excessivo ou deficiente de certos nutrientes, alimentos ou bebidas. A bioquímica do exercício é tratada no Capítulo 3, assim como a discussão das vias metabólicas que fornecem energia aos músculos para a execução de trabalho físico. O Capítulo 4 considera o modo como o conteúdo energético dos alimentos e as necessidades energéticas de atletas de diferentes esportes podem ser estimados. O Capítulo 5 explica como o alimento é digerido e absorvido no trato gastrintestinal, e como o exercício pode influenciar esses processos. Nos Capítulos 6 a 9, são discutidos os papéis de cada um dos principais macronutrientes – carboidrato, gordura e proteína – bem como a importância de uma ingestão adequada de líquido em relação ao desempenho no exercício. O Capítulo 10 explica o papel dos micronutrientes (vitaminas e minerais) e contém informação nova sobre o papel da vitamina D, incluindo uma explicação sobre o que leva muitas pessoas à deficiência dessa vitamina. O Capítulo 11 traz orientação sobre como distinguir fatos de falácias com relação aos suplementos nutricionais e discute as alegações e evidências científicas que sustentam ou refutam as alegações creditadas a suplementos específicos. Os demais capítulos aprofundam outros aspectos relacionados à nutrição considerados importantes para os atletas: a influência da nutrição sobre a adaptação ao treino (Cap. 12), os efeitos da nutrição e do exercício sobre a função imune (Cap. 13), os métodos disponíveis para avaliar a constituição corporal (Cap.

14), formas sustentáveis de perder ou ganhar peso para atletas (Cap. 15), e os riscos, as consequências e características dos transtornos alimentares (Cap. 16). Por fim, um capítulo novo desta edição (Cap. 17) discute o tópico recém-introduzido da nutrição personalizada. Esse é também o mais prático de todos os capítulos do livro. Nele discutimos alguns problemas práticos enfrentados pelos profissionais e, em poucos exemplos, trazemos recomendações acerca de líquidos, carboidratos, proteínas e outros nutrientes, tomados em conjunto, no contexto de alguns esportes.

Elementos especiais dos capítulos

Cada capítulo começa descrevendo os objetivos que explicam o que os estudantes deverão aprender no capítulo. Podem ser usados para antever o capítulo e checar a própria compreensão após a leitura do material. Os termos-chave são destacados em negrito ao longo do texto, enquanto as definições de cada um, bem como outros termos que podem não ser familiares aos leitores, são fornecidos no Glossário. As figuras e tabelas usadas em cada capítulo promovem o conhecimento profundo de conceitos e ideias, enquanto os quadros propiciam uma cobertura mais detalhada de tópicos selecionados. Ao fim de cada capítulo, há uma lista de pontos-chave que enfatizam novamente os fatos mais relevantes discutidos. O Apêndice B traz explicações úteis sobre as unidades de medida e tabelas que podem ser usadas para a conversão de unidades. Os Apêndices C, D e E trazem informação rápida sobre as ingestões diárias recomendadas, as ingestões nutricionais de referência, bem como as ingestões dietéticas recomendadas adotadas na América do Norte, Reino Unido, Austrália e Nova Zelândia, respectivamente.

Novidades desta edição

A terceira edição contém uma atualização completa das diretrizes de nutrição, as quais sofreram mudanças consideráveis desde a última edição. Incluímos também um capítulo novo sobre alimentação saudável. Nos últimos anos algumas áreas se desenvolveram de forma significativa; por exemplo, os avanços ocorridos no campo do metabolismo de carboidrato alteraram as recomendações feitas aos atletas. O papel da proteína foi estudado de maneira mais extensa e o nosso conhecimento foi significativamente aprimorado; por isso, hoje, é possível dar diretrizes sobre o tipo, a quantidade e o momento da ingestão de proteínas para maximizar a adaptação ao treino. Uma nova e importante área de estudo examina as adaptações ao treino e o modo como é possível modificá-las por meio da nutrição. Ocorreram avanços substanciais nessa área, sobretudo graças aos progressos no campo da biologia molecular. Para entender o papel da nutrição nas adaptações ao treino com exercício, é essencial compreender as alterações moleculares subjacentes. Por exemplo, como é possível que o exercício de resistência resulte em mais músculo, embora o treino de resistência não modifique a massa muscular, mas melhore a qualidade da musculatura (p. ex., sua capacidade de oxidar gordura)? Processos moleculares estão por trás dessas adaptações distintamente diferentes ao exercício. Incorporamos no Apêndice A o conhecimento mais básico da regulação da síntese proteica e da expressão gênica. No Capítulo 12, discutimos as alterações moleculares e celulares frente ao treino com exercício. Outro campo que está se desenvolvendo rápido é a imunonutrição; e o Capítulo 13, dedicado a esse assunto, foi atualizado e expandido, englobando informação baseada nas revisões de consenso de especialistas mais recentes.

Na presente edição, todos os capítulos foram atualizados com a informação disponibilizada desde a publicação da edição anterior. Os tópicos listados a seguir estão entre os mais abordados nas atualizações do livro:

- Diretrizes dietéticas atualizadas para uma alimentação saudável.
- Nutrientes e suplementos, sua influência sobre o metabolismo no exercício e, consequentemente, no desempenho esportivo.
- O papel da microbiota intestinal.
- Enxaguatórios bucais de carboidrato.
- Dietas com baixo teor de carboidrato, dietas cetogênicas e dietas de jejum intermitente para perda de peso.
- Recomendações sobre o tipo, quantidade e momento da ingestão proteica para maximização da adaptação.
- O papel da leucina na estimulação da síntese proteica.
- Novos pensamentos sobre necessidades de líquido para o exercício.
- Os modernos suplementos ergogênicos, incluindo nitratos, beta-alanina e polifenóis, e combinações de suplementos ergogênicos.
- Informações mais atualizadas sobre antioxidantes e adaptação ao treino, nutrição e sono, bem como nutrição e recuperação da lesão.
- Estratégias nutricionais para diminuir o risco de infecção (p. ex., vitamina D, probióticos, colostro, polifenóis).

Talvez a novidade mais significativa, o Capítulo 17 é totalmente novo e dedicado à nutrição personalizada. Esse capítulo aborda nutrigenômica, nutrição periódica, diferenças sexuais, necessidades nutricionais para atletas jovens e maduros, desafios nutricionais para atletas com diabetes tipo 1 e recomendações nutricionais para situações e esportes específicos. Esse capítulo deve ajudar o leitor a aplicar na prática o conhecimento teórico obtido nos capítulos anteriores.

Notas para professores

A nossa abordagem na escrita do livro é resultado de anos de experiência com o ensino de nutrição esportiva no nível universitário. Portanto, temos consciência das necessidades dos professores do curso. Acima de tudo, desejamos criar um livro que seja útil como fonte de consulta tanto para estudantes como para professores. Portanto, os capítulos do livro foram construídos com base no modo como apresentamos uma aula expositiva sobre o tópico. As figuras, tabelas e fotos apresentadas no livro são similares àquelas que usamos em nossas próprias aulas e tutoriais para ilustrar conceitos importantes, métodos e achados científicos. O livro pode ser usado como matéria de apoio ao ensino em cursos de um ou dois semestres.

O livro fornece ampla cobertura da nutrição, uma vez que está relacionado ao esporte e inclui alguns tópicos exclusivos como imunonutrição e a recém-introduzida questão da nutrição personalizada. Descrevemos os principais achados de estudos científicos de influência sem entrar em muitos detalhes (exceto quando absolutamente necessário) sobre protocolos experimentais, e criticamos as limitações de alguns desses estudos. Embora a maior parte do livro seja baseada em estudos científicos apropriados, nem tudo que é afirmado é referenciado por uma fonte bibliográfica, uma vez que citações em demasia tendem a interromper o fluxo do texto. Usamos as referências de maneira seletiva, para que os estudantes possam examinar as fontes primárias de informação apropriadas e encontrar mais detalhes para si próprios sem serem esmagados por longas listas de referências. As leituras recomendadas ao final de cada capítulo incluem principalmente artigos relevantes, livros apropriados ou capítulos de livros e revisões atualizadas que fornecem informação baseada em evidência feitas por especialistas e pesquisadores ativos no campo abordado pelo tópico do capítulo. Esperamos que os diferenciais do nosso livro ajudem os professores a apresentarem um curso mais bem elaborado e a gastarem menos tempo preparando aulas expositivas e tutoriais.

Desejamos que este livro inspire os professores, bem como alunos, técnicos e atletas, para que atinjam seu potencial de muitas formas. E, mais do que tudo, esperamos que você aprecie a leitura do seu livro sobre esse assunto fascinante.

Agradecimentos

Trabalhamos há muitos anos com estudantes, atletas, técnicos, equipes de ciência do esporte e apoio nutricional, indústrias parceiras, órgãos do governo e cientistas. Essas interações não só moldaram este livro como também nos inspiraram em nossas carreiras e em nossa própria participação e satisfação no esporte.

Agradecemos as discussões que tivemos com muitos colegas que nos inspiraram a escrever o livro e com os quais tivemos o prazer de interagir social e academicamente: Keith Baar, Stéphane Bermon, Nicolette Bishop, Louise Burke, Philip Calder, George Chiampas, Graeme Close, Kevin Currell, William Fraser, Martin Gibala, Bret Goodpaster, Mark Hargreaves, John Hawley, Jorn Helge, Peter Hespel, Hans Hoppeler, Andrew Jones, David Jones, Luc van Loon, David Martin, Ronald Maughan, Romain Meeusen, Sam Mettler, David Nieman, Timothy Noakes, Jeni Pearce, Stuart Phillips, Scott Powers, David Pyne, Matthew Reeves, David Rowlands, Bengt Saltin, Susan Shirreffs, Lawrence Spriet, Trent Stellingwerff, Mark Tarnopolsky, Kevin Tipton, Anton Wagenmakers, Gareth Wallis, Neil Walsh e Clyde Williams. Somos profundamente gratos a todos os demais que nos ajudaram na escrita do livro.

Gostaríamos de agradecer também à dedicada equipe da Human Kinetics, em particular a Amy Tocco e Carly O'Connor, que foram muito profissionais, pacientes e prestativas no decorrer do processo editorial. Por fim, agradecemos às nossas companheiras, Zita e Laura, por seu amor, apoio contínuo e paciência ao longo das numerosas horas que passamos escrevendo este livro.

1

Nutrientes e ingestões recomendadas

Objetivos

Após estudar este capítulo, o leitor deve ser capaz de:

- Descrever as principais classes de nutrientes.
- Descrever os diferentes tipos de carboidratos (monossacarídeos, dissacarídeos, polissacarídeos e fibras dietéticas).
- Descrever a principal composição de uma dieta ocidental.
- Descrever as propriedades químicas dos diversos lipídios (gorduras), incluindo as diferenças entre ácidos graxos saturados e insaturados, e entre ácidos graxos *cis* e *trans*, bem como as funções dos lipídios da dieta.
- Descrever as propriedades químicas de aminoácidos e proteínas, bem como as funções das proteínas no corpo.
- Descrever o papel geral da água no corpo humano.
- Descrever as diferentes classes e o papel geral dos micronutrientes no corpo.
- Discutir as diferenças entre nutrientes essenciais e não essenciais.
- Discutir a base das doses diárias recomendadas de nutrientes.
- Discutir as diferenças nos diversos métodos de avaliação da ingestão de alimentos e da composição da dieta.

A **nutrição** é definida muitas vezes como o total de processos de ingestão, digestão, absorção, metabolismo de alimentos e a subsequente assimilação de materiais nutritivos nos tecidos. Um **nutriente** é uma substância encontrada no alimento que desempenha uma ou mais funções específicas no corpo. Nós comemos alimentos, mas não comemos nutrição nem nutrientes. O alimento que comemos é parte da nossa nutrição e contém nutrientes.

O presente capítulo discute as propriedades e funções dos vários componentes da dieta e as quantidades de ingestão recomendadas para diversos nutrientes. Os capítulos subsequentes discutem as necessidades nutricionais específicas de atletas e outras pessoas fisicamente ativas. Essas necessidades costumam ser mais altas do que aquelas para indivíduos relativamente sedentários; além disso, na preparação e durante uma competição, diferentes diretrizes nutricionais se aplicam aos atletas em comparação com o público em geral. Em princípio, todavia, as diretrizes para uma nutrição sadia são aplicáveis a todos. Em alguns poucos casos ou situações as diretrizes destinadas a atletas serão diferenciadas, contudo, durante os períodos de treino, as diretrizes serão similares após serem consideradas as necessidades energéticas dietéticas mais altas da maioria dos atletas. Para

otimizar o desempenho atlético, porém, as recomendações de nutrição esportiva podem se desviar das recomendações gerais. Por exemplo, uma ingestão rica em fibras é recomendada com frequência por proteger contra doenças cardiovasculares e, possivelmente, contra algumas formas de câncer. Porém o consumo de fibras dietéticas antes ou durante o exercício de resistência prolongado pode diminuir o esvaziamento gástrico, aumentar o risco de problemas gastrintestinais e comprometer o desempenho atlético. Portanto, as fibras devem ser consumidas nos dias de treino, quando o desempenho em geral é menos crítico, e provavelmente devem ser evitadas por alguns atletas antes e durante uma corrida. Outro exemplo de recomendações diferenciadas para o público e para atletas envolve a ingestão de sódio. De modo geral, uma dieta pobre em sódio é recomendada para o público (ver Cap. 2), mas, conforme será discutido no Capítulo 9, os atletas de resistência que competem sob condições de calor podem sofrer perdas de sódio. Para esses atletas, ingestões relativamente altas de sódio não são problemáticas e, por vezes, até são recomendadas. De modo similar, embora a população em geral tenda a consumir açúcar em excesso, os atletas também são beneficiados pela ingestão de açúcares durante o exercício ou durante a recuperação do exercício.

Função dos nutrientes

O alimento fornece nutrientes que exercem uma ou mais funções fisiológicas ou bioquímicas no corpo. De modo geral, os nutrientes são divididos em seis categorias diferentes: **carboidrato**, **gordura**, **proteína**, **água**, **vitaminas** e **minerais**. As funções dos nutrientes em geral são divididas em três categorias principais:

1. *Promoção do crescimento e do desenvolvimento.* Esta função é desempenhada sobretudo pelas proteínas. Músculos, tecidos moles e órgãos são constituídos em grande parte de proteínas, e as proteínas são necessárias para o crescimento ou reparo de qualquer tecido. Além disso, o cálcio e o fósforo são componentes importantes do esqueleto.
2. *Fornecimento de energia.* Esta função é realizada principalmente por carboidratos e gorduras. Embora a proteína também possa atuar como combustível, sua contribuição para o gasto energético em geral é limitada, e o fornecimento de energia não é uma função primária da proteína.
3. *Regulação do metabolismo.* Os nutrientes usados nesta função são as vitaminas, minerais e proteínas. As enzimas são proteínas que exercem papel importante como catalisadoras que possibilitam que as reações metabólicas ocorram a velocidades maiores do que ocorreriam de modo espontâneo. Um exemplo de enzima é a **fosforilase**, que quebra as reservas de carboidrato existentes no fígado e nos músculos. Outra proteína importante é a **hemoglobina**, encontrada nos **eritrócitos** (células vermelhas do sangue ou hemácias). Os eritrócitos são essenciais ao transporte de oxigênio dos pulmões para os tecidos, e a molécula de hemoglobina atua como um transportador de oxigênio. A molécula de hemoglobina consiste em um complexo de grupos proteicos (cadeias **polipeptídicas**) e não proteicos (anéis de porfirina) que contêm ferro (ao qual moléculas de oxigênio podem se ligar). Para a síntese desse complexo, outras enzimas, minerais e vitaminas são necessárias. Assim, a interação entre vitaminas, minerais e proteínas na regulação do metabolismo pode ser complexa.

O corpo necessita de quantidades substanciais diárias de certos nutrientes, enquanto outros nutrientes podem ser ingeridos em pequenas quantidades. Os nutrientes com ingestões diárias superiores a alguns gramas em geral são referidos como **macronutrientes**. Os macronutrientes são carboidratos, gorduras, proteínas e água. Os nutrientes necessários apenas em quantidades pequenas (menos de 1 g/dia) são chamados **micronutrientes**. Em sua maioria os nutrientes são micronutrientes, e consistem em vitaminas, minerais e oligoelementos.

CATEGORIAS DE NUTRIENTES

Os macronutrientes estão presentes em quantidades relativamente grandes na dieta humana, enquanto os micronutrientes estão presentes em quantidades minúsculas.

Macronutrientes

Carboidrato
Gordura
Proteína
Água

Micronutrientes

Vitaminas
Minerais
Oligoelementos

Carboidrato

Os carboidratos são moléculas constituídas de carbono (*carbo*), hidrogênio e água (*hidrato*). A fórmula geral de um carboidrato é CH_2O. Em outras palavras, a razão molar de carbono, hidrogênio e oxigênio é 1:2:1 em todos os carboidratos. Um carboidrato pode ser único ou uma combinação de muitas dessas unidades de CH_2O, e esta em geral é escrita $[CH_2O]n$, em que *n* é o número de unidades de CH_2O. Por exemplo, na glicose, $n = 6$; assim, uma molécula de glicose contém 6 átomos de carbono, 12 átomos de hidrogênio e 6 átomos de oxigênio ($C_6H_{12}O_6$). A estrutura química da glicose é representada na Figura 1.1. A glicose é formada durante a fotossíntese, e nós obtemos quase todo o nosso carboidrato das plantas. Os carboidratos podem ser encontrados em todas as células vivas.

O carboidrato é um combustível importante durante o exercício e é um componente decisivo da dieta do atleta. Na preparação para a competição, a sua importância se torna ainda maior (como discutido no Cap. 6), além de ser crucial também na fase de recuperação pós-exercício. São alimentos ricos em carboidrato: os grãos, batatas, macarrão e arroz, que contêm principalmente amido e fibras; entretanto, um amplo percentual do carboidrato no mundo ocidental é obtido do açúcar (ver exemplos de fontes de carboidrato na Tab. 1.1). Os carboidratos mais importantes em nossa dieta são a glicose, frutose, sucrose, polímeros de glicose (maltodextrinas), e amido (amilopectina). A glicose e os polímeros de glicose em geral são os principais ingredientes das bebidas esportivas. Os carboidratos tipicamente são divididos em monossacarídeos, dissacarídeos, polissacarídeos e fibras. Os sacarídeos são açúcares. A Tabela 1.2 mostra uma visão geral das diferentes classes de carboidrato.

Os **monossacarídeos** representam a unidade básica de um carboidrato, e três monossacarídeos – glicose, frutose e galactose – estão presentes em nossa dieta. A

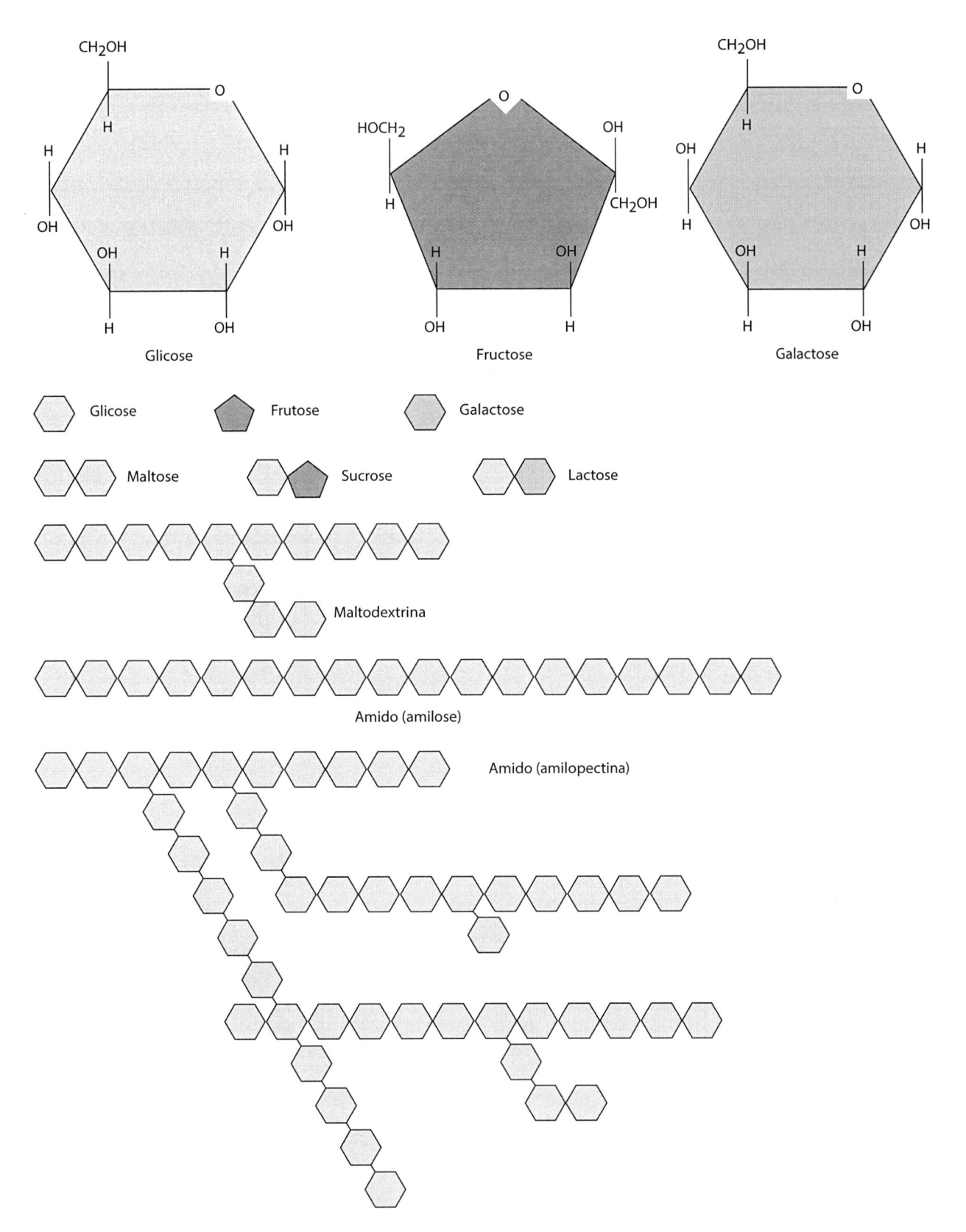

FIGURA 1.1   Carboidratos e suas estruturas. A nutrição humana necessita de três monossacarídeos (glicose, frutose e galactose) e três dissacarídeos (maltose, sucrose e lactose). Os polímeros de glicose **(maltodextrinas)** e amido são séries de moléculas de glicose acopladas.
Fonte: Jeukendrup e Jentjens (2000).

glicose muitas vezes é chamada dextrose ou açúcar da uva, enquanto a frutose é frequentemente referida como açúcar de fruta. A galactose em geral está presente apenas em pequenas quantidades em nossa dieta, porém quantidades relativamente grandes são liberadas após a digestão do dissacarídeo açúcar do leite (lactose). Os monossacarídeos glicose, frutose e galactose têm estruturas similares e números idênticos de átomos de carbono, hidrogênio e oxigênio, mas apresentam ligações carbono-hidrogênio-oxigênio discretamente diferentes que lhes conferem características bioquímicas distintas (ver Fig. 1.1). A glicose é o único carboidrato que pode ser oxidado no músculo. A frutose e a galactose devem ser convertidas em glicose (ou lactato) antes de poderem ser oxidadas. A conversão de frutose e galactose em glicose ocorre no fígado, a velocidades relativamente lentas.

Os **dissacarídeos** são combinações de dois monossacarídeos. Os dissacarídeos e monossacarídeos são coletivamente denominados açúcares, açúcares simples ou carboidratos simples. Os dissacarídeos mais importantes são **sucrose**, **lactose** e **maltose**. A sucrose, que é sem dúvida o dissacarídeo dietético mais abundante, fornece cerca de 20-25% da ingestão energética diária no mundo ocidental. A sucrose é composta por uma molécula de glicose e outra de frutose. Alimentos que contêm sucrose incluem beterraba e cana-de-açúcar, açúcar mascavo, açúcar de mesa (branco), xarope de bordo e mel. A lactose, ou açúcar do leite, é encontrada no leite e consiste em glicose e galactose. A maltose, ou açúcar do malte, está presente na cerveja, cereais e sementes em germinação, e consiste em duas moléculas de glicose; está presente em pequenas quantidades em nossa dieta.

TABELA 1.1   Tipos de carboidratos e suas fontes alimentares

Carboidrato	Alimentos ricos em carboidrato
Açúcares (carboidrato simples)	Sucos de frutas, frutas, alimentos assados e cereais adoçados, geleia, balas, chocolate, *toffee*, a maioria das bebidas esportivas, beterraba e cana-de-açúcar, açúcar mascavo, açúcar de mesa, xarope de bordo, mel
Amidos	Cereais, batatas, macarrão, arroz, pão
Fibras	Pães e cereais de grãos integrais, aveia, ervilhas e feijões desidratados, frutas, legumes e verduras

TABELA 1.2   Classes de carboidrato

Carboidrato	Alimentos ricos em carboidrato
Monossacarídeos	Glicose ou dextrose (açúcar de uva) Frutose ou levulose (açúcar de fruta) Galactose
Dissacarídeos	Maltose (açúcar de malte) Sucrose (açúcar de mesa, cana-de-açúcar, sacarose ou açúcar de beterraba) Lactose (açúcar do leite) Trealose ou micose (tremalose) Isomaltulose
Polissacarídeos	Maltodextrina Amido Amido de planta Amilose Amilopectina Amido resistente Glicogênio
Fibra	Fibras da dieta Fibras funcionais Hemicelulose Amido resistente (algumas formas) Fibras dietéticas e funcionais Celulose Betaglicanas Gomas Pectinas

Os **oligossacarídeos** consistem em 3-9 monossacarídeos combinados e podem ser encontrados na maioria das hortaliças. Os **polissacarídeos** contêm 10 ou mais monossacarídeos em uma molécula. Os polissacarídeos podem conter 10-20 monossacarídeos (com frequência chamados de polímeros de glicose ou maltodextrinas) ou até milhares de monossacarídeos (amido, glicogênio ou fibras). Amido, glicogênio e fibras são as formas predominantes de polissacarídeos. Essencialmente, esses polissacarídeos são as formas de armazenamento de carboidrato.

- **Amido** ou **carboidrato complexo**: está presente em sementes, arroz, milho e vários grãos usados para fazer pães, cereais, macarrão e massas. O amido é a forma de armazenamento de carboidrato nas plantas. As duas formas aparentemente diferentes de amido são a **amilopectina** e a **amilose**. A amilopectina é uma molécula altamente ramificada que consiste em muitas moléculas de glicose (2.000-200.000), enquanto a amilose é uma longa cadeia de moléculas de glicose (200-4.000) retorcidas em uma mola helicoidal. Amidos com quantidades relativamente grandes de amilopectina sofrem uma rápida digestão e são absorvidos, enquanto aqueles com altos conteúdos de amilose são digeridos mais devagar. A maioria dos amidos contém amilase e amilopectina, e a contribuição relativa determina as propriedades do alimento. Por exemplo, a quantidade de amilose existente em grãos de arroz tem efeito significativo sobre as propriedades do arroz cozido; o arroz pobre em amilose será grudento e mole, enquanto o arroz contendo grande quantidade de amilose será mais firme e não grudento. Cerca de 50% de nossa ingestão diária total de carboidrato está na forma de amido.
- **Glicogênio** é a forma de armazenamento de carboidrato em animais, inclusive nos seres humanos. É armazenado no fígado (80-100 g) e em músculos esqueléticos (300-900 g), e sua estrutura é comparável à da amilopectina (ver discussões detalhas nos Caps. 3 e 6).
- As **fibras dietéticas** costumavam ser chamadas forragem. Consistem nas partes comestíveis das plantas não quebradas e absorvidas no trato gastrintestinal. A **fibra** é constituída pelos polissacarídeos estruturais da planta, entre os quais a **celulose**. O intestino delgado humano não tem enzimas que sejam líticas para esses polissacarídeos (e, portanto, não podem ser digeridos). Embora a celulose possa ser o tipo de fibra mais comum, há muitos outros tipos de fibra, incluindo as gomas, hemicelulose, betaglicanas e pectina.

A National Academy of Sciences, nos Estados Unidos, reuniu um painel que lançou as seguintes definições subsequentemente publicadas (*Food and Nutrition Board 2005*) em um relatório sobre ingestões dietéticas de referência:

- A fibra dietética consiste em carboidrato indigerível e lignina, que são intrínsecos e estão intactos nas plantas.
- A fibra funcional consiste em carboidrato indigerível isolado com efeitos fisiológicos benéficos em seres humanos.
- As fibras totais são a soma das fibras dietéticas com as fibras funcionais, e a ingestão de fibras totais é a mais importante.

As fibras dietéticas frequentemente são divididas em fibras solúveis e insolúveis. As **fibras solúveis** se dissolvem bem na água, ao contrário das fibras insolúveis. Ambos os tipos de fibras estão presentes nos alimentos à base de vegetais. Alguns vegetais contêm mais fibras solúveis, enquanto outros têm mais fibras insolúveis. As **fibras insolúveis** são dotadas de propriedades de atração da água que ajudam a aumentar o volume, amolecer as fezes e diminuir o tempo de trânsito pelo trato intestinal. A fibra solúvel sofre processamento metabólico por fermentação e rende produtos finais com efeitos amplos e significativos sobre a saúde. Por exemplo, as ameixas têm uma casca grossa cobrindo uma polpa suculenta. A pele é um exemplo de fonte de fibras insolúveis, enquanto a polpa contém fontes de fibra solúvel. Boas fontes de fibra são listadas na Tabela 1.3.

Especialistas e nutricionistas costumam classificar os carboidratos em simples (açúcares) ou complexos (amidos). O termo *carboidrato complexo* foi usado pela primeira vez na publicação *Dietary Goals for the United States* [1977], do Senate Select Committee on Nutrition and Human Needs, denotando "frutas, hortaliças e grãos integrais". As diretrizes dietéticas geralmente recomendam que os carboidratos complexos e carboidratos simples ricos em nutrientes, presentes nas frutas e laticínios, constituem a maior parte do consumo de carboidratos (ver Cap. 2). Desde sua introdução, os carboidratos complexos têm sido usados para descrever tanto o amido isolado como a combinação de todos os polissacarídeos, e, às vezes, incluem as fibras dietéticas. Originalmente, o termo "carboidrato complexo" era usado para incentivar o consumo daquilo que era considerado alimento saudável (p. ex., cereais à base de grãos integrais). Entretanto, o termo perde o sentido quando é usado para descrever frutas e hortaliças, que são pobres em amido e contêm principalmente açúcares simples. Além disso, sabemos hoje que diferentes amidos podem produzir efeitos metabólicos distintos. Algumas formas podem ser rapidamente absorvidas e têm um alto índice glicêmico (IG), enquanto outras são resistentes à digestão. Como um termo substituto para "amido", o termo "carboidrato complexo" parece ter pouco mérito e é melhor discutir os componentes carboidratos usando seus nomes químicos comuns. O *Dietary Guidelines for Americans* (2005), do Ministério da Agricultura dos EUA, dispensou a distinção entre carboidratos simples e carboidratos complexos e, em seu lugar, recomendou alimentos ricos em fibras e grãos integrais.

TABELA 1.3 Fibras dietéticas e fontes alimentares

Tipo de fibra	Fontes alimentares
Fibra solúvel	Leguminosas (ervilhas, grãos de soja e outros feijões)
	Aveia, centeio, cevada
	Algumas frutas e sucos de frutas (em particular, suco de ameixa, ameixas e bagas)
	Hortaliças como brócolis e cenoura
	Raízes como batatas, batata-doce e cebolas (as cascas dessas hortaliças são fontes de fibras insolúveis)
	Casca da semente de *Psyllium*
Fibra insolúvel	Alimentos à base de grãos integrais
	Farelo
	Oleaginosas e sementes
	Hortaliças como vagem, couve-flor, abobrinha e aipo
	Peles de algumas frutas, inclusive tomates

Os sistemas de IG e de carga glicêmica são métodos de classificação alternativa populares que ordenam alimentos ricos em carboidratos baseando-se em seus efeitos sobre os níveis de glicemia. O índice de insulina é um método de classificação similar mais moderno, que ordena os alimentos com base em seus efeitos sobre os níveis de insulina no sangue. O IG e a carga glicêmica são discutidos também no Capítulo 6.

Funções do carboidrato

O carboidrato tem papel importante no fornecimento de energia e no desempenho nos exercícios. É o combustível predominante durante o exercício de alta intensidade (ver Cap. 3). O glicogênio muscular e a glicose transmitida pelo sangue podem fornecer mais de 130 kJ/min (32 kcal/min) durante um exercício de intensidade muito alta. O carboidrato é armazenado em quantidades relativamente pequenas no músculo e no fígado e pode se tornar completamente depletado após o exercício extenuante prolongado. A ingestão de carboidrato irá repor rapidamente as reservas desse nutriente, e o excesso de carboidrato é convertido em gordura e armazenado no tecido adiposo.

Em condições normais, a glicose no sangue é o único combustível usado pelas células do sistema nervoso central. Após o jejum prolongado (cerca de 3 dias), **corpos cetônicos** são produzidos pelo fígado (a partir de **ácidos graxos**) e podem servir de combustível alternativo para o sistema nervoso central (em especial após a inanição prolongada). O sistema nervoso central funciona de maneira ideal quando a glicemia é mantida acima de 4 mmol/L. A glicemia normal é de aproximadamente 5,5 mmol/L. Em concentrações abaixo de 3 mmol/L, pode haver desenvolvimento de sintomas de hipoglicemia (baixa concentração de açúcar no sangue), incluindo enfraquecimento, fome, tontura e tremor. A hipoglicemia prolongada e grave pode resultar em perda da consciência e dano cerebral irreversível. Portanto, o controle rigoroso da glicemia é essencial. A glicose no sangue também fornece combustível para os eritrócitos e leucócitos sanguíneos. As novas diretrizes dietéticas para crianças e adultos estabelecem que uma ingestão diária de pelo menos 130 g de carboidrato deve ser alcançada. Essa recomendação se baseia na quantidade mínima de carboidrato necessária para produzir glicose suficiente para a função cerebral. No entanto, a maioria das pessoas consome bem mais de 130 g/dia.

Funções da fibra

As funções de um tipo específico de fibra são determinadas de acordo com a classificação da fibra como solúvel ou insolúvel. A fibra insolúvel produz efeitos sobretudo no cólon, onde aumenta o volume e ajuda a reter água, o que resulta em fezes mais moles e maiores. A fibra diminui o tempo de trânsito da matéria fecal pelos intestinos. Por isso, uma dieta rica em fibra insolúvel é usada com mais frequência no tratamento da constipação resultante de maus hábitos alimentares, e comprovadamente promove a regularidade intestinal. A fibra solúvel diminui as concentrações sanguíneas de colesterol e normaliza a glicemia.

Além disso, a fibra mais solúvel é altamente fermentável e as fibras fermentáveis ajudam a manter as populações saudáveis de bactérias benéficas. Além de produzir os ácidos graxos de cadeia curta necessários, essas bactérias exercem papel importante no sistema imune, impedindo a sobrevivência de bactérias patogênicas (causadoras de doença) no trato intestinal. A fibra também produz diversos efeitos sobre a digestão e absorção de nutrientes. Reduz a velocidade de esvaziamento gástrico e pode influenciar a absorção de vários micronutrientes. A fibra aumenta o volume do alimento, o que aumenta a saciedade, e isso pode reduzir a ingestão calórica em 400-600 kJ/dia (96-143 kcal/dia). A fibra está associada a vários efeitos sobre a saúde, os quais serão discutidos de forma mais detalhada adiante.

Gordura

As gorduras ou **lipídios** são compostos solúveis em solventes orgânicos como acetona, éter e clorofórmio. O termo *lipídio*, derivado da palavra grega *lipos* (gordura), é uma designação genérica para óleos, gorduras, ceras e compostos relacionados. Os óleos são líquidos à temperatura ambiente, enquanto as gorduras são sólidas. As moléculas de lipídios contêm os mesmos elementos estruturais presentes nos carboidratos: carbono, hidrogênio e oxigênio. Entretanto, os lipídios têm pouco oxigênio em relação ao carbono e ao hidrogênio. Uma estrutura típica de um ácido graxo é $CH_3(CH_2)_{14}COOH$ (ácido palmítico ou palmitato): 16 carbonos, 32 hidrogênios e 2 oxigênios.

Os ácidos graxos têm um ácido carboxílico (COOH) em uma extremidade da molécula e um grupo metil na outra extremidade, e ambos estão separados por uma cadeia de hidrocarbonetos de comprimento variável (ver Fig. 1.2). O grupo do ácido carboxílico pode se ligar ao glicerol e formar um mono-, di- ou triacilglicerol.

Embora a solubilidade de lipídios diferentes varie de forma considerável, eles geralmente apresentam fraca dissolução na água. As três classes de lipídios mais comumente reconhecidas são os lipídios simples, lipídios compostos e derivados lipídicos (ver Tab. 1.4). Uma visão geral de vários lipídios e suas estruturas é apresentada na Figura 1.2. Os **triacilgliceróis** ou triglicérides, são os lipídios dietéticos mais abundantes consumidos pelos seres humanos. São compostos por um esqueleto de glicerol contendo três carbonos esterificados com três ácidos graxos. Os triacilgliceróis diferem quanto à composição de ácidos graxos.

Em seres humanos, o comprimento da cadeia de ácidos graxos tipicamente varia de C14 a C24, embora possam ocorrer cadeias menores ou maiores (ver Tab. 1.5). Os ácidos graxos com comprimento de cadeia de C8 ou

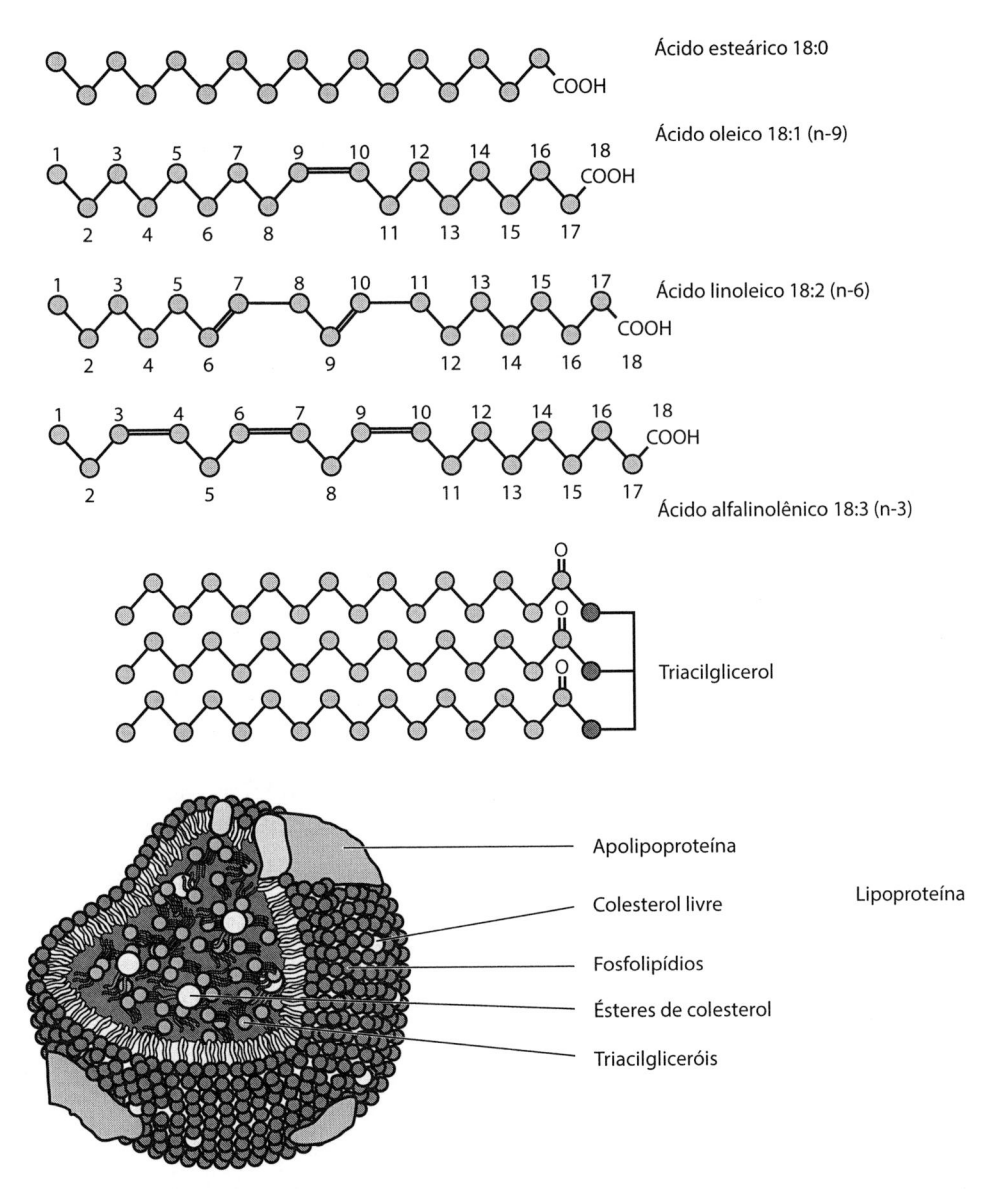

FIGURA 1.2 Os lipídios no corpo humano incluem ácidos graxos, triacilgliceróis, lipoproteínas e fosfolipídios. Os ácidos graxos diferem quanto ao comprimento da cadeia (número de carbonos) e quanto ao número e localização das duplas-ligações.

C10 são **ácidos graxos de cadeia média (AGCM)**, enquanto aqueles com comprimento da cadeia menor ou igual a C6 são **ácidos graxos de cadeia curta (AGCC)**. Os ácidos graxos mais abundantes são os ácidos graxos de cadeia longa (AGCL), com comprimento de cadeia maior ou igual a C12. Entre os AGCL, o ácido palmítico (C16) e o ácido oleico (C18, uma dupla-ligação) são os mais abundantes. Os ácidos graxos sem duplas-ligações nas cadeias de hidrocarboneto são chamados **ácidos graxos saturados (AGS)**. Aqueles que contêm uma ou mais duplas-ligações são os ácidos graxos insaturados (AGI). Em geral, os ácidos graxos são descritos com números que indicam o comprimento do ácido graxo (número de carbonos), o número de duplas-ligações na molécula e a localização da primeira dupla-ligação. Por exemplo, C18:3 (*n-3*) é um ácido graxo que contém 18 carbonos

TABELA 1.4 Três classes de lipídios

Classe de lipídio	Tipo de lipídio	Exemplos
Lipídios simples	Gorduras neutras Ceras	Triacilglicerol (triglicerídeos) Cera de abelha
Lipídios compostos	Fosfolipídios Glicolipídios Lipoproteínas	Lecitinas, cefalinas, lipositol Cerebrosídeos, gangliosídeos Quilomícrons, lipoproteínas de densidade muito baixa (VLDL), lipoproteínas de baixa densidade (LDL), lipoproteínas de alta densidade (HDL)
Lipídios derivados	Ácidos graxos Esteroides Hidrocarbonetos	Ácido palmítico, ácido oleico, ácido esteárico, ácido linoleico Colesterol, ergosterol, cortisol, ácidos biliares, vitamina D, estrógenos, progesterona, andrógenos Terpenos

TABELA 1.5 Visão geral de diferentes ácidos graxos e sua nomenclatura

Ácidos graxos	Duplas-ligações	Nome comum	Fórmula química
2:0	-	Acético	CH_3COO^-
4:0	-	Butírico	$CH_3(CH_2)_2COO^-$
6:0	-	Caprônico	$CH_3(CH_2)_4COO^-$
8:0	-	Caprílico	$CH_3(CH_2)_6COO^-$
10:0	-	Caprínico	$CH_3(CH_2)_8COO^-$
12:0	-	Láurico	$CH_3(CH_2)_{10}COO^-$
14:0	-	Mirístico	$CH_3(CH_2)_{12}COO^-$
16:0	-	Palmítico	$CH_3(CH_2)_{14}COO^-$
16:1	*n-6*	Palmitoleico	$CH_3(CH_2)_5CH=CH(CH_2)_7COO^-$
18:0	-	Esteárico	$CH_3(CH_2)_{16}COO^-$
18:1	*n-9*	Oleico	$CH_3(CH_2)_7CH=CH(CH_2)_7COO^-$
18:2	*n-6*	Linoleico	$CH_3(CH_2)_4(CH=CHCH_2)_2(CH_2)_6COO^-$
18:3	*n-6*	Gamalinolênico	$CH_3(CH_2)_4(CH=CHCH_2)_3(CH_2)_3COO^-$
18:3	*n-3*	Alfalinolênico	$CH_3(CH_2)(CH=CHCH_2)_3(CH_2)_6COO^-$
20:0	-	Araquidônico	$CH_3(CH_2)_{18}COO^-$
20:2	*n-6*	Eicosadinoico	$CH_3(CH_2)_4(CH=CHCH_2)_2(CH_2)_8COO^-$
20:3	*n-6*	Eicosatrinoico	$CH_3(CH_2)_4(CH=CHCH_2)_3(CH_2)_5COO^-$
20:4	*n-6*	Araquidônico	$CH_3(CH_2)_4(CH=CHCH_2)_4(CH_2)_2COO^-$
20:5	*n-3*	Eicosapentaenoico (EPA)	$CH_3(CH_2)(CH=CHCH_2)_5(CH_2)_2COO^-$
22:0	-	Behênico	$CH_3(CH_2)_{20}COO^-$
22:5	*n-3*	Docosapentaenoico	$CH_3(CH_2)(CH=CHCH_2)_5(CH_2)_4COO^-$
22:6	*n-3*	Docosa-hexaenoico (DHA)	$CH_3(CH_2)(CH=CHCH_2)_6(CH_2)COO^-$
24:0	-	Lignocerático	$CH_3(CH_2)_{22}COO^-$

com três duplas-ligações. A primeira dupla-ligação começa no terceiro carbono, contando-se a partir do grupo metil terminal (CH$_3$) (ver Fig. 1.2). Outra forma de indicar o ácido graxo e a posição da dupla-ligação é C20:4 ω3. Esta última é o conhecido **ácido graxo ômega-3**.

Os ácidos graxos monoinsaturados (AGMI) têm uma dupla-ligação, e os átomos de hidrogênio estão presentes no mesmo lado da dupla-ligação. De forma típica, as fontes vegetais ricas em AGMI (p. ex., óleo de canola, azeite de oliva e óleos de cártamo e de girassol) são líquidas à temperatura ambiente. Os AGMI estão presentes em alimentos com uma dupla-ligação localizada nos átomos de carbono 7 (*n-7*) e 9 (*n-9*) da extremidade metil. Os AGMI presentes na dieta são o ácido oleico (18:1*n-9*), ácido palmitoleico (16:1*n-7*), ácido eicosenoico (20:1*n-9*) e ácido erúcico (22:1*n-9*). O ácido oleico representa mais de 90% dos AGMI da dieta. Os AGMI, incluindo o ácido oleico e o ácido nervônico (24:1*n-9*), são importantes em lipídios estruturais de membrana, em particular na mielina do tecido nervoso. Outros AGMI, como o ácido palmitoleico, estão presentes em quantidades menores na dieta.

Os **ácidos graxos poli-insaturados (AGPI)** têm duas ou mais duplas-ligações e podem ser grosseiramente classificados em duas categorias: ácidos graxos *n-6* e ácidos graxos *n-3*. Os AGPI *n-6* mais importantes são o ácido linoleico (18:2), ácido gama-linolênico (18:3), ácido di-omo-gama-linolênico (20:3), ácido araquidônico (20:4), ácido adrênico (22:4) e ácido docosapentaenoico (22:5).

Os seres humanos não conseguem sintetizar ácido linoleico, e a falta desse ácido resulta em sintomas clínicos adversos, incluindo erupção cutânea descamativa e crescimento diminuído. O ácido linoleico é também o precursor do ácido araquidônico, que é o substrato para a produção de eicosanoides nos tecidos, além de ser um componente dos lipídios estruturais da membrana e ter papel importante nas vias de sinalização celular. Os AGPI *n-6* também exercem papéis decisivos na função da célula epitelial normal. Os AGPI *n-3* tendem a ser altamente insaturados, e uma das duplas-ligações está localizada a três átomos de carbono do terminal metil. Os AGPI *n-3* incluem o ácido alfalinolênico (18:3), ácido eicosapentaenoico (20:5), ácido docosapentaenoico (22:5) e ácido docosa-hexaenoico (22:6). Os seres humanos não sintetizam **ácido alfalinolênico** (18:3) e sua falta resulta em sintomas clínicos adversos, incluindo anormalidades neurológicas e crescimento precário. É também o precursor da síntese de ácido eicosapentaenoico (EPA) e de ácido docosa-hexaenoico (DHA). O EPA é precursor de eicosanoides *n-3*, que comprovadamente produzem efeitos benéficos na prevenção da cardiopatia coronariana, arritmias e trombose. Todos os ácidos graxos listados têm configuração *cis*, que se refere ao arranjo da dupla-ligação (ver Fig. 1.3). Os ácidos graxos com configuração *trans* são chamados **ácidos graxos *trans***.

Os ácidos graxos *trans* são ácidos graxos insaturados que contêm pelo menos uma dupla-ligação na configuração *trans*. A configuração de dupla-ligação *trans* resulta em um ângulo de ligação maior do que a configuração *cis* que, por sua vez, resulta em uma cadeia de carbonos de ácido graxo mais estendida que é mais semelhante à dos ácidos graxos saturados do que à dos ácidos graxos insaturados *cis* contendo dupla-ligação. A conformação da dupla-ligação afeta as propriedades físicas do ácido graxo. Ácidos graxos contendo uma dupla-ligação *trans* têm potencial para um alinhamento ou disposição mais estreita de cadeias acil, o que resulta em diminuição da motilidade; por isso, a fluidez é reduzida em comparação aos ácidos graxos contendo dupla-ligação *cis*. A hidrogenação parcial de óleos poli-insaturados causa isomerização de algumas duplas-ligações remanescentes e migração de outras, o que resulta em aumento do conteúdo de ácidos graxos *trans* e enrijecimento da gordura. A hidrogenação de óleos, como o óleo de milho, pode resultar em duplas-ligações *cis* e *trans* em qualquer ponto entre os carbonos 4 e 16. Um dos principais ácidos graxos *trans* é o ácido elaídico (9-*trans* 18:1) (Fig. 1.3). A produção de gorduras hidrogenadas aumentou de forma estável até a década de 1960, à medida que as gorduras vegetais processadas foram substituindo as gorduras animais nos Estados Unidos e em outros países ocidentais. Essas gorduras mais saturadas têm ponto de fusão mais alto e isso as torna atraentes para panificação, além de prolongar seu tempo de prateleira. Diferentemente de outras gorduras da dieta, as gorduras *trans* não são essenciais nem salubres e, na verdade, o consumo de gorduras *trans* aumenta o risco de cardiopatia coronariana ao elevar os níveis de colesterol ruim (LDL) e diminuir os níveis de colesterol bom (HDL) (ver Cap. 2).

Durante a hidrogenação dos ácidos graxos poli-insaturados, pequenas quantidades de vários outros ácidos graxos *trans* (9-*trans*, 12-*cis* 18:2; 9-*cis*, 12-*trans* 18:2) são produzidas. Além desses isômeros, os laticínios integrais e carnes vermelhas contêm 9-*trans* 16:1 e dienos conjugados (9-*cis*, 11-*trans* 18:2). O conteúdo de ácido graxo *trans* nos alimentos tende a ser maior nos alimentos que contêm óleos hidrogenados.

O **colesterol** é um lipídio encontrado nas membranas celulares de todos os tecidos animais, e é transportado no plasma do sangue. O colesterol, também considerado um esterol (uma combinação de esteroide e álcool), é necessário para a construção e manutenção das membranas celulares; regula a fluidez da membrana em uma ampla faixa de temperaturas. O colesterol ajuda na produção de bile (armazenada na vesícula biliar e auxiliar na digestão de gorduras), é importante para o metabolismo de vitaminas lipossolúveis e constitui o principal precursor da síntese de vitamina D e de vários hormônios esteroides.

Os triacilgliceróis (e os ésteres de colesterol) encontrados no plasma em geral estão incorporados ao núcleo de uma lipoproteína circundado por **fosfolipídios**, colesterol livre e apolipoproteínas. O termo "apoproteína" é uma denominação genérica dada a uma proteína que se combina com outro tipo de molécula para formar uma proteína conjugada complexa. As apolipoproteínas são proteínas que se combinam com lipídios para formar um complexo, como nas diversas partículas de lipoproteína. Várias lipoproteínas diferem quanto à densidade, conteúdo de triacilglicerol e conteúdo de colesterol, mas também cumprem funções diferenciadas. São exemplos de lipoproteínas, os quilomícrons, **lipoproteínas de densidade muito baixa** (VLDL, do inglês *very low-density lipoproteins*), **lipoproteínas de baixa densidade** (LDL, do inglês *low-density lipoproteins*), **lipoproteínas de densidade intermediária** (IDL, do inglês *intermediate-density lipoproteins*) e **lipoproteínas de alta densidade** (HDL, do inglês *very high-density lipoproteins*) (ver Fig. 1.4).

Funções dos lipídios

Os lipídios constituem uma importante fonte de energia, em especial durante o exercício prolongado. Grandes quantidades de gordura podem ser armazenadas no corpo. A gordura é estocada principalmente no tecido adiposo subcutâneo, de onde é mobilizada e transportada para o órgão que a usa. O músculo esquelético contém uma reserva diretamente acessível de gordura (triacilglicerol intramuscular). Os lipídios têm ainda muitas outras funções importantes, incluindo as seguintes:

- Os lipídios servem de combustível para a maioria das células e também são combustíveis importantes para os músculos em contração.

- A gordura protege órgãos vitais como o coração, fígado, baço, rins, cérebro e medula espinal. Uma camada de tecido adiposo recobre esses órgãos para protegê-los contra traumatismos. Cerca de 2-4% da gordura corporal total está armazenada ao redor de órgãos vitais.
- A ingestão de vitaminas lipossolúveis A, D, E, e K, bem como de carotenoides, depende da ingestão diária de gorduras, que servem de meio de transporte no corpo.
- Os fosfolipídios e o colesterol são constituintes importantes das membranas celulares.

NOMENCLATURA DE ÁCIDOS GRAXOS

Na literatura, uma diversificada nomenclatura é usada em referência aos ácidos graxos. Para evitar equívocos ou má interpretação, a nomenclatura usada neste livro será explicada. É preciso distinguir entre os ácidos graxos incorporados aos triacilgliceróis ou outras partículas e os ácidos graxos não incorporados aos triacilgliceróis. Os ácidos graxos que não são esterificados para formar um monoacilglicerol, diacilglicerol ou triacilglicerol são os **ácidos graxos não esterificados** (AGNE) ou **ácidos graxos livres** (AGL). O termo ácido graxo livre talvez seja ambíguo, uma vez que no plasma, por exemplo, estão ligados à albumina e não estão livres. Apenas uma minúscula fração dos ácidos graxos (menos de 0,01% do *pool* de ácidos graxos no plasma) não estão ligados a nenhum outro composto (ácidos graxos não ligados a proteínas). Neste livro, o termo ácido graxo (e não ácido graxo livre) é empregado para designar os ácidos graxos que não são esterificados a mono-, di- ou triacilgliceróis, mas que talvez estejam ligados à albumina ou a **proteínas ligantes de ácido graxo** (FABP, do inglês *fatty acid-biding proteins*).

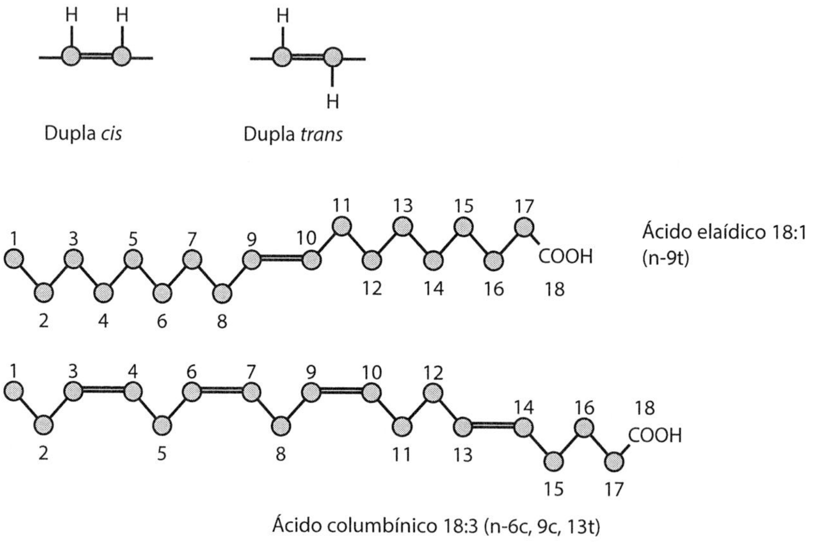

FIGURA 1.3   Ácidos graxos *trans* têm uma configuração química discretamente diferente da dos ácidos graxos *cis* e são reconhecidos como um fator de risco cardiovascular.

- O colesterol também é um importante precursor na formação de bile e, por si só, é também um importante componente da bile.
- O colesterol é precursor de hormônios importantes (em particular, de esteroides como a testosterona).
- O ácido linoleico tem papel importante na formação de eicosanoides, que são substâncias similares a hormônios formadas nas células dotadas de função regulatória. Os eicosanoides atuam na manutenção da pressão arterial, agregação plaquetária, motilidade intestinal e função imune.
- A gordura muitas vezes torna os alimentos mais saborosos e atraentes. Ela carrega muitas substâncias aromáticas e torna o alimento mais cremoso e apetitoso.

Lipídios como combustível

Apenas algumas das formas lipídicas podem ser usadas como combustível. Entre os combustíveis lipídicos oxidáveis estão os ácidos graxos, triacilgliceróis intramusculares (TGIM) e triacilgliceróis no plasma circulante (quilomícrons e VLDL). A VLDL, por exemplo, é o principal transportador de triacilgliceróis do fígado para o tecido adiposo e músculos, enquanto a HDL transporta colesterol dos tecidos periféricos para o fígado. Assim, os quilomícrons e a VLDL podem atuar no metabolismo energético durante o exercício, porém a LDL, IDL e HDL provavelmente não têm papel significativo no fornecimento de energia para os músculos. Além disso, compostos

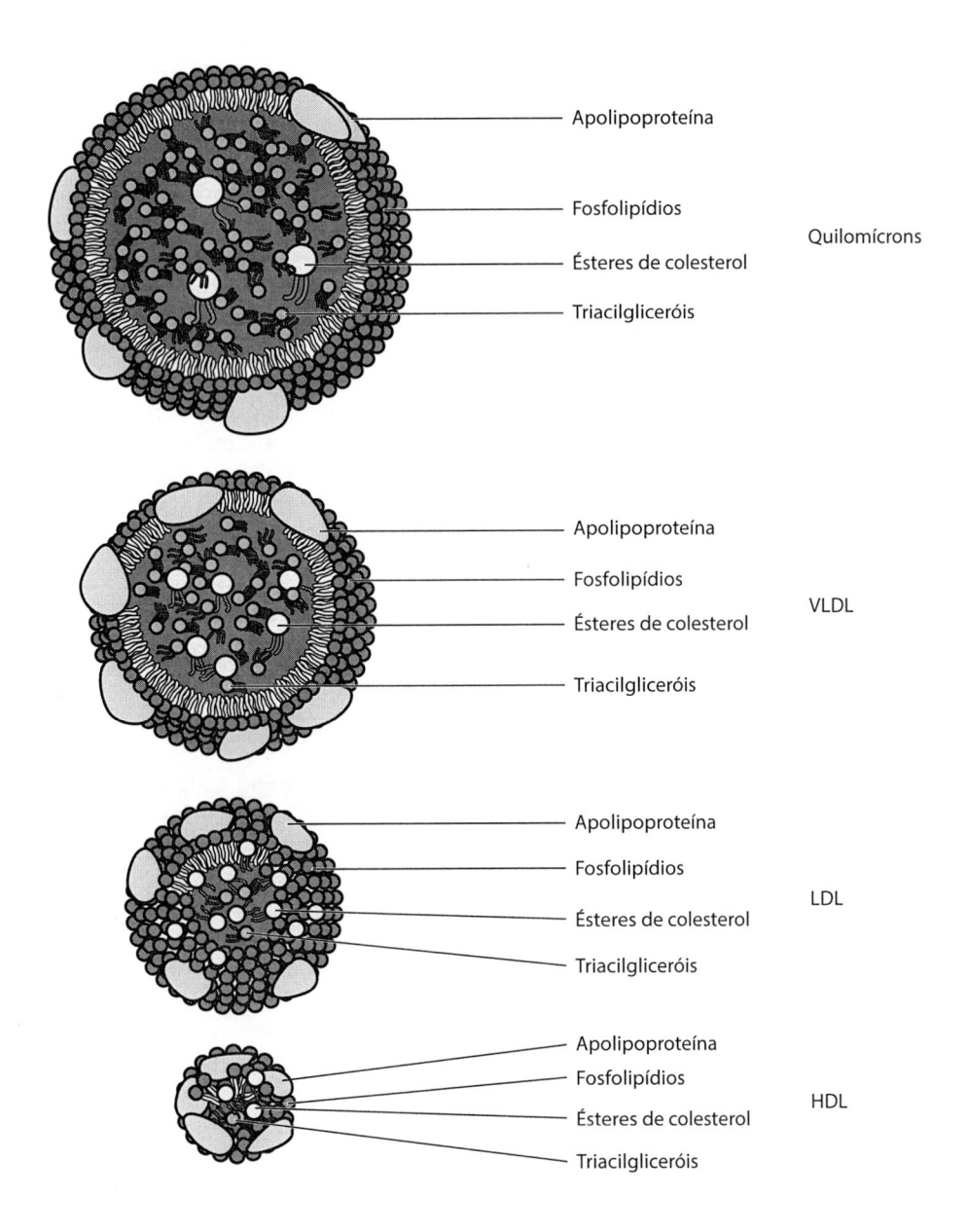

FIGURA 1.4 Várias lipoproteínas. Os diversos sombreados em cinza representam diferentes tipos de apolipoproteínas.

derivados de gordura, como os corpos cetônicos (acetoacetato e beta-hidroxibutirato), podem servir de combustível, e o glicerol pode ser convertido em glicose na neoglicogênese hepática e, subsequentemente, oxidado.

Proteína

Os **aminoácidos** são as unidades constituintes de todas as proteínas. São constituídos por **ligações peptídicas** e, uma vez conectados, são chamados **peptídeos**. Em sua maioria as proteínas são polipeptídeos que contêm até 300 aminoácidos combinados. Alguns exemplos de proteínas são a actina, tropomiosina, troponina e miosina que, em conjunto, formam o aparato contrátil no músculo (ver discussão detalhada no Cap. 3). Como o músculo é principalmente proteína, a carne vermelha é uma fonte eficiente de proteínas. Vinte aminoácidos diferentes comumente são encontrados nas proteínas. Cada aminoácido consiste em um átomo de carbono ligado a quatro grupos químicos: um átomo de hidrogênio; um grupo amino, contendo nitrogênio; um grupo ácido carboxílico; e uma cadeia lateral, que varia quanto ao comprimento e à estrutura (ver Fig. 1.5). Diferentes cadeias laterais conferem propriedades distintas ao aminoácido.

Entre os 20 aminoácidos normalmente encontrados nas proteínas da dieta, 11 podem ser sintetizados pelos seres humanos. O corpo humano não pode sintetizar os outros nove aminoácidos. Aqueles que podem ser sintetizados são chamados **aminoácidos não essenciais**. Aqueles que não podem ser sintetizados e devem ser derivados da dieta são chamados **aminoácidos essenciais** (ver o quadro "Categorias de nutrientes", na p. 2). A Figura 1.5 lista os vários aminoácidos e suas estruturas.

Os aminoácidos têm papéis centrais no metabolismo de muitos órgãos e tecidos. Eles não só são precursores para a síntese de proteínas corporais como também são precursores e reguladores da síntese de importantes compostos e mediadores metabólicos com atividade biológica regulatória (p. ex., **neurotransmissores**, hormônios, **DNA** e **RNA**).

As proteínas fornecem estrutura a todas as células do corpo humano. São parte integral da membrana celular, citoplasma e organelas. O músculo, a pele e os cabelos são constituídos em grande parte de proteínas. Ossos e dentes são compostos de minerais embutidos em um arcabouço proteico. Quando uma dieta é deficiente em proteína, essas estruturas se quebram, resultando em reduzida massa muscular, perda da elasticidade da pele e afinamento do cabelo. Muitas proteínas são enzimas que aumentam a velocidade de reações metabólicas.

Diferentemente da gordura e do carboidrato, a proteína, em geral, não está associada a doenças como câncer, cáries dentárias ou arteriosclerose. Por esse motivo, a proteína muitas vezes é associada com saúde, e muitas empresas usam essa associação em suas estratégias de marketing (p. ex., xampu que contém proteína). De fato, no mundo desenvolvido, onde a deficiência proteica é incomum, a ingestão de proteínas dietéticas é menos essencial e não está relacionada à doença. Entretanto, as deficiências de proteína dietética prolongadas têm consequências devastadoras para a saúde que resultam em imunodeficiência, edema e desgaste muscular; por fim, a insuficiência orgânica resultará em morte. A ingestão excessiva de proteína é relativamente rara e não é considerada um problema de saúde, exceto no caso de indivíduos com função renal comprometida.

As ingestões recomendadas em geral são baseadas em dados de estudos de balanço do nitrogênio (ver Cap. 8). A ingestão de proteína recomendada varia em diferentes países, de 0,8-1,2 g/kg de peso corporal. No mundo ocidental, a ingestão proteica costuma exceder bastante as recomendações e médias, em cerca de 80-100 g/dia. Como as carnes vermelhas e peixes são as fontes mais comuns de proteína, é possível que os vegetarianos corram risco de ingestão marginal de proteína. Os vegetarianos frequentemente compensam isso consumindo mais grãos e leguminosas que são, ambos, excelentes fontes de proteína. Entretanto, grãos e leguminosas não contêm todos os aminoácidos essenciais. Os grãos não contêm o aminoácido essencial lisina, enquanto as leguminosas não têm metionina. Uma exceção pode ser a proteína da soja processada, que é uma proteína de alta qualidade comparável à proteína de fontes animais. Embora algumas culturas apresentem uma ingestão proteica significativamente maior, a maioria dos países ocidentais tem ingestões proteicas entre 10 e 15% da ingestão diária total de calorias. O Centers for Disease Control and Prevention (CDC) relatou uma ingestão proteica média de 16,1% da ingestão calórica para homens e de 15,6% da ingestão calórica para mulheres, nos Estados Unidos, no período de 2011-2014.

AMINOÁCIDOS ESSENCIAIS E NÃO ESSENCIAIS

Aminoácidos dispensáveis (não essenciais)

Alanina	Glutamina
Arginina	Glicina
Asparagina	Prolina
Aspartato	Serina
Cisteína	Tirosina
Glutamato	

Aminoácidos indispensáveis (essenciais)

Histidina	Fenilalanina
Isoleucina	Treonina
Leucina	Triptofano
Lisina	Valina
Metionina	

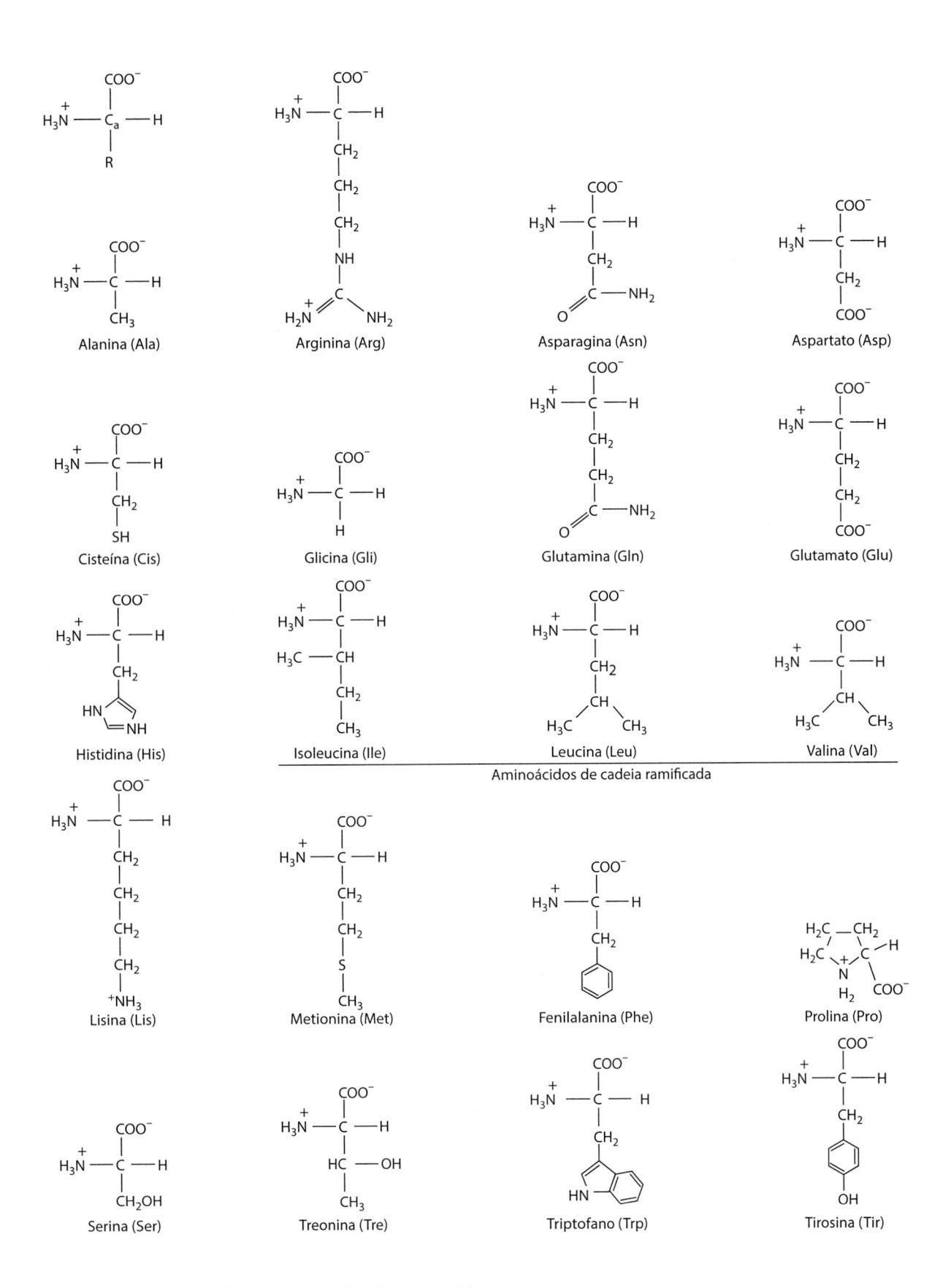

FIGURA 1.5 Estruturas químicas e abreviações de aminoácidos.

Os dados que servem de base para as recomendações são tipicamente obtidos de estudos realizados com pessoas sedentárias. As necessidades de proteína são maiores para atletas envolvidos em programas de treino extenuante? Embora muitos comitês nacionais reconheçam a possibilidade de que a atividade diária extenuante pode aumentar as necessidades proteicas, a maioria dos especialistas não sugere uma ingestão aumentada de proteínas para pessoas ativas. Também foi observado que após um período de treino a eficiência do uso de proteínas aumenta. Portanto, as necessidades proteicas para manutenção da massa muscular podem não aumentar. As necessidades são discutidas em mais detalhes no Capítulo 8. Entretanto, note que as dietas de pessoas que fazem treino de resistência costumam conter o dobro das quantidades recomendadas de proteína, principalmente porque o consumo aumentado de energia também aumenta a ingestão proteica.

Como mencionado antes, a quantidade e a qualidade da proteína são importantes. A proteína que contém todos os aminoácidos essenciais é chamada proteína completa ou proteína de alta qualidade. A proteína deficiente em um ou mais aminoácidos é chamada proteína incompleta ou proteína de baixa qualidade. A proteína incompleta é incapaz de sustentar a vida e o crescimento humano. A proteína animal geralmente tem qualidade superior à proteína vegetal, pois contém todos os aminoácidos essenciais em quantidades maiores e nas proporções adequadas. Os aminoácidos individuais na proteína animal e na proteína vegetal são idênticos e têm a mesma qualidade. A qualidade da proteína depende puramente dos tipos de aminoácidos presentes na proteína.

Como o metabolismo de todos os aminoácidos é integrado, todos os aminoácidos essenciais devem ser obtidos a partir da ingestão dietética. Um suprimento reduzido de qualquer aminoácido essencial pode interferir na síntese proteica normal. Uma seleção apropriada de fontes de proteína vegetal pode fornecer um suprimento adequado de aminoácidos, porém, o consumo de proteína animal tende mais a garantir uma ingestão balanceada. Ao combinar alimentos vegetais como arroz e feijão, é possível obter uma ingestão equilibrada de aminoácidos. Os aminoácidos essenciais deficientes em um alimento podem ser obtidos de outro. A proteína de diferentes fontes que equilibra a ingestão de aminoácidos é denominada proteína complementar.

QUALIDADE DA PROTEÍNA

A qualidade de uma proteína está relacionada ao grau de sua contribuição para o atendimento das necessidades diárias. Vários métodos foram propostos para medir a qualidade da proteína de um alimento. O método mais recente é o escore de aminoácido corrigido pela digestibilidade proteica (PDCAAS, do inglês *protein digestibility corrected amino acid score*). O PDCAAS é um método de avaliação da qualidade proteica com base nas necessidades de aminoácidos do seres humanos. Usando o PDCAAS, categorias de qualidade de proteína são determinadas por meio da comparação do perfil de aminoácidos de uma proteína alimentícia específica com um perfil de aminoácidos padrão. O escore máximo de 1,0 significa que, após a digestão da proteína, cada unidade de proteína fornece 100% ou mais dos aminoácidos indispensáveis necessários. Embora essa classificação tenha sido adotada pela U.S. Food and Drug Administration (FDA), Food and Agricultural Organization of the United Nations e Organização Mundial da Saúde, no ano de 1993, como "o melhor método preferido" para determinar a qualidade das proteínas, foi também alvo de muitas críticas. As pessoas raramente consomem uma única fonte de proteínas; sendo assim, ter a informação referente a fontes individuais de proteína não fornece informação sobre a qualidade das proteínas da dieta geral, a menos que todas as fontes de alimento contendo proteína sejam consideradas para calcular um escore médio. Além disso, o fato de fontes de proteína comuns, com diferentes perfis de aminoácidos, receberem escores idênticos iguais a 1,0 limita sua utilidade como ferramenta de comparação. Entretanto, na ausência de um método melhor, o PDCAAS é usado com frequência.

Um valor de PDCAAS igual a 1,0 é o máximo e o menor valor é 0. A seguir, são listadas as categorias de alguns alimentos comuns:

Whey (proteína do leite)	1,0
Clara de ovo	1,0
Caseína (proteína do leite)	1,0
Leite	1,0
Proteína isolada da soja	1,0
Carne bovina	0,92
Soja	0,91
Feijão	0,68
Centeio	0,68
Trigo integral	0,54

Água

A água, molécula mais abundante na superfície da Terra, é essencial para a sobrevivência de todas as formas de vida conhecidas. Uma molécula de água tem dois átomos de hidrogênio covalentemente ligados a um único átomo de oxigênio. O oxigênio atrai elétrons com uma força muito maior do que a atração exercida pelo hidrogênio, resultando em uma carga líquida positiva nos átomos de hidrogênio e em uma carga líquida negativa no átomo de oxigênio. A presença de uma carga em cada um desses átomos confere a cada molécula de água um momento dipolo líquido e explica muitas das propriedades da água.

Cerca de 60% do corpo de um adulto é constituído por água; sendo assim, uma pessoa que pesa 70 kg contém aproximadamente 40 kg de água. O percentual de água é maior em bebês e geralmente diminui com o avanço da idade. O conteúdo de água varia entre os diferentes tecidos do corpo. Cerca de 90% da constituição do sangue é água; nos músculos, o conteúdo de água é de 75%; nos ossos, é de 25%; e no tecido adiposo, 5%. A proporção de água em vários compartimentos corporais também varia. Cerca de ⅔ da água corporal é encontrada dentro das células, na forma de líquido intracelular. O ⅓ restante é encontrado fora da célula, como **líquido extracelular**. Este inclui a água contida no sangue, linfa e líquido cerebrospinal, bem como no líquido encontrado entre as células, o qual é chamado **líquido intersticial** (ver explicações detalhadas no Apêndice A).

A água transporta nutrientes, confere proteção, ajuda a regular a temperatura corporal, participa nas reações bioquímicas e fornece o meio onde ocorrem essas reações (o sangue transporta nutrientes e oxigênio até os tecidos, e recolhe dióxido de carbono e resíduos dos tecidos). A água contida na urina transporta resíduos como ureia, excesso de sais e cetonas para fora do corpo.

As funções protetoras da água são lubrificação, limpeza e amortecimento. As lágrimas lubrificam os olhos e removem a sujeira. O líquido sinovial lubrifica as articulações. A saliva lubrifica a boca, possibilitando a mastigação e a deglutição. A água contida nos globos oculares e na medula espinal atua como um amortecedor contra choques. Durante a gravidez, a água contida no líquido amniótico serve de amortecedor protetor para o feto.

Um papel importante da água durante o exercício é a regulação da temperatura corporal (ver Cap. 9). Quando a temperatura corporal começa a subir acima da temperatura normal (que é em torno de 37°C), os vasos sanguíneos na pele sofrem dilatação, fazendo o sangue fluir próximo à superfície do corpo e liberar uma parte do calor. Essa liberação se dá com febre, aumento na temperatura ambiental e exercício. Em um ambiente frio, os vasos sanguíneos na pele se contraem, restringindo o fluxo sanguíneo nas proximidades da superfície e conservando o calor corporal. A forma mais evidente pela qual a água ajuda a regular a temperatura corporal é por meio do suor. Quando a temperatura corporal aumenta, as glândulas sudoríferas presentes na pele secretam suor. Conforme o suor evapora, o calor é removido da superfície corporal.

No corpo, a água também atua como um **solvente**, que consiste em um fluido em que os solutos se dissolvem para formar uma solução. A água é um solvente ideal para algumas substâncias por ser polar, o que significa que ambos os lados, ou polos, da molécula de água têm cargas elétricas diferentes. O lado oxigênio de uma molécula de água tem carga discretamente negativa, enquanto o lado hidrogênio apresenta uma carga levemente positiva. Essa polaridade permite que a água circunde outras moléculas carregadas e as disperse. O sal de mesa (cloreto de sódio), que se dissolve bem na água, consiste em um íon sódio de carga positiva ligado a um íon cloreto de carga negativa. Na água, os íons sódio e cloreto se dissociam porque o íon sódio positivamente carregado é atraído para o polo negativo da molécula de água, enquanto o íon cloreto negativamente carregado é atraído para o polo positivo. Substâncias como cloreto de sódio, que se dissociam na água para formar íons de carga positiva e negativa, são conhecidos como **eletrólitos**, por serem capazes de conduzir uma corrente elétrica quando dissolvidos na água.

Como ocorre com todos os outros nutrientes, a ingestão regular e suficiente de água é necessária para manter a saúde e um bom desempenho físico. O estado da hidratação do corpo é determinado pelo equilíbrio entre ingestão e perda de água. A perda de água (por diarreia ou sudorese) pode resultar em desidratação, e a falha em beber líquidos por mais que alguns dias pode resultar em morte. Com uma perda de água equivalente a 3% do peso corporal total, o volume sanguíneo diminui e o desempenho no exercício é deteriorado. Uma perda de 5% pode resultar em confusão e desorientação, enquanto perdas maiores que 10% podem ser potencialmente fatais. A desidratação ocorre com frequência em muitos esportes, mas pode ser prevenida com a ingestão adequada de água (ver discussão detalhada no Cap. 9).

A ingestão de água típica de um adulto é 2-2,8 L/dia. Como as necessidades de água são altamente dependentes das taxas de sudorese que, por sua vez, dependem do gasto energético, via de regra, a necessidade hídrica é de 1 mL para cada 4 kJ (1 kcal) de energia gasta. Do consumo diário de 2-2,8 L, 1-1,5 L geralmente está na forma de líquidos e o restante é obtido dos alimentos. Os atletas que treinam e competem sob condições de calor podem ter necessidades hídricas superiores a 15 L/dia.

Álcool

O **álcool** é consumido como uma bebida. É um nutriente que fornece 28 kJ (7 kcal) de energia por grama, mas não é essencial na dieta. É convertido em sua maior parte em gordura. Embora possa proporcionar benefícios à saúde quando ingerido com moderação, o consumo excessivo compromete a função cerebral e produz outros efeitos prejudiciais sobre a saúde (ver detalhes adicionais no Cap. 2).

Vitaminas, minerais e oligoelementos

As vitaminas são compostos orgânicos, e os minerais e oligoelementos são compostos inorgânicos. Conhecidos em conjunto como micronutrientes, esses compostos essenciais exercem muitas funções biológicas. Atuam como reguladores e em ligações nos processos de liberação de energia dos alimentos. São cofatores importantes em várias reações químicas e, como tal, têm papel importante na manutenção da homeostasia (condições internas relativamente constantes). As pessoas costumam considerar a ingestão de vitaminas como sinônimo de uma boa saúde (p. ex., o ácido fólico previne defeitos inatos; a vitamina E protege o coração; a vitamina A previne o câncer), e certos minerais supostamente têm forte relação com a saúde (p. ex., o cálcio ajuda a prevenir a osteoporose).

Todas as 13 vitaminas conhecidas exercem funções importantes na maioria dos processos metabólicos no corpo. As vitaminas devem ser obtidas a partir da dieta, com exceção da vitamina D, que pode ser sintetizada a partir da exposição à luz solar, e da vitamina K, que é sintetizada por bactérias presentes no intestino. Quando uma vitamina se torna indisponível na dieta, pode haver desenvolvimento de deficiência em 3-4 semanas. As vitaminas podem ser hidrossolúveis ou lipossolúveis (ver o quadro "Categorias de nutrientes", na p. 2). As vitaminas hidrossolúveis se dissolvem na água; as vitaminas lipossolúveis se dissolvem em solventes orgânicos e, de modo geral, são ingeridas com as gorduras. Os minerais podem ser divididos em macrominerais, com uma necessidade de ingestão diária maior que 100 mg ou que estão presentes no corpo em quantidades acima de 0,01% do peso corporal; e microminerais (oligoelementos), com uma necessidade de ingestão diária inferior a 100 mg ou que estão presentes no corpo em quantidades abaixo de 0,01% do peso corporal (ver discussão detalhada no Cap. 10).

O sódio, frequentemente ingerido na forma de cloreto de sódio, tem várias funções no corpo, incluindo algumas relacionadas com a contração muscular (ver Cap. 10), função nervosa e manutenção da pressão arterial normal. Músculos e nervos requerem correntes elétricas para funcionar de maneira adequada. As células musculares e nervosas geram essas correntes controlando o fluxo de íons eletricamente carregados, entre eles o sódio. Para as células musculares, essas correntes elétricas estimulam a contração do músculo. Os nervos, por outro lado, precisam de atividade elétrica para se comunicar com outros nervos. As células usam bombas moleculares para manter os níveis de sódio fora da célula elevados. Quando há necessidade de uma corrente elétrica, as células podem permitir a entrada de íons sódio de carga positiva no meio intracelular, o que gera uma corrente elétrica positiva. Essa diferença de concentração do sódio entre os meios extra- e intracelular também pode ser usada para conduzir o cotransporte de outras substâncias (p. ex., glicose) para dentro das células. O sódio é dissolvido nos fluidos corporais e atrai e retém a água, por isso o sódio presente no sangue ajuda a manter o volume da porção líquida do sangue (plasma) que, por sua vez, ajuda a manter a pressão arterial normal (normotensão) em torno de 120 mmHg (**sistólica**; na contração do coração) e 80 mmHg (**diastólica**; no relaxamento do coração). Quando uma quantidade excessiva de sódio é ingerida, o corpo pode reter água extra e isso aumenta o volume do sangue. Como os vasos sanguíneos não podem se expandir para acomodar esse volume sanguíneo aumentado, a pressão arterial sobe. A pressão arterial alta constitui um fator de risco para muitas doenças, problemas cardíacos e acidente vascular encefálico (ver detalhes adicionais sobre os efeitos do sódio na saúde no Cap. 2).

VITAMINAS LIPOSSOLÚVEIS (A, D, E, K) E VITAMINAS HIDROSSOLÚVEIS	
• Biotina • Colina* • Ácido fólico • Ácido pantotênico • Vitamina A • Vitamina B$_1$ (tiamina) • Vitamina B$_2$ (riboflavina)	• Vitamina B$_3$ (niacina) • Vitamina B$_6$ (piridoxina) • Vitamina B$_{12}$ • Vitamina C (ácido ascórbico) • Vitamina D • Vitamina E (alfatocoferol) • Vitamina K

*A colina não é classificada como vitamina, mas é considerada um nutriente essencial similar à vitamina.

Fitonutrientes

Os **fitonutrientes** são certos componentes orgânicos de vegetais (do grego *phyto* = vegetal) considerados promotores de saúde humana. Diferem das vitaminas por não serem considerados nutrientes essenciais, o que significa que as pessoas não desenvolverão deficiências nutricionais na falta deles.

Os numerosos tipos de fitonutrientes podem ser divididos em classes distintas (ver o quadro "Categorias de nutrientes"). Os fitonutrientes mais bem conhecidos e mais estudados são, provavelmente, os carotenoides, encontrados em cenouras, brócolis, vegetais amarelos e de folhas verdes, e outras hortaliças, além de polifenóis, que são encontrados em diversas bagas, frutas, chás, cerveja e vinho.

Dentre todos os fitonutrientes, os carotenoides são os alvos de maior atenção e os mais pesquisados. Os carotenoides são pigmentos vermelhos, alaranjados e amarelos presentes em frutas e hortaliças. Os carotenoides encontrados com mais frequência nas hortaliças estão listados na Tabela 1.6, ao lado das fontes comuns desses compostos. Frutas e hortaliças ricas em carotenoides parecem proteger os seres humanos contra certos tipos de cânceres, cardiopatias e degeneração macular relacionada ao envelhecimento.

Os compostos polifenólicos são componentes naturais de uma grande variedade de vegetais. As fontes alimentares ricas em polifenóis são: cebola, maçã, chá, vinho tinto, uvas vermelhas, suco de uva, morango, framboesa, mirtilo, *cranberry* e algumas oleaginosas (Tab. 1.7). Na maioria dos países, a ingestão média de polifenóis não está precisamente determinada, em grande parte pela atual inexistência de um banco de dados alimentar para esses compostos. Foi estimado que na dieta holandesa, um subgrupo de flavonoides (flavonóis e flavonas) fornece 23 mg/dia. Essas pequenas quantidades, porém, podem ter efeitos significativos.

Os polifenóis podem ser classificados como não flavonoides e flavonoides. Os flavonoides quercetina e catequinas são os polifenóis mais extensivamente estudados em relação à absorção e ao metabolismo. O chá-verde é uma boa fonte de catequinas.

CLASSES COMUNS DE FITONUTRIENTES

Carotenoides
Flavonoides (polifenóis), incluindo isoflavonas (fitoestrógenos)
Inositol fosfatos (fitatos)
Isotiocianatos e indóis
Lignanas (fitoestrógenos)
Fenóis e compostos cíclicos
Saponinas
Sulfetos e tióis
Terpenos

Ingestões recomendadas de nutrientes

Anteriormente, descrevemos os vários nutrientes e suas respectivas funções. No próximo capítulo, discutiremos as escolhas apropriadas de alimentos e bebidas que fornecerão as quantidades necessárias de nutrientes, bem como as diretrizes para uma alimentação saudável. Nos capítulos subsequentes, examinaremos as necessidades energéticas de exercício e as necessidades específicas de macro- e micronutrientes na população atlética. Aqui, explicamos as bases das recomendações de consumo de nutrientes. Discutimos como as recomendações para certos nutrientes são estabelecidas e como são traduzidas

TABELA 1.6 Carotenoides e suas fontes alimentares

Carotenoide	Fontes alimentares comuns
Alfacaroteno	Cenouras
Betacaroteno	Legumes alaranjados e amarelos (p. ex., batata-doce, abóbora, cenouras, abobrinhas) e verduras (p. ex., espinafre, couve)
Betacriptoxantina	Cítricos, pêssegos, damascos
Luteína	Verduras (p. ex., couve, espinafre, nabo)
Licopeno	Tomate, toranja rosa, melancia, goiaba
Zeaxantina	Hortaliças verdes, ovos, cítricos

TABELA 1.7 Polifenóis e suas fontes alimentares

Não flavonoides	Fontes
Ácido elágico	Morangos, mirtilos, framboesas
Cumarina	Pimentões, couve-da-china, grãos de cereais, brócolis
Flavonoides	**Fontes**
Antocianinas	Frutas vermelhas
Catequinas	Chá, vinho
Flavanonas	Cítricos
Flavonas	Frutas e hortaliças
Flavonóis	Frutas, hortaliças, chá, vinho
Isoflavonas	Grãos de soja

em conselhos práticos para o público. Enfim, discutimos como avaliar se um indivíduo ou um grupo está seguindo as recomendações.

Como já mencionado, os nutrientes não essenciais podem ser sintetizados no corpo, ao contrário dos nutrientes essenciais. Essa terminologia às vezes é confusa, pois um nutriente essencial para o corpo pode ser classificado como não essencial por poder ser sintetizado no corpo. Para evitar confusões, os nutricionistas muitas vezes preferem os termos *indispensável* (essencial) e *dispensável* (não essencial). Neste livro, adotamos os termos *essencial* e *não essencial*.

Embora Hipócrates tenha praticado uma forma de "medicina dietética" em 400 a.C., essa área evoluiu exponencialmente ao longo dos últimos 200-250 anos. Na Antiguidade, as pessoas já tinham consciência de que certos componentes dos alimentos eram capazes de prevenir doenças ou podiam ser usados para tratá-las. Entretanto, foi somente durante os dois últimos séculos que alguns nutrientes foram reconhecidos como essenciais para a vida humana. O escorbuto era uma doença comum entre marinheiros, piratas e outros que embarcavam em navios pelo mar por um tempo maior do que era possível armazenar as frutas e hortaliças perecíveis. Em 1740, o cirurgião naval britânico James Lind descobriu que o consumo de frutas cítricas por marinheiros podia prevenir e curar o escorbuto. Outros alimentos a bordo do navio e medicações não produziram tal efeito. Embora o escorbuto não fosse atribuído a uma deficiência de vitamina C naquela época, a essencialidade de certos nutrientes para a manutenção da saúde foi estabelecida posteriormente.

Estudos trágicos com prisioneiros de campos de concentração nazistas revelaram a importância de diversas vitaminas e minerais. Os prisioneiros receberam uma dieta deficiente em certas vitaminas ou minerais, e seu estado de saúde foi registrado. Com as dietas deficientes em determinados nutrientes, havia desenvolvimento de doenças específicas e o resultado final era a morte. Em estudos antigos realizados com ratos, dietas deficientes em um ou mais nutrientes retardaram o crescimento, e os animais apresentaram sintomas de doenças específicas. Entretanto, quando os animais subsequentemente recebiam alimentação contendo o nutriente em falta, recuperavam-se por completo e o crescimento era promovido. Os nutrientes que exibiam esses efeitos sobre a saúde foram classificados como essenciais. De acordo com as definições mais recentes (Harper, 1999), um nutriente é considerado essencial quando atende aos seguintes critérios:

- A substância é necessária na dieta para o crescimento, saúde e sobrevivência.
- A ausência da substância na dieta ou a sua ingestão inadequada resulta em sinais característicos de uma deficiência, doença e, por fim, em morte.

- A falha de desenvolvimento e os sinais característicos de deficiência são prevenidos apenas pelo nutriente ou por um precursor específico dele, e não por outros substâncias.
- Abaixo de algum nível crítico de ingestão do nutriente, a resposta de desenvolvimento e a gravidade dos sinais de deficiência são proporcionais à quantidade consumida.
- A substância não é sintetizada no corpo e, portanto, é necessária para alguma função essencial ao longo da vida.

Alguns nutrientes são classificados como condicionalmente essenciais (ou condicionalmente indispensáveis). Esse termo foi introduzido em 1984 porque alguns nutrientes normalmente não essenciais pareciam se tornar essenciais sob determinadas condições. Os nutrientes condicionalmente essenciais devem ser fornecidos de maneira exógena às pessoas que não os sintetizam em quantidades adequadas. As deficiências podem ser resultantes de defeitos na síntese de certos nutrientes ou de uma necessidade temporariamente aumentada de determinados nutrientes. Um exemplo de síntese defeituosa é um defeito genético na síntese de carnitina. Sem suplementação de carnitina, as pessoas afetadas por essa condição apresentam doença de desgaste muscular (miopatia). Contudo, quando a carnitina é suplementada, a condição é corrigida. Um exemplo de necessidade aumentada pode ser visto em pacientes cirúrgicos internados em uma unidade de terapia intensiva, que em geral têm concentrações de glutamina abaixo do normal no plasma e nos músculos. Esses déficits estão associados a um equilíbrio de nitrogênio negativo, síntese proteica reduzida e quebra aumentada de proteínas, o que resulta em desgaste muscular. Os pacientes melhoram quando recebem suplementação de glutamina. Nesses exemplos, a carnitina e a glutamina são classificadas como nutrientes condicionalmente essenciais.

Desenvolvimento de ingestões recomendadas

A lista de nutrientes classificados como essenciais ou indispensáveis é bastante extensa (ver o quadro "Categorias de nutrientes"). Por muitos séculos, as pessoas têm tentado definir as ingestões mínima e ideal de vários nutrientes. Em 1941, foi formado o primeiro *Food and Nutrition Board*, nos Estados Unidos. Em 1943, foram publicados os padrões dietéticos para avaliação das ingestões nutricionais de grandes populações e para o planejamento da produção agrícola. Desde então, as diretrizes foram revisadas diversas vezes. Inicialmente, foram estabelecidos os valores de referência para dez nutrientes. As diretrizes vigentes nos Estados Unidos e no Canadá, estabelecidas entre 1997 e 2004, abrangem 46 nutrientes.

NUTRIENTES ESSENCIAIS (INDISPENSÁVEIS)	
Aminoácidos	
Histidina	Fenilalanina
Isoleucina	Treonina
Leucina	Triptofano
Lisina	Valina
Metionina	
Ácidos graxos	
Alfalinolênico	Linoleico
Minerais	
Cálcio	Fósforo
Cloreto	Potássio
Magnésio	Sódio
Oligominerais	
Cromo	Manganês
Cobre	Molibdênio
Iodo	Selênio
Ferro	Zinco
Ultraoligoelementos	
Arsênico	Níquel
Boro	Silício
Cobalto	Vanádio
Vitaminas e colina (que é um nutriente essencial similar à vitamina)	
Biotina	Vitamina A
Colina	Vitamina B_6 (piridoxina)
Ácido fólico	Vitamina B_{12} (cobalamina)
Niacina	Vitamina C (ácido ascórbico)
Ácido pantotênico	Vitamina D
Riboflavina	Vitamina E
Tiamina	Vitamina K
Água	

Quando o primeiro conjunto de **ingestões dietéticas recomendadas (RDA,** do inglês *recommended dietary allowances*) foi criado em 1941, o principal objetivo era prevenir as doenças causadas por deficiências nutricionais. As RDA foram originalmente projetadas para avaliar e planejar as adequações nutricionais em grupos como Forças Armadas e crianças em programas de merenda escolar, e não para determinar as necessidade nutricionais dos indivíduos. Entretanto, como as RDA eram basicamente os únicos valores nutricionais disponíveis, come-

çaram a ser usadas de outras formas. Os profissionais de saúde costumavam usar as RDA para dimensionar as dietas de pacientes ou clientes. Do ponto de vista estatístico, as RDA conseguiriam prevenir as doenças decorrentes de deficiência em 97% dos indivíduos de uma população, mas não havia base científica que demonstrasse que as RDA atenderiam às necessidades de uma única pessoa.

Era evidente que as RDA não estavam abordando as necessidades individuais e novas pesquisas científicas precisavam ser incluídas. Portanto, o *Food and Nutrition Board* buscou redefinir as necessidades nutricionais e desenvolver recomendações nutricionais específicas para indivíduos e grupos. Aliados a essas alterações, emergiram conceitos como "ingestões máximas toleráveis" e "ingestões adequadas" para atender às necessidades dos indivíduos. Um avanço mais recente foi a faixa recomendada de ingestões de macronutrientes associada a um risco reduzido de doença metabólica crônica e doença cardiovascular no fornecimento de nutrientes essenciais suficientes.

As RDA e várias diretrizes dietéticas nos EUA já não enfocam apenas a prevenção das doenças de deficiência como escorbuto ou beribéri; agora, enfocam também a redução do risco de condições crônicas relacionadas à dieta, como a **cardiopatia coronariana (CC)**, diabetes, hipertensão e **osteoporose**. As diretrizes também se tornaram mais específicas e foram desenvolvidas para diversas populações baseadas no sexo e na idade, bem como para gestantes e mulheres em fase de amamentação; grupos diferentes têm valores de referência distintos.

Ingestões recomendadas vigentes

A estrutura para um conjunto de novas recomendações é a **ingestão dietética de referência (DRI,** do inglês *dietary reference intake*). A DRI foi lançada em etapas, ao longo da última década. Foram também desenvolvidos cinco padrões englobados pela DRI: a necessidade média estimada (EAR, do inglês *estimated average requirement*); a faixa de distribuição aceitável de macronutriente (AMDR, do inglês *acceptable macronutrient distribution range*); a ingestão dietética recomendada (RDA); a ingestão adequada (AI, do inglês, *adequate intake*); e o nível máximo de ingestão tolerável (UL, do inglês *upper intake level*). O estabelecimento desses valores de referência exige que um critério de adequação nutricional seja cuidadosamente escolhido para cada nutriente, e que a população à qual esses valores se aplicam seja definida com cautela.

A **necessidade média estimada (EAR)** representa a quantidade de um nutriente que é de fato suficiente para atender às necessidades de um indivíduo mediano em um grupo de idade e sexo determinados (ver Fig. 1.6). Em um nível de ingestão igual à EAR, metade de um grupo específico não teria suas necessidades nutricionais atendidas. Isso equivale a dizer que indivíduos de uma população escolhidos ao acaso teriam uma probabilidade de 50% de terem suas necessidades atendidas nesse nível de ingestão.

A RDA é uma estimativa do nível de ingestão dietética média diária mínima que atende às necessidades nutricionais de quase todos (97-98%) os indivíduos saudáveis de um grupo em um estágio particular da vida e de determinado sexo. A RDA é projetada para ser usada como uma meta de ingestão diária pelas pessoas, por ser um valor que estima um nível de ingestão com alta probabilidade de atender às necessidades de um indivíduo escolhido ao acaso (cerca de 97,5%). O processo de estabelecer a RDA depende da capacidade de estabelecer uma EAR e de estimar a variância da necessidade em si. Note que a impossibilidade de estabelecer a EAR, em virtude das limitações dos dados disponíveis, impossibilita o estabelecimento da RDA.

A RDA é um excesso seguro de nutrientes que previne deficiências nutricionais na maior parte da população. Quando a distribuição de uma necessidade entre os indivíduos de um grupo pode ser considerada aproximadamente normal (ou simétrica) e um desvio padrão (DP) da necessidade ($DP_{necessidade}$) pode ser determinado, a EAR pode ser usada para estabelecer a RDA, do seguinte modo:

$$RDA = EAR + 2 \times 3 \, DP_{necessidade}$$

A RDA é destinada a ser usada como uma meta de ingestão diária pelos indivíduos e irá variar dependendo da idade e do sexo (para mulheres, também dependerá da condição de gestante ou em fase de amamentação); não se aplica a outras populações nem a condições que possam ter necessidades específicas. A RDA baseia-se na média das alturas e dos pesos de uma população; portanto, grupos de adultos que pesam mais ou menos o valor da média podem ter necessidades discretamente maiores ou menores, respectivamente. Além disso, estresse, doença, lesões e gasto energético total podem influenciar a necessidade de certos nutrientes. Atualmente, há RDA disponíveis para ingestão de energia, proteína, 11 vitaminas e 7 minerais (ver os Apêndices C, D e E).

Quando a evidência científica disponível para estimar uma EAR é insuficiente, uma AI será estabelecida. As pessoas devem usar a AI como meta de ingestão quando não existir nenhuma RDA. A AI é derivada por meio de dados experimentais ou observacionais que mostram uma ingestão média que parece sustentar um indicador de saúde desejado, como a retenção de cálcio no osso para a maioria dos membros de uma população. Foram estabelecidas AI para duas vitaminas B, a colina (similar a uma vitamina), vitamina D e alguns minerais como o cálcio e o fluoreto (ver Apêndice C).

O **nível máximo de ingestão tolerável (UL)** é o nível máximo de ingestão nutricional diária que não tende a impor riscos à saúde na maior parte dos indivíduos de um grupo para o qual é projetada (ver Fig. 1.6). O UL não se destina a ser o nível de ingestão recomendado; nenhum benefício foi estabelecido para os indivíduos que consomem nutrientes em níveis acima da RDA ou da AI. Para a maioria dos nutrientes, o UL se refere às ingestões totais de alimentos, alimentos enriquecidos e suplementos nutricionais. A necessidade de estabelecer o UL cresceu a partir da prática aumentada de fortificação dos alimentos com nutrientes e da popularidade dos suplementos dietéticos que resultaram em ingestões elevadas de certos nutrientes. Em excesso, alguns nutrientes podem ser tóxicos.

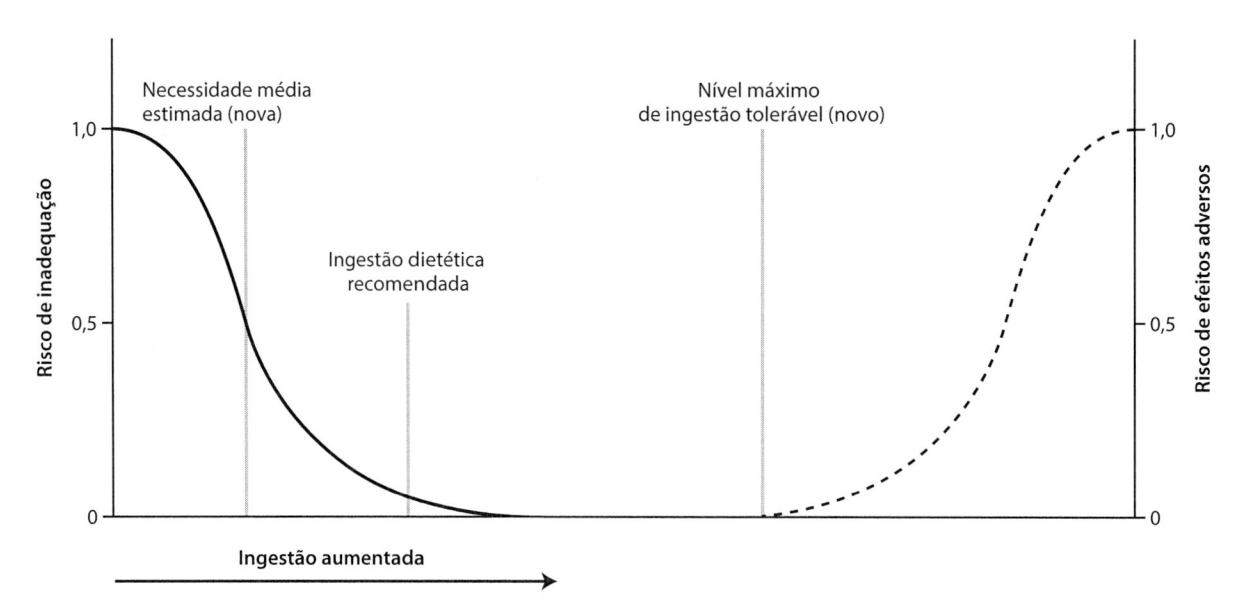

FIGURA 1.6   Risco de inadequação e risco de efeitos adversos em níveis crescentes de ingestão.

DEFINIÇÕES

Ingestão dietética de referência (DRI)

Os novos padrões para recomendações de nutrientes que podem ser usados para planejar e avaliar dietas para indivíduos sadios. A DRI deve ser considerada um termo abrangente que inclui os valores descritos a seguir.

Faixa de distribuição aceitável de macronutriente (AMDR)

A AMDR é a faixa de ingestão para uma fonte de energia específica (i. e., carboidrato, gordura ou proteína) que está associada a um risco diminuído de doença crônica e fornece nutrientes essenciais. Se a ingestão de uma pessoa estiver fora da AMDR, existe um potencial de risco aumentado de doenças crônicas e ingestão insuficiente de nutrientes essenciais.

Necessidade média estimada (EAR)

A EAR consiste em um valor de ingestão de nutriente estimado para atender à necessidade de metade dos indivíduos sadios de um grupo. É usada para avaliar a adequação nutricional de ingestões de grupos populacionais. Além disso, as EAR são usadas para calcular as RDA.

Ingestão dietética recomendada (RDA)

A RDA é o nível de ingestão dietética diária que é suficiente para atender à necessidade nutricional de 97-98% de todas as pessoas saudáveis em um grupo. Esse valor é uma meta para indivíduos e se baseia na EAR. A impossibilidade de estabelecer a EAR implica a impossibilidade de propor um valor de RDA.

Ingestão adequada (AI)

Esse valor é usado quando uma RDA não pode ser determinada. Trata-se de um nível de ingestão diária recomendada baseado em uma aproximação observada ou determinada experimentalmente da ingestão nutricional para um ou mais grupos de pessoas sadias.

Nível máximo de ingestão tolerável (UL)

O UL é o nível mais alto de ingestão diária de nutrientes que tende a não impor riscos de efeitos adversos para a saúde em quase todos os indivíduos na população geral. Conforme a ingestão aumenta acima do UL, o risco de efeitos adversos aumenta.

A **faixa de distribuição aceitável de macronutriente (AMDR)** é a faixa de ingestão para uma fonte de energia dietética (i. e., carboidrato, gordura ou proteína) que, no extremo inferior, fornecerá a ingestão adequada de nutrientes essenciais (como ácidos graxos essenciais ou aminoácidos essenciais), porém, no extremo superior estará associada ao risco diminuído de doença crônica. Se a ingestão de um indivíduo estiver fora da AMDR, por exemplo, consumindo gordura demais ou muito pouca proteína, existe um potencial de aumento do risco de doenças cardiovasculares ou metabólicas crônicas, ou de obter ingestões insuficientes de aminoácidos essenciais, respectivamente.

As DRI são destinadas principalmente ao planejamento da dieta. De modo específico, uma dieta deve ter como meta atender a qualquer RDA (ou AI) estabelecida e não exceder o UL. As DRI são baseadas nas médias de populações amplas e, portanto, não são projetadas para detectar deficiências nutricionais nos indivíduos. Uma pessoa cuja ingestão de um nutriente em particular esteja abaixo das recomendações pode não ser deficiente desse nutriente. Apenas um exame clínico e bioquímico pode determinar se uma pessoa tem deficiência nutricional. A comparação da ingestão de uma pessoa com a RDA, todavia, pode ajudar a determinar se essa pessoa corre risco de deficiência. Para determinar se a ingestão de nutrientes de um indivíduo atende à RDA, é preciso calculá-la ao longo de um período de 5-8 dias. Um indivíduo cuja dieta não contenha a RDA integral em um dia não necessariamente corre risco de deficiências, porque a inadequação pode ser compensada no dia seguinte. Note que a RDA não reflete as necessidades mínimas e sim uma ingestão excessiva segura. Sem dúvida, aqueles que não aderem de maneira consistente à RDA para alguns nutrientes têm chance de se tornarem deficientes com o tempo. No caso da vitamina D, as necessidades foram determinadas com base na saúde óssea, mas hoje admite-se que a necessidade pode ser maior para uma função imune ideal (ver detalhes adicionais no Cap. 13). Outro problema com a vitamina D, diferente de todas as outras vitaminas lipo- e hidrossolúveis, é que (especificamente a vitamina D_3 ou colecalciferol) pode ser sintetizada na pele, a partir do colesterol, quando a exposição à radiação ultravioleta da luz solar é adequada. Evidências indicam que a síntese de vitamina D a partir da exposição à luz solar é regulada por uma alça de *feedback* negativo que previne a toxicidade. Entretanto, em virtude da incerteza acerca do risco de câncer a partir da superexposição à luz solar, nenhuma recomendação foi lançada pelos órgãos nacionais nos EUA com relação à quantidade de exposição à luz solar exigida para atender às necessidades da vitamina D. Do mesmo modo, a RDA da vitamina D para adultos (5 mcg ou 200 UI na União Europeia; 10 mcg ou 400 UI no Reino Unido; e 15 mcg ou 600 UI nos Estados Unidos) considera que nenhuma síntese ocorra e que toda vitamina D seja proveniente da ingestão de alimentos, embora isso raramente venha a ocorrer na prática. Estudos indicam que durante os meses de inverno, muitas pessoas (inclusive atletas) podem se tornar deficientes em vitamina D, e isso pode ser parcialmente responsável pelas elevadas incidências de resfriados e gripes durante os meses de inverno (He et al., 2016). Alguns países, incluindo o Reino Unido, atualmente recomendam uma ingestão diária de vitamina D de até 25 mcg ou 1.000 UI na época do inverno, e há discussões em curso acerca da necessidade de enriquecimento dos alimentos com vitamina D. Alguns países, incluindo vários países na Europa e os Estados Unidos, incentivam o enriquecimento de alimentos seletos (em geral, leite, margarina e produtos à base de cereais).

As RDA não consideram as necessidades incomuns causadas por doença ou estresse ambiental. Além disso, os dados usados para determinar as RDA muitas vezes não incluem atletas, ou os níveis de atividade dos indivíduos não foram relatados. Portanto, as RDA podem não ser uma forma precisa de avaliar as necessidades nutricionais de pessoas engajadas na prática regular de exercício extenuante.

Simplificação dos valores de referência de nutrientes para as recomendações do rótulo dos alimentos

Os valores de referência usados para determinar as RDA são específicos para a idade e o sexo, mas, para fins de rotulagem de alimento, um conjunto extra de valores de referência teve de ser criado. As embalagens devem ser as mesmas para homens e mulheres, para crianças e adultos, por isso os valores de RDA tiveram de ser condensados em recomendações aceitáveis para todos os grupos (exceto para crianças com menos de 4 anos de idade e mulheres grávidas ou lactantes, para as quais as RDA continuam sendo padrão). Originalmente, os rótulos dos produtos continham as RDA dos EUA, mas estas foram substituídas pelos **valores diários (VD).**

As RDA dos EUA, baseadas em RDA, foram desenvolvidas pela FDA em 1973 para serem usadas na rotulagem de alimentos. As RDA dos EUA não variaram por idade e sexo. A FDA geralmente escolhia os níveis de RDA mais altos ao longo de todos os grupos de idades e sexos para determinar as RDA dos EUA. Esses valores foram adotados não só pela simplicidade no empacotamento dos alimentos como também para refletir os avanços do conhecimento científico no que se refere às necessidades de nutrientes essenciais.

Os VD usados hoje são baseados em dois conjuntos de referências: (1) as ingestões diárias recomendadas (RDI, do inglês *reference daily intakes*; uma nova denominação para as RDA dos EUA), que constituem a maioria dos VD e fornecem as referências dietéticas para vitaminas e minerais essenciais; e (2) os **valores diários de referência (VDR)**, que são os padrões para proteínas e vários componentes dietéticos que não têm RDA nem outros padrões de nutrientes estabelecidos (p. ex., colesterol, gordura total, carboidrato, fibras dietéticas, sódio e potássio) (ver Tab. 1.8). Nos rótulos dos alimentos (conhecidos como rótulos de informações nutricionais), todos os valores de referência são listados como VD, mas podem ser VDR ou RDI. Na atual rotulagem dos alimentos, o percentual de valores diários é o percentual de RDI ou VDR disponível em uma única porção. O Capítulo 2 traz detalhes adicionais sobre os rótulos de informações nutricionais e como estes devem ser usados.

Diferenças entre países e organizações

As Nações Unidas e a União Europeia, bem como muitos países individuais, formularam recomendações relacionadas à quantidade de cada nutriente que deveria ser consumida. Sendo assim, as definições de RDA diferem discretamente em países diferentes (ver os Apêndices C, D e E). No Reino Unido (Apêndice D) e na Alemanha, a RDA é chamada **referência de ingestão de nutriente (RNI,** do inglês *reference nutrient intake*), enquanto na Austrália é chamada RDI (Apêndice E). O Canadá atualmente adota o mesmo sistema usado nos Estados Unidos, e a RNI do Canadá foi substituída pela DRI.

Reino Unido

No Reino Unido, a RNI, que é similar à RDA original, é o nível de ingestão requerida para atender às necessidades nutricionais conhecidas de mais de 97,5% dos indivíduos sadios. No Reino Unido, a EAR é similar à EAR dos Estados Unidos. Entretanto, contrastando com os Estados Unidos, o Reino Unido também adota uma referência de ingestão nutricional inferior (LRNI, do inglês *lower reference nutrient intake*). A LRNI é a quantidade de um nutriente que quase certamente é inadequada (definida como a quantidade de um nutriente suficiente para 2,5% das pessoas que têm necessidades baixas). (Notavelmente, a ingestão média do oligoelemento selênio cai bem abaixo da LRNI.) No Reino Unido, as necessidades estimadas para certos grupos da população são baseadas na recomendação dada pelo Committee on Medical Aspects of Food and Nutrition Policy (COMA), que remonta ao início da década de 1990. O COMA examinou a evidência científica disponível e estimou as necessidades nutricionais de vários grupos na população do RU. Esses dados foram publicados no relatório *Dietary Reference Values for Food Energy and Nutrients* de 1991, para o Reino Unido.

TABELA 1.8 Valores diários de referência

Componente alimentar	VDR
Gordura total	Menos de 65 g (30% da ingestão calórica)
Gordura saturada	Menos de 20 g (10% da ingestão calórica)
Colesterol	Menos de 300 mg
Carboidrato total Açúcares	300 g (60% da ingestão calórica) Menos de 10% da ingestão calórica
Fibras dietéticas	25 g
Sódio	Menos de 2.400 mg
Potássio	3.500 mg
Proteína	50 g (10% da ingestão calórica)

VDR baseados na diretriz de 8,4 MJ (2.000 kcal).

Desde então, o COMA foi suplantado pelo Scientific Advisory Committee on Nutrition (SACN). É provável que o SACN logo revise as necessidades nutricionais do RU, que já têm mais de 105 anos. Nos últimos anos, o SACN enfocou os nutrientes acerca dos quais há motivo de preocupação (p. ex., ferro, folato, selênio, cálcio e vitamina D, além de energia e carboidrato).

Austrália

A Austrália seguiu diretrizes que eram referidas como RDI para uso nesse país. A última versão das RDI foi publicada em 1991, pelo National Health and Medical Research Council, na Austrália. Posteriormente, essas RDI também foram adotadas na Nova Zelândia. Em julho de 1997, um *workshop* de especialistas convidados, incluindo representantes da Nova Zelândia, foi realizado em Sydney para discutir a necessidade de uma revisão das RDI de 1991. Esse foi o início do desenvolvimento de um novo conjunto de valores de referência para cada nutriente; hoje, esses valores são conhecidos como valores de referência de nutrientes (NRV, do inglês *nutrient reference values*), um termo genérico que abrange EAR, RDI, AI e UL. Os NRV foram atualizados novamente em 2005.

Em contraste com a abordagem dos EUA e do Canadá, o método usado pela Austrália e Nova Zelândia reteve o conceito tradicional de função fisiológica ou metabólica adequada ou evitação dos estados de deficiência como ponto de referência primordial para estabelecer as EAR e RDI e lidar de forma separada com a questão da prevenção de doenças crônicas.

Organização Mundial da Saúde

A Organização Mundial da Saúde (OMS), a Food and Agriculture Organization of the United Nations (FAO) e a International Atomic Energy Agency (IAEA), em sua publicação *Trace Elements in Human Nutrition and Health* [Oligoelementos na Nutrição e Saúde Humana] (WHO, 1996), usam o termo *necessidade basal* para indicar o nível de ingestão necessário para prevenir sinais clinicamente detectáveis e patologicamente relevantes de uma inadequação dietética.

Embora as recomendações possam fornecer orientação acerca das necessidades de nutrientes, não são uma forma prática de informar as pessoas sobre as escolhas alimentares apropriadas. Por exemplo, como as pessoas sabem se estão consumindo 0,8 g/kg de peso corporal de proteína ao dia ou atendendo as RDI para cálcio, vitamina A e outros minerais e vitaminas essenciais? O Capítulo 2 descreve como alcançar uma dieta sadia e equilibrada.

Análise de ingestões recomendadas

As pessoas devem analisar suas dietas para determinar se suas ingestões nutricionais estão alinhadas com as diretrizes previamente discutidas. Analisar as ingestões dietéticas pode ser útil por vários motivos. Por exemplo, a ingestão média em um grupo de atletas pode ser estudada e os dados obtidos podem ser usados em conjunto com dados bioquímicos ou antropométricos para determinar se suas dietas estão adequadas. Os dados de ingestão dietética também podem ser usados em conjunto com um relatório médico ou para explicar a incidência ou prevalência de problemas de saúde. Essas medidas também podem ser usadas para fins educacionais, e a eficácia do aconselhamento nutricional ou de programas de intervenção pode ser investigada. Vários métodos foram desenvolvidos para medir a ingestão dietética (ver Tab. 1.9) e cada método tem vantagens e desvantagens.

Uma vez obtida a informação sobre ingestão nutricional, é possível compará-la com as recomendações. Uma comparação simples, mas não especificamente precisa, pode ser feita com um guia como a pirâmide alimentar (ver Cap. 2). Contudo, quando um levantamento dietético de 3-7 dias é concluído, a ingestão pode ser analisada em detalhes. Para calcular a ingestão de nutrientes específicos, podem ser usados os rótulos de alimentos ou um dos numerosos bancos de dados sobre composição de alimentos. Nos Estados Unidos, a principal fonte de informação é o

U.S. Department of Agriculture (USDA) Nutrient Database, que é disponibilizado *on-line* (U.S. Department of Agriculture, 2003). Vários pacotes de *software* e alguns programas *on-line* empregam esse ou outros bancos de dados para calcular a ingestão alimentar. Em todos os casos, a quantidade exata e o tipo de alimento devem ser registrados. Se um alimento não estiver incluído no banco de dados, um substituto apropriado deve ser escolhido. A maioria dos programas permite ao usuário adicionar novos produtos ao banco de dados, o que pode ser feito usando a informação contida no rótulo do alimento. O *software* geralmente produzirá uma ingestão média ao longo de 24 horas para todos os macro- e micronutrientes. Esses valores podem então ser comparados com as quantidades recomendadas.

TABELA 1.9   Métodos para estimar a ingestão de nutrientes

Método	Descrição resumida	Vantagens	Desvantagens
Métodos prospectivos			
Levantamento dietético de 3 dias	Registrar todos os alimentos consumidos durante 3 dias	▪ Razoavelmente preciso ▪ Econômico ▪ Fornece informação detalhada ▪ Fornece informação sobre hábitos alimentares	▪ Pode não representar a dieta normal ▪ Tende a subestimar a ingestão calórica
Registro de alimentos pesados de 3 dias	Pesar e registrar todos os alimentos consumidos por 3 dias	▪ Preciso ▪ Econômico ▪ Fornece informação detalhada ▪ Fornece informação sobre hábitos alimentares	▪ Demanda um respondedor ▪ Potencial de problemas de conformidade ▪ Pode não representar a dieta normal ▪ Tende a subestimar a ingestão calórica
Levantamento dietético de 7 dias	Registrar todos os alimentos consumidos durante 7 dias	▪ Razoavelmente preciso ▪ Econômico ▪ Fornece informação detalhada ▪ Fornece informação sobre hábitos alimentares	▪ Demanda um respondedor ▪ A conformidade pode diminuir após 4 dias ▪ Pode não representar a dieta normal ▪ Tende a subestimar a ingestão calórica
Registro de alimentos pesados de 7 dias	Pesar e registrar todos os alimentos consumidos por 7 dias	▪ Preciso ▪ Econômico ▪ Fornece informação detalhada ▪ Fornece informação sobre hábitos alimentares	▪ Alta demanda de um respondedor ▪ A conformidade pode diminuir após 4 dias ▪ Pode não representar a dieta normal ▪ Tende a subestimar a ingestão calórica
Coleções duplicadas de alimentos	Guardar uma duplicata de cada alimento para análise química	▪ É provavelmente o método mais preciso ▪ Fornece informação detalhada	▪ Oneroso (análise) ▪ Demorado ▪ Pode afetar a escolha dos alimentos ▪ Demanda um respondedor ▪ Tende a subestimar a ingestão de alimentos
Métodos retrospectivos			
Memória de 24 horas	Questionário ou entrevista para avaliar a ingestão dietética nas últimas 24 horas	▪ Boa taxa de respostas ▪ Relativamente fácil ▪ Econômico ▪ Pode ser usada para categorizar as ingestões de nutrientes em grupos de indivíduos	▪ Pode não representar a ingestão alimentar usual ▪ Tendenciosidade de memória ▪ Subestima a ingestão calórica total ▪ Não fornece dados quantitativos
Frequência alimentar	Questionário ou entrevista com perguntas sobre a frequência de ingestão de certos alimentos	▪ Boa taxa de respostas ▪ Relativamente fácil ▪ Econômico ▪ Pode ser usada para categorizar as ingestões de nutrientes em grupos de indivíduos, em termos qualitativos	▪ Tendenciosidade de memória ▪ Subestima a ingestão calórica total ▪ Não fornece dados quantitativos ▪ Superestima a ingestão calórica real a ingestões calóricas baixas e subestima a ingestão calórica real a ingestões calóricas altas ▪ Pode não representar a ingestão alimentar normal
Histórico de dieta	Combinação da memória de 24 horas com o questionário de frequência alimentar	▪ Pode ser usado para categorizar as ingestões de nutrientes em grupos de indivíduos	▪ Requer um entrevistador treinado ▪ Demora mais para ser concluído do que a memória de 24 horas ou o questionário de frequência alimentar

Diário alimentar de 3 dias

O levantamento dietético de 3 dias é uma forma relativamente simples e de precisão razoável para determinar a ingestão calórica diária total e a qualidade do alimento. O diário de 3 dias deve representar um padrão alimentar normal. É recomendada a inclusão de dois dias da semana e um dia do fim de semana. Os cálculos de ingestão energética a partir dos registros de consumo diário de alimentos em geral estão dentro de 10% da ingestão calórica real. Esse método propicia resultados confiáveis para a ingestão de alguns nutrientes, como carboidrato e água, mas períodos mais longos podem ser necessários para obter uma classificação mais confiável da ingestão individual para nutrientes como colesterol e gordura, bem como alguns micronutrientes.

Para obter a medida precisa de um alimento, é possível usar ferramentas de medição comuns como régua para medir o comprimento, largura e altura do alimento; copos medidores e colheres medidoras padrão para determinar o volume; e uma balança para determinar o peso mais próximo do grama. Os registros de alimentos pesados são precisos, contudo, as pessoas devem estar motivadas a registrar seus alimentos pelo peso. Há relatos de falta de conformidade com os registros de alimentos pesados, e o uso de dispositivos de medição domésticos costuma ser o método preferido. Entretanto, os registros de alimentos pesados podem ser o método de escolha para atletas altamente motivados.

Todos os alimentos consumidos, incluindo as bebidas, devem ser registrados usando um diário alimentar de 3 dias em branco (uma amostra de entrada é mostrada na Fig. 1.7). Ao completar um registro de dieta, as pessoas sempre devem manter as folhas por perto e registrar o alimento ao consumi-lo. Quando o diário alimentar é completado, as ingestões de calorias e nutrientes podem ser calculadas usando um pacote de *software* ou uma tabela alimentar. As pessoas devem usar um pacote de *software* ou tabela de alimentos para o país onde vivem porque muitos produtos são específicos para países específicos.

A maioria das pessoas tem apenas uma vaga consciência do que come. Sem instrução, os registros de alimentos carecem de detalhes suficientes para serem úteis à maioria dos propósitos científicos. Os erros ocorrem principalmente em virtude das falhas de memória. Em geral, alimentos comuns são registrados com precisão, porém, os alimentos incomuns às vezes são registrados de forma precária. A maioria dos erros é cometida ao relatar a frequência de consumo. Os erros na estimativa do tamanho da porção também são frequentes. Se o alimento não for pesado, a massa de vários alimentos pode ser consideravelmente sub- ou superestimada. Os erros às vezes chegam a 50% para os alimentos e a 20% para os nutrientes (Burke e Deakin, 2000; Shils, Olson, Shike e Ross, 1999). Treinar e instruir as pessoas que fazem registros de ingestão alimentar pode minimizar os erros, porém, as instruções devem ser repetidas várias vezes. Em um nível individual, o levantamento alimentar de 3 dias costuma ser aceito como um dos melhores métodos para avaliar a ingestão nutricional. No entanto, esse método também tem desvantagens. Indivíduos com sobrepeso tendem a subestimar o tamanho de suas porções, enquanto aqueles que estão abaixo do peso tendem a superestimar as porções (Johansson et al., 1998). É possível que as pessoas não relatem suas ingestões de maneira precisa, o que dificulta a codificação do tipo de alimento específico. Por exemplo, escrever "quatro batatas" não é suficientemente informativo. As batatas eram grandes ou pequenas? Estavam fervidas, assadas, fritas ou cruas? As cascas foram removidas? Alguns registros alimentares podem ser ilegíveis e isso introduz ainda mais erros. Portanto, as pessoas devem ser cuidadosamente instruídas e solicitadas a fornecerem o máximo de detalhes possível.

Diário alimentar de 7 dias

O levantamento dietético de 7 dias é igual ao levantamento de 3 dias, porém o período de registro é maior. O tempo de registro estendido pode possibilitar uma classificação mais confiável da dieta normal e da ingestão nutricional de uma pessoa. O levantamento de 7 dias inclui todos os dias da semana e dias do fim de semana. A desvantagem desse método é que as pessoas podem se cansar de fazer os registros e acabar esquecendo de anotar os alimentos consumidos, o que resulta em uma avaliação nutricional menos precisa. Com frequência, a falta de conformidade é relatada após cerca de 4 dias. Além das opções de 3 e 7 dias, já foram usados levantamentos dietéticos de durações diferentes (p. ex., 5 dias, 1 mês, 12 meses).

Coleta de alimentos em duplicata

O método de duplicação de coleta de alimentos, que envolve preparar duas porções de alimentos e guardar uma porção de tudo que é comido, é um método de registro altamente preciso. As porções em duplicata são coletadas e colocadas em um liquidificador para serem submetidas à análise química do conteúdo de nutrientes. Esse método, usado sobretudo para fins de pesquisa, é extremamente caro em razão dos custos das análises químicas, em especial quando muitos nutrientes são investigados. O método também impõe uma carga sobre o indivíduo e tende a afetar as escolhas alimentares. Esse método pode resultar no relato incompleto da ingestão alimentar.

Memória de 24 horas

A técnica mais comum de avaliação da ingestão de alimentos é a memória de 24 horas. Um entrevistador treinado pede aos participantes, em uma ou mais ocasiões, que descrevam os alimentos, bebidas e suplementos dietéticos consumidos nas últimas 24 horas. Os dados obtidos podem incluir informação sobre o horário da ingestão de alimentos, sua preparação e o ambiente da refeição.

As vantagens da técnica de memória de 24 horas são a facilidade de aplicação, a eficiência do tempo e a economia. As desvantagens incluem a probabilidade de relato incompleto, mesmo quando os participantes são entrevistados por um nutricionista capacitado; a subestimação da ingestão de calorias e nutrientes, por vezes em até 20%; e a tendência das pessoas com sobrepeso de subestimar suas porções (indivíduos que estão abaixo do peso tendem a superestimar as porções) (Johansson et al., 1998). Além disso, essa técnica se baseia significativamente na memória, o que a torna inconveniente para certos grupos, como os idosos.

Os dados obtidos das memórias de 24 horas são mais precisos quando são aleatoriamente repetidos várias vezes. Essa abordagem também corrige as variações do dia a dia na ingestão alimentar. A obtenção de mais de uma memória de 24 horas dentro de uma semana, incluindo pelo menos um dia do fim de semana, é o método preferido. É improvável que uma memória por semana represente a ingestão habitual. O método da memória de 24 horas é uma forma razoavelmente eficaz de estimar a ingestão de nutrientes em um grupo de pessoas, contudo, é menos valiosa para o uso individual. Entretanto, fornece uma base para buscar um método de registros mais detalhado.

Questionário de frequência alimentar

Um questionário de frequência alimentar (ver Fig. 1.8) costuma ser usado para obter um quadro geral dos padrões de ingestão alimentar de alguém. A pessoa responde a uma série de perguntas sobre a frequência da ingestão de alimentos: Quantas vezes você consome carne vermelha? Quantas vezes você come fruta? Quantas vezes você toma leite? É possível incluir perguntas sobre o tamanho da porção, o preparo do alimento e o uso de suplemento, mas seu uso não é o procedimento padrão.

Horário	Local	Alimento ou bebida	Método de preparo	Quantidade
7 h	Em casa	Flocos de milho Leite integral		1 tigela pequena (35 g de cereais) 200 mL
9 h	No trabalho	Café Açúcar	Filtro	240 mL 1 colher de chá

FIGURA 1.7   Amostra de um diário alimentar preciso.

	1× por dia	2× ou mais por dia	1× por semana	2× ou mais por semana	1× por mês	2× ou mais por mês
Leite • Integral • Baixo teor de gordura • Sem gordura		✓	✓			
Iogurte • Integral • Baixo teor de gordura • Sem gordura					✓	
Queijo • Duro • Mole • Baixo teor de gordura		✓		✓		
Sorvete • Comum • Baixo teor de gordura					✓	

FIGURA 1.8   Questionário de frequência alimentar.

Um problema com esse método é que os produtos mencionados no questionário podem não representar a ingestão real de alimentos.

O questionário de frequência alimentar é um método relativamente fácil e rápido, mas não especifica a ingestão em um dia específico. A informação obtida é qualitativa e não quantitativa. O questionário de frequência alimentar é usado de maneira regular nos cenários clínico e científico. Se os pesquisadores estiverem interessados somente em um único item alimentar ou grupo de alimentos, o questionário de frequência alimentar pode ser extremamente útil. Os questionários de frequência alimentar foram desenvolvidos para populações específicas, a fim de abordar as ingestões em várias culturas e em populações de diferentes idades (p. ex., crianças).

Histórico de dieta

O histórico de dieta fornece informação geral sobre os hábitos e padrões dietéticos. Essa técnica foi originalmente descrita por Burke em 1947 e combina a memória de 24 horas com um questionário de frequência alimentar. A combinação desses métodos diferentes geralmente proporciona uma perspectiva melhor dos hábitos dietéticos de uma pessoa, por meio da aplicação de perguntas como: Você sempre toma café da manhã? Você pula o almoço? Você bebia leite quando era adolescente? O histórico de dieta pode fornecer informação sobre alterações nos hábitos dietéticos, incluindo alterações sazonais. Completar um histórico de dieta demora cerca de 20 minutos. Esse método exige um entrevistador que seja um nutricionista devidamente treinado.

Pontos-chave

- O alimento fornece nutrientes com funções fisiológicas ou bioquímicas no corpo.
- Os nutrientes geralmente são divididos em seis categorias diferentes: carboidrato, gordura, proteína, vitaminas, minerais e água.
- As funções dos nutrientes incluem a promoção de crescimento e desenvolvimento, a provisão de energia e a regulação do metabolismo.
- Entre as diferentes classes de carboidratos estão os açúcares, amidos e fibras.
- A fibra, embora não seja absorvida, tem várias funções importantes, incluindo a manutenção da função intestinal normal. Para a maioria das pessoas, a ingestão recomendada seria 20-35 g/dia, porém a ingestão de fibras típica nos países ocidentais é apenas 14-15 g/dia.
- Existem várias classes de gorduras, incluindo ácidos graxos, triacilgliceróis e lipoproteínas. Os triacilgliceróis são a principal forma de armazenamento.
- Os aminoácidos são as unidades componentes das proteínas. Entre os 20 aminoácidos normalmente encontrados na proteína dietética, 11 podem ser sintetizados pelos seres humanos. Aqueles que podem ser sintetizados são chamados aminoácidos não essenciais, enquanto aqueles que não podem ser sintetizados e devem ser derivados da dieta são chamados aminoácidos essenciais.
- As proteínas que contêm todos os aminoácidos essenciais são chamadas proteínas completas ou proteínas de alta qualidade. As proteínas deficientes em um ou mais aminoácidos são chamadas proteínas incompletas e comumente são referidas como proteínas de baixa qualidade.
- A água é um nutriente extremamente importante. O conteúdo de água do corpo de um adulto consiste em cerca de 60% do peso. Dois terços da água é líquido intracelular, e o um terço restante é líquido extracelular.
- Vitaminas, minerais e oligoelementos são micronutrientes. As vitaminas são compostos orgânicos, enquanto os minerais e oligoelementos são compostos inorgânicos.
- Os fitonutrientes são certos componentes orgânicos de vegetais considerados promotores de saúde humana, mas não são nutrientes. Diferem das vitaminas por não serem considerados nutrientes essenciais, o que implica que as pessoas deficientes de fitonutrientes não desenvolverão deficiências nutricionais.
- Os nutrientes essenciais não podem ser sintetizados no corpo, mas são necessários para o crescimento, saúde e sobrevivência. A ingestão inadequada de nutrientes essenciais resulta em sinais característicos de uma deficiência, doença e, por fim, em morte.
- Os seres humanos têm necessidades essenciais para mais de 40 nutrientes. Os nutrientes não essenciais podem ser sintetizados no corpo a partir de seus precursores.
- Vários métodos são usados para avaliar a ingestão de alimentos e a composição da dieta. Esses métodos incluem históricos de dieta, memórias de 24 horas, questionários de frequência alimentar, diários alimentares autorrelatados e registros de alimentos pesados. Os métodos diferem substancialmente quanto à precisão e ao caráter prático.

Leituras recomendadas

Bender, D.A., and A.E. Bender. 1997. *Nutrition. A reference handbook*. Oxford: Oxford University Press.

Food and Nutrition Board. 2005. *Dietary reference intakes for energy, carbohydrate, fiber, fat, fatty acids, cholesterol, protein, and amino acids (macronutrients)*. Washington, DC: National Academies Press.

Gibney, M.J., I. Macdonald, and H. Roche, eds. 2008. *Nutrition and metabolism (the Nutrition Society textbook)*. Oxford: Blackwell Science.

Mann, J., and A.S. Truswell. 2002. *Essentials of human nutrition*. Oxford: Oxford University Press.

Shils, M.E., J.A. Olson, M. Shike, A.C. Ross, B. Caballero, and R.J. Cousins, eds. 2005. *Modern nutrition in health and disease*. Baltimore: Williams and Wilkins.

UK Government. 2016. *Government dietary recommendations: The eatwell guide*. www.gov.uk/government/publications/the-eatwell-guide.

U.S. Department of Agriculture. 2005. *Dietary guidelines for Americans, 2005*. Chapter 7, Carbohydrate. https://health.gov/dietaryguidelines/dga2005/document/default.htm.

U.S. Department of Agriculture. 2015. *2015-2020 dietary guidelines for Americans*. https://health.gov/dietaryguidelines/2015/guidelines/.

2

Alimentação saudável

Objetivos

Após estudar este capítulo, o leitor deve ser capaz de:

- Discutir as bases das diretrizes para o estabelecimento de uma dieta equilibrada e saudável.
- Entender que, para certos esportes, as diretrizes dietéticas não diferem daquelas destinadas à população geral.
- Entender por que as ingestões excessivas de alguns nutrientes ou de certos subgrupos de nutrientes e nutrientes não essenciais podem ter efeitos prejudiciais sobre a saúde.
- Saber por que as dietas deficientes em alguns nutrientes não essenciais falharão em fornecer aquilo que é necessário ao funcionamento ideal e à saúde.
- Conhecer as atuais diretrizes para uma dieta sadia.
- Perceber as diferenças existentes entre as diretrizes dietéticas de países distintos.
- Conhecer as regulamentações para rotulagem de alimentos e requisitos de saúde.
- Saber os efeitos do processamento de alimentos.

No capítulo anterior, descrevemos os vários nutrientes e suas funções. Ao sentar para fazer as refeições, a maioria das pessoas não pensa nos nutrientes; em vez disso, preocupam-se com o sabor, textura e aroma dos alimentos. Embora muitas pessoas reconheçam a importância do valor nutricional dos alimentos e possam estar conscientes de algumas implicações daquilo que comem e bebem para a saúde, as escolhas alimentares são baseadas em numerosos fatores, incluindo preferências pessoais, disponibilidade, custo e conveniência. Muitos departamentos governamentais (p. ex., saúde, agricultura) e outras agências (p. ex., Organização Mundial da Saúde) oferecem aconselhamento sobre alimentos ou combinações de alimentos que fornecerão determinadas quantidades de nutrientes. Este capítulo explora as recomendações dietéticas em vários países. Discutimos como as recomendações para certos nutrientes e alimentos são estabelecidas e como se traduzem em conselhos práticos para o público. Embora o foco deste livro seja a nutrição esportiva e as necessidades dietéticas e de suplementação dos atletas engajados em esportes que exigem resistência, força, potência e velocidade, nem todos os esportes envolvem essas características (p. ex., *lawn bowls*, boliche, *curling*, dardos, golfe, *snooker*, tiro ao alvo). Nesses esportes, as necessidades dietéticas dos competidores são iguais às necessidades da população geral, por isso é importante conhecer as necessidades gerais e saber como atendê-las por meio de escolhas apropriadas de alimentos e bebidas. Além disso, quando os atletas se retiram das competições, suas necessidades dietéticas mudam. Neste capítulo, examinaremos como uma dieta saudável se relaciona com a saúde em longo prazo, evitando o ganho de peso e diminuindo o risco de doenças metabólicas e cardiovasculares crônicas. Isso inclui uma discussão sobre nutrição na população geral, que considera níveis de atividade física relativamente baixos, e o modo como as pessoas podem conseguir uma dieta saudável por meio de escolhas alimentares apropriadas e comendo para manter o balanço energético. Nos capítulos seguintes, discutiremos as necessidades energéticas de exercício e as necessidades específicas de macronutrientes e micronutrientes em indivíduos mais atléticos. As escolhas alimentares e os suplementos que ajudam a manter uma imunidade robusta e a diminuir o risco de infecção são discutidos no Capítulo 13.

Efeitos do consumo exagerado de nutrientes sobre a saúde

Consumir quantidades adequadas de nutrientes essenciais não anula os efeitos potencialmente prejudiciais para a saúde dos alimentos que consumimos. A ingestão excessiva de alguns nutrientes (p. ex., carboidrato, gordura) ou de certos subgrupos de nutrientes (p. ex., **açúcares** simples, xarope de milho, gorduras saturadas, ácidos graxos *trans*) e outros nutrientes não essenciais (p. ex., álcool, **sal**) pode ter efeitos danosos sobre a saúde, em particular no longo prazo, além de aumentar o risco de desenvolvimento de doenças cardiovasculares e metabólicas crônicas, bem como de câncer. Até mesmo o consumo excessivo de suplementos de vitaminas e minerais terá efeitos negativos sobre a saúde, e essa questão é abordada no Capítulo 10. Por outro lado, dietas deficientes em alguns nutrientes não essenciais (p. ex., fibras, fitonutrientes) não fornecerão aquilo que é necessário para o funcionamento ideal e para a saúde. Examinaremos aqui esses aspectos importantes da saúde e resumiremos as conclusões e recomendações vigentes.

Ingestão de carboidrato e efeitos sobre a saúde

A ingestão de carboidrato varia enormemente em diferentes partes do mundo. Em muitas partes da África, por exemplo, uma dieta típica consiste em 80% de carboidrato (como percentual da ingestão calórica diária total), mas no mundo ocidental a ingestão de carboidrato costuma ser de 40-50%. Em países caribenhos, a média da ingestão de carboidrato é 65% e, portanto, está mais próxima da ingestão diária recomendada. Uma ingestão de carboidrato de 40-50% equivale a cerca de 300 g de carboidrato por dia em um indivíduo relativamente sedentário. Um atleta em um programa de treino extenuante pode consumir até 1.000 g de carboidrato por dia. Os atletas em geral são incentivados a consumir mais de 60% de sua ingestão calórica total na forma de carboidrato; entretanto, as necessidades de carboidrato dos atletas em geral são mais bem expressas em relação à sua massa corporal (gramas de carboidrato por quilograma de peso corporal) para a abordagem de suas necessidades de treino e competições (ver Cap. 6).

Há evidências convincentes de que a qualidade do carboidrato exerce influência significativa sobre a ocorrência de obesidade, doenças cardiovasculares, síndrome metabólica e diabetes tipo 2 (Slyper, 2013). Numerosos estudos indicam que a fibra dietética influencia de maneira significativa a saciedade, e que ingestões relativamente altas de fibras dietéticas podem diminuir o ganho de peso e conferir proteção contra a doença cardiovascular. Outros estudos demonstraram que hortaliças e frutas conferem proteção contra a cardiopatia coronariana (CC), e

que os grãos integrais protegem contra doenças cardiovasculares, diabetes tipo 2 e ganho de peso. O consumo de açúcar é uma causa comprovada de ganho de peso, e a obesidade está fortemente associada ao risco aumentado de doenças cardiovasculares e metabólicas. Na dieta ocidental, cerca de 50% da ingestão de carboidrato se dá na forma de açúcares, em especial sucrose e xarope de milho rico em frutose. Foi sugerido que o consumo de uma dieta contendo alto teor de carboidrato total afeta de maneira adversa a sensibilidade à insulina, em comparação com o consumo de uma dieta rica em gordura. Estudos realizados com animais sugerem que os açúcares simples, em particular a frutose em grandes quantidades, podem ter efeitos adversos sobre a ação da insulina, e isso parece ser confirmado por alguns estudos realizados com seres humanos. Entretanto, note que esses achados se aplicam a uma população com níveis extremamente baixos de atividade física, de modo que essas observações podem não ter relação com a ingestão de carboidrato em si. Os atletas de resistência, que geralmente consomem dietas com alto teor de carboidrato, exibem alta sensibilidade à insulina. Além disso, a ingestão aumentada de fibras dietéticas parece melhorar a ação da insulina e pode conferir proteção contra o diabetes tipo 2.

Ingestão de fibras e efeitos sobre a saúde

Nos Estados Unidos e Canadá, recomenda-se uma ingestão de fibras de 10-13 g/1.000 kcal de ingestão calórica dietética. Para a maioria das pessoas, essa ingestão seria equivalente a 20-35 g de fibras por dia. Nos países ocidentais, a ingestão de fibras típica se aproxima de 15 g/dia para mulheres e de 18 g/dia para homens (Hoy e Goldman, 2014). Em países africanos, a ingestão de fibras é de cerca de 40-150 g/dia. Embora os estudos anteriores possam ter sido confundidos pelo fato de que as populações com alta ingestão de fibras em geral também eram mais pobres e tinham hábitos nutricionais diferentes (p. ex., menor ingestão de carne vermelha), os achados de incidência reduzida de doença cardiovascular com uma alta ingestão de fibras parecem ser confirmados por estudos mais recentes, que sugerem que uma baixa ingestão de fibras está associada ao risco aumentado de doença cardiovascular (Slyper, 2013). Uma recente metanálise incluindo 22 publicações de estudos de coorte que relataram a ingestão de fibras dietéticas total, subtipos de fibras e fibras de fontes alimentares e eventos primários de doença cardiovascular ou CC, constatou que a ingestão de fibras dietéticas total apresentava uma associação inversa com o risco de doença cardiovascular (razão de risco = 0,91 por 7 g/dia [intervalo de confiança (IC) de 95% = 0,88-0,94]) e de CC (0,91 [0,87-0,94]) (Threapleton et al., 2013). As fibras insolúveis e fibras de fontes como cereais e hortaliças estavam inversamente associadas ao risco de CC e doença cardiovascular. A ingestão de fibras de frutas mostrou associação inversa com o risco de doença cardiovascular. Há muito tempo, as frutas, hortaliças e fibras vegetais são consideradas protetoras contra o câncer. De fato, uma alta ingestão de frutas e hortaliças está associada à incidência reduzida de certos cânceres; porém, é possível que isso esteja relacionado não só com a ingestão de fibras, mas também com a ingestão de ácido fólico (Willett, 2000) e outros fitonutrientes (discutidos adiante, neste mesmo capítulo). A *European Prospective Investigation into Cancer and Nutrition* é um estudo de coorte prospectivo que inclui mais de 500 mil participantes de 10 países europeus, e que examinou as associações existentes entre o consumo de frutas, hortaliças e fibras e o risco de câncer em 14 sítios distintos (Bradbury, Appleby e Key, 2014). Esse estudo em larga escala relatou que o risco de cânceres no trato gastrintestinal superior estava inversamente associado à ingestão de frutas, mas não estava associado à ingestão de hortaliças. O risco de câncer colorretal mostrou uma associação inversa com a ingestão de frutas e hortaliças, e com a ingestão de fibras total, e o risco de câncer do fígado também exibiu associação inversa com a ingestão de fibras total. O risco de câncer pulmonar entre fumantes estava inversamente associado à ingestão de frutas, porém não mostrou associação com a ingestão de hortaliças. Havia uma associação inversa limítrofe entre a ingestão de fibras e o risco de câncer de mama. Para os outros nove sítios de câncer estudados (estômago, trato biliar, pâncreas, cérvice, endométrio, próstata, rim, bexiga e linfoma), não houve nenhum relato de associação de risco significativa com as ingestões totais de frutas, hortaliças ou fibras.

Um potencial mecanismo para o risco reduzido de câncer é o diminuído tempo de trânsito dos alimentos (o tempo que o alimento permanece no intestino) em virtude da ingestão de fibras, que reduziria a captação de substâncias carcinogênicas. Outro possível mecanismo é a absorção pelas fibras de algumas substâncias carcinogênicas. Além disso, uma alteração na ingestão de fibras pode ser resultante de hábitos nutricionais alterados que minimizam a presença de substâncias carcinogênicas (i. e., a ingestão aumentada de fibras muitas vezes é acompanhada de ingestão diminuída de gorduras). A maior ingestão de fibras também foi associada a uma manutenção mais eficiente do peso. O aumento da ingestão de fibras dietéticas é recomendado com frequência por seus aparentes efeitos protetores contra cânceres, doenças cardiovasculares e diabetes tipo 2.

Ingestão de açúcar e efeitos sobre a saúde

Ao longo do século passado, a ingestão anual de açúcares simples aumentou de forma drástica para cerca de 50 kg por pessoa, o que é 25 vezes maior que há 100 anos. Essa alteração é largamente devida ao consumo aumentado de refrigerantes, porém, o consumo de confeitos e alimentos assados também contribui (Fig. 2.1).

Evidências crescentes indicam que a ingestão de grandes quantidades de açúcares simples está ligada ao risco aumentado de obesidade e doença cardiovascular, entretanto, há considerável controvérsia acerca desse tópico (Gibson, 1996; Rippe e Angelopoulos, 2016; Slyper, 2013). Embora o consumo de açúcar muitas vezes seja representado graficamente contra as taxas de obesidade e seja mostrada uma correlação linear, nos últimos 10 anos, o consumo de açúcar diminuiu, enquanto o desenvolvimento de obesidade sofreu uma desaceleração. Do mesmo modo, os resultados dos estudos são inconclusivos. Muitas vezes, os estudos epidemiológicos são citados para sustentar o papel do carboidrato, especificamente do açúcar, no aumento da prevalência da obesidade e de doenças relacionadas. Entretanto, uma maior ingestão de açúcar frequentemente é acompanhada de uma ingestão aumentada de gordura saturada e de calorias. Portanto, o açúcar poderia ser apenas um indicador de uma ingestão calórica aumentada. Isso foi confirmado por uma recente análise dos dados sobre disponibilidade de alimentos nos Estados Unidos. Um relato do U. S. Department of Agriculture apresentou dados sobre a quantidade de alimento disponível para consumo no período de 1970 a 2014 e estimou o consumo de alimentos dos americanos subtraindo o desperdício de alimentos. Constatou-se que, entre 1970 e 2014, houve o aumento das ingestões alimentares de todos os principais **grupos alimentares** (Bentley et al., 2017). De fato, a ingestão calórica total média aumentou em 474 calorias por pessoa; contudo, a maior parte desse aumento na ingestão calórica (cerca de 94%) foi atribuída a um aumento no consumo de farinha, produtos à base de cereais e gorduras adicionais, em vez da adição de açúcares.

Considerando que os americanos estão comendo mais e muitos têm estilos de vida sedentários (p. ex., dirigir em vez de andar ou pedalar, assistir TV, jogar *videogame*), é fácil entender como a obesidade epidêmica se desenvolveu. As ingestões de carboidrato e açúcar talvez não sejam exclusivamente culpadas, mas também atuem como fatores contribuidores.

De modo geral, as dietas pobres em fibras e ricas em açúcares simples estão associadas ao risco aumentado de **diabetes melito** não insulino-dependente (DMNID) ou **diabetes tipo 2**. Essa doença é caracterizada pela resistência de diferentes tecidos à insulina, o que resulta em várias complicações correlatas e metabólicas. Exemplificando, em indivíduos com diabetes tipo 2, a captação de glicose estimulada pela insulina nos tecidos está comprometida, e as concentrações glicêmicas de jejum muitas vezes estão extremamente altas. A mobilização de gordura normalmente é inibida pela insulina, por isso a ação reduzida da insulina resultará em concentrações aumentadas de ácidos graxos no sangue. Essa sensibilidade diminuída à insulina (ou resistência aumentada à insulina) tem consequências de longo alcance e pode resultar em muitas complicações clínicas sérias. Uma alta ingestão de alimentos ricos em fibras parece conferir proteção contra essa doença (American Dietetic Association, 1997; Slyper, 2013).

Embora uma relação dose-resposta entre consumo de açúcar e obesidade não tenha sido estabelecida de maneira definitiva, evidências suficientes levaram a OMS a lançar as diretrizes para ingestão de açúcar em adultos e crianças (OMS, 2015a). Essas diretrizes recomendam que adultos e crianças diminuam a ingestão diária de açúcares livres para menos de 10% da ingestão calórica total, e sugerem que uma redução adicional para menos de 5%, ou de 25 g/dia aproximadamente (6 colheres de chá), propiciaria benefícios extras para a saúde.

Outro efeito adverso de certos carboidratos (principalmente, glicose, frutose e sucrose, além dos amidos) são as cáries dentais (deterioração dental bacteriana). Esses carboidratos fornecem um substrato para a fermentação bacteriana. As bactérias presentes na placa dental metabolizam os açúcares da dieta em ácidos que, então, dissolvem o esmalte dental e a dentina. Em muitos países, a gravidade das cáries dentais aumentou em paralelo com a importação de açúcar, atingindo seu pico nos anos 1950 e 1960. Desde então, houve um declínio da gravidade em muitos países graças ao uso disseminado de flúor, em especial na pasta de dente, porém as cáries dentais continuam sendo uma preocupação relevante. A evidência de que os açúcares da dieta são a principal causa de cáries dentais é extensiva; sem o açúcar, as cáries seriam insignificantes (Rugg-Gunn, 2013). A sucrose, em particular, aumenta a prevalência e a progressão das cáries dentais (Depaola, Faine e Pamer, 1999). Os açúcares são mais danosos quando consumidos entre as refeições e nas formas que ficam retidas na boca por tempo prolongado. Os confeitos, por exemplo, muitas vezes contêm sucrose e permanecem em contato com os dentes por um tempo relativamente longo (Kandelman, 1997). Se o açúcar for consumido em bebidas de pH baixo (como refrigerantes ou bebidas esportivas), os riscos de cáries dentais e erosão do dente aumentam ainda mais. É possível minimizar os riscos bebendo água fluorada, escovando os dentes ou passando fio dental (para remoção de placa), e diminuindo a frequência e a duração do contato com o açúcar pela redução do seu consumo.

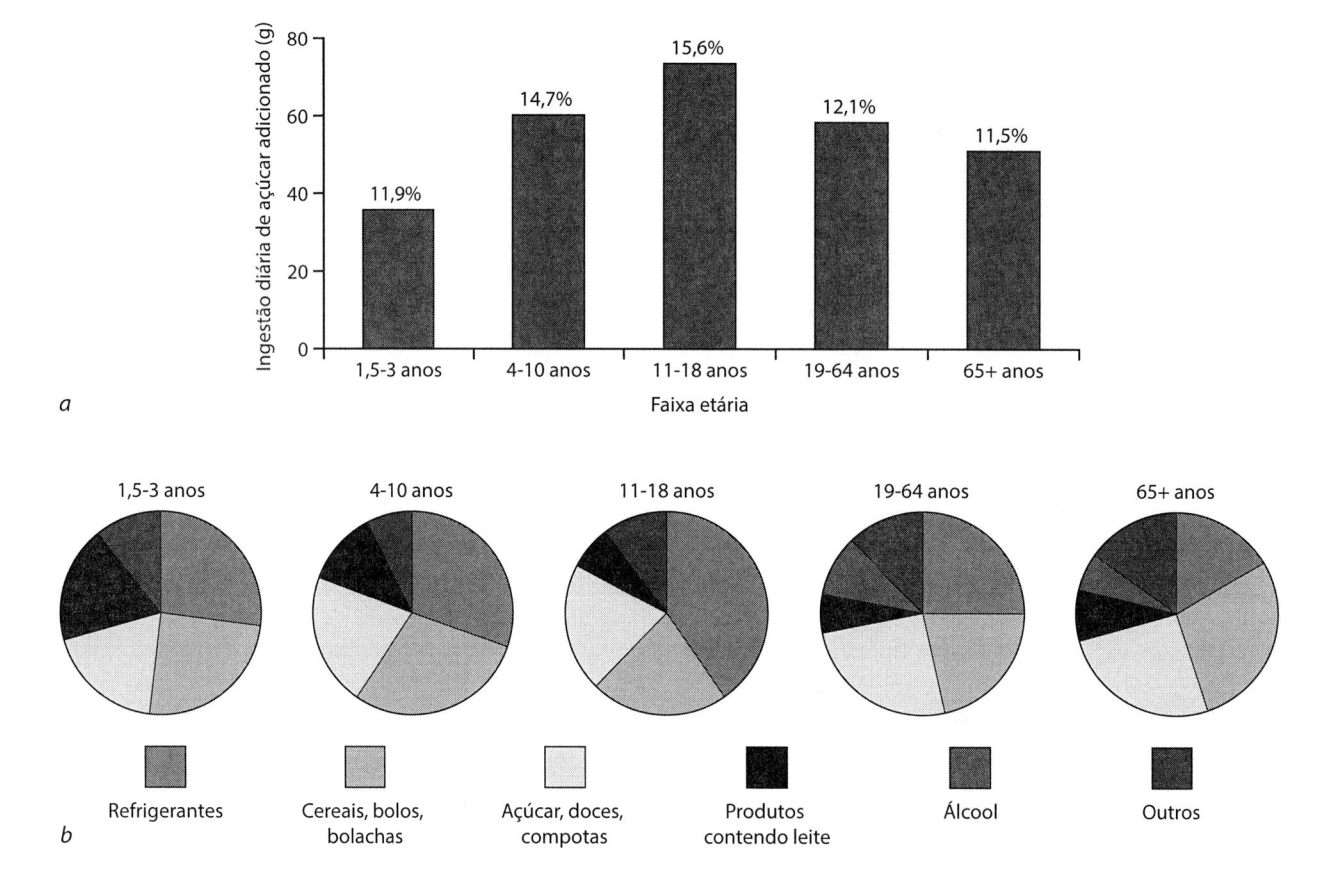

FIGURA 2.1   Fontes de ingestão de açúcar na dieta ocidental: (a) ingestão diária de açúcar adicionado por faixa etária; e (b) de onde diferentes faixas etárias obtêm o açúcar adicionado.

Dados de UK National Diet and Nutrition Survey Rolling Programme (2008/2009 – 2011/12), publicado em 2014. Disponível em: www.gov.uk/government/collections/national-diet-and-nutrition-survey.

Efeitos da ingestão de bebidas adoçadas com açúcar sobre a saúde

Nos Estados Unidos, o consumo de refrigerantes aumentou 130% (de 144 para 332 mL) entre os anos 1977 e 1996 (Tippett e Cleveland, 1999). Entretanto, nesse mesmo país, observou-se uma diminuição no consumo de bebidas adoçadas com açúcar (BAA) entre jovens e adultos entre 1999 e 2010 (Kit et al., 2013). Em 2009-2010, a juventude americana consumia em média 650 kJ (155 kcal) por dia em BAA, enquanto os adultos consumiam em média 632 kJ (151 kcal) por dia de BAA, indicando uma redução em 1999-2010 de 285 kJ/dia (68 kcal/dia) e 188 kJ/dia (45 kcal/dia), respectivamente. Em 2009-2010, 64% dos jovens e 51% dos adultos bebiam BAA em um dia qualquer, e as BAA contribuíam para 8% e 6,9% da ingestão calórica diária entre jovens e adultos, respectivamente (Kit et al., 2013). Embora a redução no consumo de BAA possa ser uma tendência promissora e contínua, sua ingestão ainda é maior nos Estados Unidos do que em qualquer outro país, além de estar muito acima da recomendada. Nos Estados Unidos, entre os anos de 2011 e 2014, o percentual de calorias diárias total obtido de BAA era 7,3% para meninos e 7,2% para meninas, de 6,9% para homens e 6,1% para mulheres (Quickstats, 2017). Esses percentuais ainda estão acima do desejável para a saúde e, como resultado, alguns estados americanos e alguns países passaram a cobrar uma taxa de açúcar sobre as BAA, com o intuito de desestimular as vendas.

Estudos experimentais demonstraram que crianças que consomem BAA regularmente apresentam maior ganho de peso, em comparação com as crianças que consomem BAA com menos frequência. Isso pode estar relacionado à falta de saciação provocada por essas bebidas, o que significa que muita comida seja consumida e não haja redução compensatória na ingestão de calorias mesmo com as calorias extras ingeridas nas BAA. Foi demonstrado que substituir as BAA por bebidas não calóricas diminui o ganho de peso em crianças (de Ruyter et al., 2012). Várias metanálises (análises estatísticas em larga escala baseadas em dados de estudo) sugeriram que as BAA estão associadas com ganho de peso e obesidade em crianças e adultos (Malik, Schulze e Hu, 2006; Olsen e Heitmann, 2009). Recentemente, foram realizadas três revisões sistemáticas e metanálises de estudos controlados randomizados sobre consumo de açúcar ou BBA e peso corporal (Kaiser et al., 2013; Malik et al., 2013; Te Morenga, Mallard e Mann, 2013). Esses estudos sugeriram que o aumento do consumo calórico por meio da ingestão de açúcar pode levar ao ganho modesto de peso em adultos, porém esse ganho de peso parece ser decorrente do consumo aumentado de calorias e não de um aspecto exclusivo qualquer do açúcar. Uma revisão sistemática e metanálise incluindo 30 estudos controlados randomizados (19 *ad libitum* e 11 isoenergéticos) e 38 estudos de coorte prospectivos constataram que os estudos controlados randomizados *ad libitum* e os estudos de coorte concordavam entre si. Quando os indivíduos diminuíam ou aumentavam o consumo de açúcar, havia um efeito "pequeno, porém significativo" sobre o peso corporal (Te Morenga, Mallard e Mann, 2013). Em média, os indivíduos nos estudos *ad libitum* e estudos de coorte perderam 0,8 kg quando diminuíram sua ingestão de açúcar, e ganharam 0,75 kg quando aumentaram seu consumo de açúcar. Os 11 estudos isocalóricos (em que os açúcares da dieta foram substituídos pelo mesmo número de calorias oriundas de outros macronutrientes), entretanto, não mostraram associação entre alteração do peso corporal e ingestão de açúcar, o que levou à conclusão de que a ingestão aumentada de açúcar promovia ganho de peso ao aumentar a ingestão calórica excessivamente em relação ao gasto energético.

Três estudos de coorte prospectivos investigaram a associação entre consumo de BAA e incidência de CC em populações com estilos de vida predominantemente sedentários. Dados de um amplo estudo de coorte prospectivo não demonstraram nenhuma associação entre o consumo de BAA e infarto do miocárdio (Eshak et al., 2012). Dados do *Male Health Professional Follow-Up Study* indicaram uma associação significativa entre eventos de CC e o quintil mais alto de consumo de BAA, em comparação com o observado com o menor quintil (de Koning et al., 2012). Dados do *Nurses´ Health Study* mostraram riscos significativamente altos de CC para aqueles que consumiam duas ou mais unidades de BAA por dia, em comparação àqueles que consumiam menos de uma unidade por mês (Fung et al., 2009). Os estudos que encontraram uma correlação mostram que um consumo elevado de BAA pode aumentar o risco de CC em indivíduos com estilos de vida sedentários, quando a ingestão de BAA contribui para um balanço calórico positivo (i. e., a ingestão calórica diária excede o gasto calórico diário).

Efeitos da alta ingestão de frutose sobre a saúde

Uma parte da discussão sobre os efeitos da ingestão excessiva de carboidratos sobre a saúde tem como alvo, especificamente, o monossacarídeo frutose e o xarope de milho rico em frutose (XMRF). Há algumas centenas de anos, a frutose estava praticamente ausente na dieta, mas agora é um dos seus principais componentes. As principais fontes dietéticas de frutose são o dissacarídeo sucrose oriundo da beterraba ou da cana-de-açúcar, XMRF, frutas, sucos de frutas e mel. A fórmula química da frutose é $C_6H_{12}O_6$, igual a da glicose, porém o metabolismo da frutose difere acentuadamente do metabolismo da glicose por causa da captação quase total da frutose pelo fígado, onde é convertida em glicose, glicogênio, lactato e gordura. A princípio, a frutose era considerada uma boa opção de açúcar para pacientes diabéticos em razão de seu baixo índice glicêmico (IG). Em roedores, o consumo crônico de grandes quantidades de frutose, todavia, leva à resistência a insulina, obesidade, diabetes tipo 2 e pressão arterial elevada. As evidências são menos convincentes para os seres humanos, porém foi demonstrado que uma alta ingestão de frutose aumenta o colesterol no sague e compromete a sensibilidade do fígado à insulina. Em grandes quantidades, a frutose dietética leva a alterações metabólicas adversas maiores, em comparação ao observado com quantidades equivalentes de glicose, embora a extensão da contribuição da frutose por si só (em vez das calorias que fornece) para as numerosas alterações metabólicas encontradas nos obesos ainda seja discutível (Slyper, 2013). A produção excessiva de gordura no fígado, lipotoxicidade, estresse oxidativo e níveis sanguíneos elevados de ácido úrico foram, todos, propostos como mecanismos responsáveis pelos efeitos metabólicos adversos da frutose. Embora exista evidência convincente de que uma ingestão muito alta de frutose pode ter efeitos metabólico deletérios em seres humanos, o papel da frutose no desenvolvimento da atual epidemia de transtornos metabólicos ainda é controverso (Tappy e Lê, 2015). Estudos epidemiológicos mostram evidências crescentes de que o consumo de bebidas adoçadas (contendo sucrose ou uma mistura de glicose e frutose) está associado a uma alta ingestão calórica, peso corporal aumentado e ocorrência de distúrbios metabólicos e cardiovasculares. Entretanto, não há evidência inequívoca de que a ingestão de frutose em doses moderadas esteja diretamente relacionada a efeitos metabólicos adversos. Também tem havido uma grande preocupação com a possibilidade de o consumo de frutose livre (como a fornecida pelo XMRF) causar mais efeitos adversos do que o consumo de frutose na forma de dissacarídeo sucrose, mas não há evidência direta de consequências metabólicas mais graves do consumo de XMRF *versus* consumo de sucrose (Tappy e Lê, 2010). De fato, muitos estudos falharam em demonstrar quaisquer propriedades exclusivas do XMRF em comparação com a sucrose, com relação aos hormônios reguladores de energia, apetite ou ganho de peso em indivíduos de peso normal e obesos (Rippe e Angelopoulos, 2016). Assim, as evidências atuais indicam que não há diferenças entre XMRF e sucrose quanto à probabilidade de causar obesidade. A extensão com que a própria frutose (e não as calorias que ela fornece) contribui para as alterações metabólicas associadas à obesidade ainda é discutida.

Efeitos da ingestão de gordura sobre a saúde

Conforme um amplo levantamento nutricional conduzido nos Estados Unidos, chamado *National Health and Nutrition Examination Survey* (NHANES), a ingestão de gordura caiu de 36,9% para 33,5% entre os homens, e de 36,1% para 33,9% entre as mulheres no período de 1971 a 2004. Embora o percentual de gordura na dieta tenha diminuído, a ingestão real (em gramas) de gordura aumentou discretamente em virtude de um aumento na ingestão calórica diária total. De 2004 a 2010, houve uma discreta redução na ingestão calórica total e na ingestão de gordura. Nos países ocidentais, poucas pessoas têm ingestões abaixo de 20%. Mais de 95% da ingestão diária de gordura se dá na forma de triacilgliceróis; fosfolipídios, ácidos graxos, colesterol e esteróis vegetais constituem o restante. A ingestão diária de triacilgliceróis na dieta norte-americana é de cerca de 100-150 g/dia. Nos Estados Unidos, um indivíduo mediano consome cerca de ⅓ da gordura a partir de vegetais e ⅔ a partir de fontes de origem animal. Os ácidos graxos saturados tipicamente representam 11% da ingestão calórica total (NHANES, 2007-2010).

Efeitos da ingestão de gordura saturada sobre a saúde

Altos níveis de colesterol no sangue estão associados a uma alta ingestão de gorduras saturadas. Mais da metade do colesterol no corpo é sintetizada pelo corpo; o fígado e os intestinos produzem, cada um, cerca de 10-15% das quantidades diárias totais. Apenas cerca de 20% do colesterol é obtido diretamente da dieta. Adultos normais geralmente sintetizam cerca de 1 g de colesterol por dia, e o conteúdo corporal total é de cerca de 35 g. Nos Estados Unidos e em outros países ocidentais, a ingestão dietética diária típica de colesterol é de cerca de 200-300 mg. O corpo compensa a ingestão de colesterol reduzindo a quantidade que é sintetizada. O colesterol é encontrado em ovos, carne vermelha, vísceras (p. ex., coração, fígado, rim), marisco e laticínios como leite integral, manteiga, queijo e creme. Os alimentos de origem vegetal não contêm colesterol.

O colesterol é sintetizado a partir da acetilcoenzima A (acetil-CoA), que é o produto final do metabolismo de gordura e carboidrato (ver detalhes adicionais no Cap. 3). Na circulação sanguínea, o colesterol é transportado principalmente nas partículas de lipoproteína. A pesquisa epidemiológica demonstrou que aqueles que consomem dietas ricas em gorduras saturadas têm níveis relativamente altos de colesterol no sangue e sofrem uma alta prevalência de CC. O colesterol LDL promove o desenvolvimento de **arteriosclerose** e predispõe as pessoas à doença cardiovascular. O colesterol HDL, por outro lado, parece conferir proteção contra a doença cardiovascular. A diminuição do colesterol LDL no sangue minimiza o risco de CC. Várias formas de diminuir o colesterol LDL, como reduzir a ingestão de gordura saturada (Hooper et al., 2015), aumentar a atividade física e consumir fármacos redutores de colesterol como as estatinas, que inibem a síntese de colesterol, são efetivas para minimizar o risco de doença cardiovascular. Uma redução dos eventos cardiovasculares foi observada em estudos que, principalmente, substituíram as calorias das gorduras saturadas por gordura poli-insaturada, entretanto, nenhum efeito foi observado em estudos que substituíram gordura saturada por carboidrato ou proteína (Hooper et al., 2015).

O *Seven Countries Study* comparou a mortalidade por CC em 12 mil homens na faixa etária de 40-59 anos, em sete países, e encontrou correlações positivas entre a mortalidade por CC e a ingestão de gordura total no ano de 1970, e entre a mortalidade por CC e a ingestão de gordura saturada no ano de 1986 (Keys et al., 1986; Thorogood, 1996). Estudos de migração com homens japoneses que viviam em culturas diferentes confirmaram que, na Califórnia, os homens consumiam dietas mais ricas em gordura saturada e colesterol, além de apresentarem taxas de CC mais altas, enquanto os homens que viviam no Havaí tinham ingestões de gordura saturada e taxas de CC intermediárias, e aqueles que viviam no Japão apresentavam as menores ingestões de gordura saturada e colesterol, bem como as menores taxas de CC (Kagan et al., 1974; Robertson et al., 1977). Entretanto, revisões sistemáticas de dados observacionais não confirmaram esses estudos. Um estudo conduzido por Skeaff e Miller (2009) incluiu 28 coortes dos EUA e da Europa (com 6.600 mortes por CC entre 280 mil participantes) que investigaram os efeitos de ácidos graxos totais, saturados, monoinsaturados, *trans* e ômega-3 sobre os eventos ou mortes por CC. Eles não encontraram uma relação clara entre as ingestões de gordura total, saturada ou monoinsaturada e os eventos ou mortes por CC. Houve evidência de que as gorduras *trans* aumentaram os eventos de CC e as mortes, e que as gorduras poli-insaturadas totais e gorduras ômega-3 os diminuíram. Mais estudos de intervenção em larga escala se fazem necessários para esclarecer causa e efeito, a fim de garantir que nenhuma confusão esconda as verdadeiras relações ou sugira relações onde estas não existem.

Alguns estudos sugeriram uma correlação entre alta ingestão de gordura dietética e obesidade, porém outros estudos parecem levantar questões acerca dos efeitos da ingestão de gordura dietética sobre o peso corporal. A evidência de que uma alta ingestão de gordura contribui para a obesidade é insuficiente para fazer recomendações definitivas para uma dieta com baixíssimo teor de gordura. Portanto, a *Dietary Guidelines for Americans* (U.S. Department of Agriculture 2005, 2015) estabelece que a ingestão de gorduras deve ser moderada (em vez de baixa). De fato, uma ingestão muito baixa de gorduras e alta de carboidrato pode ter efeitos adversos para a saúde. Reduzir a gordura dietética para menos de 20% da ingestão calórica e substituir as calorias por aquelas fornecidas por carboidratos de alto IG resulta em níveis plasmáticos elevados de triacilgliceróis, aumento de LDL colesterol e diminuição de HDL colesterol. Essas alterações metabólicas aumentam o risco de doença cardiovascular e a predisposição à CC (Slyper, 2013).

Uma alta ingestão de gorduras (aliada a uma baixa ingestão de fibras) foi associada à incidência aumentada de câncer de cólon e próstata, e com peso corporal aumentado. Estudos epidemiológicos sugerem que, assim como ocorre com as doenças cardiovasculares, o tipo de gordura é importante para o risco de câncer. As associações entre alta ingestão de gordura e câncer podem ser decorrentes da ingestão de gordura animal (saturada), em vez de gordura vegetal (insaturada), o que gera a possibilidade de que a própria gordura não seja o fator mais importante (Willett, 2000). Os ácidos graxos ômega-3 (*n-3*), encontrados em peixes, parecem conferir proteção contra o câncer. Por exemplo, os nativos do Alaska e os japoneses, cujas dietas têm como base principalmente os peixes que, portanto, fornecem uma ingestão relativamente alta de óleo de peixe, também parecem apresentar menor incidência de câncer.

Efeitos da ingestão de ácidos graxos *trans* sobre a saúde

Os ácidos graxos *trans* são ácidos graxos insaturados que contêm pelo menos uma dupla-ligação na configuração *trans*. Diferentemente das outras gorduras dietéticas, as gorduras *trans* não são essenciais nem desejáveis, e evidências indicam que a ingestão de ácidos graxos *trans* eleva os níveis sanguíneos de LDL colesterol e diminui os níveis de HDL colesterol (Brouwer et al., 2010; Lichtenstein et al., 1999; Mensink e Katan, 1990), o que aumenta o risco de doença cardiovascular (Lichtenstein, 2014). Existem duas fontes principais de ácidos graxos *trans* da dieta: as gorduras de carne vermelha e de laticínios, e as gorduras parcialmente hidrogenadas. Em virtude das modificações nas exigências federais de rotulagem para alimentos embalados, além de algumas proibições referentes ao uso de gorduras parcialmente hidrogenadas, a ingestão de gorduras *trans* sofreu um declínio nos últimos anos. De modo semelhante aos ácidos graxos saturados, os ácidos graxos *trans* aumentam as concentrações plasmáticas de LDL colesterol. Em contraste com os ácidos graxos saturados, os ácidos graxos *trans* não elevam as concentrações de HDL colesterol. Essas diferenças foram atribuídas a uma alteração na taxa catabólica da lipoproteína e não na taxa de produção. Embora alguns aspectos continuem sem solução no que se refere aos ácidos graxos *trans* e fatores de risco de doença cardiovascular que não as concentrações plasmáticas de lipoproteína, isso não deve afetar a recomendação dietética para limitar a ingestão de gordura *trans*.

Os resultados do notório programa *U.K. National Diet and Nutrition Survey* (NDNS) para 2012/2013 a 2013/2014 (2016) mostram que crianças e adultos, incluindo idosos, estão consumindo 0,5-0,6% da energia dos alimentos na forma de gorduras *trans*. O UK Scientific Advisory Committee on Nutrition recomenda que as ingestões médias de ácidos graxos *trans* não devem exceder 2% da energia dos alimentos; sendo assim, em média, o RU está dentro dos níveis máximos recomendados. Isso não significa que os consumidores do RU devem ser complacentes com relação às gorduras *trans* nos alimentos.

DISCUSSÃO SOBRE MANTEIGA *VERSUS* MARGARINA

Ao longo das últimas décadas, surgiram controvérsias acerca dos riscos para a saúde associados ao consumo regular de manteiga e margarina. Embora a manteiga e a margarina não possam ser distinguidas pela densidade energética ou pelo conteúdo de gordura, é possível distingui-las pela composição de seus ácidos graxos. A margarina é fabricada a partir de ácidos graxos insaturados derivados de vegetais que são hidrogenados para converter os lipídios em uma forma mais rígida (ainda que não tão rígida quanto a manteiga). Até os anos 1980, cerca de 20% dos ácidos graxos presentes na margarina eram ácidos graxos *trans*, em comparação com os 7% presentes na manteiga. As questões de saúde relacionadas com esses ácidos graxos levaram à reformulação de muitas margarinas e coberturas para reduzir significativamente o conteúdo de gordura *trans*. A margarina não contém colesterol por ser fabricada a partir de óleo vegetal, mas cada grama de manteiga contém 10-15 mg de colesterol e muito mais gordura saturada do que a margarina. Hoje, a margarina é provavelmente mais saudável do que a manteiga. A manteiga deve ser usada com parcimônia, por ser rica em gordura saturada, o que aumenta de forma agressiva os níveis de LDL.

Efeitos da ingestão proteica sobre a saúde

Nos países em desenvolvimento, a deficiência proteica é comum e pode resultar em Kwashiorkor (uma deficiência proteica pura caracterizada por estufamento da barriga decorrente de edema, além de imunocomprometimento acompanhado de suscetibilidade aumentada a infecções) ou marasmo (uma deficiência proteica que resulta de uma deficiência calórica dietética total e se caracteriza por desgaste muscular extremo). No mundo desenvolvido, a ingestão proteica dietética é menos essencial e não está relacionada à doença.

Foi sugerido que o consumo prolongado de uma dieta rica em proteínas pode resultar em comprometimento da função renal, mas não há evidências disso. As circunstâncias podem ser diversas em casos de problemas renais preexistentes.

Efeitos da ingestão de sódio sobre a saúde

O sódio é encontrado em muitos alimentos. É o principal eletrólito presente nos líquidos extracelulares de animais, e é adicionado aos alimentos para intensificar o sabor e atuar como conservante. A deficiência de sódio resulta em perda de água no lado externo das células, o que diminui o volume sanguíneo. O volume sanguíneo diminuído pode levar à pressão arterial baixa, que constitui uma grave condição de saúde e pode se manifestar como fadiga e letargia. O baixo nível de sódio no sangue (hiponatremia) pode ser causado pela ingestão excessiva de água. Isso foi observado em participantes de eventos de longa duração como as maratonas. Os sintomas não costumam ser muito específicos e podem incluir alterações no estado mental, cefaleia, náusea e vômito, cansaço, espasmos musculares e convulsões. A hiponatremia grave pode levar ao coma e ser fatal.

A ingestão excessiva de sódio está relacionada com o desenvolvimento de pressão arterial elevada (hipertensão). A pressão arterial normal (normotensão) é menor que 120 mmHg (sistólica) e 80 mmHg (diastólica). A pressão arterial é regulada em grande parte pelo grau de vasoconstrição, bem como pela retenção de sódio e água nos rins. Quando o volume sanguíneo aumenta ou há estreitamento dos vasos sanguíneos, a pressão arterial sobe. Se a pressão arterial permanecer cronicamente acima de 140/90 mmHg, há aumento do risco de arteriosclerose, ataque cardíaco, acidente vascular encefálico, doença renal e morte precoce. A pressão arterial entre 120/80 e 139/89 mmHg é referida como pré-hipertensão e pode indicar risco aumentado para as doenças mencionadas.

Estudos epidemiológicos, de migração, de intervenção e genéticos realizados com seres humanos e animais fornecem sólidas evidências de uma ligação causal entre uma alta ingestão dietética de sal e a pressão arterial alta. Os mecanismos pelos quais o sal da dieta eleva a pressão arterial não são totalmente conhecidos, mas parecem estar relacionados à incapacidade dos rins de excretar grandes quantidades de sal. Sob a perspectiva evolucionária, os seres humanos estão adaptados a ingerir e excretar menos de 1 g de sal por dia. Isso é cerca de oito vezes menor do que a média das ingestões de sal atualmente observadas em muitos países industrializados e urbanizados. Independentemente da elevação na pressão arterial, o excesso de sal na dieta também aumenta a massa cardíaca ventricular esquerda, a rigidez e a espessura arteriais, a incidência de acidente vascular encefálico e a gravidade da insuficiência cardíaca (Meneton et al., 2005). Portanto, a dieta com alto teor de sal parece ser um dos principais fatores na ocorrência frequente de hipertensão e doenças cardiovasculares.

O *Dietary Guidelines for Americans* (U.S. Department of Agriculture 2015) recomenda uma dieta pobre em sódio, com uma ingestão máxima de 2,3 g de sódio (equivalente a 5,8 g de sal) por dia, porém essa recomendação é controversa. A redução do sal em indivíduos normotensos tem pouco ou nenhum efeito sobre a pressão arterial, e a alta ingestão de sódio não afeta a pressão arterial em todas as pessoas (Graudal, Galloe e Garred, 1998). Cerca de 50% das pessoas podem ser "sensíveis ao sal", enquanto outras podem ser consideravelmente menos afetadas pela ingestão aumentada de sódio. Como seria difícil enfocar somente os indivíduos sensíveis ao sal, e dado que não há relatos de efeitos negativos produzidos por uma ingestão moderada de sal (Kumanyika e Cutler, 1997), as diretrizes dietéticas vigentes na maioria dos outros países recomendam que as pessoas escolham e preparem alimentos com menos sal, além de limitar sua ingestão de sal a no máximo 6 g por dia.

Efeitos da ingestão de fitonutrientes sobre a saúde

Os fitonutrientes são certos componentes orgânicos dos vegetais considerados promotores da saúde humana, contudo não são nutrientes. Diferem das vitaminas porque, na sua ausência, as pessoas não desenvolverão deficiências nutricionais. Os fitonutrientes, como carotenoides e polifenóis, podem proteger a saúde humana por:

- Atuar como antioxidantes.
- Intensificar a resposta imune.
- Melhorar a comunicação célula-célula.
- Alterar o metabolismo do estrógeno.
- Converter para vitamina A (via metabolização de betacaroteno).
- Causar a morte de células tumorais (apoptose).
- Reparar danos no DNA causados pelo tabagismo e outras exposições tóxicas.

Evidências de que o consumo de frutas e hortaliças protege a saúde humana estão se acumulando a partir de estudos (epidemiológicos) de populações amplas, estudos sobre alimentação humana e estudos com culturas de células. Por exemplo, o consumo de frutas e hortaliças foi associado ao risco diminuído de acidente vascular encefálico. Em um estudo, cada porção diária adicional de frutas e hortaliças foi equivalente a uma diminuição de 22% no risco de acidente vascular encefálico, inclusive de ataque isquêmico transitório. Uma recente metanálise de 20 estudos de coorte prospectivos envolvendo 16.981 eventos de acidente vascular encefálico entre 760.629 participantes (Hu et al., 2014) descobriu que o risco relativo (IC 95%) de acidente vascular encefálico por pessoa com o maior *versus* o menor consumo de frutas e hortaliças era 0,79 (IC = 0,75-0,84). O efeito foi 0,77 (IC = 0,71-0,84) para o consumo de frutas e 0,86 (IC = 0,79-0,93) para o consumo de hortaliças, e o risco de acidente vascular encefálico diminuiu em 32% (0,68 [IC = 0,56-0,82]) e em 11% (0,89 [IC = 0,81-0,98]) para cada 200 g consumidas de frutas e hortaliças por dia, respectivamente.

Em outro estudo, homens idosos com ingestões mais altas de hortaliças verde-escuras e amarelo-escuras apresentaram uma diminuição aproximada de 46% no risco de cardiopatia em relação aos homens com as ingestões mais baixas. Os homens cujas ingestões eram as mais altas apresentavam um risco de câncer 70% menor do que as suas contrapartes cujas ingestões eram as menores. As diferenças no consumo de hortaliças entre as categorias de ingestão alta e baixa não eram impressionantes. Homens com ingestões mais altas consumiam entre 2,05 e 2,2 porções de hortaliças verde-escuras ou amarelo-escuras por dia, enquanto aqueles com as menores ingestões consumiam entre 0,7 e 0,8 porção. Essa evidência sugere que pequenas alterações consistentes no consumo de hortaliças podem resultar em alterações importantes nos resultados de saúde.

Em uma metanálise que examinou 95 estudos prospectivos de combinação de ingestão de frutas e hortaliças com risco de doença cardiovascular, câncer total e mortalidade por causas diversas (Aune et al., 2017), o risco relativo por 200 g de frutas e hortaliças ao dia era 0,92 (IC = 0,90-0,94; $n = 15$) para CC; 0,84 (IC = 0,76-0,92; $n = 10$) para acidente vascular encefálico; 0,92 (IC = 0,90-0,95; $n = 13$) para doença cardiovascular; 0,97 (IC = 0,95-0,99; $n = 12$) para câncer total; e 0,90 (IC = 0,87-0,93; $n = 15$) para mortalidade por causas diversas. Associações similares foram observadas para frutas e hortaliças separadamente. Reduções no risco foram observadas de forma dose-resposta quando os participantes ingeriram até 800 g de frutas e hortaliças por dia, para todos os desfechos exceto o câncer (600 g/dia). Associações inversas foram observadas entre a ingestão de maçãs e peras, frutas cítricas, hortaliças folhosas verdes, hortaliças crucíferas (p. ex., couve-flor, repolho, agrião, couve-da-china, brócolis, couve-de-bruxelas) e saladas e doença cardiovascular e mortalidade por causas diversas, bem como entre a ingestão de hortaliças verdes e amarelas, hortaliças crucíferas e o risco de câncer. Em resumo, é razoável concluir que a ingestão de frutas e hortaliças está associada ao risco diminuído de doença cardiovascular, câncer e mortalidade por causas diversas.

Em média, os americanos consomem 3,3 porções de hortaliças por dia (NHANES), porém as hortaliças verde-escuras e amarelo-escuras ou de cor alaranjada representam, cada um, apenas 0,2 porção diária. Em um dia qualquer, cerca de metade da população dos EUA não consome o mínimo recomendado de três porções de hortaliças. Cerca de 10% da população consome menos de uma porção de hortaliças por dia. Em um dia qualquer, cerca de 71% da população não consome o mínimo recomendado de duas porções de frutas. Cerca de metade da população consome menos de uma porção de frutas por dia. Isso parece ser uma tendência mundial; um estudo mostrou que 77,6% dos homens e 78,4% das mulheres oriundos dos 52 países de renda predominantemente baixa e média consumiam menos que o mínimo recomendado de cinco porções diárias de frutas e hortaliças (Hall et al., 2009).

Para uma classe de fitonutrientes, os flavonoides, o consumo foi associado a um risco diminuído de cardiopatia em alguns estudos. Os homens holandeses de idade avançada que consumiam as maiores ingestões de flavonoides apresentavam um risco 58% menor de cardiopatia do que suas contrapartes com as ingestões mais baixas (Geleijnse et al., 2002). De modo similar, homens finlandeses com as maiores ingestões de flavonoide tinham um risco 40% menor de mortalidade por cardiopatia, em comparação aos homens com as ingestões mais baixas (Mursu et al., 2008). Outros estudos, porém, falharam em confirmar o efeito protetor dos flavonoides. Em outro estudo, a ingestão de flavonoide não foi preditiva de uma incidência diminuída de cardiopatia isquêmica, além de ter apresentado uma fraca associação positiva com a mortalidade por cardiopatia isquêmica (Rimm et al., 1996). Em outro estudo envolvendo mulheres dos EUA, os dados obtidos não sustentaram a existência de uma associação forte entre a ingestão de flavonoide e a CC (Lin et al., 2007). Em uma metanálise de dez estudos epidemiológicos (Liu et al., 2017), o risco relativo de mortalidade por causas diversas para as categorias mais altas *versus* as categorias mais baixas de ingestão de flavonoides total foi 0,82 (IC 95% = 0,72-0,92). A análise dose-resposta mostrou que indivíduos com um consumo total de flavonoides de 200 mg/dia apresentavam o menor risco de mortalidade por causas diversas. Além disso, uma associação marginalmente significativa foi encontrada entre o consumo total de flavonoides dietéticos e o risco relativo (RR) de morte por doença cardiovascular (RR resumido = 0,85; IC 95% = 0,70-1,03) e CC (RR resumido = 0,74; IC 95% = 0,54-1,02), respectivamente. Isso fornece evidência sólida para recomendar que adultos consumam alimentos ricos em flavonoides (ver Cap. 1) como parte de uma dieta saudável para diminuir o risco de mortalidade por causas diversas.

Embora estudos amplos tenham associado o consumo de frutas e hortaliças ao risco diminuído de doenças crônicas, como cânceres específicos e cardiopatia, as alegações feitas na mídia acerca dos fitonutrientes e alimentos funcionais (i. e., alimentos contendo componentes promotores de saúde) parecem estar muito além das comprovações estabelecidas que documentam os benefícios à saúde propiciados por esses alimentos ou componentes alimentares. Nosso conhecimento sobre os fitonutrientes e seus efeitos está melhorando, e mais informações específicas sobre o consumo de fitonutrientes e a saúde humana estão por vir.

Diretrizes práticas para uma dieta saudável e equilibrada

Embora recomendações como a DRI possam fornecer orientação sobre as necessidades nutricionais, não são uma forma prática de informar as pessoas sobre as escolhas alimentares adequadas. Por exemplo, como saber se estamos consumindo cerca de 0,8 g de proteína por quilograma de peso corporal ao dia, ou atendendo à RDI para cálcio, vitamina A e outros minerais e vitaminas essenciais? A dieta saudável costuma ser referida como uma dieta balanceada que enfatiza variedade e moderação. E como obtemos uma dieta balanceada? Os nutricionistas abordaram essa questão no início do século XX e desenvolveram diversos guias alimentares simples e abrangentes, dos quais o mais importante é o *Food Guide Pyramid* (ver Tab. 2.1).

Em 2005, um guia alimentar chamado **MyPyramid** foi desenvolvido (ver Fig. 2.2) com base no *Food Guide Pyramid*, e continha as mesmas seis categorias alimentares. O último guia alimentar publicado nos EUA é o chamado **MyPlate** (Fig. 2.3) (www.ChooseMyPlate.gov), e baseia-se no *2015-2020 Dietary Guidelines for Americans* (www.health.gov/dietaryguidelines).

Em cada categoria os alimentos fazem contribuições nutricionais similares. Em versões anteriores das diretrizes dietéticas, o único macronutriente com uma RDA era a proteína. A última versão das diretrizes dietéticas, porém, inclui recomendações para carboidratos e gorduras, com o intuito de minimizar o risco de doenças crônicas. As recomendações para adultos é de que 45-65% da ingestão calórica sejam provenientes de carboidrato, 20-35% provenham de gorduras e 10-35% venham de proteínas. Carboidratos podem ser encontrados em pães, cereais, arroz, massas, hortaliças, frutas, feijões e doces. Proteínas são encontradas principalmente em carnes vermelhas, aves, peixes, ovos, feijões desidratados e oleaginosas. A gordura está presente na carne vermelha, aves, peixes, ovos, oleaginosas, óleos e doces.

As *Dietary Guidelines for Americans* são consideradas uma fonte essencial para profissionais de saúde e criadores de políticas que projetam e implementam programas alimentares e nutricionais como as merendas escolares. Além disso, fornecem informação útil para ajudar as pessoas a fazerem escolhas saudáveis de alimentos e bebidas. As diretrizes são baseadas nas recomendações do 2015 Dietary Guidelines Advisory Committee, constituído por especialistas nas áreas de nutrição, saúde e medicina, e que analisaram o atual corpo de evidências científicas. Os especialistas produziram um relatório que trazia aconselhamento e recomendações destinadas ao governo federal, com base no estado atual das evidências científicas em nutrição e saúde. Além de fornecer orientação para a escolha de uma dieta saudável, as diretrizes enfocam a prevenção (em vez do tratamento) das doenças crônicas relacionadas com a dieta que continuam afetando a população dos EUA. A última edição das diretrizes também inclui dados que descrevem diferenças significativas entre os hábitos de consumo atuais dos americanos e as recomendações. Recomenda as áreas em que são incentivadas trocas por opções de alimentos e bebidas saudáveis para encorajar as pessoas a alcançarem padrões alimentares mais saudáveis. A ênfase está em ajudar as pessoas a melhorarem e manterem a saúde geral, além de diminuírem seu risco de desenvolvimento de doenças crônicas. Hoje, o corpo de literatura científica sobre padrões alimentares saudáveis e seus efeitos sobre a prevenção de doenças é mais robusto do que nunca. As doenças crônicas relacionadas à dieta continuam aumentando, e os níveis de atividade física na população geral dos EUA continuam baixos. O progresso na reversão dessas tendências exigirá estratégias abrangentes e coordenadas, e as diretrizes dietéticas são uma parte importante de uma solução complexa e multi-facetada para promover a saúde e ajudar a reduzir o risco de doença crônica (U.S. Department of Agriculture 2015).

Muitos países desenvolveram suas próprias diretrizes. O guia alimentar do RU também era representado como um prato até 2016, quando o *Eatwell Guide* (www.gov.uk/government/publications/the-eatwell-guide) foi intro-duzido (ver Fig. 2.4). A mudança da representação de um prato foi resultado de achados de pesquisas de consumi-dor mostrando que a abordagem já não repercutia junto ao público. Os segmentos de grupos alimentares ainda são usados, mas foram atualizados para enfatizar certos produtos alimentícios que são mais econômicos e mais sustentáveis do ponto de vista ambiental. Por exemplo, o principal segmento de proteínas é intitulado "feijões, grãos de leguminosas, peixes, ovos, carne vermelha e ou-tras proteínas" para destacar a contribuição de fontes que não a carne vermelha de ingestão proteica. As dimensões dos segmentos dos grupos alimentares foram ajustadas para refletir o conselho atual do governo sobre uma dieta balanceada saudável. O *Eatwell Guide* diferencia os óleos insaturados (p. ex., vegetais, oliva) e coberturas com bai-xo teor de gordura de outros alimentos que são ricos em gorduras, sal e açúcar. O segmento dos óleos e coberturas é pequeno porque esses alimentos são ricos em gordura e contêm muitas calorias, por isso devem ser consumidos somente em pequenas quantidades. Alimentos com alto teor de gordura ou açúcar agora estão fora da imagem principal. Pesquisas indicaram que a remoção desses pro-dutos da imagem principal ajudava o consumidor a enten-der que eles devem ser consumidos com pouca frequência e somente em quantidades pequenas. Ter esses produtos fora da imagem principal também ajudava os consumido-res a entender a necessidade de mudar para uma estilo de vida mais saudável.

O *Eatwell Guide* também introduziu uma mensagem de hidratação, pois permanecer hidratado é parte de uma dieta saudável. O *Eatwell Guide* reforça as recomen-dações para líquidos e as melhores bebidas a escolher: água, leite com baixo teor de gordura e bebidas sem açú-car como chá e café. Notavelmente, o suco de fruta foi removido do segmento de frutas e hortaliças. Embora o suco de fruta (com o máximo de 150 mL/dia) ainda conte como uma de suas porções de fruta, o conselho re-ferente às bebidas foi abrangido pela mensagem sobre hidratação. Por fim, uma margem externa marcando as necessidades calóricas de homens e mulheres foi usada para reforçar a mensagem de que todos os alimentos e bebidas consumidos contribuem para a ingestão calórica total. Pesquisas de consumidor revelaram que a inclusão de uma mensagem sobre energia forneceu aos adultos uma referência útil para seu próprio consumo.

ÁLCOOL: BOM OU RUIM?

O álcool, ou etanol, é um nutriente não essencial que fornece 28 kJ (7 kcal) de energia por grama. Nos Estados Unidos, a ingestão média de álcool é aproximadamente 2-3% da ingestão calórica diária. O álcool é a droga viciante mais amplamen-te consumida de forma abusiva e causa intoxicação (comprometimento da função mental), dano hepático e danos em outros órgãos. É responsável por cerca de 6% das mortes em todo o mundo. Nos Estados Unidos, entre 2006 e 2010, esti-ma-se que 88 mil pessoas (cerca de 62 mil homens e 26 mil mulheres) morreram por causas relacionadas ao consumo de álcool, anualmente. Essa estimativa não inclui os homicídios relacionados com o álcool nem as fatalidades ao volante de-correntes da embriaguez, os quais representam cerca de 10 mil mortes a cada ano (Centers for Disease Control and Pre-vention, 2013). Com moderação, porém, o álcool pode trazer benefícios para a saúde. O consumo moderado de álcool (até 3-4 drinques padrão por episódio de consumo de bebida alcoólica, até 8 drinques por semana para mulheres e 12-14 drinques para os homens) diminui o estresse e aumenta os níveis de HDL colesterol, que tem efeito protetor contra doen-ças cardiovasculares. A proteção também pode ser conferida pelos fenóis contidos no vinho tinto, os quais são compostos antioxidantes que diminuem a oxidação de lipoproteínas e, assim, previnem ou minimizam a formação de placas ateros-cleróticas. O consumo excessivo de álcool (8 ou mais drinques por semana para mulheres, 15 ou mais drinques para homens), porém, eleva a pressão arterial e esse risco supera os efeitos positivos do consumo do álcool. Foi comprovado que o con-sumo de álcool em qualquer quantidade aumenta o risco dos cânceres orofaríngeo, esofagiano e de mama. O conteúdo calórico do álcool também pode ser um fator contribuinte significativo para a obesidade. Uma garrafa de 750 mL de vinho tinto contém cerca de 2.500 kJ (597 kcal), o que equivale a dois hambúrgueres. Portanto, para benefício da saúde, o álcool somente deve ser consumido com moderação e nos momentos apropriados (p. ex., não consumi-lo antes de dirigir ou antes da participação em esportes ou de trabalhar). Além disso, o álcool deve ser evitado durante a gravidez. Note que um drinque é definido como 360 mL de cerveja contendo 5% de álcool, 150 mL de vinho contendo 12% de álcool, ou 45 mL de destilados com 40% de álcool. No Reino Unido, a ingestão de álcool é medida em unidades. Uma unidade é igual a 10 mL de álcool puro, independentemente do tipo de álcool consumido. As recomendações de ingestão são 2-3 unidades de álcool por dia para mulheres e 3-4 unidades para os homens. As unidades costumam ser definidas como uma pequena taça de vinho, 200 mL de cerveja ou uma medida (de bar) de destilados. O conteúdo de álcool de produtos diferentes varia; algumas cervejas mais fortes e *lager* chegam a conter 5 unidades de álcool por 500 mL.

TABELA 2.1   Categorias do *Food Guide Pyramid* e os nutrientes mais importantes fornecidos por cada uma

Categorias alimentares	Nutrientes essenciais
Pães, cereais, arroz, massas	Tiamina, niacina, riboflavina, ferro
Leite, iogurte, queijo	Cálcio, proteína, riboflavina, vitamina A
Carne vermelha, aves, peixes, ovos, feijões desidratados, oleaginosas	Proteína, tiamina, niacina, ferro
Hortaliças	Vitamina A, vitamina C
Frutas	Vitamina A, vitamina C
Gorduras, óleos, doces*	Vitamina A, vitamina D, vitamina E

*Componente que principalmente se soma à ingestão calórica e não fornece micronutrientes.

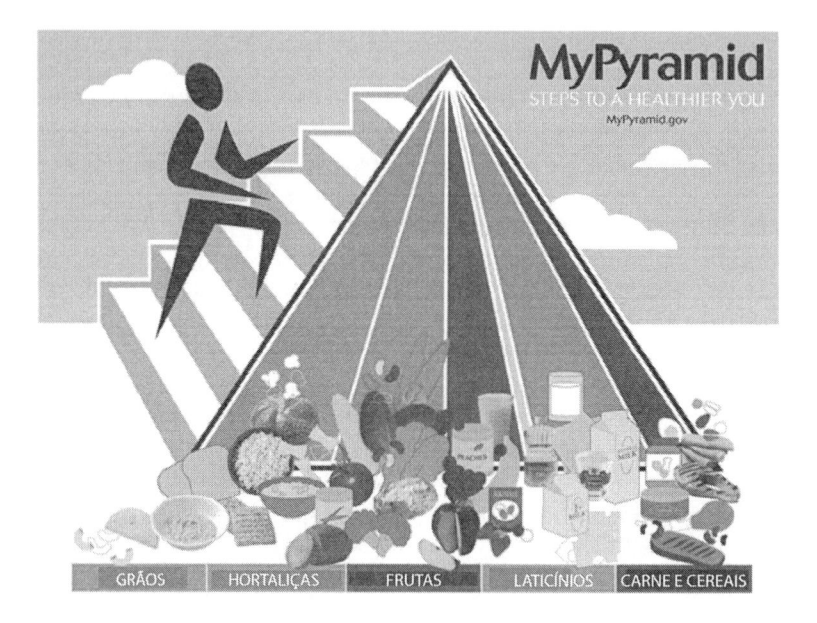

FIGURA 2.2   *MyPyramid.*

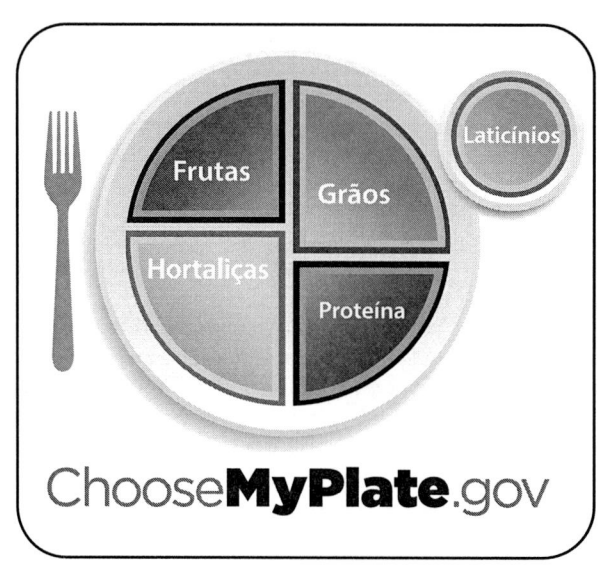

FIGURA 2.3   *MyPlate.*
USDA's Center for Nutrition Policy and Promotion.

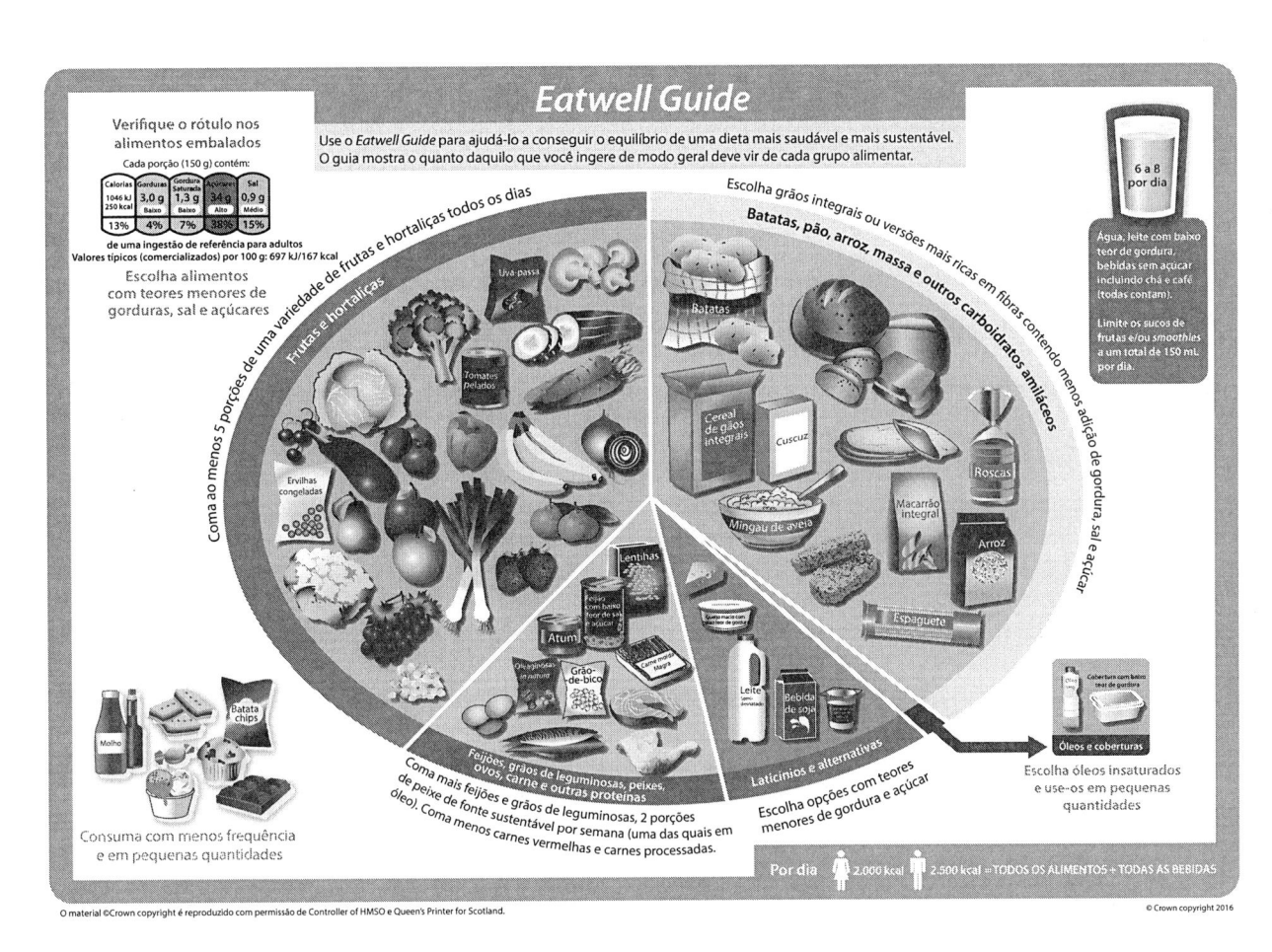

FIGURA 2.4   *Eatwell Guide.*
O material ©Crown copyright é reproduzido com permissão de Controller of HMSO e Queen's Printer for Scotland.

O *Australian Dietary Guidelines* (2015) baseia-se em evidências científicas recentes sobre dieta e desfechos de saúde. Assim como as versões americana e britânica, as diretrizes são baseadas em alimentos e grupos alimentares para facilitar a compreensão e o uso da informação. O guia alimentar do Canadá (www.hc-sc.gc.ca/fn-an/food-guide-aliment/index-eng.php) incorpora um prato *eatwell* interativo simples com dicas de alimentação saudável para cada segmento alimentar.

A cada 10-15 anos, novas pesquisas e evidências justificam a revisão das principais necessidades nutricionais e ingestões recomendadas que constituem o fundamento comum para as diretrizes dietéticas baseadas em alimentos de todos os países. No passado, as diretrizes dos países enfocavam quase exclusivamente a evitação das deficiências nutricionais, em particular nos países pobres onde a quantidade, qualidade e variedade dos alimentos podem ser seriamente limitadas. Mais recentemente, uma atenção maior passou a ser dada ao desenvolvimento de diretrizes que consideram a saúde pública e a importância clínica dos níveis de ingestão (deficiência e excesso), bem como os padrões de doença associados para cada nutriente ou tipo

de alimento para todas as faixas etárias. A produção aumentada de alimentos processados, a urbanização acelerada e os estilos de vida variáveis conduziram a uma mudança nos padrões dietéticos para as pessoas em muitos países. Hoje, as pessoas consomem mais alimentos ricos em calorias, gorduras, açúcares livres e sódio, e muitas não consomem suficientemente frutas, hortaliças e fibras dietéticas como grãos integrais. A exata constituição de uma dieta diversificada, equilibrada e saudável irá variar dependendo das necessidades individuais (p. ex., idade, sexo, estilo de vida, grau de atividade física), contexto cultural, alimentos localmente disponíveis e costumes dietéticos, porém, os princípios básicos para aquilo que constitui uma dieta saudável continuam sendo os mesmos (OMS, 2015b).

Muitos países que não produzem suas próprias diretrizes se apoiam na OMS e na FAO para estabelecer e disseminar informações sobre necessidades nutricionais e ingestões recomendadas. Em 2015, a OMS publicou a *Healthy Diet Factsheet* atualizada (OMS, 2015b). Esse documento contém informações práticas sobre como conseguir uma dieta saudável. Segundo esse documento, uma dieta saudável para adultos deve ter a seguinte constituição:

- **Leguminosas** (p. ex., lentilhas, feijões), oleaginosas e grãos integrais (p. ex., milho não processado, milhete, aveia, trigo, arroz integral).
- Pelo menos 400 g de frutas e hortaliças por dia. Isso *não* inclui batatas, batata-doce, mandioca e outras raízes amiláceas.
- Menos de 10% da ingestão calórica total a partir de açúcares livres. Isso seria 50 g (cerca de 12 colheres de chá rasas) de açúcar para um indivíduo de peso sadio que consome em torno de 2.000 kcal por dia. De modo ideal, a ingestão de açúcar deveria ser inferior a 5% da energia total para a obtenção de benefícios adicionais à saúde. Os açúcares livres incluem aqueles adicionados aos alimentos ou bebidas pelo fabricante, no cozimento ou pelo consumidor, e aqueles naturalmente presentes no mel, em xaropes, sucos de frutas e sucos de fruta concentrados.
- Menos de 30% da ingestão calórica total a partir de gorduras. As gorduras insaturadas como aquelas encontradas em peixes, abacate, oleaginosas e nos óleos de girassol, canola e oliva são preferíveis às gorduras saturadas (p. ex., aquelas encontradas na carne vermelha gorda, manteiga, alguns óleos, cremes, queijo, manteiga *ghee* e toucinho). As gorduras *trans* industrializadas não fazem parte de uma dieta saudável.
- Menos de 5 g de sal (cerca de 1 colher de chá) por dia. O sal iodado é recomendado para prevenir a deficiência de iodo (uma potencial causa de problemas de hipotireoide).

Nos primeiros 2 anos de vida, uma nutrição ideal impulsiona o crescimento sadio, melhora o desenvolvimento cognitivo e diminui o risco de sobrepeso ou obesidade, bem como de desenvolvimento de doenças não comunicáveis posteriormente na vida. Conforme a OMS (2015b), uma dieta saudável para bebês e crianças é similar àquela para adultos, porém os elementos a seguir também são importantes:

- Os bebês devem ser amamentados exclusivamente durante os primeiros 6 meses de vida.
- Os bebês devem ser amamentados continuamente até os 2 anos de idade e além.
- A partir dos 6 meses de idade, o leite materno deve ser complementado com uma variedade de alimentos adequados, seguros e densos em nutrientes. Sal e açúcares não devem ser adicionados aos alimentos complementares.

Recomendações para dieta e estilo de vida saudáveis

Nossas recomendações atuais para uma alimentação saudável são extraídas de diversas fontes, incluindo o *MyPlate*, as *Dietary Guidelines for Americans*, o *Eatwell Guide*, a American Heart Association, a American Dietetic Association e a American Diabetes Association. Essas diretrizes são baseadas nas últimas pesquisas e podem ser úteis na prevenção da obesidade e das doenças crônicas associadas, incluindo a doença cardiovascular, diabetes tipo 2 e câncer.

- *Seguir padrões de alimentação saudável no decorrer de toda a vida.* Os padrões de alimentação saudável devem incluir uma variedade de alimentos nutritivos como hortaliças, frutas, grãos, laticínios com baixo teor de gordura e desnatados, carnes magras e outros alimentos proteicos, além de óleos saudáveis; devem ser limitadas as gorduras saturadas, gorduras *trans*, a adição de açúcares e o sódio. Os padrões de alimentação saudável podem ser adaptados às preferências individuais de sabor, tradições, culturas e orçamentos. As diretrizes alimentares específicas são abordadas aqui.
- *Equilibrar a ingestão de alimentos com a atividade física para manter um peso saudável.* Consumir porções moderadas de alimentos e se manter fisicamente ativo são passos importantes rumo à prevenção da obesidade. Os métodos de regulação do peso corporal serão discutidos em detalhes no Capítulo 15.
- *Ser fisicamente ativo.* Ter como meta realizar no mínimo 30 minutos de atividade física na maioria ou em todos os dias. As diretrizes de atividade física do American College of Sports Medicine e da American Heart Association recomendam exercício aeróbico de intensidade moderada durante 30 minutos por dia, cinco dias por semana, ou o exercício aeróbico vigorosamente intenso por 20 minutos ao dia, em três dias por semana. A atividade física de intensidade moderada implica trabalhar duro o suficiente para elevar a frequência cardíaca (porém mantendo a capacidade de conversar) e suar. As pessoas também podem realizar uma parte de sua atividade física regular semanalmente na forma de exercícios de resistência, executando 8-12 repetições de cada um dos 8-10 exercícios de treino de força, com uma frequência de 2 vezes por semana. Observe que a recomendação de 30 minutos se destina a um indivíduo adulto médio saudável para manter a saúde e diminuir o risco de doença crônica (Haskell et al., 2007). Para perder peso ou manter a perda de peso, podem ser necessários 60-90 minutos de atividade física.
- *Comer vários alimentos densos em nutrientes.* Ingerir uma variedade de alimentos de cada um dos grupos alimentares ajuda a garantir a ingestão adequada de todos os nutrientes essenciais. Os alimentos densos em nutrientes fornecem vitaminas, minerais e outras substâncias que contribuem para a ingestão nutricional adequada e podem produzir efeitos positivos para a saúde. O termo *denso em nutrientes* indica que os nutrientes e outras substâncias benéficas contidas

em um alimento não foram diluídos pela adição de gordura sólida, açúcar, sódio ou amido refinado, e que os alimentos não contêm grandes quantidades de gordura de ocorrência natural. De modo ideal, esses alimentos também estão nas formas que retêm componentes de ocorrência natural, como fibras dietéticas. Quando preparados com pouca ou nenhuma adição de gordura sólida, açúcar, sódio e amido refinado, hortaliças, frutas, grãos integrais, frutos do mar, ovos, feijões, ervilhas, sementes e oleaginosas sem sal, laticínios com baixo teor de gordura ou desnatados, carnes vermelhas magras e aves são alimentos densos em nutrientes. Esses alimentos contribuem para atender às recomendações de grupos alimentares dentro dos limites desejáveis de calorias e sódio.

- *Comer uma dieta rica em hortaliças, frutas, grãos integrais e alimentos ricos em fibras.* Esses alimentos ajudarão o leitor a alcançar as ingestões recomendadas de carboidratos e fibras. Além disso, esses alimentos contêm fitonutrientes que produzem efeitos benéficos para a saúde. De modo geral, os estudos epidemiológicos demonstraram que os grãos integrais (contidos em pães e cereais), leguminosas (feijões e ervilhas), frutas e hortaliças promovem benefícios significativos à saúde. Recomenda-se ingerir pelo menos cinco porções diárias de frutas e hortaliças.

- *Comer vários alimentos ricos em proteína.* As fontes de alimentos ricos em proteína são frutos do mar, carne vermelha magra, aves, ovos, leguminosas, produtos à base de soja, oleaginosas e sementes. Esses alimentos devem representar até 10-15% da ingestão calórica diária para garantir que as necessidades proteicas sejam atendidas e, ao mesmo tempo, evitar a ingestão excessiva de gorduras.

- *Incorporar gorduras dietéticas com sabedoria.* Uma dieta saudável é moderada em conteúdo de gordura total e de gordura saturada, gordura *trans* e colesterol. À parte dos ácidos graxos essenciais linoleico e alfalinolênico, não há necessidades específicas para o consumo de gorduras. A gordura é um componente necessário da dieta e muitos alimentos contêm um pouco de gordura. A recomendação padrão é uma ingestão de ácidos graxos saturados abaixo de 10% da ingestão calórica total e uma ingestão de colesterol de até 300 mg por dia. Os produtos assados preparados comercialmente e os alimentos *fast food* em geral são ricos em gordura e contêm ácidos graxos *trans,* por isso devem ser evitados. O consumo de pequenas quantidades de óleos vegetais é incentivado (p. ex., canola, oliva, amendoim, cártamo, soja, girassol). Os óleos saudáveis também estão naturalmente presentes em oleaginosas, sementes, frutos do mar, azeitonas e abacates.

- *Cortar bebidas e alimentos com alto conteúdo de açúcar e baixo valor nutricional.* Bebidas como refrigerantes e alimentos que contêm açúcar adicionado contribuem de forma significativa para a ingestão calórica, mas não fornecem nutrientes. A National Academy of Sciences afirma que os açúcares não devem constituir mais de 25% da ingestão calórica diária total, porém, reduzir esse percentual para 10% pode ser uma alternativa mais saudável. O *2015-2020 Dietary Guidelines for Americans* recomenda que menos de 10% da ingestão calórica diária seja proveniente dos açúcares adicionados.

- *Diminuir a ingestão de sódio.* Adultos sadios são aconselhados a adotarem uma ingestão de sódio de até 2,3 g/dia. Isso equivale a cerca de 1 colher de chá de sal. A maioria das pessoas consome cerca de 3,4 g de sódio por dia. Recomenda-se escolher alimentos com baixo teor de sódio e prepará-los com quantidades mínimas de sal.

- *Consumir bebidas alcoólicas somente com moderação.* O consumo excessivo de álcool é uma das maiores ameaças à saúde nos dias atuais, podendo adicionar uma quantidade significativa de energia à ingestão total diária sem nenhum acréscimo de nutrientes. Evidências atuais sugerem que a ingestão leve a moderada de álcool (um drinque por dia) não causará efeitos negativos à saúde, exceto um aumento discreto no risco de câncer em adultos sadios.

- *Praticar higiene e segurança de alimentos.* O alimento deve ser devidamente armazenado para evitar contaminação. Os alimentos perecíveis devem ser refrigerados, e o armazenamento dos alimentos por um período muito longo não é recomendado (i. e., não deve ultrapassar a data de validade contida no rótulo do alimento, quando disponível). O alimento deve ser cozido a uma temperatura segura para destruir microrganismos (contudo, observe que grelhar excessivamente uma carne vermelha a ponto de torná-la carbonizada pode produzir substâncias carcinogênicas). Para evitar doenças transmitidas por microrganismos por meio dos alimentos, recomenda-se lavar completamente as mãos, as superfícies de contato com os alimentos, bem como as frutas e hortaliças. Carnes vermelhas e aves não devem ser lavadas nem enxaguadas. Evitar leite cru (não pasteurizado) ou quaisquer produtos feitos com leite não pasteurizado, ovos crus ou parcialmente cozidos, ou alimentos contendo ovos crus, carne vermelha ou de aves crua ou mal cozida, sucos não pasteurizados e brotos crus.

- *Evitar ingestões excessivas de aditivos alimentares e suplementos nutricionais questionáveis.* A maioria dos aditivos alimentares usados em alimentos processados é segura, porém algumas recomendações sugerem evitar esses compostos. Busque pelos rótulos os alimentos que não contenham uma lista numerosa de aditivos e não nutrientes. Em geral, pode ser melhor evitar ao máximo o consumo de alimentos processados, mas a definição do que são os alimentos processados não é tão clara quanto se costumava pensar. Os alimentos processados incluem os alimentos congelados ou desidratados. Nem todos os alimentos processados não são saudáveis (p. ex., frutas desidratadas, hortaliças congeladas), porém alguns alimentos processados podem conter altos níveis de sal, açúcar e gordura, além de uma grande quantidade de aditivos.

Ademais, alega-se com frequência que os suplementos nutricionais produzem vários efeitos positivos sobre a saúde ou benefícios para o desempenho, mas também podem ter efeitos negativos. Os suplementos nutricionais impõem riscos por não serem regulamentados e podem conter substâncias não listadas no rótulo. Os suplementos nutricionais serão discutidos em detalhes no Capítulo 11.

Rótulos de informações nutricionais

Os rótulos de informações nutricionais encontrados na maioria dos alimentos embalados são úteis como ferramentas para o planejamento da dieta e avaliação nutricional (ver Fig. 2.5). Eles ajudam os consumidores a fazerem escolhas, fornecendo informação detalhada sobre o conteúdo nutricional e sobre como o alimento se adequa à dieta geral. Nos Estados Unidos, a rotulagem de alimentos é padronizada de acordo com o *Nutrition Labeling and Education Act* de 1990. As leis de rotulagem de alimentos regulam cerca de 75% de todos os alimentos consumidos nos Estados Unidos. Os rótulos não são encontrados ou não são exigidos em alimentos não embalados, como pão fresco, bolos, frutas e hortaliças. Todos os alimentos embalados (exceto aqueles produzidos por pequenos comércios e aqueles cujas embalagens são pequenas demais para conter um rótulo de informações) devem ser rotulados. O formato do rótulo do alimento é idêntico em todos os produtos, de modo a facilitar a comparação dos alimentos. Um rótulo de alimento amplamente similar é usado no RU e na Europa. No Canadá, a rotulagem nutricional é voluntária, porém padronizada. Em outras partes do mundo, os rótulos ainda não são padronizados.

No capítulo anterior, foram explicados os valores de referência (VDR e RDI) usados para relatar os nutrientes nos rótulos de informações nutricionais. Os rótulos de informação nutricional empregam um único termo, *valor diário* (VD), para designar VDR e RDI. Os VD fornecem informação sobre a quantidade de determinado nutriente contido em um alimento e ajudam os consumidores a comparar os valores nutricionais dos alimentos. São fornecidos para gordura total, gordura saturada, colesterol, carboidrato total, fibras dietéticas, sódio, potássio e proteína. Os rótulos de informação nutricional incluem o percentual do valor diário (%VD) para cada nutriente listado. O %VD para proteínas é dispensável, exceto quando é feita uma alegação referente a proteínas para o produto ou se o produto for destinado a crianças com menos de 4 anos de idade. Os VD são baseados em uma ingestão calórica diária de 8,4 MJ (2.000 kcal) para pessoas com 4 anos de idade ou mais. Exemplificando, um volume de 100 mL de leite integral tem 270 kJ (65 kcal) e contém 3,5 g de gordura, 3,2 g de proteína, 4,7 g de carboidrato (todos açúcares), 120 mg de cálcio e 0,4 mg de vitamina B_{12}. Nos Estados Unidos, os valores contidos nos rótulos dos alimentos são expressos por porção e como percentual do VD; na Europa, são expressos por porção e também para cada 100 g.

Nos Estados Unidos, os rótulos de informações nutricionais têm uma seção no topo que inclui informação sobre o produto (tamanho da porção, conteúdo de calorias e informação nutricional). Ao olhar os rótulos de informações nutricionais, comece pelo tamanho da porção e pelo número de porções por embalagem. Os tamanhos das porções são expressos em termos familiares (como xícaras e pedaços) e quantidade métrica (gramas). A próxima linha no rótulo indica o conteúdo de calorias (energia) seguido da quantidade de gordura em gramas e %VD. O rótulo lista os principais nutrientes e o %VD para cada um. Os nutrientes cujas ingestões devem ser limitadas, como gramas de gordura total, gorduras saturadas, gorduras *trans*, colesterol e sódio, são listados primeiro.

Os carboidratos e proteínas totais são listados em seguida. Desde 2016, a informação referente aos carboidratos tem indicado a quantidade de açúcares adicionados à parte dos açúcares de ocorrência natural. Isso foi introduzido em virtude da dificuldade para atender às necessidades nutricionais e, ao mesmo tempo, manter-se dentro dos limites de caloria, caso mais de 10% da energia total diária seja proveniente dos açúcares adicionados. A entrada de carboidratos é dividida em açúcares totais, açúcares adicionados (cuja ingestão deve ser limitada) e fibras (cuja ingestão é incentivada). Os nutrientes são expressos em gramas ou miligramas por tamanho de porção, mas também como percentual do VD recomendado. Nenhum %VD é fornecido para açúcares totais porque esse valor não está estabelecido. Os %VD são baseados em uma dieta de 8,4 kJ (2.000 kcal).

Conteúdo nutricional e alegações de saúde em embalagens de alimentos

As embalagens de alimentos muitas vezes contêm termos que poderiam ser interessantes aos consumidores, como *baixo teor de gordura*, *teor de gordura reduzido*, *desnatado*, *light* e *magro*. O uso desses termos é regulamentado e suas definições foram estabelecidas pela FDA (ver Tab. 2.2). O consumidor que compra um produto rotulado como "baixo teor de gordura" pode ter certeza de que a mercadoria atende à definição estabelecida (neste caso, menos de 3 g de gordura por porção).

Algumas embalagens de alimentos costumavam conter alegações sobre saúde como "ajuda a manter o coração sadio" ou "auxilia a digestão". As regras sobre alegações eram extremamente gerais e isso fazia com que as pessoas tivessem dificuldade para compreender o significado de certos termos. Hoje, a maioria dos países tem regras específicas que protegem os consumidores de alegações equivocadas. Quaisquer alegações feitas sobre os benefícios nutricionais e para a saúde proporcionados por um alimento somente são permitidas se estiverem fundamentadas em dados científicos confiáveis.

Para a maioria dos países, as alegações generalizadas sobre os benefícios para uma boa condição de saúde global, como "saudável" ou "bom para você", somente são permitidas se forem aprovadas pela autoridade regulamentadora relevante. As alegações generalizadas devem ser apoiadas por uma explicação sobre o motivo pelo qual

o alimento é saudável ou o que o torna um superalimento, por exemplo. A embalagem do alimento não pode conter alegações que creditem ao alimento a capacidade de tratar, prevenir ou curar qualquer doença ou condição médica. Alegações desse tipo somente podem ser feitas para medicações. Por exemplo, é razoável creditar a produtos ricos em cálcio a capacidade de proteger contra osteoporose, entretanto, esse tipo de alegação não é permitido em rótulos de alimentos. Apenas as alegações apresentadas na Tabela 2.3 são legais nos Estados Unidos. (Informação detalhada sobre alegações de saúde podem ser encontradas no *site* da FDA.) As alegações de saúde podem ser usadas somente quando o alimento for naturalmente uma boa fonte (10% ou mais do VD) de um entre seis nutrientes (vitamina A, vitamina C, proteína, cálcio, ferro ou fibras), e o alimento

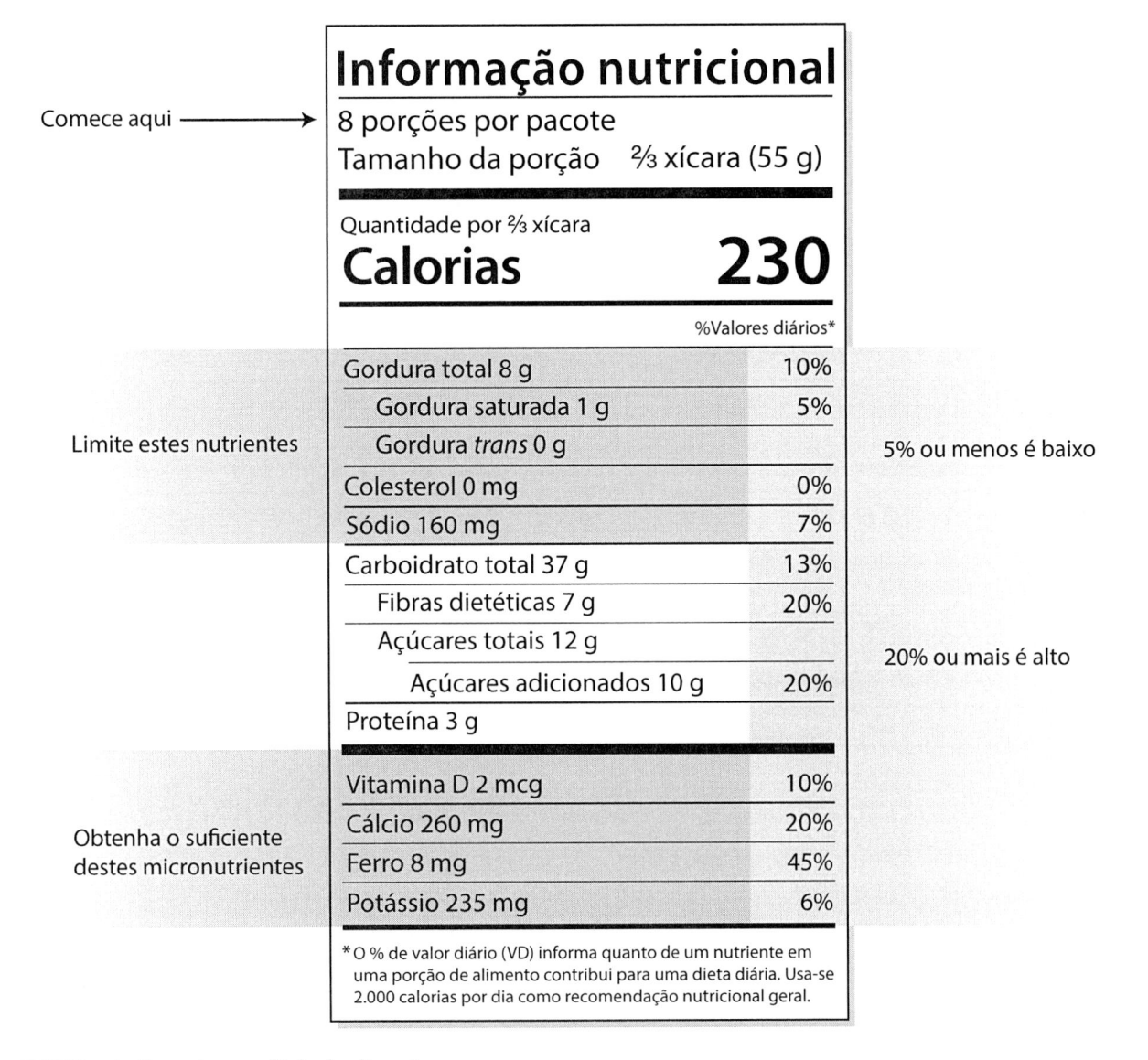

FIGURA 2.5 Como ler um rótulo de alimento.
Adaptada de U.S. Food & Drug Administration. http://www.fda.gov/Food/IngredientsPackagingLabeling/LabelingNutrition/ucm274593. htm#overview.

TABELA 2.2 Definições de alegações de conteúdo de nutrientes

	Calorias	Gordura total	Açúcar
Livre (também zero, não, sem, fonte trivial de, fonte insignificante de)	Livre de calorias: menos de 21 kJ (5 kcal) por quantidade de referência* e por porção do rótulo	Livre de gorduras: menos de 0,5 g de gordura por quantidade de referência e por porção do rótulo; para refeições e pratos principais,** menos de 0,5 g por porção do rótulo	Livre de açúcar: menos de 0,5 g de açúcar por quantidade de referência e por porção do rótulo; para refeições e pratos principais, menos de 0,5 g por porção do rótulo
Baixo (também mínimo, pouco, contém pequena quantidade de, fonte inferior de)	Baixa caloria: até 167 kJ (40 kcal) por quantidade de referência (ou por 50 g, se a quantidade de referência for pequena); para refeições e pratos principais, até 502 kJ (120 kcal) por 100 g	Baixo teor de gordura: até 3 g de gordura por quantidade de referência (e por 50 g, se a quantidade de referência for pequena); para refeições e pratos principais, até 3 g por 100 g e não mais de 30% das calorias provenientes de gordura	Indefinido; não há fundamento para recomendar a ingestão
Reduzido ou menos (também menor, menos)	Calorias reduzidas: pelo menos 25% calorias a menos por quantidade de referência do que um alimento de referência apropriado; o alimento de referência pode não ser de baixa caloria	Gorduras reduzidas: no mínimo 25% de gordura a menos por quantidade de referência do que um alimento de referência apropriado; o alimento de referência pode não ser de baixo teor de gordura	Açúcar reduzido: no mínimo 25% de açúcar a menos por quantidade de referência do que um alimento de referência apropriado
Comentários adicionais	O termo *light* (ou leve) pode ser usado se 50% ou mais das calorias forem oriundas de gordura, e a gordura deve ser reduzida em pelo menos 50% por quantidade de referência. Se menos de 50% das calorias forem provenientes de gordura, é necessário reduzir as gorduras em pelo menos 50% ou as calorias deverão ser reduzidas em pelo menos ⅓ por quantidade de referência	Um alimento não deve conter nenhuma gordura para que na embalagem conste "100% livre de gordura"	Uma alegação de inexistência de adição de açúcares é permitida se nenhum açúcar ou ingrediente contendo açúcar for adicionado durante o processamento

*A quantidade de referência é a quantidade consumida em um tamanho de porção sugerido. Uma quantidade de referência pequena é no máximo 30 g (2 colheres de sopa) e somente é usada para alimentos desidratados que são tipicamente consumidos quando reidratados com água ou algum diluente contendo uma quantidade insignificante de calorias, gordura total ou açúcar). **Uma refeição poderia ser uma refeição pronta completa contendo, por exemplo, um pouco de carne vermelha, massa, hortaliças e molho, enquanto um prato principal poderia ser uma entrada, uma parte de uma refeição ou uma sobremesa.

TABELA 2.3 Alegações de saúde permitidas em rótulos de alimentos

Aspecto de saúde	Alegação
Cálcio e osteoporose	A ingestão adequada de cálcio ao longo da vida ajuda a manter a saúde óssea e a diminuir o risco de osteoporose. O alimento deve conter 20% ou mais do VD para cálcio.
Sódio e hipertensão	Dietas ricas em sódio podem aumentar o risco de pressão arterial elevada em algumas pessoas; por isso, uma dieta com baixo teor de sódio pode proteger contra hipertensão.
Gordura dietética e câncer	Dietas ricas em gordura aumentam o risco de alguns tipos de câncer; por isso, as dietas com baixo teor de gordura podem ser protetoras.
Gordura saturada e colesterol e risco de CC	Dietas ricas em gordura saturada e colesterol aumentam o colesterol sanguíneo e, portanto, o risco de cardiopatia. Uma dieta pobre em gordura saturada pode, então, diminuir esse risco.
Alimentos ricos em fibras e câncer	Dietas com baixo teor de gordura e ricas em produtos à base de grãos que contêm fibras, frutas e hortaliças podem diminuir o risco de alguns tipos de câncer.
Alimentos ricos em fibras e risco de CC	Dietas com baixo teor de gordura saturada e colesterol e ricas em frutas, hortaliças e produtos à base de grãos que contêm fibras, em particular fibras solúveis, podem diminuir o risco de CC.
Ácido fólico e defeitos inatos	A ingestão adequada de ácido fólico pela mãe diminui o risco de defeitos inatos no cérebro e na medula espinal do bebê.
Açúcar dietético e cáries dentais	Alimentos isentos de açúcar que são adoçados com álcoois de açúcar não promovem deterioração dental e podem diminuir o risco de cáries dentais.

não deve conter mais de 20% do VD em gorduras, gordura saturada, colesterol ou sódio. As alegações devem ser apoiadas por evidência científica (em geral, oriunda de estudos epidemiológicos). Nos Estados Unidos, as alegações de saúde devem ser acompanhadas de uma declaração ou qualificadas de outro modo.

Alimentos processados e aditivos

O termo *alimento processado* refere-se ao alimento que é tratado para estender o tempo de armazenamento ou melhorar o sabor, os nutrientes, a cor ou a textura. Os métodos de processamento incluem a adição de conservantes, corantes ou aromatizantes; fortificação, enriquecimento, desidratação, defumação, amadurecimento artificial, secagem ou congelamento; e muitos outros tratamentos. Existe a preocupação de que a qualidade nutricional do alimento sofreu um declínio nos últimos anos em razão do aumento da quantidade de processamento. Os alimentos modernos contêm quantidades maiores de açúcar refinado, óleos extraídos e farinha branca. No processo de refinamento de suas fontes, os nutrientes são perdidos. Por exemplo, no branqueamento da farinha, há perda de 22 nutrientes essenciais conhecidos. Frutas amadurecidas de maneira artificial contêm quantidades bem menores de micronutrientes do que as frutas amadurecidas de maneira natural.

Muitos produtos são totalmente artificiais, como os sucos de frutas sintéticos, refrigerantes e cremes não lácteos. Produtos refinados ou artificiais podem conter pouco ou nenhum nutriente, mas têm o mesmo conteúdo de calorias que suas contrapartes naturais. Portanto, a **densidade de nutrientes** (quantidade de nutrientes essenciais por unidade de energia) de produtos refinados ou artificiais é extremamente baixa. Os fabricantes de alimentos tentaram abordar essa questão. As técnicas modernas empregadas pela maioria dos fabricantes previnem perdas de nutrientes importantes durante o processamento. Por exemplo, os conteúdos de nutrientes essenciais de hortaliças congeladas e enlatadas são similares àqueles das hortaliças frescas.

O uso aumentado de açúcar refinado, óleos, farinha branca e sal é uma preocupação significativa porque os ingredientes necessários (i. e., nutrientes essenciais) diminuem e os ingredientes desnecessários dos alimentos aumentam. Assim, os alimentos tornam-se mais densos energeticamente e menos densos do ponto de vista nutricional.

Com frequência, os aditivos alimentares são usados para prolongar o tempo de prateleira; intensificar a cor, textura e sabor; facilitar o preparo do alimento; e, por outro lado, tornar os produtos alimentícios mais comercializáveis. Alguns aditivos, como o açúcar, derivam de fontes naturais. Outros aditivos, como o adoçante artificial aspartame, são sintéticos. Embora haja uma longa lista de aditivos aprovados para uso em produtos alimentares, os efeitos do uso prolongado e do uso em grandes quantidades por vezes são desconhecidos. A percepção do consumidor acerca dos alimentos que contêm aditivos está mudando e há uma demanda crescente por rótulos *"clean"* (com poucos aditivos). Essa percepção nem sempre se baseia em evidência. Por exemplo, muitos consumidores irão associar os adoçantes artificiais com o câncer, mas não há evidências concretas que sustentem tal alegação. Os adoçantes artificiais comuns são listados na Tabela 2.4 (ver também Cap. 15 sobre controle do peso).

A cor do alimento é parte integral do nosso desejo de comê-lo. As primeiras civilizações reconheciam que as pessoas "comem com os olhos", tanto quanto com seu paladar; o açafrão era usado com frequência para conferir uma cor amarela a vários alimentos, e a manteiga já era colorida de amarelo nos idos de 1300. Hoje, a FDA regula cuidadosamente todos os aditivos corantes alimentícios e garante que os alimentos que contêm esses aditivos sejam devidamente rotulados e indiquem que o alimento contém tais aditivos e é seguro para ser consumido. Os corantes alimentares são naturais e sintéticos. Os corantes naturais incluem betacaroteno, pó de beterraba, óleo de cenoura, carmim, suco de frutas, páprica, riboflavina, açafrão e cúrcuma.

Substitutos de gordura

Os substitutos de gordura produzem um ou mais dos efeitos técnicos das gorduras nos alimentos, mas não são absorvidos nem metabolizados como gorduras. Os três tipos são: os substitutos de gordura à base de carboidrato, que empregam polissacarídeos vegetais no lugar da gordura; proteínas e proteínas microparticuladas, que bloqueiam a absorção de gordura; e substitutos de gordura à base de gordura, que também bloqueiam a absorção de gordura.

São exemplos de substitutos de gordura à base de carboidrato os xaropes sólidos de milho, dextrina, maltodextrina, amido alimentício modificado e fibras dietéticas. Esses substitutos de gordura têm pouco ou nenhum sabor e contêm menos energia do que a gordura. As fibras dietéticas como a celulose em gel, goma de celulose, goma guar, insulina e pectina têm algumas propriedades das gorduras, mas são minimamente absorvidas. Um substituto de gordura à base de proteína vendido com o nome comercial de Simplesse é aprovado para uso em alimentos a baixas temperaturas como o sorvete. Contém 4-8 kJ/g (1-2 kcal/g).

Um dos substitutos de gordura mais estudados é o olestra (nome comercial: Olean). O olestra é parecido com gordura, é cozido como gordura e confere aos alimentos o sabor rico e a sensação bucal da gordura. Entretanto, diferentemente das gorduras e óleos comuns, o olestra não é digerido nem absorvido no corpo e, portanto, contribui com zero de gordura e de calorias para a dieta. Nos anos 1990, o olestra era usado principalmente em petiscos como batatas chips e biscoitos, mas perdeu sua popularidade em razão dos efeitos colaterais (incluindo cólicas intestinais e diarreia). Hoje, o olestra ainda é usado em alguns petiscos, mas é raro encontrá-lo nos produtos.

TABELA 2.4 Adoçantes artificiais e suas características

Adoçante	Efeito adoçante em relação à sucrose	Características	Produtos
Sacarina	300-500	Não metabolizada no corpo e excretada na urina. Sabor residual bastante forte.	Usada em refrigerantes, adoçantes de mesa, gomas de mascar, frutas enlatadas.
Aspartame	180	Derivado dos aminoácidos fenilalanina e aspartato, é metabolizado de volta nesses aminoácidos. Contém 16 kJ/g (4 kcal/g), mas quase não acrescenta calorias. Sabor bastante agradável; usado para melhorar o sabor dos alimentos. Não pode ser usado em alimentos que requerem aquecimento; desnatura-se a altas temperaturas. Estabilidade limitada nos alimentos com baixo pH (p. ex., refrigerantes).	Comercializado com o nome NutraSweet e usado em uma ampla variedade de produtos, tais como: • Sorvetes sem açúcar • Chá gelado • Compotas e geleias • Coberturas de sorvete • Caldas de frutas • *Ketchup* sem açúcar • Bolachas sem açúcar • Pudins
Acessulfame de potássio	200	Adoçante não calórico. Não é metabolizado no corpo e é excretado na urina.	Comercializado com o nome Sunnet e usado em produtos como: • Bebidas (incluindo refrigerante, sucos de fruta, bebidas não carbonatadas e bebidas alcoólicas) • Adoçantes de mesa • Laticínios • Sorvetes • Sobremesas • Compotas, gelatinas e geleias • Alimentos assados • Pasta dental e enxaguante bucal
Sorbitol	0,5-0,7	Produzido a partir de açúcar. Contém 11 kJ/g (3 kcal/g). O consumo excessivo (mais de 50 g) pode causar problemas gastrintestinais.	Usado em produtos alimentares como bebidas *diet* (*light*) e bebidas para diabéticos, gomas de mascar sem açúcar e balas.

(continua)

TABELA 2.4 Adoçantes artificiais e suas características (*continuação*)

Adoçante	Efeito adoçante em relação à sucrose	Características	Produtos
Sucralose	300-1.000	Descoberta em 1976 e aprovada para uso pela FDA em 1998. É sintetizada a partir da sucrose. É absorvida somente em pequenas quantidades e excretada na urina.	Usada em produtos alimentares como: ■ Laticínios (p. ex., leite aromatizado com baixo teor de gordura, iogurte *light*, creme com baixo teor de gordura para café) ■ Cereais e barras de cereais ■ Sobremesas (p. ex., pudim *light*, sorvete *light*, picolés) ■ Petiscos (p. ex., frutas enlatadas *light*, alimentos assados de calorias reduzidas, balas)
Xilitol	1	Contém 10 kJ/g (2 kcal/g).	Usado em produtos como: ■ Pasta de dente ■ Enxaguante bucal ■ Goma de mascar ■ Manteiga de amendoim ■ Balas sem açúcar ■ Balas de hortelã sem açúcar ■ Drinques de frutas ■ Gelatinas e geleias
Estévia	200	Adoçante natural feito a partir do extrato de uma erva (*Stevia rebaudiana*). Alta estabilidade em pH baixo e temperatura elevada. Pode propiciar um tempo de prateleira longo. É resistente em preparações cozidas e assadas no forno.	Usada em produtos como: ■ Sorvete ■ Molho de soja ■ Goma de mascar ■ Vinho de arroz (saquê) ■ Iogurte ■ Refrigerante ■ Suco de frutas ■ Balas ■ Alimentos enlatados

Pontos-chave

- O consumo de quantidades adequadas de nutrientes essenciais não garante a ausência de efeitos relacionados com a dieta potencialmente prejudiciais à saúde. Dietas deficientes em alguns nutrientes não essenciais (p. ex., fibras, fitonutrientes) não fornecem aquilo que é necessário para o funcionamento e a saúde ideais.
- Ingestões excessivas de alguns nutrientes (p. ex., carboidratos, gorduras) ou de certos subgrupos alimentares (p. ex., açúcares simples, xarope de milho, gordura saturada, ácidos graxos *trans*) e outros nutrientes não essenciais (p. ex., álcool, sal) podem ter efeitos prejudiciais sobre a saúde, em particular no longo prazo, por aumentarem o risco de desenvolvimento de doenças metabólicas e cardiovasculares crônicas, bem como câncer.
- Há evidências convincentes de que a quantidade e a qualidade dos carboidratos exercem influências importantes sobre a obesidade, doença cardiovascular, síndrome metabólica e diabetes tipo 2, em particular em indivíduos com estilos de vida sedentários.
- A fibra dietética é um determinante importante de saciação, saciedade e ganho de peso; e protege contra a doença cardiovascular.
- Hortaliças, frutas e grãos conferem proteção contra doenças cardiovasculares.
- O consumo de açúcar é uma causa comprovada de ganho de peso e de obesidade, além de estar fortemente associado ao risco aumentado de doenças cardiovasculares e metabólicas.
- Estudos epidemiológicos sugerem que o tipo e a quantidade de gordura na dieta são fatores importantes relacionados ao risco de doenças cardiovasculares e de alguns cânceres.
- As diretrizes gerais para a alimentação saudável incluem seguir os padrões alimentares saudáveis ao longo de toda a vida; equilibrar ingestão alimentar com atividade física para manter um peso saudável; ser fisicamente ativo; consumir uma variedade de alimentos nutricionalmente densos; consumir uma dieta rica em hortaliças, frutas, grãos integrais e alimentos ricos em fibras; ingerir uma variedade de alimentos ricos em proteína; incorporar as gorduras dietéticas com sabedoria; cortar bebidas altamente calóricas e alimentos de baixo valor nutricional; reduzir a ingestão de sódio; beber álcool apenas com moderação; praticar higiene e segurança de alimentos; e evitar ingestões excessivas de aditivos alimentares e suplementos nutricionais questionáveis.
- As diretrizes dietéticas em vários países (p. ex., Estados Unidos, Reino Unido, Austrália) enfocam o consumo de porções recomendadas de vários grupos alimentares, bem como a troca de escolhas alimentares por opções mais saudáveis. O objetivo geral é obter uma ingestão adequada de nutrientes essenciais e, ao mesmo tempo, atender (sem exceder) às necessidades calóricas. A maioria das diretrizes também incentiva o aumento da atividade física.
- A rotulagem de alimentos que inclui informação nutricional atualmente é obrigatória para a maioria dos produtos em países industrializados. Quaisquer alegações de saúde sobre alimentos específicos devem ser sustentadas por evidência científica e por explicação sobre o motivo pelo qual o alimento é saudável.
- O termo *alimento processado* refere-se ao alimento tratado para estender o tempo de armazenamento ou para melhorar o sabor, a nutrição, a cor ou a textura. Os métodos de processamento incluem a adição de conservantes, corantes ou aromatizantes; fortificação, enriquecimento, desidratação, defumação, secagem ou congelamento; e muitos outros tratamentos. Há preocupação com o declínio da qualidade nutricional dos alimentos ocorrido nos últimos anos em virtude do aumento da quantidade de processamento.

Leituras recomendadas

Buttriss, J.L., A.A. Welch, J.M. Kearney, and S.A. Lanham-New, eds. 2017. *Public health nutrition.* 2nd ed. London: Wiley-Blackwell.

Mann, J., and A.S. Truswell. 2002. *Essentials of human nutrition.* Oxford: Oxford University Press.

Shils, M.E., J.A. Olson, M. Shike, A.C. Ross, B. Caballero, and R.J. Cousins, eds. 2005. *Modern nutrition in health and disease.* Baltimore: Williams and Wilkins.

U.K. Government. 2016. Government dietary recommendations: The eatwell guide. www.gov.uk/government/publications/the-eatwell-guide.

U.S. Department of Agriculture. 2015. *2015-2020 Dietary guidelines for Americans.* www.health.gov/DietaryGuidelines/.

3

Fontes de combustível para o músculo e metabolismo do exercício*

Objetivos

Após estudar este capítulo, o leitor deve ser capaz de:

- Descrever a estrutura do músculo esquelético e explicar o processo de contração muscular.
- Descrever as características dos vários tipos de fibra muscular.
- Descrever as vias metabólicas fornecedoras de energia para a contração muscular.

- Descrever a natureza e o tamanho das reservas de combustível do corpo.
- Descrever os fatores envolvidos no controle da mobilização e uso do combustível.
- Descrever as respostas metabólicas e principais causas de fadiga no exercício de intensidades moderada e alta.

Uma compreensão profunda sobre nutrição esportiva requer algum conhecimento de bioquímica, que em geral se refere ao estudo de eventos como as reações, transferência de energia e processos de transporte que ocorrem nos níveis subcelular e molecular. Aqueles que não têm conhecimentos básicos de bioquímica e biologia celular devem consultar o Apêndice A, que explica alguns princípios básicos. Este capítulo descreve as fontes de energia disponíveis para a geração de força muscular e explica como o exercício agudo modifica o metabolismo energético por meio dos efeitos intracelulares e da ação de **hormônios** (ver detalhes adicionais em Maughan e Gleeson, 2010; MacLaren e Morton, 2011; e Tiidus, Tupling e Houston, 2012). A dieta antes do exercício e a alimentação durante o exercício influenciam as respostas hormonais e metabólicas ao exercício. O treino também modifica a resposta metabólica ao exercício e as adaptações induzidas pelo treino englobam respostas bioquímicas (p. ex., alterações na expressão genética, conteúdo

proteico, atividades enzimáticas nos músculos treinados) e as respostas fisiológicas (p. ex., alterações na rede capilar local, débito cardíaco máximo, consumo máximo de oxigênio, $\dot{V}O_{2máx}$). Essas adaptações são determinadas em grande parte pelo tipo de exercício, bem como pela intensidade, frequência e volume do estímulo. As adaptações induzidas pelo treino da musculatura esquelética também são influenciadas em certo grau pela composição e momento da ingestão de nutrientes. Quando ingeridos de modo pontual, em quantidades suficientes antes ou durante o exercício, ou ainda de forma contínua ao longo do treino, alguns componentes da dieta podem ter efeitos intensificadores de desempenho (**ergogênicos**). Assim, as influências da dieta e do treino sobre os aspectos bioquímicos da resposta aguda ao exercício e a adaptação crônica ao treino também são brevemente descritos neste capítulo, além de serem descritos de forma mais detalhada em capítulos subsequentes.

Estrutura musculoesquelética subcelular

Os músculos são constituídos por células cilíndricas longas chamadas fibras. Essas fibras contêm as organelas e estruturas internas que permitem a contração e o

---

* Partes deste capítulo são reproduzidas de M. Gleeson, "Biochemistry of Exercise", in *Nutrition in Sport*, editado por R.J. Maughan (Blackwell Science Ltd., 2000), 17-38.

relaxamento muscular. Músculos individuais são constituídos por muitas fibras paralelas que podem se estender por todo o comprimento do músculo. Dentro da fibra muscular está o **sarcoplasma** (citoplasma da célula muscular), um líquido viscoso vermelho que contém núcleos, **mitocôndrias, mioglobina** e cerca de 500 **miofibrilas** filiformes com 1-3 mm de espessura que são contínuas de uma extremidade a outra na fibra muscular. A cor vermelha é dada pela mioglobina, um pigmento respiratório intracelular. Ao redor das miofibrilas existe uma elaborada estrutura membranosa em forma de saco, chamada **retículo sarcoplasmático**. Seus túbulos membranosos interconectantes repousam nos espaços estreitos existentes entre as miofibrilas, circundando e seguindo paralelamente a estas. A energia é armazenada no sarcoplasma na forma de gordura (gotículas de triacilglicerol), glicogênio, fosfocreatina (PCr), um pequeno *pool* de aminoácidos livres (a maioria dos quais não é usada como fonte de energia) e **adenosina trifosfato (ATP)**.

As miofibrilas são compostas por filamentos finos e grossos sobrepostos, constituídos de proteína, e o arranjo desses filamentos confere ao músculo esquelético a sua aparência estriada observada ao microscópio. Os filamentos grossos são compostos por moléculas de miosina, cada uma das quais contendo uma cauda em forma de bastão e uma cabeça globular. Esta última contém sítios de atividade de **adenosina trifosfatase (ATPase)** e sítios de ligação à actina. A ATP é a "moeda energética" da célula. A quebra de ATP em **adenosina difosfato (ADP)** e fosfato inorgânico (Pi) pela ATPase da miosina fornece a energia destinada à contração muscular. Os filamentos finos são compostos por moléculas de actina e várias proteínas reguladoras. Os monômeros de actina globular (G-actina) são polimerizados em longos cordões de actina fibrosa (F-actina). Dois cordões de F-actina torcidos juntos como em uma corda constituem o suporte principal de cada filamento fino. As moléculas de tropomiosina em forma de bastão fazem uma espiral sobre as cadeias de F-actina. A outra proteína importante encontrada nos filamentos finos é a troponina, que contém três subunidades: (1) troponina-I, que se liga à actina; (2) troponina-T, que se liga à tropomiosina; e (3) troponina-C, que se liga aos íons cálcio. O **sarcômero** é a menor unidade contrátil, ou segmento, de uma fibra muscular e constitui a região localizada entre duas linhas Z (ver Fig. 3.1).

Geração de força no músculo esquelético

Quando cálcio e ATP estão presentes em quantidades suficientes, os filamentos formam actinomiosina e são encurtados ao deslizarem uns sobre os outros. O deslizamento começa quando as cabeças de miosina dos filamentos grossos formam **pontes cruzadas** (ligações temporárias) que se prendem a sítios ativos nas subunidades de actina dos filamentos finos. Cada ponte cruza-da se prende e se solta várias vezes durante a contração e puxa os filamentos finos rumo ao centro do sarcômero, em uma ação semelhante à de uma catraca. Quando a fibra muscular contrai, seus sarcômeros são encurtados ao longo da célula e a fibra muscular inteira encurta.

A fixação das pontes cruzadas de miosina exige a presença de íons cálcio. No músculo relaxado, o cálcio está sequestrado dentro do retículo sarcoplasmático. Sem cálcio, os sítios de ligação à miosina existentes na actina são fisicamente bloqueados pelos bastões de tropomiosina, como ilustrado na Figura 3.1. A excitação elétrica que passa como um potencial de ação ao longo da membrana da célula muscular (**sarcolema**) e desce pelos túbulos-T libera cálcio do retículo sarcoplasmático para dentro do sarcoplasma, levando, subsequentemente, à ativação e contração do arranjo de filamento. Os íons cálcio se ligam à troponina e isso provoca uma alteração em seu formato que desloca fisicamente a tropomiosina para fora dos sítios de ligação à miosina na cadeia de actina subjacente.

A excitação é iniciada pela chegada de um impulso nervoso na membrana muscular através da placa terminal motora. As cabeças de miosina ativadas ou levantadas ligam-se então à actina, e a cabeça da miosina muda de sua configuração ativada para o formato inclinado, o que faz a cabeça empurrar o filamento fino e deslizá-lo na direção do centro do sarcômero. Essa ação representa o golpe de potência do ciclo de ponte cruzada e há liberação simultânea de ADP e Pi da cabeça da miosina. Quando uma nova molécula de ATP se liga à cabeça de miosina no sítio de atividade da ATPase, a ponte cruzada de miosina se solta da actina. A hidrólise de ATP em ADP e Pi pela ação da ATPase fornece a energia requerida para que a miosina volte ao estado ativado, conferindo-lhe a energia potencial necessária para o próximo ciclo de ponte cruzada. A ATP é a única fonte de energia que pode ser usada diretamente não só para a contração muscular como também para outros processos que requerem energia na célula.

Embora a miosina esteja no estado ativado, a ADP e o Pi permanecem fixos à cabeça de miosina. A cabeça de miosina pode se prender a outra unidade de actina mais distante no filamento fino, e o ciclo de ponte cruzada se repete. O deslizamento dos filamentos continua enquanto o cálcio estiver presente no sarcoplasma em concentração acima de 10 mmol/L. A remoção e sequestro do cálcio por uma bomba (ATPase) de cálcio ATP-dependente existente no retículo sarcoplasmático restaura a inibição da tropomiosina da formação de ponte cruzada, e a fibra muscular então relaxa.

Tipos de fibras

A existência de diferentes tipos de fibras no músculo esquelético é conhecida há muito tempo. Com base em sua velocidade de contração e características metabólicas, as fibras musculares podem ser amplamente classificadas como **fibras de tipo I** ou **fibras de tipo II**. As bases fisiológicas e bioquímicas para essas diferenças e seu significado funcional foram estabelecidas recentemente. Grande parte do ímpeto para investigar essas diferenças veio da percepção de que o êxito nas atividades de atletismo, que requerem capacidade de gerar uma alta potência ou grande resistência, está relacionado às proporções dos tipos de fibras encontrados nos músculos. Entretanto, as fibras musculares são extremamente plásticas (i. e., adaptáveis) e, embora a distribuição do tipo de fibra seja determinada pela genética e não se altere com facilidade, um progra-

ma de treino apropriado terá efeito significativo sobre o potencial metabólico do músculo, independentemente da proporção dos tipos de fibras.

As fibras musculares humanas comumente são divididas nos tipos I, IIa e IIX, que são análogas às fibras musculares animais, as quais foram classificadas com base na observação direta em fibras de contração lenta, fibras de contração rápida resistentes à fadiga e fibras de contração rápida fadigáveis, respectivamente. As proporções com que os tipos I, IIa e IIX são encontrados diferem substancialmente entre os músculos e entre os indivíduos. A mio-

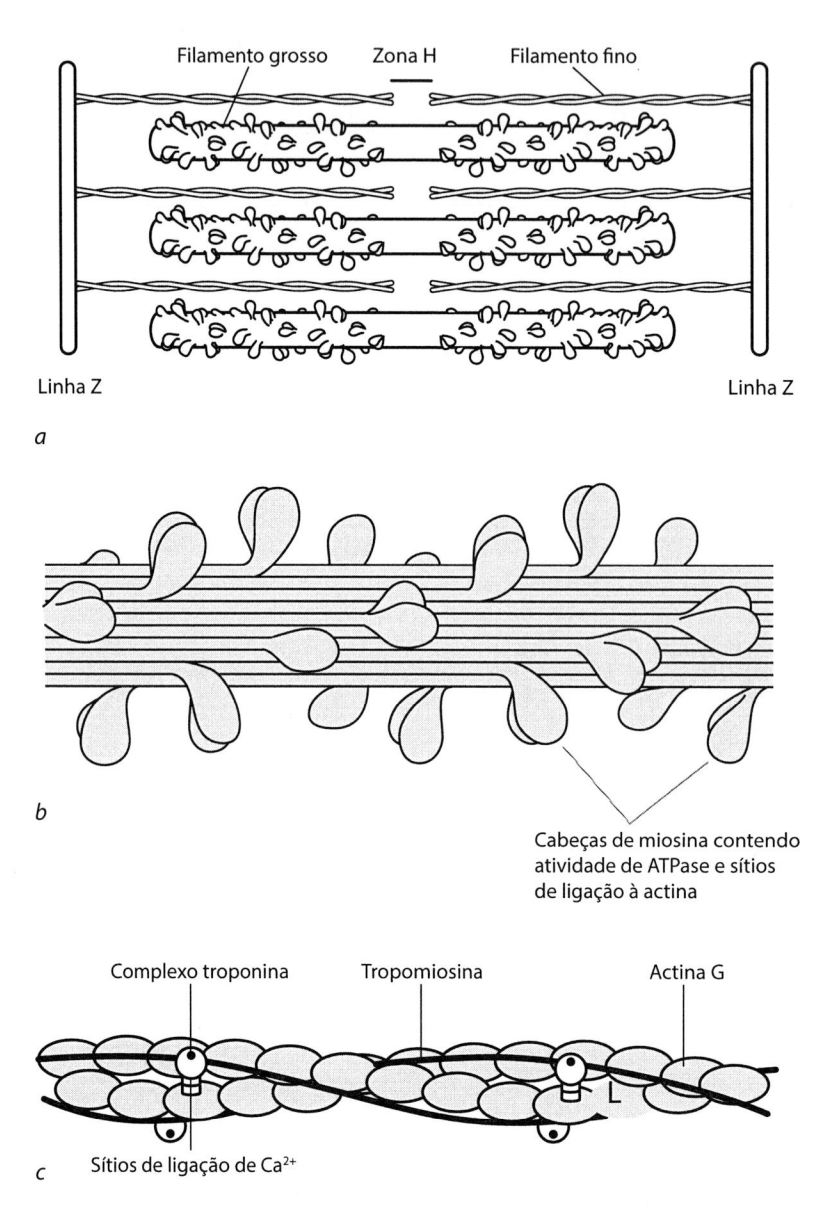

FIGURA 3.1 *(a)* Corte transversal longitudinal de um sarcômero mostrando os componentes moleculares dos miofilamentos e o arranjo de filamentos grossos e finos entre duas linhas Z em uma miofibrila. *(b)* Os filamentos grossos são compostos de moléculas de miosina. Cada molécula de miosina consiste em uma cauda semelhante a um bastão e uma cabeça globular. Esta última contém sítios com atividade de ATPase e sítios de ligação à actina. *(c)* Os filamentos finos são compostos por moléculas de actina e as proteínas regulatórias tropomiosina e troponina.

Reproduzida de M. Gleeson, "Biochemistry of Exercise", in *Nutrition in Sport,* editado por R.J. Maughan (Blackwell Science Ltd., 2000), 17-38.

sina dos diferentes tipos de fibra existe em formas moleculares distintas (isoformas), e a atividade de ATPase miofibrilar das diferentes isoformas apresenta uma sensibilidade diferencial ao **pH** que serve de base para a coloração química diferencial e para a identificação dos tipos de fibras. As características bioquímicas dos três tipos de fibras são resumidas na Tabela 3.1.

Fibras de tipo I

As fibras de tipo I são células vermelhas de pequeno diâmetro que contêm APTases de miosina relativamente lentas, por isso realizam contração lenta. A cor vermelha é dada pela mioglobina, que é capaz de se ligar ao oxigênio e liberá-lo somente a pressões parciais muito baixas. As fibras de tipo I contêm numerosas mitocôndrias produtoras de energia, localizadas principalmente perto da periferia da fibra, nas proximidades dos capilares que fornecem um rico suprimento de oxigênio e nutrientes. As fibras de tipo I apresentam uma alta capacidade de metabolismo oxidativo, são extremamente resistentes à fadiga e especializadas para a realização de repetidas contrações por períodos prolongados.

Fibras de tipo II

As fibras IIX contêm pouca mioglobulina e são relativamente claras. Contam com ATPases de miosina de ação rápida, por isso seu tempo de contração (e relaxamento) é relativamente rápido. Essas fibras têm menos mitocôndrias e um suprimento capilar menor, mas suas reservas de glicogênio e fosfocreatina são maiores, em compara-

ção ao observado nas fibras de tipo I. Uma alta atividade enzimática glicogenolítica e glicolítica confere às fibras de tipo IIX uma alta capacidade de produção rápida de ATP (ainda que de duração relativamente curta) na ausência de oxigênio (capacidade **anaeróbia**). Lactato e íons hidrogênio acumulam-se com rapidez nessas fibras, as quais rapidamente entram em fadiga. Sendo assim, essas fibras são mais adequadas para a realização de contrações potentes e rápidas por breves períodos. As características metabólicas das fibras do tipo IIa situam-se entre as propriedades extremas das fibras de tipos I e IIX. As fibras do tipo IIa contêm ATPases de miosina de ação rápida, assim como as fibras de tipo IIX, mas sua capacidade oxidativa é mais semelhante à das fibras de tipo I.

As diferenças nos limiares de ativação dos motoneurônios que suprem os diferentes tipos de fibras determinam a ordem em que as fibras são recrutadas durante o exercício e, por sua vez, influenciam a resposta metabólica ao exercício. Durante a maioria das formas de movimento, há uma hierarquia ordenada de recrutamento de unidade motora que corresponde, aproximadamente, a uma progressão do tipo I para o tipo IIa para o tipo IIX. O exercício leve usa principalmente as fibras de tipo I; o exercício moderado usa fibras de tipos I e IIa; e o exercício intenso usa todos os três tipos de fibras.

Composição da fibra muscular

Os músculos contêm uma mistura dos três tipos distintos de fibras, embora as proporções em que esses tipos são encontrados sejam substancialmente diferentes entre os músculos, e também possam diferir entre os indiví-

TABELA 3.1 Características bioquímicas dos tipos de fibras musculares humanas

Característica	Tipo I	Tipo IIa	Tipo IIX
Nomenclatura	Lenta, vermelha Resistente à fadiga Oxidativa	Rápida, vermelha Resistente à fadiga Oxidativa ou glicolítica	Rápida, branca Fatigável Glicolítica
Densidade de capilares	1,0	0,8	0,6
Densidade mitocondrial	1,0	0,7	0,4
Conteúdo de mioglobina	1,0	0,6	0,3
Atividade de fosforilase	1,0	2,1	3,1
Atividade de PFK	1,0	1,8	2,3
Atividade de citrato sintase	1,0	0,8	0,6
Atividade de SDH	1,0	0,7	0,4
Conteúdo de glicogênio	1,0	1,3	1,5
Conteúdo de triacilglicerol	1,0	0,4	0,2
Conteúdo de fosfocreatina	1,0	1,2	1,2
Atividade de miosina ATPase	1,0	> 2	> 2

Valores de características metabólicas das fibras de tipo II são mostrados em relação aos valores nas fibras de tipo I. PFK = fosfofrutoquinase; SDH = succinato desidrogenase.

Reproduzida de M. Gleeson, "Biochemistry of Exercise", in *Nutrition in Sport,* editado por R.J. Maughan (Blackwell Science Ltd., 2000), 17-38.

duos. Por exemplo, os músculos envolvidos na manutenção da postura (p. ex., o músculo sóleo na perna) têm uma alta proporção (em geral > 70%) de fibras de tipo I, o que está de acordo com sua função de manutenção de contrações prolongadas e relativamente fracas. Por outro lado, as fibras de tipo II predominam nos músculos produtores de movimentos rápidos, como os músculos da mão e do olho. Músculos como os do grupo quadríceps contêm uma mistura variável de tipos de fibras. O músculo vasto lateral no grupo do músculo quadríceps em maratonistas de sucesso tem um alto percentual (cerca de 80%) de fibras de tipo I, enquanto o mesmo músculo em velocistas de elite contém um percentual maior (cerca de 60%) de fibras de tipo II. A composição de tipos de fibras dos músculos é determinada geneticamente e não é flexível em grau significativo ao treino. Daí as capacidades atléticas serem principalmente inatas (considerando que o indivíduo realize seu potencial genético por meio de nutrição e treinos adequados).

Energia para geração de força muscular

A energia é o potencial para a realização de trabalho ou produção de força. Portanto, a disponibilidade de energia pode ser vista como um potencial pré-requisito para a realização de trabalho ou produção de força. A ATP é a única fonte de energia que pode ser usada de forma direta para a contração muscular e todos os outros processos que requerem energia na célula, como o transporte ativo através das membranas e a síntese de macromoléculas a partir de seus precursores. Nas fibras musculares, a energia proveniente da hidrólise da ATP pela miosina ATPase ativa sítios específicos nos elementos contráteis, como descrito anteriormente, causando o encurtamento da fibra muscular. A hidrólise da ATP rende cerca de 31 kJ (7 kcal) de energia livre por mol de ATP (1 mol equivale ao peso molecular em gramas) degradado em ADP e Pi:

$$ATP + H_2O \rightarrow ADP + H^+ + Pi - 31 \text{ kJ por mol de ATP}$$

A recaptação ativa de íons cálcio pelo retículo sarcoplasmático também requer ATP, assim como a restauração do potencial de membrana da célula muscular por meio da ATPase de Na^+/K^+ (comumente conhecida como bomba de sódio).

A concentração de ATP em repouso no músculo esquelético é de aproximadamente 4-5 mmol/kg de peso úmido (w.w.) de músculo, que somente pode fornecer energia suficiente para sustentar alguns segundos de exercício intenso. Como a depleção de ATP seria fatal para a célula, a concentração de ATP no **sarcoplasma** deve ser mantida por ressíntese a partir da ADP, essencialmente na mesma taxa em que se dá a quebra de ATP. Três mecanismos estão envolvidos na ressíntese de ATP para geração de força muscular: (1) **hidrólise de PCr**; (2) **glicóli-**

se, que envolve metabolismo de **glicose-6-fosfato (G6P)** derivada do glicogênio muscular ou glicose trazida pelo sangue, e produz ATP por meio de reações de fosforilação ao nível do substrato; e (3) **fosforilação oxidativa**, em que os produtos do metabolismo de carboidrato, gordura, proteína e álcool entram no **ciclo do ácido tricarboxílico (TCA)** na mitocôndria e são oxidados a dióxido de carbono e água, que fornece energia para a síntese de ATP.

Esses mecanismos regeneram ATP a taxas suficientes para prevenir uma queda significativa da concentração intramuscular de ATP. A quebra de PCr e a glicólise são mecanismos anaeróbios que ocorrem no sarcoplasma. Cada um usa apenas um substrato específico para produção de energia: PCr e G6P, respectivamente. Os processos **aeróbios** na mitocôndria usam vários substratos diferentes, e o sarcoplasma contém diversas enzimas capazes de converter carboidratos, gorduras e proteínas em substrato utilizável, principalmente um grupo acetil com dois carbonos ligado à acetil-CoA, que pode ser completamente oxidado na mitocôndria com resultante produção de ATP. Um resumo geral das principais fontes de energia e vias de metabolismo energético é apresentado na Figura 3.2.

Fosfocreatina no metabolismo anaeróbio

Uma parte da energia destinada à ressíntese de ATP é rapidamente fornecida e sem necessidade de oxigênio. Na fibra muscular, a concentração de PCr é 3-4 vezes maior do que a de ATP. Quando a PCr é quebrada em creatina e Pi pela ação da enzima creatina quinase (CK), uma grande quantidade de energia livre é liberada (43 kJ [10 kcal] por mol de PCr):

$$ADP + PCr + H^+ \rightarrow ATP + Cr - 43 \text{ kJ por mol de PCr}$$

Como a PCr tem maior energia livre de hidrólise do que a ATP, seu fosfato é doado diretamente para a molécula de ADP para formar novamente ATP. Quando o conteúdo de ATP começa a cair durante o exercício, a PCr é quebrada, liberando energia para restauração de ATP. Note que a ressíntese de ATP por meio da quebra de PCr tampona um pouco de íons hidrogênio (H^+) formados como resultado da hidrólise de ATP. Essa ação ajuda a prevenir uma rápida acidificação do sarcoplasma do músculo, o que poderia induzir a falha prematura do mecanismo contrátil. Durante o exercício intenso, a concentração de PCr cai rápido e pode haver depleção em 10-20 segundos. No entanto, as reações de hidrólise de ATP e PCr são reversíveis; e quando a energia está prontamente disponível a partir de outras fontes (fosforilação oxidativa), creatina e fosfato podem ser reunidos para formar PCr:

$$ATP + Cr \rightarrow ADP + PCr$$

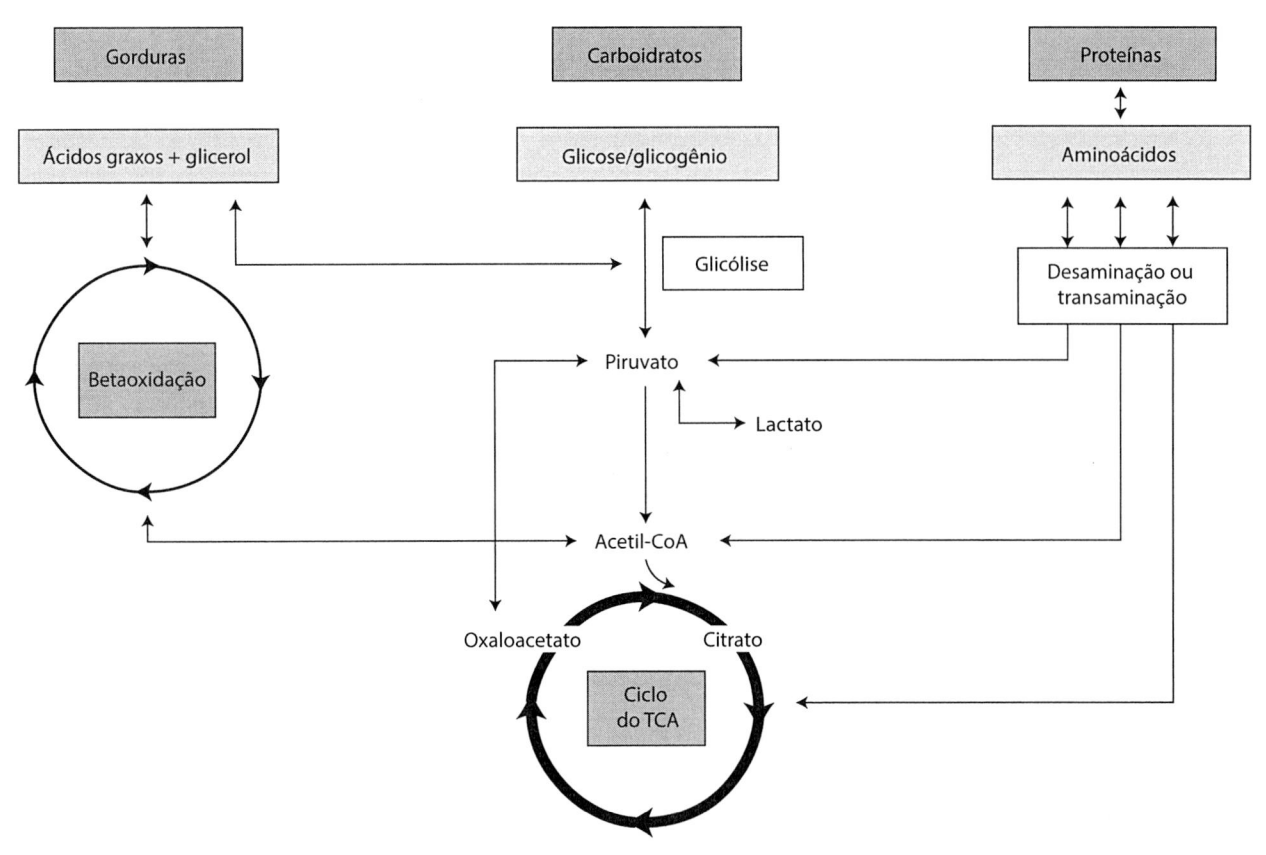

FIGURA 3.2 As principais vias de metabolismo energético usando carboidratos, lipídios e proteínas como fontes de energia. Reproduzida de M. Gleeson, "Biochemistry of Exercise", in *Nutrition in Sport*, editado por R.J. Maughan (Blackwell Science Ltd., 2000), 17-38.

A PCr no músculo está prontamente disponível no início do exercício e pode ser usada para a ressíntese rápida de ATP. Essa rápida transferência de energia corresponde à capacidade de produzir uma alta potência (ver Tab. 3.2). A principal desvantagem desse processo, em comparação com outras formas de regeneração de ATP, é sua capacidade limitada. A quantidade total de energia disponível é pequena (ver Tab. 3.3). Vale a pena observar que estudos sobre suplementação de creatina dietética (cerca de 20 g/dia por 1 semana) indicam que a reserva de PCr no músculo pode ser aumentada em cerca de 10% e o conteúdo de creatina muscular pode ser aumentado em cerca de 40%, o que pode melhorar o desempenho em tiros de velocidade (*sprints*) repetidos (Hespel, Maughan e Greenhaff, 2006; Stephens e Greenhaff, 2014). Mais detalhes podem ser encontrados no Capítulo 11.

Uma via adicional de regeneração de ATP quando as reservas de ATP e PCr estão depletadas se dá por meio da reação com quinase, que usa duas moléculas de ADP para gerar uma molécula de ATP (e uma molécula de adenosina monofosfato [AMP]). Essa reação é catalisada pela enzima mioquinase:

$$ADP + ADP \rightarrow ATP + AMP - 31 \text{ kJ por mol de ADP}$$

Essa reação se torna importante apenas durante o exercício de alta intensidade. Mesmo assim, a quantidade de energia disponível na forma de ATP é extremamente limitada e a importância real da reação pode ser a formação de AMP, que é um potente ativador de algumas enzimas envolvidas no metabolismo energético.

O *pool* de adenilato total pode sofrer uma queda rápida se a concentração de AMP na célula aumentar durante a geração de força muscular. Esse declínio ocorre principalmente pela desaminação de AMP em inosina monofosfato (IMP), mas também ocorre por desfosforilação de AMP em adenosina. A perda de AMP inicialmente pode parecer contraprodutiva por causa da redução no *pool* de adenilato total. Entretanto, a desaminação de AMP em IMP somente acontece sob condições de baixa razão ATP:ADP, e, ao prevenir o acúmulo excessivo de ADP e AMP, permite que as reações com adenilato quinase prossigam, resultando em aumento na razão ATP:ADP e geração contínua de força muscular. Além disso, a energia livre da hidrólise de ATP possivelmente diminui quando ADP e Pi se acumulam, o que pode comprometer ainda mais a geração de força muscular. Por isso, a perda de adenina nucleotídeo é importante para a função muscular durante as condições de crise metabólica, como

TABELA 3.2   Produção anaeróbia de ATP

	Capacidade (mmol de ATP/kg w.w.)	Potência (mmol de ATP/kg w.w./s)
Sistema fosfágeno	14-24	2,3
Sistema glicolítico	48-75	1,1
Combinado	62-93	2,8

Valores expressos por quilograma de peso úmido (w.w.) de músculo, baseados em estimativas da provisão de ATP durante o exercício de alta intensidade do músculo vasto lateral humano.
Reproduzida de M. Gleeson, "Biochemistry of Exercise", in *Nutrition in Sport*, editado por R.J. Maughan (Blackwell Science Ltd., 2000), 17-38.

TABELA 3.3   Ressíntese de ATP a partir do metabolismo anaeróbio e aeróbio

	Taxa máx. de ressíntese de ATP (mmol de ATP/kg w.w./s)	Tempo de retardo*
Quebra de PCr	2,25	Instantâneo
Glicólise	1,10	5-10 s
Oxidação de glicogênio	0,70	1-3 min
Oxidação de glicose (do sangue)	0,35	~90 min
Oxidação de gordura	0,25	> 2 h

*Tempo de retardo aproximado antes que as taxas máximas sejam alcançadas após o início do exercício.
Reproduzida de M. Gleeson, "Biochemistry of Exercise", in *Nutrition in Sport*, editado por R.J. Maughan (Blackwell Science Ltd., 2000), 17-38.

ocorre durante o exercício máximo e nos estágios tardios do exercício submáximo prolongado, quando as reservas de glicogênio se tornam depletadas.

Glicólise no metabolismo anaeróbio

Sob condições normais, o músculo não sofre fadiga após apenas alguns segundos de esforço, por isso uma fonte de energia que não ATP e PCr deve estar disponível.

FONTES DE ATP PARA GERAÇÃO DE FORÇA MUSCULAR

- Hidrólise de PCr: liberação rápida de energia sem necessidade de oxigênio (metabolismo anaeróbio); ocorre no sarcoplasma.
- Glicólise: a energia é disponibilizada a partir da quebra de glicose (metabolismo anaeróbio) por captação do sangue, quebra de glicogênio no músculo, via glicolítica (Fig. 3.3); ocorre no sarcoplasma.
- Fosforilação oxidativa: carboidratos, gorduras e proteínas são oxidados (metabolismo aeróbio); ocorre na mitocôndria. Ver Figuras 3.4 a 3.8.

A fonte é a glicólise, que envolve a quebra de glicose (ou glicogênio) em uma série de reações químicas que rendem piruvato. Esse processo dispensa oxigênio, mas resulta na disponibilização de ATP para o músculo a partir de reações envolvendo fosforilação ao nível do substrato. Entretanto, o piruvato precisa ser removido (permitindo a regeneração da forma oxidada do cofator essencial nicotinamida adenina dinucleotídeo [NAD$^+$]) para que as reações ocorram, e a taxa de ressíntese de ATP por essa via é um pouco mais lenta do que pela quebra de PCr. No exercício de baixa intensidade, quando o oxigênio está adequadamente disponível para o músculo, o piruvato é convertido em dióxido de carbono e água por metabolismo oxidativo nas mitocôndrias. Em algumas situações, quando a disponibilidade de oxigênio é limitada (p. ex., exercício isométrico intenso que obstrui o fluxo sanguíneo no músculo) ou a taxa de formação de piruvato é extremamente alta (p. ex., tiros de velocidade), também é possível remover o piruvato por conversão em lactato; essa reação não envolve oxigênio.

Captação muscular de glicose a partir do sangue

Uma proteína de transporte específica, GLUT4, carrega moléculas de glicose ao longo da membrana celular. Depois que a molécula de glicose entra na célula muscular, ocorre uma fosforilação (adição de um grupo fosfato) irreversível, catalisada pela enzima **hexoquinase**, que previne a perda de glicose da célula. A glicose é convertida em G6P. Os músculos esqueléticos carecem da enzima glicose-6-fosfatase, por isso não conseguem formar novamente a glicose livre após a formação de G6P. Assim, a adição de um grupo fosfato à glicose garante que esta fique efetivamente presa dentro da célula. Note que essa é uma diferença importante entre músculo esquelético e fígado. No fígado, que contém a enzima glicose-6-fosfatase, a G6P pode ser quebrada para formar glicose livre que pode ser liberada no sangue. Nesse sentido, o fígado tem papel importante na manutenção da concentração de glicose no sangue, enquanto o tecido muscular não consegue fazer isso de forma tão direta. A reação da hexoquinase é uma reação que consome energia e requer o investimento de uma molécula de ATP para cada molécula de glicose. Essa reação também assegura um gradiente de concentração para glicose ao longo da membrana celular, onde o transporte pode acontecer. A hexoquinase é inibida pelo acúmulo de G6P e, durante o exercício de alta intensidade, a concentração crescente de G6P limita a contribuição que a glicose sanguínea pode dar ao metabolismo de carboidrato nos músculos ativos.

Quebra de glicogênio no músculo

Se o glicogênio, em vez da glicose sanguínea, for o substrato para a glicólise, uma única molécula de glicose é partida pela enzima glicogênio fosforilase, e os produtos resultantes são a glicose-1-fosfato e uma molécula de glicogênio que consiste em um resíduo de glicose menor do que o original. Os substratos são glicogênio e Pi, assim, diferentemente da reação da hexoquinase, não há quebra de ATP. A fosforilase atua nas ligações de alfa-1,4 carbono junto às extremidades livres da molécula de glicogênio, mas não pode quebrar as ligações alfa-1,6 que formam os pontos de ramificação. Essas ligações são hidrolisadas pelas ações combinadas de uma enzima desramificadora e pela amilo--1,6-glicosidase, com esta última causando a liberação de glicose livre, a qual é rapidamente fosforilada em G6P pela hexoquinase. A glicose livre se acumula na célula muscular apenas no exercício de intensidade muito alta, no qual a **glicogenólise** ocorre em alta velocidade. Dada a existência de relativamente poucas ligações alfa-1,6, no máximo 10% dos resíduos de glicose aparecem como glicose livre.

Via glicolítica da glicose-6-fosfato em piruvato

A enzima fosfoglicomutase converte rapidamente a glicose-1-fosfato (formada pela ação da fosforilase sobre o glicogênio) em G6P, que então segue pela via glicolítica (ver Fig. 3.3). Após uma fosforilação adicional, a molécula de glicose é clivada para formar duas moléculas do açúcar de três carbonos gliceraldeído-3-fosfato. O segundo estágio da glicólise é a conversão de gliceraldeído-3-fosfato em piruvato, que é acompanhada pela formação de ATP e redução de nicotinamida adenina dinucleotídeo (NAD^+) em NADH.

O efeito líquido da glicólise é a conversão de uma molécula de glicose em três moléculas de piruvato, com formação de duas moléculas de ATP e conversão de duas moléculas de NAD^+ em NADH. Quando o substrato de partida é o glicogênio e não a glicose, são produzidas três moléculas de ATP, uma vez que não há o investimento inicial de ATP quando ocorre a primeira etapa da fosforilação. Embora esse rendimento líquido de energia pareça pequeno, a reserva relativamente ampla de carboidrato disponível e a taxa rápida de glicólise fazem com que a energia fornecida desse modo se torne essencial ao desempenho no exercício intenso. Um corredor de 800 m,

por exemplo, obtém cerca de 60% da necessidade energética total a partir do metabolismo anaeróbio e pode converter em torno de 100 g de carboidrato (principalmente glicogênio e equivalente a cerca de 550 mmol de glicose) em lactato em menos de 2 minutos. A quantidade de ATP liberada desse modo (três moléculas de ATP por molécula de glicose degradada, um total aproximado de 1.667 mmol de ATP) excede em muito a ATP disponibilizada pela hidrólise de PCr. Essa alta taxa de metabolismo anaeróbio não só possibilita uma velocidade no estado estável mais rápida do que a permitida apenas com o metabolismo aeróbio, como também possibilita um ritmo mais rápido nos estágios iniciais que antecedem o ajuste do sistema cardiovascular às demandas e antes que a distribuição e uso do oxigênio aumente em resposta ao estímulo do exercício.

As reações de glicólise ocorrem no citoplasma da célula muscular, e uma parte do piruvato acaba escapando dos tecidos musculares ativos quando a taxa de glicólise é alta, porém a maior parte é adicionalmente metabolizada. O destino do piruvato produzido depende não só de fatores como intensidade do exercício como também da capacidade metabólica do tecido. Quando a glicólise ocorre rapidamente, a disponibilidade de NAD^+, que é necessário como cofator na reação de gliceraldeído-3-fosfato desidrogenase, passa a ser limitante. A redução de piruvato em lactato irá regenerar NAD^+ no músculo, e essa reação pode ocorrer na ausência de oxigênio. Entretanto, isso não significa que a formação de lactato somente ocorre na ausência de oxigênio. Mesmo com o exercício de baixa intensidade, como durante uma caminhada, há formação de lactato. O lactato pode se acumular nas fibras musculares e atingir concentrações muito maiores do que aquelas alcançadas por qualquer um dos intermediários glicolíticos, incluindo o piruvato. Entretanto, quando o lactato é acumulado em altas concentrações, os íons hidrogênio associados provocam a queda do pH intracelular, o que inibe algumas enzimas como a fosforilase e a fosfofrutoquinase, e o mecanismo contrátil então começa a falhar. Um pH baixo também estimula as terminações nervosas livres no músculo, o que causa a percepção de dor. Embora os efeitos negativos da acidose resultantes do acúmulo de lactato sejam frequentemente destacados, a energia disponibilizada por glicólise anaeróbia possibilita a execução do exercício de alta intensidade que, de outro modo, seria impossível. Os principais contribuintes para o acúmulo de H^+ durante o exercício de alta intensidade são a quebra de ATP e o H^+ associado à formação de lactato durante a glicólise, apesar de haver certa discussão sobre a relativa importância dessas fontes de geração de H^+.

Oxidação de carboidrato no metabolismo aeróbio

O piruvato também pode passar por metabolismo oxidativo a dióxido de carbono e água. Esse processo ocorre na mitocôndria, e o piruvato produzido no sarcoplasma é transportado ao longo da membrana mitocondrial por uma proteína de transporte específica (transportador de ácido monocarboxílico). O piruvato de três carbonos é convertido por descarboxilação oxidativa em um grupo acetato de dois carbonos, o qual se liga por uma ligação tioéster à coenzima A (CoA) para formar acetil-CoA. Essa reação, em que o NAD⁺

é convertido em NADH, é catalisada pelo complexo da enzima piruvato desidrogenase. A acetil-CoA também é formada a partir do metabolismo de ácidos graxos (AG) nas mitocôndrias em um processo metabólico chamado **betaoxidação**. Esses processos são resumidos na Figura 3.4. Observe que essa figura se baseia na Figura 3.2, incluindo os produtos do ciclo do TCA e as localizações subcelulares das vias envolvidas.

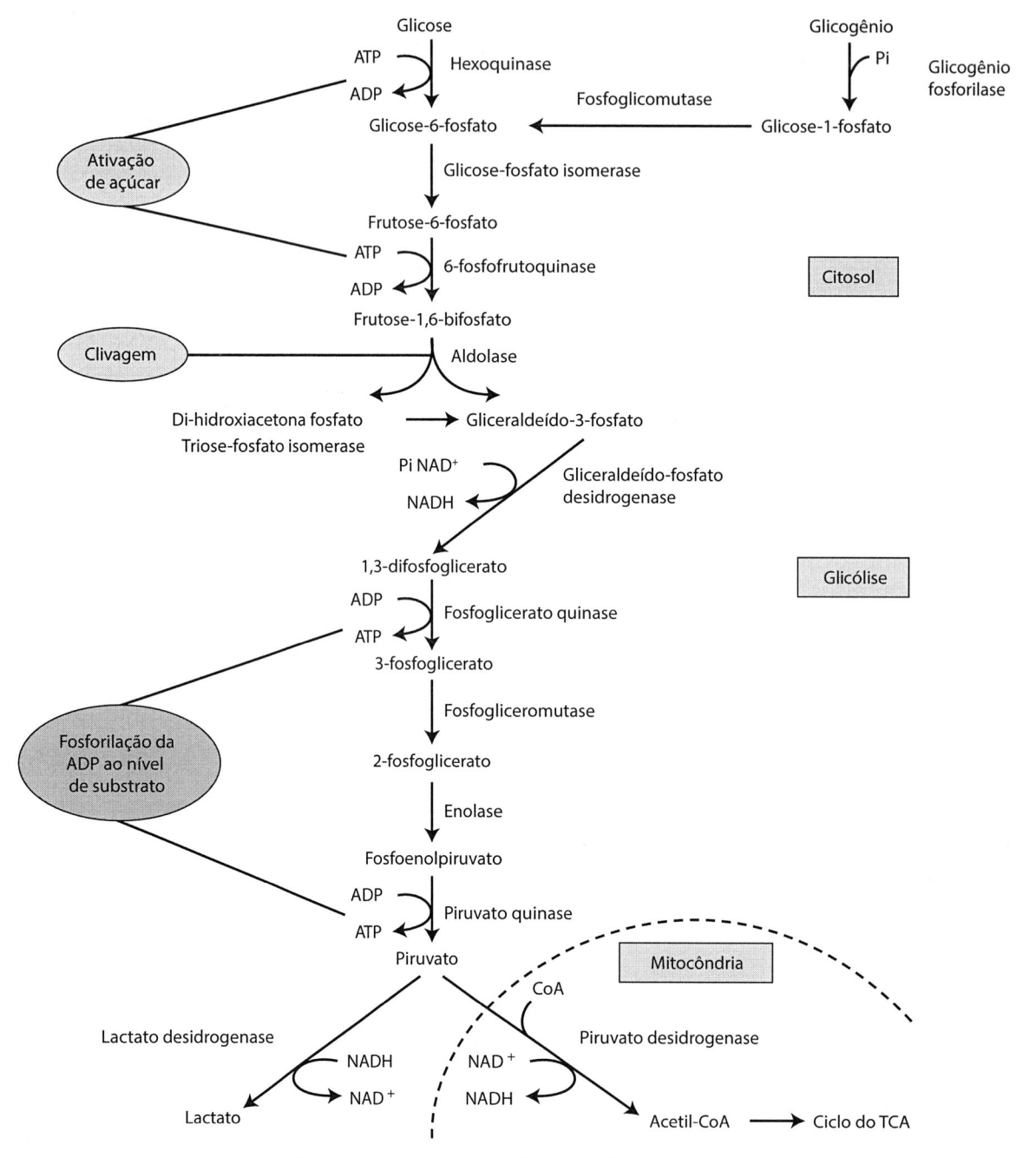

FIGURA 3.3 A via glicolítica. A glicólise disponibiliza duas moléculas de ATP para cada molécula de glicose que passa pela via, ou três moléculas de ATP, se o glicogênio muscular for o substrato inicial.

Reproduzida de M. Gleeson, "Biochemistry of Exercise", in *Nutrition in Sport,* editado por R.J. Maughan (Blackwell Science Ltd., 2000), 17-38.

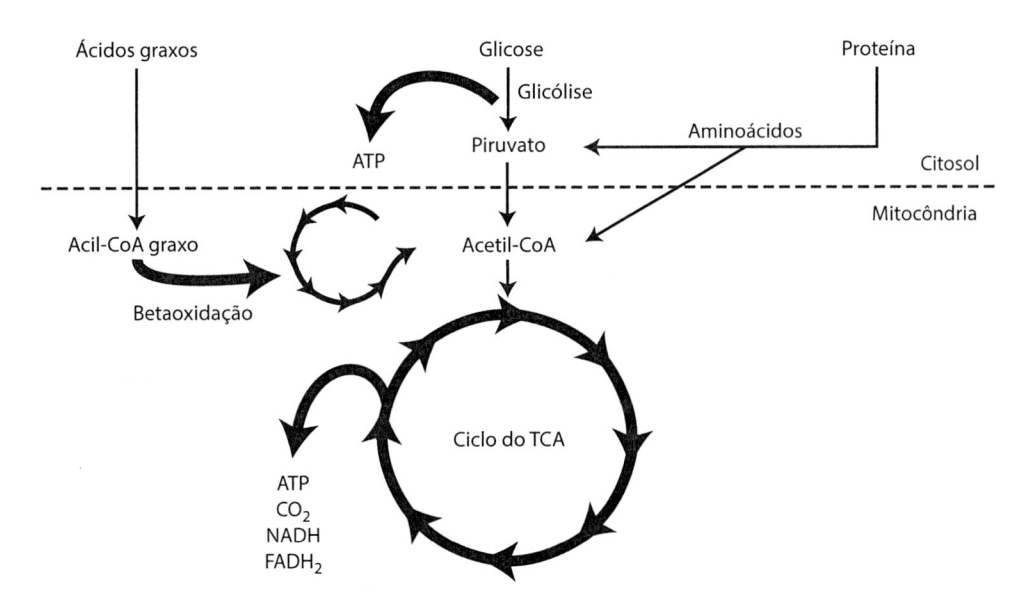

FIGURA 3.4 A formação de acetil-CoA ocorre a partir do catabolismo de carboidratos, gorduras e proteínas. A acetil-CoA é oxidada no ciclo do ácido tricarboxílico, que gera dióxido de carbono, coenzimas reduzidas e ATP.

Ciclo do ácido tricarboxílico

A acetil-CoA é oxidada a dióxido de carbono no ciclo do TCA (também conhecido como ciclo de Krebs e ciclo do ácido cítrico). As reações envolvem uma combinação de acetil-CoA com oxaloacetato para formar citrato, que consiste em um TCA de seis carbonos. Uma série de reações leva à perda sequencial de átomos de hidrogênio e dióxido de carbono, resultando na regeneração de oxaloacetato:

$$\text{acetil-CoA} + \text{ADP} + \text{Pi} + 3\,\text{NAD}^+ + \text{FAD} + 3\,H_2O \rightarrow 2\,CO_2 +$$
$$\text{CoA} + \text{ATP} + 3\,\text{NADH} + 3\,H^+ + \text{FADH}_2$$

Como a acetil-Coa também é um produto da oxidação de AG, as etapas finais de degradação oxidativa são comuns a gorduras e carboidratos. Os átomos de hidrogênio são transportados pelas coenzimas reduzidas NADH e flavina adenina dinucleotídeo ($FADH_2$). Essas coenzimas atuam como transportadores e doam pares de elétrons para a **cadeia de transporte de elétrons (CTE)**, o que permite a fosforilação oxidativa com subsequente regeneração de ATP a partir de ADP.

As reações envolvidas no ciclo do TCA são mostradas na Figura 3.5. As unidades de acetato de dois carbonos de acetil-CoA são combinadas ao oxaloacetato de quatro carbonos para formar citrato de seis carbonos. Este último sofre duas descarboxilações (remoção de dióxido de carbono) sucessivas para render succinato de quatro carbonos que, em reações subsequentes, é convertido em oxaloacetato, completando o ciclo do TCA. O oxigênio molecular não participa diretamente nessas reações. A função mais importante do ciclo do TCA é gerar átomos de hidrogênio para subsequente passagem à CTE por meio do NADH e $FADH_2$ (ver Fig. 3.6).

Cadeia de transporte de elétrons e fosforilação oxidativa

O processo aeróbio de transporte de elétrons e fosforilação oxidativa regenera ATP a partir de ADP, conservando, assim, uma parte da energia química contida nos substratos originais na forma de fosfatos de alta energia. Enquanto o suprimento de oxigênio for adequado e houver substrato disponível, NAD^+ e FAD são continuamente regenerados e o metabolismo do TCA prossegue. Esse processo não pode ocorrer sem oxigênio. Para cada molécula de NADH que entra na CTE são geradas três moléculas de ATP; e para cada molécula de $FADH_2$ são formadas duas moléculas de ATP. Assim, para cada molécula de acetil-CoA que sofre oxidação completa no ciclo do TCA, um total de doze moléculas de ATP é formado.

A transferência de elétrons ao longo da cadeia de transporte localizada na membrana interna da mitocôndria faz com que os íons hidrogênio, ou prótons, oriundos da matriz mitocondrial interna sejam bombeados para o espaço existente entre as membranas mitocondriais interna e externa. A alta concentração de íons hidrogênio positivamente carregados nessa câmara externa provoca o fluxo de H^+ de volta para dentro da matriz mitocondrial, através de um complexo proteína ATP sintase embutido na membrana mitocondrial interna. O fluxo de H^+ por esse complexo constitui uma força movimentadora de próton que conduz a síntese de ATP. A reação geral que começa com a glicose como combustível pode ser resumida do seguinte modo:

$$\text{glicose} + 6\,O_2 + 38\,\text{ADP} + 38\,\text{Pi}$$
$$\rightarrow 6\,CO_2 + 6\,H_2O + 38\,\text{ATP}$$

A síntese total de ATP de 38 moles por mol de glicose oxidada é principalmente da oxidação de coenzimas reduzidas no sistema respiratório terminal, como mostra a Tabela 3.4.

As reações de fosforilação oxidativa ocorrem na mitocôndria. A glicólise ocorre no citoplasma, e a membrana mitocondrial interna é impermeável ao NADH e NAD⁺. Sem a regeneração de NAD⁺ no citoplasma, a glicólise cessa. Portanto, é necessário que exista um mecanismo para a oxidação efetiva do NADH formado durante a glicólise. Esse mecanismo é fornecido por alguns carreadores de substrato que transferem equivalentes redutores para dentro da mitocôndria.

Um conceito interessante foi desenvolvido após a descoberta de que a suplementação dietética com nitrato (NO_3^-) pode melhorar o desempenho no exercício por meio da redução da necessidade de oxigênio a uma determinada intensidade submáxima de exercício (Lansley, Winyard, Bailey et al., 2011; Lansley, Winyard, Fulford et al., 2011; Larsen et al., 2007). Os efeitos do nitrato dietético são considerados mediados pela formação aumentada de nitrito (NO_2^-) e óxido nítrico (NO). Este último pode aumentar a eficiência da fosforilação oxidativa mitocondrial pelo aumento da razão fosfato/oxigênio (F/O) (quantidade de ATP produzida a partir do movimento de dois elétrons ao longo da CTE, doados pela redução de um átomo de oxigênio) (i. e., mais ATP é formada por quantidade de oxigênio consumido). Mitocôndrias do músculo esquelético coletadas de biópsias de músculo após a suplementação com nitrato exibem uma razão

F/O aumentada, e uma razão F/O mitocondrial melhorada está correlacionada com a redução no custo de oxigênio durante o exercício (Larsen et al., 2011). Do ponto de vista mecânico, o nitrato reduz a expressão de ATP-ADP translocase, uma proteína envolvida na condutância de próton. Assim, parece que o nitrato da dieta tem efeitos profundos sobre a função mitocondrial basal e consegue alterar a eficiência da produção aeróbia de ATP. O nitrato é encontrado em diversos vegetais, incluindo beterraba, aipo, agrião, alface, ruibarbo e espinafre, e uma forma popular de ingerir nitrato é beber suco de beterraba. Detalhes adicionais podem ser encontrados no Capítulo 11.

Oxidação de gordura no metabolismo aeróbio

Gordura e carboidrato são os principais nutrientes fornecedores de energia para contração muscular. Como a acetil-CoA também é produto da oxidação de gordura, a sequência de reações envolvendo o ciclo do TCA e a fosforilação oxidativa é comum a ambos, gordura e carboidrato. A gordura é armazenada no corpo principalmente como triacilglicerol (também conhecido como triglicerídeo) no tecido adiposo branco, embora as fibras de músculo esquelético também contenham algum triacilglicerol na forma de gotículas lipídicas geralmente localizadas nas proximidades das mitocôndrias. Isso costuma ser denominado TGIM (triacilglicerol intramuscular) e também serve como uma importante fonte de energia no exercício submáximo.

TAMPÕES PREVINEM QUEDAS EXCESSIVAS DO PH

No músculo existem processos que tamponam (removem ou limpam) H⁺ que começa a se acumular. Proteínas e íons fosfato atuam como tampões químicos por serem capazes de aceitar H⁺. Os transportadores monocarboxilato localizados na membrana do sarcolema removem simultaneamente lactato e H⁺ da musculatura, por meio do cotransporte para dentro do líquido intersticial, e a expressão desses transportadores é aumentada pelo treino intervalado de alta intensidade (Pilegaard et al., 1999). O movimento de H⁺ para fora do músculo pode ser intensificado por um aumento na concentração de bicarbonato no líquido extracelular. Isso pode ser conseguido com uma carga oral aguda de bicarbonato de sódio, e também foi demonstrado que a ingestão de uma dose aproximada de 0,3 g/kg de peso corporal, 1-2 horas antes do exercício, melhora o desempenho no exercício com duração de 2-6 minutos (Hespel, Maughan e Greenhaff, 2006; Wilkes, Gledhill e Smyth, 1983). O dipeptídeo carnosina (sintetizado a partir dos aminoácidos histidina e beta-alanina) também tem papel importante no tamponamento da acidose intracelular durante o exercício de alta intensidade. A concentração normal de carnosina na musculatura mista humana não treinada é de cerca de 4 mmol/kg w.w., mas pode chegar a 10 mmol/kg w.w. em corredores de 800 m e remadores. Altas concentrações de carnosina são encontradas em indivíduos que têm altas proporções de fibras do tipo II, pois essas fibras são enriquecidas com esse dipeptídeo. O conteúdo de carnosina no músculo é menor em mulheres, diminui com a idade e é menor em vegetarianos (cujas dietas não contêm beta-alanina). Os atletas que treinam tiros de alta velocidade exibem carnosina muscular acentuadamente elevada, porém o efeito de várias semanas de treino de alta intensidade sobre a carnosina muscular é pequeno. Níveis altos de carnosina em velocistas de elite são, portanto, determinados geneticamente ou resultantes de uma lenta adaptação a anos de treino. Estudos demonstraram que a ingestão oral crônica de beta-alanina pode elevar o conteúdo de carnosina no músculo esquelético humano em até 80% e que essa carga de carnosina muscular leva a um melhor desempenho no exercício de alta intensidade em indivíduos treinados e não treinados (Artioli et al., 2010; Derave et al., 2010; Sale, Saunders e Harris, 2010). A suplementação com beta-alanina atualmente é comum entre atletas de esportes de alta intensidade, como meia maratona, futebol e rúgbi. Ver mais detalhes no Capítulo 11.

Lipólise

Para gerar os grupos acetil de dois carbonos a partir da gordura, é necessário que ocorram várias etapas metabólicas. A primeira etapa envolve a quebra da forma de armazenamento da gordura, o triacilglicerol, em seus componentes AG e glicerol. Esse processo é chamado **lipólise** e começa com a remoção hidrolítica de uma molécula de AG da estrutura principal do glicerol, seja na posição 1 ou na posição 3. Essa etapa é catalisada por uma lipase hormônio-sensível (ver Fig. 3.7). A insulina promove a síntese de triacilglicerol e inibe a lipólise, enquanto as catecolaminas (epinefrina e norepinefrina), glucagon, hormônio do crescimento e cortisol estimulam

a lipólise pela ativação da lipase hormônio-sensível. Uma lipase específica para o diacilglicerol remanescente retira outro AG, enquanto outra lipase específica remove o último AG do monoacilglicerol. Portanto, para cada molécula de triacilglicerol, uma molécula de glicerol e três moléculas de AG são produzidas. O glicerol pode se difundir, e os AG são transportados para fora das células adiposas e entram na circulação.

A taxa de lipólise e a taxa de fluxo sanguíneo no tecido adiposo influenciam a taxa de entrada dos ácidos graxos livres (AGL) e do glicerol na circulação. Durante o exercício prolongado a cerca de 50% do $\dot{V}O_{2máx}$, há aumento do fluxo sanguíneo no tecido adiposo. Durante

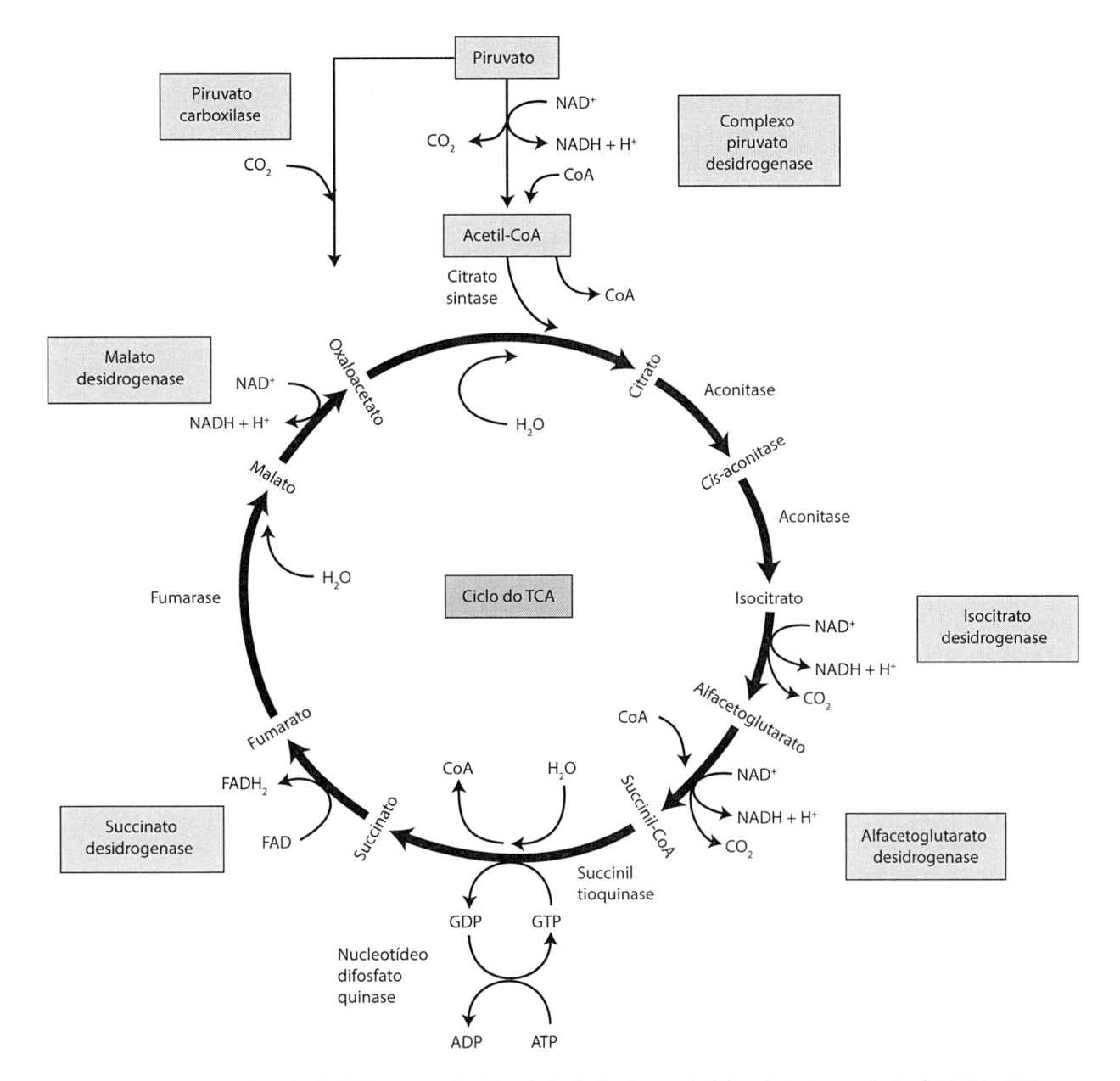

FIGURA 3.5 As reações do ciclo do TCA mostrando sítios de fosforilação ao nível do substrato e redução de NAD+ e FAD.
Reproduzida de M. Gleeson, "Biochemistry of Exercise", in *Nutrition in Sport*, editado por R.J. Maughan (Blackwell Science Ltd., 2000), 17-38.

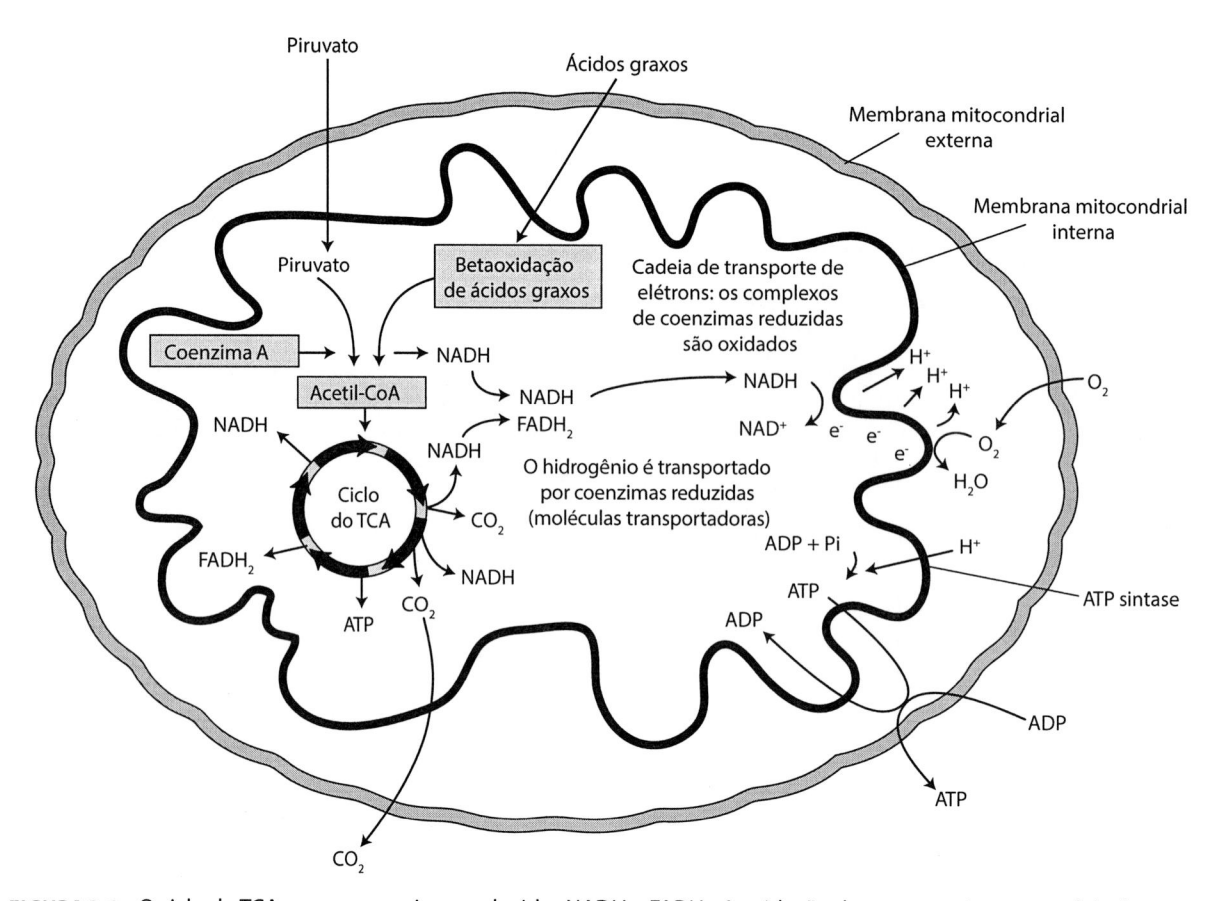

FIGURA 3.6 O ciclo do TCA gera as coenzimas reduzidas NADH e FADH$_2$. A oxidação dessas coenzimas na cadeia de transporte de elétrons libera energia que é usada para a ressíntese de ATP. Esse processo é chamado fosforilação oxidativa.
Reproduzida de M. Gleeson, "Biochemistry of Exercise", in *Nutrition in Sport,* editado por R.J. Maughan (Blackwell Science Ltd., 2000), 17-38.

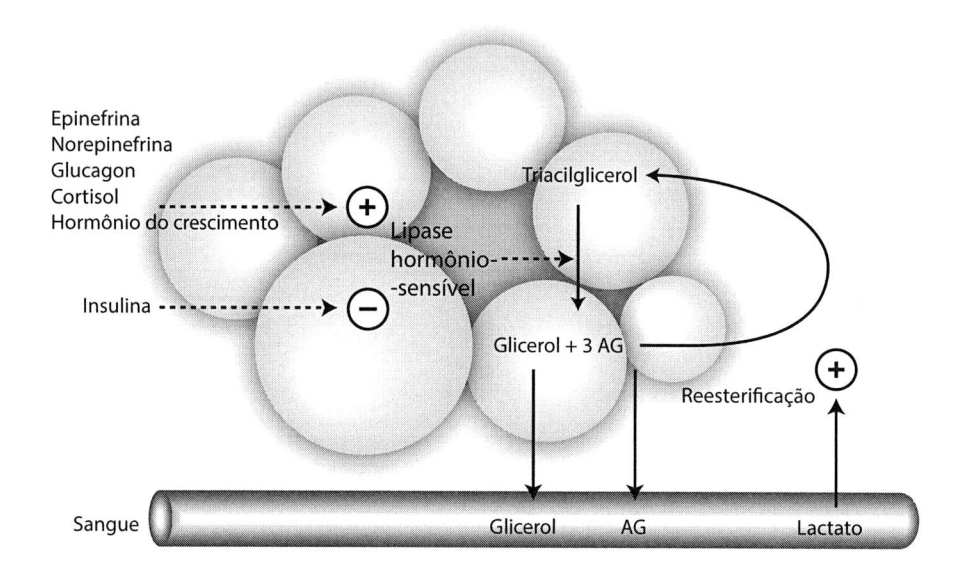

FIGURA 3.7 A lipólise no tecido adiposo mobiliza ácidos graxos livres que entram na circulação e, assim, se tornam disponíveis para utilização muscular como combustível para o exercício.

TABELA 3.4 Ressíntese de ATP na oxidação completa da glicose

Número de moléculas de ATP sintetizadas por molécula de glicose oxidada	Fonte	
2	Fosforilação ao nível do substrato	Na glicólise
6	NADH	Na glicólise
24	NADH	No ciclo do TCA
4	$FADH_2$	No ciclo do TCA
2	GTP	No ciclo do TCA
38	Total	

o exercício intenso, porém, a vasoconstrição simpática causa uma queda no fluxo sanguíneo no tecido adiposo, resultando em acúmulo de AG e efetivamente limitando a entrada de AGL (e glicerol) na circulação. Outro fator que limita a mobilização de gordura durante o exercício de alta intensidade é o acúmulo de lactato no sangue. O lactato promove a reesterificação de AGL de volta em triacilglicerol (ver Fig. 3.7) e, assim, limita a entrada dos AGL na circulação sanguínea.

O glicerol é prontamente solúvel no plasma e pode ser captado pelo fígado e fosforilado a glicerol-3-fosfato, o qual pode ser usado para formar triacilglicerol, como descrito antes, ou, alternativamente, pode ser oxidado a di-hidroxiacetona fosfato, o qual pode entrar na via glicolítica ou ser convertido em glicose. Os AGL são fracamente solúveis em água, e a maioria dos AG no plasma é transportada na forma frouxamente ligada à albumina, a proteína mais abundante no plasma. A concentração normal de albumina no plasma é de cerca de 45 g/L (em torno de 0,7 mmol/L). Cada molécula de albumina contém três sítios de ligação com alta afinidade para AG (e mais sete sítios de ligação com baixa afinidade), de modo que a concentração de AG no plasma raramente excede 2 mM. Quando os três sítios de ligação de alta afinidade estão lotados (a uma concentração de AG maior ou igual a 2 mM), a concentração de AG não ligado à albumina (i. e., AGL) aumenta de forma marcante, porém esses AGL não ligados formam micelas de ácidos graxos que são potencialmente danosas para os tecidos em razão de suas propriedades detergentes.

Captação de AG para o músculo

A concentração plasmática de AG em repouso usual é 0,2-0,4 mM. Durante (ou pouco depois) o exercício prolongado, contudo, a concentração plasmática de AG pode aumentar para cerca de 2,0 mM. A captação de AG pelo músculo está diretamente relacionada à concentração plasmática de AG e, portanto, a mobilização das reservas de gordura é uma etapa importante para garantir um suprimento adequado de nutrientes para o trabalho muscular prolongado. Para serem captados pelo músculo, os AGL devem se dissociar da albumina e então atravessar o revestimento endotelial dos capilares sanguíneos, o

líquido intersticial e o sarcolema da célula muscular. No revestimento endotelial, o complexo AG-albumina se liga a proteínas ligantes de albumina (ABP, do inglês *albumin-ligand proteins*) específicas que possibilitam a liberação dos AG da albumina, facilitando, assim, a sua entrada no músculo. O transporte de AGL ao longo da membrana do sarcolema é auxiliado pela proteína ligante de AG da membrana plasmática (FABPpm, do inglês *plasma membrane FA-binding protein*) no lado externo do sarcolema e por uma proteína transportadora de AG (FAT/CD36) (ver Fig. 3.8).

O transporte de AG ao longo da membrana do sarcolema para dentro da fibra muscular por meio de seu mecanismo de transporte carreador-mediado torna-se saturado a uma alta concentração plasmática de AGL não ligado (equivalente a uma concentração de AG total aproximada de 1,5 mM). A captação de AG para o músculo ocorrerá somente se a concentração intracelular de AGL for menor que a concentração na solução aquosa real do líquido extracelular (ou seja, < 10 µM). A baixa concentração intracelular de AGL é mantida pela presença de uma proteína ligante de AG citoplasmática (FABPc, do inglês *cytoplasmic FA-biding protein*) dentro da célula, similar àquelas encontradas nas células do intestino delgado e do fígado. Do mesmo modo, a taxa de captação de AGL nas fibras musculares será proporcional à diferença de suas concentrações dentro e fora da célula, até que haja saturação do mecanismo de transporte da membrana plasmática. Após a entrada na célula muscular, os AGL são convertidos em um derivado de CoA pela ação da acil-CoA graxo sintetase ligada à ATP (também conhecida como tioquinase) na preparação para a betaoxidação, a principal via para quebra de AG. Sendo assim, o *priming* (ativação) de cada molécula de AG requer o uso de uma molécula de ATP:

$$RCOOH + ATP + CoA\text{-}SH \rightarrow R\text{-}C(=O)\text{-}S\text{-}CoA + AMP + PPi + H_2O$$

Triacilgliceróis intramusculares

Outra fonte de AG são as reservas de TGIM existentes no próprio músculo. As fibras musculares de tipo I têm

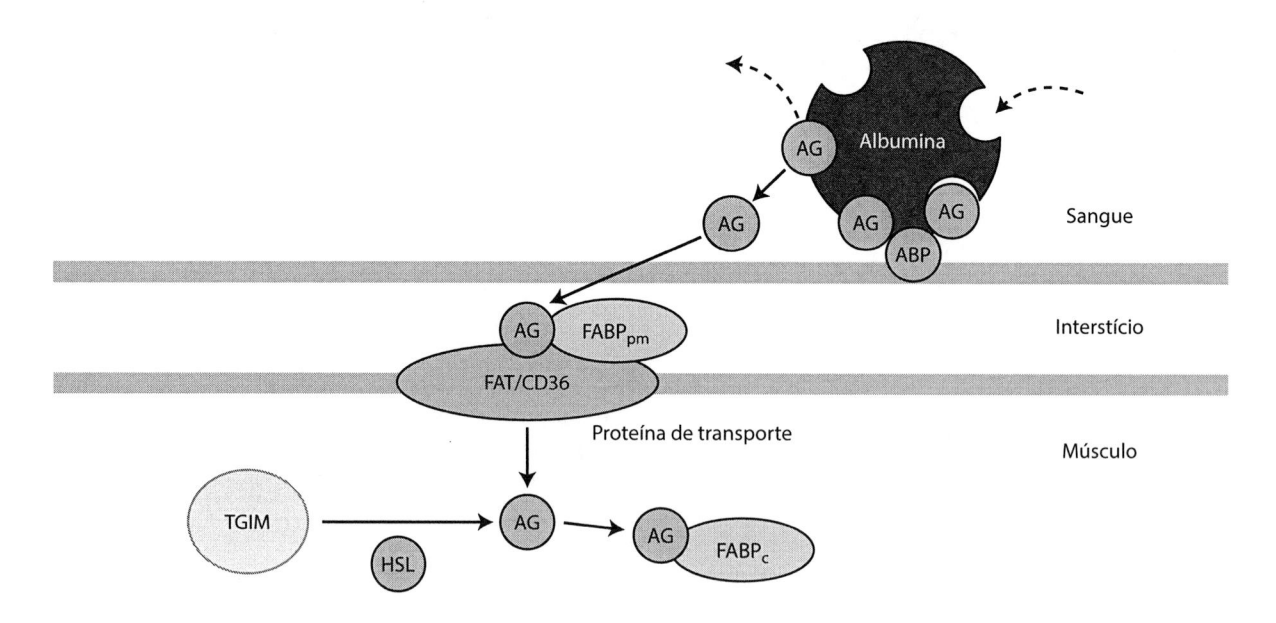

FIGURA 3.8 Captação de ácido graxo pelo músculo esquelético.
ABP: proteína ligante de albumina; FABP: proteína ligante de ácido graxo; FAT: transportador de ácido graxo; TGIM: triacilglicerol intramuscular; HSL: lipase hormônio-sensível.

um conteúdo maior de TGIM do que as fibras musculares de tipo II. Hoje, sabe-se que as reservas de TGIM diminuem durante o exercício e são usadas como uma fonte importante de energia. Foi demonstrado que o treino com exercícios de resistência aumenta o conteúdo de triacilglicerol no músculo. Como o tecido adiposo, o músculo contém uma **lipase hormônio-sensível (HSL)** que é ativada pela estimulação beta-adrenérgica e inibida pela insulina. Os AG liberados dos TGIM podem, então, ser oxidados no músculo. Do mesmo modo como os AG captados pelo músculo da circulação, os AG liberados após a lipólise dos TGIM são ligados à FABPc e convertidos em acil-CoA graxo antes de serem transportados para dentro da mitocôndria para oxidação.

Betaoxidação de ácidos graxos

O processo de betaoxidação ocorre na mitocôndria e consiste na remoção sequencial de duas unidades de carbono da cadeia de AG, na forma de acetil-CoA, que então pode entrar no ciclo do TCA. As moléculas de acil-CoA graxo no sarcoplasma do músculo são transportadas para dentro da mitocôndria através da formação de um éster do AG com a **carnitina**, como ilustrado na Figura 3.9. Esta última é sintetizada no fígado e normalmente é abundante nos tecidos capazes de oxidar AG. No músculo são encontradas concentrações de cerca de 1,0 mM. A enzima que regula o transporte de AG pela carnitina é a carnitina aciltransferase (CAT), a qual é encontrada em duas formas no músculo. Uma forma (CAT-I) está localizada na superfície externa da membrana (para gerar acil-carnitina), e a outra forma (CAT-II) está localizada na superfície interna da membrana mitocondrial interna e regenera tanto a acil-CoA como a carnitina livre (ver Fig. 3.10). CAT-I e CAT-II também são frequentemente referidas como carnitina palmitoil transferase I e II (CPT I e CPT II). Esse processo de transporte pode ser a principal etapa taxa-limitante no uso de AG para produção de energia no músculo.

A carnitina foi promovida como suplemento dietético que pode auxiliar a perda de peso pelo aumento da oxidação de gorduras e pode aumentar o desempenho em exercícios de resistência ao promover o uso da gordura, poupando, assim, as limitadas reservas de glicogênio. A evidência disso será discutida de forma mais detalhada no Capítulo 11.

A altas intensidades de exercício (acima de cerca de 60% do $\dot{V}O_{2máx}$), a taxa de oxidação de gorduras não fornece ATP suficiente para a contração muscular e, de forma crescente, a ATP passa a ser derivada da oxidação de carboidratos e da glicólise anaeróbia. A energia não pode ser derivada da gordura por meio das vias anaeróbias. Após sua liberação na matriz mitocondrial, o acil-CoA graxo consegue entrar na via da betaoxidação. A CAT é inibida pela malonil-CoA, um precursor para a síntese de AG. Assim, quando o suprimento de ATP é suficiente, o excedente de acetil-CoA é desviado do ciclo do TCA para a malonil-CoA, reduzindo o catabolismo de AG e promovendo sua formação e subsequente síntese de triacilglicerol.

Uma vez dentro da mitocôndria, o acil-CoA graxo é oxidado por meio de uma série de reações catalisadas por um complexo multienzimático que libera uma molécula

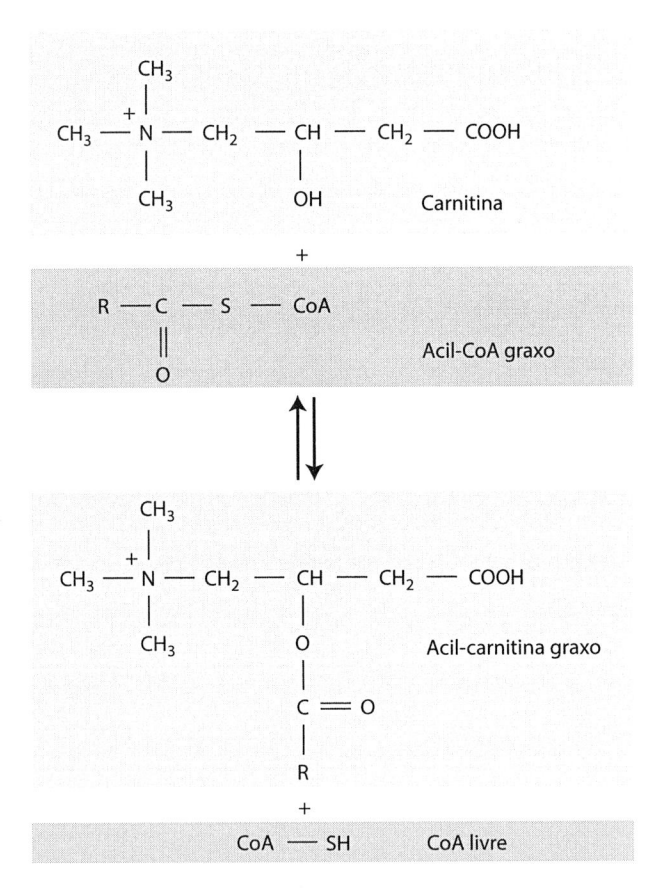

FIGURA 3.9 Na reação da carnitina-acil-CoA graxo transferase, a carnitina está ligada a uma molécula de AG.

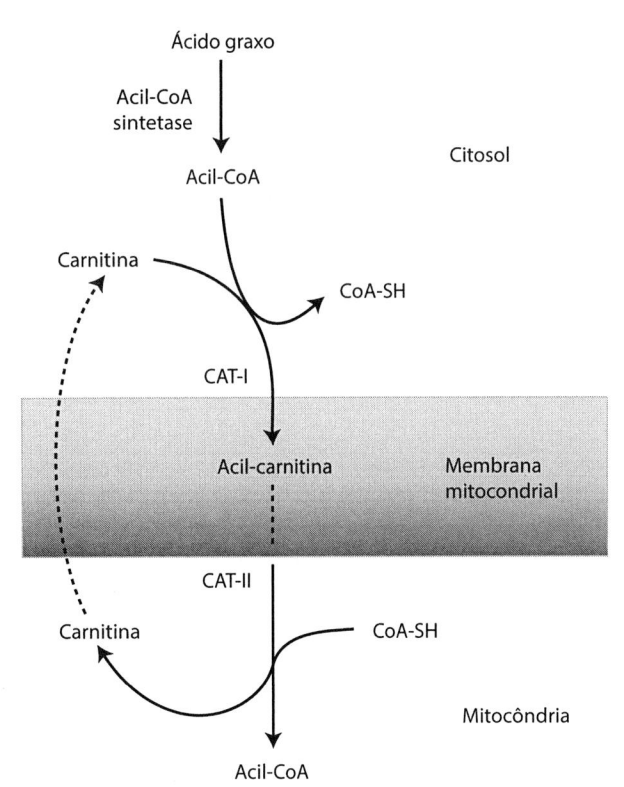

FIGURA 3.10 A carnitina auxilia o transporte de AG de cadeia longa através da membrana mitocondrial. Dentro da mitocôndria, a carnitina é removida e acil-CoA graxo é formado novamente, o que libera a carnitina para se difundir de volta ao longo da membrana mitocondrial para dentro do citoplasma.

de acetil-CoA e um acil-CoA graxo, que agora está reduzido em duas unidades de carbono. Esse acil-CoA graxo agora pode repetir o ciclo, e a acetil-CoA formada pode entrar no ciclo do TCA. A cada passagem pelo ciclo, a cadeia de AG perde um fragmento de dois carbonos como acetil-CoA e dois pares de átomos de hidrogênio para aceptores específicos. O ácido palmítico de 16 carbonos passa, então, por um total de sete ciclos como esse para render oito moléculas de acetil-CoA e 14 pares de átomos de hidrogênio. O ácido palmítico precisa apenas passar pelo *priming* ou ser ativado com CoA uma vez porque, ao fim de cada ciclo, o AG encurtado aparece como éster de CoA. Os AG oxidados mais comuns contêm 16 (p. ex., ácido palmítico) ou 18 (p. ex., ácido oleico) carbonos na cadeia acil. Os 14 pares de átomos de hidrogênio removidos durante a betaoxidação do ácido palmítico entram na cadeia respiratória mitocondrial – sete pares na forma de coenzima flavina reduzida de acil-CoA graxo desidrogenase, e sete pares na forma de NADH. A passagem de elétrons de $FADH_2$ para o oxigênio e de NADH para o oxigênio leva ao número esperado de fosforilações oxidativas de ADP (ou seja, duas moléculas de ATP de cada $FADH_2$ e três moléculas de ATP de cada NADH). Assim, um total de cinco moléculas de ATP são formadas por molécula de acetil-CoA clivada:

$$palmitoil\text{-}CoA + 7\,CoA + 7\,O_2 + 35\,ADP +$$
$$35\,Pi \rightarrow 8\,acetil\text{-}CoA + 35\,ATP + 42\,H_2O$$

As oito moléculas de acetil-CoA podem entrar no ciclo do TCA, e a equação a seguir representa o resultado de sua oxidação e as fosforilações acopladas:

$$8\,acetil\text{-}CoA + 16\,O_2 + 96\,ADP + 96\,Pi \rightarrow 8\,CoA +$$
$$96\,ATP + 104\,H_2O + 16\,CO_2$$

Combinando as duas equações anteriores, tem-se a seguinte equação geral:

$$palmitoil\text{-}CoA + 23\,O_2 + 131\,ADP + 131\,Pi \rightarrow CoA$$
$$+ 16\,CO_2 + 146\,H_2O + 131\,ATP$$

Como uma molécula de ATP foi necessária inicialmente para ativar o AG, o rendimento líquido pela oxidação completa de uma molécula de ácido palmítico é 130 moléculas de ATP.

Oxidação de aminoácido no metabolismo aeróbio

Na maioria das situações, os carboidratos e gorduras suprem a maior parte da energia necessária para regenerar a ATP que serve de combustível para o trabalho muscular. O catabolismo proteico fornece até 20 aminoácidos diferentes, alguns dos quais eventualmente podem ser oxidados, mas isso em geral contribui com menos de 5% da provisão de energia para a contração muscular durante a atividade física. Na inanição, e quando as reservas de glicogênio são depletadas, o catabolismo proteico pode se tornar uma fonte de energia de importância crescente para o trabalho muscular.

Antes de os aminoácidos poderem ser oxidados, o grupo amino ($-NH_2$) deve ser removido. A remoção do grupo amino pode ser conseguida para alguns aminoácidos por meio da sua transferência para outra molécula chamada cetoácido, o que resulta na formação de um aminoácido distinto. Esse processo é chamado transaminação e é catalisado por enzimas denominadas aminotransferases. Um bom exemplo é a transferência do grupo amino do aminoácido leucina para o cetoácido alfacetoglutarato, que forma alfacetoisocaproato (o qual, além do mais, pode ser metabolizado para formar acetil-CoA) e glutamato, respectivamente. Cada aminoácido tem um único cetoácido correspondente. Alternativamente, o grupo amino pode ser removido do aminoácido para formar amônia (NH_3) livre em um processo denominado desaminação oxidativa. Após a remoção do grupo amino de um aminoácido, o esqueleto de carbono remanescente (o cetoácido) por fim é oxidado a dióxido de carbono e água no ciclo do TCA. O esqueleto de carbono de aminoácidos pode entrar no ciclo do TCA de vários modos. Alguns podem ser convertidos a acetil-CoA e entrar no ciclo do TCA da mesma forma como a acetil-CoA oriunda de carboidrato ou gordura. Também podem entrar no ciclo do TCA como alfacetoglutarato ou oxaloacetato, como metabólitos de glutamato e aspartato, respectivamente.

Embora todos os esqueletos de carbono de aminoácidos possam ser usados para oxidação, apenas seis dos 20 aminoácidos disponíveis na proteína são oxidados em quantidades significativas pelo músculo: asparagina, aspartato, glutamato, isoleucina, leucina e valina. Estimou-se que a oxidação de aminoácido contribui no máximo com apenas 15% para o gasto energético em condições de repouso. Durante o exercício, essa contribuição relativa tende a diminuir para menos de 5% em virtude da crescente importância dos carboidratos e gorduras como combustíveis. Durante o exercício prolongado, quando a disponibilidade de carboidrato se torna limitada, a oxidação de aminoácidos pode aumentar um pouco, mas a contribuição proteica para o gasto energético continua não sendo maior que cerca de 10% do gasto energético total.

Reservas de combustível no músculo esquelético

O carboidrato é armazenado no corpo na forma de um polímero de glicose, o glicogênio. O músculo esquelético contém uma reserva significativa de glicogênio no sarcoplasma. O conteúdo de glicogênio do músculo esquelético em repouso é de aproximadamente 13-18 g/kg w.w. (75-100 mmol de unidade glicosil/kg w.w.). Para ciclismo e corrida, um total de cerca de 300 g de glicogênio é disponibilizado nos músculos da perna (ver Fig. 3.11). Cerca de 100 g de glicogênio é armazenado no fígado de um adulto humano no estado pós-absortivo, podendo ser liberado na circulação para manter a concentração glicêmica em cerca de 5 mmol/L (0,9 g/L). As gorduras são armazenadas como triacilglicerol, principalmente no tecido adiposo branco. As moléculas de triacilglicerol devem ser quebradas por uma enzima lipase para liberar AG na circulação de modo a ser captado pelo músculo que trabalha. O músculo esquelético também contém um pouco de triacilglicerol que pode ser usado como fonte de energia durante o exercício após a lipólise. Uma parte desse TGIM pode estar contida nas células adiposas dispersas entre as fibras musculares no tecido, contudo, evidências obtidas por microscopia óptica e eletrônica sugerem a existência de gotículas de triacilglicerol localizadas nas proximidades das mitocôndrias nas próprias fibras.

Estudos iniciais (Havel, Pernow e Jones, 1967; Issekutz et al., 1964) sobre a renovação de AG durante o exercício empregando AG marcados com ^{14}C demonstraram que, durante o exercício prolongado, o AG derivado do plasma poderia contribuir apenas para cerca de 50% da quantidade total de gordura oxidada, sugerindo que o TGIM poderia estar fornecendo uma quantidade significativa de AG durante o exercício prolongado. As medidas de alterações do conteúdo de TGIM realizadas antes e após o exercício sustentam fortemente essa perspectiva. Vários estudos relataram reduções aproximadas de 25-35% no

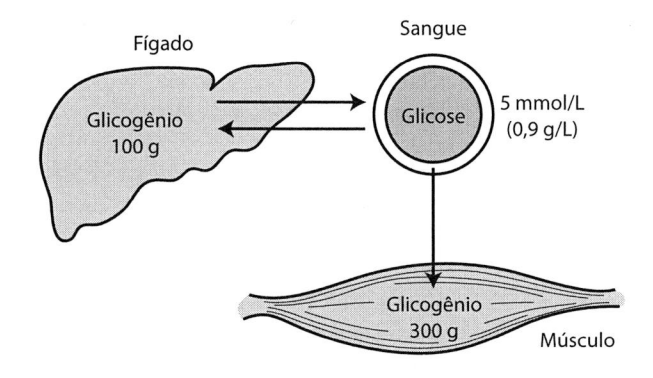

FIGURA 3.11 Disponibilidade de carboidrato no fígado, sangue e músculo para o exercício apoiado em duas pernas (p. ex., ciclismo e corrida).

conteúdo de triacilglicerol após 1-2 horas de exercício a 55-70% do $\dot{V}O_{2máx}$. Essas alterações foram observadas em vários estudos apesar da natureza pouco confiável da medida de triacilglicerol em pequenas amostras de biópsia de músculo esquelético (Turcotte, Richter e Kiens, 1995).

O músculo esquelético humano contém cerca de 12 g/kg w.w. de triacilglicerol, e as fibras de tipo I contêm mais triacilglicerol do que as fibras de tipo II. Estima-se que entre 12 e 20 MJ (2.868-4.780 kcal) de energia potencial química esteja disponível para oxidação após a lipólise intramuscular. A lipólise é provavelmente mediada por uma lipase intracelular similar à lipase hormônio-sensível do tecido adiposo; evidências sugerem que as catecolaminas regulam a mobilização das reservas de TGIM.

As reservas de gordura no corpo são muito maiores do que as reservas de carboidrato, e a gordura é uma forma mais eficiente de armazenamento de energia que libera 37 kJ/g (9 kcal/g), em comparação aos 16 kJ/g (4 kcal/g) liberados pelos carboidratos. Cada grama de carboidrato armazenado também retém cerca de 3 g de água, o que diminui ainda mais a eficiência do carboidrato como fonte de energia. No entanto, o rendimento de energia por litro de oxigênio consumido durante a oxidação de gordura é cerca de 8-10% menor que o rendimento conseguido com carboidrato (cerca de 19,5 kJ/L [5 kcal/L] de oxigênio para gorduras em comparação com 20,9 kJ/L [5 kcal/L] de oxigênio para carboidratos). O custo energético de uma maratona é de cerca de 12.000 kJ (2.868 kcal); se essa energia pudesse ser derivada da oxidação apenas de gorduras, a quantidade total de gordura requerida seria aproximadamente 320 g, em comparação a 750 g de carboidrato e um adicional de 2,3 kg de água associada. À parte do peso que teria de ser transportado, essa quantidade de carboidrato excede a quantidade total normalmente estocada no fígado, músculos e sangue combinados. A capacidade de armazenamento total para gorduras é extremamente ampla, e para a maioria dos propósitos práticos, a quantidade de energia armazenada na forma de gordura excede em muito a quantidade necessária para a realização de qualquer tarefa de exercício (ver Tab. 3.5).

O principal problema associado ao uso de gordura como combustível para o exercício é a taxa com que pode ser captada pelo músculo e oxidada para fornecer energia. A oxidação somente pode fornecer ATP a uma taxa suficiente para manter o exercício em uma intensidade aproximada de 60% do $\dot{V}O_{2máx}$. A fim de gerar ATP para sustentar intensidades mais altas de exercício, conta-se cada vez mais com carboidratos, e a intensidades acima de cerca de 85% do $\dot{V}O_{2máx}$ a oxidação de carboidrato será o combustível predominante, com uma contribuição máxima de 30% dada pela gordura. Tanto a via oxidativa de uso de carboidrato como a via anaeróbia de glicólise podem suprir ATP a uma taxa muito mais rápida do que aquela que pode ser fornecida pela oxidação de gordura.

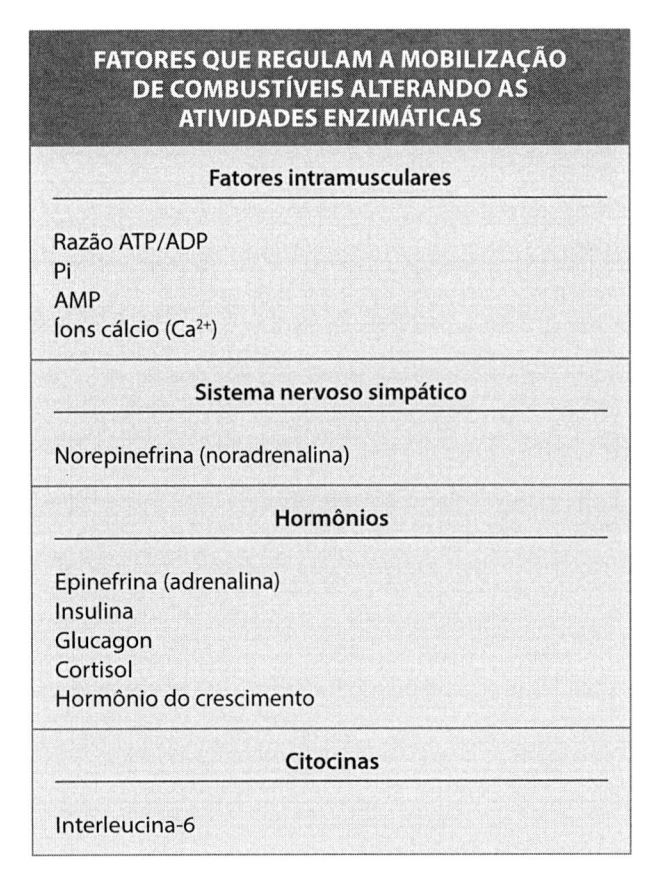

FATORES QUE REGULAM A MOBILIZAÇÃO DE COMBUSTÍVEIS ALTERANDO AS ATIVIDADES ENZIMÁTICAS

Fatores intramusculares

Razão ATP/ADP
Pi
AMP
Íons cálcio (Ca^{2+})

Sistema nervoso simpático

Norepinefrina (noradrenalina)

Hormônios

Epinefrina (adrenalina)
Insulina
Glucagon
Cortisol
Hormônio do crescimento

Citocinas

Interleucina-6

Durante a maioria das formas de exercício submáximo, uma mistura de gordura e carboidrato é oxidada a fim de fornecer energia para a contração muscular. Evidentemente, usar mais gordura permite uma maior preservação das limitadas reservas de carboidrato, o que possibilita o exercício prolongado.

Diferentemente dos carboidratos (como glicogênio) e gorduras (como triacilglicerol), as proteínas são armazenadas apenas como moléculas funcionalmente importantes (p. ex., proteínas estruturais, enzimas, canais iônicos, receptores e proteínas contráteis), e a concentração de aminoácidos livres na maioria dos líquidos corporais extra e intracelulares é bastante baixa (p. ex., a concentração total de aminoácidos livres no sarcoplasma muscular é de cerca de 20 mmol/L). Assim, os carboidratos e gorduras são os combustíveis preferidos para o exercício, e a contribuição das proteínas para o gasto energético mesmo durante o exercício prolongado regular não costuma exceder um máximo de aproximadamente 5-10% do gasto energético total.

Regulação do metabolismo energético

Experimentos com biópsias de músculo conduzidos antes e imediatamente após o exercício indicaram que a concentração de ATP intramuscular permanece bastante constante (Spriet, 1995a). Portanto, a ATP está sendo continuamente regenerada por outras reações liberadoras

TABELA 3.5   Reservas de energia no homem mediano

Tipo de combustível	Massa	Energia disponível	Tempo de exercício (min)
Glicogênio hepático	0,10 kg	1.600 kJ (382 kcal)	20
Glicogênio muscular	0,40 kg	6.400 kJ (1.530 kcal)	80
Glicose sanguínea	0,01 kg	160 kJ (38 kcal)	2
Gordura	10,5 kg	390.000 kJ (93.212 kcal)	4.900
Proteína	8,5 kg	142.000 kJ (33.939 kcal)	1.800

Considera uma massa corporal de 70 kg, um conteúdo de gordura de 15% da massa corporal, e um conteúdo proteico aproximado de 12% da massa corporal. O valor para glicose sanguínea inclui o conteúdo de glicose do líquido extracelular. Os tempos de exercício são os tempos aproximados que essas reservas durariam se fossem a única fonte de energia disponível durante o exercício em ritmo de maratona (equivalente a um gasto energético aproximado de 80 kJ [19 kcal]/min). Reproduzida de M. Gleeson, "Biochemistry of Exercise", in *Nutrition in Sport*, editado por R.J. Maughan (Blackwell Science Ltd., 2000), 17-38.

de energia na mesma taxa em que está sendo consumida. Essa situação propicia um mecanismo sensível para o controle do metabolismo energético na célula. Esse controle é exercido por meio de alterações em alguns fatores intracelulares, e o controle adicional é exercido por meio de ações do sistema nervoso simpático e hormônios que também podem acarretar modificações nas atividades de algumas enzimas envolvidas na mobilização e uso de combustível (ver o quadro "Fatores que regulam a mobilização de combustíveis alterando as atividades enzimáticas").

Fatores intracelulares

Na fibra muscular, vários fatores intracelulares controlam a atividade de enzimas essenciais limitadoras de taxa ou geradoras de fluxo envolvidas no metabolismo energético, o que permite que ocorra uma rápida (quase instantânea) alteração na taxa de ressíntese de ATP quando esta se faz necessária, como no início do exercício.

O declínio na concentração celular de ATP no início da geração de força muscular e os aumentos paralelos nas concentrações de ADP e AMP (i. e., um declínio na carga de energia) estimulam diretamente a ressíntese anaeróbia e oxidativa de ATP. A concentração relativamente baixa de ATP (e ADP) dentro da célula significa que qualquer aumento na taxa de hidrólise de ATP (p. ex., no início do exercício) produz uma rápida alteração na razão ATP:ADP (e também aumenta a concentração intracelular de AMP). Essas alterações, por sua vez, ativam enzimas que estimulam imediatamente a quebra de reservas de combustível intramuscular a fim de fornecer energia para a ressíntese de ATP. Nesse sentido, o metabolismo energético aumenta rapidamente após o início do exercício.

ATP, ADP e AMP são ativadoras ou inibidoras das reações enzimáticas envolvidas na degradação e uso de PCr, carboidratos e gorduras (ver Fig. 3.12). Por exemplo, CK, a enzima responsável pela rápida refosforilação de ATP no início da geração de força muscular, é rapidamente ativada por um aumento na concentração citoplasmática de ADP e é inibida pelo aumento na concentração celular de ATP. De modo similar, a glicogênio fosforilase,

enzima catalisadora da conversão de glicogênio em glicose-1-fosfato, é ativada por elevações da concentração de AMP e Pi (e íon cálcio) e inibida pelo aumento da concentração de ATP.

A etapa limitadora de taxa na via glicolítica é a conversão de frutose-6-fosfato em frutose-1,6-difosfato, que é catalisada pela fosfofrutoquinase (PFK). A atividade desse complexo enzimático é afetada por muitos fatores intracelulares e exerce papel importante no controle do fluxo pela via. A reação da PFK regula o metabolismo da glicose e do glicogênio. A atividade de PFK é estimulada por concentrações aumentadas de ADP, AMP, Pi, amônia e frutose-6-fosfato, e inibida por ATP, H^+, citrato, fosfoglicerato e fosfoenolpiruvato. Portanto, a taxa de glicólise é estimulada quando a quebra de ATP e glicogênio aumenta no início do exercício. O acúmulo de citrato e, portanto, a inibição da PFK podem ocorrer diante de uma alta taxa de ciclo de TCA, que constitui uma forma pela qual as reservas limitadas de carboidrato são poupadas quando a disponibilidade de AG é alta. A inibição da PFK também causa acúmulo de G6P e isso inibe a atividade de hexoquinase, bem como diminui a entrada de glicose no músculo, a qual é desnecessária.

A conversão do piruvato a acetil-CoA pelo complexo piruvato desidrogenase é a etapa limitadora de taxa na oxidação de carboidratos. É estimulada por uma concentração intracelular aumentada de cálcio e por razões diminuídas de ATP:ADP, acetil-CoA:CoA livre, e NADH:NAD+, oferecendo, assim, outro sítio de regulação das taxas relativas de catabolismo de gordura e carboidrato. Se a taxa de formação de acetil-CoA a partir da betaoxidação de AG for alta, como ocorre após 1-2 horas de exercício submáximo, então essa atividade pode diminuir a quantidade de acetil-CoA derivada de piruvato e causar acúmulo de fosfoenolpiruvato e inibição da PFK, retardando, assim, a taxa de glicólise e glicogenólise. Esse processo constitui a base do ciclo de glicose-AG proposto por Randle et al. (1963), que foi aceito durante muitos anos como mecanismo regulador essencial no controle do uso de carboidratos e gorduras pela musculatura esquelética. Entretanto, um trabalho mais recente desafiou essa hipótese, e parece provável que a regulação da integração do catabolismo de gorduras e carboidratos no músculo esquelético em exercício deve residir em outro lugar, como ao nível da captação de glicose no músculo, quebra de glicogênio pela fosforilase, ou entrada de AG nas mitocôndrias (ver detalhes adicionais em Hargreaves, 1995; e Maughan e Gleeson, 2010).

Um ponto regulatório essencial no ciclo do TCA é a reação catalisada pela citrato sintase. A atividade dessa enzima é inibida por ATP, NADH, succinil-CoA e acil-CoA graxo; a atividade da enzima também é afetada pela disponibilidade de citrato. Sendo assim, quando os níveis de energia celular estão altos, o fluxo pelo ciclo do TCA é relativamente baixo, mas pode ser substancialmente au-

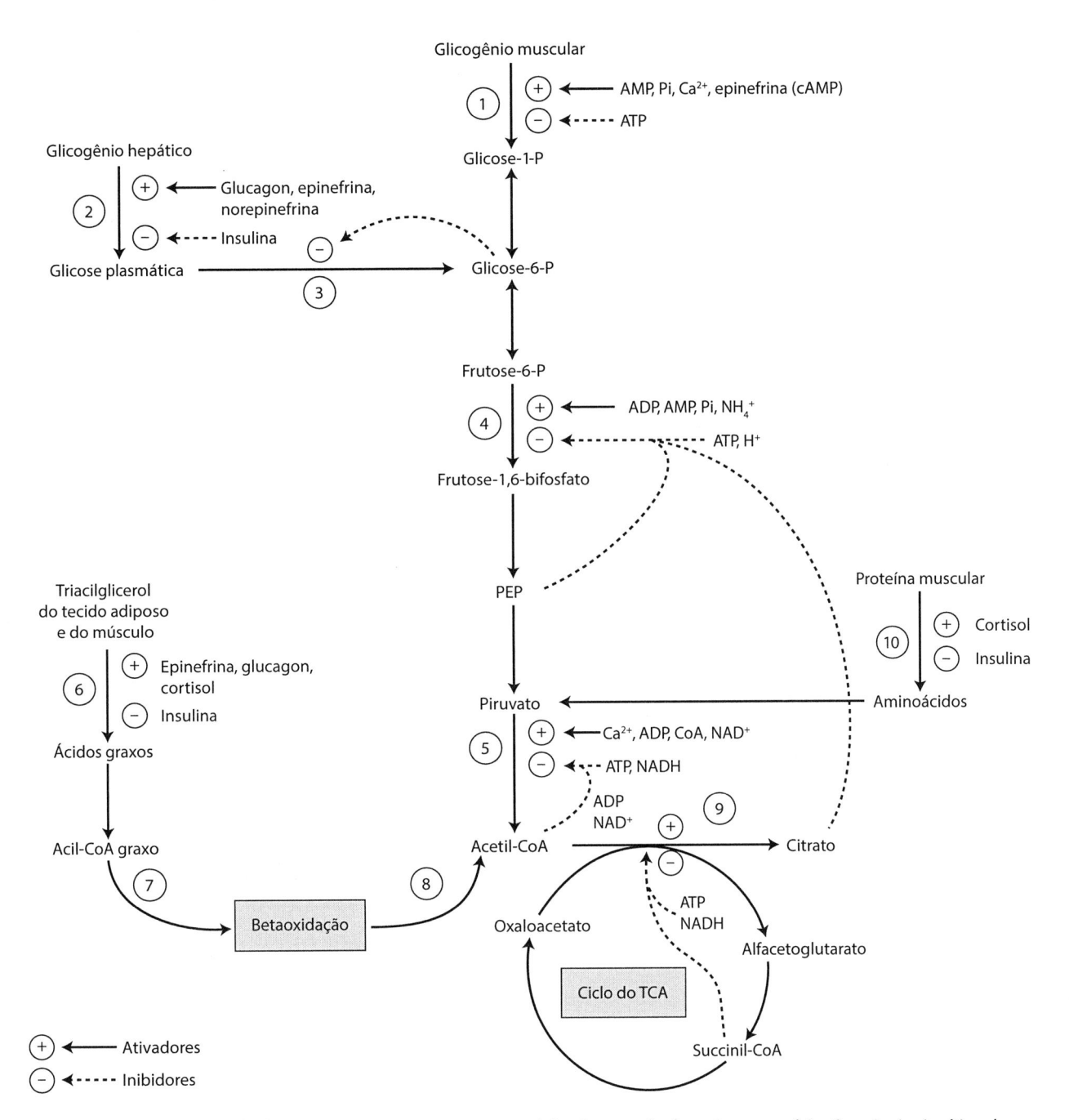

FIGURA 3.12   As vias metabólicas são importantes para a provisão de energia durante o exercício. Os principais sítios de regulação e os principais hormônios e ativadores e inibidores alostéricos são mostrados. 1 e 2 = fosforilase; 3 = hexoquinase; 4 = fosfofrutoquinase; 5 = piruvato desidrogenase; 6 = lipase hormônio-sensível; 7 = carnitina-acil transferase; 8 = acil-CoA graxo desidrogenase; 9 = citrato sintase; 10 = proteases.
Reproduzida de M. Gleeson, Biochemistry of Exercise, in *Nutrition in Sport,* editado por R.J. Maughan (Blackwell Science Ltd., 2000), 17-38.

mentado quando o uso de ATP e NADH aumenta, como ocorre durante o exercício.

Hormônios e citocinas

Muitos hormônios influenciam o metabolismo energético no corpo (ver uma revisão detalhada em Galbo, 1983). Durante o exercício, a interação entre insulina, glucagon e as catecolaminas (epinefrina e norepinefrina) é majoritariamente responsável pela disponibilidade e uso do substrato combustível; o cortisol e o hormônio do crescimento também produzem alguns efeitos significativos. Foi reconhecido que uma citocina chamada interleucina-6 (IL-6), liberada pelo músculo esquelético ativo durante o exercício, também atua na regulação da mobilização e metabolismo de combustível. As fontes, estímulos para secreção e principais ações desses diversos hormônios e citocinas são resumidos na Tabela 3.6.

Insulina

A insulina é secretada pelas células beta das ilhotas pancreáticas (também chamadas ilhotas de Langerhans), no pâncreas. Seus efeitos biológicos básicos são inibir a lipólise e aumentar a captação de glicose a partir do sangue pelos tecidos (em especial, músculo esquelético, fígado e tecido adiposo). A captação celular de aminoácidos também é estimulada pela insulina.

Esses efeitos reduzem a concentração plasmática de glicose, inibem a liberação de glicose do fígado, promovem a síntese de glicogênio (no fígado e músculo), promovem a síntese de gordura e inibem a liberação de AG (no tecido adiposo), aumentam a captação muscular de aminoácidos e intensificam a síntese de proteínas. O estímulo principal para a secreção aumentada de insulina é uma elevação na concentração de glicemia (p. ex., após uma refeição). A concentração plasmática de insulina geralmente é diminuída durante o exercício, pois o sistema nervoso simpático e as catecolaminas circulantes inibem a liberação de insulina. No entanto, a queda da concentração plasmática de insulina durante o exercício não reduz a captação de glicose a partir do sangue pelo músculo ativo porque a elevação da concentração de íon cálcio (Ca^{2+}) intracelular durante as contrações musculares também promove translocação de vesículas intracelulares que contêm transportadores de glicose GLUT4 para dentro do sarcolema (ver Fig. 3.13).

Glucagon

O glucagon é secretado pelas células alfa das ilhotas pancreáticas e produz efeitos contrários aos efeitos da insulina. Aumenta os níveis sanguíneos de glicose por aumentar a taxa de quebra do glicogênio (glicogenólise) no fígado. Também promove formação de glicose a partir de precursores não carboidrato (**neoglicogênese**) no fígado. O estímulo principal para a secreção aumentada de glucagon é uma diminuição da concentração de glicose no sangue. Durante a maioria dos tipos de exercício, a concentração de glicemia não cai. Entretanto, durante o exercício prolongado, quando as reservas hepáticas de glicogênio são depletadas, pode haver uma queda na concentração de glicose no sangue (hipoglicemia).

TABELA 3.6 Papéis dos principais hormônios na regulação do metabolismo energético

Hormônio	Fonte	Estímulos que ativam a secreção	Ações
Insulina	Células beta das ilhotas pancreáticas	Elevação de glicose e aminoácidos no sangue	Estimula a captação de glicose pelo fígado, músculo e tecido adiposo Inibe a lipólise Estimula a captação muscular de aminoácidos Inibe a quebra de proteína
Glucagon	Células alfa das ilhotas pancreáticas	Queda da glicemia	Estimula a quebra de glicogênio no fígado e a neoglicogênese
Epinefrina	Medula da suprarrenal	Estresse e queda da glicemia	Estimula a quebra de glicogênio e a lipólise no tecido adiposo
Norepinefrina	Terminações nervosas simpáticas	Estresse e queda da glicemia ou da pressão arterial	Estimula a quebra de glicogênio e a lipólise no tecido adiposo
Cortisol	Córtex suprarrenal	Estresse, hormônio adrenocorticotrófico, IL-6	Estimula a quebra de proteína e a neoglicogênese Estimula a lipólise no tecido adiposo
Hormônio do crescimento	Glândula adeno-hipófise	Estresse	Estimula a lipólise no tecido adiposo
IL-6	Fibras musculares esqueléticas em contração	Concentração de íon cálcio intracelular aumentada e diminuição da disponibilidade de glicogênio	Estimula a quebra de glicogênio no fígado Estimula a lipólise no tecido adiposo Estimula a secreção de cortisol

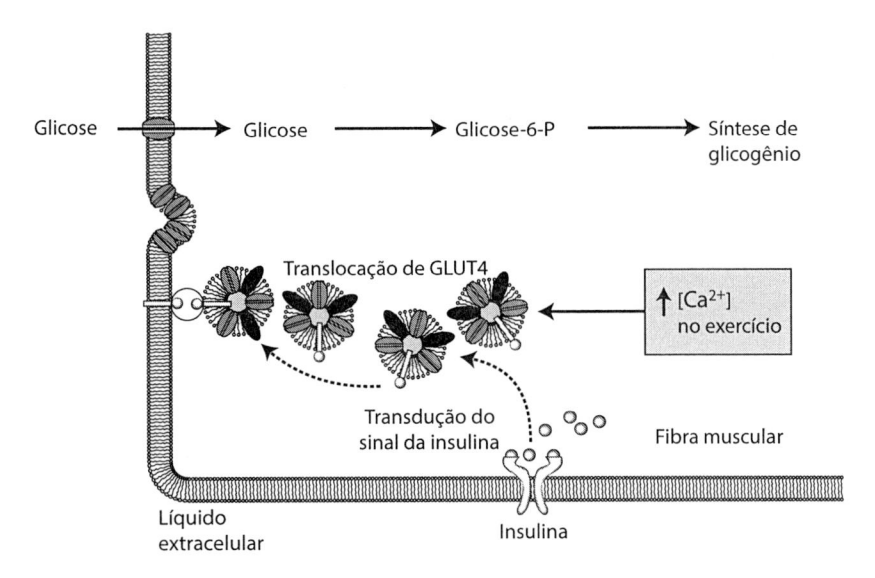

FIGURA 3.13 Translocação de transportadores de glicose GLUT4 para dentro da membrana do sarcolema, sob influência da insulina (importante durante o repouso) e de íons cálcio (importante durante o exercício).

A lipase hormônio-sensível no tecido adiposo é ativada por uma proteína quinase dependente de AMP cíclico. A ligação de glucagon e epinefrina aos receptores da membrana plasmática nos adipócitos inicia a adenilato ciclase e a cascata enzimática que ativa a lipase (ver Fig. 3.14). A ativação da lipase hormônio-sensível no tecido adiposo e da lipoproteína lipase ocorre durante o exercício, em virtude das ações da epinefrina e do glucagon, que são liberados da medula da glândula suprarrenal e das ilhotas pancreáticas, respectivamente. Os AG liberados dos triacilgliceróis nos sítios de armazenamento de gordura são distribuídos do sangue para o tecido muscular, e os AG adicionais podem ser fornecidos a partir da quebra de depósitos de gordura intramusculares. Esses AG propiciam uma fonte prontamente utilizável de energia que é liberada pelo processo de betaoxidação e contribui de maneira significativa para as necessidades energéticas do exercício.

Durante breves períodos de exercício leve a moderado, a energia é derivada igualmente da oxidação de carboidratos e gorduras. Se o exercício for continuado durante uma hora ou mais e os carboidratos forem depletados, a quantidade de gordura usada como energia aumenta gradativamente. No exercício muito prolongado, a gordura (principalmente como AG) pode suprir quase 80% da energia total. Essa condição provavelmente surge em razão de uma pequena queda na glicemia e subsequente elevação da liberação de glucagon (e diminuição da insulina) a partir do pâncreas. As concentrações plasmáticas de epinefrina e cortisol também aumentam com a progressão do exercício. Essas alterações hormonais estimulam a mobilização e o uso subsequente das reservas de gordura (ver Fig. 3.7). A captação de AG pelo músculo em trabalho aumenta durante 1-4 horas de exercício mo-

derado contínuo. A lipólise é estimulada pelo exercício, mas esse processo ocorre somente de maneira gradual. Além disso, não cessa imediatamente após a interrupção do exercício.

A concentração de AG no plasma sanguíneo reflete o equilíbrio entre a liberação de AG na circulação (principalmente a partir dos depósitos no tecido adiposo) e a captação de AG pelos vários tecidos. Embora a concentração de AG no plasma sanguíneo seja baixa (em geral, na faixa de 0,2-2,0 mM), sua meia-vida plasmática é extremamente curta (menos de 2 minutos), indicando uma rápida taxa de captação pelos tecidos. No início do exercício, os capilares musculares se abrem e, assim, facilitam a captação de AG, e esse processo é revertido pouco depois do término do exercício. Em consequência, as concentrações plasmáticas de AG costumam cair nos estágios iniciais do exercício e, depois, aumentam de forma gradativa. Ao fim do exercício, quando a captação muscular diminui abruptamente, mas a estimulação da lipólise prossegue, a concentração plasmática de AG aumenta de forma aguda e chega a 3 mM.

Catecolaminas

As catecolaminas epinefrina (adrenalina) e norepinefrina (noradrenalina) são liberadas da medula da suprarrenal. A norepinefrina também é liberada das terminações nervosas simpáticas, e o vazamento a partir dessas sinapses parece ser a principal fonte de norepinefrina no plasma sanguíneo. As catecolaminas têm muitos efeitos sistêmicos, incluindo a estimulação da frequência cardíaca e a contratilidade do coração, além da alteração do diâmetro dos vasos sanguíneos. Essas substâncias também influenciam a disponibilidade de substrato, com os efeitos da epinefrina sendo mais importantes do que os da norepi-

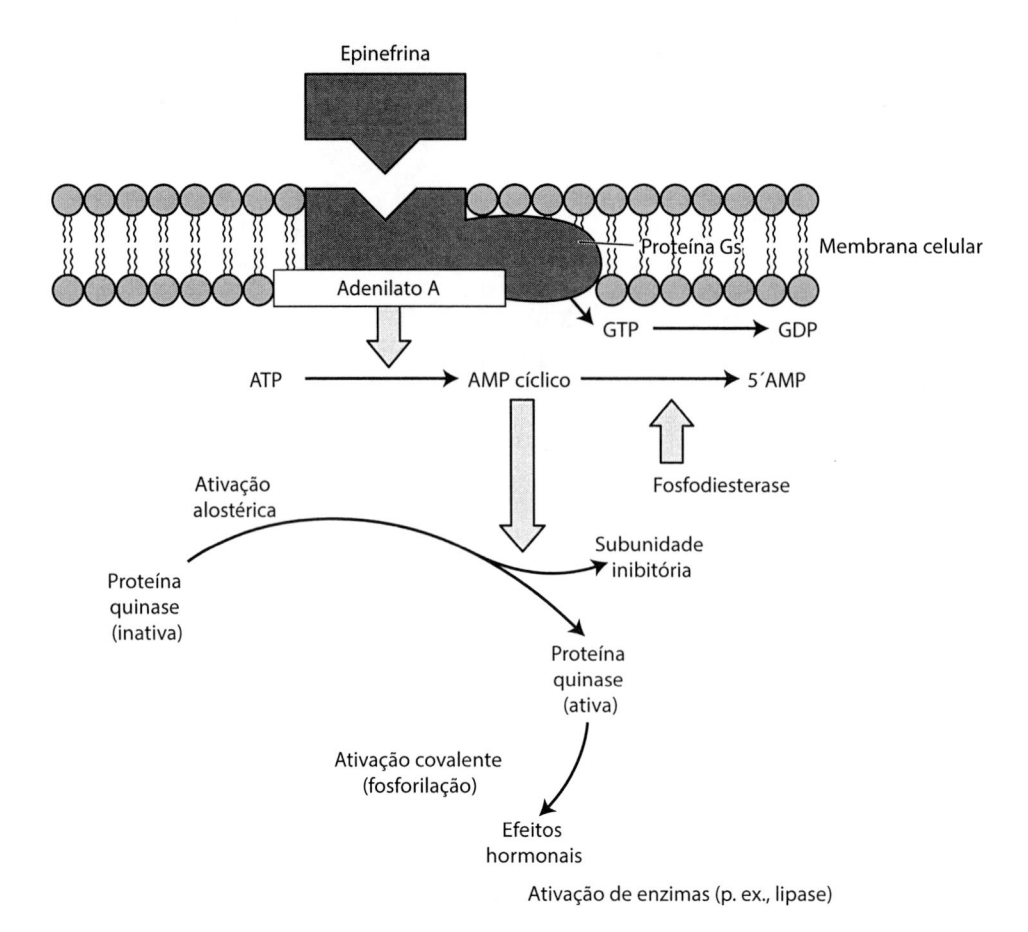

FIGURA 3.14   Modo de ação da epinefrina (adrenalina).

nefrina. A epinefrina, como o glucagon, promove glicogenólise no fígado e no músculo. A epinefrina também promove lipólise no tecido adiposo, o que aumenta a disponibilidade de AG plasmático, bem como inibe a secreção de insulina. O estímulo principal para a secreção de catecolaminas é a ativação do sistema nervoso simpático por estressores como o exercício, hipotensão e hipoglicemia. Aumentos substanciais na concentração plasmática de catecolaminas podem ocorrer em alguns segundos após o início do exercício de alta intensidade. Entretanto, a intensidade relativa do exercício deve ser maior que 50% do $\dot{V}O_{2máx}$ para promover elevação significativa da concentração plasmática de catecolamina.

Hormônio do crescimento e cortisol

O hormônio do crescimento, secretado da glândula adeno-hipófise, também estimula a mobilização de AG a partir do tecido adiposo, e as elevações da concentração plasmática de hormônio do crescimento estão relacionadas à intensidade do exercício. Durante o exercício extenuante prolongado, a secreção de cortisol a partir do córtex suprarrenal aumenta. O cortisol, um hormônio esteroide, aumenta a efetividade das catecolaminas em alguns tecidos (p. ex., promove lipólise no tecido adipo-

so). Entretanto, seus principais efeitos são promover a degradação proteica e a liberação de aminoácidos a partir do músculo, bem como estimular a neoglicogênese no fígado. O estímulo principal para secreção de cortisol é a liberação induzida por estresse de hormônio adrenocorticotrófico (ACTH) pela glândula adeno-hipófise. O cortisol deriva do colesterol e sua alta lipossolubilidade possibilita sua difusão ao longo das membranas celulares. Os receptores de cortisol presentes no citoplasma celular translocam o hormônio para o núcleo celular. A interação do complexo hormônio-receptor com trechos específicos do DNA ativa a transcrição de genes específicos e, assim, estimula a síntese de novas proteínas na célula (ver Fig. 3.15). Essa atividade é comum a todos os hormônios esteroides (p. ex., testosterona, estrógeno, aldosterona).

Interleucina-6

A IL-6 é uma citocina (um mensageiro químico peptídico) produzida por várias células e tecidos diferentes, embora seja mais conhecida por suas ações na regulação da função imune e da inflamação. É secretada por monócitos e macrófagos ativados, porém as fibras musculares esqueléticas em contração também produzem e liberam IL-6 na circulação. Foi demonstrado que a secreção muscular de IL-6 é quase inteiramente responsável por um aumento de até 100 vezes na concentração plasmática de IL-6 durante o exercício prolongado, como uma maratona. A liberação de IL-6 é regulada principalmente por um meio intramuscular alterado em resposta ao exercício. As alterações na homeostase do cálcio, o comprometimento da disponibilidade de glicose (depleção de glicogênio), e a formação aumentada de espécies reativas de oxigênio estão, todos, associados com o exercício e são capazes de ativar fatores de transcrição que comprovadamente regulam a síntese de IL-6. A administração aguda de IL-6 a seres humanos aumenta a lipólise, oxidação de gorduras, glicogenólise hepática e eliminação de glicose mediada por insulina (Pedersen e Febbraio, 2008). A IL-6 também tem efeitos anti-inflamatórios e pode exercer alguns efeitos biológicos via estimulação de secreção de cortisol e inibição da citocina pró-inflamatória fator de necrose tumoral-alfa (TNF-alfa, do inglês *tumor necrosis factor-alpha*) (Gleeson et al., 2011).

Respostas metabólicas ao exercício

O fator mais importante a influenciar a resposta metabólica ao exercício é a intensidade do exercício. O condicionamento físico do indivíduo também modifica a resposta metabólica ao exercício, e outros fatores – incluindo a duração do exercício, disponibilidade de substrato, estado nutricional, dieta, alimentação durante o exercício, modo de exercício, exercício prévio, fármacos, temperatura ambiental e altitude – também são importantes.

Causas de fadiga no exercício de alta intensidade

A ATP é o único combustível que pode ser usado de maneira direta para a geração de força muscular esquelética, e a ATP disponível fornecerá combustível por cerca de 2 segundos de exercício de intensidade máxima. Sendo assim, para que a geração de força muscular continue, é necessário que a ATP seja ressintetizada rapidamente a partir de ADP. Durante o exercício de alta intensidade, a taxa relativamente baixa de ressíntese de ATP a partir da fosforilação oxidativa estimula uma rápida produção anaeróbia de energia a partir da hidrólise de glicogênio e PCr. A quebra de PCr começa no início da contração para tamponar o rápido acúmulo de ADP a partir da hidrólise de ATP. Entretanto, a taxa de hidrólise de PCr declina passados apenas alguns segundos da máxima geração de força (ver Fig. 3.16).

Se o exercício de alta intensidade for se estender além dos primeiros segundos, um acentuado aumento

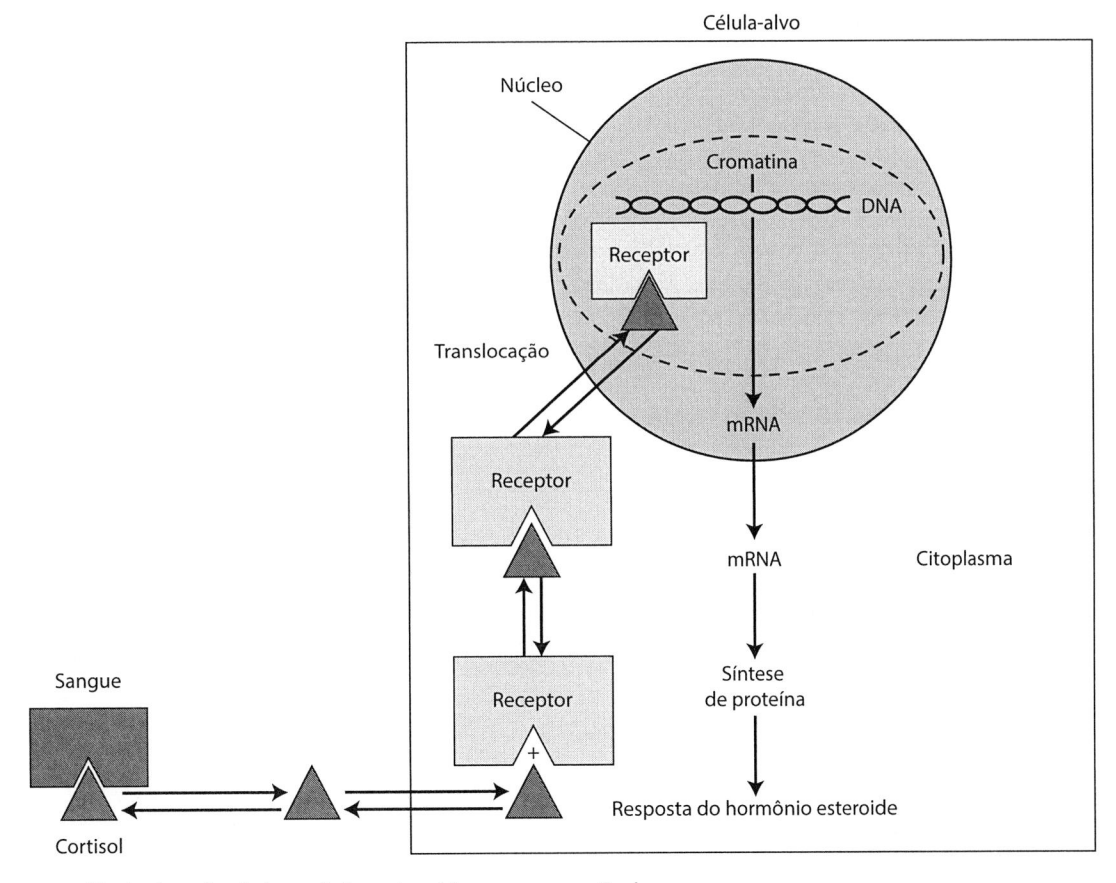

FIGURA 3.15 Modo de ação de hormônios esteroides como o cortisol.

da contribuição da glicólise para a ressíntese de ATP torna-se necessário. A glicólise anaeróbia envolve várias etapas adicionais, além da hidrólise de PCr, embora, em comparação com a fosforilação oxidativa, ainda seja extremamente rápida. A glicólise anaeróbia tem início quando começa a contração, mas, diferentemente da hidrólise de PCr, não atinge uma taxa máxima antes de 5 segundos de exercício, podendo ser mantida nesse nível por vários segundos durante a geração de força muscular máxima (ver Fig. 3.17). O(s) mecanismo(s) responsável(is) pelo eventual declínio na glicólise durante o exercício máximo não foi(ram) determinado(s). O exercício a uma intensidade equivalente a 95-100% do $\dot{V}O_{2máx}$ pode ser sustentado por cerca de 5 minutos, antes que haja fadiga. Nessas condições, a oxidação de carboidrato pode contribuir de maneira significativa para a produção de ATP, mas sua importância relativa costuma ser subestimada.

A fadiga, que consiste na incapacidade de manter uma determinada ou esperada força ou potência, é um aspecto inevitável do exercício máximo. Normalmente, a perda de potência ou produção de força tende a estar na região de 40-60% do máximo observado durante os 30 segundos de exercício total. Numerosos fatores contribuem para a fadiga, porém, durante o exercício máximo de curta duração, a fadiga será causada principalmente por um declínio gradual na produção anaeróbia de ATP ou aumento no acúmulo de ADP decorrente de uma depleção de PCr ou de uma queda na taxa de glicólise.

No exercício de alta intensidade com duração de 1-5 minutos, o acúmulo de **ácido láctico** pode contribuir para o processo de fadiga. Para valores de pH fisiológicos, o ácido láctico se dissocia quase completamente em seu constituinte lactato e íons hidrogênio, e estudos usando preparações de músculo de animal demonstraram que a inibição direta da produção de força pode ser conseguida

aumentando as concentrações de íons hidrogênio e lactato (Green, 1995). O pH muscular reduzido pode causar certa inibição de PFK e de fosforilase, reduzindo, assim, a taxa de ressíntese de ATP a partir da glicólise. Entretanto, é improvável que esse desenvolvimento seja importante no músculo em exercício, pois a inibição *in vitro* de PFK pelo pH reduzido é revertida na presença de outros ativadores, como AMP (Spriet, 1991). O acúmulo de lactato e íons hidrogênio também parece resultar em fadiga muscular, independentemente um do outro, porém este último é o mecanismo citado com mais frequência. No entanto, embora isso tenda a estar relacionado com o processo de fadiga, é improvável que o acúmulo de lactato e íons de hidrogênio seja totalmente responsável pela fadiga muscular. Por exemplo, estudos envolvendo voluntários humanos demonstraram que é possível recuperar rapidamente a geração de força muscular após o exercício fatigante, mesmo que o valor do pH no músculo esteja muito baixo (Stackhouse et al., 2001). Parece haver consenso de que a manutenção da produção de força durante o exercício de alta intensidade seja dependente do pH, contudo, a geração de força inicial está mais relacionada à disponibilidade de PCr.

Uma das consequências da rápida hidrólise de PCr durante o exercício de alta intensidade é o acúmulo de Pi, que inibe diretamente o acoplamento da contração muscular. O Pi pode atuar de modo direto sobre as miofibrilas e diminuir a produção de força de ponte cruzada e a sensibilidade de Ca^{2+} miofibrilar. Ao atuar sobre a manipulação de Ca^{2+} no retículo sarcoplasmático (RS), o Pi aumentado também pode aumentar a concentração de Ca^{2+} livre sarcoplasmático tetânico na fadiga inicial, estimulando os canais de liberação de Ca^{2+} no RS, inibindo a captação de Ca^{2+} no RS ATP-dependente e reduzindo a concentração de Ca^{2+} livre sarcoplasmático tetânico na fadiga tardia, entrando no RS, precipitando com o Ca^{2+}

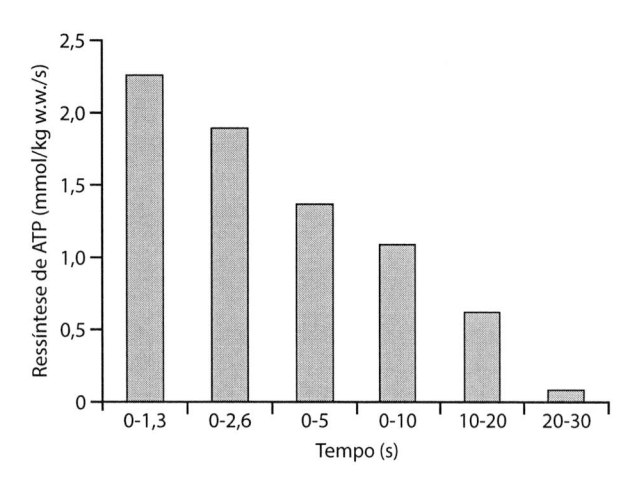

FIGURA 3.16 Taxas de ressíntese anaeróbia de ATP a partir da hidrólise de PCr durante a contração isométrica máxima no músculo esquelético humano.

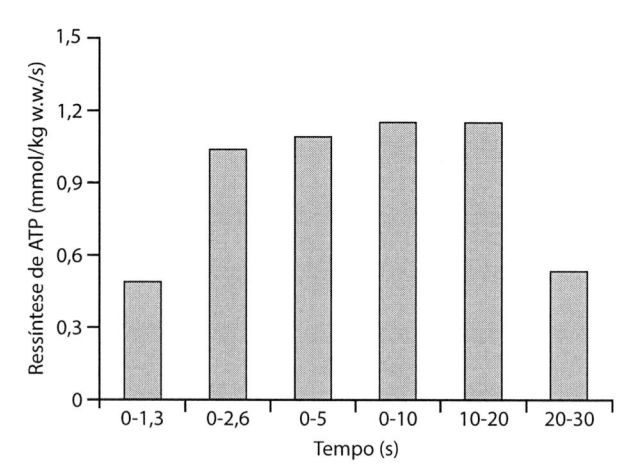

FIGURA 3.17 Taxas de ressíntese anaeróbia de ATP a partir da glicólise durante a contração isométrica máxima no músculo esquelético humano.

e, assim, diminuindo o Ca^{2+} disponível para liberação (Westerblad, Allen e Lannergren, 2002). Entretanto, a depleção simultânea de PCr e o acúmulo de Pi dificultam a separação *in vivo* entre o efeito da depleção de PCr e o efeito do acúmulo de Pi. Esse problema é ainda mais confundido pelos aumentos paralelos nos íons hidrogênio e lactato que ocorrem durante o exercício de alta intensidade. Todos esses metabólitos foram independentemente implicados na fadiga muscular.

A liberação de cálcio pelo RS como consequência da despolarização muscular é essencial para a ativação do acoplamento da contração muscular. Durante as contrações fatigantes, o transporte de cálcio desacelera e as correntes transitórias de cálcio tornam-se progressivamente menores, o que foi atribuído a uma redução na recaptação de cálcio pelo RS ou à ligação aumentada de cálcio. Evidências fortes de que uma interrupção na manipulação do cálcio é responsável pela fadiga são fornecidas por estudos que demonstraram que a estimulação da liberação de cálcio do RS causada pela administração de cafeína ao músculo isolado pode melhorar a produção de força muscular mesmo na presença de um pH muscular baixo (Green, 1995). Alternativamente, a fadiga durante o exercício de alta intensidade pode estar associada a uma falha de excitação-acoplamento e, possivelmente, a um reduzido impulso nervoso decorrente de inibição reflexa ao nível espinal. Nessa última hipótese, o acúmulo de potássio intersticial no músculo pode ter papel significativo.

Quando repetidas sessões de exercício máximo são realizadas, as taxas de hidrólise de PCr muscular e acúmulo de lactato declinam. No caso da PCr, considera-se que essa resposta ocorra em virtude da ressíntese incompleta de PCr durante a recuperação entre sucessivas sessões de exercício. O(s) mecanismo(s) responsável(is) pela queda na taxa de acúmulo de lactato é(são) desconhecido(s).

Causas de fadiga no exercício prolongado

O termo *exercício prolongado* geralmente é usado para descrever as intensidades de exercício que podem ser sustentadas por 30-180 minutos. Como a taxa de demanda de ATP é relativamente baixa em comparação com o exercício de alta intensidade, é possível que PCr, carboidratos e gordura contribuam para a produção de energia. As várias fontes de energia disponíveis para ressíntese de ATP são resumidas na Figura 3.18. As taxas de degradação de PCr e produção de lactato durante os primeiros minutos de exercício prolongado têm relação estreita com a intensidade do exercício realizado, e a produção de energia durante esse período tende a ser comprometida na ausência dessa contribuição do metabolismo anaeróbio. Uma vez alcançado um estado estável, porém, a oxidação de gorduras e os carboidratos passam a ser as principais formas de ressíntese de ATP. O glicogênio muscular é o principal combustível durante os primeiros 30 minutos de exercício a 60-80% do $\dot{V}O_{2máx}$. A taxa de uso de glicogênio muscular depende da intensidade do exercício (ver Fig. 3.19).

Durante os estágios iniciais do exercício, a oxidação de gorduras é limitada pelo retardo na mobilização de AG do tecido adiposo. Em repouso, após o jejum da madrugada, a concentração plasmática de AG é de cerca de 0,3-0,4 mmol/L. É comum observar a queda dessa concentração durante a primeira hora de exercício de intensidade moderada, e a isso se segue um aumento progressivo (ver Fig. 3.20), conforme a lipólise é estimulada pelas ações das catecolaminas, glucagon e cortisol. Durante o exercício muito prolongado, a concentração plasmática de AG pode chegar a 1,5-2,0 mmol/L, e a captação muscular de AG fornecido pelo sangue é proporcional à concentração plasmática de AG.

O glicerol liberado do tecido adiposo não pode ser usado diretamente pelo músculo, que carece da enzima glicerol quinase. Entretanto, o glicerol (com a alanina e

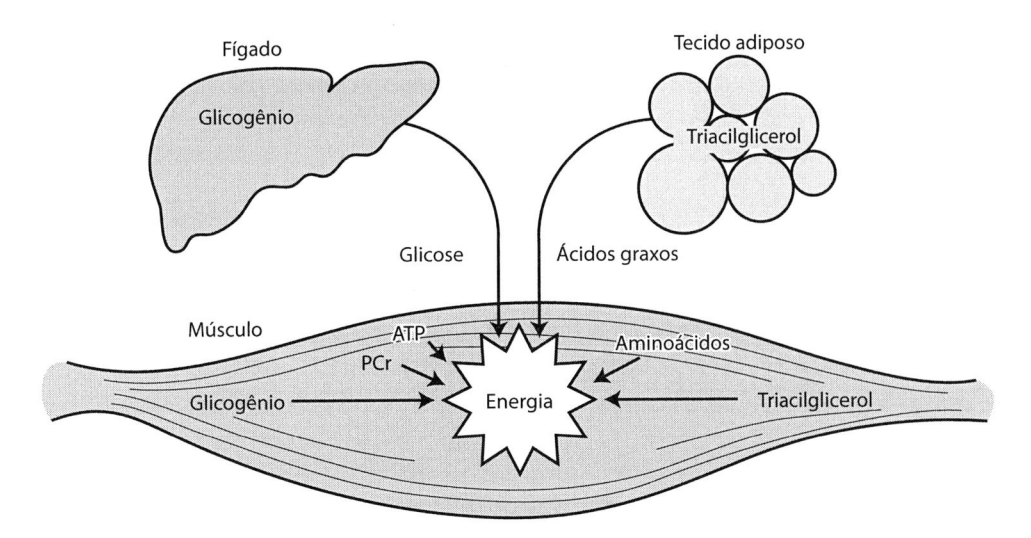

FIGURA 3.18 Principais fontes de combustível disponíveis para o exercício.

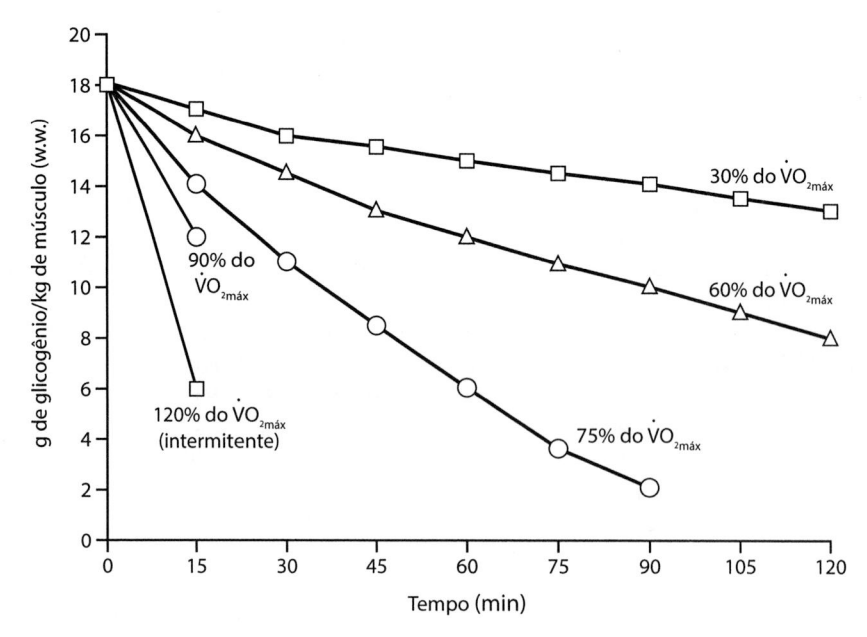

FIGURA 3.19   Efeito da intensidade do exercício sobre as taxas de uso de glicogênio muscular.

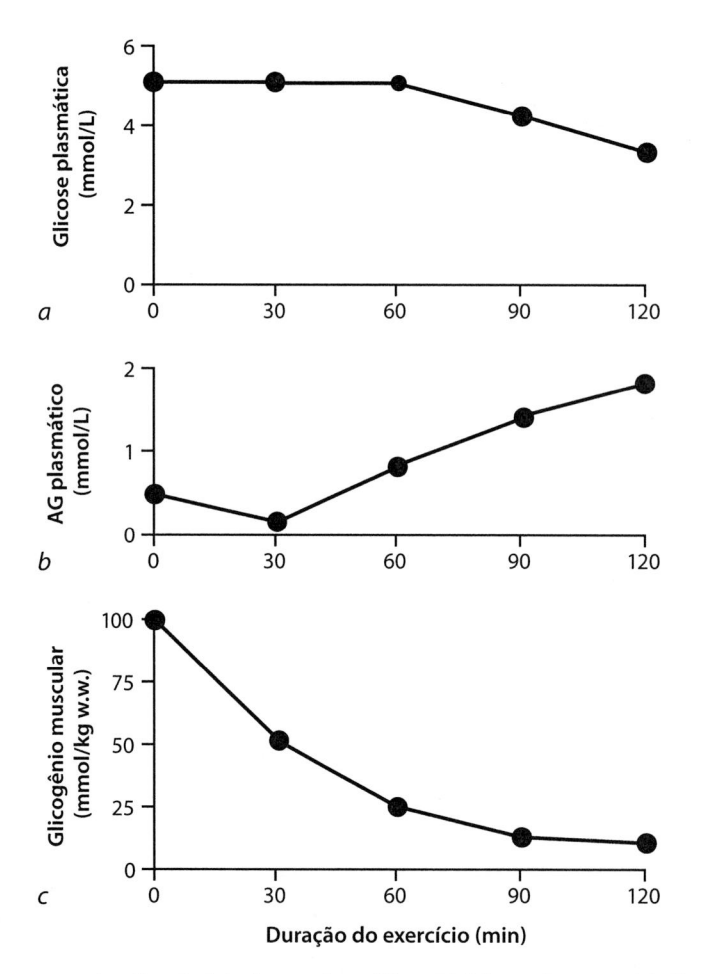

FIGURA 3.20   Alterações nas concentrações de *(a)* glicose plasmática, *(b)* AG no plasma, e *(c)* glicogênio muscular durante o exercício contínuo a uma intensidade equivalente a 70% do $\dot{V}O_{2máx}$.
Reproduzida de M. Gleeson, Biochemistry of Exercise, in *Nutrition in Sport*, editado por R.J. Maughan (Blackwell Science Ltd., 2000), 17-38.

o lactato) é captado pelo fígado e usado como precursor neoglicogênico para ajudar a manter o débito hepático de glicose à medida que os níveis hepáticos de glicogênio diminuem. O uso da glicose sanguínea é maior a taxas maiores de trabalho e aumenta durante o exercício submáximo prolongado. A uma intensidade de exercício de 60% do $\dot{V}O_{2máx}$, a captação de glicose sanguínea pelo músculo atinge o pico após cerca de 90 minutos (ver Fig. 3.21). O declínio na captação da glicose sanguínea que ocorre após 90 minutos é atribuível à crescente disponi-

bilidade de AG plasmático como combustível (que parece inibir diretamente a captação muscular de glicose) e à depleção das reservas hepáticas de glicogênio.

No ritmo de uma maratona, as reservas musculares de carboidrato isoladas podem fornecer combustível por cerca de 80 minutos de exercício, antes que a depleção ocorra (ver Tab. 3.5). O uso simultâneo da gordura corporal e das reservas hepáticas de carboidrato, todavia, possibilita que a produção de ATP seja mantida e o exercício continue. A Figura 3.22 mostra as contribuições

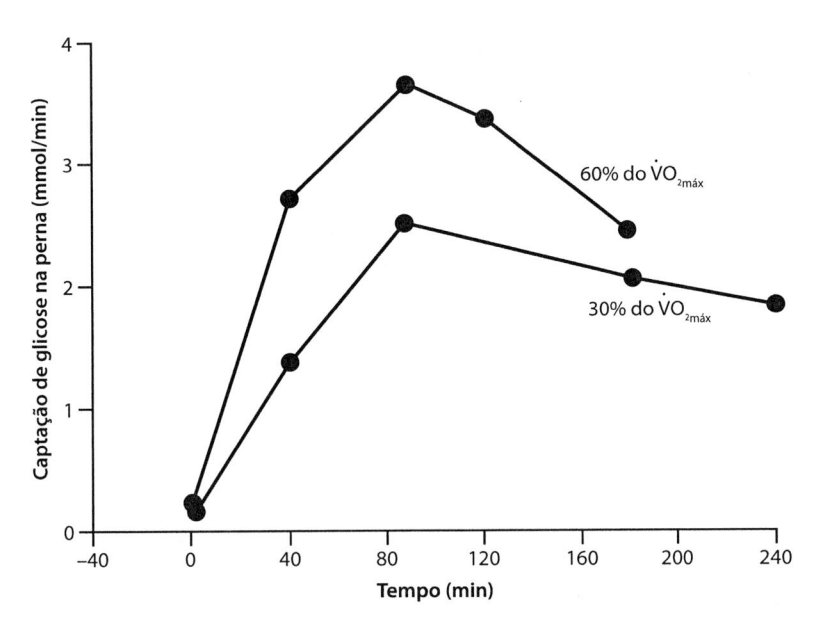

FIGURA 3.21 Taxa de captação de glicose a partir do sangue pelo músculo durante o exercício a 30% do $\dot{V}O_{2máx}$ e a 60% do $\dot{V}O_{2máx}$. O pico de captação ocorre após cerca de 90 minutos de exercício.

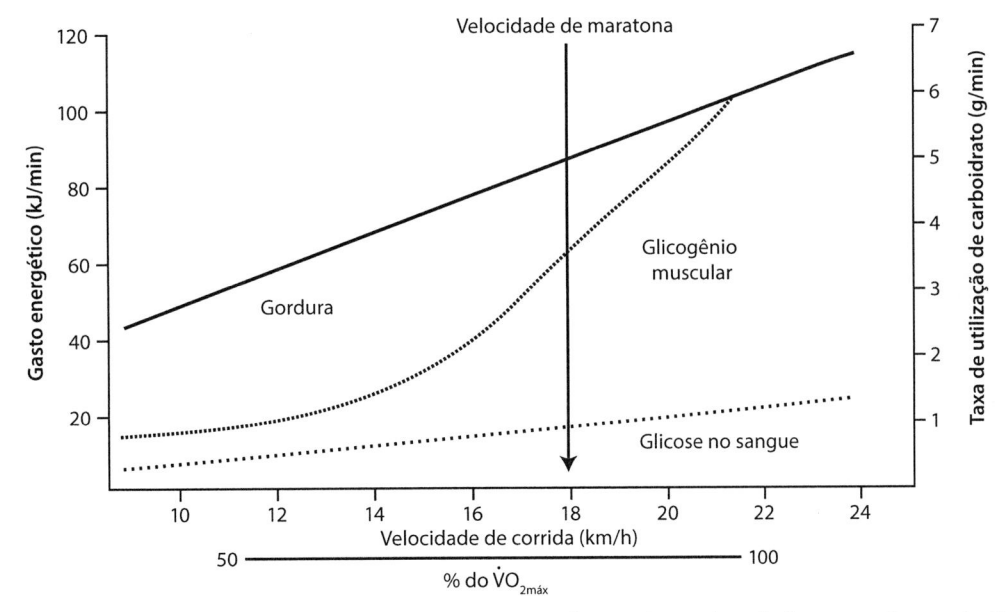

FIGURA 3.22 Alterações nas contribuições relativas das principais fontes de combustível para ressíntese de ATP durante a corrida a diferentes velocidades. Na velocidade de uma maratona de um atleta de resistência de elite, a taxa de oxidação de carboidrato é de cerca de 3,5 g/min.

da oxidação de gorduras, glicogênio muscular e glicose sanguínea para o gasto energético durante a corrida a diversas velocidades. No ritmo de uma maratona, as reservas musculares e hepáticas de carboidrato serão, por fim, depletadas. Nesse ponto, a produção de ATP é comprometida em virtude da impossibilidade de a oxidação de gorduras aumentar o suficiente para compensar esse déficit. A taxa de ressíntese de ATP a partir da oxidação de gorduras isolada não consegue atender às necessidades de ATP para intensidades de exercício acima de cerca de 50-60% do $\dot{V}O_{2máx}$. O fator que limita a taxa máxima de oxidação de gorduras durante o exercício (i. e., o motivo que a impede de aumentar para compensar a depleção de carboidratos) é desconhecido, mas deve preceder a formação de acetil-CoA, uma vez que, a partir desse ponto, gordura e carboidrato compartilham o mesmo destino. A limitação pode residir na taxa de captação de AG para dentro do músculo a partir do sangue, ou no transporte de AG para dentro da mitocôndria, em vez da taxa de betaoxidação de AG na mitocôndria.

Durante o exercício submáximo prolongado, os principais fatores que influenciam a seleção de combustível para o trabalho muscular são a intensidade e a duração do exercício. O efeito da duração do exercício sobre a contribuição de diferentes combustíveis durante o exercício com carga constante a cerca de 60% do $\dot{V}O_{2máx}$ é ilustrado na Figura 3.23, e o efeito da intensidade do exercício é resumido na Figura 3.24.

Em indivíduos sedentários, a reserva de glicogênio no músculo é bastante resistente a mudanças. A combinação de exercício e manipulação dietética, porém, pode ter um drástico efeito sobre o armazenamento de glicogênio no músculo. Há uma clara relação positiva entre o conteúdo muscular de glicogênio e o subsequente desempenho de resistência. Além disso, a ingestão de carboidrato durante o exercício prolongado diminui o uso de glicogênio no músculo, bem como a mobilização e oxidação de gorduras, e aumenta a taxa de oxidação de carboidrato e a capacidade de resistência. Assim, a contribuição do carboidrato ingerido por via oral para a produção total de ATP em tais condições deve ser maior do que aquela normalmente derivada da oxidação de gorduras. O mecanismo bioquímico preciso pelo qual a depleção do glicogênio muscular causa fadiga é indeterminado. No entanto, a incapacidade do músculo de manter a taxa de síntese de ATP no estado glicogênio-depletado possivelmente resulta em acúmulo de ADP e Pi, com consequente fadiga. Sem dúvida, uma queda substancial da concentração intramuscular de ATP é improvável nessa forma de exercício, pois concentrações muito baixas de ATP causam rigidez e dano irreversível às fibras musculares. Assim, outro fator que não a depleção do glicogênio muscular – provavelmente ligado a baixas concentrações musculares de glicogênio – deve atuar para conter a atividade do músculo glicogênio-depletado antes que a rigidez se desenvolva.

A inanição depleta rapidamente o fígado de carboidratos. A taxa de liberação de glicose hepática em indivíduos em repouso no estado pós-absortivo é suficiente para corresponder às demandas de carboidrato somente do sistema nervoso central. Cerca de 70% dessa liberação deriva das reservas hepáticas de carboidrato, enquanto o restante é derivado por neoglicogênese hepática. Durante o exercício, a taxa de liberação de glicose hepática está relacionada à intensidade do exercício. As reservas hepáticas de carboidrato contribuem com 90% dessa liberação, resultando, por fim, em depleção do glicogênio hepático.

O exercício prolongado, em particular após um período de jejum ou dieta pobre em carboidratos, resulta em hipoglicemia, que pode ser causa direta de fadiga. Alterações nas concentrações de glicogênio no fígado e não no músculo possivelmente seriam o determinante mais importante da acentuada diferença na capacidade de exercício induzida por dietas ricas e pobres em carboidrato. A hipoglicemia é detectada pelo cérebro e causa sintomas de cansaço e tontura. Essa fadiga central poderia então reduzir o grau de recrutamento da musculatura esquelética pelo córtex motor, causando uma queda na geração de força muscular. Além disso, a informação quimiorreceptora aferente tanto do sistema porta-hepático (monitoramento da concentração glicêmica porta-hepática) como do músculo esquelético (monitoramento da glicogenólise muscular) possivelmente retroalimenta o córtex motor. Esses sinais aumentam à medida que a hipoglicemia se desenvolve e a disponibilidade de glicogênio muscular diminui, induzindo mais fadiga central e fazendo os atletas reduzirem a intensidade do exercício.

Portanto, a ingestão de carboidrato durante o exercício também retarda o desenvolvimento de fadiga, desacelerando a taxa de depleção de glicogênio no fígado e ajudando a manter a glicemia. A fadiga central (fadiga do sistema nervoso central indicada pela capacidade comprometida de manter a máxima ativação muscular durante as contrações sustentadas) é um dos principais fatores durante o exercício prolongado. O desenvolvimento de hipoglicemia contribui para isso. A hipertermia é outro fator. No calor, o desempenho diminui acentuadamente e a hipertermia induzida pelo exercício está associada à fadiga central. A fadiga central parece ser influenciada pela atividade neurotransmissora do sistema dopaminérgico, contudo, os sinais (inibitórios) oriundos dos termorreceptores que detectam temperaturas elevadas no *core*, músculo e pele, entre outros fatores, contribuem para o desenvolvimento de fadiga.

A fadiga é um mecanismo protetor projetado para prevenir o dano muscular irreversível e – ainda mais importante – evitar o dano neural por hipoglicemia e hipertermia. Vários fármacos, incluindo anfetaminas e cafeína, comprovadamente são ergogênicos por meio das ações sobre o cérebro (Jones, 2008) que diminuem as sensações de fadiga, aumentam o estado de alerta e melhoram a função cognitiva; isso é importante para os esportes em que as habilidades motoras, concentração e tomada de decisão têm papel importante para o êxito. Entretanto, esses fármacos podem ser prejudiciais em certas situações envolvendo exercício, uma vez que podem destruir os mecanismos de proteção antifadiga.

Quando o exercício é realizado com altos níveis iniciais de glicogênio no músculo e no fígado, a resposta hormonal ao exercício é atenuada em comparação ao observado quando o exercício é realizado em um estado de depleção de carboidrato (ver Fig. 3.25). De modo similar, a ingestão de carboidrato durante o exercício está associada a elevações menores nas concentrações plasmáticas de epinefrina, norepinefrina, glucagon e cortisol. Como esses hormônios estão envolvidos na estimulação da li-

pólise, a mobilização de gorduras é retardada e a taxa de oxidação de gorduras é menor quando carboidratos são consumidos durante o exercício.

Adaptações metabólicas ao treino com exercícios

As adaptações musculares ao treino de resistência aeróbica incluem elevações na densidade capilar, bem como no número e tamanho das mitocôndrias. A atividade do ciclo do TCA e de outras enzimas oxidativas aumenta, e há um aumento concomitante na capacidade de oxidar gorduras e carboidratos. As adaptações ao treino no músculo afetam o uso de substrato. O treino de resistência também

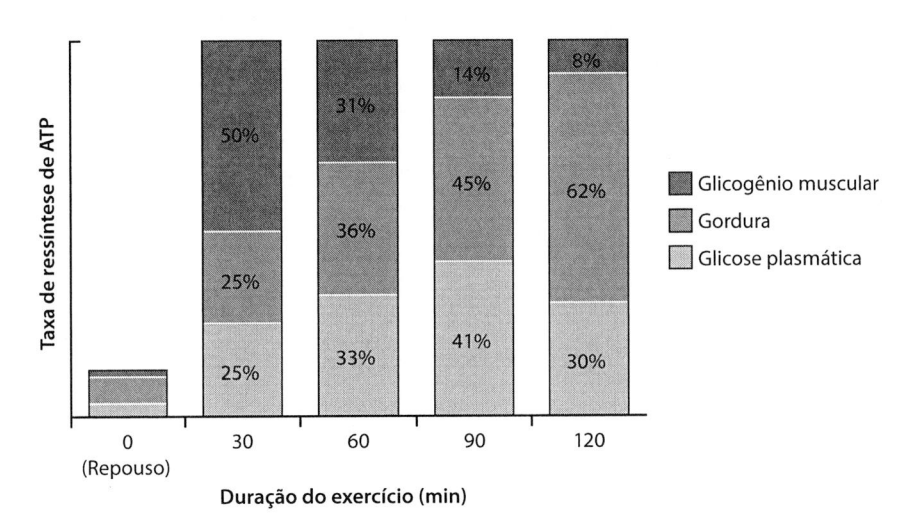

FIGURA 3.23 As alterações nas contribuições relativas das principais fontes de combustível para a ressíntese de ATP durante o exercício submáximo prolongado a uma intensidade equivalente a cerca de 60% do $\dot{V}O_{2máx}$ (aproximadamente 10 vezes a taxa metabólica de repouso).
Reproduzida de M. Gleeson, Biochemistry of Exercise, in *Nutrition in Sport,* editado por R.J. Maughan (Blackwell Science Ltd., 2000), 17-38.

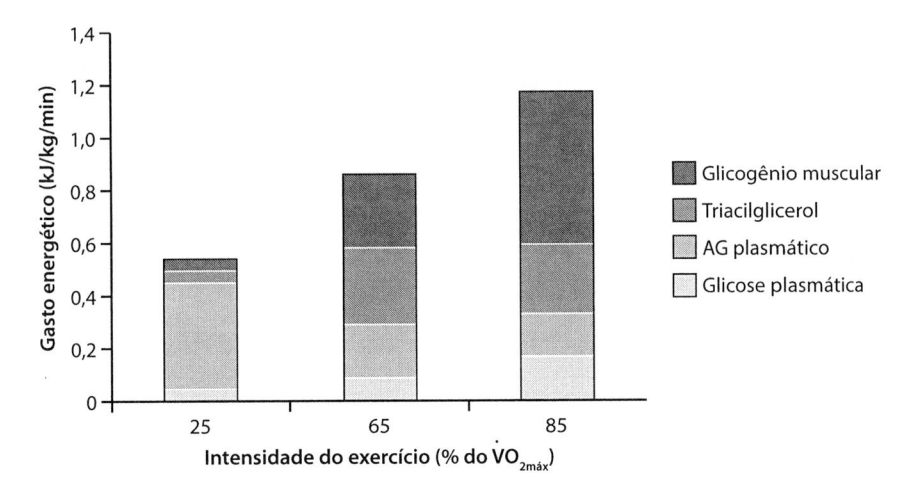

FIGURA 3.24 As contribuições de diferentes fontes de combustível para o gasto energético em três intensidades distintas de exercício.
Baseada em Romijn et al. (1995).

aumenta a área de corte transversal relativa das fibras de tipo I, aumenta o conteúdo intramuscular de triacilglicerol e aumenta a capacidade de utilização de gordura como fonte de energia durante o exercício submáximo. Indivíduos treinados também demonstram maior dependência de TGIM como fonte de energia. Esses efeitos e outros efeitos fisiológicos do treino, incluindo aumento do débito cardíaco máximo e do $\dot{V}O_{2máx}$, melhoram a distribuição de oxigênio para o músculo em trabalho, atenuam as respostas hormonais ao exercício (ver Fig. 3.26), diminuem a taxa de utilização do glicogênio muscular e da glicose sanguínea (ver Fig. 3.27) e diminuem a taxa de acúmulo de lactato durante o exercício submáximo. Essas adaptações contribuem para a melhora acentuada da capacidade de resistência após o treino.

As alterações no uso de substrato com o treino de resistência poderiam ser causadas, pelo menos em parte, por um menor distúrbio da homeostasia de ATP durante o exercício. Com a capacidade oxidativa mitocondrial aumentada após o treino, quedas menores de ATP e PCr, bem como elevações menores na ADP e Pi, são necessárias para equilibrar a taxa de síntese de ATP com a taxa de uso de ATP. Em outras palavras, com um número maior de mitocôndrias, a quantidade de oxigênio e também a quantidade de ADP e Pi necessária por mitocôndria será menor após o treino do que antes do treino. O menor aumento na concentração de ADP resultaria na formação de menos AMP pela reação da mioquinase, e haveria menor formação de IMP e amônia por desaminação da AMP. Aumentos menores nas concentrações de ADP, AMP, Pi e amônia poderiam contribuir para a taxa mais lenta de glicólise e glicogenólise no músculo treinado, em comparação com o observado no músculo não treinado.

O treino de força, potência ou velocidade produz pouco ou nenhum efeito sobre a capacidade aeróbica. O treino de resistência intenso ou o *sprinting* provoca alterações específicas nos sistemas de distribuição de energia imediata (ATP e PCr) e em curto prazo (glicolítica), aumentos na capacidade de tamponamento muscular e melhoras na força ou no desempenho nos tiros de velocidade. Vários meses de treino de resistência intenso causam hipertrofia das fibras musculares, aumentando, assim, a massa muscular total e a possível potência máxima. O alongamento, a contração e o dano às fibras musculares durante o exercício fornecem estímulos para adaptação, o que envolve alterações na expressão de diferentes isoformas de miosina.

Influência da nutrição na adaptação ao treino de resistência

Tem havido um interesse crescente sobre a influência da nutrição nas adaptações ao treino de resistência (Hawley et al., 2011). Hoje, sabe-se que baixos níveis de glicogênio muscular podem aumentar o conteúdo de RNA mensageiro

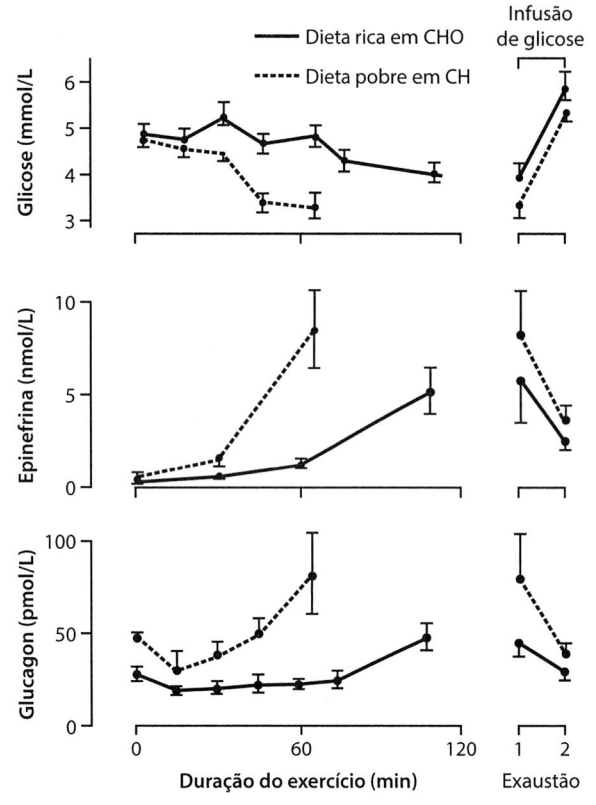

FIGURA 3.25 Influência de uma dieta rica em carboidrato ou pobre em carboidrato (durante os três dias precedentes) sobre a resposta hormonal ao exercício prolongado. As concentrações hormonais plasmáticas médias são mostradas para um grupo de sete indivíduos correndo a 70% do $\dot{V}O_{2máx}$ após quatro dias sob dieta pobre ou rica em carboidratos. Na exaustão (1), os indivíduos foram incentivados a correr por mais 10 minutos (2) com infusão de glicose.

Reproduzida com permissão de H. Galbo et al., "Exercise physiology: Humoral function", *Sport Science Review* 1, (1979): 65-93; H. Galbo et al., "The Effect of Different Diets and of Insulin on the Hormonal Response to Prolonged Exercise," *Acta Physiologica Scandanavica* 107, (1979): 19-32.

ALTERAÇÕES NA RESPOSTA METABÓLICA AO EXERCÍCIO APÓS O TREINO DE RESISTÊNCIA

- Maior contribuição relativa da oxidação de gorduras (**razão de troca respiratória [RTR]** e **quociente respiratório [QR]** menores).
- Baixa taxa de uso de glicogênio muscular.
- Uso reduzido da glicose sanguínea pelo músculo.
- Aumentos menores dos níveis de hormônios circulantes (p. ex., epinefrina, cortisol, hormônio do crescimento).
- Elevação menor da concentração plasmática de AGL.
- Aumento dos transportadores de AGL na membrana muscular.
- Oxidação aumentada de gorduras em relação à de carboidratos.
- Utilização aumentada de triglicerídeos musculares.
- Acúmulo reduzido de lactato no músculo (e no sangue).

(mRNA) de alguns genes envolvidos no metabolismo do exercício. Vários estudos demonstraram que os genes codificadores de enzimas metabólicas seletas, entre as quais citrato sintase, beta-hidroxiacil-CoA-desidrogenase e piruvato desidrogenase quinase, são mais ativados em resposta ao exercício quando este é realizado com um baixo conteúdo de glicogênio pré-exercício (Burke, 2010; Hawley et al., 2011). O papel do glicogênio muscular poderia ser explicado pelo fato de que algumas proteínas sinalizadoras, como a proteína quinase ativada por AMP (AMPK), possuem domínios de ligação ao glicogênio e, quando os níveis de glicogênio estão baixos, essas proteínas são mais intensa-

mente ativadas por seus alvos específicos. De fato, a atividade da AMPK e da proteína quinase mitógeno-ativada p38 (p38 MAPK) está aumentada quando o exercício é realizado com um baixo conteúdo de glicogênio muscular (Burke, 2010; Matsakas e Patel, 2009). Isso pode ser benéfico para indivíduos que se submetem ao treino com exercícios de resistência porque acredita-se que AMPK e p38 MAPK têm papel decisivo na regulação da biogênese mitocondrial e nas adaptações ao treino de resistência. Entretanto, ainda não foi determinado se essas respostas exageradas em um estado glicogênio-depletado são traduzidas em conteúdos maiores de proteína ou atividades funcionais aumentadas.

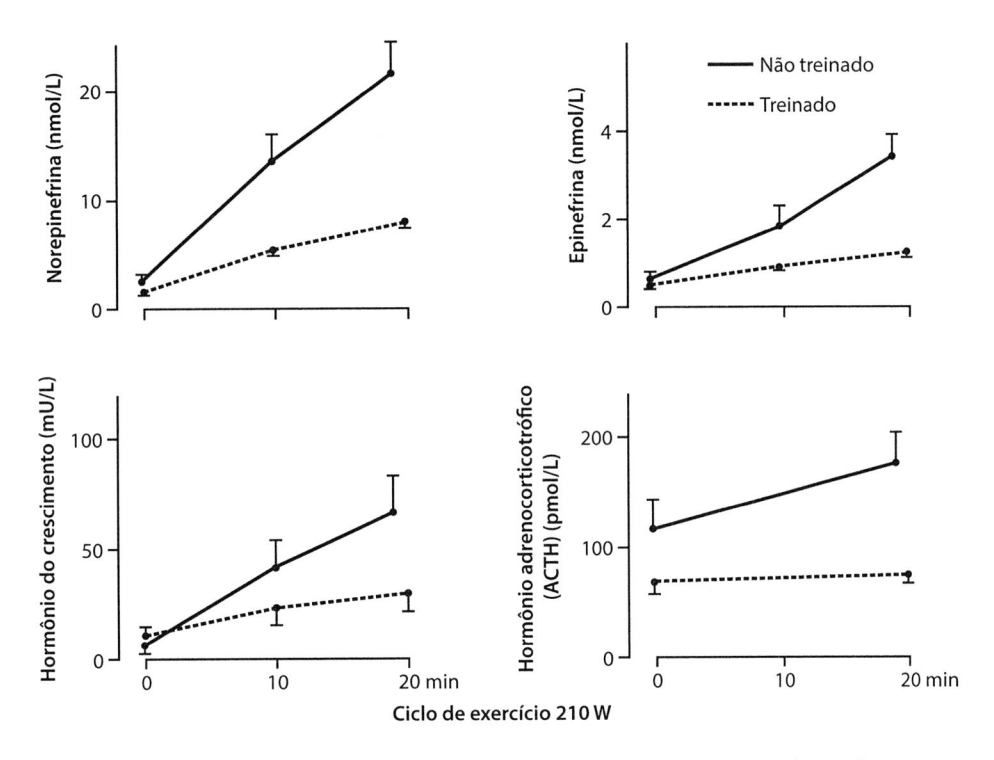

FIGURA 3.26 Influência do treino de resistência sobre a resposta hormonal ao exercício prolongado.
Reproduzida com permissão de H. Galbo et al., "Exercise physiology: Humoral function", *Sport Science Review* 1, (1979): 65-93; H. Galbo et al., "The Effect of Different Diets and of Insulin on the Hormonal Response to Prolonged Exercise", *Acta Physiologica Scandanavica* 107, (1979): 19-32.

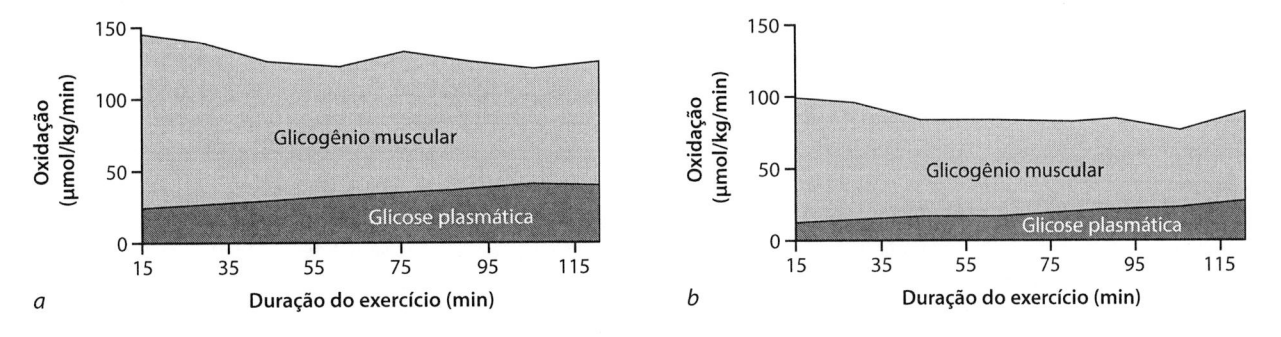

FIGURA 3.27 Taxas de oxidação do glicogênio muscular e da glicose plasmática durante 2 horas de ciclismo a 60% do $\dot{V}O_{2máx}$ pré-treino em *(a)* homens não treinados e *(b)* os mesmos homens após 12 semanas de treino com exercícios de resistência. Note as taxas reduzidas de uso de glicogênio e glicose após o treino (*P* < 0,05 treinado *versus* não treinado).
Dados de Mendenhall et al. (1994).

É provável que sinais responsivos tanto à disponibilidade aumentada de gorduras como à disponibilidade diminuída de carboidratos atuem em conjunto para determinar as respostas exatas na expressão gênica no músculo esquelético. Os mecanismos pelos quais as adaptações a uma dieta rica em gorduras e pobre em carboidratos são mediadas parecem estar relacionados à ativação por AGL da família de receptores ativados por proliferadores de peroxissoma (PPAR, do inglês *peroxisome proliferator activator receptors*), ou a um efeito da insulina como resultado da disponibilidade diminuída de carboidrato.

O nível de antioxidantes na dieta também pode ter alguma influência sobre as adaptações ao treino de resistência. Espécies reativas de oxigênio e nitrogênio (RONS) estão envolvidas na modulação das vias de sinalização celular e no controle de diversos fatores de transcrição (redox-sensíveis). Embora níveis elevados de RONS possam interferir na função muscular, níveis moderados de RONS são essenciais no desenvolvimento da produção de força ideal no músculo (Powers e Jackson, 2008; Reid, 2008). Esses achados levantam questões importantes referentes ao possível papel das espécies de radicais livres como sinais para respostas adaptativas maiores nesses e em outros tecidos, bem como põe em dúvida a crença antiga de que os tecidos precisam de proteção contra danos causados por radicais livres por meio da suplementação com doses altas de nutrientes antioxidantes. É totalmente viável que tais adaptações ao estresse mediado pelos radicais livres tenham papel importante na manutenção da viabilidade celular nos tecidos rotineiramente submetidos a estresses repetidos (p. ex., o músculo em seguida ao exercício), e que o consumo aumentado de alguns nutrientes antioxidantes possa interferir nesses processos adaptativos necessários. Em um estudo, 14 homens foram submetidos a treino por 8 semanas, e 5 destes homens receberam uma suplementação diária consistindo em uma dose oral de 1 g de vitamina C (Gomez-Cabrera et al., 2008). A administração de vitamina C causou comprometimento significativo da capacidade de resistência. Os efeitos adversos da vitamina C podem resultar de sua capacidade de reduzir a expressão induzida por exercício de fatores de transcrição essenciais envolvidos na biogênese mitocondrial: coativador PPAR 1, fator respiratório nuclear 1 e fator de transcrição mitocondrial A. A vitamina C também preveniu a expressão induzida por exercício de citocromo C (um marcador do conteúdo mitocondrial), bem como as enzimas antioxidantes superóxido dismutase e glutationa peroxidase. Assim, parece que a suplementação com grandes doses de antioxidantes pode interferir na função de RONS e reduzir as adaptações celulares ao treino com exercício, embora alguns estudos não tenham respaldado esse conceito (Yfanti et al., 2010). É necessário que mais pesquisas sejam realizadas para determinar o papel das RONS no treino, mas parece que elas nem sempre são causadoras de dano, e seu papel na modulação das vias de sinalização pode ser

importante nos processos adaptativos. Em estudos *in vitro* e com emprego de animais, descobriu-se que vários fitoquímicos polifenólicos (p. ex., epicatequinas, quercetina, resveratrol) exercem um efeito mimetizador do exercício, o que promove intensificação da biogênese mitocondrial (Hawley et al., 2011). Pesquisas adicionais podem determinar se esses compostos vegetais não nutritivos podem influenciar as adaptações induzidas por exercício em seres humanos. Uma discussão adicional sobre essa possibilidade pode ser encontrada no Capítulo 12.

Influência da nutrição sobre a adaptação ao treino de força

O momento certo e a composição da nutrição pós-exercício influenciam a remoção proteica e, portanto, a resposta ao estímulo hipertrófico como o treino de força. Quando o atleta jejua antes de uma rodada de treino de força e continua em jejum subsequentemente, a síntese e a degradação de proteínas estão aumentadas no período pós-treino, contudo, a quebra ultrapassa a síntese e o resultado é uma perda líquida de proteína no tecido muscular (Phillips, 2011; Rennie, 2005). A ingestão de proteína ou aminoácidos imediatamente após o exercício pode prevenir essa perda por promover a síntese proteica muscular e diminuir a quebra, de modo a ocorrer um ganho líquido de proteína tecidual (ver Cap. 8). O suprimento de aminoácidos essenciais pode ser o fator limitante, e estudos indicam que a ingestão de pelo menos 25 g de proteína (contendo cerca de 10 g de aminoácidos essenciais) é necessária para alcançar o ganho ideal de proteína no tecido muscular após uma sessão de exercícios de força (Phillips, 2011). A estimulação de síntese proteica após o exercício pesado, combinada à ingestão de aminoácidos, pode durar até 24 horas ou mais e proporcionar aos atletas uma oportunidade de promover mais adaptações efetivas aos seus programas de treino. Estudos estabeleceram que a ingestão regular de proteína muito próxima das sessões de treino de força resulta em hipertrofia muscular e ganhos de força maiores do que com o consumo de quantidades similares de proteínas em outras ocasiões (Burd et al., 2009; Phillips, 2011). A coingestão de carboidratos para maximizar a resposta de insulina pode ser desnecessária se a ingestão de proteína pós-exercício for adequada, contudo, essa é uma opção sensível para o atleta que deseja maximizar a adaptação ao treino e restaurar o glicogênio muscular. Pesquisas também demonstraram que o aminoácido essencial leucina tem papel fundamental na estimulação da síntese proteica muscular e parece ser um ativador essencial na ativação da síntese proteica muscular após o exercício de força (Phillips, 2011). Assim, as proteínas ricas em leucina que são rapidamente digeridas e de alta qualidade, como a proteína do soro do leite, aparentemente seriam produtos ideais para estimular o ganho de proteína muscular e a promoção de hipertrofia. Detalhes adicionais podem ser encontrados no Capítulo 8.

Pontos-chave

- As células musculares esqueléticas são fibras longas, estriadas e multinucleadas. As miofibras são os elementos contráteis compostos por sarcômeros que contêm filamentos finos (actina) e grossos (miosina) dispostos em um arranjo regular. As cabeças das moléculas de miosina formam pontes cruzadas que se ligam de maneira reversível aos filamentos de actina, fazendo os filamentos deslizarem uns sobre os outros rumo aos centros dos sarcômeros.
- A fonte de energia para a contração muscular é a ATP, que é continuamente regenerada durante o exercício a partir da hidrólise de fosfocreatina, metabolismo anaeróbio do glicogênio ou da glicose, ou metabolismo aeróbio de acetil-CoA derivada principalmente da quebra de carboidrato ou gordura. O esqueleto de carbono de aminoácidos pode ser usado como um combustível para o metabolismo oxidativo, mas não é um dos principais combustíveis para produção de energia durante o exercício.
- A fosfocreatina está presente no sarcoplasma do músculo em concentrações equivalentes a cerca de três vezes a concentração de ATP. A hidrólise de fosfocreatina é iniciada no momento do aparecimento imediato da contração para tamponar o rápido acúmulo de ADP resultante da hidrólise de ADP. A taxa de hidrólise de fosfocreatina começa a declinar apenas alguns segundos depois da geração máxima de força. A importância da fosfocreatina para a produção de energia e função muscular está na taxa extremamente rápida em que é possível ressintetizar ATP.
- O carboidrato fornece energia por metabolismo anaeróbio, com o lactato sendo o produto final, ou pela oxidação completa a dióxido de carbono e água. O efeito líquido da glicólise é a conversão de uma molécula de glicose para cada duas moléculas de piruvato. Esse processo disponibiliza duas moléculas de ATP para cada molécula de glicose quebrada. Quando o glicogênio muscular é o substrato de partida, são geradas três moléculas de ATP para cada resíduo de glicose que passa pela via.
- A glicólise envolve a redução de NAD^+ para NADH, o que depleta o *pool* intracelular de NAD^+. A redução de piruvato a lactato permite que o NAD^+ seja regenerado a partir de NADH. A via alternativa para regeneração de NAD^+ envolve a conversão de piruvato em acetil-CoA para subsequente oxidação no ciclo do TCA.
- O ciclo do TCA e a fosforilação oxidativa ocorrem nas mitocôndrias. Na ressíntese aeróbia de ATP, o oxigênio é o aceptor final de elétrons na CTE e se combina com hidrogênio para formar água.
- As reservas de carboidrato são rapidamente depletadas durante o exercício (glicogênio muscular) ou durante o jejum (glicogênio hepático). As reservas de glicogênio muscular normalmente são depletadas depois de 1-2 horas de exercício pesado. No exercício de intensidade muito alta, o conteúdo de glicogênio muscular cai rápido, mas não é totalmente depletado no ponto de fadiga.
- O carboidrato é o principal combustível para a atividade muscular no exercício de alta intensidade. Quando as reservas de glicogênio muscular são depletadas, apenas o exercício de baixa intensidade é possível. O tempo em que uma intensidade fixa de exercício pode ser sustentada está relacionado ao tamanho da reserva de glicogênio pré-exercício. O tamanho da reserva depende do padrão de exercício e da dieta ao longo das horas e dias antecedentes.
- Alguns hormônios estão envolvidos na integração e controle do metabolismo de carboidratos, incluindo (especialmente) a insulina, que promove armazenamento de carboidrato, e o glucagon, cujas ações em geral são antagônicas às da insulina. A epinefrina e a norepinefrina estimulam a mobilização e o metabolismo de carboidratos em momentos de estresse.
- A principal forma de armazenamento de gordura no corpo é o triacilglicerol, que está localizado majoritariamente no tecido adiposo branco. As reservas de triacilglicerol também são encontradas no fígado e músculos, e como lipoproteínas no sangue. Os músculos não podem oxidar diretamente os triacilgliceróis. As moléculas de triacilglicerol primeiro devem ser quebradas em seus componentes AG e glicerol por lipólise. Esse processo é ativado durante o exercício pelas ações da epinefrina, glucagon e cortisol. As principais fontes de combustíveis de gordura para o exercício são os AG distribuídos pelo sangue, derivados do tecido adiposo, e o TGIM.
- Vários fatores influenciam o tipo de substrato usado para alimentar o trabalho muscular, incluindo a disponibilidade de substrato, dieta, intensidade e duração do exercício, estado de treino, hormônios, exercício prévio e condições ambientais. A oxidação de gordura contribui de forma crescente para a regeneração de ATP, conforme a duração do exercício aumenta. No exercício com duração de várias horas, a gordura pode suprir quase 80% da energia total necessária.

- O treino de resistência aumenta a capacidade muscular de oxidar gordura, o que economiza o uso do glicogênio muscular e de glicose sanguínea durante o exercício prolongado de intensidade moderada. Isso é diferente das altas taxas de oxidação de gordura porque o glicogênio é depletado após uma baixa ingestão de carboidrato. Nessa situação, a capacidade de aumentar a oxidação de gordura pode não estar aumentada, mas o corpo está usando o único substrato disponível (gordura).
- A fadiga consiste na incapacidade de manter uma determinada potência ou força esperada, sendo um aspecto inevitável do exercício extenuante. O aparecimento de fadiga muscular foi associado à interrupção do suprimento de energia, inibição de produto e fatores que precedem a formação de pontes cruzadas. É provavelmente um processo multifatorial.

Leituras recomendadas

Åstrand, P.-O., K. Rodahl, H. Dahl, and S. Stromme. 2003. *Textbook of work physiology: Physiological basis of exercise.* Champaign, IL: Human Kinetics.

Bangsbo, J. 1997. Physiology of muscle fatigue during intense exercise. In *The clinical pharmacology of sport and exercise*, edited by T. Reilly and M. Orme, 123-133. Amsterdam: Elsevier.

Green, H.J. 1991. How important is endogenous muscle glycogen to fatigue in prolonged exercise? *Canadian Journal of Physiology and Pharmacology* 69:290-297.

Greenhaff, P.L., and E. Hultman. 1999. The biochemical basis of exercise. In *Basic and applied sciences for sports medicine*, edited by R.J. Maughan, 69-89. Oxford: Butterworth-Heinemann.

Hargreaves, M., and L. Spriet. 2006. *Exercise metabolism.* 2nd ed. Champaign, IL: Human Kinetics.

Komi, P.V., and J. Karlsson. 1978. Skeletal muscle fibre types, enzyme activities and physical performance in young males and females. *Acta Physiologica Scandinavica* 103:210-218.

MacLaren, D., and Morton, J. 2011. *Biochemistry for sport and exercise metabolism.* London: Wiley.

Maughan, R.J., and M. Gleeson. 2010. *The biochemical basis of sports performance.* 2nd ed. Oxford: Oxford University Press.

Sahlin, K., and S. Broberg. 1990. Adenine nucleotide depletion in human muscle during exercise: Causality and significance of AMP deamination. *International Journal of Sports Medicine* 11:S62-S67.

Saltin, B. 1985. Physiological adaptation to physical conditioning. *Acta Medica Scandinavica* 711 (Suppl): 11-24.

Sjøgaard, G. 1991. Role of exercise-induced potassium fluxes underlying muscle fatigue: A brief review. *Canadian Journal of Physiology and Pharmacology* 69:238-245.

Tiidus, P.M., A.R. Tupling, and M.E. Houston. 2012. *Biochemistry primer for exercise science.* 4th ed. Champaign, IL: Human Kinetics.

4

Energia

Objetivos

Após estudar este capítulo, o leitor deve ser capaz de:

- Descrever o que é e como se expressa a energia, bem como fornecer uma visão geral sobre os diferentes tipos de energia.
- Definir os termos *eficiência bruta*, *eficiência líquida*, *eficiência delta* e *economia*.
- Descrever as várias formas de medir o gasto energético e explicar as vantagens e desvantagens de cada.
- Descrever os vários componentes do gasto energético humano e suas respectivas contribuições para o gasto energético em indivíduos ativos e inativos.

- Discutir o conceito de balanço energético e sua relação com peso corporal e desempenho físico.
- Discutir os limites superior e inferior do gasto energético humano, bem como os problemas práticos associados a esses gastos energéticos.

As células necessitam de **energia** para funcionar, as fibras musculares precisam de energia para contrair e as bombas iônicas presentes nas membranas necessitam de energia para transportar íons ao longo das membranas celulares. Embora o corpo humano tenha algumas reservas de energia, a maior parte dela deve ser obtida por meio da nutrição. Durante o exercício, as necessidades energéticas aumentam e a provisão de energia pode se tornar crítica. Pessoas com defeitos no metabolismo energético têm problemas para realizar exercícios físicos vigorosos. Um indivíduo com doença de McArdle, por exemplo, é deficiente na enzima glicogênio fosforilase e não pode quebrar o glicogênio muscular. Assim, a provisão de energia da pessoa e sua capacidade de exercício são gravemente comprometidas. Em atletas, a provisão de energia pode ser decisiva, e a depleção de energia (que, na maioria dos casos, significa depleção de carboidrato) é um dos contribuidores mais comuns para a fadiga. Os diferentes tipos de exercício e esporte têm necessidades energéticas diferentes. Portanto, os atletas devem ajustar adequadamente as suas ingestões alimentares. Este capítulo descreve as necessidades energéticas e os problemas práticos associados para alguns atletas.

As formas de energia variam da energia leve à energia química. Os vegetais usam a energia luminosa no processo de fotossíntese para produzir carboidratos, gorduras ou proteínas. A energia contida no alimento é armazenada nas ligações químicas de várias moléculas. Quebrar essas ligações libera energia e esta é disponibilizada para conversão em outras formas de energia. Por exemplo, quando a glicose é quebrada durante a glicólise, a energia química é convertida em outra forma de energia química (ATP) e, por fim, transformada em energia mecânica (contração muscular).

Em fisiologia, a energia representa a capacidade de trabalhar que muitas vezes é denominada energia mecânica. Andar, correr, lançar e pular requerem produção de energia mecânica. O trabalho (energia) é produto da força pela distância vertical, expresso do seguinte modo:

$$\text{trabalho} = \text{força} \times \text{distância, ou } W = F \times d$$

Se o trabalho é expresso por unidade de tempo, usa-se o termo *potência*:

$$\text{potência} = \text{trabalho / tempo, ou } P = W/t$$

O **gasto energético (GE)** refere-se à energia consumida (em **quilojaules [kJ]** ou quilocalorias [kcal]) por unidade de tempo para produzir potência. Durante a conversão de uma forma de energia em outra, nenhuma energia é perdida. Isso em geral é referido como a Primeira Lei da Termodinâmica, também conhecida como Lei da Conservação de Energia, que estabelece que a energia não pode ser criada nem destruída em um sistema isolado. Por exemplo, na combustão de carboidrato e gordura, a energia química é convertida em energia mecânica (contração muscular) e energia de calor.

O corpo humano é ineficiente quanto ao uso da energia proveniente da quebra de carboidrato e gordura. Durante o exercício de ciclismo, por exemplo, apenas 20% da energia é convertida em potência. O restante da energia se transforma em calor. Esse calor é usado parcialmente na manutenção da temperatura corporal em 37ºC, mas a produção de calor pode ser excessiva durante o exercício. Para evitar que a temperatura corporal aumente demais, vários mecanismos dissipadores de calor devem ser ativados (ver Cap. 9).

A energia frequentemente é expressa em **calorias** (sistema imperial) ou em **joules** (sistema métrico). Uma caloria expressa a quantidade de energia (calor) necessária para elevar a temperatura de 1 g (1 mL) de água em 1ºC. Portanto, um alimento que contém 837 kJ (200 kcal) tem energia potencial suficiente para elevar a temperatura de 200 L de água em 1ºC. Na linguagem coloquial, as quilocalorias costumam ser denominadas Calorias (escritas com inicial maiúscula – "C"). Como isso pode gerar confusão, adotaremos "quilojoules" e "quilocalorias" neste livro.

A unidade do Sistema Internacional de Unidades (System Internationale, ou SI) para energia é o joule, nomeado em homenagem ao cientista britânico Sir Prescott Joule (1818-1889). Um joule de energia move uma massa de 1 g a uma velocidade de 1 m/s. Um joule não é uma grande quantidade de energia; por isso, os quilojoules são usados com mais frequência. Para converter calorias em joules ou quilocalorias em quilojoules, o valor de caloria deve ser multiplicado por 4,184.

Ao discutir a ingestão ou o gasto energético durante 24 horas, os megajoules (MJ) são usados com frequência para evitar números grandes. Como os joules ainda não fazem parte da linguagem do dia a dia, ambas as unidades (joules ou calorias) são mencionadas com frequência nos rótulos dos alimentos. Quando as pessoas falam sobre energia gasta ou conteúdo de energia do alimento é comum que isso seja expresso em kcal, entretanto, sobretudo nos Estados Unidos, as pessoas se referem a isso como Calorias. Neste livro, usaremos kJ com o equivalente em kcal entre parênteses.

Eficiência energética

O trabalho efetivo realizado após a contração muscular, ou **eficiência**, é expresso como percentual do trabalho total. Como já mencionado, cerca de 20% de toda a energia produzida no corpo humano é usada para a realização do trabalho (movimento). Portanto, os seres humanos são aproximadamente 20% eficientes. A maior parte da energia restante é usada para manter a homeostase e é desperdiçada na forma de calor. Nenhum sistema é 100% eficiente. Um motor a gasolina é 20-30% eficiente. Um motor a diesel é 30-40% eficiente. Uma lâmpada comum é cerca de 20% eficiente, enquanto uma lâmpada econômica é cerca de 80% eficiente. Os seres humanos são cerca de 20% eficientes, embora isso dependa do tipo de atividade e do quão acostumado o indivíduo está à atividade. Por exemplo, um ciclista novato não será tão eficiente quanto um ciclista experiente e bem treinado; suas eficiências poderiam ser algo em torno de 16% e 22%, respectivamente.

A definição precisa de eficiência pode variar. Por exemplo, a **eficiência bruta (EB)** é a razão trabalho total:energia consumida.

EB(%) = trabalho realizado / energia consumida × 100%

À medida que a intensidade do exercício aumenta, porém, a proporção relativa da energia gasta como metabolismo em repouso diminui, e isso faz a EB aumentar com a taxa de trabalho. Uma solução para esse problema é subtrair o gasto energético basal do gasto energético total. Uma forma de calcular o valor basal é usar a **eficiência líquida (EL)**, em que o valor basal é a energia gasta em repouso:

EL(%) = trabalho realizado / (energia gasta – gasto energético em repouso) × 100%

A segunda forma de calcular o valor basal é usar a **eficiência de trabalho (ET)**, em que o valor basal é o custo energético do trabalho sem carga (0 W ou ciclo sem cadeia) (p. ex., ciclismo sem carga):

ET(%) = trabalho realizado / (energia gasta – gasto energético sem carga) × 100%

Infelizmente, é difícil ou até impossível determinar de maneira confiável a eficiência do trabalho, em virtude do caráter não natural dos movimentos sem carga.

CONVERSÃO DE QUILOCALORIAS EM QUILOJOULES

1 caloria (cal) = 4,184 J
1 kcal = 4,184 kJ
1 kcal = 1.000 cal = 1 Cal
1 kJ = 1.000 J
1 MJ = 1.000 kJ
Por exemplo:
  250 kcal = 250 × 4,184 = 1.047 kJ = 1,047 MJ
  5.000 kJ = 5.000/4,184 = 1.194 kcal

Uma quarta definição de eficiência é a **eficiência delta (ED)**, que expressa a alteração na energia gasta por minuto em relação à alteração no trabalho real executado por minuto:

ED(%) = delta do trabalho realizado /
delta da energia gasta × 100%

A ED pode ser o reflexo mais preciso da eficiência muscular, porém é mais difícil de determinar e também mais variável. Todos os quatro cálculos de eficiência são usados comumente na literatura, e todos têm suas limitações.

O termo **economia** tipicamente é expresso como a captação de oxigênio necessária para realizar o exercício a determinada intensidade. Para corredores, é a captação de oxigênio a uma velocidade de 16 km/h. Os corredores eficientes em geral são melhores porque gastam menos energia. Em outros esportes, como o ciclismo, a relação entre economia e desempenho não parece ser tão forte.

Determinação do conteúdo de energia do alimento

O alimento contém energia na forma de carboidrato, gordura e proteína, os quais contêm energia armazenada em suas ligações químicas. Para determinar o conteúdo de energia do alimento, usamos uma técnica chamada **calorimetria direta**. O alimento é submetido à combustão (oxidado) e o calor resultante é usado como medida do conteúdo de energia. A medida é realizada em um **calorímetro de bomba** (ver Fig. 4.1).

Uma quantidade precisamente pesada de alimento (cerca de 1 g) é colocada em uma câmara de aço vedada contendo oxigênio a alta pressão. A reação é iniciada por ignição mediante uma corrente elétrica. O alimento queima dentro da câmara e produz calor, o qual é transferido através das paredes metálicas da câmara e aquece a água circundante. A elevação na temperatura da água reflete diretamente o conteúdo de energia do alimento. Se o volume de água circundando a câmara for 2 L e a temperatura subir 4°C, o conteúdo de energia do alimento será igual a 2 × 4 = 8 kcal (ou 8 × 4,184 = 33,5 kJ). Se o peso do alimento submetido à combustão for 1,2 g, o conteúdo de energia desse alimento será 8/1,2 = 6,7 kcal/g (27,9 kJ/g). Essa medida é o **valor de energia bruto** (ou conteúdo total de energia) do alimento e não se faz nenhuma distinção entre carboidrato, gordura e proteína. Embora o calorímetro de bomba seja provavelmente o método mais preciso para determinar o conteúdo de energia do alimento, sua execução é onerosa e seus resultados tendem a superestimar as calorias absorvidas reais, uma vez que toda a energia ingerida pode ser digerida ou absorvida. Carboidratos, gorduras e proteínas podem fornecer energia, porém as quantidades de energia que proporcionam são diferentes.

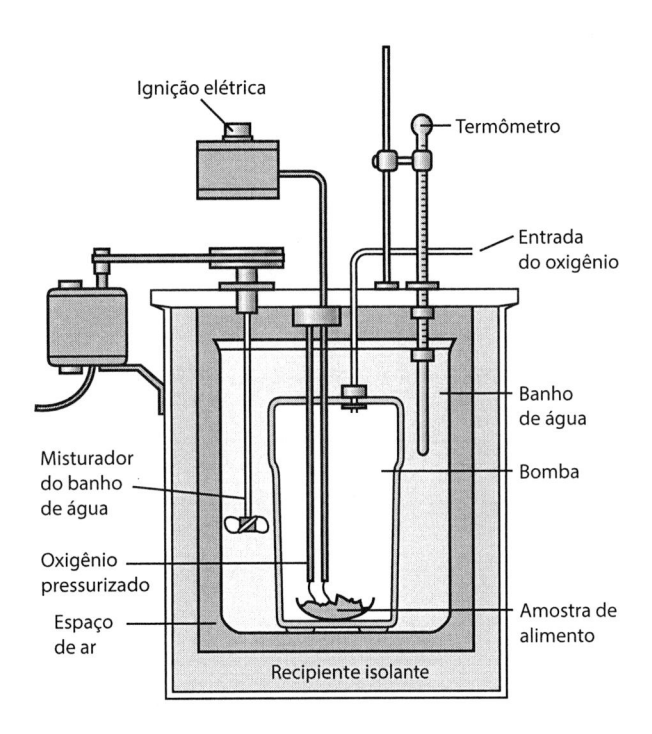

FIGURA 4.1 Calorímetro de bomba.

- O conteúdo de energia do carboidrato depende de seu tipo e dos arranjos de seus átomos. A combustão de glicose, por exemplo, fornece 15,7 kJ (3,7 kcal/g), enquanto a combustão de glicogênio e amido é de cerca de 17,6 kJ/g (4,2 kcal/g). A última figura normalmente é usada como valor de energia de carboidrato (1 g de carboidrato = 17,6 kJ [4,2 kcal]).

- O conteúdo de energia da gordura também depende da estrutura do triacilglicerol ou AG. Um AG de cadeia média como o octanoato (um AG contendo oito carbonos) pode conter 36 kJ/g (8,6 kcal/g), enquanto um AG de cadeia longa pode conter até 40,2 kJ (9,6 kcal/g). O conteúdo de energia da gordura em uma dieta mediana é 39,3 kJ/g (9,4 kcal/g).

- O conteúdo de energia da proteína depende do tipo de proteína e do conteúdo de nitrogênio. O nitrogênio não fornece energia; sendo assim, proteínas com densidades maiores de nitrogênio contêm menos energia por grama. O conteúdo de nitrogênio nos alimentos pode variar de 15% (leite integral) a cerca de 19% (oleaginosas e sementes). O conteúdo energético de proteína na dieta mediana é 23,7 kJ/g (5,7 kcal/g).

O valor de energia bruta não é necessariamente a quantidade de energia disponível se o alimento vier a ser consumido, em particular no caso da proteína. No corpo, o nitrogênio contido nos aminoácidos é excretado pelos rins como ureia. A molécula de ureia consiste em nitrogênio, carbono, oxigênio e hidrogênio, e sua fórmula é $CO(NH_2)_2$. Alguns átomos de hidrogênio presentes no aminoácido são excretados com o nitrogênio e, portanto, não podem fornecer energia. Cerca de 20% da energia potencial do aminoácido será perdida. Se um calorímetro de bomba mostrar que a proteína contém 23,7 kJ/g (5,7 kcal/g), apenas 19,3 kJ/g (4,6 kcal/g) estará disponível no corpo humano. Esse valor é a energia líquida do alimento.

Em algumas ocasiões, o alimento não é completamente absorvido. A digestão e absorção incompleta certamente resultarão em disponibilidade diminuída de energia. Wilbur Olin Atwater (1844-1907), um dos pioneiros no estudo do balanço energético humano (o total de gasto energético e ingestão de energia), determinou esse fato. Após medir muitos tipos de alimentos, Atwater apresentou valores de energia para alimentos que explicavam as diferenças de digestibilidade. Por uma questão de conveniência, esses valores de energia foram arredondados para números inteiros. Os conteúdos de energia de carboidrato, gordura e proteína foram 16 kJ/g, 36 kJ/g e 16 kJ/g (4 kcal/g, 9 kcal/g, 4 kcal/g), respectivamente. Esses fatores de correção frequentemente são denominados **fatores de Atwater** ou valores de energia de Atwater.

O percentual de energia do alimento que é absorvido costuma ser expresso em um **coeficiente de digestibilidade**. Um coeficiente de digestibilidade igual a 50 significa que apenas metade da energia ingerida é absorvida. A adição de fibras a uma refeição em geral diminui o coeficiente de digestibilidade. Assim, uma quantidade menor de energia é disponibilizada para o corpo a partir de um item alimentício que seja rico em fibras, em comparação a um item alimentício com conteúdo idêntico de energia e menor teor de fibras. A fibra faz o alimento se mover mais rápido ao longo do sistema gastrintestinal, o que deixa menos tempo para absorção. Em média, há digestão completa e absorção de 97% dos carboidratos. No caso das gorduras, esse valor é de 95%, enquanto para as proteínas é de 92% (ver Tab. 4.1).

O coeficiente de digestibilidade da proteína do farelo de trigo é apenas 40% e sua contribuição calórica é de apenas 7,62 kJ/g (1,82 kcal/g), o que é significativamente inferior aos 16 kJ/g (4 kcal/g) estimados por Atwater. Além disso, o coeficiente de digestibilidade do carboidrato do farelo de trigo é 56% e sua contribuição calórica é de apenas 9,84 kJ/g (2,35 kcal/g), que mais uma vez é muito inferior à estimativa de Atwater.

Atwater começou a analisar a composição e o conteúdo de energia do alimento, e, hoje, existem muitos bancos de dados extensos, a maioria dos quais compilados por instituições governamentais. Um dos bancos de dados mais amplos e abrangentes é o *USDA National Nutrient Database*. Existe uma seção para o *USDA National Nutrient Database for Standard Reference* e um *USDA Branded Food Products Database* (disponível em http://ndb.nal.usda.gov/ndb/). O Reino Unido, Austrália e outros países têm seus próprios bancos de dados que contêm seus próprios produtos específicos. Alguns *softwares* de programas profissionais combinam todos esses bancos de dados internacionais para fornecer uma coleção bastante abrangente de alimentos.

Muitos aplicativos de dispositivos móveis podem ser usados para registrar o consumo de alimentos e estimar a ingestão de macro- e micronutrientes. Esses aplicativos muitas vezes usam os mesmos bancos de dados, porém, muitos permitem que os usuários introduzam seus próprios alimentos e valores e compartilhem esses itens. Isso significa que nem todos os valores mostrados por esses aplicativos foram verificados, e algumas informações nutricionais são imprecisas ou incompletas. É importante estar ciente dessas limitações.

Determinação do gasto de energia

Os métodos de medir ou estimar o gasto energético humano variam de medidas diretas e complexas de produção de calor (calorimetria direta) a medidas metabólicas indiretas simples (**calorimetria indireta**), e de onerosos métodos que empregam isótopos estáveis como traçadores (água duplamente marcada) a estimativas grosseiras relativamente econômicas e convenientes (monitoramento da frequência cardíaca e acelerometria). A seguir, são listados alguns métodos usados para medir o gasto energético humano:

- Calorimetria direta.
- Calorimetria indireta.
- Espirometria de circuito fechado.
- Espirometria de circuito aberto.
- Técnica da bolsa (ou saco) de Douglas.
- Técnica respiração-por-respiração.
- Espirometria portátil.
- Água duplamente marcada.
- Bicarbonato marcado.
- Monitoramento da frequência cardíaca.
- Acelerometria.
- Observações, registros de atividade física, diários de atividade, memória.

Calorimetria direta

Por fim, todos os processos bioquímicos no corpo resultam em produção de calor. Essa produção de calor pode ser medida de uma maneira similar, como produção de calor a partir do alimento em combustão. Um calorímetro humano consiste em uma pequena câmara bem isolada, dotada de ventilação adequada (ver Fig. 4.2). O topo dessa câmara consiste em uma série de espirais (serpentina) ao longo das quais flui uma quantidade conhecida de água. A água absorve o calor irradiado pelo indivíduo na câmara, o que reflete a taxa metabólica desse indivíduo.

O ar é recirculado, enquanto o dióxido de carbono e a água são filtrados para fora do ar antes de reentrar na câmara com o oxigênio adicionado. Esse processo impede a perda de calor a partir da câmara, na forma de gases expirados.

Embora o calorímetro direto seja baseado em um princípio simples, a engenharia e operação reais da câmara são complicadas. Em especial, a operação do dispositivo requer funcionários treinados; assim, não é a forma mais popular nem a mais comum de medir o gasto energético. Uma importante desvantagem do calorímetro direto é a inconveniência para uso em estudos de campo e avaliação do gasto energético na maioria das situações de prática de exercício e esporte.

Traje de calorimetria direta

Para superar alguns problemas práticos da câmara de calorimetria direta, foi desenvolvido um traje de calorimetria direta. Esse traje consiste em um comprido tubo plástico ao longo do qual flui uma quantidade conhecida de água. O tubo toca a pele e absorve o calor do corpo. Outra vez, a elevação da temperatura da água está diretamente relacionada com a produção de calor do indivíduo e, portanto, da taxa metabólica dessa pessoa. Com esse traje, as medidas podem ser realizadas fora da câmara, porém ele pode comprometer o movimento. Foi demonstrado que o traje é útil para o exercício de caminhada, porém, por ser pesado e pouco flexível, pode im-

TABELA 4.1 Conteúdo energético dos nutrientes e disponibilidade de energia no corpo

	Energia de combustão por grama	Energia disponível por grama	Coeficiente de digestibilidade
Proteína			
Alimentos animais	23,7 kJ (5,7 kcal)	17,9 kJ (4,3 kcal)	97
Carne vermelha, peixes e aves	23,7 kJ (5,7 kcal)	17,9 kJ (4,3 kcal)	97
Ovos	24,1 kJ (5,8 kcal)	18,3 kJ (4,4 kcal)	97
Laticínios	23,7 kJ (5,7 kcal)	17,9 kJ (4,3 kcal)	97
Vegetais	23,7 kJ (5,7 kcal)	15,7 kJ (3,7 kcal)	85
Cereais	24,3 kJ (5,8 kcal)	16,2 kJ (3,9 kcal)	85
Leguminosas	23,9 kJ (5,7 kcal)	14,5 kJ (3,5 kcal)	78
Hortaliças	20,9 kJ (5,0 kcal)	13,0 kJ (3,1 kcal)	83
Frutas	21,8 kJ (5,2 kcal)	14,1 kJ (3,4 kcal)	83
Proteína comum	23,7 kJ (5,7 kcal)	17,0 kJ (4,0 kcal)	92
Gordura			
Alimentos animais	39,3 kJ (9,4 kcal)	37,4 kJ (8,9 kcal)	95
Carne vermelha e ovos	39,8 kJ (9,5 kcal)	37,8 kJ (9,0 kcal)	95
Laticínios	38,7 kJ (9,3 kcal)	36,8 kJ (8,8 kcal)	95
Alimentos vegetais	38,9 kJ (9,3 kcal)	35,0 kJ (8,4 kcal)	90
Gordura comum	39,3 kJ (9,4 kcal)	37,4 kJ (8,9 kcal)	95
Carboidrato			
Alimentos animais	16,3 kJ (3,9 kcal)	16,0 kJ (3,8 kcal)	98
Alimentos vegetais	17,4 kJ (4,2 kcal)	16,9 kJ (4,0 kcal)	97
Cereais	17,6 kJ (4,2 kcal)	17,2 kJ (4,1 kcal)	98
Leguminosas	17,6 kJ (4,2 kcal)	17,0 kJ (4,1 kcal)	97
Hortaliças	17,6 kJ (4,2 kcal)	16,7 kJ (4,0 kcal)	95
Frutas	16,7 kJ (4,0 kcal)	15,1 kJ (3,6 kcal)	90
Açúcares	16,5 kJ (3,9 kcal)	16,2 kJ (3,9 kcal)	98
Carboidratos comuns	17,4 kJ (4,2 kcal)	16,9 kJ (4,0 Kcal)	97

O coeficiente de digestibilidade reflete o percentual de energia em um nutriente que está de fato disponível.
Adaptada de A.L. Merrill and B.K. Watt, 1973, "Energy Value of Foods: Basis and Derivation", revisado, in *Agriculture Handbook 74*. U.S. Department of Agriculture.

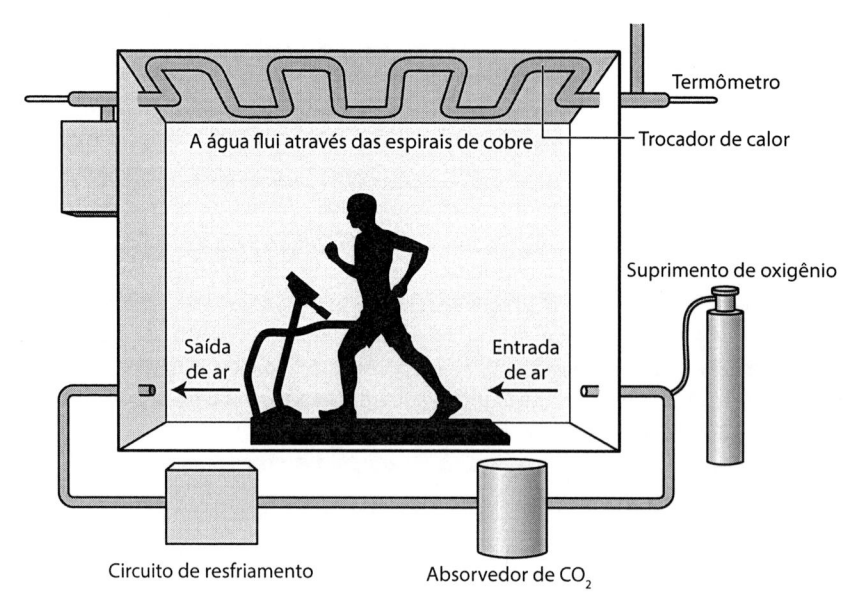

Termômetro

A água flui através das espirais de cobre

Trocador de calor

Suprimento de oxigênio

Saída de ar

Entrada de ar

Circuito de resfriamento

Absorvedor de CO_2

FIGURA 4.2   Câmara de calorimetria direta.

possibilitar as atividades mais vigorosas ou movimentos mais rápidos. Mesmo assim, o traje também foi usado com sucesso para tais propósitos.

Calorimetria indireta

A energia para todas as reações bioquímicas depende, por fim, do suprimento de oxigênio. O termo *indireta* se refere à medida da captação de oxigênio e produção de dióxido de carbono, em vez da medida da transferência de calor. Essa medida requer produção de dióxido de carbono em estado estável e uma razão de troca respiratória (RTR = $\dot{V}CO_2/\dot{V}O_2$) e indivíduos com equilíbrio acidobásico normal. Estudos usando o calorímetro de bomba demonstraram que a quantidade de oxigênio necessária para a combustão de carboidrato, gordura e proteína está diretamente relacionada ao conteúdo de energia. De fato, para cada 1 kJ, são necessários 50 mL de oxigênio; e para cada kcal, são necessários 207 mL de oxigênio. Em outras palavras, a energia equivalente a 1 L de oxigênio é 20,2 kJ (4,8 kcal). Esse equivalente energético de oxigênio é relativamente estável e amplamente independente da mistura de carboidrato, gordura e proteína oxidada. A calorimetria indireta é uma estimativa precisa do gasto energético.

Quando o $\dot{V}O_2$ é medido em litros de oxigênio sob condições padrão de temperatura (0°C), pressão (760 mmHg) e umidade (STPD, do inglês *standard temperature, pressure, and dry*) por minuto, o GE pode ser medido do seguinte modo:

$$GE\ (kJ/min) = 20,2 \times \dot{V}O_2$$

O gasto energético pode ser estimado com uma precisão ainda maior, se a razão de trocas respiratórias for conhecida, pois o equivalente energético para o oxigênio é 19,6 kJ/L (4,7 kcal/L) a uma RTR de 0,7 (quando 100% da gordura está sendo oxidada), e sobe para 20,9 kJ/L (4,9 kcal/L) a uma RTR de 1,0 (quando o carboidrato é o único combustível sendo oxidado). Para esses cálculos, a contribuição relativamente pequena da oxidação proteica é ignorada.

Espirometria de circuito fechado e de circuito aberto

A captação de oxigênio e a produção de dióxido de carbono podem ser medidas usando métodos de circuito fechado e de circuito aberto. O método de circuito fechado é usado para medir o gasto energético em repouso (ver Fig. 4.3). A técnica foi desenvolvida no final dos anos 1800 e é usada de forma rotineira no cenário clínico. O paciente respira através de um bocal, dentro de um espirômetro preenchido com 100% de oxigênio. A cada inspiração, uma parte do oxigênio contido na câmara de gás é consumida. O gás expirado passa de volta para dentro do espirômetro e o dióxido de carbono produzido é capturado em um filtro. O oxigênio residual na câmara é disponibilizado para a próxima inspiração. Conforme o oxigênio é consumido, o volume de oxigênio no espirômetro diminui, e essa alteração no volume é medida. O oxigênio é captado e o gasto energético pode então ser calculado. A espirometria de circuito fechado é um método eficiente em condições de repouso, mas é inconveniente durante o exercício, em especial no exercício de alta intensidade. Quando a produção de dióxido de carbono é alta, a captura do dióxido de carbono pode se tornar problemática. O indivíduo respira por uma válvula de três vias, a partir de – e para dentro de – um espirômetro

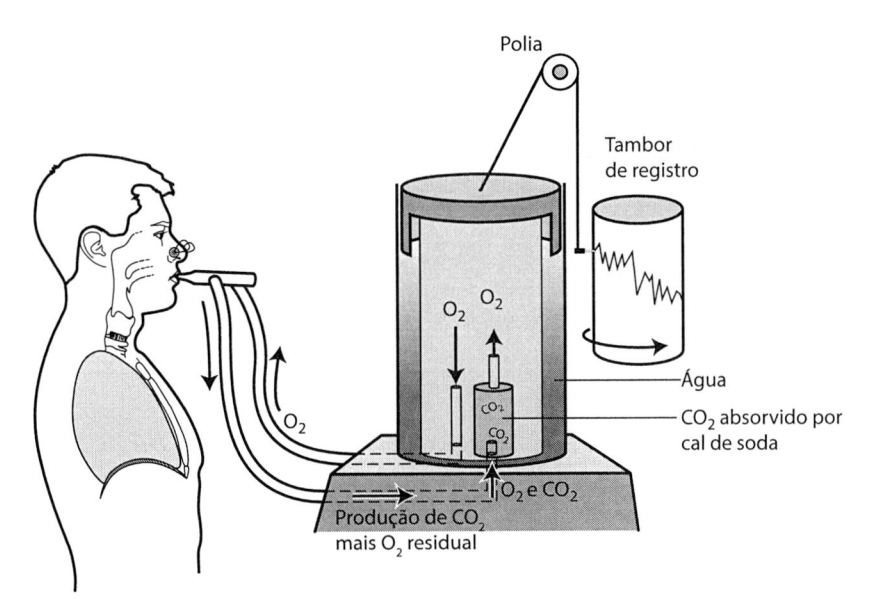

FIGURA 4.3 Espirometria de circuito fechado.

preenchido com 100% de oxigênio. Um gravador é acoplado para permitir que as alterações no volume sejam medidas com precisão.

Com a espirometria de circuito aberto (que é o método mais comumente usado para estimar o gasto energético para fins de pesquisa), o indivíduo inala o ar ambiente (0,03% em dióxido de carbono; 20,93% em oxigênio; e 79,04% em nitrogênio). O gasto energético é calculado a partir da diferença no conteúdo de oxigênio e dióxido de carbono entre os gases inspirados e expirados e a taxa de ventilação. Essas medidas podem ser realizadas em uma câmara de respiração, por meio das bolsas de Douglas ou sistemas *on-line*.

Câmara de respiração

A câmara de respiração (ver Fig. 4.4) foi desenvolvida para medir um balanço energético completo. É comparável à câmara usada para calorimetria direta, mas sem as espirais para medir a troca de calor e o isolamento. Um fluxo de ar suficiente para dentro da câmara de respiração evita que o ar dentro da câmara caia muito abaixo de 20% de oxigênio, e a taxa de ventilação é medida cuidadosamente. O fluxo de ar para dentro da câmara é contínuo. Esse fluxo é atentamente monitorado. Além disso, as concentrações de oxigênio e dióxido de carbono na entrada e na saída da câmara são registradas, e a partir disso é possível calcular a captação de oxigênio e a produção de dióxido de carbono. As câmaras de respiração geralmente são projetadas como pequenos quartos de hotel, com uma cama, cadeira, televisão, rádio e telefone, e as medidas podem ser obtidas por um período de várias horas a vários dias.

A câmara é ideal para medidas de **balanço energético**, uma vez que a ingestão de alimentos pode ser controlada com precisão e toda a comida é preparada pelos pesquisadores e entregue ao indivíduo por escotilhas especiais. Urina e fezes também podem ser coletadas para análises adicionais, o que é feito com frequência quando há necessidade de determinar o equilíbrio completo de energia e nitrogênio.

A vantagem dessa técnica é que, além de produzir informação precisa acerca das trocas gasosas (e, portanto, sobre o gasto energético), permite controlar com precisão a ingestão de energia e analisar as potenciais perdas de energia nas fezes e na urina. As principais desvantagens dessa técnica são a exigência de funcionários bem treinados e o custo extremamente alto. Ademais, a estadia na câmara interfere na vida cotidiana, pois nem todas as atividades podem ser realizadas dentro dela. Além disso, a maioria das câmaras não são adaptadas às taxas de ventilação elevadas e não são adequadas ao exercício vigoroso. As câmaras de respiração modernas com analisadores de resposta rápida conseguem medir o gasto energético durante o exercício de intensidade muito alta, tendo sido realizados vários estudos com indivíduos altamente treinados executando exercício vigoroso por períodos prolongados.

Bolsas de Douglas

Uma forma de medir a captação de oxigênio e a produção de dióxido de carbono ao mesmo tempo é coletar os gases expirados durante certo período e medir o volume, a concentração de oxigênio e a concentração de dióxido de carbono nesse gás. O indivíduo submetido ao teste inspira o ar ambiente e expira por um bocal conectado a uma valva de baixa resistência e alto fluxo para dentro de uma grande bolsa plástica. Essas bolsas de Douglas foram assim nomeadas em homenagem ao

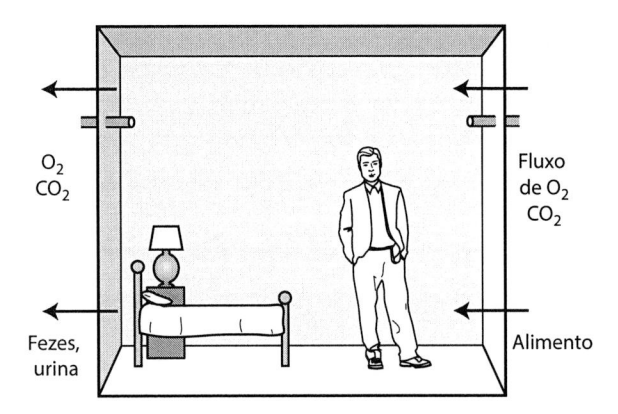

FIGURA 4.4   Uma câmara de respiração.

cientista britânico Claude Douglas (1882-1963), que foi o primeiro a usar esse método para medir trocas gasosas em seres humanos (ver Fig. 4.5).

Após a coleta, as bolsas são fechadas até o momento da análise, quando então são esvaziadas em um gasômetro para que o volume total seja medido. A taxa de ventilação á calculada a partir da duração da coleta (em geral, 1 minuto) e do volume medido. Uma pequena amostra de gás expirado é coletada a partir do – ou em adição ao – gás contido na bolsa, para analisar as concentrações de oxigênio e dióxido de carbono. A captação de oxigênio e a produção de dióxido de carbono podem ser calculadas a partir da diferença entre as concentrações de oxigênio e dióxido de carbono inspirado e expirado, e da taxa de ventilação. Essa técnica relativamente simples tem sido aplicada com êxito há muito anos, e continua sendo usada por fisiologistas do exercício. Diversas versões dessa técnica são usadas, incluindo métodos em que o fluxo é medido diretamente a partir do ar expirado ou inspirado.

Sistemas respiração-por-respiração

Os fisiologistas da respiração levaram a técnica da bolsa de Douglas um passo à frente, de modo que computadores e analisadores de oxigênio e dióxido de carbono de resposta rápida tornaram possível o desenvolvimento de um sistema *on-line* de análise de gás respiração-por-respiração. Esse analisador semi ou totalmente automatizado em geral mede o volume no bocal, e uma pequena amostra de gás é coletada a cada expiração para análise das concentrações de oxigênio e dióxido de carbono (ver Fig. 4.6). Essa técnica permite aos fisiologistas da respiração observar o curso temporal de alterações em diversas variáveis ventilatórias. Em períodos medianos acima de 20 segundos a vários minutos, essa técnica fornece valores similares àqueles obtidos com a técnica da bolsa de Douglas. A principal vantagem dos sistemas respiração-por-respiração é sua capacidade de analisar cada respiração e, assim, conseguir registrar alterações rápidas e fornecer *feedback* instantâneo. Os sistemas respiração-por-respira-

ção são convenientes e, em sua maioria, fornecem uma estimativa precisa do gasto energético.

Entretanto, as medidas são restritas às condições de laboratório, dada a dificuldade para deslocar o equipamento sensível e volumoso. Recentemente, os fabricantes desenvolveram sistemas respiração-por-respiração portáteis menores para realizar medições em condições de vida livre. Essas tentativas foram razoavelmente bem-sucedidas e, em um futuro próximo, analisadores menores poderão substituir alguns equipamentos hoje mantidos no laboratório.

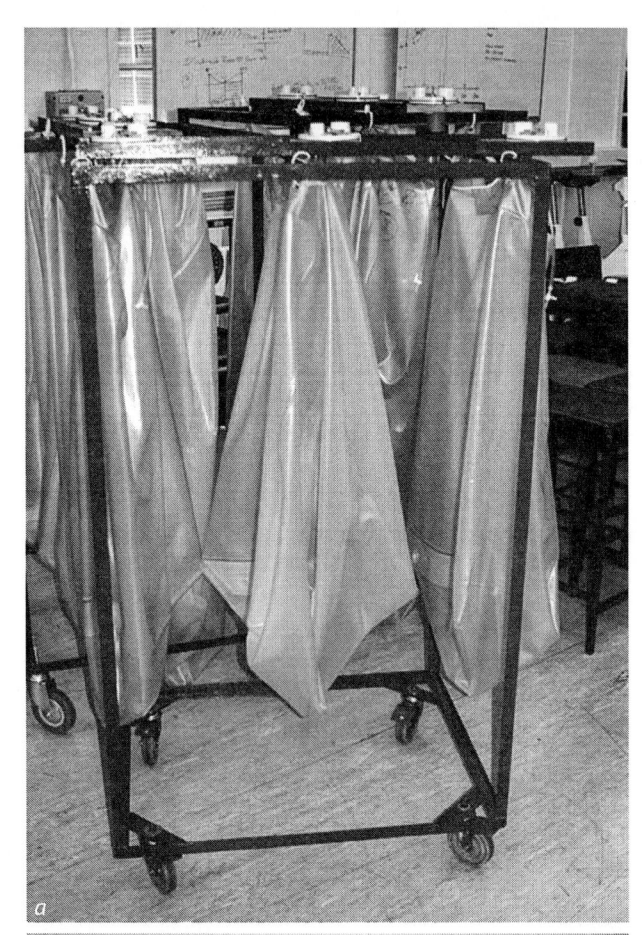

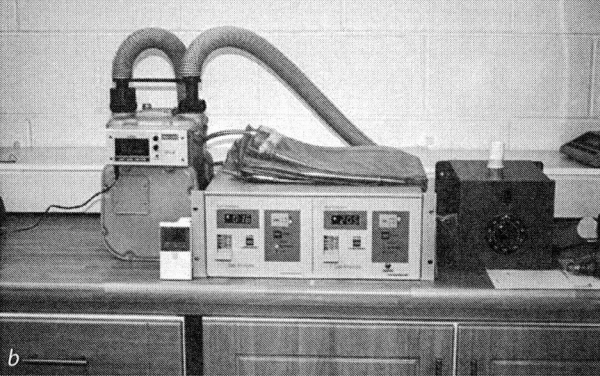

FIGURA 4.5   *(a)* Bolsas de Douglas e *(b)* gasômetro seco (esquerda) e analisador de oxigênio e dióxido de carbono (meio). ©Asker Jeukendrup.

Calorimetria indireta e uso de substrato

As medidas de trocas gasosas permitem estimar o gasto energético e a mistura de substrato usada. No início do século XX, Krogh e Lindhard (1920) usaram as diferenças inerentes nas propriedades químicas de carboidratos, gorduras e proteínas para obter informação sobre o uso de combustível. A oxidação completa de carboidrato, gordura e proteína exige quantidades diferentes de oxigênio e produz quantidades distintas de dióxido de carbono. A oxidação de 1 g de glicose requer 0,746 L de oxigênio e produz 0,743 L de dióxido de carbono, além de 16 kJ (4 kcal). A oxidação de 1 g de AG (ácido palmítico) requer 2,009 L de oxigênio e produz 1,414 L de dióxido de carbono, mais 40 kJ (10 kcal). O substrato usado, portanto, determina o oxigênio total necessário e o dióxido de carbono total gerado. A razão entre a produção de dióxido de carbono e o consumo de oxigênio, ou quociente respiratório (QR), fornece uma indicação conveniente do substrato que está sendo usado durante o exercício em estado estável:

$$QR = \dot{V}CO_2 / \dot{V}O_2$$

A oxidação completa de uma molécula de glicose (180 g) exige seis moléculas de oxigênio e produz seis moléculas de dióxido de carbono. O número de moléculas de oxigênio é igual ao número de moléculas de dióxido de carbono, e o QR para carboidrato, portanto, é igual a 1:

$$C_6H_{12}O_6 + 6\,O_2 \rightarrow 6\,CO_2 + 6\,H_2O$$

$$QR = 6\,CO_2 / 6\,O_2 = 1$$

Os lipídios contêm um número significativamente menor de átomos de oxigênio, em comparação com os carboidratos, por isso necessitam de mais oxigênio no processo de oxidação. Os lipídios podem ter composições químicas variadas, diferentemente dos carboidratos, para os quais a fórmula bioquímica é sempre a mesma ($C_6H_{12}O_6$). Assim, o oxigênio requerido e o dióxido de carbono produzido dependem, em certo grau, do tipo de lipídio oxidado. A oxidação completa de uma molécula de AG típico (256 g de ácido palmítico) no corpo humano oxida em dióxido de carbono e água usando 23 moléculas de oxigênio. Produz 16 moléculas de dióxido de carbono e 16 moléculas de água. O QR do ácido palmítico é, portanto, igual a 0,696:

$$C_{16}H_{32}O_2 + 23\,O_2 \rightarrow 16\,CO_2 + 16\,H_2O$$

$$QR = 16\,CO_2 / 23\,O_2 = 0,696$$

Esse valor de QR pode variar de 0,727 (ácido octanoico, C8:0) a 0,686 (ácido lignocérico, C24:0), dependendo do comprimento da cadeia do AG oxidado.

Além de carbono, oxigênio e hidrogênio, as proteínas (aminoácidos) também contêm nitrogênio e, às vezes, enxofre, os quais não podem ser oxidados. As proteínas precisam ser desaminadas (remoção de nitrogênio), enquanto o nitrogênio (na forma de ureia) e o enxofre serão excretados na urina e nas fezes. O esqueleto de carbono remanescente pode ser oxidado a dióxido de carbono e água, de maneira semelhante ao que ocorre com carboidratos e gorduras. O oxigênio requerido e o dióxido de carbono gerado dependem, em certo grau, do tipo de proteína. Um exemplo de oxidação de uma proteína é o seguinte:

$$\text{(albumina) } C_{72}H_{112}N_{18}O_{22}S + 77\,O_2 \rightarrow 63\,CO_2 + 38\,H_2O + SO_3 + 9\,CO(NH_2)_2 \text{ (ureia)}$$

$$QR = 63\,CO_2 / 77\,O_2 = 0,818$$

Se uma mistura de carboidratos e gorduras for oxidada, o consumo de oxigênio será igual à soma do oxigênio requerido para a oxidação do carboidrato mais o oxigênio requerido para a oxidação de gorduras. De modo similar, a produção de dióxido de carbono será a soma da produção de dióxido de carbono a partir do carboidrato e a produção de dióxido de carbono a partir da gordura. Se, por

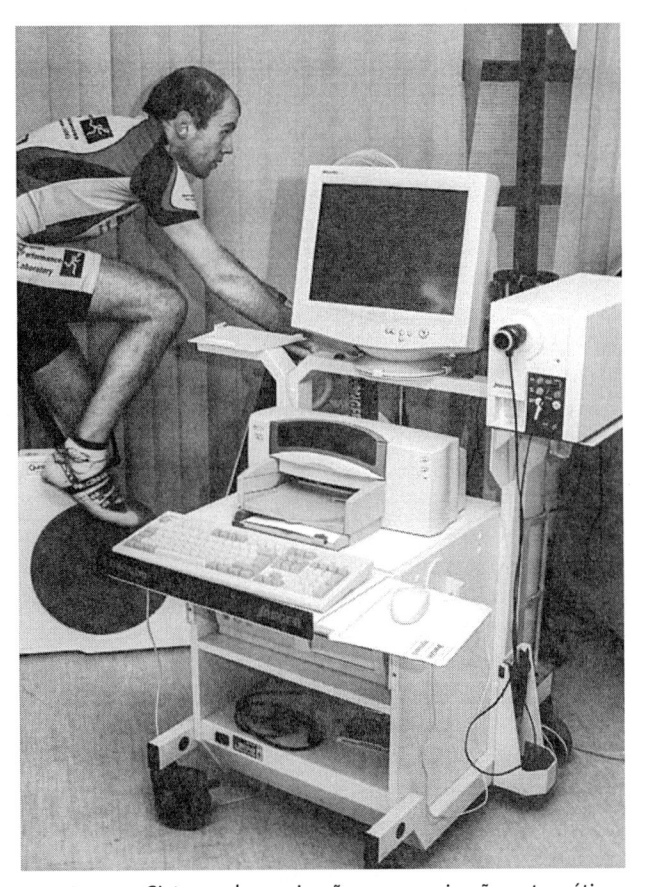

FIGURA 4.6 Sistema de respiração-por-respiração automático.
©Asker Jeukendrup.

exemplo, 100 g de carboidrato e 50 g de gordura forem oxidadas, o consumo de oxigênio será $(100 \times 0,746) + (50 \times 2,009) = 175$ L. A produção de dióxido de carbono é $(100 \times 0,743) + (50 \times 1,414) = 145$ L. O QR é igual a $145/175 = 0,829$.

Quando os experimentos são realizados usando calorimetria indireta e medidas de $\dot{V}O_2$ e $\dot{V}CO_2$ são obtidas, usa-se o cálculo reverso:

taxa de oxidação de carboidrato (g/min) $\times$ O_2 (L/g) + taxa de oxidação de gordura (g/min) $\times$ O_2 (L/g) = $\dot{V}O_2$ (L/min)

taxa de oxidação de carboidrato (g/min) $\times$ CO_2 (L/g) + taxa de oxidação de gordura (g/min) $\times$ CO_2 (L/g) = $\dot{V}O_2$ (L/min)

Adotar diferentes considerações para a composição do substrato de gordura (comprimento da cadeia de AG) resultará em equações diferentes (ver o quadro "Taxas de oxidação"). Esses cálculos fornecem duas equações e duas variáveis desconhecidas que podem ser resolvidas:

oxidação de carboidrato (g/min) = 4,585 $\dot{V}CO_2$ – 3,226 $\dot{V}O_2$

oxidação de gordura (g/min) = 1,695 $\dot{V}O_2$ – 1,701 $\dot{V}CO_2$

Esses cálculos assumem que a proteína não é um combustível energético importante. Em algumas condições extremas, a proteína pode contribuir com até 15% do gasto energético total (ver Cap. 8). Nesse caso, a correção para oxidação de proteína se faz necessária. Para fazer essa correção, amostras de urina são coletadas e a oxidação proteica é estimada a partir do conteúdo de nitrogênio. Um grama de nitrogênio na urina representa a oxidação de 6,25 g de proteína. Esse resultado é subtraído das taxas de oxidação da gordura e do carboidrato (ver o quadro "Taxas de oxidação").

Como mencionado, em virtude de o equivalente de energia para o oxigênio ser levemente diferente, dependendo de qual substrato é usado, medir o consumo de oxigênio e a produção de dióxido de carbono aumenta a precisão da estimativa do gasto energético. Por exemplo, se o $\dot{V}O_2$ é 600 L/dia, o $\dot{V}CO_2$ é 500 L/dia e a excreção de nitrogênio é de 25 g/dia, o gasto energético é 12.068 kJ (2.884 kcal). Com a fórmula simples (i. e., ignorando a oxidação proteica), o resultado é 12.120 kJ (2.897 kcal), uma diferença de apenas 0,2%.

A aplicação do QR se baseia na premissa de que a troca de oxigênio e dióxido de carbono na boca representa os processos que ocorrem nos tecidos que oxidam os combustíveis. Essa consideração é válida em condições de repouso e durante o exercício de intensidade leve a razoavelmente alta (até cerca de 80-85% do $\dot{V}O_{2máx}$). Entretanto, como o QR medido na boca nem sempre reflete os processos de oxidação nas células, geralmente é referido como RTR. Para intensidades de exercício moderada a

alta, em que o glicogênio é uma fonte de combustível importante (50-75% do $\dot{V}O_{2máx}$), devem ser usadas as equações apresentadas no quadro "Taxas de oxidação".

Uma condição comum em que RTR difere de QR é a hiperventilação. Durante a hiperventilação, quantidades excessivas de dióxido de carbono são expiradas. Esse dióxido de carbono não deriva de processos metabólicos, mas apenas consiste em uma excreção extra das reservas de dióxido de carbono do corpo. (O dióxido de carbono é armazenado principalmente na forma de bicarbonato, nos líquidos corporais extracelulares.) Como ocorrem poucas alterações no $\dot{V}O_2$ durante a hiperventilação, a RTR aumenta em geral acima de 1 e, nitidamente, deixa de refletir o metabolismo celular.

Outra situação em que RTR difere de QR é durante o exercício extenuante a intensidades acima de 80-85% do $\dot{V}O_{2máx}$. Nessas intensidades de exercício elevadas, as altas taxas glicolíticas na musculatura resultam em produção e acúmulo de ácido láctico. Os íons de hidrogênio associados a esse ácido devem ser tamponados. O sistema tampão de bicarbonato do corpo neutraliza a acidez. Os íons hidrogênio ligam-se aos íons bicarbonato (HCO_3^-) para formar ácido carbônico e, subsequentemente, água e dióxido de carbono:

$$H^+ + HCO_3^- \leftrightarrow H_2CO_3 \leftrightarrow H_2O + CO_2$$

Esse dióxido de carbono é expirado e, como resultado, a RTR aumenta rapidamente, podendo atingir valores entre 1 e 1,30. Esse aumento não reflete o metabolismo na célula; assim, o cálculo do gasto energético ou do uso de substrato baseado na RTR e no $\dot{V}O_2$ somente é válido durante o exercício em estado estável, quando não há acúmulo de ácido láctico. As situações em que a lipogênese (a síntese de gordura a partir de carboidrato) e a cetogênese (formação de corpos cetônicos) tem algum papel servem de exemplos adicionais de condições em que RTR pode diferir de QR.

Em resumo, a calorimetria indireta pode ser uma forma muito precisa e relativamente fácil de medir o gasto energético. Porém, é necessário fazer várias ressalvas cuja violação resultará em cálculos de oxidação de carboidratos e gorduras e de gasto energético sem sentido. Uma dessas considerações feita com frequência é a de que a contribuição das proteínas é insignificante. Isso tem relação com a consideração mais importante de que todo o dióxido de carbono produzido e medido nos gases expirados, bem como todo oxigênio extraído, são usados para fins oxidativos. Nem sempre isso ocorre. Em condições de hiperventilação e exercício de alta intensidade (acima do ponto de virada do lactato), a calorimetria indireta não pode ser usada para medir com precisão o gasto energético ou o uso de substrato. De modo similar, quando as taxas de cetogênese ou neoglicogênese (a nova formação de glicose no fígado e nos rins) são altas, o cálculo do gasto energético e do uso de substrato pode ser distorcido.

Água duplamente marcada

A técnica da água duplamente marcada é baseada na administração de uma dose de bólus de dois isótopos estáveis da água: ^2H_2O e $H_2^{18}O$. (Ver no Apêndice A uma explicação sobre isótopos estáveis.) Esses dois isótopos são usados como traçadores, e os átomos levemente mais pesados, ^2H e ^{18}O, podem ser medidos em vários líquidos corporais (p. ex., urina). O ^2H é perdido do corpo somente em água, enquanto o ^{18}O é perdido na água e, como $C^{18}O_2$, na respiração. A diferença entre as taxas de excreção de ambos os traçadores, portanto, representa a taxa de produção de dióxido de carbono (ver Fig. 4.7). O gasto energético pode ser calculado com base na mistura de combustível oxidada.

A principal vantagem dessa técnica é não interferir no dia a dia, além de propiciar medidas não tendenciosas de uma situação da vida livre. Adicionalmente, as medidas podem ser realizadas durante períodos prolongados, de modo que os valores podem ser usados para estimar o gasto energético diário típico e as necessidades energéticas de um indivíduo de vida livre. As principais desvantagens da técnica são o custo, a disponibilidade limitada do traçador e a necessidade de equipamento sofisticado (espectrômetro de massa) para medir os isótopos. Esse método somente é adequado para estimativas do gasto energético realizadas por períodos relativamente longos (dias ou semanas).

Bicarbonato marcado

Outro método baseado em isótopos estáveis consiste na infusão de bicarbonato marcado (^{14}C ou ^{13}C). Quando $H^{13}CO_3$ ou $H^{14}CO_3$ (este último é radioativo) é infundido a uma taxa constante, chega, por fim, ao equilíbrio com o *pool* de dióxido de carbono do corpo, após o que qualquer alteração na produção de dióxido de carbono no corpo resultará em alteração no percentual de dióxido de carbono marcado. A modificação desse enriquecimento é, portanto, uma indicação direta da produção total de dióxido de carbono. Esse valor pode ser usado para calcular o gasto energético de maneira similar à técnica de água duplamente marcada. São coletadas amostras dos gases expirados e porções mínimas são necessárias para as análises. Como $H^{13}CO_3$ tem que ser infundido, essa técnica somente pode ser aplicada por breves períodos (horas e, em algumas condições, dias). A técnica de marcação com bicarbonato é relativamente econômica, mas requer equipamento sofisticado e conhecimento especializado.

Monitoramento da frequência cardíaca

Para evitar alguns problemas associados com a medida do gasto energético durante a atividade física de vida livre, foram desenvolvidos diversos métodos menos complicados (e menos precisos). Um desses métodos se baseia na frequência cardíaca (FC), em função de sua relação linear com a captação de oxigênio a intensidades de exercício submáximas. A intensidades de exercício muito baixas e muito altas (supramáximas), essa estimativa é pouco confiável. Para usar a FC na estimativa do gasto energético, a relação entre FC e $\dot{V}O_2$ (e GE) deve ser determinada. As medidas de captação de oxigênio podem então ser usadas para calcular o gasto energético em diversas FC. A principal limitação do uso da FC para medir o gasto energético é a curva quase horizontal da relação observada a baixos níveis de gasto energético. Em repouso, movimentos brandos podem aumentar a FC, porém o gasto energético (i. e., consumo de oxigênio) permanece quase o mesmo. As emoções (p. ex., raiva ou ansiedade) também podem provocar elevação da FC em repouso, com pouca ou nenhuma alteração na captação de oxigênio.

Embora o método da FC forneça estimativas satisfatórias do GE médio para um grupo, não é necessariamente precisa para indivíduos isolados. Por exemplo, Spurr et al. (1988) compararam 24 horas de GE por calorimetria com GE pelo método da FC, em 22 indivíduos. Os desvios máximos dos valores de GE entre os dois métodos variaram entre +20% e -15% nos indivíduos, porém a comparação estatística dos métodos mostrou que não havia diferenças estatísticas entre ambos.

Além disso, vários fatores influenciam a relação FC–$\dot{V}O_2$, incluindo as condições ambientais (temperatura e umidade), altitude, posição do corpo, exercício estático (isométrico), ansiedade (a baixas taxas de trabalho) e assim por diante. Mesmo assim, em certas condições, a FC pode fornecer uma estimativa conveniente e relativamente econômica do gasto energético.

TAXAS DE OXIDAÇÃO

Oxidação de carboidrato (g/min) = $4,21 \times \dot{V}O_2 - 2,96 \times \dot{V}O_2 - 2,37 \times N$

Oxidação de gordura (g/min) = $1,70 \times \dot{V}O_2 - 1,70 \times \dot{V}O_2 - 1,77 \times N$

Oxidação proteica (g) = $6,25 \times N$

Gasto energético (kJ) = $16,18 \times \dot{V}O_2 + 5,02 \times \dot{V}CO_2 - 5,99 \times N$

Gasto energético (kcal) = $0,55 \times \dot{V}CO_2 - 4,47 \times \dot{V}O_2 - 1,43 \times N$

N é o nitrogênio urinário em gramas. Se a oxidação proteica for considerada insignificante, N deve ser substituído por 0.

Essas equações foram obtidas de Jeukendrup e Wallis (2005).

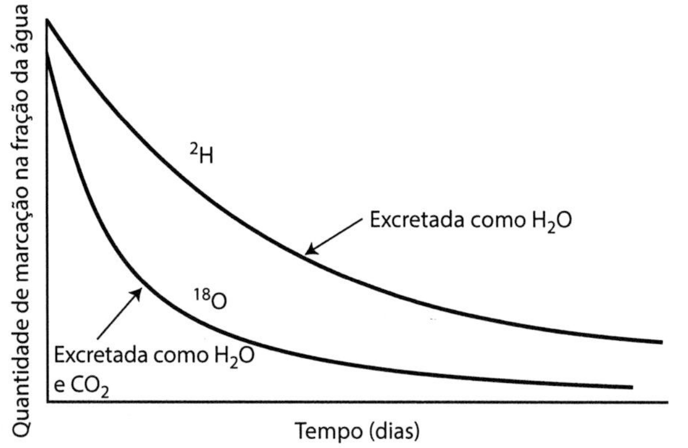

FIGURA 4.7 Técnica de água duplamente marcada. A excreção de ^2H e ^{18}O ocorre a taxas diferentes. Quanto mais rápida for a queda em ^{18}O em relação à queda em ^2H, maior é o gasto energético.

Acelerômetro

Outra forma de estimar o nível de atividade é por acelerometria. Os acelerômetros são pequenos dispositivos que podem ser presos ao corpo e registram todas as acelerações que o corpo apresenta. O número e o grau de acelerações fornece uma indicação do nível de atividade. Os acelerômetros conseguem registrar acelerações em um, dois ou até três eixos. Um acelerômetro de eixo único, ou de plano único, mede a aceleração somente na direção vertical. Os acelerômetros triaxiais medem acelerações ao longo de três eixos e tendem a ser mais precisos. De modo geral, as leituras do acelerômetro (comumente expressas como contagens de atividade ou em kJ [kcal]) apresentam uma boa correlação com o gasto energético.

Os pedômetros, dispositivos simples, econômicos e amplamente disponíveis, registram os passos dados e a distância percorrida quando o indivíduo anda. Em geral, quem adquire esses dispositivos precisa introduzir no aparelho o comprimento de uma passada normal, cuja medida pode ser determinada medindo a distância percorrida com certo número de passadas. O dispositivo então fornece uma estimativa razoável da distância percorrida durante uma caminhada longa (p. ex., 10 km). E a distância abrangida na caminhada pode ser ainda mais precisamente determinada, se o dispositivo incluir a função de GPS (do inglês, *global positioning system*). Existe uma relação relativamente simples entre a distância percorrida (seja andando ou correndo) e a quantidade de energia gasta. Um indivíduo gasta 4,184 kJ (1 kcal) por quilômetro percorrido por quilograma de massa corporal, por isso a equação a seguir pode ser usada para estimar a energia gasta ao completar qualquer distância conhecida a pé:

$$\text{quantidade de energia gasta (kcal)} =$$
$$\text{distância percorrida (km)} \times \text{massa corporal (kg)}$$

ou

$$\text{quantidade de energia gasta (kcal)} =$$
$$\text{distância percorrida (km)} \times \text{massa corporal (kg)} \times 4{,}184$$

Assim, um indivíduo que pesa 70 kg gastaria 2,93 MJ (700 kcal) se percorresse uma distância de 10 km em um terreno relativamente plano. A quantidade de energia gasta seria 10-20% maior se essa pessoa andasse principalmente subindo ladeiras. É a distância percorrida (e não o ritmo em que essa distância é percorrida) que determina a quantidade de energia gasta. Para um corredor de 70 kg, a quantidade de energia gasta ao completar uma maratona de 42,2 km é igual a 42,2 km × 70 kcal, o que é igual a 2.954 kcal ou 12,4 MJ.

Futuramente, os dados de FC e do acelerômetro poderão ser usados para estimar o gasto energético. Estudos iniciais mostraram resultados promissores para as medidas simultâneas de FC e movimento. Dado o peso reduzido e o *design* compacto dos acelerômetros modernos, esses dispositivos proporcionam um método conveniente e fácil de estimar o nível de atividade em uma situação de vida livre.

O mercado do monitoramento da atividade física, do sono e de outros comportamentos sofreu uma explosão nos últimos anos. No mercado, há muitos dispositivos usáveis pelo consumidor, os quais se tornaram altamente populares. As pessoas usam esses dispositivos e até *smartphones* para quantificar a atividade física e estimar o gasto energético. Com frequência, esses dispositivos são denominados rastreadores de condicionamento físico ou rastreadores de atividade. Um levantamento nacional conduzido nos EUA, concluído em 2012, indicou que 69% dos adultos rastreavam pelo menos um indicador de saúde para si próprios, algum familiar ou amigo usando um dispositivo rastreador (Pew, 2013). Nesse levantamento, um total de 60% dos adultos relataram rastrear o peso, a dieta e o exercício, e mostraram-se claramente interessados no balanço energético. A indústria dos dispositivos usáveis está em expansão e esses números apenas continuarão aumentando.

Esses monitores de atividade também foram usados em diversos estudos científicos. Entretanto, de modo surpreendente, há pouca informação disponível sobre sua precisão. Muitos fabricantes alegam que os dispositivos são de alta precisão quando são usados conforme as recomendações. Uma revisão sistemática de toda a literatura disponível concluiu que, embora a validade dos passos contados fosse boa, a validade para o gasto energético e o sono era baixa para certos modelos Fitbit (Evenson, Goto e Furberg, 2015). Sendo assim, em um mesmo dispositivo, embora as medidas fossem reprodutíveis, isso nem sempre significava que também eram precisas (podem sub- ou superestimar de maneira consistente o número real de passos). Estudos mostraram que os números de passos contados podem sofrer um desvio de 9-36,3% (Clemes et al., 2010). Entretanto, os passos aparentemente são mais precisos e válidos do que os cálculos de distância ou gasto energético. O desempenho do dispositivo varia de forma considerável, e cada aparelho tem suas próprias desvantagens. Por exemplo, o dispositivo que mediu os passos com maior precisão falhou em detectar a postura vertical e, de modo geral, a classificou erroneamente como posição sentada. Também está claro que certas atividades, como ciclismo em bicicleta ergométrica, não podem ser captadas de forma precisa com esses monitores.

A localização do monitor é fundamental; imagine-se escovando os dentes com um monitor usável colocado no punho. A Figura 4.8 mostra onde esses dispositivos são tipicamente colocados no corpo. O melhor local para os dispositivos (em termos de precisão) continua indeterminado. Pesquisas tendem a favorecer a precisão com a colocação no quadril (Dias et al., 2015; Storm, Heller e Mazzà, 2015), porém os consumidores parecem preferir os monitores colocados no punho.

Em resumo, as pesquisas sustentam a utilidade dos rastreadores de atividade para a medição de passos, contudo, outros métodos de medição, como o gasto energético, podem não ser tão precisos (Ferguson et al., 2015; Sasaki et al., 2014; Stackpool et al., 2014). Há ainda certo grau de incerteza quanto à precisão dos dispositivos a diferentes velocidades, em especial nas velocidades de caminhada lenta. Além disso, há inconsistências nas estimativas de atividade física e do sono em um período de 24 horas, sugerindo que existe a necessidade de aprimoramentos (Rosenberger et al., 2016). Embora os dispositivos sejam acessíveis e muito fáceis de usar, apresentam numerosas limitações e podem fornecer estimativas imprecisas do gasto energético. Além disso, mais trabalhos são necessários sobre a validação dos diversos dispositivos hoje existentes.

Registros de atividade

Os registros de atividade, diários de atividade física ou instrumentos de memória de atividade física (questionários) são usados para registrar as atividades durante um período de 24 horas. Uma estimativa aproximada do gasto energético diário é obtida a partir da informação registrada. A maioria dos questionários existentes estima o gasto energético apenas de alguns tipos de atividades, perguntando sobre os tipos de atividades realizadas e o nível ou a intensidade aplicada, ou sobre o uso de tabelas similares às Tabelas 4.2 e 4.3. É possível que nem sempre sejam precisos e o uso desses questionários muitas vezes resulta em superestimação da atividade física e do gasto energético (Busschaert et al., 2015). Mesmo assim, para certas finalidades, os escores médios de atividade física no longo prazo podem ser estimados de maneira satisfatória usando questionários autoaplicados.

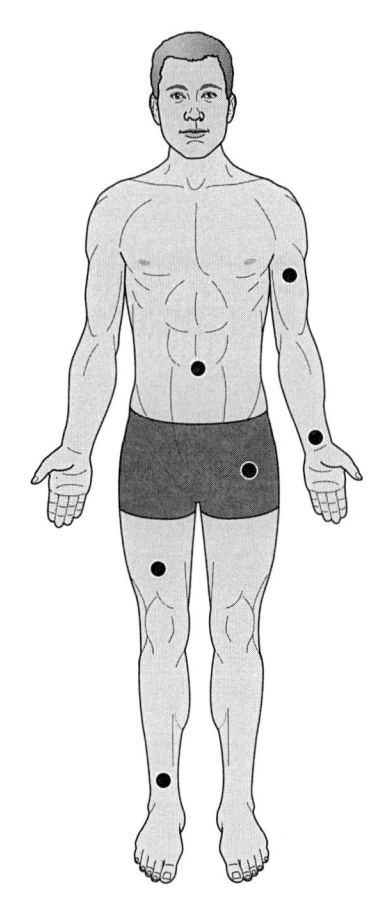

FIGURA 4.8 Localizações onde os rastreadores de condicionamento físico ou de atividade podem ser usados no corpo.

Componentes do gasto energético

A energia é necessária para diversos processos que ocorrem no corpo, incluindo as funções basais, digestão, absorção, metabolismo e reservas de alimentos. Além disso, pessoas ativas gastam energia durante o exercício. Os três componentes do gasto energético – taxa metabólica em repouso, termogênese induzida pela dieta e gasto energético relacionado ao exercício – são discutidos nesta seção.

Taxa metabólica em repouso

O maior componente (60-75%) do gasto energético diário (taxa metabólica diária média [TMDM]) em um indivíduo relativamente inativo é a **taxa metabólica em repouso (TMR)**, também denominada gasto energético em repouso (GER), que é a energia necessária para a manutenção das funções corporais normais e da homeostasia em condições de repouso. Fatores como atividade do sistema nervoso simpático, atividade do hormônio da tireoide e atividade da bomba de sódio-potássio contribuem para a TMR. Outra medida é a **taxa metabólica basal (TMB)**. Esse teste foi desenvolvido para pacientes com tireoidopatia, a fim de medir a menor captação de oxigênio em con-

TABELA 4.2   Gasto energético de várias atividades

Atividade	kJ/min	kcal/min	Exemplos
Repouso	4	1	Dormir, reclinar-se enquanto vê TV
Atividades muito leves	12-20	3-5	Atividades na posição sentada e em pé, dirigir, cozinhar, jogar cartas, digitar
Atividades leves	20-28	5-7	Andar (3-5 km/h), beisebol, boliche, cavalgar, golfe
Atividades moderadas	28-36	7-9	Corrida leve, basquete, *badminton*, futebol, tênis, vôlei, andar (7-8 km/h)
Atividades extenuantes	36-52	9-13	Correr (10-13 km/h), esqui *cross-country* (8-10 km/h)
Atividades muito extenuantes	> 52	> 13	Ciclismo (35 km/h), corrida (mais rápido que 14 km/h), esqui *cross-country* (mais rápido que 12 km/h)

TABELA 4.3   Gasto energético estimado em quilojoules por minuto (quilocalorias por minuto)

Atividade	Peso corporal				
	50 kg (110 lb)	60 kg (132 lb)	70 kg (154 lb)	80 kg (176lb)	90 kg (198 lb)
Aeróbicos					
▪ Iniciante	22 (5,5)	26 (6,5)	30 (7,5)	34 (8,5)	39 (9,8)
▪ Avançado	28 (7,0)	33 (8,3)	40 (10,0)	45 (11,3)	51 (12,8)
Badminton	20 (5,0)	24 (8,0)	28 (7,0)	33 (8,3)	37 (9,3)
Dança de salão	11 (2,8)	13 (3,3)	15 (3,8)	17 (4,3)	19 (4,8)
Basquete	29 (7,2)	35 (8,8)	40 (10,0)	46 (11,5)	52 (13,0)
Boxe	46 (11,5)	56 (14,0)	65 (16,3)	74 (18,5)	84 (21,0)
Luta livre	29 (7,2)	35 (8,8)	40 (10,0)	46 (11,5)	52 (13,0)
Canoagem					
▪ Lazer	9 (2,3)	11 (2,8)	13 (3,3)	15 (3,8)	17 (4,3)
▪ Competição	22 (5,5)	26 (6,5)	30 (7,5)	34 (8,5)	39 (9,8)
Treino em circuito	22 (5,5)	26 (6,5)	30 (7,5)	34 (8,5)	40 (10,0)
Críquete					
▪ Raquete	17 (4,3)	21 (5,3)	24 (6,0)	28 (7,0)	32 (8,0)
▪ Boliche	19 (4,8)	22 (5,5)	26 (6,5)	30 (7,5)	34 (8,5)
Ciclismo					
▪ 9 km/h	13 (3,3)	16 (4,0)	18 (4,5)	21 (5,3)	24 (6,0)
▪ 15 km/h	21 (5,3)	24 (8,0)	28 (7,0)	33 (8,3)	38 (9,5)
Corrida	35 (8,8)	42 (10,5)	49 (12,3)	56 (14,0)	63 (5,8)
Futebol americano	28 (7,0)	33 (8,3)	39 (9,8)	44 (11,0)	50 (12,5)
Golfe	18 (4,5)	21 (5,5)	25 (6,3)	28 (7,0)	32 (8,0)
Ginástica	14 (3,5)	16 (4,0)	19 (4,8)	22 (5,5)	25 (6,3)
Hóquei	18 (4,5)	20 (5,0)	24 (6,0)	29 (7,3)	33 (8,3)
Judô	41 (10,3)	49 (12,3)	57 (14,3)	65 (16,3)	73 (18,3)
Corrida					
▪ 5,5 min/km	40 (10,0)	49 (12,3)	57 (14,3)	65 (16,3)	73 (18,3)
▪ 5 min/km	44 (11,0)	52 (13,0)	61 (15,3)	70 (17,5)	78 (19,5)
▪ 4,5 min/km	48 (12,0)	55 (13,8)	65 (16,3)	75 (18,8)	85 (21,3)
▪ 4 min/km	54 (13,5)	65 (16,3)	76 (19,0)	87 (21,8)	98 (24,5)
Esqui					
▪ *Cross-country*	35 (8,8)	42 (10,5)	49 (12,3)	56 (14,0)	63 (15,8)
▪ *Downhill* (fácil)	18 (4,5)	21 (5,5)	25 (6,3)	29 (7,3)	33 (8,3)
▪ *Downhill* (difícil)	29 (7,3)	35 (8,8)	40 (10,0)	49 (12,3)	55 (13,8)
Squash	44 (11,0)	53 (13,3)	62 (15,5)	71 (17,8)	79 (19,8)

(continua)

TABELA 4.3   Gasto energético estimado em quilojoules por minuto (quilocalorias por minuto) *(continuação)*

Atividade	Peso corporal				
	50 kg (110 lb)	60 kg (132 lb)	70 kg (154 lb)	80 kg (176lb)	90 kg (198 lb)
Natação					
• Estilo livre	33 (8,3)	40 (10,0)	46 (11,5)	52 (13,0)	59 (14,8)
• Costas	36 (9,0)	43 (10,8)	49 (12,3)	56 (14,0)	63 (15,8)
• Peito	34 (8,5)	41 (10,3)	47 (11,8)	54 (13,5)	61 (15,3)
Tênis de mesa	14 (3,5)	17 (4,3)	19 (4,8)	23 (5,8)	26 (6,5)
Tênis					
• Social	15 (3,8)	17 (4,3)	20 (5,0)	23 (5,8)	26 (6,5)
• Competitivo	37 (9,3)	44 (11,0)	50 (12,5)	58 (14,5)	65 (16,3)
Vôlei	10 (2,5)	12 (3,0)	15 (3,6)	17 (4,3)	19 (4,8)
Caminhada					
• 10 min/km	21 (5,3)	26 (6,5)	30 (7,5)	35 (8,8)	39 (9,8)
• 8 min/km	25 (6,3)	30 (7,5)	35 (8,8)	40 (10,0)	45 (11,3)
• 5 min/km	44 (11,0)	52 (13,0)	61 (15,3)	70 (17,5)	78 (19,5)

Todos os cálculos são *valores aproximados*.
Adaptada de van Erp-Baart et al. (1989a).

dições termoneutras de repouso. As medidas eram obtidas pela manhã, após 12-18 horas de jejum. Essa medida era inconveniente para muitos pacientes, e o metabolismo era afetado porque os pacientes eram perturbados durante o sono para que as medidas fossem tomadas. Por isso, a TMR se tornou a medida mais popular e a TMB raramente é obtida. A TMR está relacionada principalmente à massa livre de gordura (massa muscular) e é influenciada por idade, sexo, constituição corporal e fatores genéticos.

Diferentes tecidos corporais têm necessidades energéticas em repouso acentuadamente diferentes. Órgãos com grandes demandas metabólicas como o fígado, intestino, cérebro, rim e coração têm as maiores necessidades energéticas por grama de tecido. Em um adulto magro, esses órgãos representam cerca de 75% do gasto energético em repouso, embora constituam apenas 10% do peso corporal total. Em contraste, o músculo esquelético em repouso consome apenas 20% da taxa metabólica em repouso, mas representa cerca de 40% do peso corporal total. O tecido adiposo consome menos de 5% da taxa metabólica em repouso, mas em geral representa aproximadamente 20% do peso corporal. O gasto energético em repouso (GER) tem estreita correlação com a **massa livre de gordura (MLG)**. Embora o gasto energético de órgãos metabolicamente ativos seja responsável por um grande componente do GER, a MLG (composta principalmente por músculo esquelético) representa a maior parte da variabilidade do gasto energético entre os indivíduos.

A TMR parece diminuir com o avanço da idade (2-3% por década), e os homens em geral têm uma TMR maior do que a das mulheres, em virtude do tamanho aumentado do corpo. Ver no quadro "Abreviações mais comuns de gasto energético" as abreviações mais comuns usadas em relação ao gasto energético.

ABREVIAÇÕES MAIS COMUNS DE GASTO ENERGÉTICO

TMDM = taxa metabólica diária média
TMB = taxa metabólica basal
TMR = taxa metabólica em repouso
GER = gasto energético em repouso
ETA = efeito térmico do alimento
TID = termogênese induzida pela dieta
ETE = efeito térmico do exercício
GEA = gasto energético para atividade física

Termogênese induzida pela dieta

A **termogênese induzida pela dieta (TID)** ou o efeito térmico do alimento (ETA) consiste no aumento do gasto energético acima da TMR, que ocorre durante várias horas após a ingestão de uma refeição. A TID é resultado de digestão, absorção, metabolização e armazenamento de alimentos, e normalmente representa cerca de 10% do gasto energético diário total. A magnitude da TID depende de vários fatores, incluindo o conteúdo de energia do alimento, o tamanho e a composição da refeição. A TID também depende do destino metabólico do substrato ingerido. O custo do armazenamento de gordura no tecido adiposo é de cerca de 3% da energia contida na refeição ingerida, enquanto o armazenamento de carboidrato na forma de glicogênio, quando ocorre, acarreta perda de 7% da energia. O custo energético para a síntese e quebra de proteínas é de cerca de 24% da energia disponível. O gasto energético pode ser aumentado por até 8 horas. O sistema nervoso simpático parece ter papel importante na TID. Quando os efeitos do sistema nervoso simpático são reduzidos pela administração de um bloqueador beta--adrenérgico (p. ex., propranolol), a TID também é reduzida. Com o avanço da idade, há um pequeno declínio na TID. Isso pode estar associado a uma diminuição da sensibilidade à insulina.

Efeito térmico do exercício

O **efeito térmico do exercício (ETE)** ou gasto energético por atividade (GEA) é sem dúvida o componente mais variável do gasto energético. Inclui toda a energia gasta acima da TMR e da TID. O ETE costuma ter um componente voluntário (exercício) e outro involuntário (tremores, inquietação ou controle postural). Em indivíduos altamente treinados e ativos ao extremo, o ETE pode chegar a 32 MJ/dia (7.648 kcal/dia). Em indivíduos sedentários, o ETE pode chegar a 400 kJ/dia (96 kcal/dia). A Figura 4.9 compara os vários componentes do gasto energético diário em um indivíduo sedentário e um atleta de resistência envolvido em treino intenso. O ETE pode variar de uma média de 30% do gasto energético diário a 80% em condições extremas durante o treino de resistência intenso ou na competição. O exercício é extremamente importante para a manutenção do balanço energético diário; não só é o componente mais variável do gasto energético de 24 horas como também é o componente que pode ser controlado de maneira voluntária.

Balanço energético

O balanço energético refere-se ao equilíbrio entre gasto energético e ingestão de energia. Pode ser medido diariamente, mas é provável que faça mais sentido medi-lo ao longo de um período de vários dias ou semanas. Quando a ingestão de energia excede o gasto energético, o balanço energético é positivo e haverá ganho de peso. Quando a ingestão de energia está abaixo do gasto energético, o balanço energético é negativo e o resultado será a perda de peso. Em geral, os atletas são eficientes na manutenção do peso corporal e, portanto, no balanço energético, na maior parte do tempo. Em longo prazo, o balanço energético é mantido em indivíduos com peso estável, mesmo que esse equilíbrio possa ser positivo ou negativo no dia a dia. Pessoas que desejam perder peso devem aumentar o gasto energético em relação à ingestão energética.

Em muitas atividades nas quais a constituição corporal ou o peso corporal sejam considerados importantes (ginástica, dança, fisiculturismo e esportes com categorias de peso como judô e boxe), os participantes frequentemente tentam manter o balanço energético negativo para perder peso. Assim, as ingestões de energia desses indivíduos podem ser muito baixas. No outro extremo, estão os esportes de resistência como triatlo, ciclismo, esqui *cross-country* e corrida de ultrarresistência, que exigem gastos energéticos e ingestões de energia extremamente

altos. Nesses esportes, manter o balanço energético diariamente é fundamental para o desempenho. Os limites máximo e mínimo do gasto energético são discutidos nas próximas seções.

A Figura 4.10 ilustra as ingestões médias diárias de energia de centenas de atletas de ambos os sexos, em vários esportes. Os dados mostram que as mulheres geralmente têm ingestões de energia menores do que as dos homens. A ingestão média de energia variou de 12,2-24,6 MJ (2.905-5.869 kcal) por dia para atletas do sexo masculino, e de 6,2-13,0 MJ (1.472-3.101 kcal) por dia para atletas do sexo feminino. Essas diferenças podem estar relacionadas ao tamanho e ao peso corporais, bem como ao número de horas gastas durante o treino. Os atletas de equipes esportivas têm ingestões de energia moderadas, enquanto alguns atletas de resistência têm ingestões de energia extremamente altas.

Custo energético de atividades diferentes

Algumas atividades físicas evidentemente exigem débitos energéticos maiores do que outras, como mostrado nas Tabelas 4.2 e 4.3. Entretanto, mesmo em uma mesma atividade, podem existir diferenças substanciais no gasto energético dependendo do nível em que a atividade é realizada. O tênis, por exemplo, tem um gasto energético relativamente baixo quando praticado de maneira recreativa. Nesse nível de execução, pode ser classificado como uma atividade leve a moderada. Embora durante um jogo o exercício às vezes possa ser extremamente intenso e exigir altas taxas de gasto energético em explosões de curta duração, em razão de um período mais longo de atividade de baixa intensidade (andando ou parado em pé), em geral após a atividade de alta intensidade o gasto energético médio é relativamente baixo. O tênis jogado em um

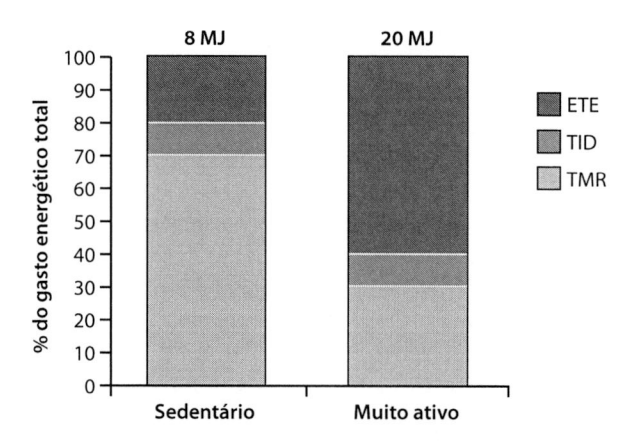

FIGURA 4.9 O gasto energético e a contribuição relativa de seus vários componentes em um indivíduo sedentário (gasto energético de 8 MJ/dia [1.912 kcal/dia]) e em um atleta envolvido em treino intenso (gasto energético de 20 MJ/dia [4.780 kcal/dia]). Baseada em Saris et al. (1989).

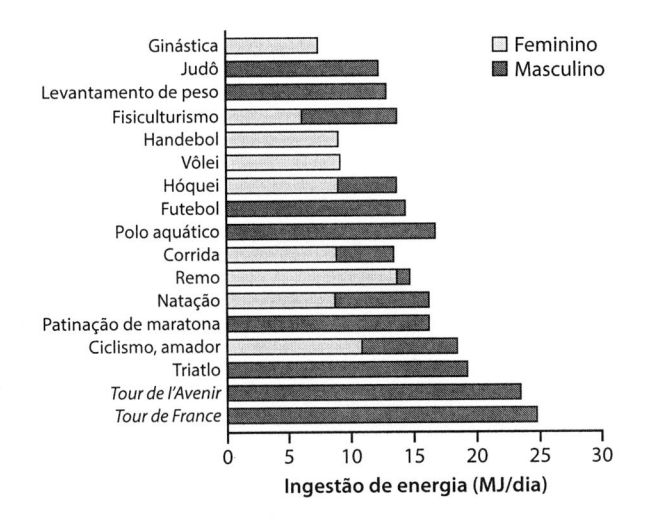

FIGURA 4.10 Ingestões de energia para atletas de elite holandeses de ambos os sexos, em vários esportes.
Dados de van Erp-Baart et al. (1989a).

alto nível tem períodos menores de repouso e a intensidade média é significativamente maior. Esportes contínuos como ciclismo e corrida, que em geral incluem pouca ou nenhuma recuperação durante a atividade, normalmente demandam os maiores gastos energéticos.

Limites mínimos de gasto energético

Ginastas do sexo feminino, dançarinas de *ballet* e patinadoras no gelo costumam ter ingestões de energia da ordem de 4,2-8,4 MJ (1.000-2.000 kcal). Em alguns casos, essa ingestão é somente 1,2-1,4 vez a TMR, que é menor do que em indivíduos sedentários que, em média, gastam 1,4-1,6 vez a TMR, ainda que essas atletas e dançarinas estejam envolvidas em 3-4 horas de treino por dia. Embora nem todo o tempo que ginastas e dançarinos passam na academia ou no estúdio de dança seja dedicado ao treino de alta intensidade, ainda assim espera-se que a taxa metabólica seja mais alta do que a de um indivíduo sedentário mediano.

Os registros de alimentos dos membros desse grupo, que lutam por um baixo peso corporal, podem ser imprecisos e até subestimar as ingestas energéticas reais. Entretanto, mesmo quando as ingestões relatadas são corrigidas para essa subestimação, continuam sendo muito baixas. Os limites inferiores do gasto energético são determinados pela soma da TMR, TID e uma atividade física mínima. A TID é afetada diretamente pela quantidade de alimento consumido. Diminuir a ingestão de alimentos resulta em TID reduzida, e isso também pode influenciar indiretamente a TMR. Um dos problemas associados com a redução da ingestão calórica a níveis muito baixos é a possibilidade de nutrição marginal, em particular de nutrientes essenciais como as vitaminas lipossolúveis, cálcio, ferro e AG essenciais (ver Caps. 1 e 10).

Outro termo usado com frequência nesse contexto é a **disponibilidade de energia** (Loucks, Kiens e Wright, 2011). A disponibilidade de energia refere-se à ingestão calórica da dieta menos o gasto energético do exercício. A disponibilidade de energia, portanto, é a quantidade de caloria dietética disponível para outras funções corporais após o treino com exercícios. Quando a disponibilidade de energia é baixa demais, os mecanismos fisiológicos diminuem a quantidade de energia usada para manutenção celular, termorregulação, crescimento, desenvolvimento ósseo e reprodução. Embora os mecanismos compensatórios tendam a restaurar o balanço energético e promover a sobrevivência, a saúde pode ser comprometida. A disponibilidade de energia será discutida em mais detalhes no Capítulo 16.

Limites superiores de gasto energético

Os problemas relacionados com energia nos esportes de resistência são totalmente diferentes dos problemas discutidos na seção anterior. Atletas de resistência bem treinados podem gastar mais de 4,2 MJ/h (1.000 kcal/h) por períodos prolongados, o que resulta em gastos energéticos diários extremamente altos. Para manter o desempenho, as reservas de energia precisam ser repostas e o balanço energético deve ser restaurado, o que implica que esses atletas devem ingerir grandes quantidades em períodos de treino intenso ou competição.

Cientistas estudaram se existe um limite superior para o gasto energético humano. Os valores mais altos relatados são de esportes como ciclismo, triatlo, esqui *cross-country* e corrida de ultrarresistência.

O *Tour de France* é um evento de ciclismo de 20 estágios, com duração de três semanas, em que os ciclistas percorrem cerca de 3.500 km, incluindo vários estágios de montanha. Em alguns dias, os ciclistas passam até 8 horas em suas bicicletas. O gasto energético diário médio no *Tour de France* atingiu valores da ordem de 24 MJ (5.736 kcal) quando medido a intervalos semanais. A ingestão média de energia mais alta registrada durante o período total das três semanas do *Tour de France* foi 36 MJ/dia (8.604 kcal/dia) (van Erp-Baart et al., 1989a) (ver Fig. 4.11). Atletas envolvidos em esportes com gastos energéticos diários tão extremos devem consumir grandes quantidades se desejarem manter o peso corporal e o desempenho. A Figura 4.11 mostra que, de modo geral, esse tipo de consumo é possível, mas em dias de gastos energéticos extremamente altos os ciclistas tendem a ter um balanço energético negativo de cerca de 4,2 MJ (1.000 kcal).

Esses ciclistas se deparam com uma tarefa desafiadora, pois precisam consumir uma quantidade enorme de energia (principalmente na forma de carboidrato) para manter o balanço energético. Essa necessidade pode ser problemática pelos seguintes motivos:

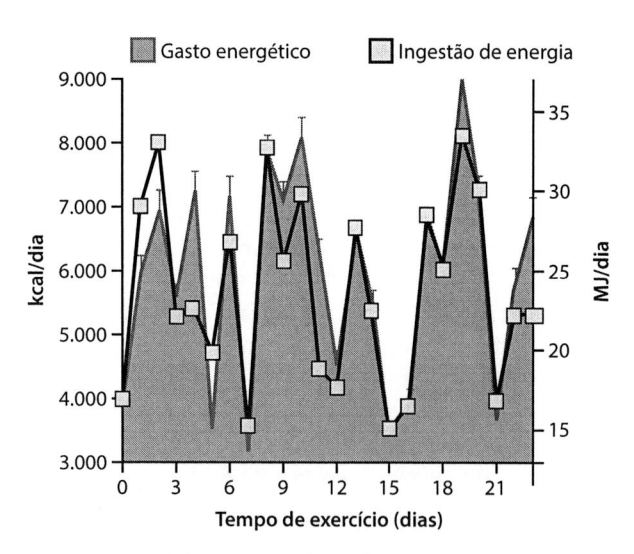

FIGURA 4.11　Balanço energético durante o *Tour de France*.
International Journal Sports Medicine: De W.H.M. Saris et al., "Study on Food Intake and Energy Expenditure During Extreme Sustained Exercise: The Tour de France," 1989; 10(1 suppl):S26-S31. Reproduzida com permissão.

- O tempo para se alimentar é limitado, o que dificulta o consumo de grandes quantidades de alimento durante a corrida de 3-7 horas.
- As sensações de fome podem ser deprimidas por várias horas após o exercício extenuante.
- Especialmente na última semana do *Tour de France*, os problemas gastrintestinais muitas vezes dificultam ou até impossibilitam a absorção de grandes quantidades de alimento.

Mesmo assim, é raro ocorrer quaisquer alterações no peso corporal entre os participantes durante o *Tour de France*, o que indica que esses ciclistas são de fato capazes de manter o balanço energético (Jeukendrup, Craig e Hawley, 2000). Os ciclistas que não mantêm seu peso corporal, entretanto, podem estar mais propensos à desistência.

Embora o consumo de grandes quantidades durante a corrida seja difícil, a ingestão de energia na forma de soluções de carboidrato é comprovadamente essencial (ver também Cap. 6). Durante dois dias de ciclismo de alta intensidade, quando 26 MJ (6.214 kcal) de gasto energé-

tico não foi suplementado com carboidrato durante as pedaladas, os ciclistas não conseguiram manter o balanço energético (balanço energético negativo de 5-10 MJ [1.195-2.390 kcal]). Quando os ciclistas receberam uma solução com 20% de carboidratos durante o exercício, da qual podiam beber o quanto quisessem, conseguiram manter o balanço energético (Brouns et al., 1989b).

Em alguns esportes, gastos energéticos de 24 horas ainda mais altos podem ser atingidos. Usando a água duplamente marcada, foram realizadas estimativas similares de gasto energético em praticantes noruegueses de esqui *cross-country* durante o treino. Os gastos energéticos chegaram a 36 MJ/dia (8.604 kcal/dia) (Sjodin et al., 1994). Os triatletas do *Ironman* podem gastar 40 MJ/dia (10.000 kcal/dia) e existem vários relatos de praticantes de ultracorrida que gastaram 24-44 MJ/dia (6.000-13.000 kcal/dia) (Eden e Abernethy, 1994; Rontoyannis et al., 1989). Um dos registros mais altos relatados é o de Yannis Kouros, um ultracorredor recordista que gastou mais de 52 MJ (13.000 kcal) em 24 horas (Rontoyannis et al., 1989). Para os praticantes de esqui *cross-country* e também para Yannis Kouros, as ingestões foram extremamente altas e quase corresponderam ao gasto energético.

Os maiores desempenhos de resistência de seres humanos registrados ocorreram durante as expedições de trenó na Antártida lideradas por Robert Scott em 1911-1912, e por Ernest Shackleton em 1914-1916. Por meio de trenós puxados por homens por 10 horas diárias durante cerca de 159-160 dias consecutivos, respectivamente, os membros de tais expedições teriam gasto quase 4.186 MJ (1.000.000 kcal) (Noakes, 2007). Houve perda de peso significativa por causa da ingestão calórica limitada.

Como mencionado, é desafiador manter o balanço energético, mas existe uma clara ligação entre balanço energético e desempenho. Por vezes, períodos de balanço energético negativo são perseguidos em uma tentativa de alterar a constituição corporal (menos gordura corporal para desempenho ou para fins estéticos), ou períodos de balanço energético positivo são buscados tentando ganhar massa corporal (músculo e gordura, em certos casos). O Capítulo 14 enfoca a constituição corporal, enquanto o Capítulo 15 traz uma discussão mais detalhada sobre controle do peso.

Pontos-chave

- Todas as funções biológicas necessitam de energia. Embora o corpo humano tenha algumas reservas de energia, a maior parte dela deve ser obtida por meio da nutrição.
- A energia é a capacidade de realizar trabalho. As diversas formas incluem a energia luminosa, energia química, energia térmica e energia elétrica.
- A energia frequentemente é expressa em calorias (sistema imperial) ou em joules (sistema métrico); 1 caloria é igual a 4,184 joules.
- A eficiência descreve o trabalho efetivo realizado após a contração muscular e, em geral, é expressa como percentual do trabalho total. Os seres humanos são aproximadamente 20% eficientes.
- A eficiência bruta (EB) consiste na razão trabalho total realizado:energia gasta. Como o metabolismo em repouso não é considerado, foram feitas correções subtraindo o gasto energético basal do gasto energético total. A eficiência líquida, eficiência do trabalho e eficiência delta consideram, cada uma, o gasto energético em repouso.
- O conteúdo de energia de 1 g de carboidrato é 17,6 kJ (4,2 kcal). A gordura contém entre 36,0 kJ/g (8,6 kcal/g) e 40,2 kJ/g (9,6 kcal/g) (em média, cerca de 39,3 kJ/g [9,4 kcal/g]); e a proteína contém cerca de 23,7 kJ/g (5,65 kcal/g). O coeficiente de digestibilidade representa a proporção de alimento consumido realmente digerida e absorvida pelo corpo.
- Em média, os coeficientes de digestibilidade são de cerca de 97% para carboidratos, 95% para lipídios e 92% para proteínas. Os valores líquidos de energia de carboidratos, gorduras e proteínas são, portanto, 16 kJ (4 kcal), 36 kJ (9 kcal) e 16 kJ (4 kcal), respectivamente, os quais foram denominados valores de energia de Atwater ou fatores de Atwater.
- As formas de medir (ou estimar) o gasto energético humano incluem as medidas diretas e complexas de produção de calor (calorimetria direta), medidas metabólicas indiretas relativamente simples (calorimetria indireta), métodos traçadores caros (água duplamente marcada), e estimativas aproximadas relativamente econômicas e convenientes do gasto energético (monitoramento da frequência cardíaca e acelerometria).
- Existem muitos dispositivos usáveis no mercado que são utilizados para rastrear a atividade física por contagem de passos e estimações do gasto energético. Embora esses dispositivos em geral sejam confiáveis, a precisão das medidas de gasto energético (sobretudo além de 24 horas) é questionável.
- O gasto energético humano pode ser dividido em vários componentes: taxa metabólica em repouso, efeito térmico do alimento e gasto energético relacionado ao exercício. A TMR é o maior componente (60-75%) do gasto energético diário em indivíduos relativamente sedentários, e o efeito térmico do alimento representa cerca de 10%, deixando 15-30% para o gasto energético relacionado ao exercício.
- As medidas de troca respiratória podem ser usadas para calcular o gasto energético e as contribuições de carboidratos e gorduras para o gasto energético.
- O balanço energético geralmente é calculado ao longo de períodos mais longos (dias ou semanas) e representa a diferença entre ingestão e gasto de energia. Quando a ingestão de energia excede o gasto energético, há um balanço energético positivo que resulta em ganho de peso. Quando a ingestão de energia é inferior ao gasto energético, há um balanço energético negativo que resulta em perda de peso.
- Ginastas do sexo feminino, dançarinas de *ballet* e patinadoras no gelo costumam ter ingestões de energia entre 4,2 MJ (1.000 kcal) e 8,4 MJ (2.000 kcal). Em certos casos, essa ingestão é apenas 1,2-1,4 vez a taxa metabólica em repouso. Essas baixas ingestões de energia podem resultar em deficiência nutricional.
- Ciclismo, triatlo e corrida de ultrarresistência são esportes que podem requerer gastos energéticos da ordem de 36 MJ/dia (8.600 kcal/dia).

Leituras recomendadas

Burke, L.M. 2001. Energy needs of athletes. *Canadian Journal of Applied Physiology* 26 (Suppl): S202-S219.

Burke, L.M., A.B. Loucks, and N. Broad. 2006. Energy and carbohydrate for training and recovery. *Journal of Sports Sciences* 24 (7): 675-685.

King, N.A., P. Caudwell, M. Hopkins, N.M. Byrne, R. Colley, A.P. Hills, et al. 2007. Metabolic and behavioral compensatory responses to exercise interventions: Barriers to weight loss. *Obesity* 15 (6): 1373-1383.

Loucks, A.B., B. Kiens, and H.H. Wright. 2011. Energy availability in athletes. *Journal of Sports Sciences* 29 (Suppl 1): S7-S15.

5

Esvaziamento gástrico, digestão e absorção

Objetivos

Após estudar este capítulo, o leitor deve ser capaz de:

- Descrever as funções do sistema gastrintestinal e listar suas estruturas e componentes anatômicos.
- Descrever os processos de digestão de carboidratos, gorduras e proteínas.
- Descrever os processos de absorção de carboidratos, gorduras e proteínas.
- Descrever o processo de absorção da água.
- Descrever os processos de absorção de vitaminas e minerais.
- Descrever o papel da população bacteriana (microbiota) que coloniza os intestinos.
- Compreender as estratégias dietéticas para modulação da composição ou da atividade metabólica e imunológica na microbiota intestinal humana.
- Descrever os fatores que regulam o esvaziamento gástrico.
- Estabelecer os tempos de trânsito aproximados em cada compartimento do trato gastrintestinal.
- Descrever os efeitos do exercício sobre o esvaziamento gástrico e a absorção.
- Descrever os problemas gastrintestinais que podem ocorrer durante o exercício e saber quais fatores podem aumentar ou diminuir esses problemas.

A função principal do **trato gastrintestinal** (ou alimentar) é fornecer ao corpo nutrientes, água e eletrólitos a partir do alimento ingerido. Quando o alimento se desloca ao longo do trato gastrintestinal (GI) (ver no quadro "Principais funções de diferentes partes do trato gastrintestinal"), é quebrado em pequenas unidades que podem ser absorvidas em um processo chamado **digestão**. A **absorção** (transporte de nutrientes do intestino para o sangue ou o sistema linfático) ocorre em várias partes do trato GI para diferentes nutrientes. Aqui, trazemos uma perspectiva geral da anatomia e fisiologia do trato GI, os diversos processos de digestão e absorção que nele ocorrem e as alterações que acontecem durante o exercício.

Anatomia do trato gastrintestinal

O trato GI é uma estrutura tubular longa que se estende da boca até o ânus e inclui o esôfago, estômago, intestino delgado, intestino grosso, reto, ânus e várias glândulas digestivas acessórias, entre as quais as glândulas salivares, vesícula biliar, fígado e pâncreas (ver Fig. 5.1). Nesse tubo de 6-8 m, ocorrem a digestão de alimentos e a absorção de nutrientes. A boca, estômago, pâncreas e vesícula biliar têm funções predominantemente digestivas, e a maior parte da absorção ocorre nos intestinos delgado e grosso.

Após a absorção, a maioria dos nutrientes é transportada para o fígado, e deste seguem para a circulação principal.

Boca

A **mastigação** do alimento é a primeira etapa da digestão. É citada com frequência como **digestão mecânica**. Os dentes anteriores ou incisivos propiciam uma forte ação de corte, enquanto os dentes posteriores (molares) são usados para trituração. As forças aplicadas para cortar e triturar o alimento podem chegar a 25 kg nos incisivos e 90 kg nos molares. A mastigação dos alimentos tem três finalidades principais: redução mecânica do tamanho das partículas de alimento, o que aumenta a taxa de **esvaziamento gástrico**; aumento da área de superfície do alimento, o que amplia a área de contato para as enzimas digestivas liberadas pelas glândulas salivares e estômago (digestão enzimática), aumentando, assim, a taxa de digestão; e, finalmente, mistura das partículas de alimento com a saliva e as enzimas digestivas. A boca tem três pares de glândulas salivares: parótidas, sublinguais e submandibulares (ver Fig. 5.2). A mastigação é especialmente importante para os materiais vegetais (frutas e hortaliças cruas) porque as paredes celulares de celulose indigeríveis devem ser mecanicamente destruídas para liberar nutrientes.

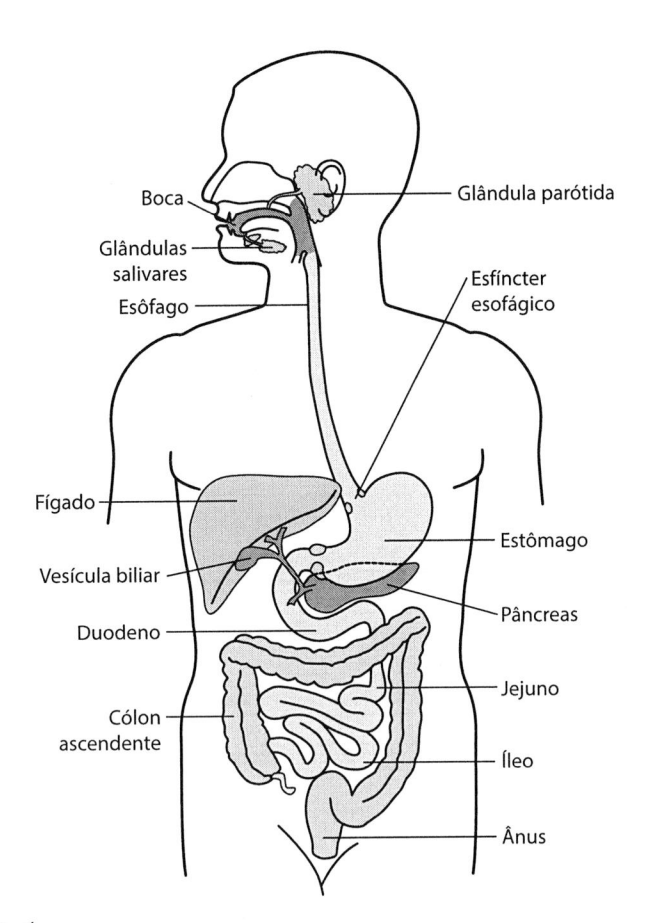

FIGURA 5.1 O trato gastrintestinal.

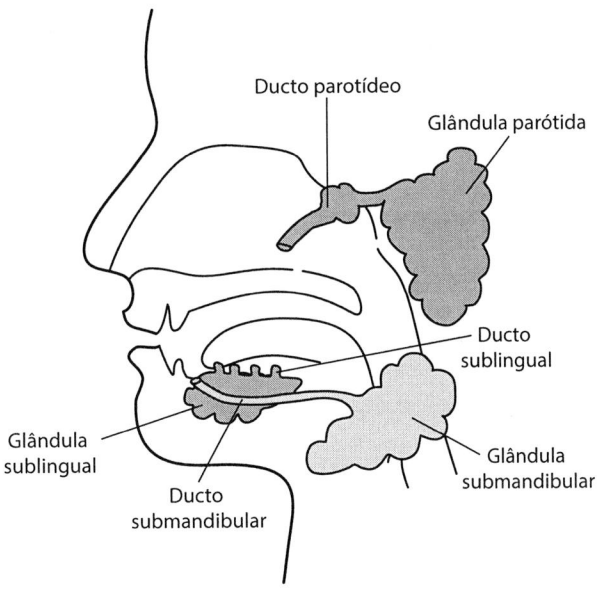

FIGURA 5.2 A boca e seus três pares de glândulas salivares.

Esôfago

Quando o alimento é pequeno e mole o suficiente para ser deglutido, passa pela faringe, na parte de trás da boca, e entra no **esôfago**. Ele movimenta as partículas de alimento para o estômago. Esse processo de transporte é causado por contrações e relaxamentos rítmicos do esôfago. Este contém uma camada interna de músculo liso que consiste em faixas circulares de uma camada externa de músculo liso que cursa longitudinalmente. A contração desses músculos promove o peristaltismo, uma ação de espremer que envolve contrações progressivas e recorrentes, que mistura e desloca o alimento para o estômago. Esse mecanismo possibilita a deglutição mesmo que a pessoa esteja pendurada de cabeça para baixo ou no espaço com gravidade zero.

No final do esôfago, uma valva de músculo liso chamada **esfíncter esofágico** relaxa para permitir a entrada do alimento no estômago. Depois que algumas partículas de alimento passam pelo esfíncter esofágico, este se contrai e isso impede o refluxo de alimento ou de líquido do estômago para dentro do esôfago. Se o esfíncter não funcionar de modo adequado, o indivíduo pode apresentar vazamento de ácido do estômago (azia). Esse problema GI é comum entre corredores e ciclistas.

Estômago

O estômago, que mede cerca de 20-25 cm de comprimento, é dividido em três partes: corpo, antro e fundo (ver Fig. 5.3). O corpo e o antro têm funções fisiológicas diferentes. Embora o fundo seja uma parte distinta do estômago, do ponto de vista anatômico, é considerado uma parte do corpo do ponto de vista funcional. O fim do estômago consiste em uma abertura para o duodeno chamada **pilo-**

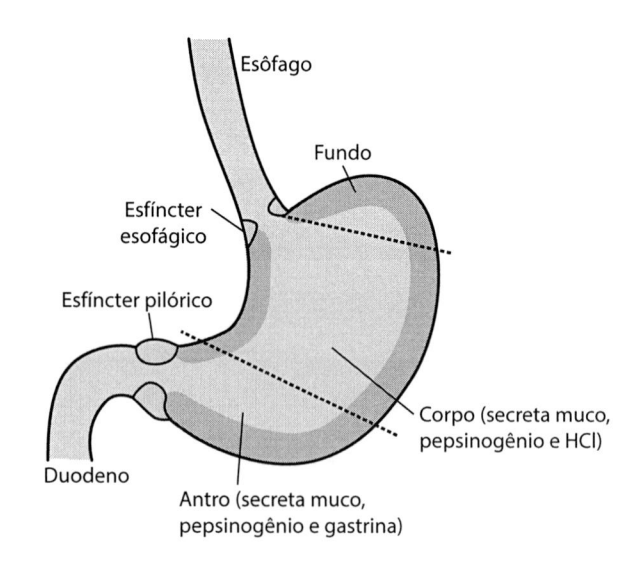

FIGURA 5.3   A anatomia do estômago.

ro. Uma valva muscular circular chamada **esfíncter pilórico** controla o esvaziamento do alimento do estômago para dentro do intestino delgado. Quando esse músculo relaxa, o alimento sai do estômago; quando se contrai, o alimento permanece no estômago. As funções do estômago são:

- Estocar grandes quantidades de alimento até que possa ser acomodado no intestino.
- Misturar esse alimento com as secreções gástricas para formar uma pasta ou líquido semelhante a uma "sopa" homogênea e ácida chamada **quimo**.
- Regular o esvaziamento do quimo para dentro do duodeno (parte superior do intestino delgado) a uma taxa conveniente para uma digestão e absorção adequadas.

PRINCIPAIS FUNÇÕES DE DIFERENTES PARTES DO TRATO GASTRINTESTINAL	
Órgão	**Função**
Boca	Digestão mecânica
Glândulas salivares	Secreção de líquido e enzimas digestivas
Estômago	Secreção de ácido clorídrico e enzimas digestoras de proteína (proteases)
Pâncreas	Secreção de bicarbonato de sódio e enzimas digestivas
Fígado	Secreção de ácidos biliares
Vesícula biliar	Armazenamento temporário e concentração da bile
Intestino delgado	Digestão de alimento e absorção de água, nutrientes e eletrólitos
Intestino grosso	Absorção de eletrólitos

Normalmente, o alimento que entra no estômago forma círculos concêntricos no corpo e no fundo, de modo que o último alimento ingerido fica mais perto do esôfago, enquanto o alimento ingerido há mais tempo fica mais próximo da parede do corpo. Embora o volume do estômago normalmente seja em torno de 1,5 L, pode mudar de quase zero na situação em que o estômago está vazio, para cerca de 6 L do estômago repleto. O tônus muscular da parede do estômago diminui assim que o alimento entra no órgão, o que permite que a parede estomacal seja distendida para fora a fim de acomodar mais alimento.

A parede do corpo contém glândulas gástricas que secretam sucos digestivos. Essas secreções entram em contato com as porções de alimento que estão mais perto da parede estomacal. O estômago também pode se contrair e relaxar, o que mistura o alimento ao quimo. O quimo pode ser um líquido ou uma pasta, dependendo das quantidades relativas de alimento e secreções, bem como do grau de digestão. O quimo é transferido ao intestino delgado por um processo rigorosamente controlado de esvaziamento gástrico. Pouca absorção ocorre no estômago (com exceção de um pouco de água e álcool).

Intestino delgado

O intestino delgado mede cerca de 6-7 m de comprimento e 3-5 cm de diâmetro; está dividido em duodeno (cerca de 25-30 cm), jejuno (os próximos 2,5 m) e íleo (os 3 m restantes). Cerca de 95% de toda a absorção ocorre no duodeno e no jejuno. A mucosa intestinal do duodeno e o jejuno contêm muitas dobras chamadas dobras de Kerckring (pregas circulares) (ver Fig. 5.4). Essas dobras aumentam a área de superfície do intestino em cerca de três vezes em relação à de um revestimento interno plano de tamanho similar. Essas dobras são cobertas por milhões de pequenas estruturas filiformes chamadas vilosidades, que se projetam em cerca de 1 mm da superfície da mucosa (ver Fig. 5.5). As vilosidades aumentam a área de superfície total do intestino delgado em mais 10 vezes. As células intestinais que formam a borda das vilosidades são cobertas por uma **borda em escova** que consiste em cerca de 600 microvilosidades que medem aproximadamente 1 mm de comprimento. Essas microvilosidades ampliam a área de superfície total em mais 20 vezes. Portanto, a construção altamente especializada do intestino delgado aumenta a absorção para 600 vezes em relação ao que seria observado em um tubo simples com uma superfície interna plana. A área de superfície total do intestino delgado pode chegar a 250 m², que é maior do que a área de uma quadra de tênis.

Vilosidades

As vilosidades têm forma de dedo e são altamente vascularizadas (ver Fig. 5.5). A parede de uma vilosida-de consiste em uma camada de células epiteliais, em que cada célula tem uma borda em escova por meio da qual se dá a absorção de nutrientes. A água, as partículas hidrossolúveis e os eletrólitos requerem transporte ou difusão através das membranas luminal e contraluminal da célula epitelial para os vasos sanguíneos. Esses nutrientes são então transportados para o fígado ao longo da veia porta hepática. Cada vilosidade também contém um **lácteo** localizado em sua parte central. O lácteo transporta partículas que não são prontamente hidrossolúveis (p. ex., AG de cadeia longa) via vasos linfáticos. Esses vasos drenam para dentro de veias amplas localizadas nas proximidades do coração.

Motilidade e tempo de trânsito

Dependendo de sua composição, o alimento permanece 1-3 dias no trato GI, antes de ser eliminado. O tempo de permanência do alimento em uma seção do trato GI é o **tempo de trânsito**. Por exemplo, o tempo de trânsito no intestino delgado é de cerca de 3-10 horas,

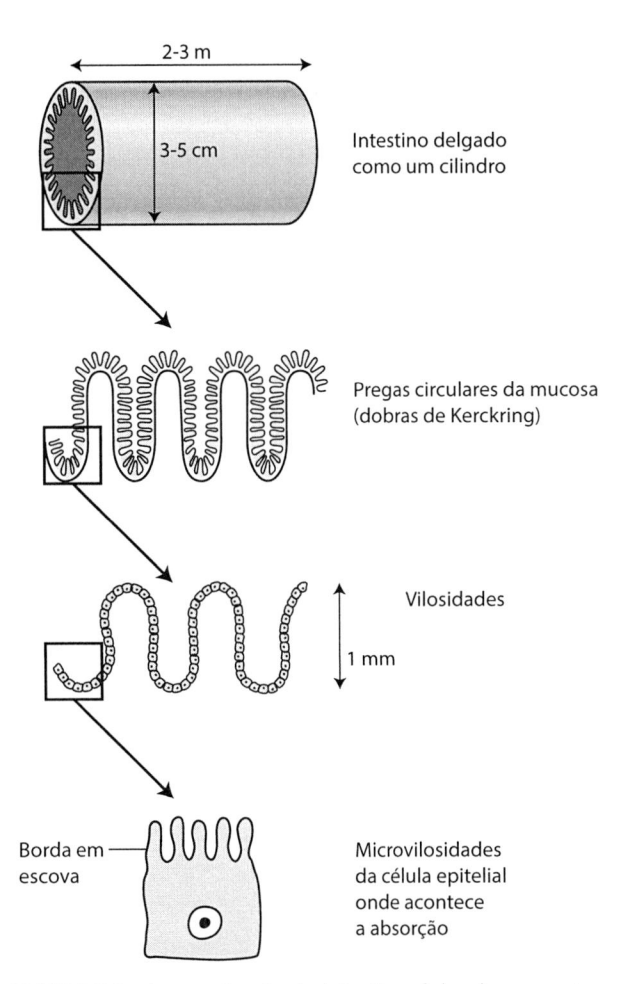

FIGURA 5.4 A organização do intestino delgado aumenta a área de superfície total em cerca de 600 vezes comparado a um tubo simples com uma superfície interna plana.

dependendo da composição do alimento e de sua **motilidade** ao longo do trato GI. A parede do intestino delgado contém duas camadas de músculo liso com fibras musculares longitudinais e circulares que possibilitam as contrações de peristaltismo e mistura que empurram o quimo na direção do intestino grosso (como espremer um tubo de pasta de dente). As contrações de mistura ou segmentação movem o quimo para trás e para a frente a fim de misturar e quebrar o alimento ainda mais. Essas contrações ocorrem a uma taxa de 0,5-2,0 cm/s, que é o movimento mais rápido que ocorre no intestino proximal e o mais lento no intestino distal. A velocidade média do quimo ao longo do intestino delgado é de aproximadamente 1 cm/s.

O peristaltismo aumenta após a refeição e pode aumentar enormemente após a irritação intensa da mucosa intestinal, tal como ocorre durante a diarreia infecciosa. As contrações de mistura ou segmentação diferem do peristaltismo. Os músculos circulares se contraem, conferindo ao intestino delgado a aparência de salsichas conectadas. As contrações intermitentes (8-12/min) fazem o quimo se mover para a frente e para trás. O quimo move-se para trás antes de avançar. A função dessas contrações circulares é misturar o quimo com a bile oriunda da vesícula biliar, os sucos pancreáticos e os sucos intestinais. O fluxo de sucos digestivos (bile e suco pancreático) para dentro da segunda parte do duodeno é controlado por uma valva muscular chamada esfíncter de Oddi (músculo esfíncter da ampola hepatopancreática). Graças ao movimento para trás e para a frente (e não só para a frente), os sucos têm mais tempo para digerir o alimento, e também há um tempo e uma área de contato maiores.

Vesícula biliar

A vesícula biliar é um órgão oco que está alojado logo abaixo do fígado. Armazena, concentra e libera bile. A bile, produzida pelas células hepáticas, consiste em água, eletrólitos, **sais biliares**, colesterol, lecitina e bilirrubina. A bile facilita a digestão e a absorção de gordura, e é liberada através do ducto hepático, o qual se une ao ducto pancreático pouco antes de entrar no duodeno (ver Fig. 5.6). A vesícula biliar pode armazenar cerca de 30-60 mL de bile, mas secreta até 1.200 mL no duodeno, diariamente. Armazena até 12 horas de secreção biliar, concentrando os constituintes da bile. Na vesícula biliar, a bile é concentrada por meio da remoção de água e eletrólitos. A secreção de bile aumenta após uma refeição, em especial quando essa refeição contém uma grande quantidade de gordura. Os sais biliares são reabsorvidos novamente na mucosa intestinal do íleo distal. Entram então no sangue e passam para o fígado. No fígado, são secretados de novo na bile. Nesse sentido, há reutilização de 94% dos sais biliares. A recirculação de sais biliares é chamada circulação êntero-hepática.

Pâncreas

O pâncreas é uma glândula grande localizada em paralelo e inferiormente ao estômago (ver Figs. 5.1 e 5.6). Secreta bicarbonato de sódio para tamponar o ácido clorídrico estomacal e as enzimas digestivas para quebrar carboidratos, proteínas e gorduras. O suco pancreático é secretado principalmente em resposta ao quimo nas porções superiores do intestino delgado. Os mecanismos reguladores da secreção de bicarbonato de sódio e da se-

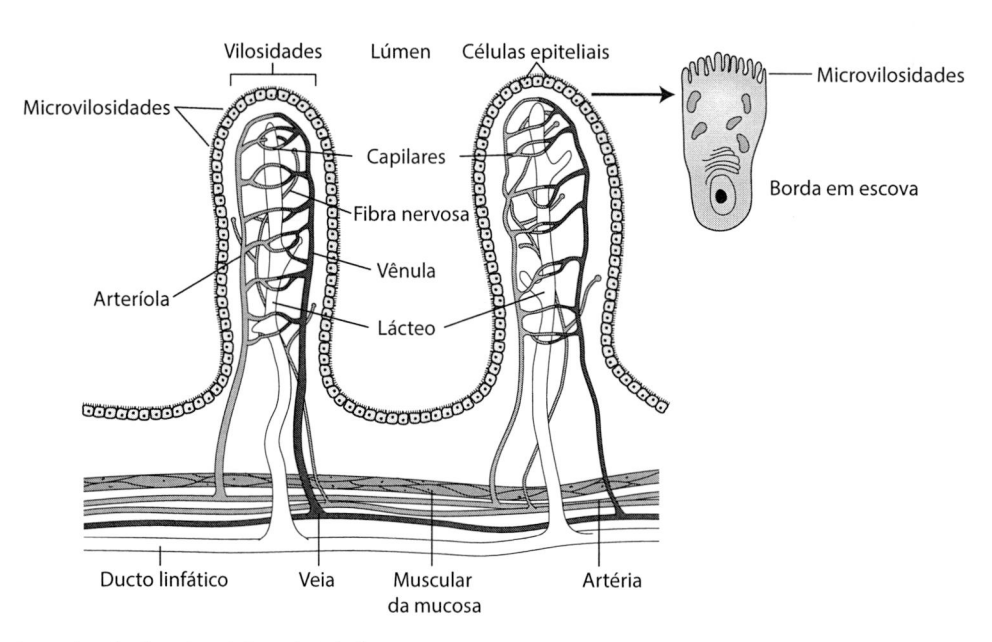

FIGURA 5.5 Organização funcional das vilosidades.

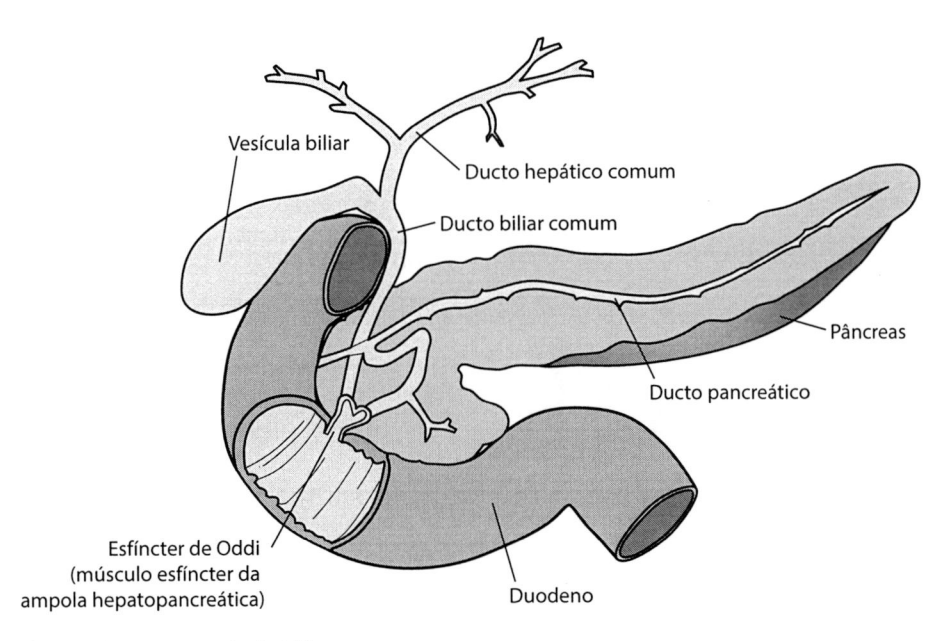

FIGURA 5.6 Duodeno, pâncreas e vesícula biliar.

creção de enzimas digestivas são diferentes, e as taxas de secreção são altamente dependentes do tipo e da quantidade de alimento ingerido. As concentrações de várias enzimas no suco pancreático também dependem em certo grau do tipo de alimento ingerido.

Válvula ileocecal

A partir do intestino delgado, o quimo se move para o intestino grosso através da válvula ileocecal (ver Fig. 5.7). Essa válvula previne o refluxo de material fecal indigerível para dentro do intestino delgado. A válvula pode resistir a pressões da ordem de 50-60 cm de água, aproximadamente. A porção distal do intestino delgado, ou íleo, tem uma cobertura mais espessa que controla o esvaziamento a partir do íleo. A contração da válvula ileocecal é regulada por vários fatores, incluindo a distensão do ceco (uma bolsa cega, aberta somente em uma extremidade, no início do intestino grosso), substâncias irritantes no ceco e a fluidez do quimo. Um apêndice (parte não funcional do intestino que é curta, delgada e se projeta do ceco) inflamado restringe o esvaziamento do íleo. A fluidez aumentada do quimo, por outro lado, aumenta o esvaziamento do íleo.

Intestino grosso

No intestino grosso, o quimo é chamado fezes. O intestino grosso mede cerca de 1,5 m de comprimento e consiste no cólon, reto e canal anal. O cólon é dividido em cólon ascendente, cólon transverso, cólon descendente e cólon sigmoide (ver Fig. 5.7). As funções do cólon são a absorção de água e eletrólitos a partir do quimo e o ar-

mazenamento das fezes até que possam ser excretadas. A absorção ocorre principalmente na primeira parte do cólon, enquanto o armazenamento ocorre sobretudo nas partes distais. Os movimentos peristálticos do cólon são mais lentos do que os do intestino delgado. O cólon também tem camadas de músculo liso circulares e longitudinais que deslocam as fezes adiante para as partes distais do cólon, por meio de contrações rítmicas. O material fecal é lentamente rolado e misturado, de modo que o contato com a superfície do intestino grosso aumenta e o máximo possível de água é absorvido. Normalmente, 80-150 mL de água estão contidos em cerca de 300 mL de fezes.

Regulação do trato gastrintestinal

O trato GI é inervado pelos componentes simpático e parassimpático do sistema nervoso autônomo. A estimulação parassimpática estimula a motilidade. O nervo vago é a fonte de atividade parassimpática no esôfago, estômago, pâncreas, vesícula biliar, intestino delgado e parte superior do intestino grosso. A porção inferior do intestino grosso recebe inervação parassimpática dos nervos espinais na região sacral (extremidade inferior da coluna vertebral). A regulação autônoma, que é extrínseca ao trato GI, é anulada pelos modos intrínsecos de regulação. Os neurônios sensoriais nas diversas partes do trato GI têm seus corpos celulares na parede intestinal, mas não fazem parte do sistema nervoso autônomo. Além disso, a regulação hormonal tem papel importante. As glândulas endócrinas secretam hormônios na circulação, enquanto as células ou glândulas parácrinas secretam produtos que influenciam a secreção de outros produtos por uma célula ou glândula local. Exemplificando, a **gastrina** é um

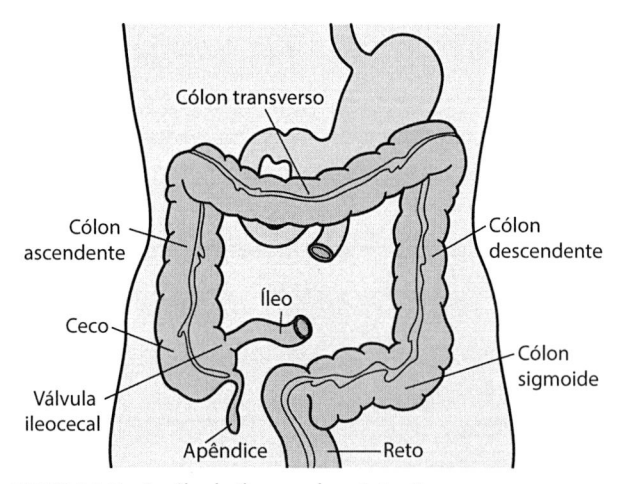

FIGURA 5.7   A válvula ileocecal e o intestino grosso.

hormônio secretado pelo estômago que aumenta a secreção de ácido clorídrico e pepsinogênio no estômago. Outro exemplo é a secretina, um hormônio produzido pelo intestino delgado que aumenta a secreção de água e bicarbonato pelo pâncreas.

As substâncias nos tecidos do trato GI, bem como os hormônios liberados pelos órgãos no trato GI, afetam a secreção e a motilidade. Uma visão geral dos efeitos dos hormônios GI e suas funções é apresentada na Tabela 5.1.

Digestão

A digestão se inicia no momento em que o alimento é ingerido e demora 4-6 horas para ser concluída, dependendo da quantidade de alimento e dos tipos de alimento ingeridos. Enzimas específicas são responsáveis pela digestão de diferentes macronutrientes. A digestão inclui a quebra do alimento por meio da mastigação, bem como a quebra química pela ação de enzimas. Os processos são distintos para alimentos e nutrientes diferentes, porém a maioria dos alimentos é quebrada nas unidades menores de seus nutrientes e estes, então, podem ser absorvidos. As substâncias que não podem ser digeridas são fermentadas por bactérias ou excretadas.

Digestão de carboidrato

A digestão de carboidratos começa na boca, conforme a saliva é adicionada ao alimento. A saliva é secretada das glândulas parótidas, glândulas sublinguais e glândulas submandibulares (ver Fig. 5.2). A secreção diária de saliva normalmente varia de 800-1.500 mL (em média, 1.000 mL; ver Tab. 5.2). No estado não estimulado, a taxa de secreção de saliva é de cerca de 0,5 mL/min, mas essa taxa pode aumentar até dez vezes durante a mastigação. A saliva consiste principalmente em água (99,5%) derivada do líquido extracelular. Além disso, contém alfa-amilase (também denominada ptialina, uma enzima responsável

pela quebra de amido em unidades menores), proteínas mucoides, bicarbonato, eletrólitos, lisozimas (enzimas que quebram proteínas e atacam bactérias), lipase lingual e proteínas anticorpos (das quais o principal anticorpo secretório é a imunoglobulina A [IgA], que pode ajudar a destruir bactérias orais). Além de sua função digestiva, a saliva tem uma função protetora contra bactérias invasoras (ver Cap. 13). Um panorama geral das enzimas digestivas é mostrado na Tabela 5.3.

As proteínas mucoides conferem à saliva sua qualidade viscosa, a qual ajuda a lubrificar o alimento e facilita a sua deglutição. A mastigação do alimento mistura a saliva ao alimento e aumenta a área de contato, de modo a permitir que a amilase comece a quebrar as cadeias de glicose nos amidos. A mastigação prolongada de um biscoito fará com que ele apresente um sabor mais adocicado, pois alguns amidos são quebrados em açúcares dissacarídicos como a maltose, cujo sabor é muito mais doce que o do amido.

Quando o alimento é deglutido e chega no ambiente ácido do estômago, a atividade de amilase diminui. A digestão de carboidrato continua ocorrendo, porém a uma taxa muito menor. Cerca de 30-40% dos carboidratos podem ser digeridos, de modo predominante em maltose, maltotrioses e pequenos oligossacarídeos (ver Fig. 5.8), na boca e no estômago, antes de o conteúdo estomacal ser completamente misturado às secreções gástricas.

Quando os carboidratos são esvaziados do estômago para dentro do duodeno e o ácido é neutralizado pelo bicarbonato de sódio do pâncreas, a digestão prossegue rapidamente. No duodeno, a alfa-amilase adicional será secretada no suco pancreático. Essa alfa-amilase, como a amilase salivar, hidrolisa os amidos em pequenos polímeros de glicose (dextrinas) e maltose (ver Fig. 5.8). A hidrólise de todos os amidos em maltose é quase completa quando o quimo entra no íleo. Os dissacarídeos e pequenos polissacarídeos são digeridos adicionalmente por enzimas específicas localizadas nas bordas em escova das células epiteliais intestinais. Assim que os dissacarídeos entram em contato com a borda em escova, são digeridos pelas enzimas lactase, sucrase e maltase (ver Fig. 5.8). A lactase quebra a lactose em glicose e galactose; a sucrase quebra a sucrose em glicose e frutose; e a maltase quebra a maltose em duas moléculas de glicose.

Podem ocorrer problemas envolvendo o processo digestivo quando há deficiência de uma ou mais dessas enzimas. A intolerância à lactose é causada por uma ausência ou deficiência da enzima intestinal lactase. Quando a lactose (principal componente carboidrato do leite) não é digerida, o resultado é diarreia e perda de líquido. Além disso, as bactérias presentes no intestino grosso metabolizam a lactose para produzir grandes quantidades de gás que causam estufamento e dor.

A fibra, que é uma forma de carboidrato dietético, contém celulose, que é um componente estrutural de células vegetais resistente às enzimas digestivas humanas.

TABELA 5.1   Efeitos de hormônios gastrintestinais

Hormônio	Secretado por	Efeito
Gastrina	Estômago	Estimula a produção de ácido clorídrico no estômago; estimula a secreção de pepsinogênio no estômago
Secretina	Intestino delgado	Estimula a secreção de água e bicarbonato no suco pancreático
Colecistoquinina (CCK)	Intestino delgado	Estimula a secreção de enzimas no suco pancreático; estimula contrações da vesícula biliar, inibe a motilidade e secreção gástricas
Peptídeo inibitório gástrico (GIP)	Intestino delgado	Inibe a motilidade e secreção gástricas
Peptídeo glucagon-símile-I (GLP-I)	Íleo e cólon	Inibe a motilidade e secreção gástricas
Guanilina	Íleo e cólon	Remove cloreto de sódio e água das fezes

TABELA 5.2   Secreção diária de sucos intestinais

Sucos intestinais	Volume diário
Saliva	1.000 mL
Secreções gástricas	1.500 mL
Secreção pancreática	1.000 mL
Bile	1.000 mL
Intestino delgado	2.000 mL
Intestino grosso	200 mL
Total	6.700 mL

TABELA 5.3   Enzimas digestivas e suas funções

Enzima	Sítio de ação	Fonte	Substrato	Produto	pH ideal
Carboidratos					
Amilase salivar	Boca	Glândulas salivares	Amido	Maltose	6,7
Amilase pancreática	Duodeno	Suco pancreático	Amido	Maltose, maltotriose e oligossacarídeos	6,7-7,0
Maltase	Intestino delgado	Borda em escova	Maltose	Glicose	5,0-7,0
Sucrase	Intestino delgado	Borda em escova	Sucrose	Glicose e frutose	5,0-7,0
Lactase	Intestino delgado	Borda em escova	Lactose	Glicose e galactose	5,8-6,2
Lipídios					
Lipase lingual	Boca	Glândulas salivares linguais	Amido	Maltose	3,5-6,0
Lipase pancreática	Intestino delgado	Suco pancreático	Triacilgliceróis	Ácidos graxos e monoacilgliceróis	8,0
Proteínas					
Pepsina	Estômago	Glândulas gástricas	Proteína	Polipeptídeos	1,6-2,4
Tripsina	Intestino delgado	Suco pancreático	Polipeptídeos	Aminoácidos, dipeptídeos e tripeptídeos	8,0
Quimiotripsina	Intestino delgado	Suco pancreático	Polipeptídeos	Aminoácidos, dipeptídeos e tripeptídeos	8,0
Carboxipeptidase	Intestino delgado	Suco pancreático	Polipeptídeos	Aminoácidos, dipeptídeos e tripeptídeos	8,0
Elastase	Intestino delgado	Suco pancreático	Polipeptídeos	Aminoácidos, dipeptídeos e tripeptídeos	8,5

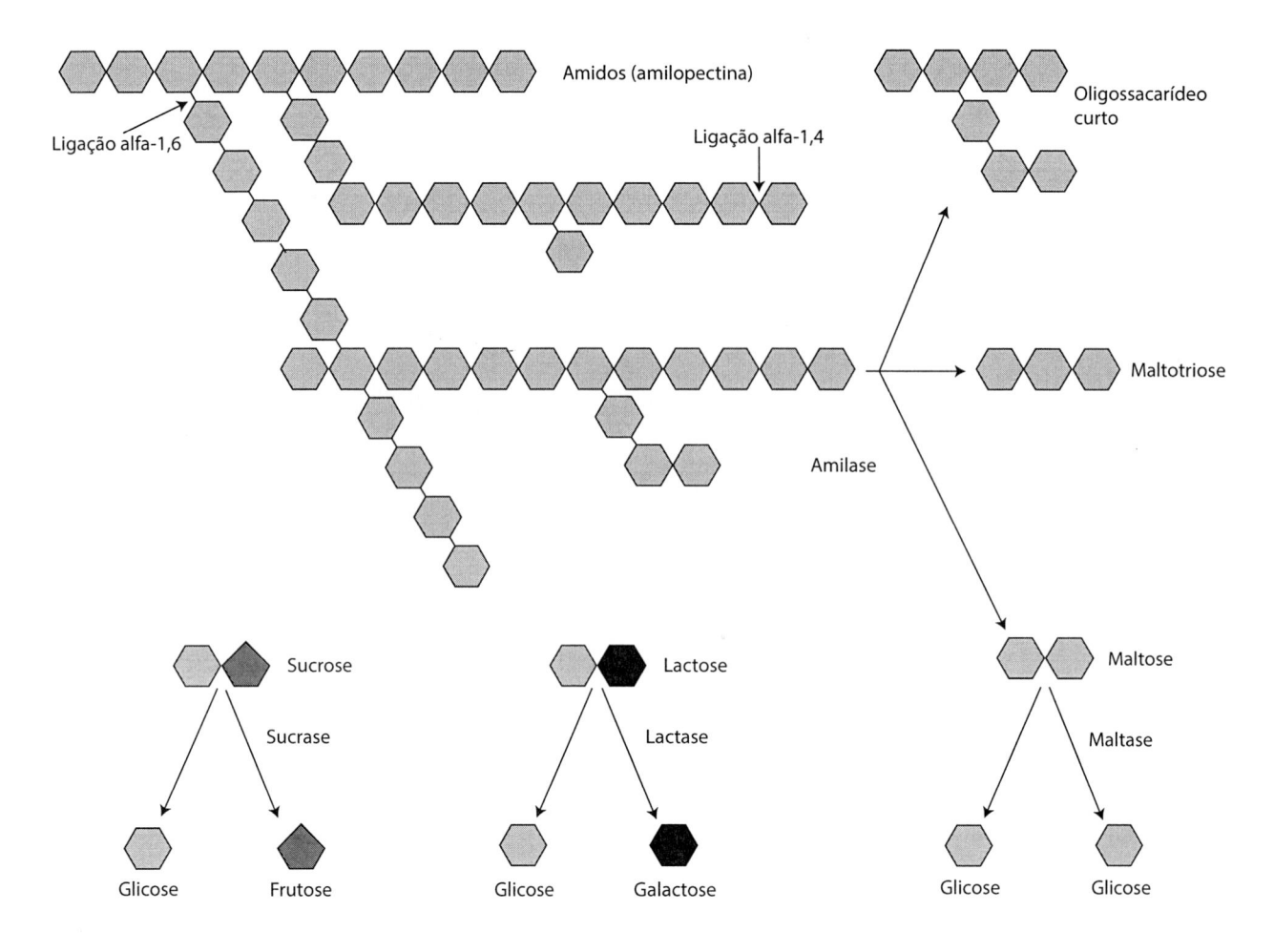

FIGURA 5.8 Digestão de carboidratos. Alguns carboidratos como o amido têm cadeias longas de moléculas de glicose que são quebradas pela amilase em unidades menores e, subsequentemente, em dissacarídeos e monossacarídeos.

A celulose pode ser excretada nas fezes, mas uma parte é fermentada pelas bactérias no intestino grosso. Similar ao modo como as leveduras fermentam os açúcares no suco de uva para produzir vinho, as bactérias no intestino grosso fermentam a celulose para produzir gases hidrogênio e dióxido de carbono, AG voláteis e, em muitos casos, gás metano (cujo odor é desagradável). Alterações na dieta ou no tipo de microrganismos podem influenciar a quantidade de gás produzida.

Os movimentos peristálticos empurram os carboidratos não digeridos, incluindo substâncias fibrosas, para o cólon, onde ocorre mais digestão. Os carboidratos não digeríveis (principalmente, a celulose) movem-se para o reto de modo a serem expulsos através do ânus.

Digestão de lipídios

A digestão de lipídios começa na boca porque a saliva contém pequenas quantidades de **lipase lingual**, a enzima que divide os triacilgliceróis (triglicérides) em AG e glicerol. No estômago, essa lipase ácido-estável continua hidrolisando os triacilgliceróis (ver Fig. 5.9). A hidrólise, contudo, é lenta porque os triacilgliceróis são insolúveis em água e, assim, não se misturam bem com a fração aquosa na qual a lipase é encontrada. As lipases lingual e gástrica atuam juntas, mas principalmente nos triacilgliceróis de cadeia curta (C4-C6) e de cadeia média (C8-C10), enquanto a maioria das gorduras (triacilgliceróis de cadeia longa; C12-C24) é digerida no intestino delgado. A lipase lingual é responsável por 10-30% da digestão do triacilglicerol. Quando o quimo entra no duodeno, a bile é adicionada e atua sobre os triacilgliceróis que, nesse momento, estão organizados em grandes glóbulos lipídicos. A lipase pancreática é secretada no duodeno e hidrolisa ainda mais os triacilgliceróis.

Depois que a hidrólise inicial começa, e os triglicerídeos são convertidos em AG, os mono- e diglicerídeos se auto-organizam em pequenas gotículas de emulsão. A parte lipossolúvel do AG volta-se para dentro, enquanto a parte hidrossolúvel forma o núcleo de cada gotícula. Quando os sais biliares armazenados na vesícula biliar são secretados no duodeno, formam-se as micelas (ver

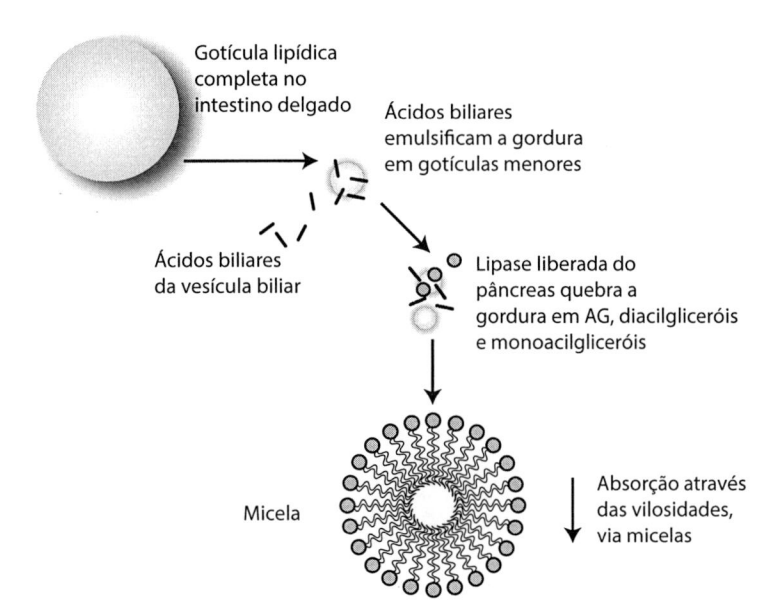

FIGURA 5.9 Digestão de gordura.

Fig. 5.9). Micelas são estruturas discoides bem definidas, nas quais os fosfolipídios e AG formam uma bicamada. Os sais biliares ocupam as porções marginais, tornando a borda da micela hidrofílica (i. e., mais atraente para a água). Os sais biliares emulsificam os lipídios em pequenas gotículas e isso aumenta a área de superfície total, facilitando, assim, a hidrólise de triacilgliceróis pela lipase pancreática.

Digestão de proteína

A digestão proteica consiste na quebra das proteínas ingeridas em aminoácidos simples, dipeptídeos e tripeptídeos para absorção ao longo da mucosa intestinal (ver Fig. 5.10). Esse processo, chamado hidrólise de proteínas, ocorre no estômago e no intestino delgado; depende de enzimas digestoras de proteína específicas (proteases), bem como do pH ácido do estômago. Células específicas produzem e secretam ácido clorídrico no estômago. Essas células parietais secretam uma solução isotônica de 160 mM de ácido clorídrico com pH aproximado de 0,8, o que ilustra sua extrema acidez. O pH no estômago e dos conteúdos gástricos é tipicamente em torno de 2,0.

O ácido clorídrico (e o alimento ingerido ácido) exerce várias funções, tais como:

- Ativar a enzima protease pepsina.
- Destruir (*killing*) muitos organismos patogênicos.
- Intensificar a absorção de ferro e cálcio.
- Inativar hormônios de origem vegetal e animal.
- Quebrar e tornar as proteínas alimentares mais vulneráveis à ação enzimática.

As **proteases** (ver Tab. 5.3) costumam ser armazenadas como precursores inativos, mas tornam-se ativas (e atuam como enzimas digestivas) assim que são liberadas no estômago ou intestino delgado. Esse mecanismo previne a digestão das células em que as proteases são produzidas e armazenadas.

A **pepsina** (um importante grupo de proteases), que é secretada como seu precursor **pepsinogênio** a partir das células da parede do estômago, é inicialmente inativa. Assim que o pepsinogênio entra em contato com o ácido clorídrico presente no estômago, é automaticamente convertido em pepsina ativa que quebra proteínas. A pepsina degrada as fibras colágenas de tecido conjuntivo da carne vermelha. Depois que essas fibras são desmanteladas, outras proteases podem digerir efetivamente a proteína animal remanescente. As enzimas estomacais e os ácidos atacam as longas tiras de proteínas complexas e hidrolisam cerca de 10-20% das proteínas ingeridas. O baixo pH no estômago causa desnaturação da proteína, o que implica o desenrolamento de sua estrutura tridimensional, resultando na quebra em polipeptídeos menores e unidades peptídicas. Quando o quimo atravessa o intestino delgado, a pepsina é inativada pelo pH relativamente alto no duodeno.

Outras proteases (enzimas alcalinas), entre as quais a tripsina, são liberadas do pâncreas e se tornam ativas para digerir as proteínas remanescentes e polipeptídeos. O suco pancreático é rico em precursores de endopeptidases, carboxipeptidases, enteropeptidases, tripsinogênio e tripsina (ver Fig. 5.10). Essas proteases digerem os polipeptídeos em tripeptídeos, dipeptídeos e aminoácidos isolados, que podem ser transportados ao longo dos enterócitos.

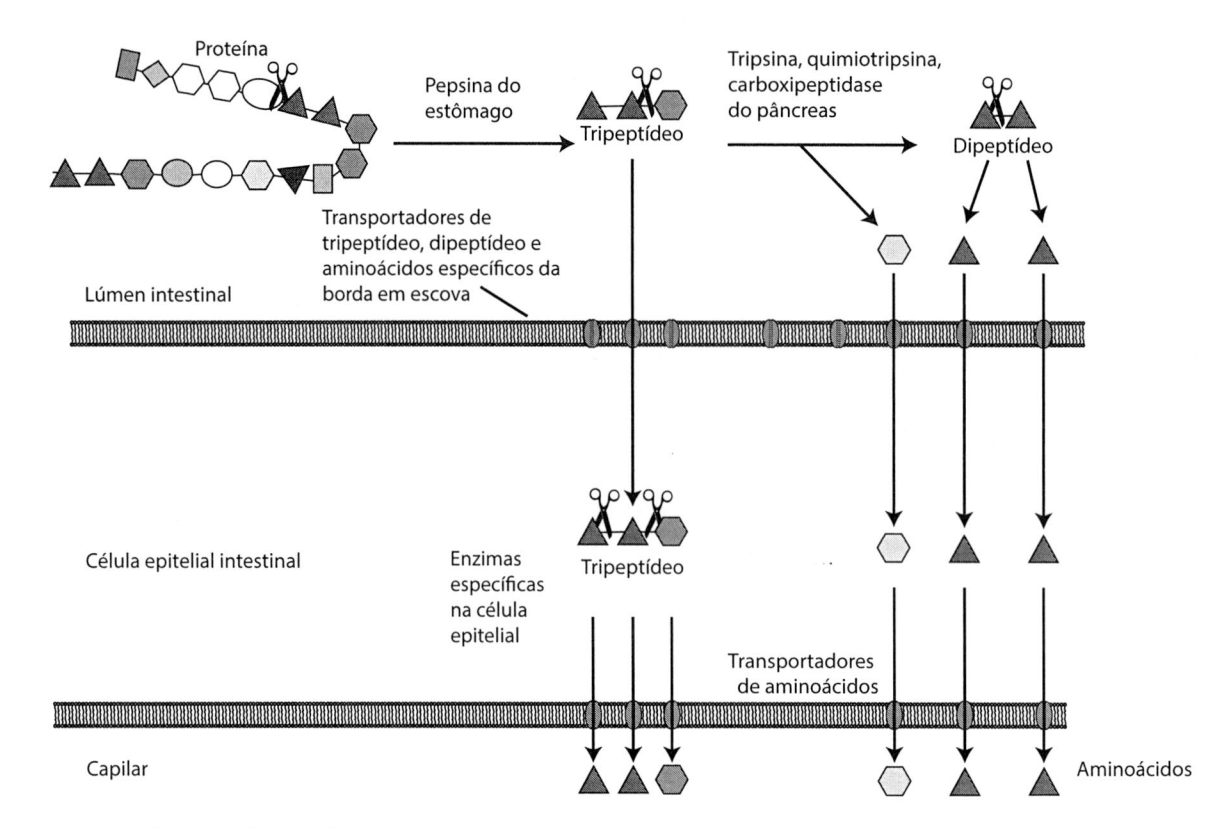

FIGURA 5.10   Digestão de proteína.

Absorção

A absorção é um processo pelo qual o alimento digerido é transportado através da parede do intestino para dentro da circulação (ou do sistema linfático). O trato intestinal tem mecanismos de transporte diferentes para nutrientes distintos, e a absorção desses nutrientes se dá a diferentes velocidades. Além disso, transportadores diferentes têm capacidades de absorção diferenciadas. Durante o processo de absorção, há pelo menos duas membranas celulares que precisam ser atravessadas: a membrana luminal e a membrana contraluminal. Essas membranas podem ter mecanismos de transporte distintos.

A absorção de nutrientes ao longo das paredes intestinais se dá por transporte ativo ou por difusão simples. O transporte ativo requer energia e, de modo geral, ocorre contra um gradiente de concentração ou potencial elétrico. O transporte ativo muitas vezes requer proteínas de transporte especializadas. A difusão é o movimento de substâncias de um lado a outro do comprimento de uma membrana a favor (e não em oposição) a um gradiente eletroquímico. A difusão simples dispensa as proteínas de transporte ou a energia na forma de ATP; contudo, muitos nutrientes são transportados por difusão facilitada, que requer uma proteína de transporte ou canal.

Absorção de carboidrato

Os principais monossacarídeos resultantes da digestão de poli- e dissacarídeos são a glicose, frutose e galactose. Esses monossacarídeos são absorvidos por meio de processos mediados por transportadores. Os transportadores que medeiam a captação de monossacarídeos na célula epitelial (ver Fig. 5.11) são: um cotransportador monossacarídeo-sódio (mais comumente o transportador de glicose sódio-dependente SGLT1 [do inglês, *sodium-dependent glucose transporter*]) e um transportador de difusão facilitada sódio-independente com especificidade para frutose (GLUT5). Para cada molécula de glicose, são transportados dois íons sódio para dentro da célula epitelial. O sódio então é ativamente transportado de volta para o lúmen intestinal, por uma bomba ATPase Na^+/K^+. A galactose é o único outro carboidrato que também usa SGLT1 do mesmo modo que a glicose.

Um transportador monossacarídeo separado no lado contraluminal da célula epitelial aceita todos os três monossacarídeos (GLUT2). Então os monossacarídeos entram na circulação na veia porta hepática, a qual os transporta para o fígado. O número de transportadores e a atividade destes não são estáticos e podem responder à ingestão de nutrientes. Por exemplo, em poucos dias, é

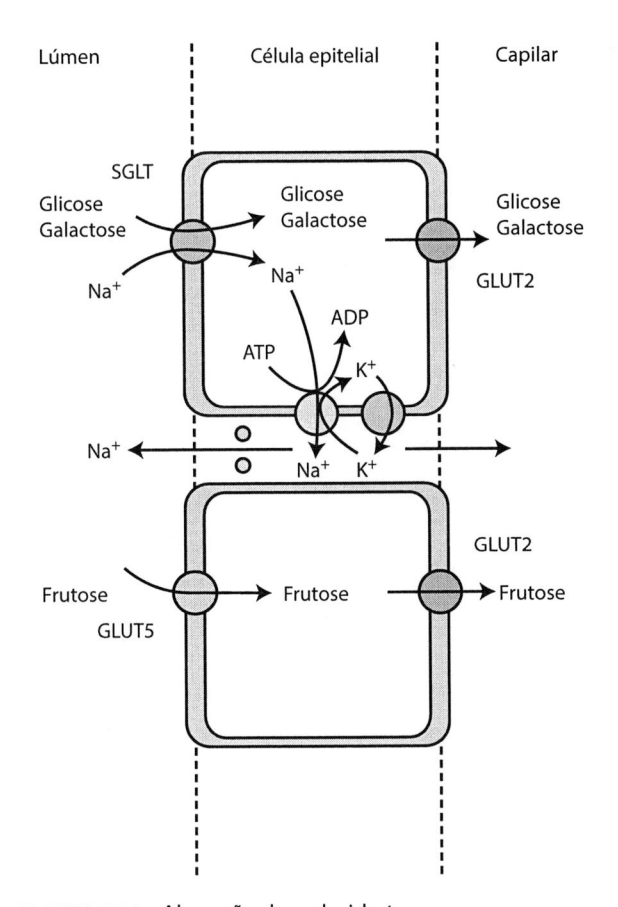

FIGURA 5.11 Absorção de carboidrato.

possível observar elevações em SGLT1 após o aumento da ingestão de carboidratos na dieta. O inverso também é válido: a redução da ingestão de carboidratos na dieta inibe os transportadores e diminui a capacidade de absorção de carboidratos.

Absorção de gordura

Os monoacilgliceróis e AG incorporados às micelas são transportados para as vilosidades e se movem para os espaços localizados entre as microvilosidades. Nesse local, os AG se difundem através da membrana do epitélio e entram na célula epitelial. As micelas então se afastam das vilosidades, incorporam novos AG e os transportam para as vilosidades.

As micelas formadas no lúmen intestinal, portanto, realizam uma importante função de transporte. Na presença de sais biliares (e, assim, micelas), a absorção de gordura é quase completa (97%), enquanto na ausência de bile apenas 50% dos AG são absorvidos.

A absorção de AG através das membranas epiteliais se dá por difusão (por serem altamente solúveis nas membranas lipídicas) (ver Fig. 5.12). Na célula epitelial, os AG são reesterificados a triacilgliceróis no retículo endoplasmático. Uma vez formados, os triacilgliceróis combi-

nam-se ao colesterol e aos fosfolipídios para formar quilomícrons (ver também Fig. 1.4). Em um quilomícron, os lados graxos dos fosfolipídios estão voltados para o centro, enquanto as partes polares formam a superfície. Os quilomícrons possibilitam o transporte de gordura no ambiente aquoso da linfa e do plasma sanguíneo. Essas moléculas grandes se movem na direção láctea central das vilosidades e são transportadas de forma mais lenta ao longo do sistema linfático, alcançando a circulação nas veias subclávias.

Os AG de cadeia curta e de cadeia média são mais hidrossolúveis do que os AG de cadeia longa, por isso seguem uma via de absorção discretamente diferente. Entram na célula epitelial e, sem serem reesterificadas a triacilgliceróis, difundem-se diretamente ao longo da membrana contraluminal para dentro da circulação sanguínea porta, onde ligam-se à proteína plasmática albumina e são transferidas para o fígado pela veia porta hepática. Assim, embora os AG de cadeia longa atinjam a circulação pelo sistema linfático (lento), os AG de cadeias curta e média chegam na circulação de forma direta e rápida. Os sais biliares são reabsorvidos de novo na mucosa intestinal do íleo distal. Entram no sangue porta e passam para o fígado, onde são secretados novamente na bile. Desse modo, há reutilização de 94% dos sais biliares. A recirculação dos sais biliares é chamada circulação êntero-hepática.

Absorção de aminoácidos

Aminoácidos, dipeptídeos e tripeptídeos são absorvidos por transporte ativo (acoplado ao transporte de sódio) no intestino delgado, e então distribuídos para o fígado pela veia porta hepática. Os dipeptídeos e tripeptídeos que foram transportados ao longo da membrana epitelial são quebrados dentro da célula em seus aminoácidos constituintes, por ação de dipeptidases e tripeptidases específicas (ver Fig. 5.10).

A maioria dos aminoácidos é transportada ao longo do epitélio, contra um gradiente de concentração, por isso o transporte mediado por transportador se faz necessário (ver Fig. 5.13). Foram identificadas pelo menos sete proteínas transportadoras específicas da borda em escova. A membrana luminal em geral contém sistemas de transporte sódio-dependentes, enquanto o transporte de membrana contraluminal dispensa o sódio. O intestino delgado tem uma capacidade ampla e efetiva de absorver aminoácidos e pequenos peptídeos. A maioria dos aminoácidos pode usar mais de um transportador para absorção. Normalmente, menos de 1% das proteínas ingeridas são encontradas nas fezes. Depois que os aminoácidos atravessam o epitélio são transportados para o fígado, onde podem ser convertidos em glicose, gordura ou proteína, ou podem ser liberados na corrente sanguínea, como aminoácidos livres.

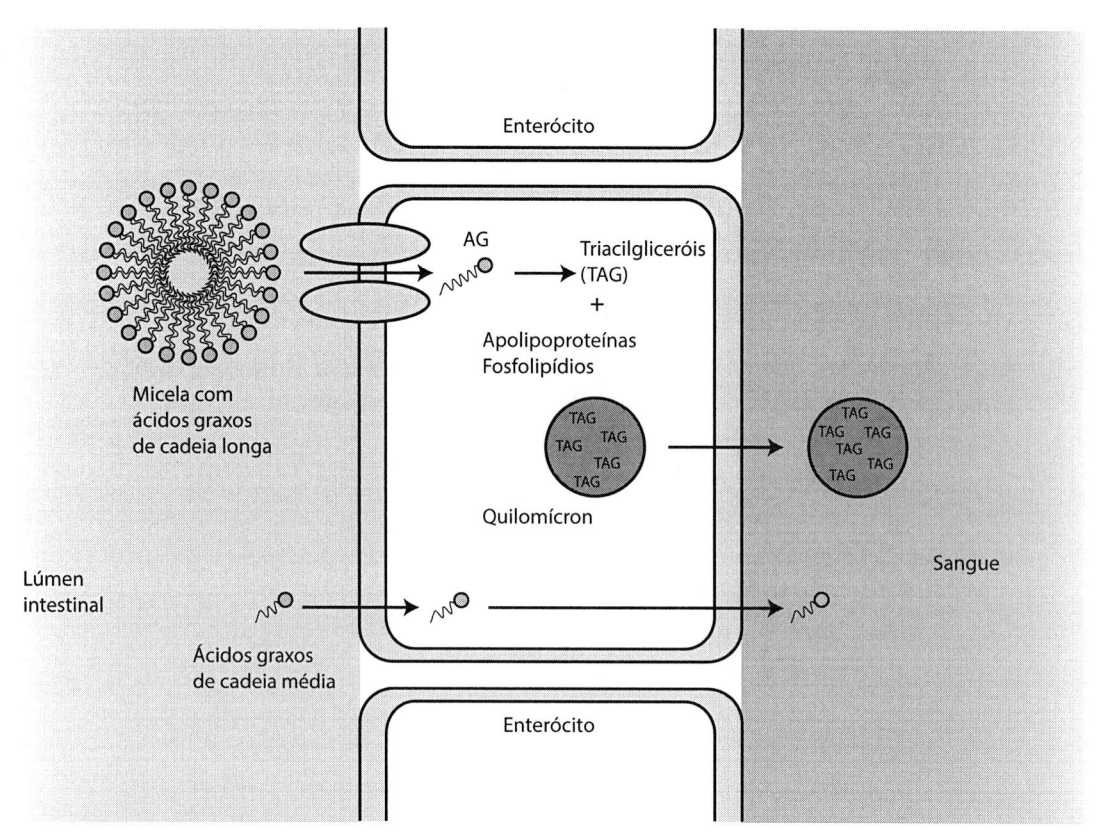

FIGURA 5.12 Absorção de gordura.

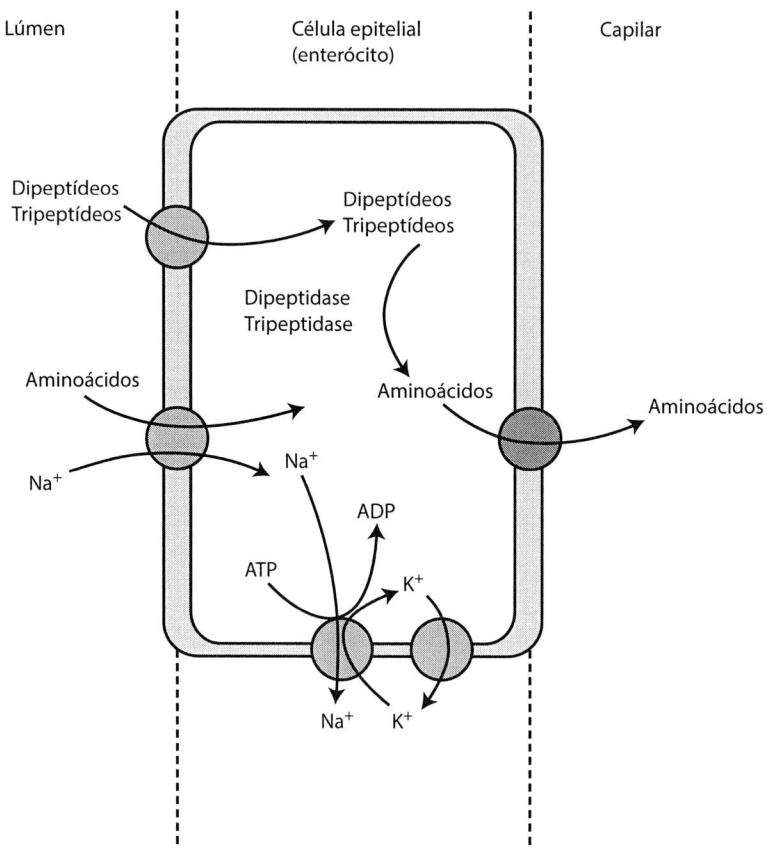

FIGURA 5.13 Absorção de aminoácidos.

Absorção de água

A maior parte (99%) da absorção da água ocorre no intestino delgado, sobretudo no duodeno (72%), e totalmente por difusão simples. Essa absorção segue as leis de osmose (ver Fig. 5.14). Uma membrana impermeável a solutos e permeável a água separa dois compartimentos que contêm a mesma quantidade de líquido, porém números diferentes de partículas de soluto.

A água difunde-se ao longo dessa membrana em ambas as direções, mas uma quantidade relativamente maior de água flui para o compartimento que contém menor concentração de água (concentração maior de soluto). Esse movimento líquido de água, por fim, resulta em uma concentração de soluto similar em ambos os lados da membrana. No entanto, a quantidade de água no compartimento com menor concentração de água aumenta.

O termo *osmol* descreve o número de partículas de soluto, e a densidade de partículas de soluto geralmente é expressa em miliosmóis (mOsm) por unidade de massa (kg) ou volume (L): mOsm/kg (**osmolalidade**) ou mOsm/L (**osmolaridade**), respectivamente. A osmolaridade da maioria dos líquidos corporais é em torno de 290 mOsm/L (ver Tab. 5.4). Portanto, quando a osmolaridade do quimo é baixa (< 280 mOsm/L), a água move-se para a célula epitelial e o plasma sanguíneo com maior osmolaridade. Se a osmolaridade do quimo for alta (> 300 mOsm/L, como em uma solução concentrada em glicose), a água move-se para o lúmen intestinal. Com a absorção de solutos (p. ex., glicose e sódio), o gradiente osmótico muda e empurra a água para o epitélio (um processo conhecido como arraste de solvente).

As secreções combinadas das glândulas salivares, parede estomacal, vesícula biliar, pâncreas e intestino podem somar um volume total de até 7 L por dia em um adulto sedentário (ver Tab. 5.2). Esse valor pode ser maior para atletas com ingestões energéticas elevadas. Em média, a ingestão diária de água pode ser de 2 L, de modo que a absorção total diária de água pode chegar a 9 L em um indivíduo sedentário. Durante o exercício, em especial sob condições quentes, quando as perdas e ingestões de líquido são altas, a absorção total diária de água pode facilmente exceder 12 L. Com a diarreia, a absorção de água é mínima, enquanto as perdas de líquido podem ser altas e, em alguns casos, potencialmente fatais.

Absorção de vitaminas

A maior parte da absorção de vitaminas ocorre no jejuno e no íleo, sendo em geral um processo passivo (difusão).

TABELA 5.4 Osmolaridade de líquidos corporais e bebidas comercializadas

Solução	Osmolaridade (mOsm/L)
Água	10-20
Suor	170-220
Líquidos gástricos	280-303
Soro sanguíneo	300
Lucozade Sport	280
Isostar	296
Gatorade	349
Powerade (UK)	285
Powerade (US)	381
Allsport	516
Pepsi	568
Coca-Cola	650
Suco de fruta	450-690

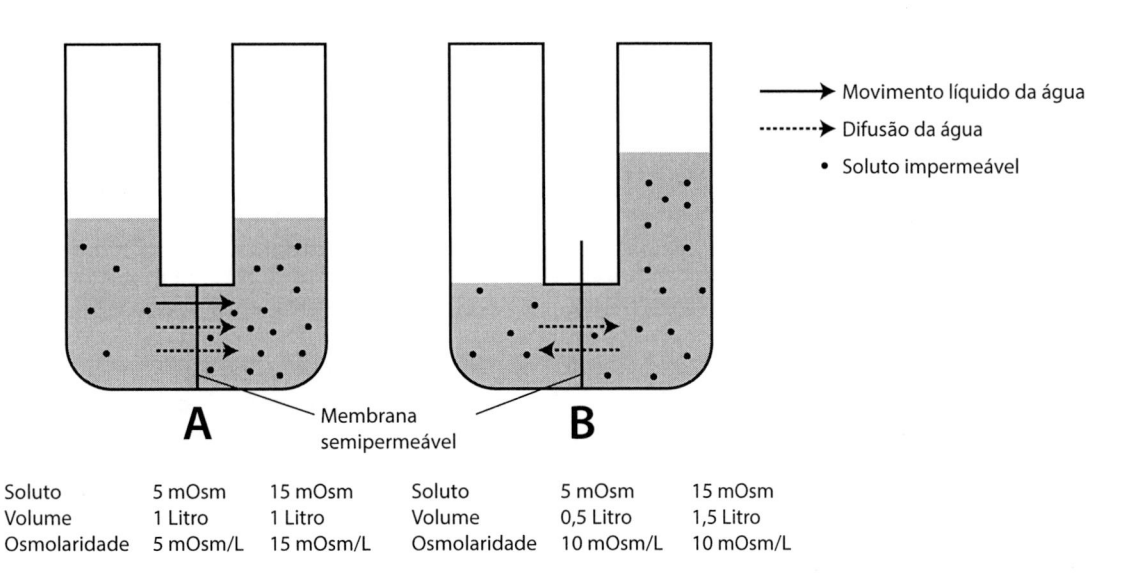

Movimento líquido da água

Difusão da água

• Soluto impermeável

		A	Membrana semipermeável	B		
Soluto	5 mOsm	15 mOsm		Soluto	5 mOsm	15 mOsm
Volume	1 Litro	1 Litro		Volume	0,5 Litro	1,5 Litro
Osmolaridade	5 mOsm/L	15 mOsm/L		Osmolaridade	10 mOsm/L	10 mOsm/L

FIGURA 5.14 O processo de osmose.

As vitaminas lipossolúveis (A, D, E, K) são absorvidas com AG e também são incorporadas aos quilomícrons e transportadas pelo sistema linfático para a circulação sistêmica, indo para o fígado e outros tecidos. A maior parte da absorção de vitaminas lipossolúveis ocorre no intestino delgado.

As vitaminas hidrossolúveis também são absorvidas principalmente no intestino delgado, por difusão. As vitaminas hidrossolúveis não são retidas em grande extensão pelos diversos tecidos e, quando grandes quantidades são ingeridas, são excretadas principalmente na urina. A maior parte da vitamina C é absorvida na porção distal do intestino delgado. A ingestão excessiva de vitamina C (acima de cerca de 1.200 mg/dia) diminui a eficiência da reabsorção renal da vitamina C, e grande parte da ingestão excessiva aparece na urina. As vitaminas B muitas vezes são ingeridas como parte de coenzimas nos alimentos; a digestão libera as vitaminas. Por exemplo, o ácido pantotênico geralmente é encontrado no alimento como parte da CoA. A digestão libera a vitamina de sua coenzima e, então, a absorção ocorre. A tiamina e a vitamina B_6 são absorvidas principalmente no jejuno. A biotina e a riboflavina são absorvidas sobretudo na parte proximal do intestino delgado. A niacina é parcialmente absorvida no estômago, mas a maior parte de sua absorção ocorre no intestino delgado. A vitamina B_{12} é absorvida principalmente no íleo. Sua absorção é mais complexa e envolve a ligação a uma proteína específica (chamada fator intrínseco, que é secretada pelas células parietais da mucosa gástrica). A absorção de ácido fólico depende da presença da enzima intestinal conjugasse, que facilita a absorção de ácido fólico no intestino delgado. Uma visão geral de diversas vitaminas e seus respectivos mecanismos de absorção é mostrada na Tabela 5.5.

Absorção de minerais

Os minerais não são bem absorvidos no intestino humano, por isso sua ingestão costuma exceder as necessidades. A absorção de minerais muitas vezes depende de sua forma química. O exemplo mais conhecido é provavelmente a diferença de absorção entre o ferro não heme e o ferro heme. (O ferro heme é obtido da carne vermelha; o ferro não heme é obtido de vegetais.) Cerca de 15% de todo o ferro heme ingerido é absorvido no intestino delgado, enquanto apenas 2-10% do ferro não heme é absorvido. A absorção de outros minerais também é relativamente precária. Um máximo de 35% do cálcio ingerido é absorvido; 20-30% do magnésio ingerido é absorvido; 14-41% do zinco ingerido é absorvido; e menos de 2% do cromo ingerido é absorvido. Além da absorção precária, as taxas de excreção na urina também são altas. Cerca de 65% do fósforo absorvido e 50% do cálcio absorvido são excretados na urina. Quando a ingestão mineral diária é insuficiente, a ingestão aumentada pode resultar em aumento da retenção. Por exemplo, muitas mulheres que vivem em países ocidentais têm ingestões deficientes de ferro e cálcio, e o aumento da ingestão geralmente eleva o armazenamento desses minerais.

O sódio é ativamente transportado para fora da célula epitelial e cai na circulação porta, em um processo que requer enzimas ATPase transportadoras e energia (na forma de ATP). O transporte de sódio para fora da célula epitelial cria uma baixa concentração de sódio na célula, o que aumenta a difusão de sódio do lúmen intestinal para dentro da célula epitelial. Cerca de 30 g de sódio são secretados diariamente nas secreções intestinais. A ingestão de sódio diária é de cerca de 5-8 g. Por isso cerca de 25-35 g de sódio devem ser reabsorvidos a cada dia, o que representa um grande percentual das reservas de sódio do corpo. Isso explica por que uma diarreia extrema resulta em grandes perdas de sódio que podem ser perigosas e até potencialmente fatais.

Microbiota intestinal

O termo ***microbiota*** significa os tipos de organismos presentes em um habitat ambiental (p. ex., bactérias, vírus, eucariotos). Microbioma é uma coleção de diferentes micróbios e suas funções ou genes encontrados em um habitat ambiental. Diferentes partes do corpo têm microbiomas distintos; por exemplo, o microbioma da pele é diferente do microbioma intestinal, mas todos fazem parte do microbioma humano. O intestino de um adulto contém cerca de 1 kg de várias bactérias (bacilos do cólon), totalizando mais de 100 trilhões de células, o que é dez vezes o número de células hospedeiras no corpo humano. Há microbiotas na boca, intestino delgado e intestino grosso (cólon). O trato GI abriga uma ecologia imensamente complexa de microrganismos, a qual pode incluir entre 500 e 1.000 espécies distintas de bactérias. A composição e a distribuição desses microrganismos variam com a idade, estado de saúde e dieta.

O número e o tipo de bactérias no trato GI varia de forma drástica conforme a região. Em indivíduos sadios, o estômago e o intestino delgado proximal contêm poucos microrganismos, em grande parte como consequência da atividade bactericida do ácido gástrico. Um testemunho interessante da capacidade do ácido gástrico de suprimir populações bacterianas é observada em pacientes com acloridria, uma condição genética que impede a secreção de ácido gástrico. Pacientes que sofrem de acloridria podem chegar a ter 10.000-100 milhões de microrganismos por mililitro de conteúdo estomacal. O intestino delgado contém abundância e composição bacteriana muito diferenciadas, além de uma variação bem mais dinâmica do que a observada no cólon. A população de microrganismos no intestino delgado é moldada por sua capacidade de importar e converter com rapidez carboidratos relativamente pequenos, bem como por sua capacidade de se adaptar rapidamente à disponibilidade de nutrientes em geral.

TABELA 5.5 Absorção de vitaminas

Vitamina	Mecanismo de absorção
Vitamina C	Quase toda a absorção (90%) ocorre na porção distal do intestino delgado
Tiamina	A absorção ocorre de modo predominante no jejuno
Riboflavina	A absorção ocorre na porção proximal do intestino delgado
Niacina	Uma parte da absorção se dá no estômago, porém a maior parte ocorre no intestino delgado
Ácido pantotênico	Esta vitamina existe como parte da CoA, mas a absorção ocorre prontamente ao longo do intestino delgado, quando a vitamina é liberada da CoA
Biotina	A absorção ocorre na região do terço superior até a metade do intestino delgado
Ácido fólico	A absorção ocorre no intestino delgado, auxiliada por um sistema enzimático intestinal especializado chamado conjugasse
Vitamina B_6	A absorção acontece no jejuno
Vitamina B_{12}	A absorção ocorre principalmente no íleo e requer um fator intrínseco secretado pelas células parietais do estômago

Em contraste agudo com o estômago e o intestino delgado, o cólon literalmente está cheio de bactérias predominantemente anaeróbias estritas (bactérias que só sobrevivem em ambientes praticamente sem oxigênio) (ver Tab. 5.6). Entre esses dois extremos, há uma zona de transição, em geral o íleo, onde números moderados de bactérias aeróbias e anaeróbias são encontradas. O trato GI é estéril no momento do nascimento, porém a colonização tipicamente começa em poucas horas, surgindo no intestino delgado e progredindo no sentido caudal por um período de vários dias. Na maioria das circunstâncias, uma microbiota madura é estabelecida em torno de 3-4 semanas de idade.

As populações bacterianas que constituem a microbiota do intestino grosso digerem os carboidratos, proteínas e lipídios que escapam da digestão e da absorção no intestino delgado. A natureza da microbiota colônica é determinada em grande parte pela degradação eficiente de carboidratos complexos indigeríveis (i. e., fibras), e as bactérias são responsáveis pela fermentação de pequenas quantidades de celulose. Mais relevante, porém, é a produção de vitamina K, vitamina B_{12}, tiamina, riboflavina e outras substâncias. A vitamina K é importante sobretudo porque a ingestão diária de vitamina K contida em produtos alimentícios normalmente é insuficiente.

Cinco filos de bactérias representam a maioria das bactérias que constituem a microbiota intestinal humana. No intestino grosso de adultos sadios, os dois filos bacterianos predominantes são Firmicutes (constituído principalmente por espécies Gram-positivas de *Clostridium*) e Bacteroides (formado sobretudo por bactérias Gram-negativas como *Bacteroides fragilis*). Em um indivíduo saudável comum, há cerca de 160 espécies de bactérias no intestino grosso, das quais muito poucas são compartilhadas entre indivíduos não relacionados. Em contraste, as funções para as quais essas espécies contribuíram parecem ser encontradas no trato GI de quase todas as pessoas, o que é uma indicação clara de que a função é mais importante do que as espécies reais de bactérias que a fornecem. Mesmo assim, diferenças sutis na microbiota intestinal podem ser significativas por poderem influenciar a eficácia de uma função particular, como a quantidade e o tipo de ácidos graxos de cadeia curta (AGCC) sintetizados pelas bactérias residentes no intestino.

Os micróbios intestinais fermentam os carboidratos (principalmente as fibras) que chegam até eles no cólon. Algumas bactérias se especializam na degradação inicial de polissacarídeos complexos derivados de vegetais e colaboram de maneira efetiva com outras espécies especializadas na fermentação de oligossacarídeos (p. ex., bifidobactérias) para liberar AGCC e gases usados como fontes de carbono e energia por outras espécies bacterianas. A conversão eficiente de carboidratos dietéticos complexos indigeríveis em AGCC não somente serve a outros micróbios no cólon como também ao hospedeiro humano, uma vez que até 10% das necessidades de energia diárias são atendidas pela fermentação colônica de polissacarídeos não digeríveis. Alguns AGCC, incluindo butirato e propionato, podem influenciar a fisiologia intestinal e a função imune, enquanto o acetato atua como um substrato para a lipogênese e a neoglicogênese (i. e., síntese de gordura e açúcar, respectivamente). Vários AGCC foram identificados como fatores que podem regular a função imune sistêmica, orientar respostas imunes apropriadas a patógenos, influenciar a resolução da inflamação e modificar as citocinas pró-inflamatórias produzidas pelo tecido adiposo, que é um dos principais órgãos inflamatórios na obesidade. Para os consumidores da dieta ocidental típica, a maior parte da fermentação desse carboidrato ocorre na parte proximal do cólon. À medida que a disponibilidade de carboidratos diminui com o avanço do quimo distalmente, a microbiota intestinal muda para outros substratos, em especial proteínas ou aminoácidos. A fermentação de aminoácidos produz alguns AGCC

TABELA 5.6   Populações microbianas no trato digestivo de seres humanos normais

	Estômago	Jejuno	Íleo	Cólon
Bactérias viáveis por grama	$0\text{-}10^3$	$0\text{-}10^4$	$10^5\text{-}10^8$	$10^{10}\text{-}10^{12}$
pH	3,0	6,0-7,0	7,5	6,8-7,3

potencialmente benéficos, mas produz também uma gama de compostos potencialmente perigosos. Foi sugerido que alguns desses compostos atuam em doenças intestinais, como o câncer de cólon ou a enteropatia inflamatória (EI). Substâncias como amônia, fenóis, p-cresol, certas aminas e sulfeto de hidrogênio comprovadamente exercem papéis importantes na iniciação ou progressão de intestino solto. Essa condição é caracterizada pela permeabilidade aumentada da parede intestinal, que permite a entrada de patógenos e toxinas bacterianas na circulação, levando a uma endotoxemia que pode causar inflamação, dano ao DNA, lesão tecidual e progressão de câncer. Isso parece ser inibido pela ingestão de alimentos à base de vegetais e fibras, o que salienta a importância da manutenção da fermentação de carboidratos no microbioma intestinal.

Tudo isso nos leva a concluir que os microrganismos comensais constituintes da microbiota humana não são apenas passageiros no hospedeiro; eles podem orientar ou pelo menos ter influência significativa sobre certas funções no hospedeiro. Em roedores livres de germes, a remoção da microbiota tem um impacto drástico sobre numerosos aspectos da capacidade do hospedeiro de funcionar normalmente, incluindo a resistência a doenças infecciosas (Chow et al., 2010). Conhecendo melhor os mecanismos e a contribuição da microbiota para várias doenças associadas ao intestino e outras doenças sistêmicas, pode ser possível desenvolver novas dietas, suplementos, fármacos e estratégias para modular a microbiota de modo a tratar ou prevenir doenças.

No estado sadio, a microbiota contribui com nutrientes e energia para o hospedeiro por meio da fermentação de componentes dietéticos não digeríveis no intestino grosso, além de influenciar o metabolismo e o sistema imune do hospedeiro. Entretanto, em certas situações, as consequências negativas da ação da microbiota podem incluir a atuação como fontes de inflamação e infecção, envolvimento em doenças GI e possíveis contribuições para o desenvolvimento de obesidade e distúrbios metabólicos associados (ODMA), como o diabetes tipo 2. Além disso, está claro que a dieta pode exercer influência significativa sobre a constituição da microbiota, o que deve abrir novas possibilidades para a manipulação da saúde por meio da dieta.

Foi estabelecido que existe uma potencial relação entre o microbioma intestinal e o desenvolvimento de um fenótipo obeso. Um aumento na abundância relativa de Firmicutes e uma diminuição proporcional em Bacteroidetes foram associados à microbiota de camundongos obesos, e isso foi confirmado em um estudo de intervenção dietética humana que demonstrou que a perda de peso em indivíduos obesos foi acompanhada de aumento na abundância relativa de Bacteroidetes (Remely et al., 2015). Estudos identificaram a dieta, em especial a ingestão de gordura, como um forte modulador da microbiota; e há evidências crescentes de que uma alta ingestão de gordura, em vez da obesidade por si só, exerce efeito direto sobre a microbiota e parâmetros clínicos associados (Bibbò et al., 2016). Embora os mecanismos exatos continuem obscuros, acredita-se que o intestino de indivíduos com ODMA abrigue microbiomas associados à inflamação com menor potencial de produção de butirato, reduzida diversidade bacteriana e menor riqueza gênica. Embora a principal causa de ODMA seja a ingestão de energia dietética excessiva em comparação ao gasto, as diferenças na ecologia microbiana intestinal poderiam ser um importante mediador e um novo alvo terapêutico ou biomarcador para prever a disfunção metabólica e a obesidade em fases posteriores da vida.

Regulação do esvaziamento gástrico

Após a ingestão, o alimento em geral demora 1-4 horas para deixar o estômago, dependendo do conteúdo da refeição. Até certo ponto, a motilidade e secreção gástricas são automáticas. A contração do estômago aumenta a pressão intragástrica para empurrar o quimo através do esfíncter pilórico. Essas contrações são iniciadas por células marca-passo localizadas na parede do estômago. O esvaziamento gástrico é adicionalmente controlado por uma variedade de sinais vindos direto do estômago ou do duodeno (ver Fig. 5.15). Os sinais são nervosos ou hormonais.

Os sinais vindos do estômago incluem sinais nervosos causados pelo alongamento e extensão da parede estomacal, bem como pela liberação do hormônio gastrina pela mucosa antral. A gastrina é liberada em resposta a estímulos internos (pensamentos sobre alimentos e distensão do estômago) e externos (visão e aroma do alimento). Esses sinais oriundos do estômago são sempre sinais de *feedback* positivos. A quantidade aumentada de alimento relaxa o esfíncter pilórico e intensifica o esvaziamento gástrico. Os sinais oriundos do duodeno em geral fornecem *feedback* negativo (i. e., inibem o esvaziamento gástrico). O duodeno contém receptores que detectam acidez, distensão do duodeno, osmolaridade e, possivelmente, carboidratos, gorduras e proteínas. Quando esses receptores são estimulados, o reflexo enterogástrico é iniciado e isso aumenta a contração do piloro. Esse mecanismo evita que uma quantidade excessiva de quimo entre no intestino delgado. A rápida distribuição de quimo para dentro do intestino poderia implicar tempo insuficiente para a ocorrência de digestão e absorção, e alguns nutrientes seriam perdidos nas fezes. Os fatores sugeridos como aqueles que afetam o esvaziamento gástrico incluem o aroma e a visão do alimento, o pensamento sobre o alimento, o volume de alimento, a densidade energética, a temperatura da refeição ou da bebida, a osmolaridade, temperatura corporal e desidratação, tipo de exercício, intensidade do exercício, sexo, ansiedade e estresse psicológico.

- *Volume de alimento.* As paredes do estômago podem ser distendidas para acomodar volumes maiores sem que haja alteração na pressão. Quando a máxima distensão for alcançada, a pressão aumentará. A taxa de esvaziamento gástrico de um líquido é altamente dependente do volume do líquido contido no estômago (Hunt e Donald, 1954). Portanto, a taxa de esvaziamento gástrico de um bolo alimentar líquido é exponencial (ver Fig. 5.16). A fase de esvaziamento gástrico inicialmente é rápida e, quando o volume é reduzido, a taxa de esvaziamento gástrico é reduzida de acordo. Essa taxa é regulada por sinais de *feedback* positivo para o esfíncter pilórico.

PROBIÓTICOS, PREBIÓTICOS E POLIFENÓIS

Várias estratégias dietéticas estão disponíveis para modulação da composição das atividades metabólicas e imunológicas da microbiota intestinal humana. Os **probióticos**, **prebióticos** e polifenóis estão entre os mais consagrados. Os probióticos são bactérias ou leveduras potencialmente benéficas. Eles são definidos como microrganismos vivos que, uma vez administrados em quantidades apropriadas, podem propiciar um benefício para a saúde do hospedeiro. Os probióticos podem realizar múltiplas interações com o hospedeiro, incluindo a inibição competitiva de outros microrganismos, efeitos sobre a função de barreira mucosa e interação com as células imunes (em particular as células dendríticas apresentadoras de antígeno). Podem ser encontrados em certos alimentos ou comprados como suplementos. Alguns exemplos incluem cepas de bactérias do gênero *Bifidobacterium* e *Lactobacillus*. Os probióticos mais comuns são estes últimos, comumente denominados bactérias ácido-lácticas (BAL). Esses microrganismos foram usados na indústria de alimentos durante muitos anos. As BAL conseguem converter açúcares (inclusive a lactose) e outros carboidratos em ácido láctico. Essa conversão produz o sabor azedo característico dos laticínios fermentados como o iogurte. A diminuição do pH pode criar menos oportunidades para o crescimento de "bactérias ruins" e propiciar benefícios à saúde, prevenindo infecções GI. As culturas bacterianas probióticas são destinadas a auxiliar a flora da microbiota intestinal de ocorrência natural no corpo (uma ecologia de microrganismos frequentemente denominados "bactérias boas") a se restabelecer. Por vezes, são recomendados após um curso de antibióticos. Alega-se que os probióticos fortalecem o sistema imune e a função da barreira GI para ajudar a combater infecções, alergias, consumo excessivo de álcool, estresse, exposição a substâncias tóxicas e outras doenças. De fato, existem numerosos exemplos de resultados positivos com diferentes cepas de probióticos contra uma gama de estados patológicos em animais e seres humanos, contudo é evidente que seus traços promotores de saúde são específicos da cepa. Há evidência em seres humanos de que algumas cepas de probióticos podem ajudar a diminuir a inflamação colônica, diarreia induzida por antibiótico, algumas condições alérgicas e infecções intestinais e respiratórias (Olveira e González-Molero, 2016). Alguns estudos realizados com atletas (Pyne et al., 2015) sustentam o uso de probióticos para diminuir a incidência e a gravidade dos sintomas de infecções do trato respiratório superior (ver mais detalhes no Cap. 13).

Em vez de consumir probióticos, as pessoas podem ingerir os alimentos dos quais se alimentam as bactérias boas. Esses alimentos, conhecidos como prebióticos, são fibras alimentares indigeríveis e carboidratos complexos que estimulam especificamente o crescimento de bactérias boas no intestino. São exemplos a inulina, oligofrutose, galactofrutose, galacto-oligossacarídeos e xilo-oligossacarídeos. Foi argumentado que pode ser mais efetivo tomar prebióticos que reforçam o crescimento das bactérias boas já presentes no intestino do que tomar suplementos de bactérias vivas que podem ser destruídas pela acidez do estômago assim que forem deglutidas. Os prebióticos são encontrados naturalmente em pequenas quantidades em alimentos como trigo, aveia, banana, aspargo, alho-porró, alho e cebola. Para obter uma dose diária adequada, as pessoas devem buscar alimentos que foram enriquecidos com prebióticos ou considerar suplementos de prebióticos. Assim como acontece com os probióticos, há evidências sólidas fornecidas por estudos realizados com animais de que os prebióticos apresentam certo grau de eficácia na prevenção ou tratamento de várias doenças (p. ex., EI, câncer de cólon, obesidade, diabetes tipo 2, doença cardiovascular), contudo os dados obtidos de seres humanos até o presente são limitados e não se podem tirar conclusões sólidas (Vitetta et al., 2014).

Os polifenóis são compostos encontrados em vegetais, que estão associados aos benefícios comprovados das frutas e hortaliças para a saúde. Estudos indicam que eles podem afetar os processos fisiológicos humanos que conferem proteção contra doenças crônicas associadas à dieta (Costa et al., 2017). Muitos polifenóis dietéticos seriam precariamente absorvidos se não fosse pelas ações da microbiota intestinal, que os transformam em compostos absorvíveis biologicamente ativos. Além disso, estudos mostram que os polifenóis dietéticos, em particular os polifenóis da uva vermelha e os flavonóis derivados do cacau, modulam a microbiota intestinal humana rumo a um perfil mais promotor da saúde, aumentando a relativa abundância das espécies *Bifidobacterium* e *Lactobacillus* (Tomás-Barberán et al., 2016). Isso sugere que a ingestão de certos alimentos funcionais pode modificar a estrutura e a função da comunidade do microbioma intestinal, bem como contribuir para a saúde da microbiota intestinal e do corpo humano que atua como seu hospedeiro.

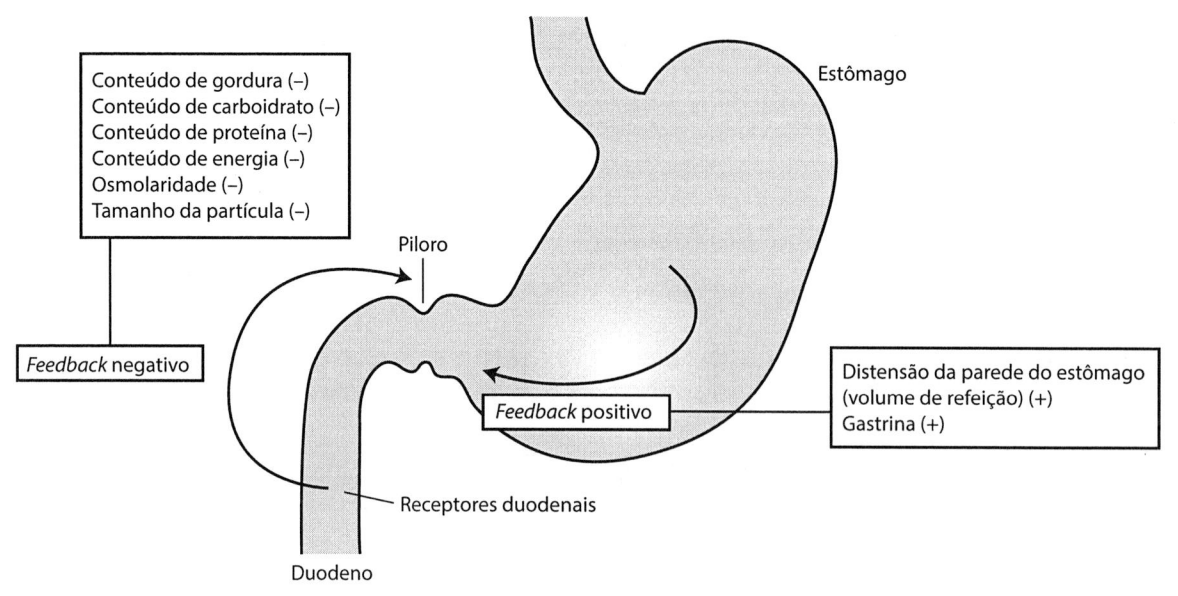

FIGURA 5.15   Regulação do esvaziamento gástrico por mecanismos de *feedback* positivo e *feedback* negativo.

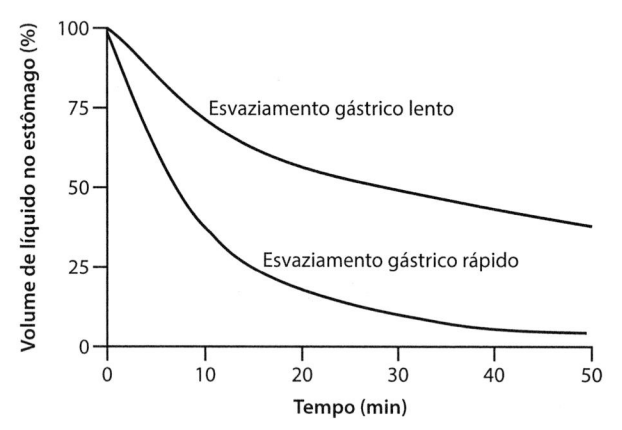

FIGURA 5.16   Exemplo de curva de esvaziamento gástrico.

- *Densidade de energia.* A densidade de energia exerce um forte efeito sobre a taxa de esvaziamento gástrico. Não está claro se esse é um efeito da densidade de energia por si só ou de nutrientes específicos. Vários nutrientes, entre os quais as gorduras, exercem um forte efeito inibitório sobre o esvaziamento gástrico. O aumento do conteúdo de carboidrato ou proteína de uma bebida também retarda o esvaziamento gástrico. Soluções de carboidrato-eletrólito contendo 2% de carboidrato tendem a ser esvaziadas mais lentamente do que a água (Vist e Maughan, 1994), porém as soluções a 8% ou mais inibem de modo significativo o esvaziamento gástrico. O conteúdo energético da solução é mais importante do que a osmolaridade (Vist e Maughan, 1995).
- *Temperatura da refeição ou da bebida.* O efeito da temperatura da refeição ou da bebida provavelmente não tem relevância fisiológica. Lambert et al. (1999) demonstraram que após a ingestão de uma bebida contendo ^2H_2O, o acúmulo de deutério (^2H) no plasma foi similar para bebidas a temperaturas variadas. O esvaziamento gástrico foi o mesmo, apesar das diferenças na temperatura das bebidas. Esse estudo reflete os achados relatados na literatura mostrando que, de modo geral, não foram encontrados efeitos da temperatura das refeições sobre a taxa de esvaziamento gástrico. Entretanto, alguns estudos encontraram uma redução na taxa de esvaziamento gástrico com drinques muito frios ou muito quentes, e o esvaziamento gástrico pode ser influenciado pela temperatura da bebida quando a temperatura intragástrica está muito acima ou abaixo da temperatura corporal.
- *Osmolaridade.* A osmolaridade sempre foi considerada um fator importante no controle da taxa de esvaziamento gástrico. A osmolaridade aumentada da bebida intensifica não só as secreções gástricas como também as secreções intestinais. A osmolaridade, portanto, é um fator importante a se considerar ao escolher uma bebida para ser consumida durante o exercício. A osmolaridade mais alta pode diminuir o esvaziamento gástrico e a absorção de água. Ademais, a osmolaridade e a concentração de carboidratos simples estão relacionadas. Um conteúdo rico em energia ou rico em carboidrato geralmente está relacionado a uma alta osmolaridade, por isso é difícil distinguir os efeitos da concentração e da osmolaridade. Estudos sugerem que, embora a osmolaridade diminua a taxa de esvaziamento gástrico, esse fator é irrelevante no caso de bebidas com osmolaridades na faixa de 200-400 mOsm/L (Brouns et al., 1995). Essa faixa é típica para a maioria das bebidas esportivas (ver Tab. 5.4). A osmolaridade poderia ser mais importante em bebidas com osmolaridades extremamente altas (> 500 mOsm/L).

- *Temperatura corporal e desidratação.* Estudos realizados sob condições de calor demonstraram que a desidratação e a hipertermia podem retardar o esvaziamento gástrico (Neufer, Young e Sawka, 1989; Rehrer et al., 1990). Como os participantes desses estudos se tornaram desidratados e hipertérmicos ao mesmo tempo, não foi possível determinar se a desidratação, a hipertermia ou uma combinação de ambas foi responsável pela reduzida taxa de esvaziamento gástrico.
- *Tipo de exercício e intensidade do exercício.* Abaixo de 80% do $\dot{V}O_{2máx}$, a taxa de esvaziamento gástrico não parece ser afetada pela intensidade do exercício. Acima de 80% do $\dot{V}O_{2máx}$, pode haver redução na distribuição de líquido e nutrientes para o intestino delgado (Costill e Saltin, 1974; Sole e Noakes, 1989). Entretanto, de uma perspectiva prática, essa redução pode ser irrelevante porque intensidades de exercício acima de 80% do $\dot{V}O_{2máx}$ em geral não podem ser sustentadas por tempo suficientemente prolongado para acarretar limitação na distribuição de líquido ou carboidrato. De qualquer forma, é problemático comer e beber nessas altas intensidades em virtude da hiperventilação induzida pelo exercício. O esvaziamento gástrico de líquidos é retardado durante o exercício intermitente de alta intensidade e curta duração, em comparação com o repouso ou o exercício moderado em estado estável (Leiper, Prentice et al., 2001). O esvaziamento gástrico medido após uma partida de futebol de salão diminuiu, ainda que a intensidade média da atividade tenha sido de apenas 54-63% do $\dot{V}O_{2máx}$ (Leiper, Broad e Maughan, 2001). As séries relativamente curtas de exercícios de alta intensidade foram nitidamente suficientes para reduzir o esvaziamento gástrico.
- *Sexo.* As mulheres apresentam taxas de esvaziamento gástrico mais lentas do que as dos homens, embora as taxas pareçam aumentar um pouco durante a ovulação (Notivol et al., 1984). As mulheres são comprovadamente mais propensas a terem complicações GI após o exercício de resistência prolongado (Prado de Oliveira, Burini e Jeukendrup, 2014). Esse achado poderia estar relacionado a uma taxa mais lenta de esvaziamento gástrico.
- *Estresse psicológico.* O estresse afeta a motilidade GI e a taxa de esvaziamento gástrico. Essa redução na taxa de esvaziamento gástrico em geral está relacionada a alterações ocorridas nas concentrações hormonais circulantes em decorrência do estresse. Alguns desses hormônios (p. ex., epinefrina) reduzem o fluxo sanguíneo para o trato GI.

Existem diferenças consideráveis na taxa de esvaziamento gástrico entre os indivíduos. Algumas pessoas esvaziam 70-80% de uma solução em 15 minutos, enquanto outras esvaziam apenas 20-30% da mesma solução em 15 minutos. As causas dessas diferenças individuais são desconhecidas, porém foi sugerido que a dieta é um fator importante. O trato GI poderia se adaptar à ingestão de certos nutrientes, e a ingestão habitual de grande quantidade de gordura pode resultar em uma alta taxa de esvaziamento gástrico de gorduras (Jeukendrup, 2017b). Sejam quais forem os mecanismos, as observações destacam a importância das recomendações de ingestão de líquido individuais.

Problemas gastrintestinais durante e após o exercício

As queixas GI são comuns entre os atletas de resistência. Estima-se que 30-50% dos maratonistas sofram de problemas intestinais relacionados com o exercício (Prado de Oliveira, Burini e Jeukendrup, 2014). Bill Rogers, a lenda que venceu as maratonas de Boston e de Nova York quatro vezes entre 1975 e 1980, disse "Mais maratonas são vencidas ou perdidas nos banheiros químicos do que na mesa de jantar" (Prado de Oliveira, Burini e Jeukendrup, 2014). Esse comentário ilustra a magnitude do problema para os atletas de resistência e maratonistas em particular.

As queixas mais frequentes incluem náusea, refluxo gastresofágico (ou azia), cólicas abdominais, fezes soltas, diarreia ou diarreia sanguinolenta e vômito. As queixas normalmente são agrupadas em duas categorias: sintomas do trato GI superior e sintomas do trato GI inferior (ver no quadro "Problemas gastrintestinais e problemas relacionados relatados com frequência por atletas"). Vários sintomas não são classificados como problemas do trato GI superior nem como problemas do trato GI inferior, mas possivelmente estão relacionados ao trato GI (p. ex., pontadas).

Entre os 471 maratonistas que concluíram um levantamento, um total de 83% relatou que sofria de problemas GI de maneira ocasional ou com frequência, durante ou após a corrida; enquanto 53% relataram urgência para defecar; e 38% relataram diarreia. As mulheres foram mais propensas do que os homens a apresentar esses problemas. Entre os 155 maratonistas de montanha, um total de 24% apresentava sintomas intestinais e dois corredores abandonaram a prova por causa de problemas GI (Riddoch e Trinick, 1988).

Um estudo conduzido por Keeffe et al. (1984) avaliou 1.700 participantes após uma maratona. Constatou-se que os sintomas do trato GI inferior, como diarreia, cólicas abdominais, urgência para defecar, flatulência e sangramento GI eram mais frequentes do que os sintomas do trato GI superior, como náusea, vômito, azia, estufamento e dor lateral (pontada). O sintoma mais comum foi a urgência para defecar (36-39% dos participantes) durante e imediatamente após a corrida. Os movimentos intestinais (35%) e a diarreia (19%) foram relatados de maneira frequente e imediatamente após a corrida. Durante a maratona, alguns corredores (16-18%) tiveram de parar para defecar, enquanto outros (8-10%) tiveram de parar por causa da diarreia. Movimentos intestinais hemorrágicos foram relatados por 1-2% dos participantes. Resultados similares foram obtidos por Jeukendrup, Vet-Joop et al. (2000), que constataram que 93% dos participantes de um triatlo de longa distância relataram pelo menos um sintoma de desconforto GI; enquanto 29% apresentaram sintomas graves o suficiente para afetar o desempenho.

Os sintomas GI inferiores são observados com mais frequência em mulheres do que em homens, e alguns sintomas são relatados mais repetidamente por participantes mais jovens. Os problemas parecem ser mais frequentes durante a corrida do que durante atividades como ciclismo ou natação, possivelmente em decorrência dos movimentos verticais do intestino durante a corrida. Pessoas com problemas GI preexistentes (p. ex., refluxo, intolerância à lactose ou síndrome do intestino irritável) tendem mais a apresentar sintomas GI durante a competição.

Causas de problemas gastrintestinais

As causas de sintomas GI não são totalmente conhecidas. Os sintomas são difíceis de investigar porque muitas vezes são específicos a situações da corrida e não podem ser simulados em laboratório. Mesmo assim, foram realizados alguns estudos em laboratório, enquanto estudos de campo correlacionaram os sintomas com a ingestão nutricional e outros fatores. A partir desses estudos, foram identificadas várias causas e contribuições potenciais. Estas podem ser agrupadas em três categorias: (1) fisiológicas, (2) mecânicas e (3) nutricionais.

Causas fisiológicas

As causas fisiológicas dos sintomas GI incluem a redução do fluxo sanguíneo e o aumento da ansiedade (em especial, antes da competição). Durante o exercício, o fluxo sanguíneo é preferencialmente redirecionado para os músculos que estão trabalhando, enquanto o fluxo sanguíneo para o intestino pode ser reduzido em até 80%. O baixo suprimento sanguíneo pode comprometer a função intestinal e resultar nos sintomas GI comumente manifestados, entre os quais as cólicas. Nos casos graves, pode resultar em colite isquêmica (lesão ao intestino grosso decorrente de suprimento sanguíneo inadequado). Esses casos foram relatados após o exercício prolongado no calor, durante o qual, provavelmente, houve desidratação, e isso pode ter diminuído ainda mais o fluxo sanguíneo para o intestino ao reduzir o volume de sangue total. Com o treino, uma diminuição no fluxo sanguíneo durante o exercício pode se tornar menos pronunciada, mas não há evidências claras de que pessoas menos condicionadas são mais propensas à isquemia sintomática. A ansiedade tem efeito sobre a secreção hormonal, o que, por sua vez, pode afetar a motilidade intestinal, resultando em absorção incompleta e fezes soltas.

Causas mecânicas

As causas mecânicas de problemas GI estão relacionadas com impacto ou postura. O sangramento GI é comum entre corredores e isso é considerado resultante da mecânica de alto impacto repetitiva, bem como do dano subsequente ao revestimento intestinal. Esses empurrões gástricos repetitivos também são considerados fatores que contribuem para os sintomas GI inferiores, como flatulência, diarreia e urgência. As estimativas da incidência de sangue oculto (sangue nas fezes) após uma corrida variam de 8-85%, principalmente em decorrência da ampla faixa de distâncias de corrida nos diversos estudos. Quanto maior a distância, maior a incidência. Até 16% dos corredores incluídos em um estudo relataram pelo menos uma ocorrência de diarreia sanguinolenta após uma corrida ou prova difícil. O traumatismo mecânico sofrido pelo intestino com os repetidos impactos da corrida, aliado à isquemia intestinal, é provavelmente a causa do sangramento. A presença de movimentos intestinais hemorrágicos após os eventos de resistência levanta a possibilidade de colite isquêmica e gastrite hemorrágica. A postura também pode afetar os sintomas GI. Por exemplo, em um ciclista, os sintomas GI superiores são mais prevalentes, possivelmente em razão da pressão aumentada sobre o abdome produzida pela posição de ciclismo, de modo específico na posição aérea. O ar engolido como resultado da respiração aumentada e da ingestão de água a partir de garrafas também pode resultar em disfunção estomacal leve a moderada.

Causas nutricionais

A nutrição também pode exercer forte influência sobre a disfunção GI. As fibras, gorduras, proteínas e frutose foram, todas, associadas a um risco aumentado de desenvolvimento de sintomas GI. A desidratação, possi-

PROBLEMAS GASTRINTESTINAIS E PROBLEMAS RELACIONADOS RELATADOS COM FREQUÊNCIA POR ATLETAS	
Sintomas GI superiores	
• Azia • Estufamento	• Vômito
Sintomas GI inferiores	
• Urgência para defecar • Fezes soltas	• Diarreia • Sangramento
Sintomas relacionados	
• Náusea • Tontura	• Dor lateral (pontada) • Urgência para urinar

velmente decorrente da ingestão inadequada de líquidos, também pode exacerbar os sintomas. Um estudo conduzido por Rehrer, van Kemenade et al. (1992) demonstrou uma ligação entre práticas nutricionais e queixas GI durante um triatlo de meia distância (*Half Ironman*). Os problemas GI tenderam mais a ocorrer com a ingestão de fibras, gordura, proteína e soluções concentradas de carboidrato durante o triatlo. As bebidas com osmolaridades altas (> 500 mOsm/L) foram responsáveis por algumas das queixas relatadas. A ingestão de laticínios também pode estar associada à ocorrência de disfunção GI. A intolerância branda à lactose é comum e pode resultar em atividade intestinal aumentada e diarreia leve (Noakes, 1986). Embora tenham sido identificados alguns fatores de risco, ainda não está claro por que algumas pessoas parecem ser mais propensas a desenvolver problemas GI. Para minimizar a disfunção GI, é preciso considerar todos esses fatores de risco. Os laticínios e fibras, bem como as ingestões de gordura e proteína em grandes quantidades devem ser evitados por 24 horas antes da competição e durante o exercício. Uma discussão detalhada sobre medidas preventivas é apresentada a seguir.

Prevenção de problemas gastrintestinais

Para ajudar a prevenir a disfunção GI, é preciso considerar algumas diretrizes. Embora estas sugestões sejam baseadas em pesquisas limitadas (Prado de Oliveira, Burini e Jeukendrup, 2014), casualmente parecem ser efetivas. Estas diretrizes são destinadas especialmente para competição, pois é aí que a maioria dos problemas gastrintestinais é observada, porém muitas delas também poderiam ser aplicadas ao treino, caso seja nele que os problemas ocorrem.

- *Evitar produtos contendo lactose, pois até uma leve intolerância à lactose pode causar problemas durante o exercício.* Evitar completamente o leite ou beber leite isento de lactose. Os leites de soja, arroz e amêndoa geralmente não contêm lactose.
- *Evitar alimentos ricos em fibras no dia ou até mesmo nos dias anteriores à competição.* Para o atleta em treinamento, uma dieta com fibras adequadas ajudará a manter o intestino regular. A ingestão de fibra no dia anterior à corrida é um caso diferente. A fibra não é digerível, por isso qualquer fibra consumida passa essencialmente pelo trato intestinal. Os movimentos intestinais aumentados durante o exercício são indesejáveis, irão acelerar a perda de líquido e podem re-

sultar em produção desnecessária de gases que podem causar desconforto GI (p. ex., cólicas). Em especial para as pessoas propensas a desenvolver sintomas GI, recomenda-se consumir uma dieta pobre em fibras no dia anterior (ou até com antecedência de alguns dias) ao da competição. Devem ser escolhidos alimentos brancos processados, como macarrão comum, arroz branco e pão tipo *bagel*, em vez de pão integral, cereais ricos em fibras e arroz integral. Verificar os rótulos dos alimentos quanto ao conteúdo de fibras. A maioria das frutas e hortaliças é rica em fibras, porém a abobrinha, tomates, azeitonas, uvas e *grapefruit* (toranja) contêm, todas, menos de 1 g de fibras por porção.
- *Evitar ácido acetilsalicílico e fármacos anti-inflamatórios não esteroides (AINE) como ibuprofeno.* Atletas costumam usar *ácido acetilsalicílico* e AINE, entretanto, foi demonstrado que essas substâncias aumentam a permeabilidade intestinal e podem aumentar a incidência de queixas GI. O uso de AINE durante as 24 horas anteriores à competição é desaconselhado.
- *Evitar alimentos ricos em frutose (em especial bebidas que contêm exclusivamente frutose como componente carboidrato).* A frutose é encontrada em frutas e na maioria dos doces processados (balas, bolachas e assim por diante), na forma de xarope de milho rico em frutose. Alguns sucos de fruta consistem quase exclusivamente em frutose. A frutose é absorvida pelos intestinos mais devagar, além de ser bem menos tolerada do que a glicose (e pode levar a cólicas, fezes soltas e diarreia). No Capítulo 6, discutiremos como a frutose combinada com glicose pode não causar problemas e até ser mais bem tolerada.
- *Evitar a desidratação.* A desidratação pode exacerbar os sintomas GI. Ao iniciar as corridas, é necessário estar bem hidratado (ver detalhes adicionais no Cap. 9).
- *Praticar novas estratégias nutricionais.* Experimentar planos nutricionais pré-corrida e para o dia da corrida, muitas vezes antes do dia da competição, para descobrir o que funciona e o que não funciona e diminuir a probabilidade de que problemas GI arruinem a corrida.
- *Treinar com ingestão de carboidratos durante o exercício e garantir que a ingestão de carboidrato nas semanas anteriores a um evento importante seja relativamente alta.* Essa abordagem conhecida como *train-high* pode aumentar a capacidade intestinal de absorver carboidratos durante o exercício; portanto, pode diminuir o volume residual no intestino e minimizar o risco de desconforto ou problemas GI.

Pontos-chave

- A função principal do trato GI (ou alimentar), um tubo que mede 6-8 m e se estende da boca ao ânus, consiste em fornecer nutrientes para o corpo.
- Mastigar o alimento torna suas partículas menores e aumenta a área de superfície do alimento. Isso aumenta a área de contato para as enzimas digestivas. A mastigação também mistura as partículas com saliva e enzimas digestivas.
- No estômago, o alimento é misturado com as secreções gástricas (ácido clorídrico e enzimas digestivas).
- Os sucos pancreáticos e a bile são adicionados ao quimo no duodeno para digerir carboidratos, gorduras e proteínas. Enzimas especializadas partem esses macronutrientes em subunidades menores para absorção. A bile é adicionada para emulsificar gotículas lipídicas e facilitar a digestão e a absorção.
- Cerca de 90-95% de toda a absorção ocorre no duodeno e jejuno (as primeiras partes do intestino delgado).
- O intestino grosso é um local de armazenamento para resíduos de alimento não digeridos e também onde ocorre a absorção final de água e eletrólitos.
- A microbiota presente no intestino grosso digere e fermenta carboidratos, proteínas e lipídios que escapam da digestão e da absorção no intestino delgado. As bactérias também são responsáveis pela fermentação de pequenas quantidades de celulose e produção de vitamina K.
- Polifenóis, prebióticos e probióticos, sejam da dieta ou de suplementos, podem modular a composição ou a atividade metabólica e imunológica da microbiota intestinal humana, o que pode propiciar alguns benefícios positivos para a saúde.
- O esvaziamento gástrico é influenciado pelo volume do alimento, densidade de energia, osmolaridade, desidratação, estresse psicológico e, em menor grau, intensidade do exercício, temperatura da refeição e sexo.
- Problemas GI são comuns, principalmente entre atletas de resistência, e sua incidência é aumentada por fatores fisiológicos, mecânicos e nutricionais.

Leituras recomendadas

Brouns, F., and E. Beckers. 1993. Is the gut an athletic organ? Digestion, absorption and exercise. *Sports Medicine* 15:242-257.

Guyton, A.C., and J.E. Hall. 2005. *Textbook of medical physiology*. Philadelphia: Saunders.

de Oliveira, E.P., R.C. Burini, and A. Jeukendrup. 2014. Gastrointestinal complaints during exercise: Prevalence, etiology, and nutritional recommendations. *Sports Medicine* 44 (Suppl 1): S79-S85.

6

Carboidrato

Objetivos

Após estudar este capítulo, o leitor deve ser capaz de:

- Descrever as principais vias bioquímicas envolvidas no metabolismo de carboidrato.
- Descrever as alterações que ocorrem no metabolismo de carboidratos a diferentes intensidades de exercício.
- Descrever como as concentrações de glicose no sangue são mantidas e reguladas.
- Descrever os efeitos da ingestão de carboidratos 3-4 horas antes do exercício sobre o metabolismo e o desempenho.
- Descrever os efeitos da ingestão de carboidratos 1 hora antes do exercício sobre o metabolismo e o desempenho.
- Descrever os efeitos da ingestão de carboidratos durante o exercício sobre o metabolismo e o desempenho.
- Descrever os mecanismos envolvidos na síntese de glicogênio.
- Fornecer as diretrizes geralmente aceitas para ingestão de carboidrato antes e durante o exercício.
- Fornecer as diretrizes geralmente aceitas para ingestão de carboidratos com o objetivo de melhorar a recuperação em curto e longo prazos.
- Descrever as necessidades dietéticas de carboidrato para vários esportes.

Há cem anos, acreditava-se que um bife era o componente mais importante da dieta de um atleta; hoje, porém, as massas, pães e arroz parecem formar a parte central da dieta dos atletas. Com frequência, eles são aconselhados a comer dietas ricas em carboidrato, consumir carboidrato antes do exercício, assegurar uma ingestão adequada de carboidratos durante o exercício e repor as reservas de carboidrato assim que possível após terminarem o exercício. Mais recentemente, foi sugerido que uma abordagem pobre em carboidratos pode ser eficiente para os atletas, entretanto, conforme veremos nos próximos dois capítulos, o fundamento para isso é bastante frágil e é possível que seja apropriada somente para certas atividades.

Desde o início do século XX, sabe-se que a ingestão de carboidratos está relacionada ao desempenho no exercício. A disponibilidade de carboidrato como substrato para a contração do músculo esquelético e para o sistema nervoso central (p. ex., o cérebro) é importante para o desempenho no exercício de resistência. A disponibilidade de carboidrato pode influenciar não só o desempenho no exercício prolongado como também o desempenho em exercícios de intensidade intermitente e de alta intensidade. Como o carboidrato é o combustível mais importante para o sistema nervoso central, várias tarefas cognitivas e habilidades motoras que têm papel

fundamental para as habilidades esportivas também podem ser afetadas pela disponibilidade de carboidrato.

Várias estratégias foram desenvolvidas ao longo dos últimos 30 anos para otimizar a disponibilidade de carboidratos e o desempenho esportivo. De modo geral, isso pode ser conseguido com a ingestão de carboidratos antes do exercício para repor as reservas de glicogênio dos músculos e do fígado; e com a ingestão de carboidratos durante o exercício para manter os níveis de glicemia e as altas taxas de oxidação de glicose derivadas do plasma. Neste capítulo, são explicados os efeitos do carboidrato sobre o metabolismo e o desempenho no exercício. Os resultados de alguns estudos experimentais clássicos são discutidos juntamente com as implicações práticas decorrentes deste trabalho. Abordamos especificamente a ingestão de carboidratos nos dias anteriores à competição (ou ao treino), a ingestão de carboidratos nas horas que antecedem a competição, a ingestão de carboidratos durante a competição ou treino, e a ingestão de carboidratos após o treino ou competição.

Primeiro, começamos com uma breve história do papel do carboidrato na nutrição esportiva, começando com os primeiros estudos que investigaram o papel do carboidrato no corpo e os efeitos do carboidrato sobre o desempenho no exercício.

INGESTÃO DE CARBOIDRATO E SAÚDE DENTAL

Muito foi publicado na impressa popular sobre os potenciais efeitos negativos das bebidas esportivas sobre a saúde dental. A ingestão frequente de bebidas ácidas (pH 3-4) durante o treino e a competição poderia acarretar erosão dental, que se caracteriza pela dissolução química indolor do tecido rígido dental sem envolvimento de ação bacteriana. Embora numerosos fatores possam causar erosão no esmalte, as propriedades ácidas das bebidas ácidas (refrigerantes, bebidas esportivas, sucos de fruta), como o pH, tipo de ácido e capacidade de tamponamento, estão entre os principais fatores na etiologia da erosão do esmalte. Os fabricantes buscam formas de minimizar a erosão do esmalte por meio do aumento do pH das bebidas e da adição de cálcio. Um estudo mostrou que uma bebida esportiva era tão erosiva quanto o suco de laranja, mas que uma bebida modificada com pH mais alto e contendo cálcio produzia um efeito erosivo igual ao da água (Venables et al., 2005).

História

Krogh e Lindhard (1920) provavelmente foram os primeiros pesquisadores a reconhecer a importância do carboidrato como combustível durante o exercício. Em seu estudo, os participantes consumiram uma dieta rica em gordura (bacon, manteiga, nata, ovos e repolho) durante 3 dias e, então, ingeriram uma dieta rica em carboidrato (batata, farinha, pão, bolo, geleia e açúcar) durante 3 dias. Os indivíduos foram submetidos a um teste de exercício de 2 horas e relataram vários sintomas de fadiga quando consumiram a dieta rica em gordura. Quando consumiram a dieta rica em carboidrato, relataram que foi fácil realizar o exercício. Os pesquisadores também demonstraram que, após vários dias consumindo uma dieta pobre em carboidrato e rica em gordura, a RTR média em 2 horas de ciclismo caiu para 0,80 em comparação com a RTR de 0,85-0,90 observada com o consumo de uma dieta mista. Por outro lado, quando os participantes ingeriram uma dieta rica em carboidratos e pobre em gorduras, a RTR aumentou para 0,95.

Observações relevantes também foram feitas por Levine, Gordon e Derick (1924). Esses pesquisadores mediram a glicemia em alguns participantes da Maratona de Boston de 1923 e observaram que, na maioria dos corredores, as concentrações de glicose sofreram uma queda acentuada após a corrida. Esses pesquisadores sugeriram que a baixa glicemia era uma das causas da fadiga. Para testar essa hipótese, após 1 ano, eles incentivaram vários participantes da mesma maratona a consumirem carboidrato (na forma de balas) durante a corrida. Essa prática, combinada ao consumo de uma dieta rica em carboidrato antes da corrida, preveniu a hipoglicemia (baixa concentração de glicose no sangue) e melhorou de forma significativa o desempenho na corrida (i. e., o tempo para completar a corrida).

A importância do carboidrato para melhorar a capacidade de exercício também foi demonstrada por Dill, Edwards e Talbott (1932). Esses pesquisadores deixaram seus cães, Joe e Sally, correr sem lhes fornecer carboidrato. Os cães desenvolveram hipoglicemia e fadiga após 4-6 horas. Quando o teste foi repetido, com a única diferença de que foi fornecido carboidrato aos cães durante o exercício, os animais correram por 17-23 horas.

Christensen (1932) mostrou que, com a intensidade crescente do exercício, a proporção de uso de carboidrato aumentava. Um grupo de cientistas escandinavos (Bergstrom et al., 1966, 1967a) expandiu seu trabalho no final dos anos 1960, reintroduzindo a técnica de **biópsia** de músculo. Esses estudos indicaram o papel decisivo do glicogênio muscular. O desempenho melhorado após uma dieta rica em carboidrato foi associado a concentrações maiores de glicogênio muscular observadas após esse tipo de dieta. Uma dieta rica em carboidrato (cerca de 70% da energia da dieta proveniente de carboidratos) elevou as reservas musculares de glicogênio e pareceu melhorar a capacidade de resistência, em comparação às dietas com conteúdo normal de carboidrato (cerca de 50%) e pobres em carboidrato (cerca de 10%). Essas observações levaram às recomendações para **carga de carboidratos** (i. e., consumir uma dieta rica em carboidrato) antes da competição (Costill e Miller, 1980; Sherman e Costill, 1984).

Nos anos 1980, os efeitos da ingestão de carboidrato durante o exercício sobre o metabolismo e o desempenho no exercício também foram investigados (Coyle e Coggan, 1984; Coyle et al., 1986). Costill et al. (1973) foram os primeiros a estudar as contribuições do carboidrato ingerido para o gasto energético total; e, nos anos subsequentes, foram conduzidos estudos usando traçadores isotópicos (p. ex., ^{14}C-glicose ou ^{13}C-glicose) para investigar as diferenças nas taxas de oxidação e metabolismo de diferentes tipos de carboidrato, quantidades distintas de carboidrato, diferentes esquemas de alimentação e outros fatores que influenciam a eficácia da ingestão de carboidratos (Jeukendrup, 2004). Embora Costill et al. (1973) tenham concluído que o carboidrato ingerido não sofria um grau significativo de oxidação, estudos posteriores demonstraram de modo convincente que o carboidrato ingerido é uma fonte de energia importante durante o exercício prolongado.

Papel do carboidrato

Como discutido no Capítulo 1, o carboidrato exerce muitos papéis no corpo humano, mas uma das funções mais importantes é fornecer energia para o músculo em contração. O glicogênio, forma de armazenamento de carboidrato, é encontrado sobretudo no músculo e no fígado.

Glicogênio do músculo

O glicogênio muscular é uma fonte de energia prontamente disponível para o músculo funcional. O conteúdo de glicogênio do músculo esquelético em repouso é de cerca de 65-90 mmol de unidades glicosil/kg w.w. (ver no quadro "Unidades de glicogênio muscular"), que equivale a 300-400 g de carboidrato (podendo chegar a 900 g em casos extremos de atletas com ampla massa muscular). A taxa em que o glicogênio muscular é oxidado depende em grande parte da intensidade do exercício. Nas intensidades de exercício baixas a moderadas, a maior parte da energia pode ser obtida por fosforilação oxidativa da acetil-CoA derivada de carboidratos e gorduras. Conforme a intensidade do exercício aumenta e atinge níveis altos, a oxidação de carboidrato e gordura não consegue por si só atender às necessidades de energia. O glicogênio muscular passa a ser o substrato mais importante porque a distribuição de energia anaeróbia (ressíntese de ATP a partir da glicólise) deriva principalmente da quebra de glicogênio muscular. A Figura 6.1 mostra os efeitos da intensidade do exercício sobre a quebra de glicogênio muscular e o débito de glicose no fígado. A uma intensidade de exercício muito alta, o glicogênio muscular é quebrado com grande rapidez e é quase depletado em um espaço de tempo relativamente curto, quando esse tipo de exercício é realizado de maneira intermitente.

> ### UNIDADES DE GLICOGÊNIO MUSCULAR
>
> Na literatura, o glicogênio é expresso de várias formas. As unidades usadas com mais frequência são as unidades milimolares de glicosil (glicose) por quilograma de massa seca ou por quilograma de massa úmida. Para expressar os resultados por quilograma de massa seca, a amostra de biópsia de músculo deve ser liofilizada. Toda a água é removida colocando-se a amostra de biópsia congelada em um liofilizador. O músculo contém cerca de 75-80% de água, e a conversão de valores de massa úmida para massa seca em geral é feita multiplicando-se por 4,5.

Glicogênio do fígado

O principal papel do glicogênio hepático é manter um nível glicêmico constante. A glicose é o principal (e, sob condições normais, o único) combustível usado pelo cérebro. O fígado muitas vezes é denominado glicorregulador ou glicostato – o órgão responsável pela regulação da concentração sanguínea de glicose. Um fígado mediano pesa cerca de 1,5 kg e contém aproximadamente 80-110 g de glicogênio armazenado no fígado de um ser humano adulto no estado pós-absortivo. O glicogênio é quebrado em glicose no fígado, a qual então é liberada no sistema circulatório. Os rins também armazenam um pouco de glicogênio e liberam glicose no sangue, entretanto, de uma perspectiva quantitativa, os rins têm importância significativamente menor que a do fígado. Neste livro, os termos débito de glicose do fígado ou **débito de glicose hepática** são usados para a liberação de glicose do fígado e dos rins. Com frequência, essa liberação também é chamada produção de **glicose endógena**. O glicogênio quebrado no músculo não é liberado como glicose na circulação porque o músculo não tem a enzima G6P (que remove um grupo fosfato da G6P) (Fig. 6.2). Após ser fosforilada na célula muscular por ação da enzima hexoquinase (que adiciona um grupo fosfato à glicose), a glicose não pode ser desfosforilada (ver Cap. 3). Como uma molécula de glicose fosforilada não pode ser transportada para fora da célula, a G6P fica retida na célula muscular. Desse modo, a glicose será armazenada ou oxidada no músculo.

O fígado tem uma concentração de glicogênio (por quilograma de tecido) muito maior do que a do músculo; entretanto, em virtude de sua massa, o músculo contém mais glicogênio do que o fígado (em termos absolutos, 300-600 g *versus* 80-110 g). Após um jejum noturno, o conteúdo hepático de glicogênio pode ser reduzido a níveis baixos (< 20 g), pois tecidos como o cérebro usam glicose a uma taxa aproximada de 0,1 g/min em condições de repouso. Durante o exercício, a taxa de uso de glicose por outros tecidos (exceto os músculos) não sofre alteração significativa (cerca de 0,1 g/min).

A circulação (sanguínea) pode ser considerada uma pia (ver Fig. 6.3) a partir da qual vários tecidos, em especial o músculo em exercício, podem obter glicose "abrindo a torneira". Contudo, um mecanismo extremamente preciso regula a glicemia nessa pia, a 4,0-4,5 mmol/L. (Isso equivale a uma concentração plasmática de glicose de 5-6 mmol/L, uma vez que a concentração de glicose livre dentro dos eritrócitos é um pouco menor do que a concentração plasmática; ver o quadro "Diferenças entre sangue total, plasma e soro".) Observe que 5,55 mmol/L é igual a 1 g de glicose por litro. Quando a concentração sanguínea de glicose cai, o fígado libera glicose. Se a demanda por glicose for menor, o fígado produz menos glicose ou capta glicose da corrente sanguínea para sintetizar glicogênio. Após uma refeição, por exemplo, quando uma grande quantidade de glicose entra no fígado através da veia porta hepática, o fígado usa essa glicose para sintetizar glicogênio. Apesar das alterações no fluxo de glicose, tanto após a alimentação como durante o exercício (ou jejum), a normoglicemia em geral é adequadamente mantida.

O glicogênio hepático tem papel importante na regulação da glicemia em repouso e durante o exercício. Embora isso tenha sido constatado há muito anos, o papel exato do fígado durante o exercício ainda não é totalmente conhecido em razão da notória dificuldade para medir o glicogênio hepático. Embora na década de 1960 tenham sido realizados alguns estudos usando biópsias de fígado, há informação limitada disponível sobre a síntese de glicogênio no fígado após o exercício e seu potencial efeito sobre o desempenho. Uma técnica não invasiva que tem sido usada para abordar esse problema é a imagem de ressonância magnética nuclear (RMN). Empregando ^{13}C-RMN, Casey et al. (2000) mediram as concentrações de glicogênio hepático após o exercício e durante a recuperação de 4 horas. Esses pesquisadores observaram que a ressíntese de glicogênio hepático era evidente após a ingestão de glicose e sucrose, mas o mesmo não acontecia após a ingestão de água. Quantidades relativamente pequenas de carboidrato foram ingeridas (1 g/kg de peso corporal), e essas quantidades eram suficientes para iniciar a ressíntese de glicogênio hepático pós-exercício. Mais recentemente, estudos demonstraram que o glicogênio hepático é mais prontamente reposto com frutose, galactose ou sucrose do que com glicose (Decombaz et al., 2011; Fuchs et al., 2016), embora as implicações práticas desses achados continuem incertas (Gonzalez, 2016).

Estudos iniciais conduzidos na Escandinávia, empregando biópsias de fígado, mostraram que o glicogênio hepático é reduzido em cerca de 50% após 1 hora de exercício a 75% do $\dot{V}O_{2máx}$ (Nilsson e Hultman, 1973). Estudos posteriores usaram isótopos estáveis para medir indiretamente a oxidação da glicose hepática. Esses estudos mostram claramente que o glicogênio hepático é um substrato significativo durante o exercício, e sua importância (em termos absolutos) aumenta quando a intensidade do exercício se torna maior (Gonzalez, 2016; Romijn et al., 1993; van Loon et al., 2001).

O fígado também pode produzir glicose por meio da glicose recém-formada (neoglicogênese). Substratos como lactato, glicerol, piruvato, alanina, glutamina e alguns aminoácidos podem ser usados para a síntese de glicose. Esses substratos em geral são formados em outros órgãos do corpo e transportados para o fígado. Por exemplo, durante o exercício, a maior parte do lactato é formada no músculo esquelético, e a maioria do glicerol é oriunda do tecido adiposo.

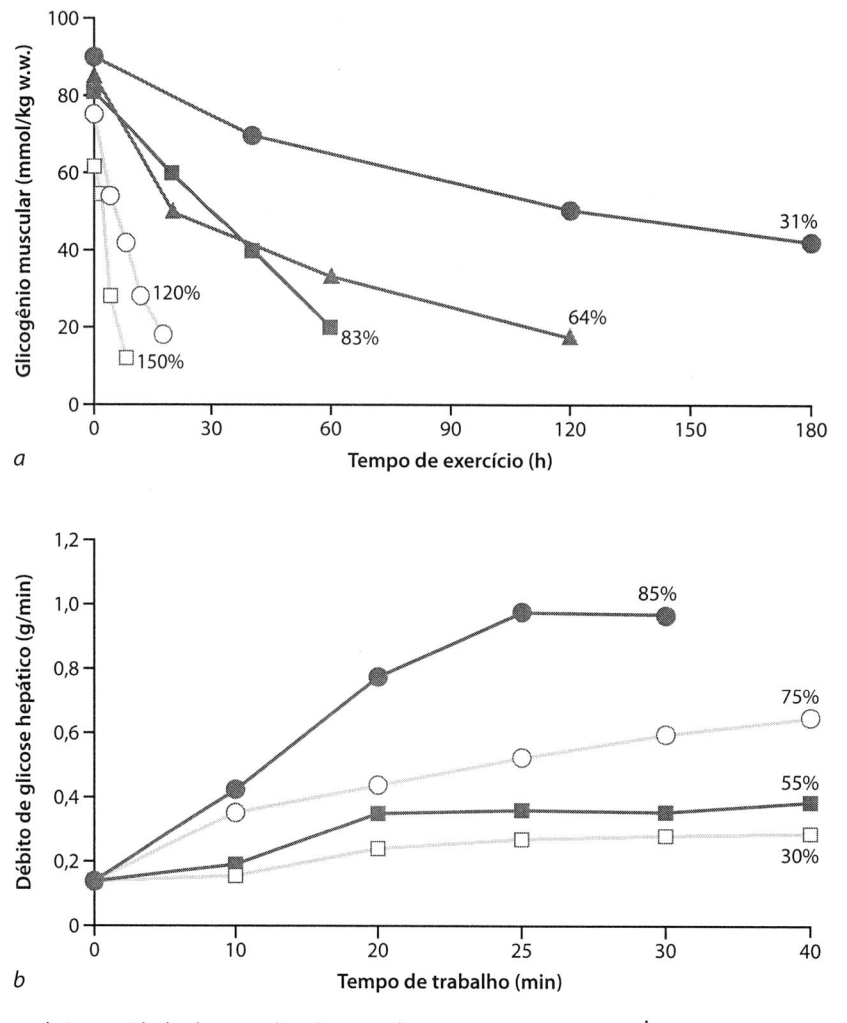

FIGURA 6.1 Os efeitos da intensidade do exercício (mostrados como percentual do $\dot{V}O_{2máx}$) sobre *(a)* a quebra de glicogênio muscular e *(b)* o débito de glicose hepático.
Dados de Gollik, Peel e Saltin (1974).

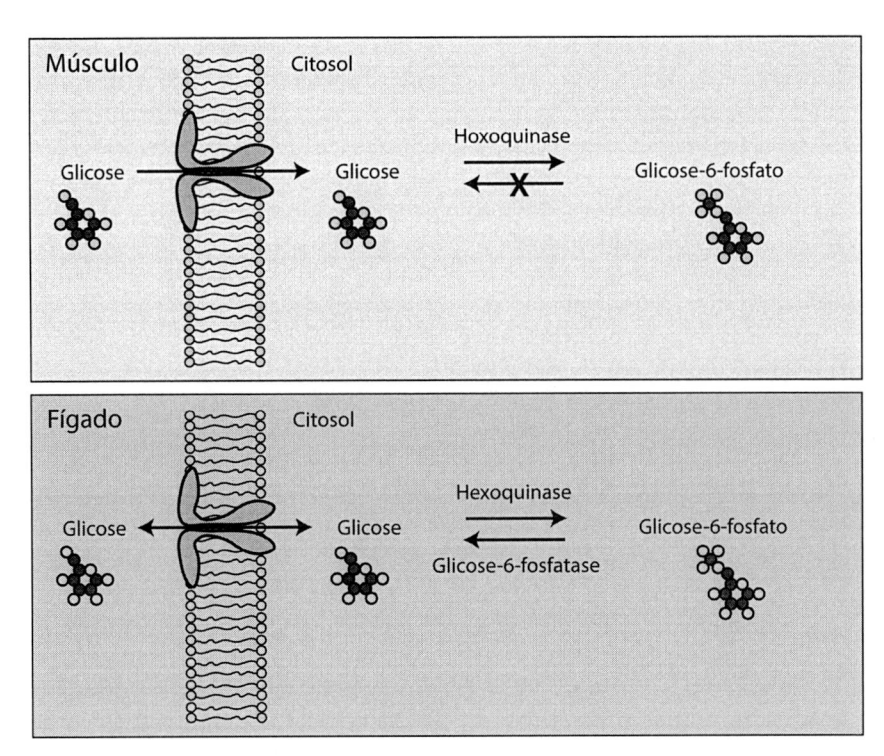

FIGURA 6.2 A glicose entra no citosol da célula por transporte facilitado. Na célula, é fosforilada pela hexoquinase e, após ser fosforilada, a glicose não consegue sair da célula. As exceções são as células do fígado e do rim. As células hepáticas e renais têm uma enzima chamada glicose-6-fosfatase que reverte a reação da glicoquinase.

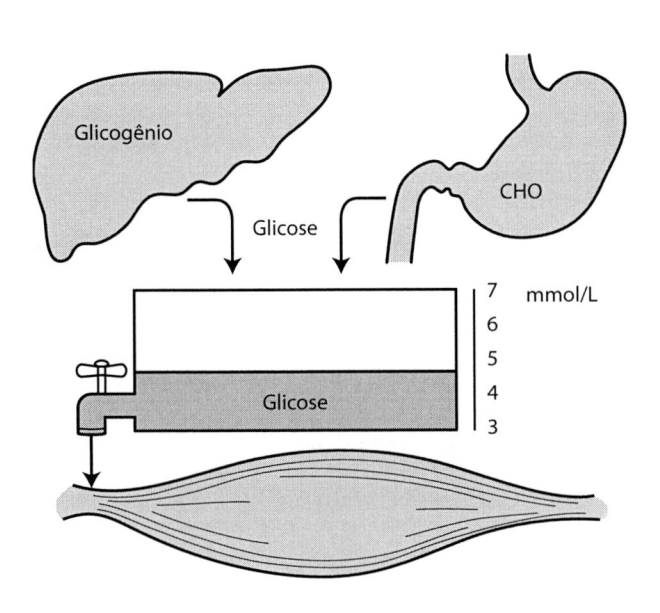

FIGURA 6.3 A circulação sanguínea pode ser imaginada como uma pia, em que a concentração de glicose no sangue é controlada com precisão. Durante o exercício, a captação de glicose muscular sofre um aumento drástico. Para impedir a queda da concentração de glicose no sangue, o fígado tem de produzir glicose a uma taxa igualmente alta.

Em condições de repouso, o débito de glicose hepática é de aproximadamente 150 mg/min (0,8 mmol/min). Cerca de 60% desse débito (90 mg/min) deriva da glicogenólise hepática (quebra de glicogênio hepático), e cerca de 40% (60 mg/min) é neoglicogênese (Hultman e Nilsson, 1971; Nilsson e Hultman, 1973). Durante o exercício, o débito de glicose hepática aumenta drasticamente. Durante o exercício de alta intensidade (> 75% do $\dot{V}O_{2máx}$), o débito de glicose hepática aumenta para cerca de 1 g/min, e a maioria (> 90%) dessa glicose deriva da quebra de glicogênio hepático. A taxa de neoglicogênese sofre um aumento apenas marginal durante o exercício, em comparação ao observado em condições de repouso. A neoglicogênese aumenta em presença de concentrações plasmáticas elevadas de cortisol, epinefrina (adrenalina) e glucagon, enquanto a insulina produz o efeito oposto. Quanto maior for o período de exercício, maior será a contribuição relativa da neoglicogênese para a produção e o débito de glicose hepática. A neoglicogênese aumenta durante os períodos de inanição e diminui após o consumo de carboidrato.

Regulação da concentração de glicose

As concentrações sanguíneas de glicose normalmente são mantidas dentro de uma faixa estreita (em geral, uma glicemia de repouso normal é 4,0-4,5 mmol/L;

as concentrações plasmáticas de glicose são entre 5-6 mmol/L). Os hormônios exercem papel-chave nessa regulação. Em condições de repouso, a **insulina** é o hormônio glicorregulatório mais importante, aumentando a captação de glicose em vários tecidos. Após uma refeição, as concentrações plasmáticas de insulina aumentam e, como resultado, a captação de glicose pelos músculos, fígado e outros tecidos aumenta. A insulina promove não só a captação como também o armazenamento de glicose. A atividade de glicogênio sintase aumenta, enquanto a glicogênio fosforilase (enzima responsável pela quebra de glicogênio) diminui. O glucagon é o hormônio antagonista mais importante. A secreção de glucagon causa quebra de glicogênio hepático e liberação de glicose na circulação. Vários outros hormônios podem atuar na regulação das concentrações de glicemia, entre os quais o hormônio do crescimento, cortisol, somatostatina e catecolaminas.

Durante o exercício, a liberação de catecolaminas diminui a secreção de insulina pelo pâncreas, e a concentração plasmática de insulina pode cair a níveis extremamente baixos. A captação muscular de glicose é aumentada pelo transporte de glicose estimulado pela contração. Como já mencionado, porém, apesar da captação de glicose drasticamente aumentada pelo músculo durante o exercício, os níveis sanguíneos de glicose são efetivamente mantidos na maioria das condições.

Entretanto, ocorre uma incompatibilidade entre captação e produção de glicose pelo fígado durante o exercício de alta intensidade. A uma intensidade de aproximadamente 80% do $\dot{V}O_{2máx}$ ou mais, o fígado produz glicose a uma taxa maior do que a da captação pelo músculo. Essa liberação aumentada da glicose hepática é mais provavelmente causada por mecanismos de *feedback* negativo (*feedforward*) neurais e resulta em uma glicemia discretamente elevada em comparação ao restante. Outra situação em que ocorre incompatibilidade é durante os estágios tardios do exercício prolongado. Conforme a glicose no fígado vai sendo depletada, a taxa de produção de glicose pode se tornar insuficiente para compensar a captação de glicose pelo músculo e outros tecidos. Como resultado, há desenvolvimento de hipoglicemia e os níveis sanguíneos de glicose às vezes chegam a cair abaixo de 3 mmol/L.

Hipoglicemia

Se as concentrações de glicose no sangue caírem abaixo de um nível crítico (frequentemente 3 mmol/L), a taxa de captação de glicose pelo cérebro torna-se insuficiente para atender suas necessidades metabólicas, e o resultado é o aparecimento de sintomas de hipoglicemia. A hipoglicemia é caracterizada por vários sintomas, incluindo tontura, náusea, suor frio, diminuição do alerta mental e da capacidade de concentração, perda de habilidade motora, frequência cardíaca aumentada, fome excessiva e desorientação. A hipoglicemia é um problema comum no exercício e no esporte e pode ser tratada simplesmente ingerindo carboidrato. A hipoglicemia recebeu considerável atenção porque a ingestão pré-exercício de carboidratos parece induzir **hipoglicemia reativa** (também denominada hipoglicemia de rebote). Embora os sintomas de hipoglicemia que podem ocorrer durante o exercício prolongado sejam idênticos àqueles resultantes da hipoglicemia de rebote, a causa é bastante diferente. Esse tópico é discutido em mais detalhes na seção "Ingestão de carboidratos 30-60 minutos antes do exercício".

DIFERENÇAS ENTRE SANGUE TOTAL, PLASMA E SORO

O sangue refere-se ao líquido vermelho no interior das artérias e veias. É composto por células (células vermelhas do sangue ou eritrócitos; células brancas do sangue ou leucócitos; e fragmentos celulares chamados plaquetas ou trombócitos) suspensas em um líquido chamado plasma. O plasma contém proteínas, lipoproteínas, eletrólitos e pequenas moléculas orgânicas como glicose, ácidos graxos, glicerol, lactato e aminoácidos, porém 93% de seu peso corresponde à água.

Em uma amostra de sangue, é possível separar plasma de componentes celulares por centrifugação, se um anticoagulante (substância que previne a ativação da formação de coágulo) for adicionado à amostra logo após a coleta. Os anticoagulantes típicos que podem ser usados incluem heparina, oxalato, citrato e etilenodiamino tetra-acético (EDTA). Se o anticoagulante não for adicionado, o sangue irá coagular em questão de minutos. A centrifugação do sangue coagulado irá separar os elementos celulares e a proteína de coagulação insolúvel fibrina do líquido; esse líquido é chamado soro.

Portanto, a diferença entre plasma e soro está na presença de um anticoagulante e de fibrinogênio solúvel no plasma, os quais estão ausentes no soro. Substâncias como a glicose podem ser medidas no sangue total (após a lise de todas as células sanguíneas), no plasma ou no soro, porém as concentrações de glicose medidas em cada um apresentam pouca diferença, uma vez que a concentração de glicose livre dentro dos eritrócitos é um pouco menor do que no plasma. Isso implica que o sangue total terá uma concentração de glicose menor que a do plasma ou soro. A concentração da maioria das substâncias no plasma é praticamente a mesma no soro, se o sangue não for deixado coagulando por muito tempo até a realização da centrifugação. À temperatura ambiente, o metabolismo na célula sanguínea consumirá glicose a uma taxa aproximada de 0,5 mmol/L/h. Nessa situação, a concentração sérica de glicose será menor que a concentração no plasma, se este tiver sido obtido por centrifugação imediatamente após a coleta da amostra de sangue.

Consumo e reposição de carboidrato em períodos de treino intenso

Com frequência, os atletas treinam (ou competem) em dias consecutivos e, nesses casos, a rápida reposição de glicogênio muscular pode ser fundamental. Costill et al. (1971) relataram que para indivíduos que correm 16 km em 3 dias consecutivos, uma dieta contendo apenas quantidades moderadas de carboidrato (40-50%) pode não ser suficiente para restaurar totalmente o glicogênio muscular (ver Fig. 6.4). Uma diminuição acentuada no glicogênio muscular foi observada imediatamente após a corrida e, embora tenha havido certo grau de síntese de glicogênio antes da corrida do dia seguinte, as concentrações iniciais de glicogênio no músculo estavam mais baixas. Após 3 dias de corrida, a concentração muscular de glicogênio havia diminuído de maneira significativa.

Sherman et al. (1993) forneceram aos participantes de seu estudo uma dieta contendo 5 ou 10 g de carboidrato por quilograma de peso corporal ao dia, durante 7 dias de treino. A dieta contendo 5 g de carboidrato resultou em declínio da concentração muscular de glicogênio nos primeiros 5 dias, com subsequente manutenção da concentração durante o período restante do estudo. Com a dieta rica em carboidrato (10 g/kg de peso corporal/dia), as concentrações musculares de glicogênio foram mantidas mesmo com o treino diário.

Em outro estudo, ciclistas bem treinados se exercitaram por 2 horas/dia a 65% do $\dot{V}O_{2máx}$ (Coyle et al., 2001). Os ciclistas ingeriram 581, 718 ou 901 g de carboidrato. Essas altas ingestões de carboidrato possibilitaram a manutenção de altas concentrações musculares de glicogênio (120 mmol/kg w.w., 155 mmol/kg w.w., e 185 mmol/kg w.w.; respectivamente). A quantidade de glicogênio armazenada nos músculos, portanto, é altamente dependente da quantidade de carboidrato ingerido entre as séries de exercício realizadas em dias consecutivos. Atletas bem treinados parecem ter maior capacidade de restaurar rapidamente o glicogênio muscular do que os indivíduos não treinados ou menos treinados.

Uma ingestão aumentada de carboidrato também pode minimizar alguns sintomas de *overreaching* (um estágio inicial do treino exagerado), como alterações no humor e sensações de fadiga, mas não pode preveni-los totalmente. Achten et al. (2004) observaram esse tipo de efeito em corredores que aumentaram o volume e a intensidade do treino, bem como controlaram a ingestão de carboidratos, mantendo-a em 5,4 ou 8,5 g/kg de peso/dia.

A menos que grandes quantidades de carboidrato sejam ingeridas, o glicogênio muscular não é normalizado diariamente (Costill et al., 1971). Entretanto, qual é a quantidade exata de carboidratos que devemos ingerir para repor as reservas de glicogênio em 24 horas? Costill et al. (1981) sugeriram que aumentar a ingestão de carboidrato de 150 para 650 g resulta em um aumento proporcional no glicogênio muscular. No entanto, foi sugerido que ingestões acima de 600 g/24 h não resultam em aumento adicional na ressíntese de glicogênio. Estudos mais recentes parecem sugerir que, com o exercício diário, ocorre um aumento quase linear na reserva de glicogênio em relação à ingestão de carboidrato (Coyle et al., 2001). Esses e outros achados levaram os especialistas em nutrição esportiva a recomendar uma ingestão crescente de carboidratos, dependendo do nível de atividade. As recomendações podem ser de um mínimo de 5 g/kg nos dias de treino leve, a um máximo de 10-12 g/kg de peso/dia para treinos que consistem em mais de 4-5 horas de treino diário intenso.

Como é uma dieta rica em carboidrato? Por algum tempo (a partir dos anos 1980 até o século XXI), as recomendações de carboidrato eram expressas como percentual da ingestão de energia diária. A ingestão típica de uma dieta ocidental consiste em cerca de 50-60% de carboidratos. Costumava-se recomendar uma ingestão de 70% aos atletas. Entretanto, se uma ingestão total de carboidrato de 70% é alta ou não é algo que depende da

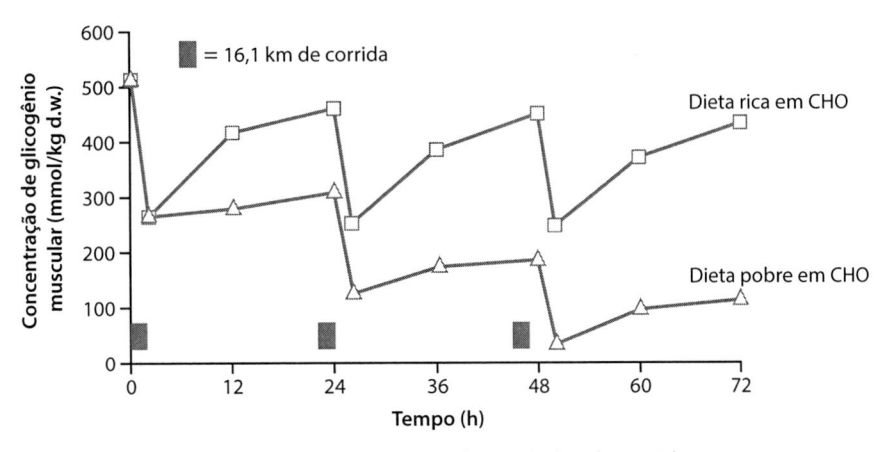

FIGURA 6.4 Concentração de glicogênio muscular após repetidos períodos de corrida.
Dados de Costill, Bowers, Barman, K. Sparks (1971).

ingestão total de energia do indivíduo. É possível ter uma ingestão de 70% de carboidrato e continuar tendo uma ingestão relativamente baixa de carboidrato. Diretrizes expressas em percentuais acabaram atrapalhando a recomendação dada aos atletas. Por exemplo, uma dieta contendo 50% de carboidrato pode conter uma grande quantidade de carboidratos para um triatleta ou ciclista que gaste e consuma 25 MJ/dia (5.975 kcal/dia), mas pode conter apenas uma pequena quantidade de carboidrato para um corredor de meia distância cuja ingestão seja de 8,4 MJ/dia (2.000 kcal/dia). Uma expressão mais sensível da ingestão de carboidratos é em gramas por quilograma de peso ao dia. Todas as diretrizes modernas expressam a ingestão de carboidratos em g/kg de peso corporal.

Recomendações para a ingestão de carboidrato

As recomendações modernas para ingestão de carboidrato não são universais. A ingestão de carboidrato deve depender do uso ou das necessidades de carboidrato. Conforme as novas diretrizes da ACSM, "as recomendações individualizadas para ingestões diárias de carboidrato devem ser feitas considerando o programa de treino/competição do atleta e a relativa importância de sua execução com alta ou baixa concentração de carboidrato, de acordo com a prioridade para promoção de um desempenho de exercício de alta qualidade *versus* intensificação do estímulo do treino ou adaptação, respectivamente" (Thomas, Erdman e Burke, 2016). Sendo assim, a ingestão deve ser priorizada em conformidade com metas específicas. Em um recente artigo de revisão (Jeukendrup, 2017b), foi discutida a importância da periodização da ingestão de carboidratos aliada a diversos aspectos nutricionais adicionais. Isso é discutido também nos Capítulos 12 e 17.

As recomendações de ingestão de carboidratos a seguir baseiam-se no consenso do International Olympic Committee sobre nutrição esportiva (Burke et al., 2004,

2011; Jeukendrup, 2011). Essas recomendações em geral são sustentadas por evidências sólidas, mas também são de caráter geral e devem ser ajustadas para atender às necessidades energéticas totais, necessidades específicas do treino e *feedback* do desempenho no treino. Essas recomendações devem permitir aos atletas restaurar o glicogênio muscular em 24 horas, embora possa ocorrer depleção em uma sessão de treino.

- Dependendo da intensidade e duração do exercício, consumir 5-12 g/kg de peso corporal/dia (ver o quadro "Recomendações de ingestão de carboidrato pós-exercício").
- Escolher alimentos à base de carboidrato ricos em nutriente e adicionar outros alimentos às refeições de recuperação e lanches para fornecer uma fonte eficiente de proteínas e outros nutrientes. Esses nutrientes podem auxiliar em outros processos de recuperação e, no caso da proteína, podem promover recuperação de glicogênio adicional quando a ingestão de carboidrato for subótima ou diante da impossibilidade de consumir lanches frequentes.
- Consumir uma bebida esportiva que propicie uma fonte conveniente de carboidrato na primeira hora subsequente ao exercício quando o apetite está suprimido. As soluções de carboidrato têm a vantagem de fornecer líquido que ajuda a restaurar o equilíbrio hídrico (ver Cap. 9).
- Quando o período entre as sessões de exercício for inferior a 8 horas, iniciar a ingestão de carboidratos o quanto antes, após o primeiro *workout* (exercício), para maximizar o tempo de recuperação efetiva entre as sessões. Alcançar as metas de ingestão de carboidrato, como uma série de lanches durante a fase de recuperação inicial, pode proporcionar algumas vantagens.
- Durante períodos de recuperação mais longos (24 horas), organizar o padrão e o momento certo das refeições e lanches ricos em carboidrato, conforme

---

TIPO DE CARBOIDRATO

A quantidade de carboidrato ingerido pode ser o fator mais importante na estimulação de ressíntese de glicogênio após o exercício, porém o tipo de carboidrato também pode exercer algum papel. Um estudo investigou os efeitos do índice glicêmico sobre a ressíntese de glicogênio muscular. Os indivíduos realizaram uma série de exercícios que depletou suas reservas de glicogênio em duas ocasiões, e receberam uma dieta com carboidratos de alto índice glicêmico em uma ocasião, e uma dieta com carboidratos de baixo índice glicêmico em outra (Coyle et al., 2001). A ingestão total de carboidratos em 24 horas foi de 10 g/kg de peso corporal. O aumento no glicogênio muscular foi superior a 50% com o consumo de carboidratos de alto índice glicêmico. Portanto, os alimentos com alto índice glicêmico podem ser importantes para uma completa ressíntese de glicogênio muscular em um breve período de tempo (8-24 horas). As respostas de insulina mais altas das refeições de alto índice glicêmico provavelmente são responsáveis pela síntese aumentada de glicogênio. Jozsi et al. (1996) compararam duas formas de amido (100% amilose e 100% amilopectina) com maltodextrinas e glicose, e relataram uma ressíntese mais lenta de glicogênio com o amido amilose em comparação com os outros tipos de carboidrato. Se houver um tempo maior de recuperação, o tipo de carboidrato pode ser menos relevante.

a praticidade e o grau de conforto para a situação. A síntese de glicogênio é a mesma, independentemente da forma líquida ou sólida do carboidrato consumido.

- Alimentos ricos em carboidrato com um índice glicêmico moderado a alto (ver Tab. 6.1) propiciam uma fonte prontamente disponível de carboidrato para a síntese muscular de glicogênio e devem ser as principais escolhas de carboidrato nas refeições de recuperação.
- A ingestão energética adequada é importante para a recuperação ideal de glicogênio; as práticas de alimentação restritas de alguns atletas, em particular as mulheres, dificultam a tarefa de alcançar as metas de ingestão de carboidrato e otimizar o armazenamento de glicogênio.
- Quando é importante treinar duro ou em alta intensidade, as ingestões diárias de carboidrato devem corresponder às necessidades de combustível do treino e da restauração de glicogênio.
- As metas de ingestão diária de carboidrato em geral baseiam-se na massa corporal (ou representante do volume de músculo ativo) e na carga de exercício. As diretrizes podem ser sugeridas, mas precisam estar bem sintonizadas com as metas dietéticas gerais e com o *feedback* do treino.
- As diretrizes para ingestão de carboidrato não devem ser fornecidas em termos de contribuições percentuais para a ingestão de energia dietética total.
- Quando a ingestão de carboidrato é subótima para a reposição do combustível, a adição de proteína a uma refeição ou lanche aumentará o armazenamento de glicogênio.

- A reposição de combustível inicial pode ser intensificada com uma ingestão aumentada de carboidrato, em especial quando consumida em porções pequenas e frequentes.
- Embora existam pequenas diferenças no armazenamento de glicogênio no decorrer do ciclo menstrual, as mulheres conseguem armazenar glicogênio de forma tão efetiva quanto os homens, desde que consumam carboidrato e energia adequadamente.
- Os atletas devem adotar práticas sensíveis com relação à ingestão de álcool em todas as ocasiões, mas sobretudo durante o período de recuperação após o exercício.

Ingestão de carboidrato nos dias que antecedem a competição

Os carboidratos podem ter papel importante na preparação para a competição. A ingestão de carboidrato nos dias anteriores à competição repõe principalmente as reservas musculares de glicogênio, enquanto a ingestão de carboidrato nas horas que antecedem a competição otimiza as reservas hepáticas de glicogênio. Como a ingestão de carboidrato nos dias anteriores à competição produz efeitos diferentes daqueles produzidos pela ingestão de carboidrato imediatamente antes da competição, essas questões serão discutidas à parte.

É importante conseguir uma alta concentração muscular de glicogênio no início de um evento de resistência; é por isso que, no final dos anos 1960, pesquisadores começaram a realizar experimentos com diferentes regimes de nutrição e exercício para alcançar essa meta.

RECOMENDAÇÕES DE INGESTÃO DE CARBOIDRATO PÓS-EXERCÍCIO	
Imediatamente (0-4 horas) após o exercício	1,0-1,2 g de carboidrato/kg de peso corporal/h, ingeridos a intervalos frequentes
Atividades de baixa intensidade ou baseadas em habilidade	3-5 g de carboidrato/kg de peso corporal/dia
Programa de exercício moderado (i. e., 1 h/dia)	5-7 g de carboidrato/kg de peso corporal/dia
Programa de resistência (i. e., exercício de intensidade moderada a alta, 1-3 h/dia)	6-10 g de carboidrato/kg de peso corporal/dia
Comprometimento extremo (i. e., exercício de intensidade moderada a alta, > 4-5 h/dia)	10-12 g de carboidrato/kg de peso corporal/dia

Esta recomendação geral deve ser sintonizada com base nas necessidades energéticas totais, necessidades específicas do treino e *feedback* de desempenho no treino. O momento certo da ingestão pode ser escolhido de modo a promover uma rápida reposição de combustível ou fornecer uma ingestão de combustível em torno das sessões de treino do dia. Caso contrário, enquanto as necessidades de combustível totais forem atendidas, o padrão de ingestão pode ser orientado pela conveniência e escolha pessoal. Alimentos à base de carboidrato ricos em proteína e nutrientes ou combinações de refeições permitirão que o atleta alcance outras metas de nutrição esportiva aguda ou crônica.

Pesquisadores escandinavos descobriram que o glicogênio muscular poderia ser "supercompensado" com alterações na dieta e exercício (Bergstrom e Hultman, 1967b). Em uma série de estudos, esses pesquisadores desenvolveram um protocolo de **"supercompensação"**, que resultava em concentrações extremamente altas de glicogênio muscular. Esse regime de dieta e exercício come-

çou com uma série de exercícios depletivos de glicogênio (ver Fig. 6.5). Uma semana antes do evento importante, os atletas completariam uma série do exercício depletivo de glicogênio (um *workout* extremamente difícil). Então, não treinariam até o dia do evento ou, em alguns casos, realizariam um *workout* extra 4 dias antes do evento. A série de exercício depletivo de glicogênio era seguida

TABELA 6.1 Alimentos com índice glicêmico alto, moderado e baixo

Índice glicêmico (carga glicêmica)	Alimento, tamanho da porção, carboidrato	Índice glicêmico (carga glicêmica)	Alimento, tamanho da porção, carboidrato	Índice glicêmico (carga glicêmica)	Alimento, tamanho da porção, carboidrato
Índice glicêmico alto (> 70)		**Índice glicêmico moderado (55-70)**		**Índice glicêmico baixo (< 55)**	
102 (23)	Panqueca, trigo-sarraceno, 80 g, 23 g	**69** (24)	*Bagel*, branco, 70 g, 35 g	**54** (11)	Crocante de batata/batata frita, 50 g, 21 g
95 (40)	Lucozade (original), 250 mL, 42 g	**67** (17)	Rosca, 47 g, 23 g	**52** (17)	Milho doce, 150 g, 32 g
92 (8)	Bolinhos, 25 g, 9 g	**67** (17)	*Croissant*, 57 g, 23 g	**52** (16)	Biscoitos, chocolate, 45 g, 30 g
88 (23)	Biscoitos de arroz, 30 g, 26 g	**66** (5)	Cerveja, 250 mL, 8 g	**52** (12)	Banana, 120 g, 24 g
86 (26)	Batata assada, 150 g, 27 g	**65** (9)	Cuscuz, 150 g, 14 g	**51** (15)	Mingau (trigo e aveia), 250 g, 30 g
83 (16)	*Pretzels*, 30 g, 20 g	**64** (28)	Uva-passa, 60 g, 44 g	**50** (13)	Suco de laranja, 250 mL, 26 g
82 (17)	Massa folhada de arroz, 25 g, 21 g	**63** (16)	Coca-Cola, 250 mL, 26 g	**49** (10)	Musli, 30 g, 20 g
81 (21)	Flocos de milho (cereais), 30 g, 26 g	**62** (26)	Baguete com manteiga e geleia, 70 g, 41 g	**49** (24)	Espaguete, branco, cozido, 180 g, 48 g
80 (22)	Bala de goma, 30 g, 28 g	**60** (7)	Pão, branco, torrado, 30 g, 15 g	**48** (7)	Feijão cozido, 150 g, 15 g
78 (12)	Bebidas esportivas típicas, 250 mL, 15 g	**59** (10)	Digestivos (biscoitos), 25 g, 16 g	**47** (3)	Cenouras, 80 g, 6 g
75 (11)	Pão, branco, farinha de trigo, 30 g, 15 g	**57** (6)	Sorvete de massa, regular, 50 g, 10 g	**46** (8)	Uvas, 120 g, 18 g
75 (12)	Weetabix (cereais), 30 g, 22 g	**57** (22)	*Muffin* de mirtilo, 70 g, 39 g	**44** (9)	All-Bran (cereais), 30 g, 20 g
75 (16)	Batata cozida, 150 g, 28 g	**57** (9)	Pão de frutas, 30 g, 18 g	**40** (15)	Macarrão de arroz, cozido, 180 g, 39 g
74 (21)	Cheerios (cereais), 30 g, 20 g	**56** (24)	Barra energética, chocolate, 65 g, 42 g	**38** (6)	Maçã, 120 g, 15 g
73 (15)	*Cupcake* gelado, 38 g, 26 g	**56** (23)	Arroz de grão longo, cozido, 150 g, 42 g	**36** (9)	Pizza, marguerita, 100 g, 24 g
72 (9)	Pipoca, 20 g, 12 g	**55** (19)	Barra de Snickers, 60 g, 35 g	**31** (4)	Leite, integral, 250 mL, 12 g
72 (30)	Arroz, branco, cozido, 1 50 g, 42 g	**55** (10)	Mel, 25 g, 18 g	**30** (5)	Lentilhas, 150 g, 17 g
72 (4)	Melancia, 120 g, 6 g	**55** (9)	Coquetel de frutas, enlatadas, 120 g, 16 g	**15** (1)	Tomate, espinafre, brócolis, aspargos, 150 g, 6 g

O índice glicêmico é representado em negrito, e a carga glicêmica está entre parênteses.
Dados de Atkinson, Foster-Powell e Brand-Miller (2008); Henry et al. (2005); Diogenes GI Database (2010).

por 3 dias de ingestão de uma dieta rica em proteína e gordura; depois disso, os indivíduos eram submetidos a uma dieta rica em carboidrato por 3 dias. No estudo original, um grupo de controle seguiu o mesmo protocolo de exercício, contudo suas dietas foram fornecidas na ordem inversa. Esse estudo revelou que os indivíduos que receberam a dieta rica em proteína e gordura, seguida da dieta rica em carboidrato, apresentaram taxas maiores de ressíntese de glicogênio muscular. Os autores, assim, concluíram que um período de privação de carboidrato estimulava adicionalmente a ressíntese de glicogênio quando carboidratos eram fornecidos após o exercício.

Vários atletas de elite usaram com sucesso o protocolo de supercompensação, inclusive o legendário corredor britânico Ron Hill. Muitos maratonistas usam esse método para otimizar seu desempenho. Embora o protocolo de supercompensação tenha sido efetivo para aumentar o glicogênio muscular a concentrações muito altas, também apresenta as seguintes potenciais desvantagens:

- Hipoglicemia durante o período de níveis baixos de carboidrato.
- Problemas práticos (dificuldade na preparação de dietas extremas).
- Problemas GI (em especial, na dieta pobre em carboidratos).
- Recuperação precária na ausência de ingestão de carboidrato.
- Tensão durante uma semana sem treino.
- Risco aumentado de lesão.
- Distúrbios do humor (letargia e irritabilidade) durante o período de baixos níveis de carboidrato.

O principal problema pode ser a incidência de problemas GI com o uso desse regime. A diarreia tem sido relatada com frequência nos dias em que uma dieta rica em proteína e gordura é consumida. Durante os primeiros 3 dias, os atletas também podem apresentar hipoglicemia e talvez não se recuperem bem da série de exercícios extenuantes quando nenhum carboidrato for ingerido. Do mesmo modo, o fato de os atletas não poderem se preparar do modo normal e treinarem diariamente durante a semana anterior à data do evento continua sendo não ideal, já que a pior punição para os atletas parece ser pedir-lhes para evitar o treino. Esses fatores também podem afetar a preparação mental para um evento.

Em razão das numerosas desvantagens do protocolo de supercompensação clássico, os estudos enfocaram um protocolo de supercompensação mais moderado que conseguisse obter resultados similares. Sherman et al. (1981) estudaram três tipos de regimes de supercompensação de glicogênio muscular em corredores. Os indivíduos reduziram lentamente o treino, ao longo de um período de 6 dias, de 90 minutos de corrida a 75% do $\dot{V}O_{2máx}$ até o repouso total. Durante cada redução, eles ingeriram uma ou mais das seguintes dietas:

1. Uma dieta mista com 50% de carboidrato.
2. Uma dieta pobre em carboidrato (25% de carboidrato) durante os primeiros 3 dias, seguida de 3 dias de uma dieta rica em carboidrato (70%) (protocolo de supercompensação clássico).
3. Uma dieta mista durante os primeiros 3 dias (50% de carboidrato) seguida de 3 dias de uma dieta rica em carboidrato (70%) (protocolo de supercompensação moderado).

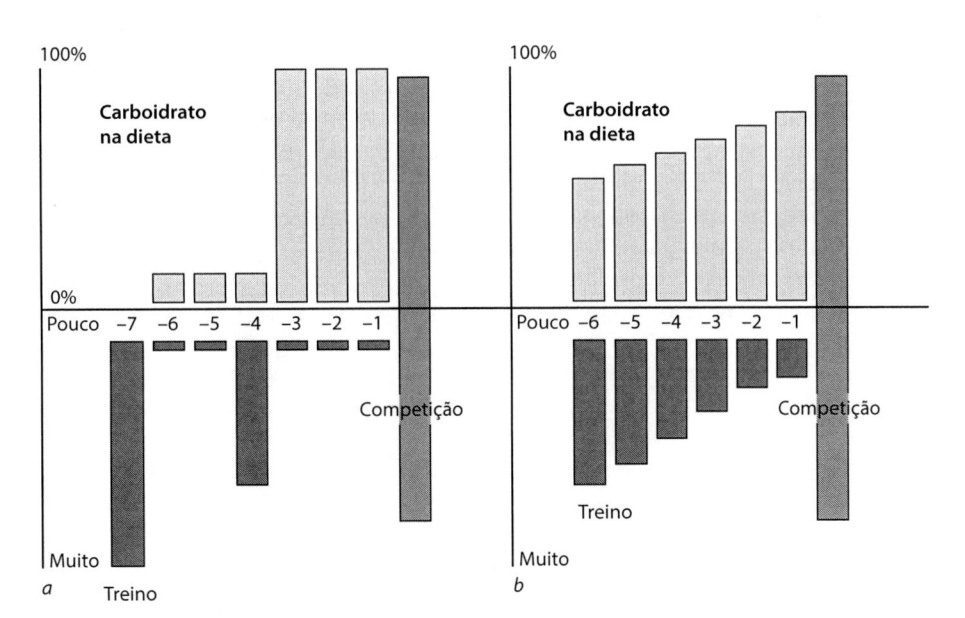

FIGURA 6.5 *(a)* Os protocolos de supercompensação clássicos consistiram em uma série de exercícios depletivos de glicogênio seguida de 3 dias de uma dieta rica em proteínas e gorduras, e outra série de exercícios exaustivos no dia 4, seguida de uma dieta rica em carboidratos por 3 dias. *(b)* Posteriormente, foi sugerido que um protocolo mais moderado teria quase a mesma eficiência.

O protocolo clássico de supercompensação resultou em reservas de glicogênio muscular muito altas (211 mmol/kg w.w.), que confirmaram os resultados de estudos iniciais. Entretanto, a abordagem moderada produziu níveis de glicogênio muscular similares (204 mmol/kg w.w.). Portanto, uma diminuição progressiva do treino normal aliada a uma dieta contendo concentração moderada a alta de carboidrato é comprovadamente tão efetiva quanto o protocolo de supercompensação clássico. Uma estratégia discretamente modificada e aplicada com frequência do protocolo de supercompensação moderado é representada na Figura 6.5b. Por não ter as desvantagens do protocolo clássico, o protocolo de supercompensação moderado é o regime preferido.

Mais recentemente, vários protocolos de carga de glicogênio foram usados com sucesso. Em um estudo, atletas que faziam treino de resistência realizaram exercício de intensidade muito alta por apenas 2 minutos (ciclismo durante 150 segundos a 130% do $\dot{V}O_{2máx}$ seguido de 30 segundos de ciclismo em intensidade máxima) e, então, consumiram uma dieta muito rica em carboidrato (Fairchild et al., 2002). Esse protocolo resultou em concentrações de glicogênio muscular muito altas após 24 horas (198 mmol/kg w.w.). Os estudos parecem mostrar que uma série exaustiva de exercício não é necessária para alcançar reservas muito altas (supercompensadas) de glicogênio (Bussau et al., 2002; Coyle et al., 2001). Observe que, uma vez que as reservas de glicogênio estejam altas, permanecerão altas por vários dias, se o indivíduo realizar exercício limitado.

Alguns estudos sugeriram que as mulheres têm capacidade reduzida de sintetizar glicogênio (Tarnopolsky et al., 1995), contudo é possível que isso seja resultado da menor quantidade de carboidrato ingerida pelas participantes do sexo feminino. Quando homens e mulheres consomem uma quantidade comparável de carboidrato (expressa em gramas por quilograma de massa livre de gordura [MLG]), nenhuma diferença na carga de glicogênio é observada (McLay et al., 2007; Tarnopolsky et al., 1997). Além disso, foi sugerido que a carga de glicogênio poderia ser afetada pela fase do ciclo menstrual, porém um estudo não encontrou diferenças na capacidade de sintetizar glicogênio em diferentes fases do ciclo menstrual (McLay et al., 2007).

A carga de carboidrato aumenta o tempo para exaustão (capacidade de resistência) em média em cerca de 20% e reduz o tempo necessário para completar uma tarefa estabelecida (p. ex., prova de tempo, desempenho de resistência) em 2-3% (Hawley et al., 1997). Os estudos disponíveis parecem sugerir que a duração mínima do exercício deve ser 90 minutos para que os benefícios de desempenho ocorram. A carga de carboidrato parece não ter efeito sobre o desempenho nos tiros de velocidade (sprints) e no exercício de alta intensidade com duração de até 30 minutos, em comparação ao observado com as dietas normais (cerca de 50% de carboidrato). Esse achado é esperado porque, nessas intensidades elevadas, é improvável que a depleção de glicogênio seja o fator limitante do desempenho. Contudo, foi demonstrado que vários dias com uma dieta muito pobre em carboidrato (< 10%) em seguida a uma prática de ciclismo prolongada até a exaustão comprometem a capacidade de resistência a 100% do $\dot{V}O_{2máx}$ (Maughan, Greenhaff et al., 1997).

Também foi relatado que a carga de carboidrato melhora o desempenho em esportes de equipe envolvendo habilidades e exercício intermitente de alta intensidade, como futebol e hóquei (Balsom et al., 1999), embora esse resultado nem sempre tenha sido confirmado. Foi realizado um estudo envolvendo jogadores de futebol de elite suecos que jogaram partidas a intervalos de 3 dias (Saltin, 1973). Entre as partidas, um grupo consumiu uma dieta rica em carboidrato; e o outro, uma dieta normal. Antes da segunda partida, as concentrações musculares de glicogênio eram 50% menores no grupo que consumiu a dieta normal. Ao término do primeiro tempo (após 45 minutos), o glicogênio muscular havia sido quase totalmente depletado neste grupo, enquanto o grupo que consumiu a dieta rica em carboidrato ainda tinha alguma reserva de glicogênio (ver Tab. 6.2). Essa condição de glicogênio estava relacionada à distância percorrida durante a partida, que foi significativamente menor com a dieta de controle e com as concentrações baixas de glicogênio muscular. Os jogadores também gastaram menos tempo com tiros de velocidade e, por isso, considerou-se que apresentaram comprometimento do desempenho na corrida.

A CARGA DE GLICOGÊNIO É NECESSÁRIA?

Está claro que o papel do glicogênio é importante e é mais provável que reservas baixas de glicogênio no início do exercício resultem em diminuição da capacidade de exercício e do desempenho durante o exercício prolongado. Não há dúvida de que as reservas de glicogênio devem ser altas no início do exercício, porém, "maior é melhor"? A resposta pode ser "não". Uma vez que se tenha alcançado níveis altos de glicogênio, é possível que o glicogênio extra não seja mais benéfico, pois as taxas de quebra de glicogênio durante o exercício também aumentarão. As taxas de glicogenólise estão diretamente relacionadas à concentração de glicogênio. Isso significa que, se você começar com concentrações de glicogênio extremamente altas, quebrará glicogênio muito rápido no início do exercício. É provável que em 30-60 minutos de exercício, as concentrações de glicogênio sejam similares àquelas que ocorreriam se você iniciasse o exercício com reservas altas ou muito altas de glicogênio. A carga de glicogênio é desnecessária para os eventos relativamente breves (< 30 minutos), mas os eventos mais prolongados poderiam ser beneficiados.

TABELA 6.2   Dieta e desempenho no futebol

Concentração de glicogênio muscular (g/kg w.w.)		
	Antes	Meio tempo	Fim
Dieta rica em carboidrato	15	4	1
Dieta normal	7	1	0
Distância percorrida			
	Primeiro tempo	Segundo tempo	Caminhada (%)	Tiro de velocidade (%)
Dieta rica em carboidrato	6.100 m	5.900 m	27	24
Dieta normal	5.600 m	4.100 m	50	15

Adaptada de Saltin (1973).

O glicogênio muscular pode ser otimizado por meio de várias estratégias que não têm de ser complicadas. As abordagens para homens e mulheres são similares. Basicamente, a ingestão de carboidrato deve ser alta nos dias que antecedem o evento, enquanto a atividade muscular deve ser limitada.

Supercompensação na prática

Embora o glicogênio muscular seja importante na maioria dos esportes de resistência, as estratégias de supercompensação nem sempre são aplicáveis. Em alguns esportes, as estratégias de supercompensação são impraticáveis ou impossíveis em virtude do período e das regras do esporte. No ciclismo, por exemplo, as corridas em etapas consistem em vários dias de competição consecutiva. Embora um regime de supercompensação possa ser seguido antes da primeira etapa, a natureza do esporte impede que o atleta se prepare para uma semana ou mais de exercícios vigorosos diários. Ocorrem problemas semelhantes nos esportes em que há competições consecutivas em 1-5 dias. O protocolo de supercompensação, todavia, parece ser conveniente para as competições de maratona e triatlo.

A supercompensação de glicogênio muscular não tem importância considerável para os atletas envolvidos em eventos de curta duração e explosivos. A disponibilidade de glicogênio muscular não costuma causar fadiga durante o exercício de alta intensidade (> 95% do $\dot{V}O_{2máx}$) se a reserva de glicogênio pré-exercício não estiver depletada a menos de 25 mmol/kg w.w. Mesmo assim, os atletas envolvidos no treino de alta intensidade precisam consumir carboidrato suficiente em suas dietas. Dietas muito pobres em carboidrato podem comprometer o desempenho no exercício a intensidades em torno de 95-100% do consumo máximo de oxigênio (Maughan, Greenhaff et al., 1997).

Observe que cada grama de carboidrato é armazenado com cerca de 3 g de água, o que significa que o armazenamento de 500 g (8.000 kJ ou 1.912 kcal) de carboidrato é acompanhado de um aumento aproximado na massa corporal de 2 kg. Em alguns esportes ou disciplinas (em especial nas atividades com apoio de peso) esse aumento na massa corporal pode ser indesejável.

Ingestão de carboidrato na prática

Embora em geral recomende-se consumir quantidades razoavelmente grandes de carboidrato, o que os atletas de fato fazem? Uma discussão aprofundada sobre os numerosos relatos de ingestões dietéticas de atletas está além do escopo deste livro, por isso resumiremos os achados. Para o leitor interessado, indicamos uma excelente publicação (Burke, 2001) em que esse tópico é discutido em detalhes. A conclusão extraída a partir dessa publicação é de que a maioria dos atletas do sexo masculino têm uma ingestão dietética de 5-7 g de carboidrato/kg de peso corporal/dia para atender às necessidades do treino regular, e 7-10 g de carboidrato/kg de peso corporal/dia durante os períodos de treino intensificado ou competição. Atletas do sexo feminino, em particular as corredoras de resistência, tendem menos a atingir suas metas de ingestão de carboidrato específicas porque, às vezes, tentam reduzir sua ingestão calórica para alcançar ou manter baixos níveis de gordura corporal, sem dar atenção suficiente à ingestão de carboidrato.

Ingestão de carboidrato nas horas que antecedem o exercício

Os atletas devem fazer a última refeição razoavelmente grande com antecedência de 3-5 horas antes da competição. Essa refeição (em geral, o café da manhã) pode ser importante após o jejum noturno (*overnight*), quando o fígado está quase totalmente depletado de glicogênio. As vantagens de fazer uma refeição nas horas que antecedem o exercício estão relacionadas à disponibilidade aumentada de carboidrato no músculo e no fígado. Nessas 3-5 horas anteriores ao exercício, uma parte do carboidrato é incorporada ao glicogênio muscular. A ingestão de carboidrato na última hora anterior à competição não afetará o glicogênio muscular, mas afetará o glicogênio hepático e aumentará a distribuição de carboidrato para o músculo durante o exercício.

A ingestão de uma refeição rica em carboidrato (contendo cerca de 140-330 g de carboidrato) nas 3-5 horas anteriores ao exercício aumenta os níveis musculares de glicogênio e melhora o desempenho no exercício (Hargreaves, Hawley e Jeukendrup, 2004). Essa refeição poderia incluir fontes de carboidrato como pão e geleia ou mel, cereais, mingau, bananas, frutas enlatadas e suco de frutas. A seguir, é descrito um exemplo de dieta diária contendo 150 g de carboidrato, representando pelo menos 80% da ingestão de energia:

- Refeição 1: uma tigela grande de mingau com leite desnatado, uma banana e 250 mL de suco de laranja adoçado.
- Refeição 2: quatro fatias de pão com geleia ou mel e uma lata de refrigerante.
- Refeição 3: três xícaras de arroz preparado em um refogado leve, com pequenas quantidades de presunto magro ou carne de frango, ervilhas, milho, cogumelos e cebola; e 250 mL de suco de fruta.

O desempenho aumentado observado em estudos científicos provavelmente está relacionado a pequenas elevações no glicogênio muscular pré-exercício; contudo, a reposição dos níveis de glicogênio hepático pode ser ainda mais importante. As concentrações de glicogênio hepático diminuem substancialmente após um jejum noturno. A ingestão de carboidrato aumenta essas reservas e, aliada a qualquer absorção contínua do carboidrato ingerido, contribui para a manutenção das concentrações de glicose no sangue durante as séries de exercício subsequentes. As concentrações plasmáticas de insulina e glicose retornam aos níveis basais em 30-60 minutos após a ingestão. A ingestão de carboidrato nas horas que antecedem o exercício produz três efeitos importantes:

1. Queda transiente da glicose plasmática com o início do exercício.
2. Oxidação aumentada de carboidrato e quebra acelerada de glicogênio.
3. Atenuação da mobilização de AG e oxidação de gordura.

Os efeitos da mobilização de AG podem persistir por um longo período após a ingestão de carboidrato. Montain et al. (1991) mostraram atenuação da mobilização de AG 6 horas após a ingestão de uma refeição à base de carboidrato.

Essas alterações metabólicas, porém, não parecem ser prejudiciais ao desempenho no exercício, pois a disponibilidade aumentada de carboidrato compensa o uso aumentado de carboidrato. Não foram observadas diferenças de desempenho no exercício após a ingestão de refeições que produziram diferenças acentuadas nos níveis plasmáticos de glicose e insulina (Wee et al., 1999). De uma perspectiva prática, se o acesso ao carboidrato durante o exercício for limitado ou inexistente, a ingestão de 200-300 g de carboidrato nas 3-4 horas anteriores ao exercício pode ser uma estratégia efetiva para intensificar a disponibilidade de carboidrato durante o período de exercício subsequente.

Ingestão de carboidrato 30-60 minutos antes do exercício

A ingestão de carboidrato na hora que antecede o exercício resulta em uma grande elevação nos níveis plasmáticos de glicose e insulina. Com o início do exercício, porém, há uma queda rápida na glicemia. Esse fenômeno é chamado hipoglicemia de rebote ou reativa. Até alguns anos atrás, os atletas eram frequentemente aconselhados a não consumirem carboidrato na hora anterior ao exercício porque considerava-se que isso induzia hipoglicemia e afetava o desempenho de forma negativa. Essa visão mudou gradativamente.

Uma combinação de vários eventos metabólicos leva à queda na glicemia. Primeiro, a hiperinsulinemia estimula a captação de glicose, e a atividade contrátil estimula ainda mais a captação de glicose muscular. O aumento induzido pelo exercício no débito de glicose hepática normal é inibido pela ingestão de carboidrato (Marmy-Conus et al., 1996). A aumentada captação e oxidação da glicose sanguínea pelo músculo esquelético pode ser responsável pela oxidação aumentada de carboidrato após a ingestão de carboidrato pré-exercício. Além disso, em alguns estudos, foi observado um aumento na degradação de glicogênio muscular.

O aumento da concentração plasmática de AG com o exercício é atenuado após a ingestão de carboidrato pré-exercício em virtude da inibição da lipólise mediada por insulina (Horowitz et al., 1997). Mesmo pequenos aumentos na insulina plasmática (p. ex., após a ingestão de frutose) podem resultar em uma acentuada redução da lipólise. A oxidação de gordura diminui não só por causa da menor disponibilidade de AG plasmático (Horowitz et al., 1997) como também pela inibição da oxidação de gordura no músculo esquelético. A disponibilidade de AG plasmático artificialmente aumentada não normaliza por completo a oxidação de gordura aos níveis observados durante o exercício no estado de jejum (Horowitz et al., 1997). Alguma evidência indica que a hiperinsulinemia e a hiperglicemia diminuem a captação de AG na mitocôndria (Coyle et al., 1997).

Os fatores que determinam a resposta glicêmica durante o exercício são:

- Os efeitos estimulatórios combinados da insulina e da atividade contrátil sobre a captação de glicose muscular.

- O equilíbrio dos efeitos inibitórios e estimulatórios da insulina e das catecolaminas sobre o débito de glicose no fígado.
- A magnitude da absorção intestinal contínua da glicose a partir do carboidrato ingerido.

Como os efeitos metabólicos da ingestão de carboidrato pré-exercício são consequência de hiperglicemia e de hiperinsulinemia, passou a haver um interesse crescente por estratégias que minimizem as alterações na glicose e insulina plasmáticas antes do exercício. Essas estratégias incluem a ingestão de frutose ou de outros tipos de carboidrato diferentes da glicose que tenham índice **glicêmico** menor (ver explicação no quadro "Índice glicêmico"), variar a carga de carboidrato ou o horário de ingestão, adição de gordura e inclusão de um exercício de aquecimento durante o período pré-exercício. Em geral, embora essas diversas intervenções modifiquem a resposta metabólica ao exercício, a atenuação das respostas glicêmica e insulinêmica pré-exercício parece não ser vantajosa para o desempenho no exercício.

As alterações metabólicas associadas à ingestão de carboidrato nos 30-60 minutos anteriores ao exercício têm o potencial de influenciar o desempenho no exercício. O aumento da glicogenólise muscular e a supressão do metabolismo de gordura possivelmente resultariam no aparecimento antecipado de fadiga durante o exercício, como sugerido em um estudo realizado por Foster, Costill e Fink (1979). De fato, esse estudo inicial relatou uma queda do desempenho no exercício. Desde então, porém, a maioria esmagadora de mais de 100 estudos demonstraram um desempenho inalterado ou aumentado no exercício de resistência após a ingestão de carboidrato na hora anterior ao exercício, e nenhum estudo conseguiu confirmar os achados de queda do desempenho.

Curiosamente, uma série de estudos (Jentjens e Jeukendrup, 2003; Moseley, Lancaster e Jeukendrup, 2003) demonstraram que certos indivíduos podem desenvolver hipoglicemia quando o carboidrato é ingerido na hora anterior ao exercício, embora isso não fosse um fator preditivo do desempenho. As causas de hipoglicemia nessa situação são diferentes das causas de hipoglicemia após o exercício prolongado, quando as reservas endógenas de carboidrato se tornam depletadas. A hipoglicemia pareceu ser mais prevalente quando o carboidrato foi ingerido 75 minutos antes do exercício, em comparação a 45 minutos; e quando foi ingerido com 15 minutos de antecedência em relação ao exercício, poucas pessoas desenvolveram hipoglicemia (Moseley, Lancaster e Jeukendrup, 2003). A hipoglicemia pode ser totalmente prevenida quando o carboidrato é tomado 5 minutos antes do exercício ou durante um aquecimento. Isso ocorre porque não há tempo suficiente para haver um aumento significativo da insulina, de modo que as concentrações de insulina continuam baixas no início do exercício. Um número cada vez maior de produtos são anunciados como carboidratos lentos ou carboidratos de liberação lenta. Essencialmente, estes são carboidratos com baixo índice glicêmico e, de modo geral, carboidratos de absorção lenta. A ideia de que esses carboidratos atingem a circulação sanguínea de forma lenta e sem causar um pico de insulina e glicose sanguínea é atraente para o consumidor. Entretanto, é preciso notar que não há comprovação de que esses produtos propiciem quaisquer benefícios para o desempenho. Revisões recentes concluíram que não há nenhum benefício claro decorrente do consumo de uma refeição de baixo índice glicêmico no pré-exercício para o desempenho de resistência (Burdon et al., 2016; Jeukendrup e Killer, 2010).

Em conclusão, apesar dos efeitos metabólicos comprovados da ingestão de carboidrato pré-exercício, pouca evidência parece sustentar a prática de evitar a ingestão de carboidrato na hora anterior ao exercício, se uma quantidade suficiente de carboidrato for ingerida. Algumas pessoas, contudo, podem ser mais propensas a desenvolver hipoglicemia; por isso, recomenda-se determinar a prática individual com base na experiência com vários protocolos de ingestão de carboidrato pré-exercício (Jeukendrup e Killer, 2010). Por fim, quando o carboidrato é ingerido durante o exercício prolongado, os potenciais efeitos negativos da ingestão de carboidratos pré-exercício são reduzidos. Quando um alimento de alto IG é ingerido antes do exercício, produz pouco ou nenhum efeito sobre o metabolismo e o desempenho, se houver ingestão de carboidrato durante o exercício (Burke et al., 1998).

Ingestão de carboidrato durante o exercício

Evidências convincentes de numerosos estudos indicam que a alimentação à base de carboidrato durante o exercício com duração aproximada de 45 minutos ou mais (Jeukendrup, 2004, 2008, 2011, 2014; Jeukendrup et al., 1997) pode melhorar a capacidade de resistência e o desempenho. Uma revisão crítica de estudos sobre desempenho (Stelling-werff e Cox, 2014) relatou que, dos 61 estudos sobre desempenho publicados (n = 679 indivíduos), um total de 82% (n = 50 estudos) apresentaram benefícios para o desempenho estatisticamente significativos, enquanto 18% não mostraram alterações em comparação com o placebo. Nenhum estudo relatou efeitos negativos.

Estudos também abordaram questões sobre quais carboidratos são mais efetivos, qual cronograma alimentar é mais efetivo e qual quantidade de consumo de carboidrato é ideal. Outros estudos se voltaram para os fatores que poderiam influenciar a oxidação do carboidrato ingerido, como níveis de glicogênio muscular, dieta e intensidade do exercício. Os mecanismos pelos quais a alimentação com carboidrato durante o exercício podem melhorar o desempenho de resistência são os seguintes:

- *Manutenção da glicemia e de altos níveis de oxidação de carboidrato.* Coyle et al. (1986) demonstraram que a alimentação com carboidratos durante o exercício a 70% do $\dot{V}O_{2máx}$ preveniu a queda da glicemia observada quando da ingestão de água (placebo). Nos estudos com placebo, a concentração de glicose começou a cair após 1 hora de exercício e atingiu concentrações extremamente baixas (2,5 mmol/L) na exaustão, após 3 horas. Com a alimentação com carboidrato, as concentrações de glicose foram mantidas acima de 3 mmol/L e os indivíduos continuaram se exercitando por 4 horas, na mesma intensidade. As taxas de oxidação de carboidrato total seguiram um padrão similar. Houve uma queda na oxidação de carboidrato após cerca de 1,5 hora de exercício com placebo, e altas taxas de oxidação de carboidrato foram mantidas com a alimentação com carboidrato. Quando os indivíduos ingeriram apenas água e se exercitaram até a exaustão, conseguiram continuar de novo quando ingeriram glicose ou receberam infusão de glicose por via intravenosa. Esses estudos demonstraram a importância da glicose plasmática como substrato durante o exercício.
- *Preservação de glicogênio no fígado e, possivelmente, no músculo.* As alimentações com carboidrato durante o exercício poupam o glicogênio hepático (Jeukendrup et al., 1999), e Tsintzas e Williams (1998) discutiram um potencial efeito poupador de glicogênio muscular. Em geral, a preservação de glicogênio muscular não ocorre durante a prática de ciclismo (Jeukendrup et al., 1999), mas pode ser importante durante a corrida (Tsintzas et al., 1995).
- *Promoção da síntese de glicogênio durante o exercício.* Após o exercício intermitente, as concentrações musculares de glicogênio eram maiores quando o carboidrato era ingerido do que com a ingestão de água (Yaspelkis et al., 1993). Esse achado poderia indicar uma quebra reduzida de glicogênio muscular. Entretanto, o carboidrato ingerido possivelmente era usado para sintetizar o glicogênio muscular durante os períodos de exercício de baixa intensidade (Keizer, Kuipers e van Kranenburg, 1987).
- *Afetar as habilidades motoras.* Foram realizadas algumas tentativas de estudar o efeito de bebidas à base de carboidrato sobre as habilidades motoras. Um desses estudos investigou 13 jogadores de tênis treinados e observou que, quando os jogadores ingeriram carboidrato durante uma sessão de treino de 2 horas (Vergauwen, Brouns e Hespel, 1998), a qualidade dos lances melhorou nos estágios finais da partida prolongada. Esse efeito foi mais notável quando as situações exigiam velocidade de corrida rápida, movimento rápido e explosividade.
- *Afetar o sistema nervoso central.* O carboidrato também pode ter efeitos sobre o sistema nervoso central. Embora não haja evidência direta desse tipo de efeito, o cérebro é capaz de perceber alterações na constituição dos conteúdos bucal e estomacal. Por exemplo, o paladar pode influenciar o humor e a percepção do esforço. Uma interessante observação fornece suporte para um efeito sobre o sistema nervoso central: quando um indivíduo hipoglicêmico morde uma barra de chocolate, seus sintomas declinam quase imediatamente e a pessoa volta a sentir-se melhor muito antes de o carboidrato alcançar a circulação sistêmica e o cérebro. O efeito sobre o sistema nervoso central também pode explicar por que alguns estudos relatam efeitos positivos do carboidrato durante o exercício sobre o desempenho, os quais duram cerca de 1 hora (Jeukendrup et al., 1997). Durante esse tipo de exercício de curta duração, apenas uma pequena quantidade de carboidrato é disponibilizada na forma de substrato. A maior parte do carboidrato ingerido continua no estômago ou intestino. Essas observações resultaram no desenvolvimento de teorias de percepção de carboidrato que serão discutidas na próxima seção. Estudos em que atletas enxaguaram a boca com carboidrato (sem ingeri-lo) em triagens com duração de 1 hora mostraram melhoras no desempenho similares àquelas observadas quando os atletas ingeriram o carboidrato (Carter, Jeukendrup e Jones, 2004). Outros (Pottier et al., 2010) confirmaram recentemente esses achados.

O fenômeno do enxágue bucal com carboidrato

O exercício de alta intensidade contínuo ou intermitente, realizado durante uma hora, não é limitado pela disponibilidade das reservas musculares de glicogênio conferida por uma preparação nutricional adequada. Assim, as evidências de melhora do desempenho com o consumo de carboidrato durante a execução de vários desses protocolos de exercício são desconcertantes. Os achados de ausência de melhora no desempenho após um protocolo de prova de ciclismo de 1 hora com infusão de glicose e de benefícios alcançados com a ingestão de carboidrato (Carter, Jeukendrup e Jones, 2004) criaram uma hipótese intrigante de que o sistema nervoso central poderia perceber a presença de carboidrato via receptores presentes na boca e no espaço oral, promovendo, assim, uma sensação intensificada de bem-estar e melhora do ritmo. Essa teoria foi confirmada, subsequentemente, por observações de que o simples enxágue da boca com uma solução de carboidrato também pode melhorar o desempenho da corrida de ciclismo (Carter, Jeukendrup e Jones, 2004). Alguns estudos investigaram esse fenômeno, vários dos quais empregaram tecnologia de imagem cerebral (IRMf) para rastrear alterações em diversas áreas cerebrais relacionadas com a sensação bucal de carboidratos (Chambers, Bridges e Jones, 2009). Nesses estudos, foi demonstrado que tanto carboidratos

ÍNDICE GLICÊMICO

O índice glicêmico refere-se ao aumento da insulina e da glicose no sangue em reposta a uma quantidade padrão de alimento. É determinado por um teste em que é calculada a curva de concentração de glicose no sangue em resposta a um alimento. O IG geralmente se baseia na ingestão de 50 g de carboidrato e em medidas da glicose no sangue realizadas ao longo de um período de 2 horas. Quanto maior for a resposta de glicose e a área sob a curva, maior será o IG de um alimento. Um IG maior indica uma rápida absorção e distribuição do carboidrato na circulação. O IG é calculado usando a seguinte fórmula:

$$IG = (\text{área sob a curva de glicose do teste de alimento}) / (\text{área sob a curva de glicose do alimento de referência}) \times 100$$

O alimento de referência, que geralmente é glicose ou pão branco, tem um IG de 100. De modo geral, os alimentos são agrupados em alimentos de baixo IG, alimentos de IG moderado e alimentos de alto IG. Alimentos com baixo IG têm um IG menor ou igual a 55; alimentos com IG moderado têm IG entre 56 e 70; e alimentos com alto IG têm IG maior ou igual a 71. O consumo de maçãs ou lentilhas, por exemplo, resulta em uma elevação lenta e pequena na glicemia, enquanto o consumo de pão branco ou batatas resulta em uma elevação rápida na glicemia. Portanto, maçãs e lentilhas são classificadas como alimentos de baixo IG, enquanto pão e batata são classificados como alimentos de alto IG. Uma lista de alguns alimentos de IG alto, IG moderado e IG baixo é fornecida na Tabela 6.1.

O uso do IG como uma ferramenta é controverso, principalmente porque o IG para um dado alimento qualquer poderia variar de maneira considerável entre os indivíduos. As tabelas de IG em geral fornecem um valor médio que não necessariamente é útil no controle da concentração de glicose no sangue. O IG dos alimentos às vezes também gera confusão. De modo geral, alimentos que contêm grandes quantidades de açúcar refinado (carboidratos simples) têm alto IG, enquanto os açúcares com alto conteúdo de fibras e carboidratos complexos têm um IG menor. Alguns carboidratos complexos (amidos), porém, podem ter um alto IG. Por outro lado, a adição de quantidades relativamente pequenas de gordura a um carboidrato de alto IG pode produzir uma diminuição substancial do IG do alimento. Por isso, o IG deve ser interpretado e usado com cautela, podendo provavelmente ser uma ferramenta útil se suas limitações e armadilhas forem bem compreendidas.

A **carga glicêmica (CG)** é uma forma relativamente nova de avaliar o efeito do consumo de carboidrato considerando o IG, mas que fornece um panorama mais completo do que quando se considera o IG de modo isolado. O valor de IG somente indica o quão rápido um carboidrato surge na forma de glicose na circulação, mas sem considerar a quantidade de alimento normalmente consumida. Por exemplo, embora o carboidrato presente na melancia tenha um alto IG, a sua concentração não é alta, por isso a CG da melancia é relativamente baixa. A CG é calculada multiplicando o IG pela quantidade de carboidrato (g) presente em uma porção e dividindo o resultado por 100. Por exemplo, uma cenoura que pesa 60 g contém apenas 4 g de carboidrato. Para obter 50 g, uma pessoa teria que comer cerca de 750 g de cenouras. A CG considera o valor do IG e o multiplica pela quantidade real de carboidrato presente em uma porção. Uma CG é baixa quando está entre 1 e 10; média para valores entre 11 e 19; e alta para valores maiores ou iguais a 20. Alimentos com CG baixa quase sempre têm baixo IG. Alimentos com CG intermediária ou alta têm IG que varia de muito baixo a muito alto.

---

doces como os não doces ativam regiões cerebrais associadas com recompensa e controle motor. Há evidências sólidas de que, em situações em que um alto débito de potência é necessário por períodos de tempo de 45-75 minutos, o enxágue bucal ou a ingestão de quantidades muito pequenas de carboidrato têm papel não metabólico na intensificação do desempenho em cerca de 2-3% (Fig. 6.6). Entretanto, nem todos os estudos relataram esse efeito, possivelmente porque uma refeição rica em carboidrato pré-evento esteja associada à anulação do efeito (Jeukendrup e Chambers, 2013a).

Estudos sobre enxágue bucal foram iniciados para estudar os mecanismos, não para desenvolver uma nova estratégia em que os atletas enxáguam a boca usando uma solução de carboidrato e, em seguida, a descartam. A ingestão de uma solução de carboidratos tem a mesma eficácia. Há situações em que um enxágue bucal pode ser prático, como quando o atleta não consegue ingerir nenhum carboidrato em decorrência de problemas estomacais, ou quando a ingestão de energia precisa ser restringida. Não é sabido se os efeitos da alimentação com glicose sobre o sistema nervoso central são mediados pela detecção sensorial da glicose ou pela percepção da doçura, mas estudos empregando soluções de placebo contendo adoçantes artificiais com sabor idêntico ao das soluções de glicose sugeriram que a doçura não é o fator-chave (Jeukendrup, 2013a, 2014). Estudos com imagens cerebrais também mostram que a atividade cerebral aumentada é específica para os carboidratos.

Estratégias de alimentação e oxidação de carboidrato exógeno

Durante o exercício prolongado, é a distribuição real de energia ao músculo que parece ser responsável pelos efeitos benéficos da ingestão de carboidrato sobre o desempenho. Uma contribuição mais significativa de fontes de combustível (carboidrato) **exógenas** (externas)

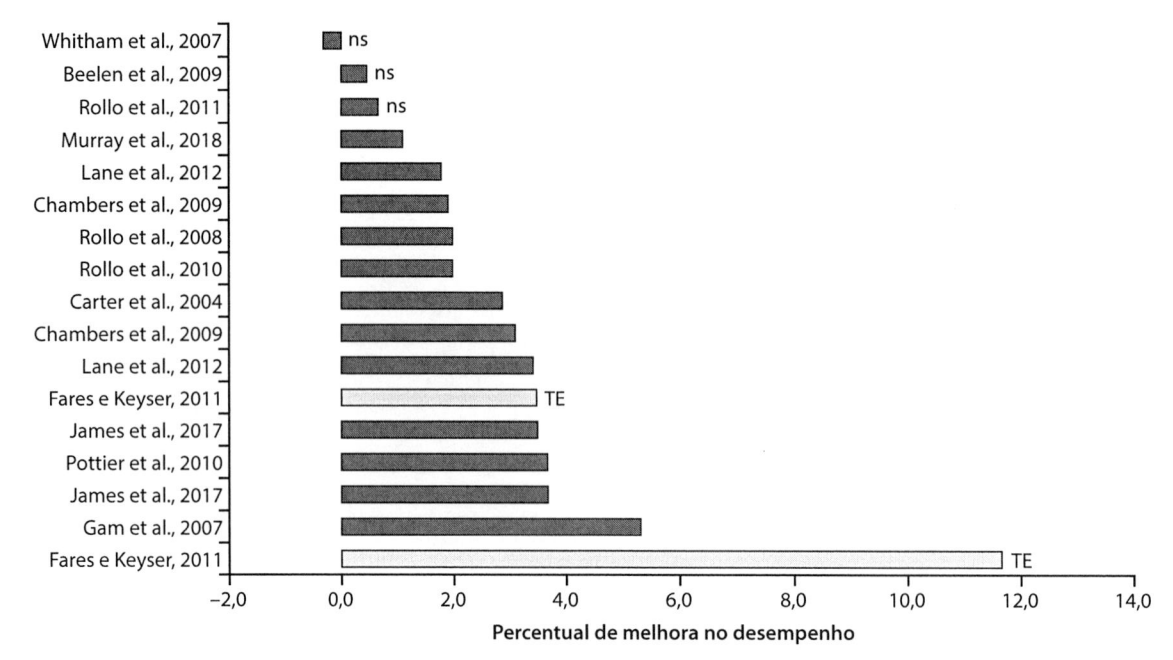

FIGURA 6.6 Visão geral sobre estudos com enxágue bucal de carboidrato. As barras de cor cinza indicam o tempo para os testes de exaustão como opostos aos testes contrarrelógio. A magnitude da modificação do desempenho é influenciada pelo tipo de teste de desempenho (i. e., o tempo para exaustão produz alterações exageradas; os testes contrarrelógio promovem estimativas mais realistas dos efeitos, que são tipicamente mais representativas dos eventos esportivos reais).
ns: não significativo; TE: tempo para exaustão.
© Asker Jeukendrup. www.mysportscience.com.

poupa as fontes endógenas (internas), e a noção de que uma contribuição mais significativa das fontes exógenas aumenta a capacidade de resistência é atraente. A contribuição de substratos exógenos pode ser medida usando traçadores isotópicos (ou radioativos) estáveis. O princípio dessa técnica é simples: o substrato ingerido (p. ex., glicose) é marcado, e a marcação pode ser medida no gás expirado após a oxidação do substrato. Quanto mais o substrato ingerido tiver sido oxidado, mais marcação (traçador) será recuperada no gás expirado. Sabendo-se a quantidade de traçador ingerida, a quantidade de traçador no gás expirado e a produção total de dióxido de carbono, é possível calcular as taxas de oxidação do substrato exógeno.

O padrão típico das taxas de oxidação de glicose exógena é mostrado na Figura 6.7. O dióxido de carbono marcado começa a aparecer 5 minutos após a ingestão de carboidrato marcado. Durante os primeiros 75-90 minutos de exercício, a **oxidação de carboidrato exógeno** continua a subir, à medida que mais carboidrato é esvaziado do estômago e absorvido no intestino. Decorridos 75-90 minutos, ocorre um nivelamento e a taxa de oxidação de carboidrato exógeno atinge seu valor máximo, parando de aumentar. Foi sugerido que vários fatores influenciam a oxidação de carboidrato exógeno, incluindo o cronograma de alimentação, o tipo e a quantidade de carboidrato ingerido, bem como a intensidade do exercício.

Momento da ingestão

O momento das alimentações contendo carboidrato parece ter relativamente pouco efeito sobre as taxas de oxidação de carboidrato exógeno. Estudos em que foi dado um grande bólus (100 g) de um carboidrato em solução produziram taxas de oxidação de carboidrato exógeno similares àquelas obtidas em estudos nos quais 100 g de carboidrato foram ingeridos a intervalos regulares (Jeukendrup, 2004).

Quantidade de carboidrato

De um ponto de vista prático, a quantidade de carboidrato que precisa ser ingerida para obter um desempenho ideal é importante. A quantidade ideal é provavelmente aquela que resulta em taxas de oxidação exógena máxima sem causar problemas GI. Rehrer, Wagenmakers et al. (1992) estudaram a oxidação de diferentes quantidades de carboidrato ingeridos no decorrer de 80 minutos de exercício de ciclismo a 70% do $\dot{V}O_{2máx}$. Os indivíduos receberam uma solução de glicose a 4,5% (um total de 58 g de glicose durante 80 minutos de exercício) ou uma solução de glicose a 17% (220 g durante 80 minutos de exercício). A oxidação de carboidrato exógeno total foi medida e constatou-se que era discretamente mais elevada com a dose de carboidrato maior (42 g *versus* 32 g em 80 minutos). Assim, embora a quantidade de carboidrato ingerida tenha aumentado

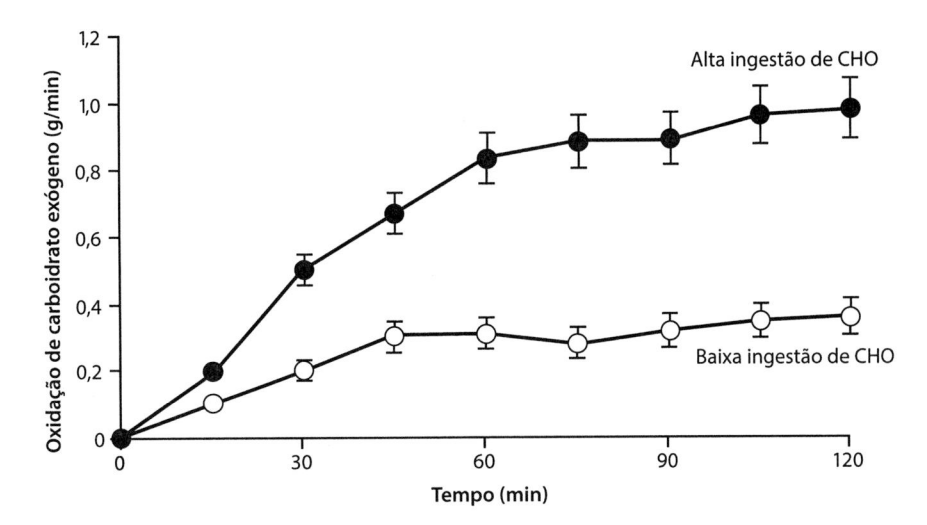

FIGURA 6.7 Oxidação de carboidrato exógeno durante o exercício. A curva mostra o padrão típico de oxidação de carboidrato ingerido a intervalos regulares.

Reproduzida com permissão de A.E. Jeukendrup e R. Jentjens, "Oxidation of Carbohydrate Feedings During Prolonged Exercise: Current Thoughts, Guidelines, and Directions for Future Research", *Sports Medicine* 29, no. 6 (2000): 407-424. Reproduzida com permissão de Adis, A Wolters Kluwer business (Copyright Adis Data Information BV 1994. Todos os direitos reservados.)

quase quatro vezes, a taxa de oxidação foi pouco afetada. Jeukendrup et al. (1999) investigaram as taxas de oxidação de ingestões de carboidrato de até 3,0 g/min e encontraram taxas de oxidação de até 0,94 g/min ao final de 120 minutos de exercício de ciclismo.

Os resultados de um grande número de estudos (discutidos em Jeukendrup e Jentjens, 2000) foram usados para construir a Figura 6.8. Os picos das taxas de oxidação de carboidrato exógeno são representados em contraste com a taxa de ingestão. A taxa máxima em que um único carboidrato ingerido pode ser oxidado é de cerca de 1,0 g/min. A linha horizontal representa o máximo absoluto logo abaixo de 1,1 g/min. A linha pontilhada representa a linha de identificação em que a taxa de ingestão de carboidrato é igual à taxa de oxidação de carboidrato exógeno. Esse gráfico sugere que a oxidação de carboidratos ingeridos por via oral pode ser ideal a taxas de ingestão em torno de 1,2 g/min. Portanto, os atletas devem garantir uma ingestão de carboidrato de cerca de 70 g/h para otimizar a oxidação de carboidrato exógeno. A ingestão de mais do que essa quantidade de um único carboidrato não resulta em taxas mais altas de oxidação de carboidrato e tende mais a causar desconforto GI. Essa quantidade de carboidrato pode ser encontrada nas seguintes fontes:

- 3 bananas médias
- 2 bolinhos de arroz
- 1 L de bebida esportiva
- 600 mL de bebida à base de cola
- 1,5 barra energética
- 2-3 géis de energia
- 120-150 g de doces ou gomas

É possível, contudo, distribuir mais carboidrato combinando diferentes tipos de carboidratos. Isso será discutido em mais detalhes a seguir. Estudos demonstraram que, com a combinação apropriada de carboidrato, as taxas de oxidação podem ser aumentadas de modo significativo. Os estudos mostraram até relações dose-resposta com a ingestão e o desempenho (Smith et al., 2013; Vandenbogaerde e Hopkins, 2011).

Tipo de carboidrato

Estudos compararam as taxas de oxidação de vários tipos de carboidrato à oxidação da glicose ingerida durante o exercício (Jeukendrup, 2004, 2008, 2011, 2014; Jeukendrup, Craig e Hawley, 2000). A glicose é oxidada a taxas relativamente altas (até cerca de 1 g/min). Os outros dois monossacarídeos, frutose e galactose, são oxidados a taxas bem mais lentas porque antes devem ser convertidos em glicose no fígado para então poderem ser metabolizados. São, portanto, uma fonte de energia relativamente lenta.

As taxas de oxidação de maltose, sucrose e polímeros de glicose (maltodextrinas) são comparáveis às da glicose. Amidos que contêm uma quantidade relativamente grande de amilopectina são digeridos e absorvidos com rapidez, enquanto aqueles com grande conteúdo de amilose apresentam taxas de hidrólise relativamente lentas. A amilopectina ingerida é oxidada a taxas muito altas (similares à da glicose), enquanto a amilose é oxidada a taxas muito lentas. Os carboidratos são agrupados em duas categorias, de acordo com a taxa em que são oxidados: um grupo de taxas mais altas (cerca de 1 g/min) e um grupo de taxas menores (cerca de 0,6 g/min). Essas duas categorias são listadas no quadro "Taxas de oxidação de

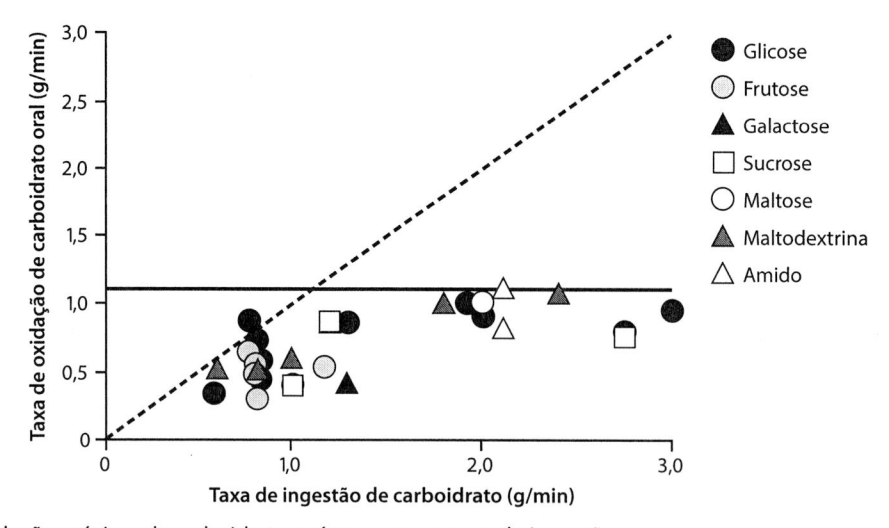

FIGURA 6.8   Oxidação máxima de carboidrato exógeno *versus* taxa de ingestão.
Reproduzida com permissão de A.E. Jeukendrup e R. Jentjens, "Oxidation of Carbohydrate Feedings During Prolonged Exercise: Current Thoughts, Guidelines, and Directions for Future Research", *Sports Medicine 29*, no. 6 (2000): 407-424. Reproduzida com permissão de Adis, A Wolters Kluwer business (Copyright Adis Data Information BV 1994. Todos os direitos reservados.)

carboidrato ingerido durante o exercício", ao lado de algumas misturas de carboidratos que podem resultar nas taxas de oxidação mais altas (> 1 g/min).

Shi et al. (1995) sugeriram que a inclusão de dois ou três carboidratos diferentes (glicose, frutose e sucrose) em uma bebida pode aumentar a absorção de água e carboidrato, apesar da osmolalidade aumentada. Esse efeito é atribuído aos mecanismos de transporte separados para glicose, frutose e sucrose, existentes ao longo da parede intestinal. Os monossacarídeos glicose e galactose são transportados ao longo da membrana luminal por um transportador de glicose chamado SGLT1 (ver Cap. 5), e a frutose é transportada pelo GLUT5. Curiosamente, a absorção de frutose a partir de uma certa quantidade do dissacarídeo sucrose é mais rápida do que a absorção da mesma quantidade de frutose. Se uma combinação de glicose e frutose for ingerida, mais carboidrato será absorvido e disponibilizado para oxidação. A ingestão de quantidades relativamente grandes de glicose e frutose pode resultar em taxas de oxidação de carboidrato exógeno bem acima de 1 g/min (Jeukendrup, 2004, 2008) (ver Fig. 6.9).

Para ingerir 50 g de carboidrato, uma pessoa pode ingerir 1 L de bebida esportiva, 2 sachês de carboidrato em gel (geralmente, 25 g cada), ou 1-2 barras energéticas. Alimentos sólidos e semissólidos são mais densos em energia e mais fáceis de transportar durante os eventos esportivos, porém o alimento sólido pode ter um efeito desacelerador sobre o esvaziamento gástrico, em especial quando o alimento contém fibra e gordura. Poucos estudos compararam a eficácia de bebidas *versus* géis e barras energéticas. A preferência e tolerância pessoais provavelmente são os principais fatores a considerar na escolha entre essas fontes de carboidrato.

Intensidade do exercício

Com a intensidade crescente do exercício, a massa muscular ativa se torna mais dependente de carboidrato como fonte de energia. Tanto a glicogenólise muscular aumentada como a oxidação de glicose plasmática aumentada contribuem para as demandas maiores de energia (Romijn et al., 1993). Portanto, a oxidação de carboidrato exógeno aumenta com a intensidade crescente de exercício. De fato, Pirnay et al. (1982) relataram taxas de oxidação de carboidrato exógeno menores a uma intensidade baixa de exercício, em comparação com o observado a uma intensidade moderada, porém a oxidação de carboidrato exógeno tendeu a nivelar entre 51% e 64% do $\dot{V}O_{2máx}$. Quando a intensidade do exercício aumentou de 60% para 75% do $\dot{V}O_{2máx}$, as taxas de oxidação de carboidrato exógeno foram niveladas ou caíram (Pirnay et al., 1995).

Taxas de oxidação de carboidrato exógeno menores possivelmente são observadas apenas a intensidades muito baixas de exercício, quando a dependência de carboidrato como fonte de energia é mínima. Nessa situação, parte do carboidrato ingerido pode ser direcionada para a eliminação de glicose não oxidativa (armazenamento no fígado ou músculo), em vez de direcionada para a oxidação. Estudos com ingestão de carboidrato durante o exercício intermitente sugeriram que, durante o exercício de baixa intensidade, pode haver ressíntese de glicogênio (Kuipers et al., 1989).

Portanto, a intensidades de exercício abaixo de 50% do $\dot{V}O_{2máx}$, a oxidação de carboidrato exógeno aumenta com taxas crescentes de oxidação de carboidrato total. Em geral, acima de aproximadamente 60% do $\dot{V}O_{2máx}$, as taxas de oxidação param de aumentar.

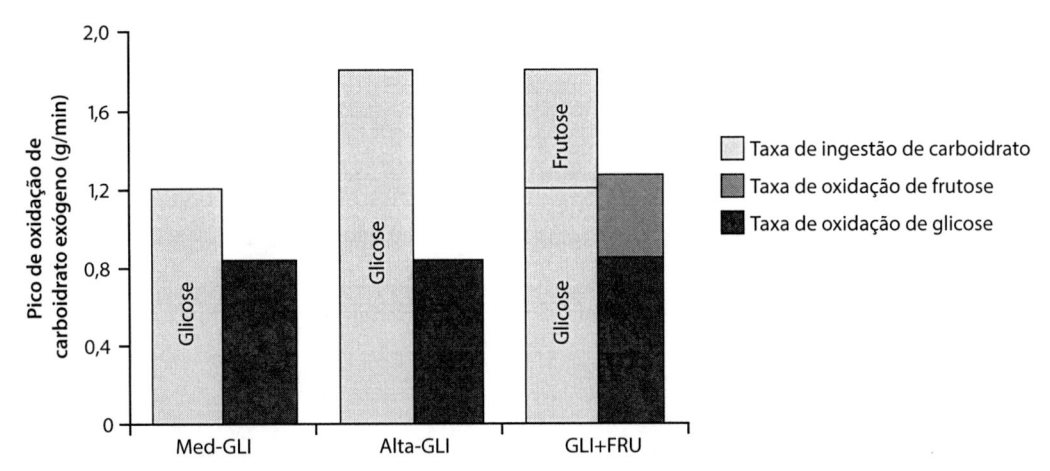

FIGURA 6.9 A taxa de oxidação de glicose + frutose em uma bebida combinada é maior do que a taxa de oxidação de quantidades similares de glicose ou frutose isoladamente.
FRU: frutose; GLI: glicose.
Reproduzida com permissão de A.E. Jeukendrup e R. Jentjens, "Oxidation of Carbohydrate Feedings During Prolonged Exercise: Current Thoughts, Guidelines, and Directions for Future Research", *Sports Medicine 29*, no. 6 (2000): 407-424. Reproduzida com permissão de Adis, A Wolters Kluwer business (Copyright Adis Data Information BV 1994. Todos os direitos reservados.)

Limitações da oxigenação de carboidrato exógeno

Como discutido antes, a oxidação de carboidrato exógeno parece ser limitada a taxas de 1-1,1 g/min (ver Fig. 6.7). Esse achado é sustentado pela maioria dos estudos que usam isótopos radioativos ou estáveis para quantificar a oxidação de carboidrato exógeno durante o exercício. Conhecer as causas dessa limitação é importante porque permite desenvolver estratégias para aumentar a efetividade do suprimento exógeno de combustível.

Os fatores a seguir poderiam limitar a oxidação dos carboidratos ingeridos:

- Esvaziamento gástrico.
- Digestão do carboidrato.
- Absorção de carboidrato intestinal.
- Retenção de carboidrato pelo fígado.
- Captação de glicose pelo músculo.
- Metabolismo no músculo (glicólise, ciclo do TCA e fosforilação oxidativa).

Um dos possíveis fatores limitantes poderia ser a taxa de esvaziamento gástrico (ver Fig. 6.10). Alguns estudos, porém, indicam ser improvável que o esvaziamento gástrico afete as taxas de oxidação de carboidrato exógeno (Rehrer, Wagenmakers et al., 1992; Saris et al., 1993). Como nesses estudos apenas um pequeno percentual (32-48%) dos carboidratos distribuídos ao intestino foi oxidado, determinou-se que o esvaziamento gástrico não era limitante para a oxidação de carboidrato exógeno.

Outro potencial fator limitante é a taxa de absorção de carboidrato na circulação sistêmica, a partir do intestino delgado. Estudos usando uma técnica de lúmen-triplo mediram a absorção de glicose e estimaram as taxas de absorção intestinal de corpo inteiro de uma solução de glicose-eletrólitos a 6% (Duchman et al., 1997). A taxa de absorção máxima intestinal estimada variou de 1,2-1,7 g/min. Estudos usando isótopos estáveis observaram uma redução no débito de glicose pelo fígado quando da ingestão de carboidrato. Quando quantidades muito grandes de glicose são ingeridas, o débito de glicose hepático pode ser totalmente bloqueado (Jeukendrup et al., 1999). A taxas de ingestão baixas a moderadas, não há nenhum armazenamento líquido de glicose no fígado. Em vez disso, toda a glicose ingerida aparece na circulação sanguínea. O débito de glicose a partir do fígado pode variar de zero a cerca de 1 g/min, quando nenhum carboidrato é ingerido, a intensidade do exercício é alta o bastante (> 60% do $\dot{V}O_{2máx}$) e a duração é longa o suficiente (> 1 hora).

A glicose que aparecia na corrente sanguínea era captada a taxas similares à sua taxa de aparecimento (Ra), e 90-95% dessa glicose foi oxidada durante o exercício. Quando uma dose maior de carboidrato foi ingerida (3 g/min), a taxa de aparecimento de glicose a partir do intestino correspondeu a 1/3 da taxa de ingestão de carboidrato (0,96-1,04 g/min). Portanto, apenas parte do carboidrato ingerido entrou na circulação sistêmica. Contudo, uma grande proporção da glicose que apareceu no sangue foi captada pelos tecidos (é provável que principalmente pelo músculo) e 90-95% foram oxidados. Desse modo, a entrada na circulação sistêmica é um fator limitante para oxidação de glicose exógena, em vez de fatores intramusculares. Hawley et al. (1994) ignoraram tanto a absorção intestinal como a captação hepática de glicose por meio da infusão de glicose na circulação de indivíduos que se exercitavam a 70% do $\dot{V}O_{2máx}$. Quando grandes quantidades de glicose foram infundidas e

TAXAS DE OXIDAÇÃO DE CARBOIDRATO INGERIDO DURANTE O EXERCÍCIO

Carboidratos de oxidação lenta (até 0,6 g/min)

Frutose (um açúcar encontrado no mel, frutas e assim por diante)
Galactose (um açúcar encontrado na beterraba)
Isomaltulose (um açúcar encontrado no mel e na cana-de-açúcar)
Trealose (um açúcar encontrado em fungos, alguns vegetais e em animais invertebrados)
Amilose (oriunda da quebra de amido)

Carboidratos de oxidação rápida (cerca de 1 g/min)

Glicose (um açúcar formado pela quebra de amido)
Sucrose (açúcar de mesa – glicose + frutose)
Maltose (duas moléculas de glicose)
Maltodextrinas (oriundas da quebra de amido)
Amilopectina (oriunda da quebra de amido)

Misturas de carboidratos de oxidação muito rápida (> 1 g/min)

Glicose e frutose (com pelo menos 60 g/h, a partir da glicose)
Maltodextrina e frutose (com pelo menos 60 g/h, a partir da maltodextrina)
Glicose, sucrose e frutose (com pelo menos 60 g/h, a partir de glicose e sucrose)

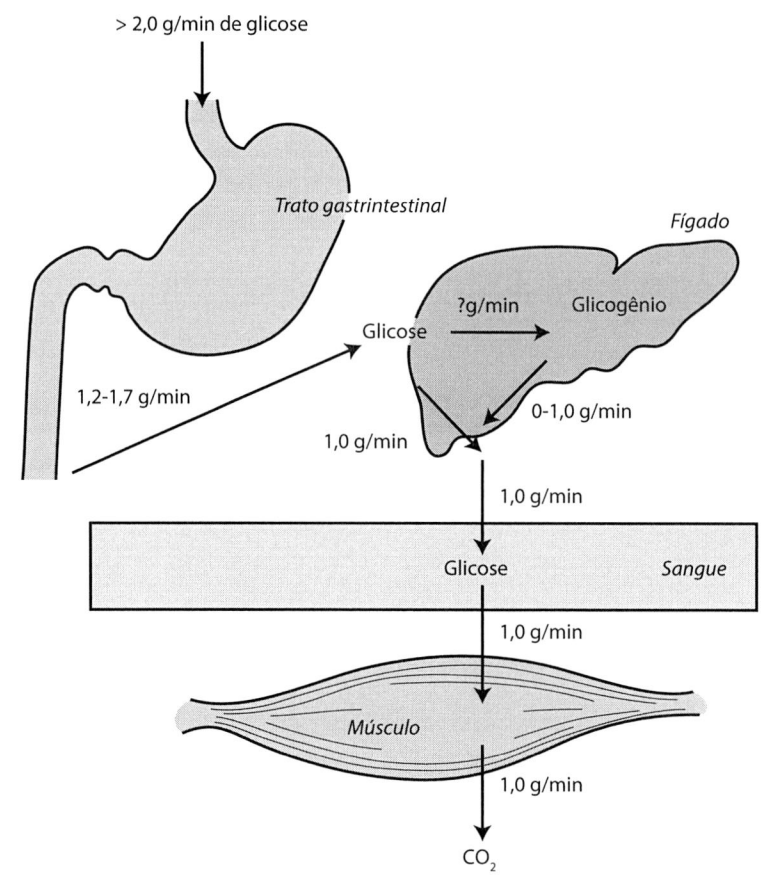

FIGURA 6.10   Esvaziamento gástrico de glicose, absorção e captação no músculo esquelético. A glicose se desloca do intestino, após a ingestão, para o músculo. O fluxo máximo sugerido em cada estágio é indicado. A quantidade de glicose direcionada para armazenamento de glicogênio no fígado é desconhecida.
Reproduzida com permissão de L.P.G. Jentjens e A.E. Jeukendrup, "Glycogen Resynthesis After Exercise", *Sports Medicine 33*, no. 2 (2003): 117-144.
Reproduzida com permissão de Adis, A Wolters Kluwer business (Copyright Adis Data Information BV 2003. Todos os direitos reservados.)

os indivíduos estavam hiperglicêmicos (10 mmol/L), as taxas de oxidação da glicose sanguínea aumentaram de modo substancial, acima de 1 g/min.

A oxidação de carboidrato exógeno é limitada pela taxa de digestão, absorção e subsequente liberação de glicose na circulação sistêmica. Durante o exercício de alta intensidade (i .e., > 80% do $\dot{V}O_{2máx}$), o fluxo sanguíneo reduzido para o intestino pode resultar em absorção diminuída de glicose e água (Brouns e Becker, 1993), portanto em uma baixa taxa de absorção relativa à taxa de ingestão. De modo conjunto, essa informação sugere que a absorção intestinal é um dos fatores (e não o único) contribuintes na limitação da oxidação do carboidrato ingerido a taxas acima de 1,1 g/min. O fígado também pode exercer um papel adicional importante. O débito de glicose hepático é altamente regulado, e o débito de glicose derivado do intestino, da glicogenólise hepática e da neoglicogênese possivelmente não excede 1,1 g/min, mesmo que a taxa máxima de absorção de glicose seja discretamente maior do que essa taxa. Se o suprimento oriundo do intestino for grande demais (> 1,0 g/min), a síntese de glicogênio pode ser estimulada no fígado.

Múltiplos carboidratos transportáveis

Foi sugerido que na alimentação a partir de uma única fonte de carboidrato (p. ex., glicose, frutose ou maltodextrinas) a taxas elevadas, as proteínas de transporte específicas que auxiliam na absorção desse carboidrato a partir do intestino se tornam saturadas. Depois que esses transportadores são saturados, fornecer mais alimento contendo o carboidrato não resultará em taxas maiores de absorção intestinal e oxidação. Shi et al. (1995) sugeriram que a ingestão de carboidratos que usam diferentes transportadores poderia aumentar a absorção de carboidrato total. Subsequentemente, uma série de estudos foi conduzida na Universidade de Birmingham, Reino Unido, usando diferentes combinações de carboidratos para determinar seus efeitos sobre a oxidação de carboidrato exógeno durante o exercício. No primeiro estudo, os indivíduos ingeriram uma bebida contendo glicose e frutose (Jentjens, Moseley et al., 2004). A glicose foi ingerida a uma taxa de 1,2 g/min, e a frutose a uma taxa de 0,6 g/min. Em estudos controlados, os indivíduos ingeriram glicose a uma taxa de 1,2 g/min e 1,8 g/min (correspondendo à ingestão de glicose ou à ingestão energética). Foi constatado que a ingestão de glicose a uma taxa de 1,2 g/min resultou em taxas de oxidação de aproximadamente 0,8 g/min. Ingerir glicose a 1,8 g/min não aumentou a taxa de oxidação. Entretanto, após ingerir glicose + frutose, a taxa de oxidação de carboidrato exógeno total aumentou para 1,23 g/min – um aumento de 45% na oxidação em comparação com uma quantidade similar de glicose. Em estudos subsequentes, diferentes combinações e quantidades de carboidratos foram avaliadas em uma tentativa de determinar a taxa máxima de oxidação de misturas de carboidratos exógenos (Jentjens e Jeukendrup, 2005; Jentjens, Moseley et al., 2004; Jentjens, Shaw et al., 2005; Jentjens et al., 2006; Jentjens, Venables e Jeukendrup, 2004b; Jeukendrup et al., 2005; Wallis et al., 2005). Taxas de oxidação muito altas foram observadas com combinações de glicose + frutose, maltodextrinas + frutose, e glicose + sucrose + frutose. As taxas mais altas foram observadas com uma mistura de glicose e frutose ingerida a uma taxa de 2,4 g/min. Com esse regime de alimentação, a oxidação de carboidrato exógeno atingiu o pico em 1,75 g/min – uma taxa 75% maior do que aquela previamente considerada a taxa máxima absoluta.

Em estudos subsequentes, os indivíduos ingeriram quantidades mais práticas, porém ainda bastante grandes de carboidrato (1,5 g/min). Foi observado que as avaliações do esforço percebido (AEP) tenderam a ser menores com a mistura de glicose e frutose, em comparação com a glicose isolada (Jeukendrup et al., 2006). Mais recentemente, foi demonstrado que a mistura de carboidratos de glicose e frutose pode melhorar o desempenho de maneira mais significativa do que a bebida contendo apenas glicose (Currell e Jeukendrup, 2008a). Esse achado foi sustentado por vários outros estudos (ver Jeukendrup, 2014).

O termo *eficiência da oxidação* foi introduzido para descrever o percentual de carboidrato ingerido que é oxidado (Jeukendrup e Jentjens, 2000). Uma alta eficiência de oxidação significa que quantidades menores de carboidrato permanecem no trato GI, reduzindo, assim, o risco de causar o desconforto GI frequentemente relatado durante o exercício prolongado. Assim, em comparação com uma fonte única de carboidrato, a ingestão de múltiplas fontes de carboidrato resulta na permanência de uma quantidade menor de carboidrato no intestino, podendo haver redução dos desvios osmóticos e da má absorção. Essa probabilidade significa que as bebidas contendo múltiplos carboidratos transportáveis são menos propensas a causar desconforto GI. Esse achado foi constatado de maneira consistente em estudos que tentaram avaliar o desconforto GI durante o exercício (Jeukendrup, 2008). Os indivíduos tenderam a sentir-se menos estufados com bebidas contendo glicose + frutose, em comparação com soluções contendo apenas glicose. Uma vantagem adicional da mistura de carboidrato (glicose + frutose) está no fato de que a distribuição de líquido parece ser melhorada em comparação com as bebidas que contêm apenas glicose (Jeukendrop, 2013b).

Efeitos metabólicos da ingestão de carboidrato

Os efeitos metabólicos da ingestão de carboidrato durante o exercício dependem de vários fatores, incluindo a quantidade ingerida, o momento da ingestão, bem como

CAFEÍNA E OXIDAÇÃO DE CARBOIDRATO EXÓGENO

O principal fator limitante da oxidação dos carboidratos de uma bebida parece ser a absorção. Em um estudo (van Nieuwenhoven et al., 2000), foi sugerido que a cafeína poderia aumentar a absorção de glicose. Essa noção levou à ideia de que a cafeína adicionada a uma bebida à base de carboidrato não só pode aumentar a absorção como também resulta em maior distribuição de carboidrato para o músculo e em taxas maiores de oxidação de carboidrato exógeno. Yeo et al. (2005) testaram essa hipótese e constataram que a oxidação de carboidrato exógeno aumentou em 17% quando quantidades relativamente grandes de cafeína foram adicionadas. Portanto, a cafeína não só pode ter um efeito direto sobre o desempenho no exercício (ver Cap. 11) como também auxiliar a absorção e oxidação de carboidratos. A dose exata de carboidrato e cafeína requerida ainda é indeterminada, uma vez que um estudo de seguimento usando uma dose menor de cafeína não encontrou aumento significativo na taxa de oxidação de carboidrato exógeno, embora o desempenho contrarrelógio tenha melhorado em comparação com o carboidrato isolado ou um placebo (Hulston e Jeukendrup, 2008). Mais informação sobre cafeína pode ser encontrada no Capítulo 11.

a intensidade e duração do exercício. Em geral, a ingestão de carboidrato no início do exercício produz efeitos amplos sobre a resposta de insulina, mobilização de gordura e uso de substrato, enquanto a ingestão em uma fase mais tardia do exercício produz relativamente pouco efeito. Se o carboidrato for ingerido no início do exercício, as concentrações plasmáticas de insulina sobem nos primeiros minutos de exercício e a lipólise é suprimida. A disponibilidade de AG é diminuída, e essa condição pode explicar parcialmente as taxas de oxidação de gordura menores observadas nessa situação. A ingestão de carboidrato durante o exercício também inibe a oxidação de gordura, impedindo o transporte de AG para dentro da mitocôndria.

Quando o carboidrato é ingerido em uma fase mais tardia do exercício, os níveis já elevados de catecolaminas anulam a resposta da insulina, e assim a oxidação de gordura é menos afetada. De modo similar, quando uma pequena quantidade de carboidrato é ingerida durante o exercício, o efeito sobre a concentração plasmática de insulina também é pequeno, enquanto ingestões maiores resultam em uma resposta de insulina aumentada. A intensidade do exercício pode ser importante também. Estudos sugerem que o efeito supressivo da alimentação com carboidrato sobre o metabolismo da gordura é maior a uma baixa intensidade de exercício do que a uma alta intensidade de exercício.

Recomendações de ingestão

A quantidade de carboidrato que deve ser ingerida durante o exercício depende de vários fatores. Primeiro, depende da meta. Se o desempenho for a meta principal, então a ingestão de carboidrato durante o exercício deveria ser considerada. Se a meta for a recuperação, melhorar as adaptações musculares, intensificar o metabolismo de gordura ou perder peso, então a ingestão de carboidrato não é requerida nem desejável. Em segundo lugar, o tipo de exercício precisa ser adequado para a ingestão de carboidrato. Se as regras do esporte não permitem a ingestão de carboidrato ou se o uso de carboidrato ou glicogênio

durante o exercício for limitado, é possível que não haja chance nem necessidade de ingestão de carboidrato. O terceiro fator (e o mais importante) parece ser a duração do exercício. A Figura 6.11 mostra as recomendações para ingestão de carboidrato em função do tempo. Não há evidência de que eventos com duração inferior a 30 minutos sejam beneficiados pela ingestão de carboidrato. Eventos que envolvem cerca de 1 hora de exercício completo (faixa de 30-75 minutos) podem ser beneficiados por um enxágue bucal com carboidrato ou por quantidades muito pequenas de carboidrato. Quando a duração do exercício aumenta, a ingestão de carboidrato também deve aumentar. Quantidades moderadas (cerca de 30 g/h) devem ser ingeridas para exercícios com duração de até 2 horas. Após 2 horas, quantidades maiores são recomendadas (até 60 g/h), e quando a duração excede 2,5-3 horas para alguns eventos (eventos de resistência longos), bem como para alguns atletas (que conseguem sustentar intensidades de exercício absolutas altas), ingestões de até 90 g/h podem ser consideradas. Qualquer ingestão acima de 60-70 g/h deveria ser proveniente de múltiplas fontes de carboidrato transportáveis, e qualquer ingestão acima de 60 g/h deveria ser praticada regularmente no treino. É possível misturar e compatibilizar várias fontes de carboidrato (líquidos, géis e sólidos), uma vez que as ingestões de fibra, gordura e proteína durante o exercício são relativamente baixas (podem retardar o esvaziamento gástrico e a absorção de carboidrato).

Para ajudar os atletas a planejarem sua nutrição, foi desenvolvido um *software* de computador (www.fuelthecore.com) que ajuda a colocar essas recomendações em prática. O *software* considera as recomendações discutidas, bem como as preferências pessoais, condições de tempo e vários outros fatores.

Ingestão de carboidrato após o exercício

O principal propósito da ingestão de carboidrato após a atividade física é repor as reservas depletadas de glicogênio do fígado e do músculo. A reposição do glicogênio muscular está diretamente relacionada à recuperação da capacidade de resistência, e a carga de glicogênio ou o carregamento de carboidrato (*carbo-loading*) entre sessões de treino tornou-se uma prática comum entre os atletas de resistência.

Regulação da captação de glicose e da síntese de glicogênio

A captação de glicose no músculo se dá por difusão facilitada, por ação do transportador de glicose **GLUT4**, que é amplamente responsável pelo transporte de glicose ao longo do sarcolema. GLUT4 normalmente é armazenado em vesículas intracelulares, mas pode se translocar para a membrana celular, fundir-se à membrana celular e permitir o transporte aumentado de glicose para dentro da célula (ver Fig. 6.12). Tanto a contração muscular (via íons Ca^{2+}) como a secreção de insulina estimularão a translocação de GLUT4 e, portanto, o transporte de glicose para dentro da célula.

Após seu transporte ao longo do sarcolema, a glicose é fosforilada a G6P pela enzima hexoquinase (ver Fig. 6.12). Em seguida, a G6P é convertida em glicose-1-fosfato (G1P) pela enzima fosfoglicomutase, e G1P é combinada à uridina trifosfato (UDP) para formar uridina difosfato-glicose e pirofosfato (PPi) em uma reação catalisada pela 1-fosfato uridiltransferase. A UDP é um transportador de unidades de glicose e leva a molécula de glicose ao resíduo de glicose terminal de uma molécula de glicogênio preexistente. A UDP-glicose pode ser considerada uma molécula de glicose ativada. A UDP-glicose, então, forma uma ligação alfa-1,4-glicosídica,

uma reação catalisada pela glicogênio sintase, que resulta em uma cadeia longa e reta de moléculas de glicose. Entretanto, pontos de ramificação (ligação alfa-1,6-glicosídica) são introduzidos na estrutura de glicogênio por uma enzima ramificadora. Quando o comprimento de uma cadeia é de cerca de 12 resíduos de glicose, a enzima ramificadora solta uma cadeia de cerca de 7 resíduos de comprimento e a prende de novo em uma cadeia adjacente por meio de uma ligação alfa-1,6-glicosídica. A ramificação resulta na formação de uma molécula de glicogênio grande, porém compacta.

A taxa de síntese de glicogênio depende:

- Da disponibilidade de glicose.
- Do transporte de glicose para dentro da célula que, por sua vez, depende de exercício prévio (exercício que estimula a captação de glicose por 1-2 horas pós-exercício e aumenta a sensibilidade à insulina), concentração de insulina (a insulina alta estimula a captação de glicose) e o conteúdo de glicogênio muscular (o glicogênio muscular baixo estimula a captação de glicose).
- Da atividade de enzimas (em particular a glicogênio sintase), que também depende da concentração de insulina (a insulina alta estimula a síntese de glicogênio).

Como resultado da atividade variável dessas enzimas e a efetividade desses mecanismos de transporte, é possível distinguir duas fases no processo de síntese de glicogênio após o exercício. Essas fases são a fase independente de insulina inicial ou rápida, e a fase dependente de insulina ou lenta.

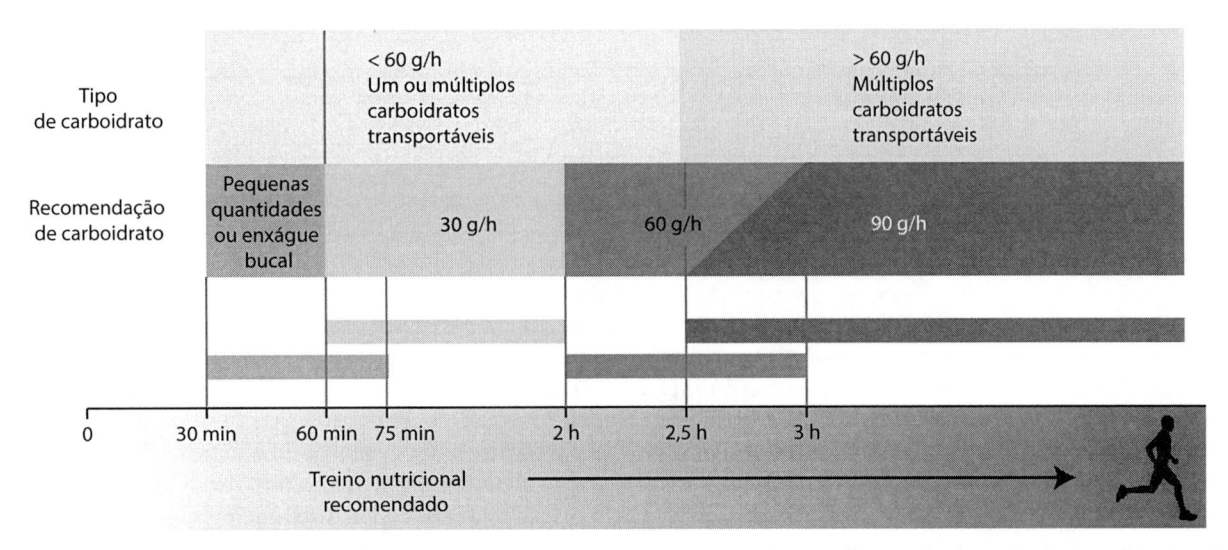

FIGURA 6.11 Recomendações de ingestão de carboidrato durante o exercício em função da duração do exercício. Se a intensidade absoluta do exercício for baixa, poderá ser necessário ajustar esses valores para baixo. Recomenda-se treinar com ingestões maiores, se essas ingestões forem tomadas como alvos em eventos, e ingestões acima de 60 g/h teriam de advir de múltiplos carboidratos transportáveis.
© Asker Jeukendrup. www.mysportscience.com.

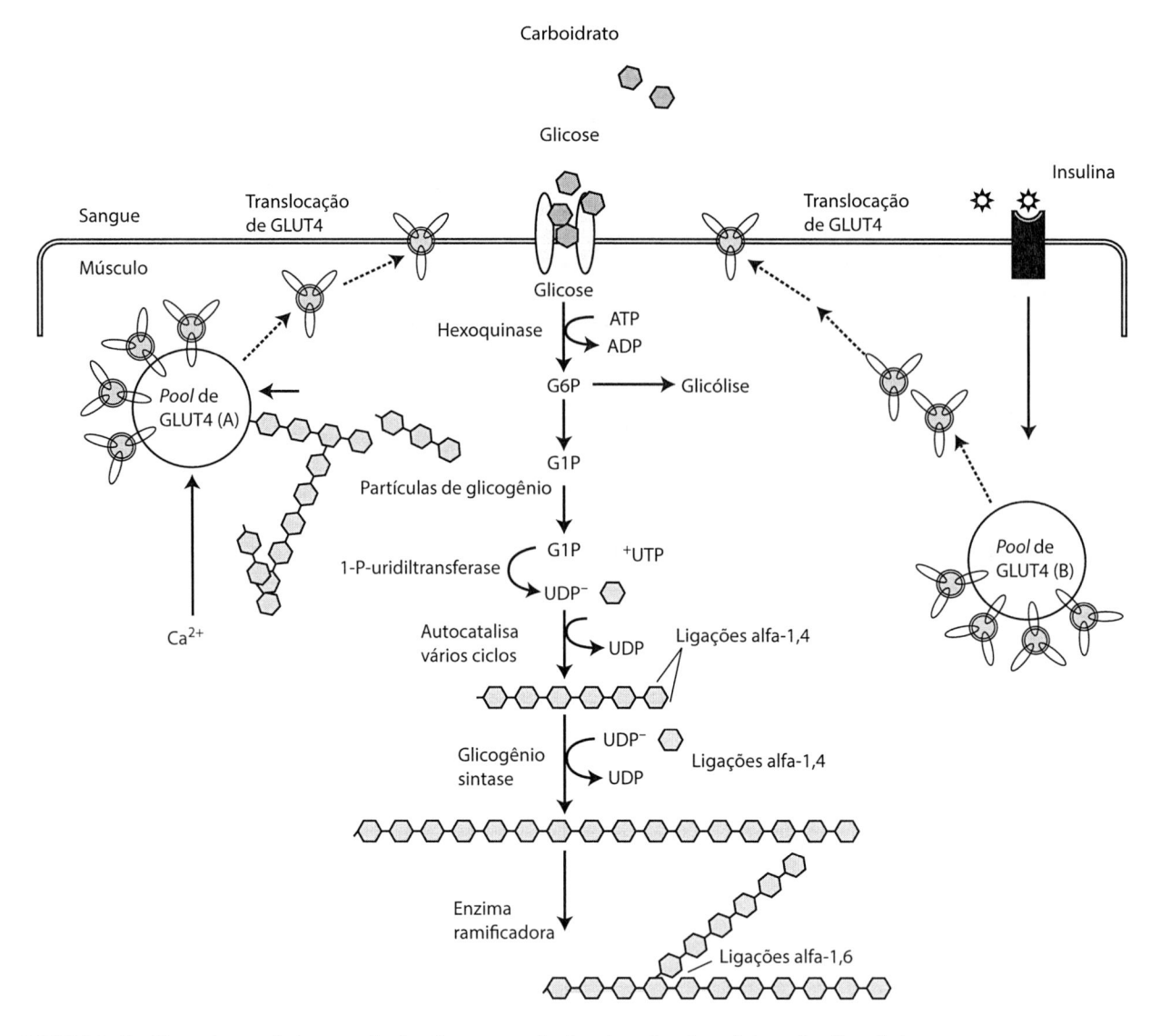

FIGURA 6.12   Mecanismos de transporte de glicose para dentro do músculo e síntese de glicogênio.
Reproduzida com permissão de L.P.G. Jentjens e A.E. Jeukendrup, "Glycogen Resynthesis After Exercise", *Sports Medicine 33*, no. 2 (2003): 117-144.
Reproduzida com permissão de Adis, A Wolters Kluwer business (Copyright Adis Data Information BV 2003. Todos os direitos reservados.)

Fase rápida de síntese de glicogênio após o exercício

A enzima limitante de velocidade para ressíntese de glicogênio após o exercício, a glicogênio sintase, existe em uma forma D inativa e em uma forma I ativa. Mais glicogênio sintase está presente na forma I quando as concentrações musculares de glicogênio estão baixas. Conforme as reservas de glicogênio são repostas, mais glicogênio sintase é transformado de volta à forma D. O exercício ativa a glicogênio sintase (imediatamente após o exercício, até 80% de toda glicogênio sintase pode estar na forma I ativa), porém o glicogênio somente pode ser formado se o substrato (UDP-glicose) estiver disponível. Outro fator importante na ressíntese de glico-

gênio, portanto, é a disponibilidade de glicose, que depende principalmente do transporte de glicose ao longo do sarcolema. Durante o exercício e na primeira hora subsequente ao exercício, GLUT4 está disponível em abundância na membrana celular, e a captação de glicose para o músculo é favorecida. Esse efeito induzido pelo exercício sobre o transporte de glicose dura apenas algumas horas na ausência de insulina. O aumento na permeabilidade à glicose no sarcolema que ocorre após o exercício parece estar diretamente relacionado com a quantidade de glicogênio no músculo. Quando as concentrações musculares de glicogênio são muito baixas, a captação aumentada de glicose pode ser mais duradoura. Com concentrações musculares de glicogênio elevadas, o efeito é rapidamente revertido.

Fase lenta da síntese de glicogênio após o exercício

Quando o efeito do aumento induzido pelo exercício no transporte de glicose acaba, a ressíntese de glicogênio ocorre a uma taxa muito mais lenta. A taxa de síntese de glicogênio durante a fase lenta depende em grande parte da concentração de insulina circulante, que aumenta a translocação de GLUT4 para a membrana celular e intensifica o transporte de glicose para a célula muscular.

Além disso, a contração muscular aumenta a sensibilidade à insulina e esse efeito pode durar várias horas. Essa sensibilidade aumentada à insulina após o exercício é considerada um componente importante da fase lenta da síntese de glicogênio. A atividade da glicogênio sintase diminui durante essa fase, conforme o glicogênio muscular é restaurado.

Após sua entrada, a glicose na célula muscular é direcionada ao glicogênio muscular e não para a oxidação. Esse efeito é mediado pela atividade aumentada da glicogênio sintase. Um aumento na quantidade de GLUT4 presente na célula também pode contribuir para taxas de síntese de glicogênio mais altas (Ren et al., 1994). Após o exercício, pode haver um rápido aumento na expressão de GLUT4, resultando em síntese aumentada dessa proteína, o que então ocasiona um aumento proporcional na captação de glicose estimulada pela insulina e a síntese de glicogênio.

Alimentação pós-exercício e recuperação rápida

Uma alta taxa de síntese de glicogênio nas horas subsequentes ao exercício depende da disponibilidade de substrato. Na ausência de ingestão de carboidrato, as taxas de ressíntese de glicogênio são extremamente baixas, apesar da aumentada sensibilidade à insulina, atividade aumentada da glicogênio sintase e permeabilidade aumentada do sarcolema à glicose (Ivy, Katz et al., 1988). Muitas vezes, o tempo disponível para recuperação entre sucessivas competições esportivas ou sessões de treino é curto. Nesses casos, a síntese rápida de glicogênio é ainda mais importante. Embora seja improvável que as concentrações de glicogênio muscular venham a ser completamente restauradas aos níveis pré-exercício, todos os métodos de suplementação de carboidrato que maximizam a restauração de glicogênio podem beneficiar o desempenho. Cinco fatores foram reconhecidos como potencialmente importantes na promoção da restauração das reservas musculares de glicogênio: (1) momento da ingestão de carboidrato, (2) taxa de ingestão de carboidrato, (3) tipo de carboidrato ingerido, (4) ingestão de proteína e carboidrato após o exercício e (5) ingestão de cafeína.

Momento da ingestão de carboidrato

O momento da ingestão de carboidrato pode ter efeito importante sobre a taxa de síntese de glicogênio muscular

após o exercício (Ivy, Lee et al., 1988). Quando a ingestão de carboidrato é retardada em até 2 horas após o exercício, a concentração muscular de glicogênio após 4 horas é 45% menor em comparação com a ingestão da mesma quantidade de carboidrato imediatamente após o exercício. As taxas médias de ressíntese de glicogênio nas 2 horas subsequentes à ingestão são 3-4 mmol/kg w.w. por hora quando o carboidrato é ingerido após 2 horas, e 5-6 mmol/kg w.w. por hora quando a ingestão ocorre imediatamente após o exercício (ver Fig. 6.13). Quando a ingestão de carboidrato é retardada até após a fase rápida, menos glicose é captada e reservada como glicogênio, principalmente em virtude da sensibilidade à insulina decrescente após as primeiras horas subsequentes ao exercício. Uma ingestão substancial de carboidrato imediatamente após o exercício parece prevenir esse desenvolvimento de resistência à insulina, de maneira bastante efetiva.

Taxa de ingestão de carboidrato

Quando nenhum carboidrato é ingerido após o exercício, a taxa de síntese de glicogênio muscular é extremamente baixa (1-2 mmol/kg w.w. por hora) (Ivy, Lee et al., 1988). A ingestão de carboidrato, em especial nas primeiras horas após o exercício, resulta em restauração aumentada do glicogênio muscular, e o glicogênio geralmente é sintetizado a uma taxa entre 4,5 e 11 mmol/kg por hora. Na Fig. 6.14, estão compilados os resultados de um amplo número de estudos realizados em vários laboratórios. A taxa de síntese de glicogênio muscular representada graficamente em função da taxa de ingestão mostra que, com o aumento da ingestão, também ocorre um aumento na síntese durante as primeiras 3-5 horas após o exercício. Este gráfico mostra uma tendência a uma taxa de síntese de glicogênio maior quando mais carboidrato é ingerido, até ingestões de cerca de 1,4 g/min, o que é maior do que

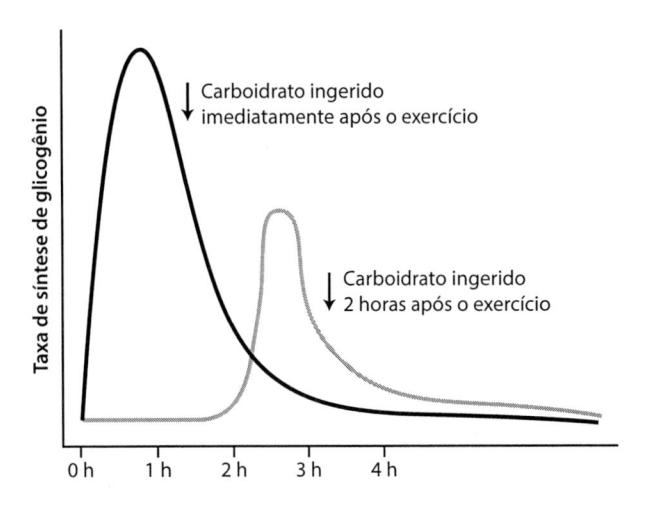

FIGURA 6.13 Efeito do momento sobre a ressíntese de glicogênio muscular.
© Asker Jeukendrup. www.mysportscience.com.

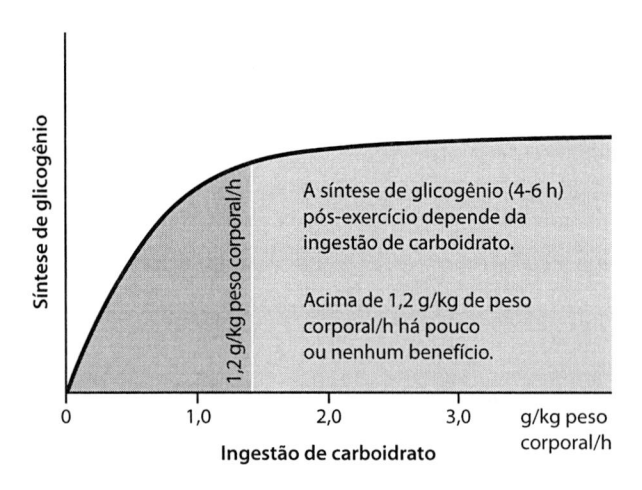

FIGURA 6.14 Ressíntese de glicogênio muscular após o exercício em função da ingestão de carboidrato.
© Asker Jeukendrup. www.mysportscience.com.

o sugerido anteriormente (Blom et al., 1987). A uma determinada taxa de ingestão de carboidrato, existe uma grande variabilidade na taxa de síntese de glicogênio, o que provavelmente indica que outros fatores, como momento, tipo de carboidrato ingerido e treino, também são importantes.

Tipo de carboidrato ingerido

A ingestão de diferentes tipos de carboidrato produz efeitos distintos sobre a síntese de glicogênio. Blom et al. (1987) demonstraram que a ingestão de frutose resultou em taxas menores de síntese de glicogênio muscular após o exercício, em comparação com a ingestão de glicose ou sucrose. A frutose deve ser convertida em glicose no fígado para poder ser usada na síntese de glicogênio no músculo. Como esse processo é demorado, a síntese de glicogênio ocorre a uma taxa menor em comparação com uma fonte de carboidrato diretamente disponível como glicose. Outros estudos confirmaram que a síntese de glicogênio a partir da frutose ocorre a apenas 50% da taxa de síntese de glicogênio a partir de glicose. No estudo conduzido por Blom et al. (1987), a ingestão de sucrose resultou em níveis de glicogênio muscular que, decorridas 4 horas do exercício, eram similares aos níveis observados após a ingestão de glicose.

A síntese de glicogênio depende do IG da refeição consumida após o exercício. Após 6 horas de recuperação, a restauração do glicogênio muscular é maior com uma refeição de alto IG do que com uma refeição de baixo IG. Assim, a taxa de absorção e a disponibilidade de glicose parecem ser fatores importantes para a síntese de glicogênio. Alimentos de baixo IG resultam em menor ressíntese de glicogênio nas primeiras horas subsequentes ao exercício.

Como a distribuição de carboidrato parece ser um fator relevante, e tendo sido demonstrado que combinações de múltiplos carboidratos transportáveis como glicose e frutose aumentam a absorção e distribuição para o músculo durante o exercício, é possível que essas misturas de carboidratos também possam aumentar a síntese de glicogênio muscular após o exercício. Entretanto, recentemente, foi constatado que uma combinação de glicose e frutose ingerida a taxas relativamente altas não melhorou a síntese de glicogênio em comparação com o observado com a ingestão apenas de glicose. É possível que a frutose seja armazenada preferencialmente no fígado pós-exercício e, assim, não atinja o músculo. Observe, porém, que a mistura de glicose-frutose não resultou em menos síntese de glicogênio.

Ingestão de proteína e carboidrato após o exercício

Certos aminoácidos têm efeito potente sobre a secreção de insulina. Os efeitos da adição de aminoácidos e proteínas a uma solução de carboidrato foram investigados para otimizar a síntese de glicogênio. Zawadzki, Yaspelkis e Ivy (1992) compararam as taxas de ressíntese de glicogênio após a ingestão de carboidrato, proteína ou carboidrato + proteína. Como esperado, pouco glicogênio foi armazenado quando somente proteína foi ingerida. A reserva de glicogênio aumentou quando houve ingestão de carboidrato, mas, curiosamente, o armazenamento de glicogênio aumentou ainda mais quando o carboidrato foi ingerido com proteína.

A síntese aumentada de glicogênio também coincidiu com níveis de insulina mais altos. Van Loon et al. (2000) usaram uma mistura de hidrolisado proteico e aminoácido (0,8 g de carboidrato/kg de peso corporal/h e 0,4 g de proteína-aminoácido/kg de peso corporal/h) que previamente resultara em uma acentuada resposta de insulina em combinação com carboidrato. Quando os indivíduos ingeriram carboidrato e essa mistura de proteína-aminoácido, apresentaram taxas de ressíntese de glicogênio maiores do que quando ingeriram apenas carboidrato. Nesse estudo, os indivíduos também ingeriram uma solução de carboidrato isoenergética. Apesar de uma resposta de insulina mais intensa com a adição de proteína, a ressíntese de glicogênio foi maior com a quantidade isoenergética de carboidrato (ver Fig. 6.13). Esses resultados sugerem que a insulina é um fator importante, porém o principal fator limitante é a disponibilidade de carboidrato. Quando uma mistura de proteína-aminoácido (0,4 g/kg de peso corporal/h) foi adicionada a uma grande quantidade de carboidrato (1,2 g/kg de peso corporal/h), a concentração de insulina aumentou, porém o aumento não promoveu aumento adicional na ressíntese de glicogênio (Jentjens et al., 2001). Esses estudos são resumidos na Figura 6.15. A capacidade máxima de armazenar glicogênio muscular é provavelmente alcançada e, portanto, nenhum efeito adicional da concentração elevada de insulina é encontrado. Assim, para alcançar uma rápida reposição de glicogênio muscular, a ingestão de uma quantidade ade-

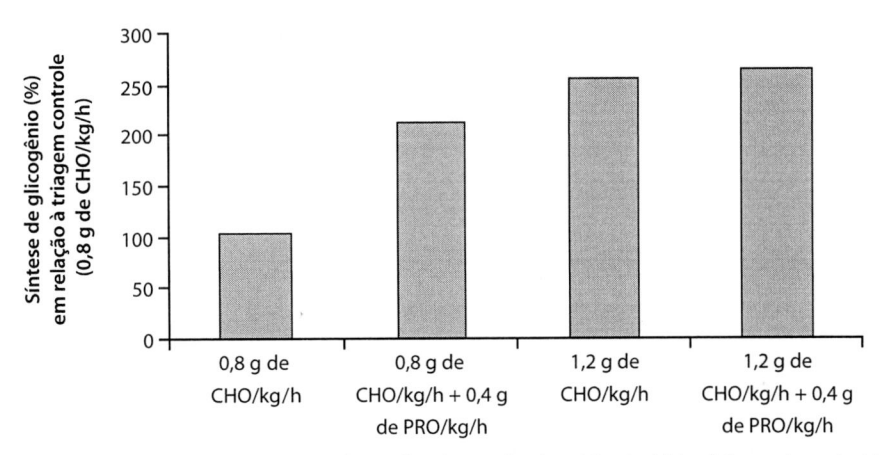

FIGURA 6.15 A taxa de síntese de glicogênio muscular após a ingestão de várias bebidas à base de carboidrato e carboidrato-
-proteína. As taxas de síntese para uma bebida contendo 0,8 g de carboidrato/kg de peso corporal/h é estabelecida em 100%,
e todas as outras taxas de síntese são expressas em relação a esse padrão.
PRO: proteína.

CAFEÍNA E RESTAURAÇÃO DO GLICOGÊNIO

Foi demonstrado que a cafeína diminui a captação de glicose estimulada por insulina, tendo sido por isso alegado que a cafeína compromete o metabolismo de glicose. A ingestão de cafeína antes de um teste de tolerância oral à glicose ou de um *clamp* euglicêmico hiperinsulinêmico resulta em comprometimento significativo na disposição de glicose mediada por insulina no armazenamento de carboidrato. Embora a ingestão de cafeína exerça um efeito negativo sobre a disposição de glicose no músculo esquelético de indivíduos em repouso, o exercício parece minimizar tais efeitos. Como já discutido, a coingestão de cafeína com carboidrato durante o exercício aumentou a distribuição de glicose para o músculo e a oxidação (Yeo et al., 2005). Se a cafeína pode aumentar a distribuição de glicose durante o exercício, é possível que faça o mesmo após o exercício, o que poderia aumentar a síntese de glicogênio muscular. Em um estudo conduzido por Pedersen et al. (2008), foi feita a adição de cafeína a uma bebida à base de carboidrato que, então, foi fornecida aos participantes do estudo durante um período de 4 horas de recuperação de exercícios exaustivos, depletivos de glicogênio. A restauração de glicogênio foi maior com cafeína. Um estudo de seguimento realizado por Beelen et al. (2009) mostrou que a coingestão de cafeína não promove aceleração extra da síntese de glicogênio muscular pós-exercício quando amplas quantidades de carboidrato (1,2 g/kg de peso corporal/h) são ingeridas. Apesar das evidências fracas, esses resultados iniciais parecem promissores.

---

quada de carboidrato é mais importante do que a adição de misturas de proteína ou aminoácidos a uma bebida ou refeição de recuperação.

Exercício excêntrico, dano muscular e ressíntese de glicogênio

Há certo tempo, sabe-se que o exercício excêntrico e o dano muscular podem diminuir a taxa de ressíntese de glicogênio muscular após o exercício. Embora os mecanismos exatos sejam desconhecidos, considera-se que esse tipo de atividade, talvez por dano ou inflamação, reduz a translocação de GLUT4 para a membrana celular e diminui a captação de glicose. Isso está completamente em conformidade com as observações realizadas em jogadores de futebol, em que a restauração de glicogênio demorou mais que o esperado mesmo quando os jogadores consumiram uma dieta rica em carboidra-

to. Estudos também demonstraram que uma ingestão aumentada de carboidrato pode compensar uma parte da ressíntese comprometida de glicogênio. Por isso, em esportes que envolvem exercício excêntrico e danoso, pode ser ainda mais importante seguir as diretrizes de ingestão de carboidrato.

Sólido *versus* líquido

Poucos estudos investigaram o efeito de alimentos à base de carboidrato na forma sólida *versus* líquida sobre a síntese de glicogênio nas primeiras horas subsequentes ao exercício. Keizer, Kuipers, van Kranenburg e Geurten (1987) demonstraram que as taxas de síntese de glicogênio eram similares após o consumo de uma refeição à base de carboidratos na forma líquida ou sólida. Vários estudos adicionais confirmaram esses achados e, assim, as pesquisas indicam que não há diferença na síntese de glicogênio com a ingestão de alimentos sólidos ou líquidos. Nos estudos mencionados antes, os pesquisadores usaram um carboidrato de alto IG que provavelmente resultou em uma rápida distribuição de glicose. Refeições sólidas com baixo IG tendem a resultar em taxas menores de síntese de glicogênio em comparação com o observado com as soluções de carboidrato. Para leituras adicionais sobre síntese de glicogênio após o exercício, consulte as revisões de Burke, van Loon e Hawley (2017), Jentjens e Jeukendrup (2003), Ivy (1998) e Ivy e Kuo (1998).

Pontos-chave

- O glicogênio muscular é uma fonte de energia prontamente disponível para o músculo em trabalho. O conteúdo de glicogênio do músculo esquelético em repouso é de aproximadamente 65-90 mmol de unidades glicosil/kg w.w., o que equivale a cerca de 300-600 g de carboidrato.
- O principal papel do glicogênio no fígado é manter níveis constantes de glicemia. Um fígado normal pesa em torno de 1,5 kg e cerca de 80-110 g de glicogênio são armazenados no fígado de um humano adulto no estado pós-absortivo.
- Em condições de repouso, o débito de glicose do fígado é de aproximadamente 150 mg/min, dos quais 60% derivam da quebra de glicogênio hepático e 40% derivam de neoglicogênese. Durante o exercício, o débito de glicose hepática aumenta de modo drástico, chegando a cerca de 1 g/min, e a maior parte dessa glicose (> 90%) deriva da quebra do glicogênio hepático.
- O protocolo de supercompensação clássico resulta em reservas de glicogênio muscular muito altas, porém uma abordagem moderada resulta em níveis de glicogênio muscular similares sem as desvantagens do protocolo clássico; por isso, esse é o regime preferido.
- O cérebro é altamente dependente de glicose como combustível. Conforme as concentrações sanguíneas de glicose caem, pode haver desenvolvimento de hipoglicemia, o que resulta em tontura, náusea, suor frio, diminuição do alerta mental e da capacidade de concentração, perda da habilidade motora, frequência cardíaca aumentada, fome excessiva e desorientação.
- O papel principal do carboidrato nos dias que antecedem uma competição é repor totalmente as reservas de glicogênio muscular.
- A carga de carboidrato prolonga o tempo até a exaustão (capacidade de resistência) em cerca de 20%, em média, e diminui o tempo requerido para completar uma tarefa estabelecida (p. ex., contrarrelógio, desempenho de resistência) em 2-3%.
- Nas 3-5 horas anteriores ao exercício, alguns carboidratos podem ser incorporados no glicogênio muscular, porém a maior parte será armazenada como glicogênio hepático.
- A ingestão de carboidrato nas horas que antecedem o exercício resulta em uma queda transiente na glicose plasmática com o início do exercício, aumento da oxidação de carboidrato e aceleração da quebra de glicogênio, além de acarretar anulação da mobilização de AG e oxidação de gorduras.
- Acredita-se que a alimentação com carboidrato durante o exercício com duração aproximada de 45 minutos ou mais melhora a capacidade de resistência e o desempenho. Os mecanismos podem ser a manutenção dos níveis de glicemia e de taxas elevadas de oxidação de carboidrato, preservação de glicogênio ou efeitos sobre o sistema nervoso central.
- Durante o exercício com duração entre 30-75 minutos, um enxágue bucal com uma solução de carboidrato pode ter efeitos intensificadores do desempenho por meio de efeitos sobre o sistema nervoso central.
- A oxidação do carboidrato ingerido durante o exercício depende do tipo de carboidrato, da quantidade ingerida e da intensidade do exercício, porém a taxa de oxidação máxima parece ser de cerca de 1 g/min.
- As recomendações para ingestão de carboidrato durante o exercício dependem da duração do exercício e, em certo grau, da intensidade.
- Múltiplos carboidratos transportáveis (p. ex., glicose e frutose) em uma bebida podem aumentar as taxas de oxidação durante o exercício.
- É possível distinguir duas fases no processo de síntese do glicogênio após o exercício: a fase inicial independente de insulina, ou rápida, e a fase dependente de insulina, ou lenta.
- A restauração das reservas de glicogênio muscular após o exercício pode depender do momento da ingestão de carboidrato, taxa de ingestão de carboidrato, tipo de carboidrato consumido e adição de outros macronutrientes (p. ex., proteína).
- Como diretriz geral, a ingestão de carboidrato recomendada durante os períodos de intensidade moderada de treino é 5-7 g/kg de peso corporal/dia, e de 7-10 g/kg de peso corporal/dia quando o treino é intensificado. Para atletas de resistência envolvidos em programas de treino extremo, a recomendação geral é aumentar a ingestão de carboidrato para 10-13 g/kg de peso corporal/dia ao se exercitar diariamente.

Leituras recomendadas

Burke, L.M., J.A. Hawley, S. Wong, and A.E. Jeukendrup. 2011. Carbohydrates for training and competition. *Journal of Sports Sciences* 29 (Suppl 1): S17-S27.

Gonzalez, J.T., C.J. Fuchs, J.A. Betts, and L.J. van Loon. 2016. Liver glycogen metabolism during and after prolonged endurance-type exercise. *American Journal of Physiology-Endocrinology and Metabolism* 311 (3): E543-E553.

Hargreaves, M., J.A. Hawley, and A.E. Jeukendrup. 2004. Pre-exercise carbohydrate and fat ingestion: Effects on metabolism and performance. *Journal of Sports Sciences* 22:31-38.

Hawley, J.A., E.J. Schabort, T.D. Noakes, and S.C. Dennis. 1997. Carbohydrate loading and exercise performance: An update. *Sports Medicine* 24:73-81.

Ivy, J. 1998. Glycogen resynthesis after exercise: Effect of carbohydrate intake. *International Journal of Sports Medicine* 19:S142-S145.

Ivy, J.L., and C.-H. Kuo. 1998. Regulation of GLUT4 protein and glycogen synthase during muscle glycogen synthesis after exercise. *Acta Physiologica Scandinavica* 162:295-304.

Jentjens, L.P.G., and A.E. Jeukendrup. 2003. Glycogen resynthesis after exercise. *Sports Medicine* 33 (2): 117-144.

Jeukendrup, A. 2013. The new carbohydrate intake recommendations. *Nestle Nutrition Institute Workshop Series* 75: 63-71.

Jeukendrup, A. 2014. A step towards personalized sports nutrition: Carbohydrate intake during exercise. *Sports Medicine* 44 (Suppl 1): S25-S33.

Jeukendrup, A. 2017. Training the gut for athletes. *Sports Medicine* 47 (Suppl 1): 101-110.

Jeukendrup, A.E. 2004. Carbohydrate intake during exercise and performance. *Nutrition* 20:669-677.

Jeukendrup, A.E. 2008. Carbohydrate feeding during exercise. *European Journal of Sport Science* 8:77-86.

Jeukendrup, A.E. 2011. Nutrition for endurance sports: Marathon, triathlon, and road cycling. *Journal of Sports Sciences* 29 (Suppl 1): S91-S99.

Jeukendrup, A.E. 2013. Oral carbohydrate rinse: Placebo or beneficial? *Current Sports Medicine Reports* 12 (4): 222-227.

Jeukendrup, A.E., and R. Jentjens. 2000. Oxidation of carbohydrate feedings during prolonged exercise: Current thoughts, guidelines and directions for future research. *Sports Medicine* 29 (6): 407-424.

Jeukendrup, A.E., and S.C. Killer. 2010. The myths surrounding pre-exercise carbohydrate feeding. *Annals of Nutrition and Metabolism* 57 (Suppl 2): 18-25.

Maughan, R.J., and M. Gleeson. 2010. *The biochemical basis of sports performance.* Oxford: Oxford University Press.

Stellingwerff, T., and G.R. Cox. 2014. Systematic review: Carbohydrate supplementation on exercise performance or capacity of varying durations. *Applied Physiology Nutrition and Metabolism* 39 (9): 998-1011.

Thomas, D.T., K.A. Erdman, and L.M. Burke. 2016. American College of Sports Medicine joint position statement: Nutrition and athletic performance. *Medicine and Science in Sports and Exercise* 48 (3): 543-568.

7

Gordura

Objetivos

Após estudar este capítulo, o leitor deve ser capaz de:

- Descrever as principais vias bioquímicas no metabolismo de gorduras.
- Descrever as alterações que ocorrem no metabolismo a diferentes intensidades de exercício.
- Discutir os fatores que limitam a oxidação de gorduras.
- Descrever as interações entre carboidratos e metabolismo de gorduras em repouso e em resposta ao exercício.

- Descrever os efeitos da ingestão de gordura 3-4 horas antes do exercício, sobre o metabolismo e o desempenho.
- Descrever os efeitos de dietas ricas em gordura de curta duração sobre o metabolismo e o desempenho.
- Descrever os efeitos de dietas ricas em gordura de longa duração sobre o metabolismo e o desempenho.

A gordura dietética costuma ser subestimada como um fator que contribui para a saúde e o desempenho dos atletas. A gordura é um combustível extremamente importante para o exercício de resistência (aliada ao carboidrato), e a ingestão de um pouco de gordura é necessária para uma condição de saúde ótima. A gordura da dieta fornece os ácidos graxos essenciais (AGE) que não podem ser sintetizados no corpo.

As reservas de gordura do corpo são muito amplas em comparação com as reservas de carboidrato. Em algumas formas de exercício (p. ex., corrida ou ciclismo de longa duração), a depleção de carboidrato é uma possível causa de fadiga, sendo que a depleção pode ocorrer em 1-2 horas de exercício extenuante (ver Cap. 6). Estimativas indicam que a quantidade total de energia armazenada como glicogênio nos músculos e no fígado é de 8.000 kJ (1.912 kcal). As reservas de gordura podem conter mais de 50 vezes a quantidade de energia contida nas reservas de carboidrato. Uma pessoa com massa corporal de 80 kg e 15% de gordura corporal tem 12 kg de gordura (ver Tab. 7.1). A maior parte dessa gordura é estocada no tecido adiposo subcutâneo, mas também é possível encontrar um pouco no músculo, na forma de **triacilglicerol intramuscular (TGIM)**. Na teoria, as reservas de gordura poderiam fornecer energia suficiente para um indivíduo correr pelo menos 1.300 km.

Como as reservas de carboidrato são pequenas, apesar de importantes, enquanto as reservas de gordura são amplas, em uma competição, seria interessante para os atletas de resistência usar as reservas de gordura o máximo possível e economizar o carboidrato para usar posteriormente. Pesquisadores, técnicos e atletas tentaram criar estratégias nutricionais para intensificar o metabolismo de gordura, poupar as reservas de carboidrato e, assim, melhorar o desempenho de resistência. Compreender os efeitos das várias estratégias nutricionais requer conhecimento sobre o metabolismo da gordura e os fatores que regulam a oxidação de gorduras durante o exercício. Este capítulo descreve o metabolismo de gorduras em detalhes e discute as várias formas pelas quais pesquisadores e atletas têm tentado acelerar o metabolismo da gordura por meio da manipulação nutricional. Finalmente, são discutidos os efeitos de dietas pobres e ricas em gordura sobre o metabolismo, o desempenho no exercício e a saúde.

TABELA 7.1   Disponibilidade de substratos no corpo humano

Substrato	Peso	Energia
Carboidratos		
Glicose plasmática	0,01 kg	160 kJ (38 kcal)
Glicogênio hepático	0,1 kg	1.600 kJ (382 kcal)
Glicogênio muscular	0,4 kg	6.400 kJ (1.530 kcal)
Total (aproximado)	0,5 kg	8.000 kJ (1.912 kcal)
Gordura		
Ácidos graxos plasmáticos	0,0004 kg	16 kJ (4 kcal)
Triacilgliceróis plasmáticos	0,004 kg	160 kJ (38 kcal)
Tecido adiposo	12,0 kg	430.000 kJ (102.772 kcal)
Triacilgliceróis intramusculares	0,3 kg	11.000 kJ (2.629 kcal)
Total (aproximado)	12,3 kg	442.000 kJ (105.641 kcal)

Os valores são estimativas para um indivíduo do sexo masculino, não atleta, que pese 80 kg, tenha 15% de gordura corporal, que possa ser mais magro e ter mais glicogênio armazenado. A quantidade de proteína no corpo não é mencionada, mas seria em torno de 10 kg (167.440 kJ ou 40.019 kcal) e localizada principalmente nos músculos.
Adaptada de Jeukendrup et al. (1998).

Metabolismo da gordura durante o exercício

Os AG oxidados nas mitocôndrias do músculo esquelético durante o exercício derivam de várias fontes. As duas fontes principais são os triacilgliceróis do tecido adiposo e do músculo – distribuídos em quilomícrons e lipoproteína de densidade muito baixa (VLDL, do inglês *very low density lipoprotein*). Um terceiro combustível, o triacilglicerol plasmático, também pode ser usado, contudo a importância desse combustível é tema de discussão. A Figura 7.1 mostra uma visão geral dos substratos de gordura e sua jornada para o músculo. Os triacilgliceróis no tecido adiposo são quebrados em AG e glicerol. O glicerol é liberado na circulação com alguns AG. Um pequeno percentual de AG não é liberado na circulação, mas é usado na forma de novos triacilgliceróis junto ao tecido adiposo; esse processo é chamado **reesterificação**. Os AG liberados são transportados para outros tecidos e podem ser captados pelo músculo esquelético durante o exercício. O glicerol é transportado para o fígado, onde serve de substrato para a neoglicogênese, para a formação de glicose nova.

Além dos AG no plasma, existem outras duas fontes de AG para oxidação no músculo esquelético: os triacilgliceróis circulantes e os triacilgliceróis intramusculares. Os triacilgliceróis circulantes (p. ex., na VLDL) podem se ligar de modo temporário à enzima lipoproteína lipase (LPL), que cliva os AG, permitindo que sejam captados pelo músculo. Há uma fonte de gordura dentro do músculo, na forma de TGIM. Os TGIM são clivados por uma lipase hormônio-sensível (HSL, do inglês *hormone-sensitive lipase*), de modo que os AG são transportados para dentro da mitocôndria para serem oxidados da mesma forma que os AG oriundos do plasma e os triacilgliceróis plasmáticos são usados.

Limites da oxidação de gorduras

Apesar de os seres humanos terem amplas reservas de gordura, em muitas situações, o uso dessas grandes quantidades de gordura como combustível parece ser impossível. Por que a gordura não pode ser oxidada a taxas mais altas em certas condições? Seria por causa da impossibilidade de mobilizar os AG? Para descobrir o fator responsável por essa limitação, examinaram-se todas as etapas importantes no processo de oxidação de gordura, desde a mobilização de AG até o transporte e a oxidação dos AG na mitocôndria.

As etapas que potencialmente poderiam limitar a oxidação de gordura são:

- Lipólise (quebra de triacilgliceróis em AG e glicerol).
- Remoção de AG da célula de gordura.
- Transporte da gordura pela circulação sanguínea.
- Transporte de AG para dentro da célula muscular.
- Transporte de AG para dentro da mitocôndria.
- Oxidação de AG na via da betaoxidação e no ciclo do TCA.

Lipólise nos adipócitos

A maioria dos AG são armazenados na forma de triacilgliceróis no tecido adiposo subcutâneo. Antes de esses AG serem oxidados, precisam ser mobilizados e transportados para o sítio de oxidação. O **adipócito** contém lipases que quebram triacilgliceróis. Mediante estimulação pelo sistema nervoso simpático (SNS), a HSL cliva

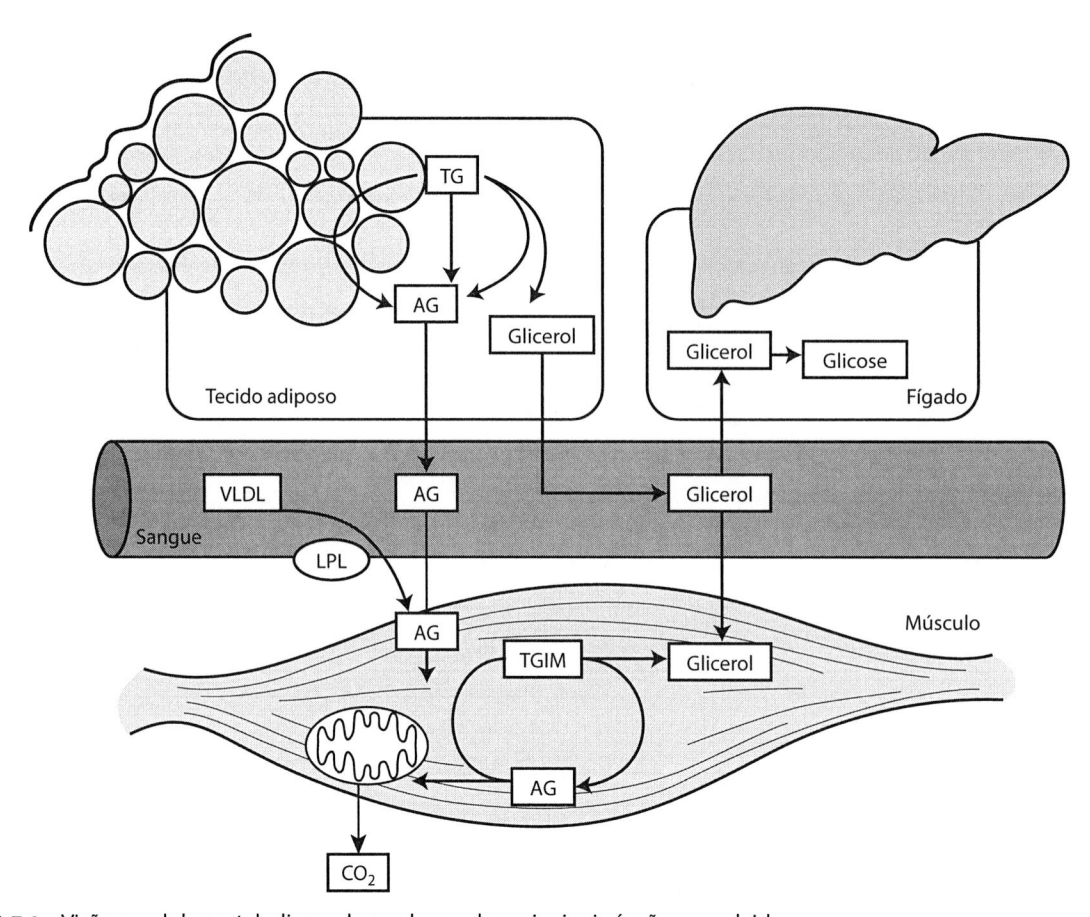

FIGURA 7.1   Visão geral do metabolismo da gordura e dos principais órgãos envolvidos.
TG: triacilglicerol; AG: ácido graxo; TGIM: triacilglicerol muscular; LPL: lipoproteína lipase; VLDL: lipoproteína de densidade muito baixa.

triacilgliceróis em AG e glicerol e, como implica o nome, é regulada por hormônios (ver Fig. 7.2). Os adipócitos também contêm triacilglicerol lipase e enzimas que clivam os primeiros AG, o que resulta na formação de diacilglicerol (DAG). A HSL pode ser translocada para o triacilglicerol na célula e, subsequentemente, ativada. A conversão da forma inativa de HSL em sua forma ativa depende principalmente do SNS e da epinefrina circulante. A norepinefrina é liberada das terminações nervosas do SNS, enquanto a epinefrina é produzida na medula da suprarrenal, em especial durante o exercício de alta intensidade. Os efeitos são mediados por receptores adrenérgicos encontrados na membrana do adipócito. A insulina é provavelmente o hormônio contrarregulatório mais importante, e sua secreção a partir das ilhotas pancreáticas em geral é suprimida na presença de concentrações elevadas de epinefrina.

Quando a lipólise é estimulada, o glicerol liberado por essa reação se difunde livremente para o sangue. O adipócito não pode reutilizá-lo, porque a enzima **gliceroquinase**, requerida para a fosforilação do glicerol antes da reesterificação com AG, somente está presente em concentrações extremamente baixas. Assim, quase todo glicerol produzido por lipólise é liberado no plasma e a medida do glicerol no sangue é usada com frequência como uma medida da lipólise. Os AG liberados por lipólise são reesterificados no adipócito ou transportados para a circulação sanguínea para serem usados em outros tecidos (ver Fig. 7.3).

Em repouso, cerca de 70% de todos os AG liberados durante a lipólise são reesterificados (Wolfe et al., 1990). Durante o exercício, a reesterificação é suprimida e isso resulta em aumento da disponibilidade de AG no adipócito. A disponibilidade de AG aumenta ainda mais porque a lipólise é estimulada por beta-adrenorreceptores durante o exercício. As catecolaminas liberadas pela glândula suprarrenal estimulam a lipólise durante o exercício.

A lipólise em geral excede à demanda por AG durante o repouso e no exercício. Por isso, acredita-se que a reesterificação tenha papel importante na regulação da mobilização de AG. A reesterificação depende da taxa com que os AG são removidos do adipócito pelo sangue, da taxa de produção de glicerol-3-fosfato e da atividade das enzimas que sintetizam triacilglicerol. Como o glicerol não pode ser reciclado de maneira significativamente extensiva nos adipócitos (ou miócitos) humanos, a estrutura da molécula de triacilglicerol é derivada do glicerol-3-fosfato, um intermediário da via glicolítica.

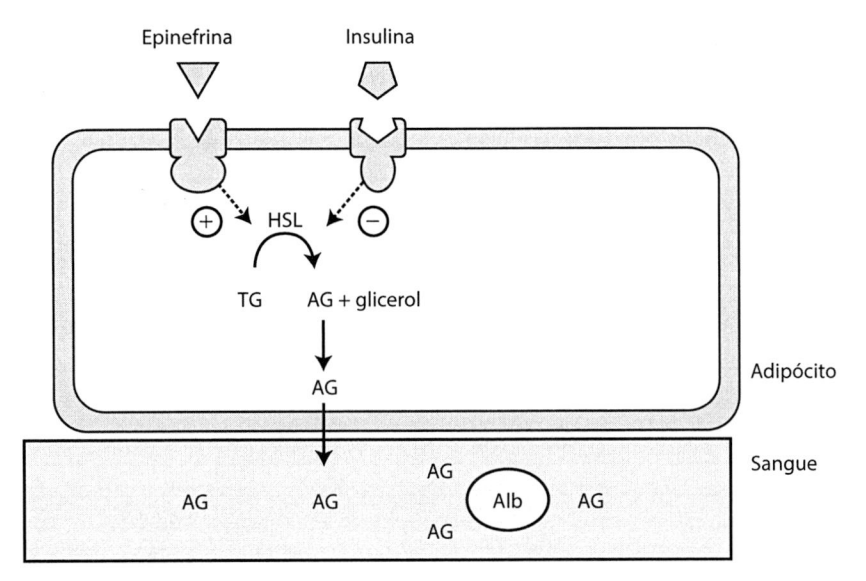

FIGURA 7.2 Mobilização de AG do tecido adiposo.
TG: triacilglicerol; HSL: lipase hormônio-sensível; Alb: albumina.

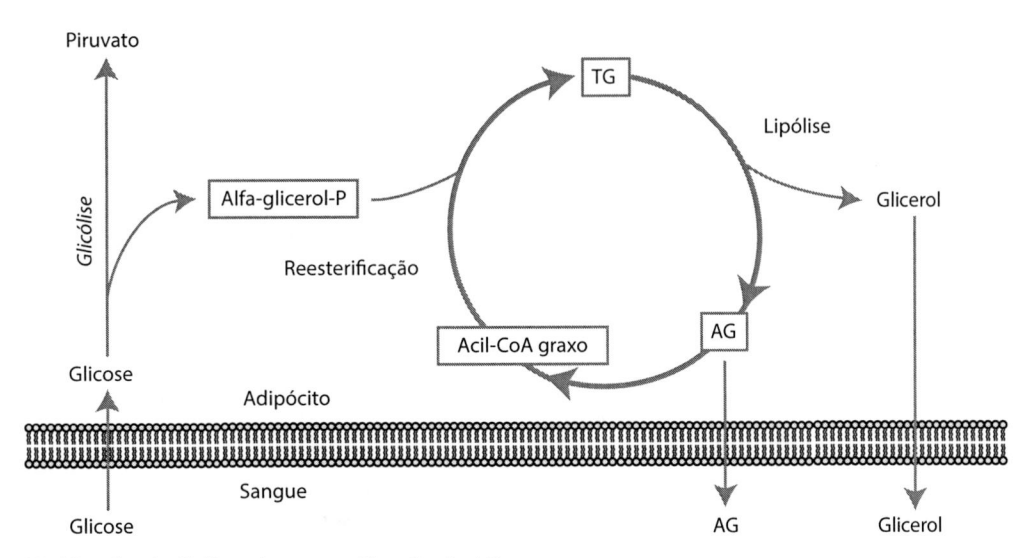

FIGURA 7.3 Lipólise de triacilglicerol e reesterificação de AG.
International Journal of Sports Medicine: De A.E. Jeukendrup et al., "Fat Metabolism During Exercise. Part I. Fatty Acid Mobilization and Muscle Metabolism", 1998; 19(4): 231-244.

Os AG são insolúveis no ambiente aquoso do citoplasma do adipócito. Desse modo, estão ligados às proteínas de ligação de ácido graxo (FABP, do inglês *fatty acid-biding protein*) que transportam os AG para a membrana celular. Pelo menos durante o exercício de intensidade baixa a moderada, o aumento da lipólise e a diminuição da esterificação dos AG resultam em níveis substancialmente aumentados de AG no sangue (Romijn et al., 1993; Wolfe et al., 1990).

Remoção de AG e transporte no sangue

A remoção de AG do adipócito para a circulação sanguínea depende de vários fatores, dentre os quais os mais importantes são o fluxo sanguíneo para o tecido adiposo, a concentração de albumina no sangue e o número de sítios de ligação livres para AG na molécula de albumina. A albumina é a proteína mais abundante no plasma e uma de suas funções é atuar como proteína carregadora, responsável pelo transporte do AG. Ao chegar no tecido-alvo (p. ex., músculo), a albumina se liga a ABP específicas. A ligação a essa proteína auxilia a liberação dos AG da albumina e sua captação.

Uma típica concentração de albumina plasmática é em torno de 0,7 mmol/L (que equivale a 45 g/L), sendo que a albumina tem pelo menos três sítios de ligação de alta afinidade para AG, o que lhe confere uma grande capacidade de ligação a AG. Portanto, a maioria (> 99,9%) dos AG no sangue estão ligados à albumina e somente aqueles dissolvidos no líquido plasmático (< 0,1%) circulam livremente. Na maioria das condições, somente uma fração do número total de sítios de ligação da albumina são ocupados. Em repouso, no estado pós-absortivo, a concentração plasmática de AG gira em torno de 0,2-0,4 mmol/L. No entanto, durante o exercício prolongado, a concentração de AG no sangue pode subir para cerca de 2 mmol/L. Nessa concentração, a capacidade máxima de ligação a AG da albumina pode ser alcançada. Quando a concentração de AG sobe ainda mais, o percentual de AG não ligados aumenta e isso parece ser tóxico para as células, devido às propriedades detergente-símile dos AG não ligados. Esses níveis extremamente altos de AG, porém, são incomuns e o corpo parece dispor de mecanismos de segurança para evitar elevações muito acima de 2 mmol/L. Um desses mecanismos poderia ser a incorporação aumentada de AG ao triacilglicerol plasmático. A cada passagem pelo fígado, uma fração de AG é extraída da circulação e incorporada a partículas de VLDL.

Lipoproteínas plasmáticas

Os triacilgliceróis ligados a lipoproteínas (VLDL e quilomícrons) são outra potencial fonte de AG (Havel, Pernow e Jones, 1967). A enzima LPL na parede vascular hidrolisa alguns triacilgliceróis nas lipoproteínas circulantes que passam pelo leito capilar. Como resultado, os AG são liberados e capturados pelo músculo para uso na oxidação. Entretanto, a captação de AG a partir dos triacilgliceróis de lipoproteínas plasmáticas ocorre de forma lenta e contribui para menos de 3% do gasto energético durante o exercício prolongado (Havel, Pernow e Jones, 1967). Assim, de modo geral, acredita-se que os triacilgliceróis do plasma contribuem apenas minimamente para a produção de energia durante o exercício. Algumas observações interessantes requerem investigação adicional. Por exemplo, a atividade de LPL aumenta de forma significativa após o treino e após o consumo de uma dieta com alto teor de gordura; em ambas as situações, a oxidação de gordura sofre acentuado aumento. Além disso, o exercício intenso também estimula a atividade da LPL.

Transporte de AG para dentro da célula muscular

Por muito tempo, acreditou-se que o transporte de AG para dentro da célula muscular era um processo passivo. A base dessa crença eram as observações iniciais de que a captação de AG aumentava de modo linear com a concentração de AG. Recentemente, porém, foram identificadas proteínas de transporte específicas (ver Fig. 7.4). No sarcolema, pelo menos duas proteínas estão envolvidas no transporte de AG ao longo da membrana: uma FABPpm específica e uma proteína de transporte de AG (FAT/CD36). Essas proteínas tendem a ser responsáveis pelo transporte da maioria dos AG ao longo do sarcolema. Estudos realizados com animais indicam que os transportadores se tornam saturados a concentrações plasmáticas de AG em torno de 1,5 mmol/L. FAT/CD36 pode se translocar de vesículas intracelulares para a membrana celular, de modo semelhante à proteína GLUT4, indicando que o transporte de AG também pode ser regulado de modo agudo (Bonen et al., 1999; van Oort et al., 2008). A contração muscular aumenta a concentração de FAT/CD36 na membrana plasmática e diminui a concentração de FAT/CD36 no sarcoplasma (citoplasma de células musculares). Aliado a uma alta densidade de FAT/CD36 na membrana celular, observou-se o transporte aumentado de AG para dentro da célula. Parece que a contração muscular aumenta a translocação de FAT/CD36 para a membrana celular, porém o mecanismo exato continua desconhecido. Fatores similares que resultam em translocação de GLUT4 também poderiam ser responsáveis pela translocação de FAT/CD36.

No sarcoplasma, os AG estão ligados a outra proteína de ligação de AG citoplásmica específica (FABPc). A FABPc é considerada responsável pelo transporte de AG do sarcolema para as mitocôndrias. Atualmente, pouco se sabe sobre os papéis destas proteínas de ligação e transporte de AG, e não está estabelecido se constituem um fator limitante da oxidação de gorduras.

Triacilgliceróis intramusculares

Outra fonte de AG são as reservas de TGIM existentes no próprio músculo. As fibras musculares de tipo I têm um conteúdo maior de TGIM do que o das fibras musculares de tipo II. As reservas de TGIM, em geral localizadas nas adjacências das mitocôndrias, como gotículas lipídicas (ver Fig. 7.5), foram reconhecidas como uma importante fonte de energia durante o exercício. Estudos em que amostras de músculo foram estudadas ao microscópio revelaram que o tamanho dessas gotículas lipídicas diminui durante o exercício. Similarmente, medidas indiretas da quebra de TGIM fornecem evidência para seu uso durante o exercício. A localização das gotículas também parece ser importante. No músculo treinado, acredita-se que as gotículas lipídicas estejam localizadas nas proximidades das mitocôndrias, enquanto no músculo não treinado, é possível que as gotículas lipídicas não estejam tão intrincadamente ligadas às mitocôndrias, podendo estar dispersas ao longo do citoplasma. Foi demonstrado que o treino com exercícios aumenta o número de TGIM perto das mitocôndrias (Devries et al., 2007). Assim como o tecido adiposo, o músculo contém uma HSL que é ativada por estimulação beta-adrenérgica e inibida pela insulina. Os AG liberados dos TGIM podem ser liberados no sangue, reesterificados ou oxidados no músculo. Como as gotículas lipídicas estão localizadas nas proximidades das mitocôndrias, ao menos no músculo treinado, considera-se que a maior parte dos AG liberados após a lipólise sejam oxidados. Os AG liberados se ligam à FABPc até serem transportados para dentro das mitocôndrias.

Transporte de AG para dentro da mitocôndria

Os AG no citoplasma podem ser ativados pela enzima acil-CoA sintetase ou pela tioquinase, para formar um complexo acil-CoA (muitas vezes referido como AG ativado) (ver Fig. 7.6). Este complexo acil-CoA é usado para síntese de TGIM ou se liga à carnitina sob influência da enzima CPT-I (também conhecida como carnitina acil transferase I ou CAT-I), localizada no exterior da membrana mitocondrial externa.

A ligação entre carnitina e AG ativado é a primeira etapa no transporte de AG para dentro da mitocôndria. Conforme a carnitina se liga ao AG, há liberação de CoA livre. O complexo acil-carnitina graxo é transportado com uma translocase e reconvertido em acil-CoA graxo no lado da matriz da membrana mitocondrial interna, por ação da enzima CPT-II. A carnitina liberada se difunde de volta ao longo da membrana mitocondrial, para dentro do citoplasma, tornando-se assim novamente disponível para o transporte de outros AG. O acil-carnitina graxo atravessa a membrana interna em uma troca 1:1 com uma molé-

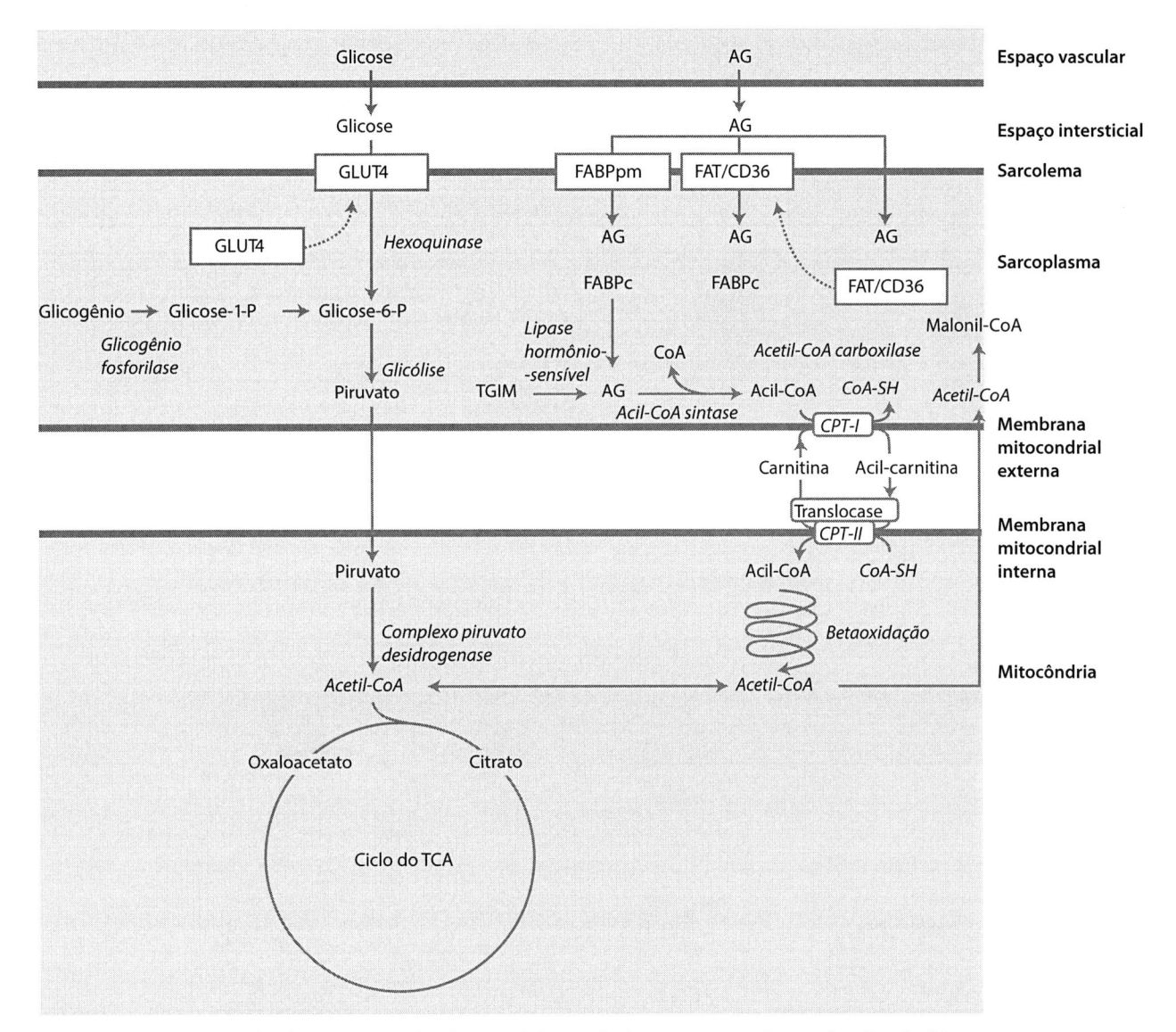

FIGURA 7.4 Apresentação do transporte de glicose e AG a partir do sangue para dentro da mitocôndria.
CoA-SH: coenzima A livre; CPT-I: carnitina palmitoil-transferase-I; CPT-II: carnitina palmitoil-transferase-II; FABP: proteína ligante de ácido graxo; TGIM: triacilglicerol intramuscular.
De A.E. Jeukendrup, "Regulation of Skeletal Muscle Fat Metabolism," *New York Academy of Sciences* 2002; 967: 1-19.

cula de carnitina livre. Embora acredite-se que os AGCC e AGCM se difundem livremente para dentro da matriz mitocondrial, as proteínas transportadoras com afinidade máxima específica para acil-CoA de cadeia curta ou de cadeia média transportam ao menos uma parte desses AG. Além disso, recentemente, foi descoberto que a FAT/CD36 está envolvida no transporte de ácidos graxos ao longo das mitocôndrias. A FAT/CD36 é translocada para a membrana mitocondrial antes de poder transportar AG.

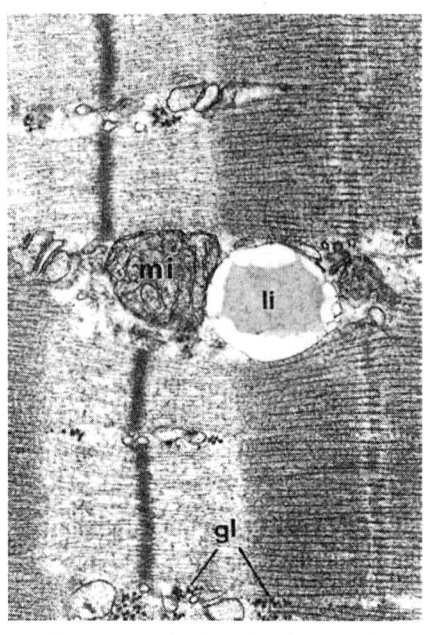

FIGURA 7.5 Eletromiografia de músculo esquelético mostrando triacilgliceróis intramusculares. Uma grande gotícula lipídica (li) está localizada adjacente à mitocôndria (mi). Comparar as enormes reservas de lipídios com as pequenas reservas de glicogênio (gl) neste músculo.
International Journal of Sports Medicine: De A.E. Jeukendrup et al., "Fat Metabolism During Exercise. Part I. Fatty Acid Mobilization and Muscle Metabolism", 1998; 19(4): 231-244.

Betaoxidação

Uma vez na matriz mitocondrial, o acil-CoA graxo é submetido à betaoxidação que consiste em uma série de reações que clivam uma molécula de acil-CoA com dois carbonos da cadeia de AG com múltiplos carbonos (ver Fig. 7.7). A via da betaoxidação usa oxigênio e gera ATP por fosforilação ao nível do substrato. A acetil-CoA, então, é oxidada no ciclo do TCA. A oxidação completa de AG na mitocôndria depende de vários fatores, incluindo a atividade de enzimas da via da betaoxidação, a concentração de intermediários do ciclo do TCA e a atividade de enzimas no ciclo do TCA (esses fatores determinam a atividade total do ciclo do TCA), além da presença de oxigênio.

Gordura como combustível durante o exercício

Carboidrato e gordura são sempre oxidados como uma mistura, de modo que a determinação de qual dos dois será o combustível predominante depende de vários fatores, incluindo a intensidade e a duração do exercício, o nível de condicionamento aeróbico, a dieta e a ingestão de carboidrato antes ou durante o exercício.

A literatura popular, em especial, refere-se à troca de carboidrato por gordura como combustível; isso acontece com frequência no contexto do exercício de resistência: "e, após algum tempo, muda-se do carboidrato para a gordura". Isso é errado. Não ocorre nenhuma troca e os dois substratos sempre são usados de maneira simultânea. Dependendo das condições e da disponibilidade, um substrato pode contribuir mais do que outro. Durante o exercício prolongado, a oxidação de gordura aumentará à medida que as fontes de carboidrato forem sendo depletadas. As alterações no metabolismo de gordura que ocorrem na transição do repouso para o exercício, bem como os diversos fatores que influenciam a mobilização e a oxidação de gordura, são discutidos nas próximas seções.

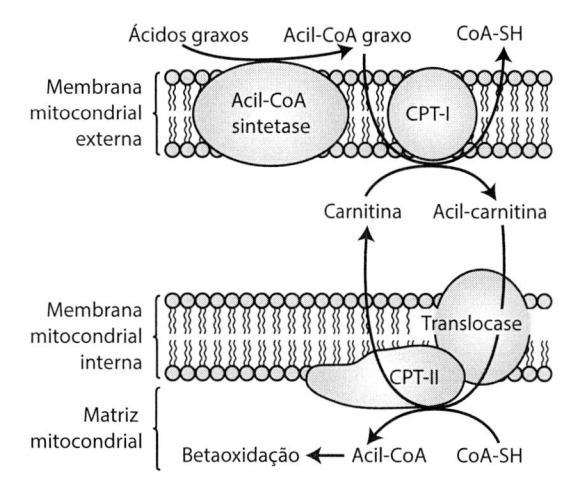

FIGURA 7.6 Transporte de AG para dentro da mitocôndria.

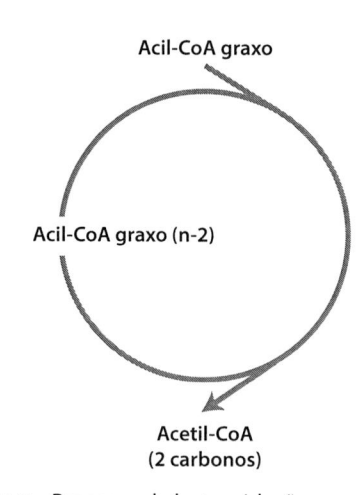

FIGURA 7.7 Processo de betaoxidação.

Uso de gordura em repouso e durante o exercício

Após um jejum durante a noite (após o desaparecimento dos efeitos da insulina da última refeição), a maior parte das necessidades energéticas é suprida pela oxidação dos AG derivados do tecido adiposo. A taxa de lipólise no tecido adiposo depende principalmente das concentrações circulantes de hormônios (a epinefrina estimula a lipólise, enquanto a insulina a inibe). A maior parte dos AG liberados após a lipólise parece ser reesterificada no adipócito. Alguns AG entram na circulação sanguínea, mas apenas cerca da metade é oxidada. Tipicamente, as concentrações plasmáticas de AG em repouso estão entre 0,2 e 0,4 mmol/L.

Quando o exercício é iniciado, a taxa de lipólise e a taxa de liberação de AG do tecido adiposo aumentam. Durante o exercício de intensidade moderada, a lipólise aumenta cerca de três vezes, principalmente devido a um aumento da estimulação beta-adrenérgica (por ação das catecolaminas). Além disso, durante o exercício de intensidade moderada, o fluxo sanguíneo para o tecido adiposo é duplicado e a taxa de reesterificação cai pela metade. O fluxo sanguíneo no músculo esquelético aumenta drasticamente e, assim, a distribuição de AG para o músculo também aumenta.

Durante os primeiros 15 minutos de exercício, as concentrações plasmáticas de AG em geral diminuem, porque a taxa de captação de AG pelo músculo excede a taxa de aparecimento de AG oriundo da lipólise. Portanto, a taxa de aparecimento excede o uso pelo músculo, enquanto as concentrações plasmáticas de AG aumentam. A elevação dos AG depende da intensidade do exercício. Durante o exercício de intensidade moderada, as concentrações de AG podem chegar a 1 mmol/L em 60 minutos de exercício, porém a intensidades de exercício mais altas, a elevação dos AG no plasma é pequena ou até nula.

Oxidação de gordura e duração do exercício

A oxidação de gordura aumenta com o aumento da duração do exercício. Edwards, Margarida e Dill (1934) relataram taxas de oxidação de gordura acima de 1 g/min após 6 horas de corrida. Christensen e Hansen (1939) observaram que a contribuição da gordura poderia aumentar a níveis da ordem de 90% do gasto energético, com o consumo de uma refeição rica em gordura, levando a taxas de oxidação de 1,5 g/min. O mecanismo dessa oxidação aumentada de gordura conforme a duração do exercício aumenta não é totalmente conhecido, mas parece estar ligado à diminuição das reservas de glicogênio muscular.

Oxidação de gordura e intensidade do exercício

A oxidação de gordura em geral é o combustível predominante a intensidades de exercício mais baixas, enquanto durante os exercícios a altas intensidades, os carboidratos são a principal fonte de combustível. Em termos absolutos, a oxidação de gordura aumenta à medida que a intensidade do exercício aumenta de baixa para moderada, embora a contribuição percentual da gordura possa, na verdade, diminuir (ver Fig. 7.8). A oxidação aumentada da gordura é resultado direto do gasto energético aumentado. A intensidades de exercício mais altas (> 75% do $\dot{V}O_{2máx}$), a oxidação de gordura é inibida, enquanto as taxas relativa e absoluta de oxidação de gordura caem a valores insignificantes. Achten et al. (2002, 2003) estudaram essa relação ao longo de uma ampla faixa de intensidades de exercício em um grupo de indivíduos treinados e constataram que, em média, as taxas mais altas de oxidação de gordura foram observadas a 62-63% do $\dot{V}O_{2máx}$.

Durante o exercício a 25% do $\dot{V}O_{2máx}$, a maior parte da gordura oxidada deriva dos AG do plasma e somente pequenas quantidades são provenientes dos TGIM (Romijn et al., 1993) (ver Fig. 7.9). Durante o exercício de intensidade moderada (65% do $\dot{V}O_{2máx}$), contudo, a contribuição dos AG plasmáticos declina e a contribuição dos TGIM aumenta, fornecendo cerca da metade dos AG usados na oxidação total da gordura (Romijn et al., 1993). O treino também diminui a contribuição dos AG plasmáticos, apesar da drástica elevação na oxidação total de gordura. Essa diminuição na oxidação do AG plasmático é contabilizada por um aumento acentuado da contribuição dos triacilgliceróis do músculo para o gasto energético.

Quando a intensidade do exercício é aumentada ainda mais, a oxidação de gordura diminui, embora a taxa de lipólise permaneça alta. O fluxo sanguíneo para o tecido adiposo pode diminuir (em razão da vasoconstrição simpática), o que pode resultar em diminuição da remoção de AG do tecido adiposo. Durante o exercício de alta intensidade, o acúmulo de lactato também pode aumentar a taxa de reesterificação de AG. Como resultado, as concentrações plasmáticas de AG em geral são baixas durante o exercício intenso. A disponibilidade diminuída de AG fornece uma explicação apenas parcial para a reduzida oxidação de gordura observada sob tais condições. Quando Romijn et al. (1995) restauraram as concentrações de AG aos níveis observados a intensidades de exercício moderadas, por meio da infusão de triacilgliceróis (Intralipid) e heparina, a oxidação de gordura aumentou apenas discretamente e continuou abaixo do observado a intensidades moderadas (ver quadro "Infusão de triacilglicerol e heparina" e a Fig. 7.10). Portanto, um mecanismo adicional no músculo deve ser responsável pela oxidação diminuída de gorduras observada durante o exercício de alta intensidade.

Sidossis et al. (1997) e Coyle et al. (1997) sugeriram que a oxidação diminuída de gordura está relacionada ao transporte de AG para dentro da mitocôndria. Esses pesquisadores observaram que, durante o exercício de alta intensidade, a oxidação de AGCL é comprometida, enquanto a oxidação de AG de cadeia média não é afetada. Como os AG de cadeia média são menos dependentes dos mecanismos de transporte para dentro da mitocôndria, esses dados fornecem evidência de que o transporte de AG dependente de carnitina constitui um fator limitante.

Oxidação de gordura e capacidade aeróbica

O treino de resistência afeta o uso de substrato e a capacidade de exercício. Estudos envolvendo animais e seres humanos estabeleceram um acentuado aumento adaptativo no potencial oxidativo em resposta à atividade física regular aumentada (Holloszy e Booth, 1976; Holloszy e Coyle, 1984). Uma consequência e provavelmente um fator contribuidor para a capacidade aumentada de exercício após o treino de resistência é a mudança metabólica para um uso aumentado de gordura e concomitante preservação de glicogênio. A contribuição da gordura para o gasto energético total aumenta após o treino nas

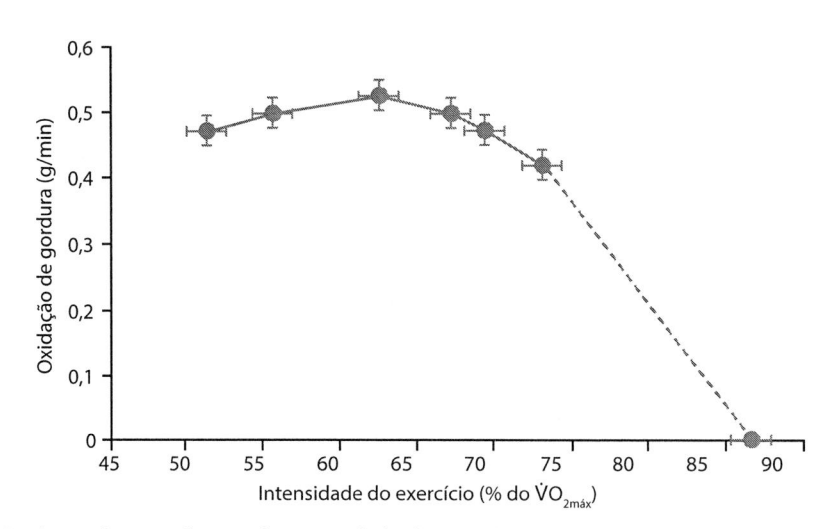

FIGURA 7.8 Oxidação de gordura em função da intensidade do exercício.
International Journal of Sports Medicine: De J. Achten and A.G. Jeukendrup. "Maximal Fat Oxidation During Exercise in Trained Men", 2003; 24(8): 603-608.

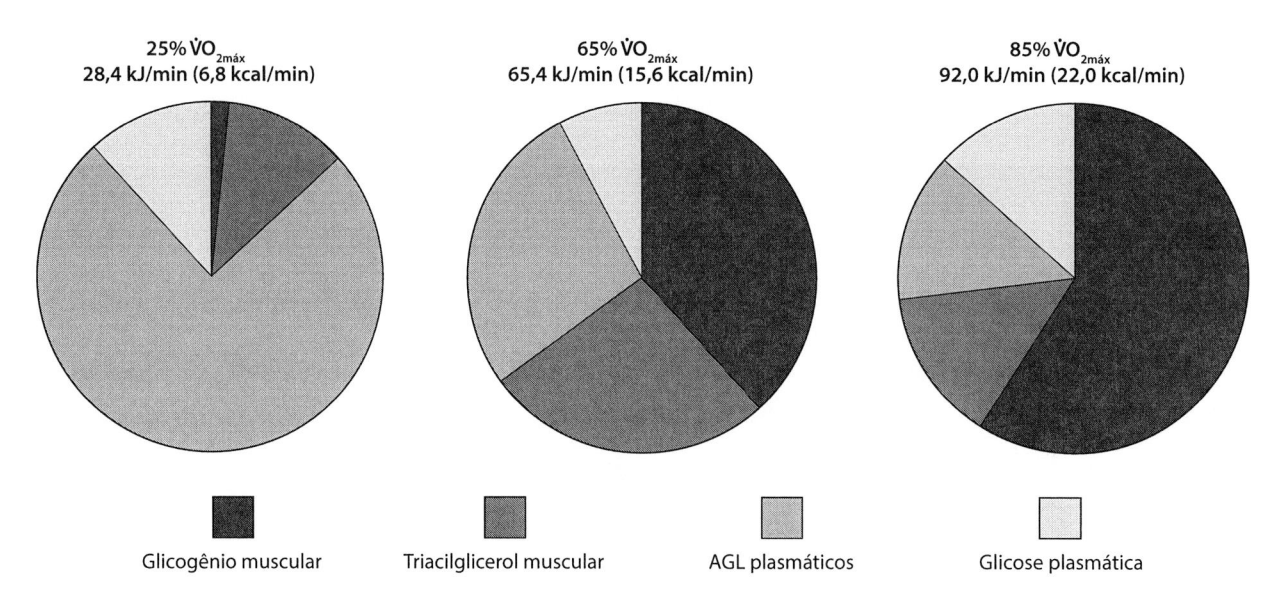

FIGURA 7.9 Uso de substrato a diferentes intensidades de exercício.
Dados de Romijn et al. (1993).

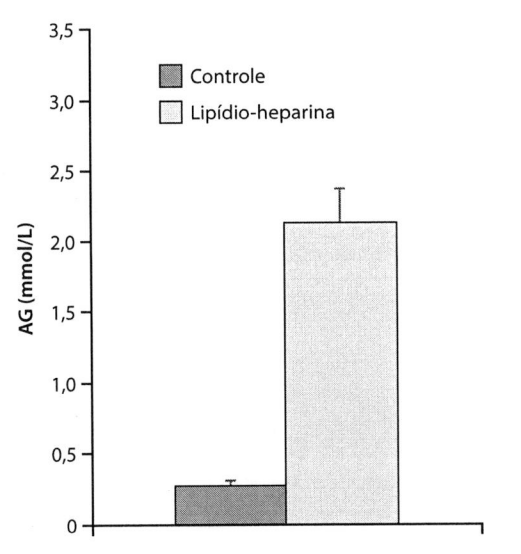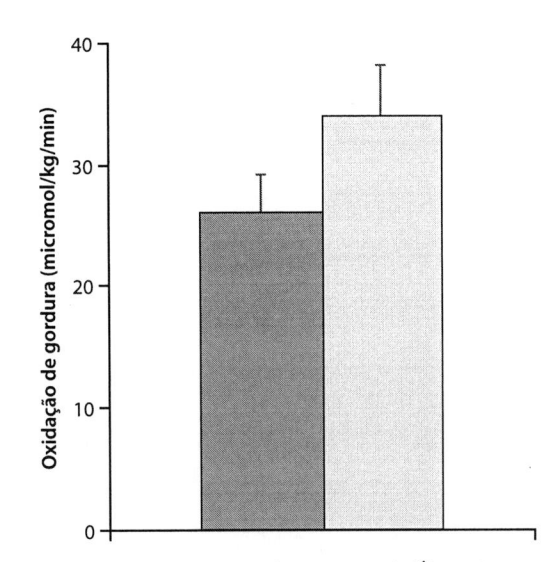

FIGURA 7.10   As concentrações de AG geralmente são baixas a intensidades de exercício altas (> 85% do $\dot{V}O_{2máx}$), o que poderia explicar as taxas de oxidação de gordura relativamente baixas, em comparação com as intensidades de exercício moderadas. Quando lipídios e heparina são infundidos, altas concentrações plasmáticas de AG são alcançadas, mas não restauram a oxidação de gordura aos níveis observados a intensidades de exercício moderadas (65% do $\dot{V}O_{2máx}$).
Dados de Romijn et al. (1995).

intensidades relativa e absoluta de exercício. As adaptações que contribuem para a estimulação da oxidação de gordura em indivíduos treinados incluem:

- Densidade mitocondrial aumentada e número aumentado de enzimas oxidantes no músculo treinado, o que aumenta a capacidade de oxidar gordura.
- Densidade capilar aumentada, o que intensifica a distribuição de AG para o músculo.
- Concentrações aumentadas de FABP, o que pode facilitar a captação de AG ao longo do sarcolema.
- Concentração aumentada de CPT, o que facilita o transporte de AG para dentro da mitocôndria.

INFUSÃO DE TRIACILGLICEROL E HEPARINA

Para aumentar as concentrações plasmáticas de AG para fins experimentais, pesquisadores usaram infusões de triacilglicerol e heparina. Como os AG são insolúveis em água (plasma), não podem ser infundidos de forma direta. Por isso, uma emulsão lipídica (muitas vezes, Intralipid) é usada em combinação com uma injeção de heparina. A heparina libera LPL dos capilares. Depois que a LPL se torna livremente disponível na circulação, começa a quebrar o triacilglicerol plasmático, de modo que as concentrações de AG aumentam rapidamente. A quantidade de heparina precisa ser dosada com atenção, uma vez que a introdução de uma quantidade excessiva de heparina pode resultar em níveis extremamente altos (tóxicos) de AG na circulação. Além disso, a heparina é um anticoagulante e previne a coagulação do sangue quando ocorre uma lesão; por isso, deve ser usada sempre com extremo cuidado.

Um fator que não parece ser influenciado pelo treino é a lipólise no tecido adiposo (Klein, Coyle e Wolfe, 1994) (ver Fig. 7.11). Após o treino, a taxa de lipólise na mesma intensidade absoluta de exercício não parece ser afetada. Na mesma intensidade relativa de exercício, a taxa de lipólise aumenta após o treino (Klein et al., 1996). A lipólise aumentada de TGIM tende a contribuir para esta lipólise aumentada de corpo total.

Oxidação de gordura e dieta

A dieta produz efeitos marcantes sobre a oxidação de gorduras. Em geral, uma dieta rica em carboidrato e pobre em gordura diminui a oxidação de gorduras, enquanto uma dieta rica em gorduras e pobre em carboidratos aumenta a oxidação de gorduras. Alguns cientistas argumentaram que os resultados observados na maioria desses estudos são os efeitos da última refeição, o que comprovadamente influencia o uso de substrato. No entanto, Burke et al. (1999) mostraram que uma dieta rica em gordura e pobre em carboidrato produziu efeito similar sobre o uso de substrato até mesmo após um dia de consumo de uma dieta com alto teor de carboidrato. Os resultados indicam que alguns efeitos crônicos da dieta não podem ser explicados diretamente pela disponibilidade de substrato. No estudo conduzido por Burke et al. (1999), por exemplo, os indivíduos consumiram uma dieta rica em gordura ou uma dieta rica em carboidrato por um período de cinco dias. Em seguida, consumiram uma dieta rica em carboidrato por um dia. A ingestão de alta concentração de carboidrato por um dia repôs as reservas de glicogênio em ambas as condições, enquanto

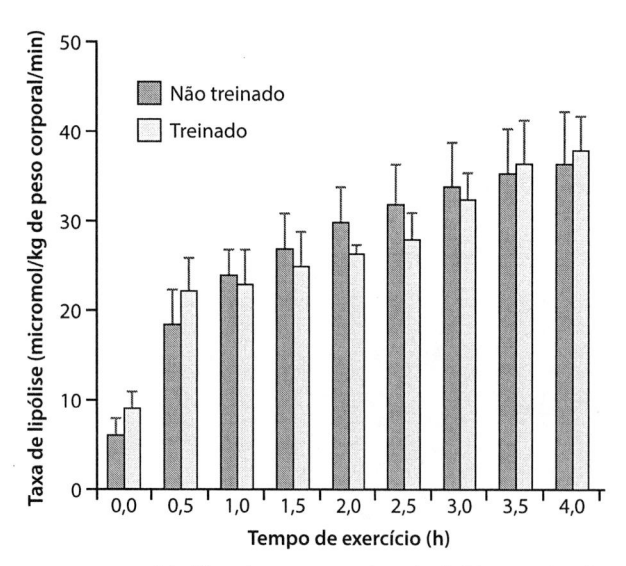

FIGURA 7.11 Lipólise de corpo total em indivíduos treinados e não treinados.
Dados de Klein, Coyle e Wolfe (1994).

as concentrações de glicogênio no músculo foram idênticas; contudo, diferenças significativas foram encontradas quanto ao uso de substrato com as duas dietas.

A RER mudou de 0,90 para 0,82 após os cinco dias consumindo a dieta rica em gordura. Após consumir a dieta rica em carboidrato por um dia, a RER permaneceu mais baixa em comparação aos valores basais (0,87). Como essas alterações não foram decorrentes de alterações na disponibilidade de glicogênio muscular, tendem a estar relacionadas com as adaptações metabólicas no músculo.

Dietas crônicas podem ter efeitos marcantes sobre o metabolismo. Esses efeitos parecem estar relacionados apenas parcialmente aos efeitos das dietas sobre a disponibilidade de substrato. Adaptações ao nível muscular, que resultam em alterações no uso de substrato em resposta a uma dieta, podem ocorrer já a partir de cinco dias.

Resposta à alimentação com carboidrato

A forma mais rápida de alterar o metabolismo de gorduras durante o exercício é provavelmente via alimentação com carboidrato. O carboidrato aumenta a concentração plasmática de insulina, o que diminui a lipólise e causa acentuada redução na disponibilidade de AG. Em um estudo conduzido por Horowitz et al. (1997), carboidratos foram ingeridos 1 hora antes do exercício, e houve diminuição da lipólise e da oxidação de gordura. As concentrações plasmáticas de AG caíram a níveis extremamente baixos durante o exercício. Entretanto, quando Intralipid foi infundido e a heparina foi injetada para aumentar as concentrações plasmáticas de AG, a oxidação de gordura foi apenas parcialmente restaurada. Esses achados indicam que a reduzida disponibilidade de AG é realmente

um fator que limita a oxidação de gordura. Entretanto, como as concentrações plasmáticas crescentes de AG não restauram completamente a oxidação de gordura, outros fatores também devem ter algum papel. Esses fatores devem estar localizados dentro do próprio músculo.

Quando uma grande quantidade de glicose é ingerida 1 hora antes do exercício, os níveis plasmáticos de insulina são muito altos no início do exercício, enquanto as concentrações de glicerol e AG no plasma são muito baixas (Coyle et al., 1997). Essa circunstância resulta em uma redução de 30% na oxidação de gordura, em comparação com a ausência de ingestão de carboidrato. Em um estudo conduzido por Coyle et al. (1997), quantidades identificáveis de AG de cadeia média ou longa marcados foram infundidas, e as taxas de oxidação desses AG foram determinadas. A oxidação de AG de cadeia longa pareceu diminuir, enquanto a oxidação dos AG de cadeia média aparentemente continuou inalterada (ver Fig. 7.12). Como os AG de cadeia média não dependem de mecanismos de transporte para dentro das mitocôndrias, enquanto os AG de cadeia longa são muito dependentes desse mecanismo, os resultados fornecem evidência de que esse transporte constitui uma importante etapa reguladora. Embora os mecanismos exatos ainda sejam desconhecidos, a alimentação com carboidrato antes do exercício diminui a oxidação de gordura, reduzindo a lipólise e a disponibilidade de AG plasmático, e exerce um efeito inibidor sobre o transporte de AG carnitina-dependente para dentro da mitocôndria.

Regulação do metabolismo do carboidrato e da gordura

Em todas as situações, carboidrato e gordura juntos constituem a maior parte (se não a totalidade) da provisão de energia. A contribuição percentual desses dois combustíveis, porém, varia dependendo dos fatores discutidos anteriormente. A taxa de utilização de carboidrato durante o exercício extenuante prolongado tem estreita relação com as necessidades energéticas do músculo em trabalho. Em contraste, o uso de gordura durante o exercício não é firmemente regulado. Nenhum mecanismo estabelece uma correspondência direta entre o metabolismo do AG e o gasto energético. A oxidação de gordura, portanto, é influenciada sobretudo pela disponibilidade e pela taxa de uso de carboidrato.

Evidências sugerem que aumentos na concentração plasmática de AG podem causar diminuição na taxa de quebra de glicogênio muscular. Essa ação, teoricamente, poderia ser benéfica, porque a depleção de glicogênio muscular é uma das principais causas de fadiga. Pesquisadores realizaram a elevação artificial das concentrações plasmáticas de AG ao aumentar as concentrações plasmáticas de triacilgliceróis com uma refeição gordurosa ou infusão intravenosa de triacilglicerol (Intralipid) seguida,

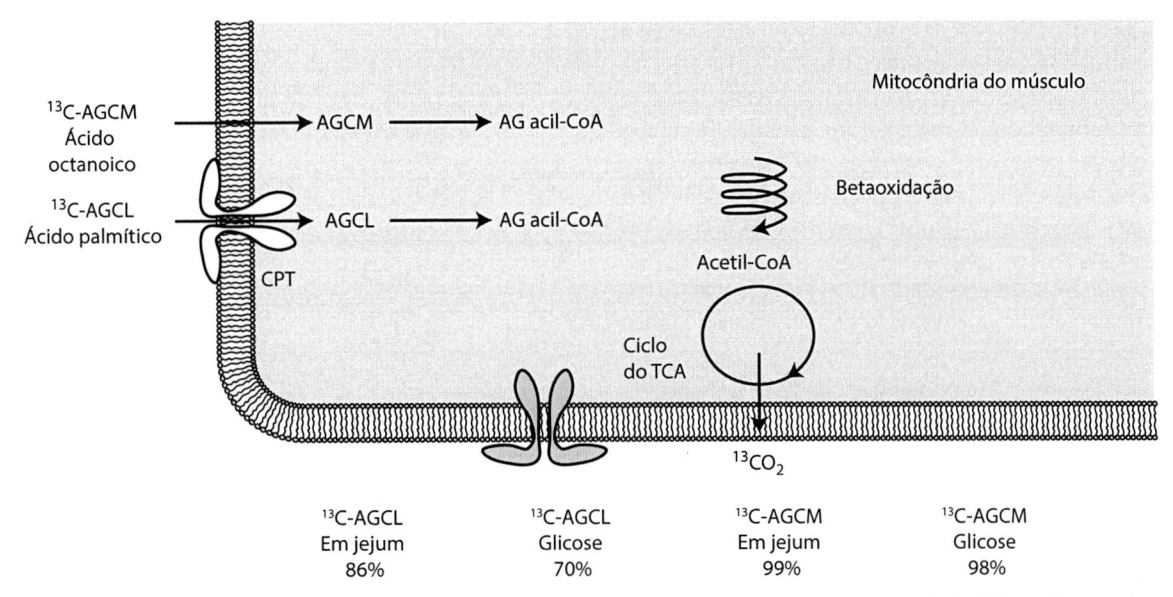

FIGURA 7.12 Oxidação de AGCM e AGCL na mitocôndria durante condições de jejum e saciedade (glicose). A ingestão de glicose diminuiu a oxidação de AGCL, mas não a de AGCM. Como os AGCL usam uma proteína de transporte para entrar na mitocôndria e os AGCM são menos dependentes dessa proteína, a disponibilidade de glicose possivelmente regula a entrada de AG na mitocôndria.
Dados de Coyle et al. (1997).

em ambos os casos, de uma injeção de heparina; a heparina ativa a lipoproteína lipase, uma enzima endotelial que quebra o triacilglicerol sanguíneo em AG e glicerol. Usando esse método, tem sido repetidamente demonstrado que um aumento na concentração de AG pode diminuir a dependência de carboidrato.

Em um estudo conduzido por Costill et al. (1977), o Intralipid foi infundido e a heparina foi injetada durante o exercício a 70% do $\dot{V}O_{2máx}$. Após 60 minutos, uma biópsia de músculo foi obtida e o glicogênio muscular foi medido antes e após uma série de exercícios. A quebra de glicogênio muscular diminuiu com as altas concentrações plasmáticas de AG (ver Fig. 7.13). Resultados similares foram obtidos quando uma alimentação com gordura foi fornecida combinada à infusão de heparina (Vukovich et al., 1993). Embora a elevação dos níveis de AG pareça diminuir a quebra de glicogênio muscular durante o exercício, os mecanismos envolvidos não são totalmente conhecidos.

O ciclo clássico de glicose-AG, ou ciclo de Randle, era originalmente considerado uma explicação para a interação entre o metabolismo da gordura e o do carboidrato (ver Fig. 7.14). Segundo essa teoria, o aumento da concentração plasmática de AG leva ao aumento da captação de AG, e esses AG sofrem betaoxidação na mitocôndria, onde são quebrados em acetil-CoA. Uma concentração crescente de acetil-CoA (ou uma razão acetil-CoA:CoA aumentada) inibe o complexo piruvato desidrogenase que quebra o piruvato em acetil-CoA. Além disso, a formação aumentada de acetil-CoA a partir da oxidação de AG nas mitocôndrias aumenta os níveis de citrato no

músculo de modo que, após difundir-se para dentro do sarcoplasma, o citrato poderia inibir a fosfofrutoquinase, enzima taxa-limitante na glicólise. O efeito dos níveis aumentados de acetil-CoA e citrato, portanto, é uma redução na taxa de glicólise. Essa taxa reduzida de glicólise, por sua vez, pode causar acúmulo de G6P no sarcoplasma muscular, o que inibe a atividade de hexoquinase e assim diminui a captação de glicose muscular.

Com a disponibilidade aumentada de gordura, a perturbação na homeostasia celular declina. O aumento da disponibilidade de AG diminui o acúmulo de AMP e Pi intramuscular durante o exercício, possivelmente devido ao maior acúmulo de nicotinamida adenina dinucleotídeo (NADH) reduzida mitocondrial (Dyck et al., 1993, 1996). Pi e AMP são indicadores da carga de energia da célula; concentrações elevadas indicam um estado de baixa energia, e concentrações baixas refletem uma ampla disponibilidade de energia. Como Pi e AMP comprovadamente estimulam a enzima glicogênio fosforilase, a redução dos níveis de Pi e AMP podem ser ao menos parcialmente responsáveis pela quebra reduzida de glicogênio muscular.

Alguns estudos propõem uma explicação alternativa para a quebra diminuída do glicogênio muscular após a elevação das concentrações plasmáticas de AG. Quando estudadas de forma mais detalhada, as concentrações plasmáticas de AG parecem estar significativamente elevadas (por infusão de triacilglicerol e injeção de heparina), em comparação com as condições de controle. As concentrações de AG em condições de controle, todavia, estavam abaixo de 0,2 mmol/L. É concebível que esses níveis de AG sejam baixos demais para fornecer substrato de gordura suficiente para o músculo. Como resultado, é possível que a quebra de glicogênio muscular tenha aumentado na condição de controle. Portanto, a preservação observada do glicogênio com as concentrações elevadas de AG pode ter sido decorrente da quebra aumentada de glicogênio na condição de controle. Bloquear a lipólise e reduzir a disponibilidade de AG por meio do fornecimento de ácido nicotínico ou de um derivado aumenta a quebra de glicogênio muscular durante o exercício.

Uma teoria mais recente sobre a regulação do metabolismo do carboidrato e da gordura propõe que a gordura não regula o metabolismo do carboidrato, mas o carboidrato regula o metabolismo da gordura. Um aumento na taxa de glicólise diminui a oxidação de gordura. A Figura 7.15 mostra alguns fatores que regulam o metabolismo do carboidrato e da gordura.

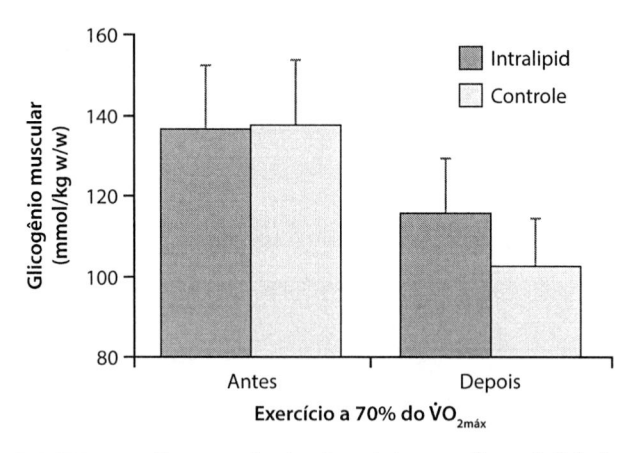

FIGURA 7.13   Preservação de glicogênio com disponibilidade aumentada de AG. A disponibilidade aumentada de AG foi alcançada por meio da infusão de uma emulsão de triacilglicerol com heparina.
Dados de Costill et al. (1997).

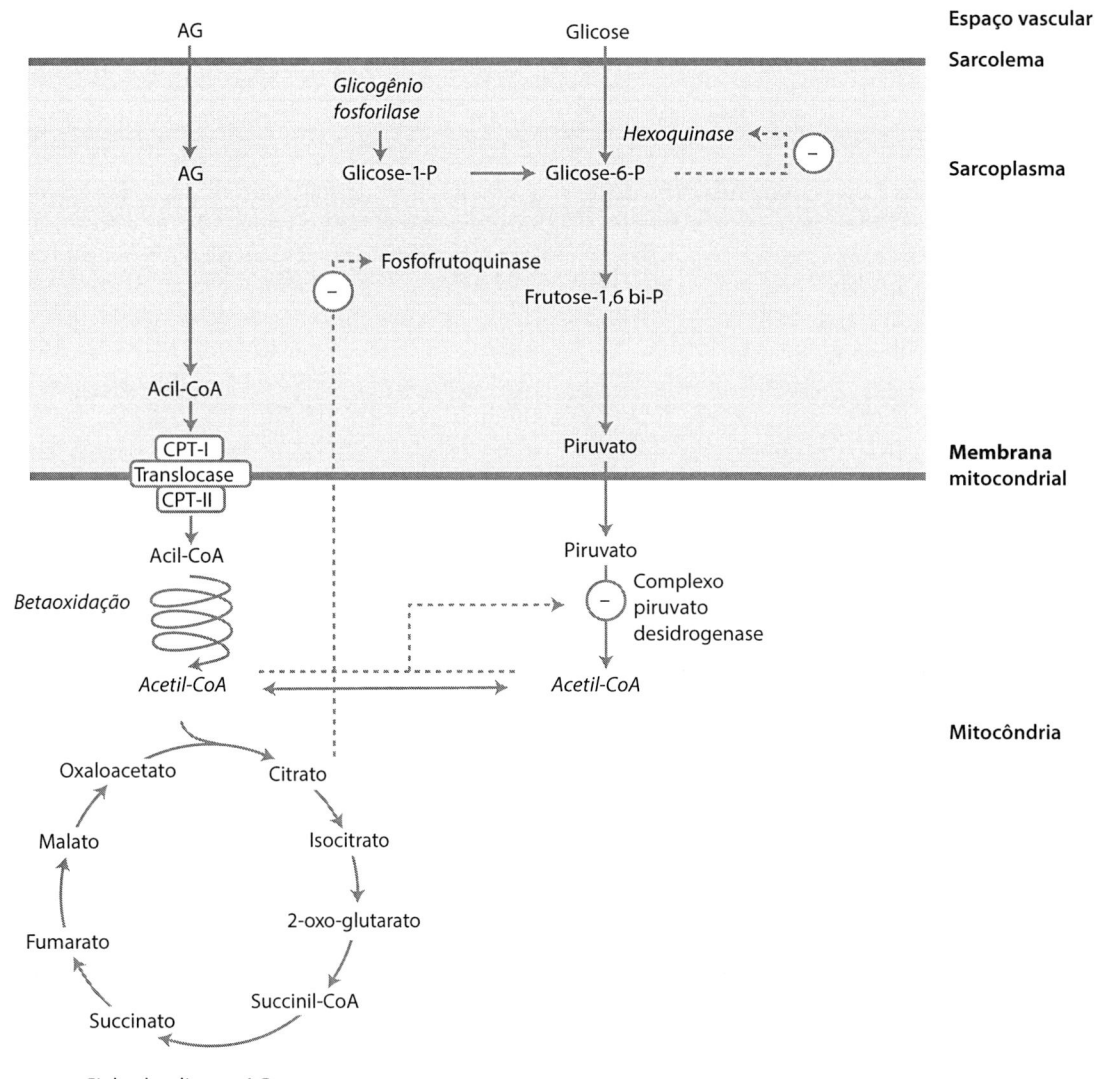

FIGURA 7.14   Ciclo da glicose-AG.
Reproduzida com permissão de A.E. Jeukendrup, "Regulation of Metabolism in Skeletal Muscle", *New York Academy of Sciences* 967 (2002): 217-235.

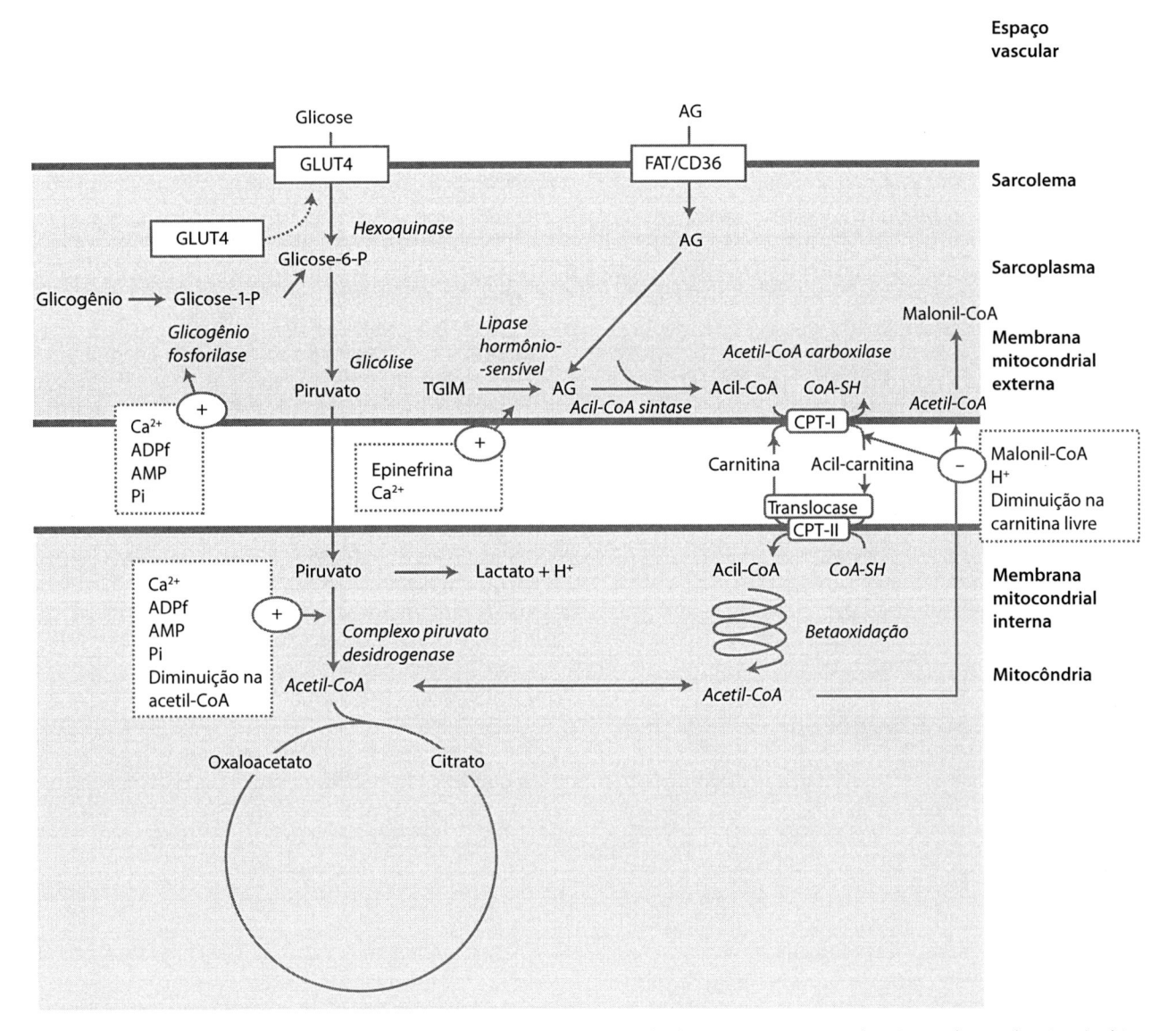

FIGURA 7.15 Ciclo de glicose-AG revertido. Um aumento na glicólise pode diminuir o transporte de AG para dentro da mitocôndria.
CPT-I: carnitina palmitoil transferase-I; CPT-II: carnitina palmitoil transferase-II; ADPf: ADP livre.
Reproduzida com permissão de A.E. Jeukendrup, "Regulation of Metabolism in Skeletal Muscle", *New York Academy of Sciences* 967 (2002): 217-235.

A regulação do metabolismo de gordura envolve o transporte de AG para dentro da mitocôndria, que é controlado principalmente pela atividade de CPT-I. A CPT-I é regulada por vários fatores, incluindo a concentração de malonil-CoA (precursor da síntese de AG). A alta taxa de glicogenólise durante o exercício de alta intensidade aumenta a quantidade de acetil-CoA na célula muscular, de modo que uma parte dessa acetil-CoA é convertida a malonil-CoA pela enzima acetil-CoA carboxilase (ACC). A malonil-CoA inibe a CPT-I e, assim, pode diminuir o transporte de AG para dentro das mitocôndrias. Embora as evidências tenham sugerido que a malonil-CoA pode ser um importante regulador durante o repouso, estudos com seres humanos praticando exercício falharam em mostrar um papel importante para a malonil-CoA (Odland et al.,

1996, 1998). As reduções no pH intramuscular que podem ocorrer durante o exercício de alta intensidade também podem diminuir a CPT-I e, assim, o transporte de AG para dentro das mitocôndrias (Starritt et al., 2000).

Outra explicação é a de que a concentração reduzida de carnitina livre tem algum papel nesse processo. Quando a glicogenólise é acelerada, há acúmulo de acetil-CoA durante o exercício intenso, e uma parte dessa acetil-CoA se liga à carnitina. Como resultado, a concentração de carnitina livre diminui, de modo que menos carnitina permanece disponível para o transporte de AG para dentro das mitocôndrias (Greenhaff e Timmons, 1998a). Também foi proposto que a acetil-CoA piruvato-derivada compete com a acetil-CoA AG-derivada pela entrada no ciclo do TCA. Atualmente, considera-se que o fator mais importante na redução do metabolismo de gordura durante o exercício de alta intensidade são as altas taxas de glicólise que resultam em produção aumentada de acetil-CoA, reduzindo assim a disponibilidade de carnitina livre (Jeppesen e Kiens, 2012; Jordy e Kiens, 2014) e, desse modo, limitando as quantidades de AG que podem entrar nas mitocôndrias.

A taxa de uso de carboidrato durante o exercício extenuante prolongado tem relação direta com as necessidades energéticas do músculo sendo trabalhado. Em contraste, o uso de gordura durante o exercício não é firmemente regulado. Nenhum mecanismo estabelece uma correspondência direta entre o metabolismo do AG e o gasto energético. A oxidação de gordura, portanto, é influenciada sobretudo pela disponibilidade de gordura e pela taxa de uso de carboidrato. A importância de cada um desses fatores pode depender da situação. Por exemplo, o uso de carboidrato pode ser um fator mais importante durante o exercício, enquanto a disponibilidade de AG pode ser mais relevante no repouso. A regulação do metabolismo de carboidrato e gordura durante o exercício é discutida de forma mais detalhada em alguns artigos de revisão (Jeppesen e Kiens, 2012; Jeukendrup, 2002; Jordy e Kiens, 2014; van Hall, 2015).

Suplementação com gordura e exercício

Foram estudados os efeitos da ingestão de gordura antes ou durante o exercício como método para aumentar a disponibilidade de AG e a oxidação de gordura, para assim diminuir a quebra de glicogênio muscular. Os estudos iniciais enfocaram as refeições gordurosas que consistiam principalmente em triacilgliceróis de cadeia longa (TGCL); estudos posteriores também enfocaram combustíveis lipídicos alternativos como os triacilgliceróis de cadeia média (TGCM).

Triacilgliceróis de cadeia longa

As gorduras nutricionais incluem os triacilgliceróis (que contêm principalmente AG C16 e C18), fosfolipídios e colesterol; destes, apenas os triacilgliceróis podem contribuir em alguma extensão para o fornecimento de energia durante o exercício. Em contraste com os carboidratos, as gorduras nutricionais atingem a circulação devagar, por serem potentes inibidores do esvaziamento gástrico. Além disso, a digestão e a absorção de gordura também são processos lentos, em comparação com a digestão e absorção de carboidrato.

Os sais biliares, que são produzidos pelo fígado, e a lipase, secretada pelo pâncreas, são necessários para a lipólise dos TGCL em um glicerol e três AGCL ou monoacilglicerol e dois AG. Os AG se difundem para dentro das células da mucosa intestinal e são reesterificados no citoplasma para formar TGCL. Esses TGCL são encapsulados por uma cobertura de proteínas, de modo que o complexo TGCL-proteína resultante é chamado quilomícron, que é muito mais hidrossolúvel do que os TGCL isolados. Esses quilomícrons são então liberados no sistema linfático que, por fim, drena na circulação sistêmica. Os TGCL exógenos entram na circulação sistêmica de forma muito mais lenta do que os carboidratos, uma vez que estes são absorvidos como glicose (ou, em menor grau, como frutose ou galactose) e entram diretamente na circulação principal através da veia porta. Os AG dietéticos de cadeia longa tipicamente entram na circulação sanguínea em 3-4 horas após a ingestão.

O fato dos TGCL entrarem na circulação nos quilomícrons também é importante. De modo geral, acredita-se que a taxa de quebra de triacilgliceróis quilomícron-ligados pelo músculo seja relativamente baixa. O papel primário desses triacilgliceróis nos quilomícrons pode ser a reposição das reservas de TGIM após o exercício (Oscai, Essig e Palmer, 1990). Portanto, a ingestão de gordura durante o exercício deve ser evitada. Muitas das chamadas barras energéticas contêm quantidades relativamente grandes de gordura, daí a necessidade de verificar os rótulos dos alimentos ao escolher uma barra energética.

Triacilgliceróis de cadeia média

Os TGCM contêm AG com comprimentos de cadeia de C8 ou C10. Os TGCM normalmente estão presentes na dieta em quantidades mínimas e suas fontes naturais são escassas; por isso, os TGCM são consumidos com frequência na forma de suplementos. Os TGCM são comercializados na forma de suplemento para reposição da gordura normal, por não serem armazenados no corpo e, assim, poderem ajudar os atletas a perder gordura corporal. Os suplementos de TGCM são populares entre fisiculturistas e têm sido usados como uma fonte de combustível alternativa durante o exercício (ver Cap. 11).

Corpos cetônicos

Os corpos cetônicos beta-hidroxibutirato e acetoacetato são produzidos no corpo como resíduos do metabolismo de gorduras, são substratos efetivos para o músculo e são rapidamente oxidados. Foram amplamente observados como combustível para o cérebro em situações de inanição e, como tal, não receberam atenção significativa. Isso mudou recentemente, com a promoção dos suplementos cetônicos aliada à crescente popularidade das dietas cetônicas. A suplementação de corpos cetônicos será discutida adiante, neste mesmo capítulo, e também no Capítulo 11.

Óleo de peixe

O óleo de peixe é fonte natural de AG ômega-3 de cadeia longa e contém DHA e EPA. Diz-se que o óleo de peixe melhora as características e a função da membrana quando mais AG ômega-3 são incorporados à bicamada lipídica da membrana (ver Cap. 11).

Efeitos da dieta sobre o metabolismo da gordura e o desempenho

Outra estratégia usada para aumentar a oxidação de gordura e diminuir a dependência das reservas de carboidrato envolve manipulações em longo prazo da dieta, com duração de dias ou semanas. Entre esses métodos, estão o **jejum** e as dietas ricas em gordura e pobres em carboidrato.

Jejum

O jejum foi proposto como uma forma de aumentar o uso de gorduras, poupar o glicogênio muscular e melhorar o desempenho no exercício. Em ratos, o jejum de curta duração aumenta as concentrações plasmáticas de epinefrina e norepinefrina, estimula a lipólise e aumenta a concentração de AG no plasma circulante. Esses efeitos aumentam a oxidação de gordura e poupam glicogênio muscular, o que leva a um tempo de corrida até a exaustão similar (Koubi et al., 1991) ou até maior em ratos (Dohm et al., 1983). Em seres humanos, o jejum também resulta em concentração aumentada de catecolaminas circulantes, lipólise aumentada e concentração plasmática aumentada de AG (Dohm et al., 1986), bem como em diminuição da renovação de glicose (Knapik et al., 1988). As concentrações de glicogênio muscular, por outro lado, não são afetadas pelo jejum por 24 horas, na ausência de exercício extenuante (Knapik et al., 1988; Loy et al., 1986). Apesar dos relatos de que o jejum não produz efeito sobre a capacidade de resistência a baixas intensidades de exercício (45% do $\dot{V}O_{2máx}$), quedas no desempenho foram observadas a intensidades de exercício entre 50 e 100% do $\dot{V}O_{2máx}$. O desempenho diminuído observado não foi revertido com a ingestão de carboidrato durante o exercício (Riley et al., 1988).

Alguns pesquisadores argumentaram que os efeitos observados na maioria desses estudos foram devidos, nas situações de controle, ao fato de a última refeição ter sido fornecida com antecedência de 3 horas em relação ao exercício de exaustão. Assim, os efeitos são resultantes da melhora na capacidade de resistência após a alimentação e não do desempenho diminuído após o jejum. Entretanto, os estudos que compararam um jejum prolongado (> 24 horas) a um jejum de 12 horas também relataram desempenho diminuído (Knapik et al., 1988; Maughan e Gleeson, 1988; Zinker, Britz e Brooks, 1990), portanto a conclusão de que o jejum diminui a capacidade de resistência parece ser justificada. O mecanismo ainda é desconhecido, embora certamente as reservas de glicogênio hepáticas sofram depleção substancial após um jejum de 24 horas. Sendo assim, é possível que a euglicemia tam-

bém não seja mantida durante o exercício. Em adição, é possível observar certo grau de acidose metabólica após o jejum prolongado. Quando as reservas hepáticas de glicogênio são exauridas (p. ex., após 12-24 horas de jejum total), o fígado produz corpos cetônicos (acetoacetato, beta-hidroxibutirato e acetona) para fornecer um substrato energético para os tecidos periféricos. Esses cetoácidos diminuem o pH do sangue, embora a acidose em geral seja apenas branda.

Dieta rica em gordura de curta duração

Christensen e Hansen (1939) mostraram que a exposição de curta duração a uma dieta rica em gordura resultou em comprometimento da resistência à fadiga. Nesse contexto, a "curta duração" significa dias e não semanas (muitos estudos adotaram períodos de intervenção dietética de 1-3 dias). Após o redesenvolvimento das técnicas de biópsia de músculo, foi demonstrado que a dieta pobre em carboidratos resultava em níveis diminuídos de glicogênio muscular e isso foi o principal fator causador da falta de resistência à fadiga durante o exercício prolongado (Bergstrom e Hultman, 1967b; Hultman, 1967). As concentrações plasmáticas de AG aumentam em repouso e aumentam de forma ainda mais rápida quando uma dieta pobre em carboidratos é consumida (Conlee et al., 1990; Martin, Robinson e Robertshaw, 1978; Maughan et al., 1978). Essas alterações nas concentrações plasmáticas de AG são atribuídas a alterações na taxa de lipólise. Após o consumo de uma dieta pobre em carboidratos, as concentrações plasmáticas de AG e de glicerol aumentam.

Jansson e Kaijser (1982) relataram que a captação de AG pelo músculo durante a prática de ciclismo por 25 minutos a 65% do $\dot{V}O_{2máx}$ foi 82% maior nos indivíduos que haviam recebido uma dieta pobre em carboidratos (5%) por cinco dias, em comparação aos indivíduos que receberam uma dieta rica em carboidratos (75%) por cinco dias. Os AG plasmáticos contribuíram, respectivamente, com 24% e 14% para o gasto energético. Concentrações aumentadas de AG no sangue após um período de restrição de carboidrato levaram a uma cetogênese aumentada, com elevados níveis plasmáticos de beta-hidroxibutirato e acetoacetato. Após alguns dias de alimentação rica em gordura, a produção de corpos cetônicos aumenta cinco vezes (Fery e Balasse, 1983), enquanto a concentração arterial de corpos cetônicos pode aumentar 10-20 vezes (Fery e Balasse, 1983). Durante a primeira fase de exercícios leves a moderados, as concentrações de corpos cetônicos em geral declinam e voltam a aumentar após 30-90 minutos (Fery e Balasse, 1983; Knapik et al., 1988; Zinker, Britz e Brooks, 1990). Contudo, as concentrações plasmáticas observadas sob tais condições continuam sendo mais altas após uma dieta rica em gorduras, em comparação àquelas associadas a uma dieta pobre em gorduras. As dietas carboidrato-restritas também podem levar à quebra aumentada de TGIM. Um significativo conjunto de evidências mostra que dietas de curta duração ricas em gordura e pobres em carboidrato acabam resultando em comprometimento do desempenho ou da capacidade de resistência, o que se deve principalmente à diminuição das reservas de glicogênio no músculo e no fígado, à recuperação precária e às elevações nas avalições de esforço percebido.

Dieta rica em gordura de longa duração

As intervenções dietéticas de longa duração (semanas, em vez de dias) são consideradas promotoras de adaptações que restauram a tolerância ao exercício. Foi sugerido que uma alteração de 3-4 dias na composição da dieta é tempo insuficiente para que haja indução de uma resposta adaptativa a uma dieta modificada. Uma dieta rica em gordura durante um período prolongado, todavia, pode resultar em uso diminuído de carboidratos e contribuição aumentada de gordura para o metabolismo energético. Em ratos, a adaptação a uma dieta rica em gordura leva a melhoras consideráveis na capacidade de resistência (Miller, Bryce e Conlee, 1984; Simi et al., 1991) (ver Fig. 7.16). Essas adaptações podem ser atribuídas ao número aumentado de enzimas oxidantes e à degradação diminuída do glicogênio hepático durante o exercício (Simi et al., 1991). Os resultados sugerem que, após a adaptação a uma dieta rica em gordura, há aumento na capacidade de oxidar AG, em vez de carboidratos, graças a uma adaptação das enzimas oxidantes na célula muscular. Essas adaptações são muito parecidas com as adaptações que ocorrem após o treino de resistência.

Um dos primeiros estudos a investigar os efeitos de dietas ricas em gordura de longa duração em seres humanos foi conduzido por Phinney et al. (1980). Esses pesquisadores investigaram o desempenho no exercício de indivíduos obesos que seguiram uma dieta rica em gordura (uma dieta cetogênica, em que 90% da ingestão calórica

era proveniente de gorduras) por seis semanas. Antes e após a dieta, os indivíduos se exercitavam a 75% do $\dot{V}O_{2máx}$ até a exaustão. Os indivíduos foram capazes de se exercitar pelo mesmo período de tempo, seja com a dieta rica em gordura, seja com a dieta normal; entretanto, após o consumo da dieta rica em gordura, esta tornou-se o substrato principal. Os resultados desse estudo, porém, podem ter sido influenciados pelo fato de esses indivíduos não estarem em equilíbrio energético e terem perdido 11 kg de massa corporal. Assim, embora nenhuma diferença significativa tenha sido observada em termos de $\dot{V}O_{2máx}$ absoluta antes e após o período da dieta, diferenças consideráveis foram evidentes na intensidade relativa de exercício.

A melhora observada no desempenho pode ter sido um resultado falso, em vez de um efeito positivo do período de adaptação. Portanto, Phinney et al. (Phinney, Bistrian, Evans et al., 1983; Phinney, Bistrian, Wolfe e Blackburn, 1983) conduziram um estudo de seguimento em que indivíduos treinados foram estudados antes e após consumirem uma dieta rica em gorduras por quatro semanas (< 20 g de carboidratos/dia). A dieta reduziu em 50% a concentração de glicogênio muscular pré-exercício, mas não houve diferença no tempo médio até a exaustão a 62-64% do $\dot{V}O_{2máx}$ antes e após a dieta. Os resultados são difíceis de interpretar, todavia, por causa da ampla variabilidade dos tempos até a exaustão para cada indivíduo. Um dos participantes se exercitou por um tempo 57% maior, enquanto outros não apresentaram melhora ou até mesmo apresentaram diminuição do tempo até a exaustão. Além disso, a intensidade do exercício era relativamente baixa e a dependência de carboidrato dos indivíduos durante o exercício a 62-64% do $\dot{V}O_{2máx}$ foi baixa. Nessa situação, as reservas diminuídas de carboidrato podem não ser limitantes. A intensidades de exercício maiores, é possível que o desempenho tenha sido comprometido. Mesmo assim, é notável que o desempenho não tenha declinado em todos os indivíduos, ainda que os níveis de glicogênio muscular medidos antes do exercício tenham sofrido uma diminuição de quase 50% e a oxidação de gorduras durante o exercício tenha aumentado de modo acentuado. Essas observações foram atribuídas a adaptações enzimáticas (incluindo um aumento de 44% na atividade de carnitina-palmitoil transferase e uma diminuição de 46% na atividade de hexoquinase) (Phinney, Bistrian, Evans et al., 1983). Em estudos subsequentes, observou-se a manutenção ou melhora do desempenho a intensidades de exercício relativamente baixas (60-65% do $\dot{V}O_{2máx}$), que são bem menores do que as intensidades observadas durante uma competição. Não está claro como esses resultados se traduzem em aplicações práticas no treino e na competição para a maioria dos atletas.

A ingestão de grandes quantidades de gordura foi associada ao desenvolvimento de obesidade e doença cardiovascular, mas não é sabido se essa associação é válida para atletas. Alguns estudos descreveram os efeitos de

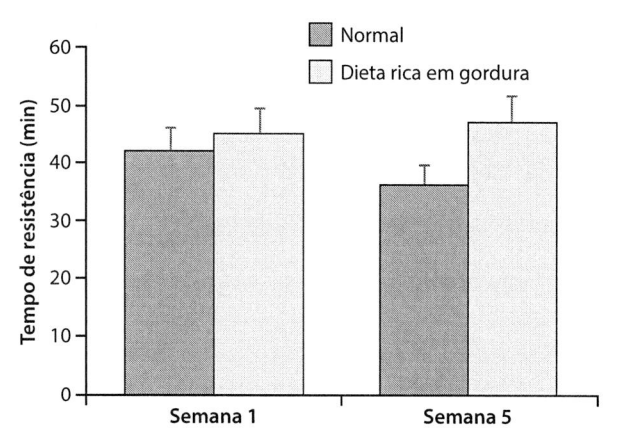

FIGURA 7.16 Desempenho na corrida com dietas ricas em gordura em ratos.
Dados de Miller, Bryce e Conlee (1984).

dietas ricas em gordura sobre fatores de risco cardiovascular em atletas que treinam de modo regular. Pendergast et al. (1996) relataram ausência de alterações nos níveis plasmáticos de LDL, HDL e colesterol total em corredores de ambos os sexos que consumiram dietas contendo 17-40% de gordura. Embora os riscos de obesidade e doença cardiovascular aumentem com o consumo de dietas ricas em gordura em indivíduos sedentários, o exercício regular ou o treino de resistência parece atenuar esses riscos (Sarna e Kaprio, 1994). A exposição a dietas ricas em gordura também foi associada à resistência à insulina, tradicionalmente ligada a um efeito dos *pools* de TGIM sobre a captação de glicose (Pan et al., 1997). Entretanto, essa observação foi realizada em indivíduos obesos, de modo que não se pode extrapolá-la para atletas, especialmente porque os atletas parecem ter reservas maiores de TGIM e sensibilidade aumentada à insulina.

Embora as dietas crônicas ricas em gordura induzam adaptações enzimáticas persistentes no músculo esquelético, o que favorece a oxidação de gordura, os efeitos sobre o desempenho podem não ser visíveis, porque os níveis de glicogênio muscular são abaixo do ideal. Um período de adaptação a uma dieta rica em gordura seguido de grande ingestão de carboidrato, teoricamente, pode induzir as adaptações enzimáticas no músculo e, ao mesmo tempo, otimizar as reservas de glicogênio pré-exercício. Se os níveis altos de glicogênio forem acompanhados de uma taxa discretamente menor de glicogenólise, espera-se que ocorra melhora na capacidade de exercício. Em ratos, após 3-8 semanas de adaptação a uma dieta rica em gordura (0-25% de carboidrato) seguida de três dias de alimentação com carboidratos (70% de carboidrato), o glicogênio no músculo e no fígado foi restaurado a níveis extremamente altos.

Em seres humanos, Helge, Wulff e Kiens (1998) estudaram indivíduos treinados que, após sete semanas de adaptação a uma dieta rica em gorduras (62% de gordura, 21% de carboidrato), mudaram para uma dieta rica em carboidrato (66% de carboidrato, 20% de gordura) por uma semana (ver Fig. 7.17). Um grupo de controle seguiu uma dieta rica em carboidrato por oito semanas. Embora os tempos de exercício até a exaustão tenham aumentado a partir da semana 7 até a semana 8 entre os indivíduos que receberam dieta rica em gordura seguida de dieta rica em carboidrato, o desempenho desses indivíduos foi inferior aos que receberam dieta rica em carboidrato por oito semanas. Como a troca para uma dieta rica em carboidrato após sete semanas de dieta rica em gordura não reverteu os efeitos negativos, os autores concluíram que os efeitos negativos da dieta rica em gorduras de sete semanas sobre o desempenho não foram causados pela falta de carboidrato como combustível e sim por adaptações abaixo do ideal ao treino (i. e., as melhoras na capacidade de resistência foram menores, em comparação com o observado no grupo que consumiu a dieta rica em carboidratos).

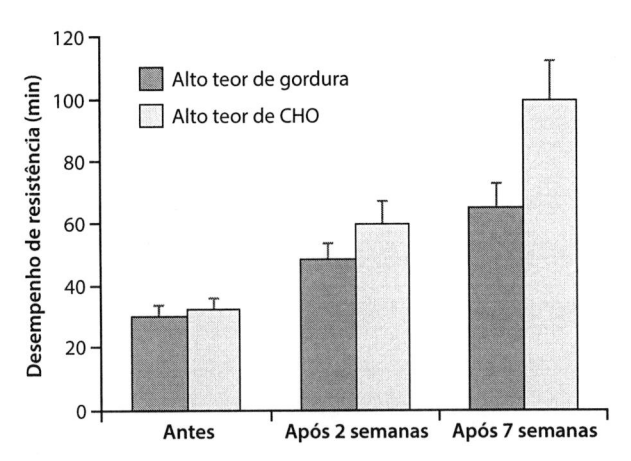

FIGURA 7.17 Dietas ricas em gordura e melhorias no desempenho durante o treino em seres humanos.
Dados de Helge, Wulff e Kiens (1998).

Em outro estudo conduzido por Burke et al. (1999), ciclistas treinados receberam uma dieta rica em gorduras durante um período relativamente curto (5 dias), seguida de uma carga de carboidrato no dia 6. No dia 7, a oxidação de substrato durante o exercício foi medida, e uma competição para avaliação do desempenho foi realizada. Nenhuma melhora significativa no desempenho foi observada. Os potenciais benefícios de um período de adaptação a uma dieta rica em gordura seguida de um período de carga de carboidrato são indefinidos. Um período de adaptação à gordura além de quatro semanas pode diminuir o desempenho no exercício e isto não pode ser revertido por uma semana de dieta rica em carboidrato.

Apesar da atraente hipótese de que o consumo crônico de dietas ricas em gordura pode aumentar a capacidade de oxidação de gorduras e melhorar o desempenho no exercício durante a competição, poucas evidências indicam que isso seja verdadeiro. Os estudos disponíveis sugerem um efeito positivo sobre o desempenho, contudo foram conduzidos a intensidades de exercício menores do que as intensidades típicas durante as competições, e com indivíduos relativamente não treinados. Pouquíssimos estudos investigaram os efeitos de dietas ricas em gordura sobre praticantes de alto nível.

Em um estudo envolvendo praticantes de marcha atlética, Burke et al. (2017) compararam três intervenções dietéticas diferentes com duração de três semanas. Um grupo recebeu uma dieta tradicional com alto teor de carboidratos; o segundo grupo recebeu uma dieta isoenergética envolvendo nutrição periódica com ingestão de carboidrato para alternar entre alta e baixa disponibilidade de carboidrato; e o terceiro grupo recebeu uma dieta isoenergética, muito pobre em carboidrato e rica em gordura (LCHF, do inglês *low-carbohydrate, high-fat*) que fornecia menos de 50 g de carboidrato por dia. Os indivíduos treinaram ao longo de três semanas e seu desempenho foi medido no início e no fim desse período. Não houve diferenças entre os grupos de dieta rica em carboidrato e nutrição periódica, mas o grupo de LCHF apresentou um desempenho significativamente pior durante uma competição de marcha atlética de 10 km, em comparação com os demais grupos (Fig. 7.18). Os pesquisadores também relataram maior oxidação de gorduras e menor economia de exercício (uso aumentado de oxigênio na mesma intensidade) com a dieta LCHF.

Muitas vezes, aumentos na oxidação de gordura são vistos como uma adaptação positiva, e às vezes são interpretados como sinônimo de melhoras no desempenho. Entretanto, aumentos na oxidação de gordura também podem ser resultantes da depleção das reservas de carboidrato ou de uma incapacidade de usar carboidrato (p. ex., na doença de McArdle, em que há deficiência da glicogênio fosforilase muscular). Nesses casos, a oxidação melhorada da gordura está ligada a uma queda do desempenho. Stellingwerff et al. (2006) constataram que uma das adaptações a vários dias de dieta rica em gordura era uma redução na ativação da piruvato desidrogenase. Esse achado poderia indicar que o aumento na oxidação de gordura é causado ao menos parcialmente por uma redução na habilidade de oxidar carboidrato, uma vez que a piruvato desidrogenase é uma enzima-chave no metabolismo do carboidrato e catalisa a conversão de piruvato em acetil-CoA na mitocôndria, além de controlar a entrada de substrato no ciclo do TCA.

Estudos bem controlados adicionais se fazem necessários para esclarecer a importância do efeito do conteúdo de carboidratos e gorduras na dieta sobre o desempenho atlético. Na ausência de evidências de um benefício e ante a falta de informação sobre os possíveis efeitos negativos de dietas ricas em gordura para os atletas, é preciso ter cautela ao recomendar uma dieta com alto teor de gordura para atletas.

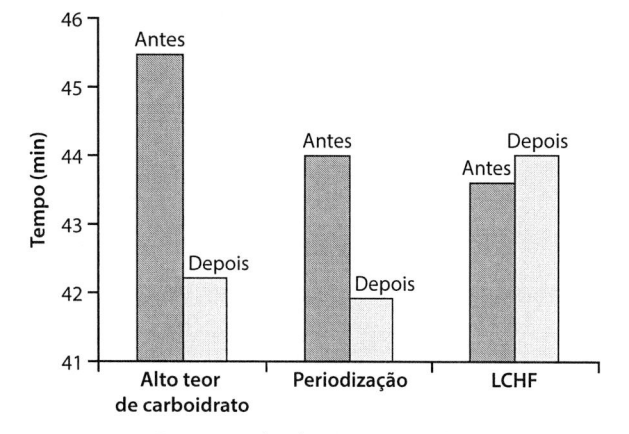

FIGURA 7.18 Desempenho de praticantes de marcha atlética com dieta rica em gordura ou rica em carboidrato.
Reproduzida com permissão de www.mysportscience.com; dados de Burke et al. (2007).

A dieta cetogênica

A dieta cetogênica é uma forma extrema de dieta rica em gordura. Os carboidratos são rigorosamente restritos a uma única ingestão de menos de 20 g/dia. A rigorosa restrição de carboidrato privará o cérebro de glicose e, após alguns dias, a cetogênese produzirá corpos cetônicos como uma fonte alternativa de energia para o cérebro. Alguns argumentaram que esses corpos cetônicos são um substrato eficiente para o músculo, e que também podem servir de moléculas sinalizadoras promotoras de adaptação. Embora seja uma teoria atraente, carece de evidências. Até hoje, o único estudo que investigou uma dieta verdadeiramente cetogênica em atletas submetidos ao treino de resistência foi o estudo conduzido por Phinney, Bistrian, Evans et al. (1983). O estudo, que incluiu apenas cinco indivíduos, falhou em demonstrar benefícios para o desempenho e levantou várias questões relacionadas com metodologia e interpretação. Observou-se uma alteração no uso de substrato que favorecia o metabolismo de gordura, porém isso não resultou em melhora no desempenho. Um estudo conduzido por Volek et al. (2016) por vezes é citado como evidência de que uma dieta cetogênica é eficiente para atletas. Nesse estudo transversal, dois grupos de atletas treinados foram comparados: um que costumava seguir uma dieta cetogênica autosselecionada e outro que seguia uma dieta rica em carboidrato autosselecionada. Como já era esperado, o grupo que consumiu mais gordura e menos carboidrato apresentou taxas maiores de oxidação de gordura durante o exercício. Esse estudo fornece pouca informação nova e nenhum indício acerca dos efeitos sobre o desempenho.

A dieta cetogênica recusa os resultados de estudos que sugerem efeitos negativos com base em dois argumentos primários: (1) os estudos não foram suficientemente longos para permitir a ocorrência de cetoadaptação; e (2) a restrição de carboidrato não foi rigorosa o bastante. Embora o segundo argumento possa ser válido em certos casos, o primeiro argumento é problemático porque a cetoadaptação jamais é definida e as adaptações são nitidamente mensuráveis, até mesmo após alguns dias. Se o significado real de cetoadaptação não for entendido, nunca será possível comprovar ou refutar a ideia. Sem evidência de melhoras no desempenho e sem evidência de outros efeitos benéficos, é difícil enxergar por que os atletas adotariam uma dieta cetogênica que é altamente perturbadora para o processo de treino no curto prazo. Existe uma necessidade real de estudos mais prolongados e de uma definição mais clara de cetoadaptação.

Os corpos cetônicos são outra forma de administrar energia em gordura, podendo ser ingeridos como sais de cetona ou cetoésteres. A maioria dos suplementos cetônicos contém sais de cetona, que têm a seguinte desvantagem principal: quando grandes quantidades de sais de cetona são ingeridas, quantidades significativas de sódio ou potássio (ou outros eletrólitos) também são ingeridas, o que pode causar sofrimento GI. Assim, monoésteres de cetona como o (R)-3-hidroxibutil (R)-3-hidroxibutirato foram desenvolvidos como uma fonte oral de cetonas para aumentar a quantidade de cetonas que pode ser fornecida sem acréscimo de grandes quantidades de sal (Cox et al., 2016). Esses ésteres são caros. Embora estudos emergentes tenham sugerido que os cetoésteres aumentam a oxidação de gordura e intensificam o desempenho em ratos (Murray et al., 2016), além de efeitos benéficos sobre o desempenho em ciclistas, mais estudos (em especial com seres humanos) se fazem necessários para permitir que tais práticas sejam recomendadas aos atletas. A maioria dos suplementos existentes no mercado, comercializados como "cetonas", contém quantidades muito pequenas de sais de cetona, que não produzem efeitos fisiológicos. Evidências relacionadas ao uso de cetoésteres exógenos são discutidas no Capítulo 11.

Dietas ricas em gordura e saúde

Os atletas provavelmente não precisam ser alertados contra as dietas ricas em gordura, se estiverem em equilíbrio energético e não exagerarem na alimentação. O mesmo se aplica às dietas ricas em carboidrato. Alguns estudos investigaram a influência das dietas ricas em gordura sobre fatores de risco para doença cardiovascular em atletas bem treinados. Pendergast et al. (1996) relataram ausência de efeito do conteúdo de gordura da dieta na faixa de 17-40% da ingestão calórica total sobre os níveis circulantes de HDL, LDL e colesterol total em corredores de resistência. Embora as dietas ricas em gordura comprovadamente aumentem o risco de obesidade e doença cardiovascular em pessoas sedentárias, o engajamento no treino regular com exercícios de resistência parece diminuir acentuadamente esses riscos. Os humanos desenvolveram uma gama de dietas com alto teor de carboidrato e de gordura, e prosperaram com ambas; tinham de comer qualquer coisa que estivesse disponível, de acordo com o local e a estação do ano. O problema com as dietas modernas não é a composição de macronutrientes e sim as ingestões exageradas que levam a um equilíbrio energético positivo e ao ganho de peso. Trata-se de um problema complexo que surgiu pelo fato de a sociedade estar engendrada na minimização da atividade física e na máxima facilitação do acesso aos alimentos. É mais fácil comer de forma exagerada e ser pouco ativo. Os atletas que treinam e não comem excessivamente podem se manter saudáveis com dietas ricas em carboidrato ou em gordura, mas as evidências parecem indicar que o desempenho pode sofrer com dietas contendo menos carboidrato.

Suplementos que aumentam a oxidação de gordura

Vários suplementos nutricionais alegam intensificar a oxidação de gorduras, aumentar a perda de gorduras e a massa magra corporal, bem como promover a perda de peso. Os suplementos a seguir foram associados à oxidação de gorduras:

DIETAS POBRES EM CARBOIDRATO E RICAS EM GORDURA (LCHF)

As dietas ricas em gordura, dietas LCHF e dietas cetogênicas são muito populares. Essas dietas substituíram a dieta Atkins, a dieta de South Beach e outras dietas com baixo teor de carboidrato da moda. As mensagens relacionadas com seu uso para perda de peso ou melhora do desempenho no exercício costumam ser confusas por dois motivos. Primeiro, nem sempre é claro o significado de "dieta rica em gordura". Não há uma definição uniforme (mesmo na literatura científica). Isso às vezes é definido como 60% de gordura (i. e., a gordura fornece 60% da ingestão calórica dietética total), 80% de gordura, menos de 5% de carboidrato, menos de 20 g de carboidrato e assim por diante. Se um participante da Tour de France ingerir uma dieta com 60% de gordura (que seria classificada como uma dieta rica em gordura) no dia de uma fase de montanha de longa duração, ainda poderá ter uma dieta rica em carboidrato (> 8 g de carboidrato/kg) devido à sua alta ingestão calórica total diária. Então, a dieta desse corredor seria classificada como uma dieta rica em carboidrato ou rica em gordura? Uma dieta LCHF (cujo conteúdo de carboidrato em geral varia entre 50 e 400 g/dia) tende a produzir efeitos diferentes daqueles produzidos por uma dieta que restrinja a ingestão de carboidrato a menos de 20 g/dia. Uma clara definição do termo *dieta rica em gordura* é essencial para discussões significativas sobre o tópico. Como o condutor predominante do metabolismo é o carboidrato e não a gordura, é importante expressar as dietas de acordo com seu conteúdo de carboidrato (i. e., percentual da ingestão calórica total e, o mais importante, em gramas por dia ou gramas por quilograma de peso corporal ao dia).

Em segundo lugar, as pessoas envolvidas nas discussões e os motivos que as levam a seguir um tipo particular de dieta nem sempre são comparáveis. Não se pode usar dados de uma população sedentária com obesidade e resistência à insulina para prever o que acontecerá com o desempenho em atletas de elite. Trata-se de discussões distintamente diferentes. Uma discussão sobre perda de peso é diferente de uma discussão sobre desempenho. Um atleta de elite é diferente de um paciente diabético. As discussões precisam ser claramente separadas, e os argumentos usados não devem confundir os diferentes aspectos. O contexto da discussão sempre deve ser claro e focado.

- Cafeína.
- Piruvato.
- Carnitina.
- Vanádio (sulfato de vanadil).
- Cromo.
- Yohimbine.
- Di-hidroxiacetona.
- Chá-verde ou extratos de chá-verde.
- EGCG (galato de epigalocatequina).
- Fucoxantina.

A cafeína é considerada estimulante da lipólise e da mobilização de AG. Acredita-se que a carnitina transporta AG para dentro da mitocôndria. O piruvato e a di-hidroxiacetona frequentemente são comercializados como suplementos para aumentar a oxidação de gordura. De modo similar, alega-se que os oligoelementos cromo e vanádio promovem oxidação de gordura e perda de peso. (Ver outros suplementos e detalhes adicionais no Cap. 11.)

Pontos-chave

- Contrastando com as reservas de carboidrato, as reservas de gordura em seres humanos são amplas e consideradas praticamente ilimitadas. As reservas de gordura estão localizadas principalmente no tecido adiposo, mas também existem quantidades significativas na forma de TGIM.
- As etapas que potencialmente poderiam limitar a oxidação de gordura são a lipólise, a remoção de AG da célula de gordura, o transporte de gordura pela circulação sanguínea, o transporte de AG para dentro da célula muscular, o transporte de AG para dentro da mitocôndria, ou a oxidação de AG na via da betaoxidação e no ciclo do TCA.
- A maioria dos AG são estocados na forma de triacilgliceróis no tecido adiposo subcutâneo, e os AG são liberados com glicerol após a quebra de triacilgliceróis (lipólise) pela enzima lipase hormônio-sensível.
- A maioria dos AG no sangue (> 99,9%) está ligada à albumina.
- Foram identificadas proteínas de transporte (FAT/CD36) que provavelmente são responsáveis pela maior parte do transporte de AG ao longo do sarcolema. Uma vez na célula muscular, os AG ligam-se às proteínas ligantes de AG.
- No músculo, os AG são armazenados como TGIM, os quais podem fornecer combustível importante durante o exercício.
- A enzima CPT-I tem papel decisivo no transporte de AG para dentro da mitocôndria.
- Carboidratos e gorduras sempre são oxidados como uma mistura, e a contribuição relativa desses dois substratos depende da intensidade e duração do exercício, do nível de condicionamento aeróbico, da dieta e da ingestão de carboidrato antes e durante o exercício.
- Em termos absolutos, a oxidação aumenta conforme a intensidade do exercício aumenta de níveis baixos para níveis moderados, embora a contribuição percentual da gordura na verdade possa cair. A intensidades de exercício maiores (> 75% do $\dot{V}O_{2máx}$), a oxidação de gordura é inibida, e as taxas relativa e absoluta de oxidação de gordura diminuem a valores insignificantes. Em indivíduos treinados, as taxas máximas de oxidação de gordura observadas vão de 62-63% do $\dot{V}O_{2máx}$.
- A dieta tem efeitos marcantes sobre a oxidação de gordura. Em geral, uma dieta com alto teor de carboidratos e baixo teor de gordura diminui a oxidação de gordura, enquanto uma dieta rica em gordura e pobre em carboidrato aumenta a oxidação de gordura.
- A alimentação com carboidrato antes do exercício diminui a oxidação de gordura ao reduzir a lipólise e a disponibilidade de AG no plasma, e ao inibir o transporte carnitina-dependente de AG para dentro da mitocôndria.
- A taxa de uso de carboidrato durante o exercício extenuante prolongado tem relação direta com as necessidades energéticas do músculo sendo trabalhado. Em contraste, o uso de gordura durante o exercício não é firmemente regulado. Não há nenhum mecanismo estabelecendo uma correspondência direta entre o metabolismo do AG e o gasto energético. A oxidação de gordura, portanto, é influenciada principalmente pela disponibilidade de gordura e pela taxa de uso de carboidrato.
- A ingestão de triacilgliceróis de cadeia longa durante o exercício é indesejada, porque eles retardam o esvaziamento gástrico, surgem apenas lentamente na circulação sistêmica e entram na circulação sistêmica em quilomícrons, os quais são considerados insignificantes como fonte de combustível durante o exercício.
- Os triacilgliceróis de cadeia média são rapidamente esvaziados do estômago, absorvidos e oxidados, porém a ingestão de grandes quantidades de TGCM resulta em sofrimento gastrintestinal. Quando ingeridos em quantidades menores, os TGCM aparentemente não produzem os efeitos positivos sobre o desempenho que em geral alegam.

- O jejum aumenta a disponibilidade de substratos lipídicos e resulta em oxidação aumentada de AG em repouso e durante o exercício. Como as reservas de glicogênio hepáticas não são mantidas, entretanto, há comprometimento da resistência à fadiga e do desempenho no exercício.
- Dietas ricas em gordura consumidas por 3-5 dias aumentam a disponibilidade de substratos lipídicos, mas reduzem o armazenamento de glicogênio. Como resultado, a oxidação de gordura aumenta durante o exercício, porém com comprometimento da resistência à fadiga e do desempenho no exercício.
- Embora a hipótese de que as dietas ricas em gordura crônicas podem aumentar a capacidade de oxidação de gordura e melhorar o desempenho no exercício durante as competições seja atraente, pouca evidência indica sua veracidade.

Leituras recomendadas

Hawley, J.A., F. Brouns, and A. Jeukendrup. 1998. Strategies to enhance fat utilization during exercise. *Sports Medicine* 26:241-257.

Jeukendrup, A.E. 1999. Dietary fat and physical performance. *Current Opinion in Clinical Nutrition Metabolic Care* 2:521-526.

Jeukendrup, A.E. 2002. Regulation of skeletal muscle fat metabolism. *Annals of the New York Academy of Science* 967:217-235.

Jeukendrup, A.E. 2003. Modulation of carbohydrate and fat utilization by diet, exercise and environment. *Biochemical Society Transactions* 31:270-273.

Jeukendrup, A.E., W.H.M. Saris, and A.J.M. Wagenmakers. 1998. Fat metabolism during exercise: A review. Part I: Fatty acid mobilization and muscle metabolism. *International Journal of Sports Medicine* 19:231-244.

Jeukendrup, A.E., W.H.M. Saris, and A.J.M. Wagenmakers. 1998. Fat metabolism during exercise: A review. Part II: Regulation of metabolism and the effects of training. *International Journal of Sports Medicine* 19:293-302.

Jeukendrup, A.E., W.H.M. Saris, and A.J.M. Wagenmakers. 1998. Fat metabolism during exercise: A review. Part III: Effects of nutritional interventions. *International Journal of Sports Medicine* 19:371-379.

Van der Vusse, G.J., and R.S. Reneman. 1996. Lipid metabolism in muscle. In *Handbook of physiology*, edited by L.B. Rowell and J.T. Shephard, section 12. New York: Oxford University Press.

8

Proteína e aminoácidos

Objetivos

Após estudar este capítulo, o leitor deve ser capaz de:

- Fornecer uma descrição geral de aminoácidos e nomear os aminoácidos mais abundantes.
- Fornecer uma descrição geral do metabolismo de proteínas e aminoácidos.
- Descrever os efeitos do treino sobre as proteínas corporais.
- Listar as técnicas disponíveis para estudar o metabolismo de proteínas, e discutir as vantagens e desvantagens dessas técnicas.
- Discutir a contribuição das proteínas para o gasto energético em repouso e durante o exercício.
- Discutir os efeitos do exercício, da alimentação e do *timing* (momento) e da composição das refeições sobre a síntese e quebra de proteínas.

- Descrever as recomendações de ingestão de proteína geralmente dadas a atletas de força e resistência.
- Discutir as estratégias para maximizar o potencial anabólico e a adaptação ao treino em relação ao exercício e à ingestão de proteínas.
- Discutir a necessidade de suplementação proteica em atletas.
- Descrever os potenciais perigos à saúde decorrentes de uma ingestão proteica excessiva.
- Discutir os efeitos da ingestão de aminoácidos isolados.

Existe uma longa discussão acerca de quanta proteína dietética é necessária para um desempenho atlético ideal. Como o músculo tem papel fundamental no desempenho do exercício e contém a maior proporção de proteína no corpo humano (cerca de 40%), essa controvérsia não causa espanto. As proteínas corporais estão em constante renovação, ou seja, são constantemente sintetizadas e degradadas para a manutenção de uma função ótima. As proteínas são renovadas a taxas diferentes que variam de minutos a dias. Apesar da massa de proteína no músculo, sua taxa de renovação proteica representa somente 25-35% da renovação proteica total no corpo. As proteínas musculares são renovadas de forma muito lenta, se comparadas, por exemplo, com as proteínas sanguíneas. As proteínas mais abundantes no músculo são as proteínas contráteis actina e miosina. Juntas, contribuem para cerca de 80-90% de todo o conteúdo de proteína muscular. Ambas as proteínas estruturais constituintes das miofibrilas e as proteínas que atuam como **enzimas** junto às células musculares são alteradas como uma forma de adaptação ao treino com exercício. De fato, a massa muscular, o conteúdo proteico do músculo e a constituição proteica do músculo são alterados em resposta ao treino (ver Cap. 12). O tipo de treino exerce influência

significativa sobre a renovação proteica e as respostas adaptativas. O treino de resistência tem pouco efeito sobre a massa muscular ou o conteúdo proteico total (embora o conteúdo proteico mitocondrial seja aumentado), mas tem o potencial de aumentar a massa muscular e o conteúdo proteico total, o que resulta em aumento da força, quando a ingestão de proteínas é adequada. Certas estratégias dietéticas, discutidas em detalhe neste capítulo, podem maximizar esse potencial anabólico.

Há um grande interesse pelo consumo de proteínas entre os atletas, tanto amadores como profissionais. Assim, o fato de a carne vermelha, que contém proteína de alta qualidade (alto valor biológico), ser uma fonte de proteínas popular entre os atletas (em especial os atletas de força) não é nenhuma surpresa. A preferência por carne vermelha provavelmente data dos tempos da Grécia Antiga, quando os atletas que se preparavam para os Jogos Olímpicos consumiam grandes quantidades de carne vermelha. Hoje, a **proteína do soro do leite (*whey*)**, derivada do leite, tornou-se um suplemento popular entre aqueles que desejam ganhar massa corporal magra (i. e., músculo esquelético). As explicações para isso são fornecidas neste capítulo.

Existe uma forte crença, especialmente entre os atletas de força, de que uma ampla ingestão proteica ou a ingestão de certas proteínas ou suplementos de aminoácidos aumenta a massa muscular e a força. Apesar da longa história de uso de proteínas no esporte, ainda se discute até mesmo se as necessidades proteicas são maiores para atletas. O metabolismo de proteínas e aminoácidos é complexo, visto que muitos órgãos e tecidos estão envolvidos. Portanto, não há uma opinião uniforme sobre o que deveria ser medido como ponto final. Por exemplo, a efetividade da ingestão de proteínas ou dos suplementos poderia ser avaliada medindo-se o desempenho, a massa muscular ou a força, ou poderia ser medida pelo **balanço do nitrogênio** (que é essencialmente o balanço proteico, porque o nitrogênio na dieta advém exclusivamente das proteínas) ao longo de vários dias ou ainda por métodos de curta duração, envolvendo a incorporação de aminoácidos marcados em proteínas musculares.

O uso de diferentes técnicas para estimar a renovação proteica pode fornecer resultados distintos. Assim, os princípios das técnicas e suas limitações precisam ser compreendidos. Este capítulo discute as várias técnicas disponíveis para investigar o metabolismo proteico. Por isso, uma breve visão geral do metabolismo de proteínas e aminoácidos é apresentada. Subsequentemente, são investigados o metabolismo proteico durante e após o exercício, bem como as necessidades proteicas dietéticas de atletas que praticam treinos de força e resistência. Por fim, são discutidos os efeitos da suplementação da dieta com vários aminoácidos individuais.

Aminoácidos

Ambos, músculo e leite, contêm todos os aminoácidos de ocorrência natural, por isso carnes vermelhas e laticínios são alimentos valiosos (ambos têm alto valor biológico, sendo que as fontes lácteas têm valores maiores). Os aminoácidos mais abundantes no músculo são os três **aminoácidos de cadeia ramificada (AACR) – leucina,** valina, isoleucina – que, juntos, representam 20% do total de aminoácidos encontrados na proteína muscular. Carnes vermelhas e laticínios têm alto conteúdo de AACR.

Transporte de aminoácidos

As concentrações de aminoácidos no músculo e no sangue diferem, o que sugere que a manutenção desses gradientes de concentração é importante. Como os gradientes de concentração de aminoácidos diferem, transportadores diferentes movimentam aminoácidos individuais ou grupos de aminoácidos ao longo das membranas. Os transportadores de aminoácidos são proteínas ligadas à membrana que reconhecem formas e propriedades químicas (p. ex., neutros, básicos, aniônicos) específicas de aminoácidos. Os transportadores são divididos em transportadores dependentes de sódio e transportadores independentes de sódio. Em geral, os transportadores sódio-dependentes mantêm um gradiente maior do que o mantido pelos transportadores sódio-independentes. É importante notar que todos esses transportadores são facilitadores e geralmente estão acoplados ao cotransporte com sódio, portanto não dependem diretamente de energia. Até o presente, algumas proteínas de transporte foram identificadas, porém ainda restam muitas a serem descobertas.

Metabolismo de aminoácidos

O metabolismo da maioria dos aminoácidos está ligado ao metabolismo de outros aminoácidos, e alguns aminoácidos podem ser sintetizados a partir de outros aminoácidos. Esse aspecto é especialmente importante em condições de ingestão limitada de proteínas dietéticas, ou quando as necessidades metabólicas aumentam. Alguns aminoácidos são essenciais e não são sintetizados no corpo, enquanto outros podem ser sintetizados no corpo (aminoácidos não essenciais), como descrito no Capítulo 1.

Os aminoácidos estão envolvidos em diversos processos bioquímicos e fisiológicos, alguns dos quais são comuns a todos, enquanto outros são altamente específicos a certos aminoácidos. Os aminoácidos são constantemente incorporados às proteínas (**síntese proteica**), e as proteínas são constantemente quebradas (**degradação proteica** ou quebra de proteínas). Essa renovação constante de proteínas é resumida na Figura 8.1. A vasta maioria dos aminoácidos no corpo é incorporada às proteínas teciduais, porém existe um pequeno *pool* de aminoácidos livres (cerca de 120 g de aminoácidos livres presentes no músculo esquelético de um adulto). Os aminoácidos são constantemente extraídos a partir do *pool* de aminoácidos livres para síntese de várias proteínas, sendo que a quebra de proteínas disponibiliza os aminoácidos para o *pool* de aminoácidos livres.

Quebra de proteína

A quebra proteica serve a três propósitos principais:

1. Degradar proteínas potencialmente danificadas, para prevenir um declínio em sua função. É importante observar que, em geral, há uma reposição líquida dessas proteínas degradadas (ver Fig. 8.1).
2. Fornecer energia quando alguns de seus aminoácidos individuais são convertidos em acetil-CoA ou intermediários do ciclo do TCA e são oxidados na mitocôndria.
3. Aminoácidos individuais podem ser usados para síntese de outros compostos, incluindo neurotransmissores (p. ex., **serotonina**), hormônios (p. ex., epinefrina), purinas e pirimidinas (componentes do DNA e RNA), creatina, carnitina, carnosina, glutationa e outros peptídeos e proteínas.

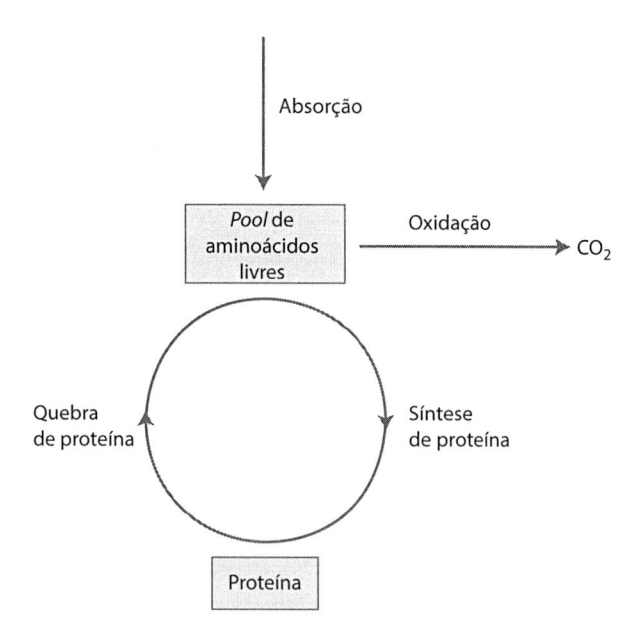

FIGURA 8.1 Metabolismo proteico. Os aminoácidos entram no *pool* de aminoácidos livres a partir da dieta (absorção) ou da quebra de proteínas. Os aminoácidos saem do *pool* de aminoácidos livres e seguem para a síntese proteica ou para a oxidação em dióxido de carbono.

A quebra de proteína e a incorporação de aminoácidos em uma nova proteína conectam a degradação proteica com a síntese proteica. Os aminoácidos também podem ser incorporados em compostos não proteicos. Nesse caso, o corpo perde proteína. Por exemplo, alguns aminoácidos são convertidos em glicose (neoglicogênese), cetonas (**cetogênese**) ou gordura (lipogênese), e subsequentemente armazenados no tecido adiposo.

Alguns (e não todos) dos 20 aminoácidos diferentes encontrados nas proteínas são oxidados na mitocôndria para ressíntese de ATP (ver Cap. 3), embora essa contribuição ao metabolismo energético seja sempre muito inferior à contribuição da oxidação de carboidratos e gorduras, exceto, possivelmente, nos casos de extrema depleção de carboidrato e inanição. Para possibilitar a oxidação de aminoácidos, o grupo amino deve ser removido. A remoção do grupo amino pode ser conseguida por meio de sua transferência a outra molécula, chamada **cetoácido**, que resulta na formação de um aminoácido diferente. Esse processo, denominado **transaminação**, é catalisado por enzimas chamadas aminotransferases. Um bom exemplo é a transferência do grupo amino do aminoácido leucina ao cetoácido alfacetoglutarato, para formar alfacetoisocaproato (que pode ser adicionalmente metabolizado para formar acetil-CoA) e **glutamato**, respectivamente, como ilustrado na equação a seguir:

L-leucina + alfacetoglutarato → alfacetoisocaproato
+ L-glutamato

Cada aminoácido tem seu próprio cetoácido correspondente exclusivo. Alternativamente, o grupo amino pode ser removido do aminoácido para formar **amônia (NH_3)** livre, em um processo chamado **deaminação** oxidativa. Um exemplo é a quebra de asparagina para formação de aspartato e amônia. Como a amônia livre é uma substância tóxica, é usada para formar **glutamina** a partir de glutamato ou alanina a partir de piruvato, junto ao músculo. Esses aminoácidos e alguma amônia livre podem ser transportados para o fígado, onde são convertidos em ureia (com os esqueletos de carbono dos dois aminoácidos sendo usados para formar glicose). A ureia, então, é transportada via circulação para os rins, onde é incorporada em urina e, eventualmente, excretada pelo corpo. Quantidades menores de amônia e ureia também podem ser excretadas através do suor.

Após a remoção do grupo amino a partir de um aminoácido, o esqueleto de carbono remanescente (o cetoácido) eventualmente é oxidado a dióxido de carbono no ciclo do TCA. O esqueleto de carbono dos aminoácidos pode entrar no ciclo do TCA de vários modos. Alguns podem ser convertidos a acetil-CoA e entrar no ciclo TCA de modo análogo ao acetil-CoA de carboidratos ou gorduras. Também podem entrar no ciclo do TCA como alfacetoglutarato ou oxaloacetato, como metabólitos de glutamato e aspartato, respectivamente (ver Fig. 8.2).

Alguns aminoácidos podem servir de precursores glicogênicos ou lipogênicos (cetogênicos). Os aminoácidos que podem ser convertidos em alfacetoglutarato, oxaloacetato ou piruvato também podem ser usados para a síntese de glicose no fígado (neoglicogênese). Aminoácidos ou cetoácidos que eventualmente são quebrados em acetil-CoA também podem ser usados na síntese de AG. As unidades de acetil-CoA podem ser usadas em um processo de alongamento para formar AG mais longos por meio da adição à cadeia de hidrocarbonetos do AG de 16 carbonos palmitato. A seguir, são apresentados alguns exemplos de reações com aminotransferase:

L-glutamato + oxaloacetato → alfacetoglutarato
+ L-aspartato

L-alanina + alfacetoglutarato → piruvato
+ L-glutamato

Vários aminoácidos sofrem transaminação reversível. Esses aminoácidos incluem alanina, aspartato, glutamato e AACR – leucina, isoleucina e valina. Os AACR são os únicos aminoácidos essenciais que podem sofrer transaminação. A transaminação em geral é rápida, sendo que o principal fator limitante está no fato de esses processos às vezes ocorrerem em tecidos diferentes. Os aminoácidos, portanto, têm de ser transportados pela circulação. O glutamato exerce um papel central nessas reações de transaminação, porque vários aminoácidos podem sofrer transaminação com glutamato (ver quadro "Aminoácidos que podem sofrer transaminação com glutamato").

A maioria do nitrogênio oriundo da degradação de aminoácidos é transferida para o alfacetoglutarato para formar glutamato e, subsequentemente, glutamina; esses dois aminoácidos são os aminoácidos livres mais abundantes no músculo. Embora todos os esqueletos de carbono de aminoácidos potencialmente possam ser usados para oxidação, apenas 6 dos 20 aminoácidos disponíveis na proteína são oxidados em quantidades significativas pelo músculo: asparagina, aspartato, glutamato, isoleucina, leucina e valina. Um destaque das vias envolvidas na degradação dos vários aminoácidos é mostrado na Tabela 8.1.

AMINOÁCIDOS QUE PODEM SOFRER TRANSAMINAÇÃO COM GLUTAMATO

- Leucina
- Valina
- Isoleucina
- Alanina
- Aspartato
- Glutamato
- Amônia + alfacetoglutarato

Síntese de aminoácido

A discussão da síntese de aminoácidos limita-se aos aminoácidos não essenciais, porque os aminoácidos es-

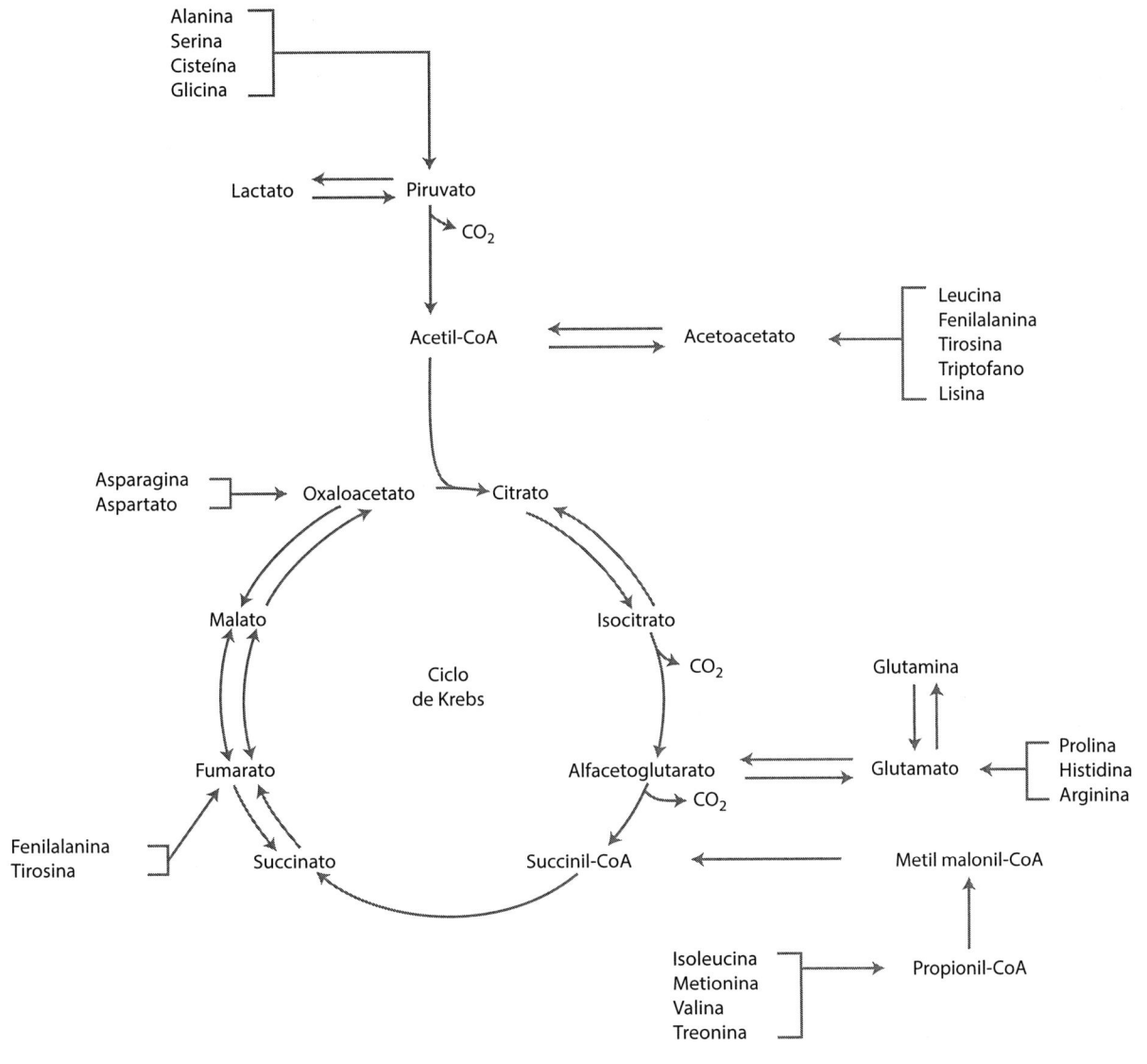

FIGURA 8.2 Interações entre aminoácidos e o ciclo do TCA.

senciais não podem ser sintetizados no corpo. A Figura 8.3 traz um resumo das vias sintéticas de aminoácidos não essenciais. Mais uma vez, o glutamato tem papel essencial, já que serve como doador de nitrogênio na síntese de muitos aminoácidos, o que ocorre transferindo-se amônia a um precursor (cetoácido) de esqueleto de carbono do ciclo de TCA, de outro aminoácido não essencial ou de um aminoácido essencial.

A síntese de aminoácidos pela transferência de amônia a um precursor de esqueleto de carbono do ciclo do TCA raramente é limitada, devido à ampla disponibilidade de substratos (precursores do esqueleto de carbono e amônia). Por outro lado, a síntese de aminoácidos a partir de outros aminoácidos às vezes pode ser limitada pelo suprimento dietético. A cisteína e a tirosina são casos especiais, dado que podem ser sintetizadas a partir de aminoácidos essenciais e, portanto, são indiretamente dependentes de uma ingestão proteica (portanto, de aminoácidos) adequada.

Incorporação de aminoácidos em proteína

Diferentes proteínas são sintetizadas e degradadas a diferentes taxas. Em geral, as proteínas com função regulatória (como as enzimas) ou que atuam como sinalizadoras (hormônios) exibem uma taxa de renovação relativamente rápida (minutos, horas ou dias). As proteínas estruturais, como colágeno e proteínas contráteis (actina e miosina), são renovadas de forma relativamente lenta (dias, semanas ou meses). Em seres humanos com peso estável e que não estejam ganhando nem perdendo massa muscular, a síntese geral e a degradação de proteínas devem estar em equilíbrio. Isso também significa que a quantidade de nitrogênio consumida na dieta é igual à quantidade de nitrogênio excretada pela urina, pelas fezes e por outras vias.

A renovação proteica é várias vezes maior do que a ingestão proteica, como ilustrado na Figura 8.4, para um indivíduo de 70 kg. Uma ingestão proteica diária

TABELA 8.1 Vias de degradação de aminoácidos

Via metabólica	Enzimas importantes	Produto final de nitrogênio	Produto final de carbono
Aminoácidos convertidos em outros aminoácidos			
Asparagina	Asparaginase	Aspartato + amônia	
Glutamina	Glutaminase	Glutamato + amônia	
Arginina	Arginase	Ornitina + ureia	
Fenilalanina	Fenilalanina hidroxilase	Tirosina	
Prolina		Glutamato	
Cisteína		Taurina	
Transaminação para formação de glutamato			
Alanina		Glutamato	Piruvato
Aspartato		Glutamato	Oxaloacetato
Leucina		Glutamato	Cetonas
Isoleucina		Glutamato	Succinato
Valina		Glutamato	Succinato
Ornitina		Dois glutamatos	Alfacetoglutarato
Tirosina		Glutamato	Cetona + fumarato
Cisteína		Glutamato	Cetona + SO^{2-}_4 (sulfato)
Outras vias			
Serina	Serina desidratase	Amônia	Piruvato
Treonina	Treonina desidratase	Amônia	Cetobutirato
Histidina	Histidase	Amônia	Urocanato
Triptofano		Amônia	Kinurenina
Glicina		Amônia	Dióxido de carbono
Metionina		Amônia	Cetobutirato
Lisina		Dois glutamatos	Acetato

Dados de Matthews (1999).

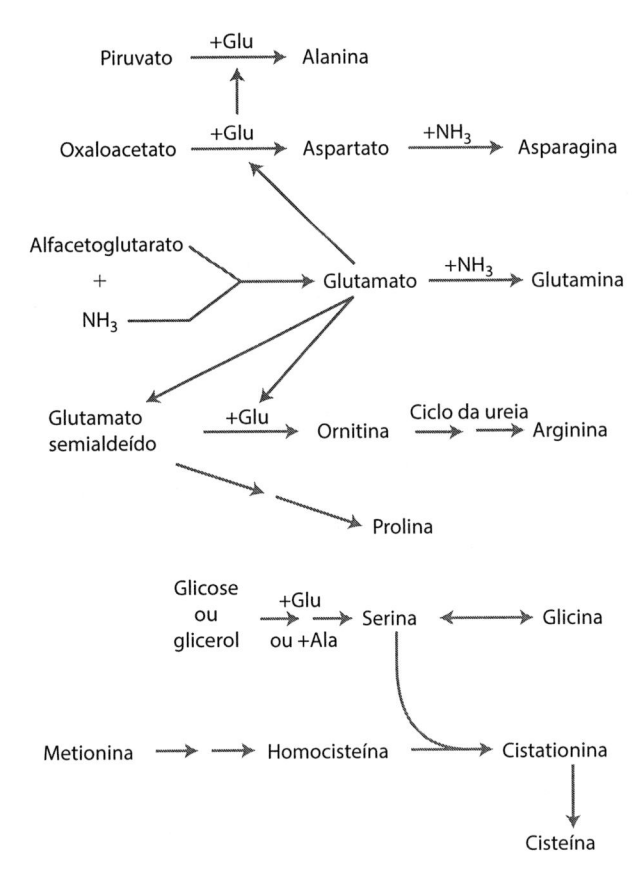

FIGURA 8.3 Vias sintéticas de aminoácidos não essenciais.
Glu: glutamato; Ala: alanina.
Dados de Matthews (1999).

normal gira em torno de 90 g. Nesse exemplo, a ingestão de proteínas fornece apenas cerca de 25% dos aminoácidos livres que entram no *pool* de aminoácidos a cada dia (340 g). A maioria dos aminoácidos que aparecem e desaparecem a partir do *pool* de aminoácidos derivam de proteínas encontradas no intestino, nos rins e no fígado. Embora seja uma porção relativamente pequena da massa total de proteína, representa cerca de dois terços da renovação proteica total, devido à rápida renovação que ocorre nesses tecidos. O músculo apresenta uma renovação proteica relativamente lenta e fornece a maior parte do restante. Várias técnicas são usadas para estudar o metabolismo proteico, incluindo o balanço do nitrogênio. Essas técnicas são revisadas adiante, neste mesmo capítulo.

Incorporação de aminoácidos em outros compostos

Os aminoácidos são usados para a síntese de compostos similares a eles. Uma lista dos produtos mais importantes é fornecida na Tabela 8.2. Os aminoácidos glutamato, tirosina e triptofano, por exemplo, são precursores de neurotransmissores. Nesse sentido, o glutamato é um aminoácido especial porque, além de ser um precursor de neurotransmissores, é também em si um neurotransmissor. A tirosina é precursora de catecolaminas (dopamina, epinefrina e norepinefrina), enquanto o triptofano é precursor de serotonina (5-hidroxitriptamina). Os papéis dos aminoácidos como precursores da síntese de creatinina e carnitina são discutidos em detalhes no Capítulo 11.

Técnicas para estudar o metabolismo de proteínas e aminoácidos

A seguir, é apresentada uma lista das técnicas atualmente disponíveis para estudar o metabolismo de proteínas. Essas técnicas variam de técnicas simples, como a medida de ureia na urina, a técnicas complexas, envolvendo equipamentos caros e sofisticados, além de técnicas mais invasivas.

- Concentração de ureia na urina, sangue e suor.
- 3-metil-histidina na urina e no sangue (indicação de quebra de proteína miofibrilar).
- Balanço do nitrogênio (ingestão de nitrogênio subtraída da excreção de nitrogênio no suor, nas fezes e na urina).
- Medidas arteriovenosas de aminoácidos ao longo do leito tecidual.
- Isótopos radiomarcados.
- Isótopos estáveis, incluindo os seguintes:
  - Incorporação de traçador em uma proteína específica (síntese proteica), muitas vezes chamada taxa de síntese fracionária (TSF).
  - Liberação de traçador de uma proteína específica (quebra de proteína), muitas vezes chamada taxa de quebra fracionária (TQF).

Uma visão geral dessas técnicas, incluindo seus pontos fortes e fracos, é apresentada na Tabela 8.3.

Concentração de ureia na urina

A quantidade de ureia excretada na urina é uma indicação da quebra de proteína corporal total, mas não fornece informação detalhada e somente dá uma indicação grosseira da quebra proteica. A concentração urinária de ureia depende de muitos fatores, como nível de hidratação e dieta (p. ex., o aumento ou a diminuição da ingestão proteica resultará em produção aumentada ou diminuída de ureia, de modo independente das alterações ocorridas na quebra de proteína tecidual). Quando a urina é coletada ao longo de 24 horas, os resultados tornam-se discretamente mais significativos, porque é possível determinar a excreção diária de ureia total, porém os resultados continuam altamente dependentes da ingestão proteica.

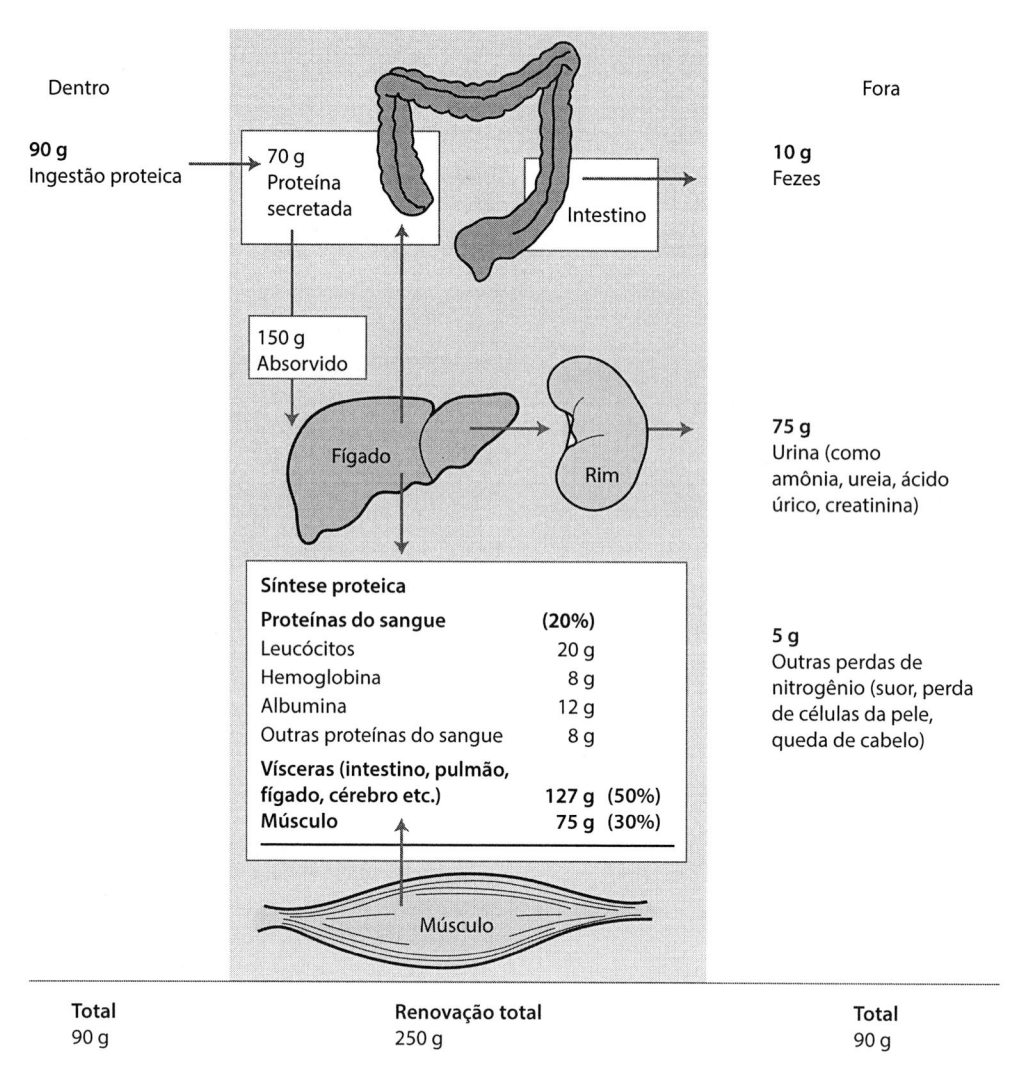

FIGURA 8.4 Balanço proteico diário em seres humanos.
Dados de Matthews (1999).

TABELA 8.2 Produtos sintetizados a partir de aminoácidos

Produto	Sintetizado de	Produto	Sintetizado de
Creatinina	Arginina Glicina Metionina	Pirimidinas	Aspartato Glutamina
Glutationa	Cisteína Taurina Glutamina	Histamina Carnitina	Histidina Lisina
Neurotransmissores	Glutamato Tirosina Triptofano	Colina Serina	Metionina
Purinas	Aspartato Glutamina Glicina	Tri-iodotironina (T3) Tetraiodotironina (T4) Epinefrina Norepinefrina	Tirosina

TABELA 8.3 Métodos para estimação do metabolismo proteico

Método	Vantagens	Desvantagens e limitações
Concentração de ureia na urina e no suor	Fácil; relativamente econômico	Apenas estimativas grosseiras; intensamente afetado pela dieta (ingestão proteica)
3-metil-histidina na urina	Medida simples da quebra de proteína miofibrilar	Apenas estimativas grosseiras da quebra proteica miofibrilar; requer controle rigoroso da ingestão de carne; não fornece informação sobre as alterações reais na massa muscular
Balanço do nitrogênio (ingestão de nitrogênio subtraída da excreção de nitrogênio no suor e na urina)	Método preciso quando usado por períodos relativamente longos (p. ex., 1 semana ou mais)	Difícil e demorado; tende a superestimar a retenção de nitrogênio; em geral, ignora a perda de nitrogênio no suor; altamente dependente da complacência do indivíduo; não dá qualquer noção acerca das vias metabólicas
Medidas arteriovenosas de aminoácidos ao longo do leito tecidual	Fornece informação sobre a troca líquida de aminoácidos ao longo de um tecido; captação líquida de aminoácidos essenciais relacionados à taxa de síntese proteica	Invasivo; pode apresentar alta variabilidade, dependendo da medida do fluxo sanguíneo
Isótopos radiomarcados	Relativamente econômico; relativamente fácil de medir; requer pequenas quantidades de traçador	Potencial risco à saúde, por ser radioativo
Isótopos estáveis	Sem risco à saúde	Relativamente oneroso; requer equipamento sofisticado para as análises
Incorporação do traçador em uma proteína específica (síntese proteica)	Fornece informação direta sobre a síntese proteica em um tecido	Invasivo (requer biópsias de tecido); relativamente oneroso; requer equipamento sofisticado para as análises
TSF e TQF	Sem risco à saúde (usa isótopos estáveis)	Medida em curto prazo; não fornece informação sobre as reais alterações ocorridas na massa muscular; relativamente oneroso; requer equipamento sofisticado para as análises

Balanço de nitrogênio

Em vários países, a maioria dos especialistas usa estudos de balanço do nitrogênio para determinar as ingestões dietéticas recomendadas para proteínas. Os indivíduos recebem uma dieta contendo certo nível de ingestão proteica e, por um período determinado (3-14 dias), são coletadas amostras de urina e fezes ao longo de períodos de 24 horas. A ingestão de nitrogênio (ingestão de proteína) e a excreção de nitrogênio são medidas com a maior precisão possível. É possível que seja necessário esperar uma semana ou mais para que a coleta reflita as adaptações a uma dieta em particular.

A excreção de nitrogênio pode ser medida a partir da urina, das fezes e do suor. O nitrogênio é detectável nas fezes porque nem toda proteína é completamente absorvida, de modo que uma parte do nitrogênio secretado (frequentemente na forma de células do próprio trato GI) no trato GI não é reabsorvida. Quando o balanço de nitrogênio é medido em indivíduos durante o exercício, a excreção de nitrogênio no suor é substancial e deve ser incluída nas medições. O nitrogênio é excretado principalmente na forma de ureia (cerca de 90%), mas também como creatinina, amônia, ácido úrico e outros compostos contendo nitrogênio. O nitrogênio urinário muitas vezes é a única medida obtida, de modo que a excreção no suor e nas fezes é apenas estimada; porém, a excreção de nitrogênio pode ser subestimada com o uso isolado dessa medida.

Quando a ingestão de nitrogênio excede a excreção, diz-se que uma pessoa está em balanço de nitrogênio positivo e deve estar retendo nitrogênio (i. e., proteína). Quando a excreção de nitrogênio excede a ingestão de nitrogênio, diz-se que a pessoa está em balanço de nitrogênio negativo e, portanto, está havendo perda de nitrogênio ou de proteína. Esta última situação não pode continuar por tempo prolongado. O corpo usa proteína e, por não conter amplas reservas de proteínas, acaba havendo quebra e atrofia de tecidos e órgãos. Um indivíduo está em balanço de nitrogênio somente quando a ingestão de nitrogênio corresponde à excreção de nitrogênio.

Embora a estimação do balanço de nitrogênio seja uma técnica de uso frequente, sua aplicação é difícil e foi alvo de críticas por muitas razões. A técnica é demorada e envolve vários (em geral 5-7) períodos de 24 horas de coleta de urina. É intensamente trabalhosa para os pesquisadores. Seu êxito é altamente dependente da complacência do indivíduo. Essa técnica também tende a subestimar a excreção de nitrogênio e, portanto, a superestimar a retenção de nitrogênio, além de fornecer apenas uma medida do balanço líquido de nitrogênio; não fornecendo qualquer noção acerca das vias metabólicas envolvidas nas alterações no metabolismo proteico. Em adição, as medidas de balanço de nitrogênio, em especial a elevadas ingestões proteicas, frequentemente resultam em estimativas fisiologicamente impossíveis de balanço de nitrogênio positivo. Por exemplo, em alguns estudos, os levantadores de peso que consomem cerca de 2,5 g de proteína por quilograma de peso corporal ao dia apresentaram balanços de nitrogênio positivo de cerca de 17 g/dia. Esse número representaria um ganho aproximado de 110 kg de tecido magro em 1 ano. Está claro que esse número está errado e a metodologia deve estar incorreta. Mesmo assim, conduzidos de maneira adequada e com o devido conhecimento das limitações, os estudos de balanço de nitrogênio podem fornecer informações importantes.

Excreção de 3-metil-histidina

Outro método para estimar o metabolismo proteico é a medida da excreção de 3-metil-histidina ou de N-metil-histidina na urina. Quando as proteínas são degradadas, a 3-metil-histidina não pode ser reciclada no músculo e é excretada na urina. A quantidade de 3-metil-histidina na urina, portanto, é uma medida da quebra de proteína contrátil. A dieta pode confundir os resultados dessa técnica relativamente simples. Carnes vermelhas e peixes contêm quantidades relativamente grandes de 3-metil-histidina e podem levar a resultados incorretos. A medida de 3-metil-histidina, portanto, somente é significativa quando a dieta é estritamente controlada, em geral com eliminação de carnes vermelhas. A 3-metil-histidina urinária também é altamente dependente da taxa de *clearance* renal. Assim, a excreção de 3-metil-histidina muitas vezes é expressa em relação à excreção de creatinina, para permitir correções do *clearance* renal e das diferenças individuais na massa muscular. A técnica tem várias limitações, mas é considerada uma forma relativamente fácil e não invasiva para se ter uma noção da quebra proteica muscular.

Diferenças arteriovenosas

O balanço do nitrogênio também pode ser determinado ao longo de um órgão específico. Quando o sangue arterial e venoso é coletado ao longo de certo tecido, a diferença na concentração de aminoácidos fornece informação sobre a próxima troca líquida de aminoácidos. O sangue arterial distribui aminoácidos a um tecido, de modo que alguns desses aminoácidos são captados e usados para síntese proteica. O sangue venoso contém aminoácidos oriundos da quebra de proteína. Dependendo do tecido de interesse, a medida das diferenças arteriovenosas (AV) pode ser mais ou menos invasiva. Por exemplo, as **diferenças AV** de tecidos como intestino, fígado e cérebro são difíceis de obter em seres humanos, porém as diferenças AV ao longo da musculatura do braço ou da perna são de obtenção relativamente fácil. Recentemente, foram desenvolvidas técnicas para obtenção de amostras ao longo do tecido adiposo. Independente do tecido amostrado, as medidas das diferenças AV sempre requerem um profissional com qualificação médica e habilidades eficientes.

As diferenças AV fornecem uma medida da captação líquida e liberação de aminoácidos por um tecido. A informação mais valiosa é obtida a partir dos aminoácidos não metabolizados. Por exemplo, considera-se que as diferenças AV de fenilalanina, tirosina e lisina (que não são metabolizadas no músculo) refletem as diferenças entre a captação líquida de aminoácidos a partir da síntese proteica e a liberação de aminoácidos a partir da quebra de proteínas musculares. O aminoácido usado com mais frequência é a fenilalanina, que pode fornecer a melhor representação do metabolismo geral de aminoácidos. Considera-se que o aminoácido medido reflete o metabolismo geral de aminoácidos, porém este nem sempre é o caso, uma vez que diferentes aminoácidos podem se comportar de modos distintos. Em adição, as medidas da diferença AV refletem o balanço ao longo da perna (ou do braço) e, assim, representam o metabolismo não só no músculo esquelético como também no osso, na pele e no tecido adiposo. Esse método mede a captação de aminoácidos para os tecidos, mas não mede a incorporação em uma proteína, de modo que não fornece informação acerca das vias metabólicas específicas no tecido. A adição de um traçador melhora o valor da medida e permite tirar conclusões mais sólidas acerca das vias metabólicas atuantes no tecido. As diferenças AV de 3-metil-histidina ao longo de um músculo podem ser usadas como marcadores específicos da quebra de proteína contrátil.

Métodos com traçador

Os traçadores marcados são usados para seguir os aminoácidos no corpo. Esses traçadores têm propriedades idênticas às do aminoácido ou do metabólito rastreado. Entretanto, são distinguíveis por emitirem radiação (isótopos radioativos) ou serem discretamente mais pesados (isótopos estáveis). Os traçadores radiomarcados, como ^3H (hidrogênio) e ^{14}C (carbono), eram usados com mais frequência no passado. Contudo, muitos laboratórios atualmente empregam traçadores isotópicos estáveis, porque, diferente dos radioisótopos, esses traçadores não impõem risco à saúde. Os isótopos estáveis têm um número diferente de nêutrons e, por isso, uma massa molecular diferente. A diferença de massa pode ser detectada por espectrometria de massa.

ISÓTOPOS RADIOMARCADOS E ESTÁVEIS COMUMENTE USADOS EM PESQUISA METABÓLICA		
Estável comum	**Estável raro**	**Radioativo**
^1H	^2H (0,02%)	^3H
^{12}C	^{13}C (1,1%)	^{14}C
^{14}N	^{15}N (0,37%)	^{13}N*
^{16}O	^{18}O (0,04%)	^{17}O*
*Indica ausência de radioisótopos de vida longa para estes elementos.		

Os isótopos estáveis ocorrem de modo natural; a maioria dos elementos tem uma massa abundante e até três massas menos abundantes. Por exemplo, a massa abundante para o hidrogênio é ^1H e a massa menos abundante é ^2H. Para o carbono, os isótopos abundante e menos abundante são ^{12}C e ^{13}C, respectivamente. O quadro "Isótopos radiomarcados e estáveis comumente usados em pesquisa metabólica" lista alguns isótopos estáveis comuns e suas abundâncias.

A maioria das técnicas com traçadores baseia-se no princípio da diluição. Um traçador é infundido a uma taxa constante e, depois que um estado estável isotópico é alcançado (o aparecimento do traçador equivale ao seu desaparecimento), a diluição do traçador fornece informação sobre a liberação do aminoácido de interesse. Esse princípio pode ser ilustrado com uma analogia simples. Se você deseja saber a quantidade de água em um balde, pode adicionar uma quantidade conhecida de corante. Após misturar o corante com a água, uma amostra da mistura pode ser coletada e a concentração de corante pode então ser determinada. A partir da diluição do corante, a quantidade de água no balde pode ser calculada. Sem dúvida, esse cálculo somente será preciso se a quantidade exata de corante for conhecida, se a mistura com a água for completa e se a concentração do corante puder ser determinada após a mistura. Medidas similares podem ser realizadas em um sistema dinâmico, se o corante for infundido a uma taxa constante. Por exemplo, um corante poderia ser usado para calcular o fluxo de água por uma corrente. O mesmo princípio pode ser aplicado ao infundir um traçador na circulação humana. Essa técnica tem variações que permitem estudar o metabolismo proteico corporal total ou o metabolismo de aminoácidos específicos. Neste capítulo, são discutidos apenas os princípios. O leitor interessado deve consultar outra literatura para aprender mais sobre traçadores estáveis e radioativos (Matthews, 1999; Wolfe, 1992).

Foram desenvolvidos métodos para calcular a TSF e a TQF. Essas técnicas, que usam traçadores isotópicos, calculam a taxa relativa de quebra e síntese proteica. Ao estudar a incorporação de um aminoácido marcado em um tecido, é possível obter informação sobre as taxas de síntese proteica. É possível obter uma medida da síntese proteica para o tecido em questão (p. ex., síntese proteica muscular mista); ou, se diferentes frações proteicas forem extraídas, é possível considerar a síntese proteica nessas frações (p. ex., proteínas miofibrilares ou proteínas mitocondriais). Técnicas modernas possibilitaram o estudo e a quantificação de RNA mensageiro (mRNA) para proteínas específicas, bem como a determinação da taxa de síntese de proteínas específicas, embora uma descrição dessas técnicas fuja ao escopo deste livro. Embora as técnicas para estudar o metabolismo proteico em seres humanos sejam constantemente aprimoradas, todos os métodos têm suas limitações, e não há consenso quanto ao melhor método. Mesmo assim, a informação disponível permite tirar algumas conclusões sobre exercício e necessidades proteicas.

Na década passada, uma nova técnica minimamente invasiva empregando isótopos estáveis foi desenvolvida (Elango et al., 2012), sendo chamada método da oxidação de aminoácido indicador (OAAI). Esse método foi desenvolvido como uma alternativa à técnica tradicional do balanço de nitrogênio, como uma forma de avaliar as recomendações individuais de aminoácidos e proteína em diversas populações. O curto período de adaptação dietética (~ 1 dia) requerido pelo método OAAI, em relação à técnica do balanço de nitrogênio (5-7 dias), possibilita que um número maior de ingestões proteicas dietéticas de teste seja avaliado para cada participante individual. O método OAAI é baseado no conceito de que, quando há deficiência de um aminoácido essencial (AAE) para síntese proteica, então o excesso de todos os outros AAE, incluindo o aminoácido indicador, será oxidado. Nesse método, usa-se ^{13}C-fenilalanina como aminoácido indicador para determinar o fluxo de fenilalanina corporal total, a excreção de $^{13}CO_2$ e a oxidação de fenilalanina. Com ingestões crescentes do aminoácido limitante, a taxa do OAAI irá diminuir, refletindo a incorporação aumentada na proteína. Uma vez atendida a necessidade do aminoácido limitante, não ocorrerão mais alterações na oxidação do indicador. O método OAAI tem sido sistematicamente aplicado na determinação da maioria das necessidades de AAE em adultos, bem como para determinar a disponibilidade metabólica de aminoácidos oriundos de proteínas dietéticas e as necessidades proteicas totais. Por sua natureza não invasiva, o método OAAI também foi usado para determinar as necessidades de aminoácidos em neonatos e crianças, bem como em doenças, tendo sido recentemente aplicado na determinação das necessidades proteicas de atletas (Kato et al., 2016).

Requerimentos de proteína para o exercício

As necessidades proteicas e as recomendações de ingestão proteica para atletas não são livres de controvérsia. De modo geral, os cientistas parecem estar divididos em dois grupos: aqueles que acreditam que a participação no exercício e no esporte aumenta as necessidades nutricionais de proteína, e aqueles que acreditam que as necessidades proteicas para atletas e praticantes de exercício não diferem das necessidades de indivíduos sedentários. Há evidências que sustentam ambos os argumentos. Embora essa questão possa ter relevância científica, de uma perspectiva prática, a necessidade de proteínas – como mais frequentemente definida – pode não ser relevante para a maioria dos atletas. Os cientistas que acreditam que as necessidades proteicas são maiores para atletas e praticantes de exercício propõem duas explicações:

1. Os aminoácidos podem ser oxidados durante o exercício.
2. A síntese proteica aumentada é necessária ao reparo de danos e constitui a base das adaptações ao treino.

O exercício de resistência agudo resulta em oxidação aumentada dos AACR leucina, isoleucina e valina. Como estes são aminoácidos essenciais que não podem ser sintetizados no corpo, a implicação é o fato de serem oriundos da quebra aumentada de proteínas. As necessidades proteicas dietéticas, portanto, aumentam. Vários estudos usando a técnica de balanço do nitrogênio confirmam que as necessidades proteicas dietéticas de atletas envolvidos no treino de resistência prolongado são maiores do que as necessidades de indivíduos sedentários (Houltham e Rowlands, 2014; Tarnopolsky, 2004). Com base no balanço do nitrogênio, é possível estimar que a proteína contribui para cerca de 5-15% do gasto energético em repouso. Durante o exercício, em termos relativos, mais aminoácidos podem ser oxidados. Entretanto, em termos relativos, a proteína como combustível não é importante, devido ao aumento muito maior da oxidação de carboidrato e gordura. Portanto, durante o exercício prolongado, a contribuição relativa da proteína para o gasto energético em geral é muito menor do que em repouso; costuma ser bem inferior a 5% do gasto energético total. Somente em

condições extremas, quando a disponibilidade de carboidrato é limitada (p. ex., após algumas horas de exercício extenuante que resultam na depleção de glicogênio no fígado e no músculo), a contribuição da proteína pode aumentar e chegar a cerca de 10% do gasto energético total. Mesmo assim, um argumento possível seria o de que a oxidação dos AAE leucina, isoleucina e valina está aumentada e, portanto, as necessidades estão aumentadas. Os contra-argumentos são que a oxidação de leucina não representa a oxidação proteica total geral e, grosso modo, superestima a oxidação proteica. Por exemplo, um estudo conduzido por Koopman et al. (2004) constatou um aumento na oxidação de leucina durante o exercício de resistência prolongado, porém nenhuma alteração na oxidação de fenilalanina, confirmando que nem todos os aminoácidos sofrem o mesmo grau de oxidação, e sugerindo que a oxidação de leucina superestima a oxidação proteica. Além disso, os aminoácidos oxidados não parecem derivar da degradação de proteínas miofibrilares (Kasperek e Snider, 1989). Por fim, vários estudos sobre balanço do nitrogênio não encontraram diferenças nem melhora dos balanços de nitrogênio e leucina em indivíduos ativos (el-Khoury et al., 1997; Moore et al., 2007).

Após o exercício de resistência, a renovação de proteína muscular aumenta devido à aceleração da síntese e degradação proteicas. A quebra de proteína muscular aumenta após o exercício de resistência, contudo em menor grau do que a síntese proteica muscular, desde que a ingestão proteica dietética seja adequada. Quando a disponibilidade de aminoácido é limitante (i. e., no estado de jejum), a taxa de quebra de proteína muscular excede a taxa de síntese proteica muscular e não há ganho de proteína tecidual líquida. As elevações na degradação e na síntese de proteína são transientes, mas continuam presentes em 3 e 24 horas após o exercício, embora a renovação proteica retorne aos níveis basais após 48 horas. Esses resultados parecem se aplicar ao exercício de resistência ou exercício dinâmico a uma intensidade relativamente alta. O exercício de resistência dinâmico de intensidade baixa a moderada não parece ter os mesmos efeitos sobre a renovação proteica muscular, embora estudos tenham mostrado que o exercício de resistência possa resultar em oxidação proteica aumentada, em especial durante os estágios tardios do exercício muito prolongado e em condições de depleção de glicogênio (Koopman et al., 2004).

Alguns estudos demonstraram que o corpo se adapta ao treino, tornando-se mais eficiente com as proteínas (Butterfield e Calloway, 1984; Phillips et al., 1999). A renovação proteica diminui após o treino, e há menos degradação proteica líquida. Em outras palavras, após o treino, os atletas se tornam mais eficientes e gastam menos proteína (Butterfield e Calloway, 1984). Outro estudo demonstrou que a oxidação de AACR na mesma carga de trabalho relativa é a mesma em indivíduos não treinados e treinados (Lamont, McCullough e Kalhan, 1999). Embora a necessidade de proteína a princípio possa aumentar, esse aumento parece desaparecer após a adaptação ao treino. Esse achado foi usado para argumentar que as necessidades de proteína não são maiores em atletas.

Recomendações para atletas de resistência

Embora a maioria dos pesquisadores concorde que o exercício promove certo grau de aumento da oxidação proteica, e que essa oxidação aumentada é acompanhada de perdas aumentadas de nitrogênio, a controvérsia persiste quanto aos atletas terem ou não de consumir mais proteína do que as pessoas menos ativas. Estudos sobre balanço de nitrogênio (Houltham e Rowlands, 2014; Tarnopolsky, 2004) mostram que os atletas de resistência precisam consumir cerca de 1,2-1,4 g de proteína/kg de peso corporal/dia para manter o balanço do nitrogênio. Além disso, a aplicação mais recente da técnica OAAI para atletas de resistência (Kato et al., 2016) indicou que a demanda metabólica por proteína em um dia de alto volume de treino é maior do que as recomendações vigentes para atletas baseadas primariamente na metodologia do balanço de nitrogênio (1,6-1,8 versus 1,2-1,4 g de proteína/kg de peso corporal/dia, respectivamente). Vários grupos de pesquisa alegam que evidências sustentam a convicção de que os atletas devem consumir mais proteína, enquanto outros acreditam que há evidências insuficientes para sustentar tal afirmação. Uma observação interessante é a de que o treino parece produzir um efeito poupador de proteína. Quanto mais bem treinado for um indivíduo, menores serão a quebra e a oxidação de proteínas durante o exercício. Os grupos de pesquisa defensores da ingestão aumentada de proteína para atletas de resistência em geral recomendam uma ingestão de 1,2-1,68 g de proteína/kg de peso corporal/dia (em oposição à ingestão recomendada de 0,8 g de proteína/kg de peso corporal/dia para um indivíduo comum). As necessidades proteicas para atletas de resistência alcançarem o balanço de nitrogênio provavelmente giram em torno de 1,2 g/kg de peso corporal/dia (Bolster et al., 2005), mas poderiam chegar a 1,6 g em indivíduos que se engajam em exercícios intensos (Houltham e Rowlands, 2014; Kato et al., 2016; Tarnopolsky, 2004). Entretanto, essas quantidades não necessariamente representam a ingestão proteica ideal, o que poderia:

(1) sustentar a capacidade de um atleta de reparar e substituir quaisquer proteínas danificadas (devido potencialmente ao estresse oxidativo ou dano mecânico); (2) "remodelar" adaptativamente as proteínas no músculo, no osso, no tendão e nos ligamentos, para melhor resistir ao estresse mecânico imposto pelo treino e pela competição atlética; (3) manter as funções ideais de todas as vias metabólicas nas quais os aminoácidos atuam como intermediários participantes (incluindo a atuação como combustíveis oxidativos); (4) sustentar incrementos na massa magra, se desejado; (5)

sustentar um sistema imune idealmente funcional; e (6) sustentar a taxa ideal de produção de todas as proteínas plasmáticas requeridas para uma função fisiológica ideal. Se as "necessidades" proteicas dos atletas forem suficientes para sustentar todos os processos supracitados, então a ingestão não seria uma necessidade para prevenção de deficiência e sim uma ingestão "ideal", que propiciaria uma vantagem adaptativa para os atletas (Phillips, 2012).

Mesmo que as necessidades proteicas sejam aumentadas, os atletas não têm problemas para alcançar as elevadas ingestões proteicas dietéticas necessárias para manter o balanço de nitrogênio. Como um exemplo extremo, podemos considerar o Tour de France. Os ciclistas participantes desse evento competem durante 3-7 horas diárias, e manter o balanço energético costuma ser problemático (Jeukendrup, Craig e Hawley, 2000). Mesmo assim, os atletas parecem não ter problemas para manter o balanço de nitrogênio (Brouns et al., 1989). Com uma ingestão alimentar maior, a ingestão proteica automaticamente aumenta, porque muitos produtos alimentícios contêm pelo menos alguma proteína. Um estudo conduzido por van Erp-Baart et al. (1989a) demonstrou uma relação linear entre ingestão energética e ingestão proteica. Os ciclistas do Tour de France consumiram 12% de sua ingestão calórica diária (26 MJ [6.214 kcal]) na forma de proteína, e alcançaram facilmente as necessidades aumentadas sugeridas (cerca de 2,5 g/kg de peso corporal/dia). Esses resultados mostram que, se a ingestão calórica corresponder ao gasto energético diariamente, os atletas de resistência não precisam suplementar a dieta com proteína. Na realidade, o timing da ingestão e a qualidade da proteína podem ser fatores mais importantes do que a quantidade.

Recomendações para atletas de força

Diferente do exercício de resistência, o exercício de força não aumenta significativamente a taxa de oxidação de leucina. As aumentadas necessidades proteicas dietéticas sugeridas estão relacionadas à necessidade aumentada de aminoácidos como precursores das proteínas que estão sendo sintetizadas, resultando em um volume muscular aumentado (hipertrofia).

Assim como no exercício de resistência, a questão sobre os atletas de força terem ou não necessidades aumentadas de proteína é controversa. Estudos sobre o balanço do nitrogênio sugerem que os atletas de força necessitam de cerca de 1,5 g/kg de peso corporal/dia. Contudo, esses estudos foram criticados por geralmente serem de curta duração e pela impossibilidade de estabelecer uma condição de estado estável em tais circunstâncias (Rennie e Tipton, 2000). Gontzea, Sutzeescu e Dumitrache (1975) mostraram que o balanço de nitrogênio negativo, usado por muitos para indicar necessidades proteicas aumentadas, desaparece após cerca de doze dias de treino (ver Fig. 8.5).

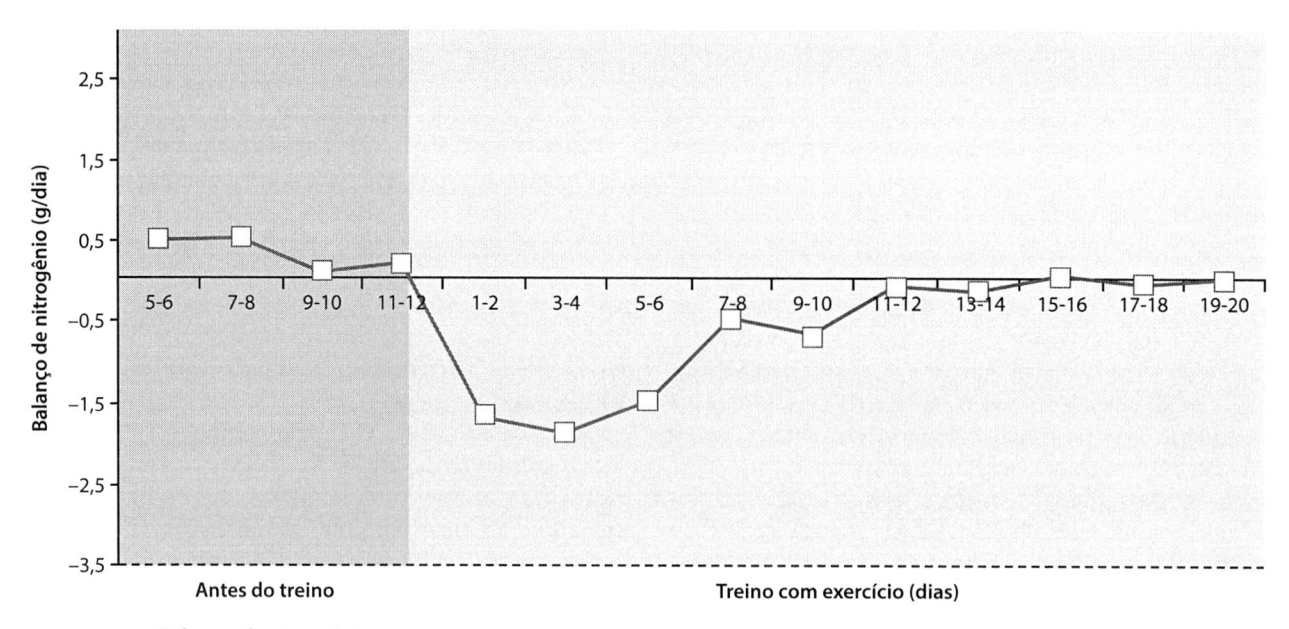

FIGURA 8.5   Balanço do nitrogênio em resposta ao treino com exercício.
Adaptada de I. Gontzea, R. Sutzeescu, and S. Dumitrache, "The Influence of Adaptation to Physical Effort on Nitrogen Balance in Man", *Nutrition Report International 11*, n. 3 (1975): 231-236.

É importante observar, porém, que esse estudo examinou o treino com exercício em ciclos e não o treino de força. As necessidades proteicas, portanto, podem estar somente temporariamente elevadas e, com o aumento adicional da carga de treino, a necessidade proteica tende a aumentar de novo. A recomendação de ingestão proteica para atletas de força costuma ser 1,6-1,7 g/kg de peso corporal/dia. Outra vez, as pessoas parecem ser capazes de atender a essas necessidades com facilidade, consumindo uma dieta normal e não precisando de ingestão proteica extra. Os suplementos de proteína são usados com frequência, mas não necessariamente para atender à ingestão proteica recomendada.

Recomendações para jogadores

Jogos como futebol, rúgbi e futebol americano podem ser considerados como uma série de tiros de velocidade intermitentes, separados por períodos de corridas menos intensas ou caminhadas, e que contêm um número substancial de contrações alongadoras de carga alta com inclinação excêntrica durante a desaceleração da corrida rápida e os saltos. Isso significa que jogar esses jogos é similar a uma série de exercícios de força, de intensidade muito alta, empregando muitos movimentos excêntricos ou pliométricos (atividades em que o músculo é alongado durante sua ativação), e geralmente resulta em sensações de dor muscular no período de 12-72 horas pós-exercício (Baar e Heaton, 2015; Heaton et al., 2017). Essa sensação de dor muscular de aparecimento tardio (DMAT) resulta da inflamação dos músculos após o dano induzido pelo exercício a algumas fibras musculares. Em outras pala-

vras, existe um estímulo lesivo que pode levar a músculos maiores e mais fortes com um tempo ideal de recuperação. No curto prazo, entretanto, existe uma necessidade de reparo muscular e recuperação da função, uma vez que, durante vários dias de pós-exercício, é típico haver uma perda de até 30% na força e potência musculares. A ingestão de misturas de aminoácidos ou proteína comprovadamente favorece a recuperação antecipada da função muscular e diminui o grau de DMAT subsequente ao exercício com componente excêntrico elevado (Cockburn et al., 2012). Por esses motivos, é recomendada uma ingestão adicional de proteína de cerca de 1,2-1,4 g/kg de peso corporal/dia, enfatizando-se a ingestão proteica dietética durante o período pós-jogo ou pós-treino imediato (Baar e Heaton, 2015), por razões que serão explicadas adiante, ainda neste capítulo.

Ingestão proteica relatada por atletas

A literatura contém vários relatos de ingestão de proteína por atletas de diversos esportes. De modo geral, essas ingestões são autorrelatadas, mas fornecem uma boa indicação de hábitos nutricionais e podem revelar se o atleta está consumindo a ingestão proteica recomendada. Em um estudo conduzido por Erp-Baart et al. (1989b), foi investigada a ingestão proteica em vários atletas. A menor ingestão registrada foi em um grupo de jogadores de hóquei em campo, porém a ingestão nesse grupo continuava sendo maior que 1,0 g/kg de peso corporal/dia. As maiores ingestões foram registradas entre os ciclistas de resistência, que consumiam quase 3 g/kg de peso corporal/dia, e os fisiculturistas, que consumiam 2,5 g/kg de peso corporal/dia. Alguns relatos descrevem ingestões abaixo de 0,8 g/kg de peso corporal/dia em ginastas e corredores, e bem maiores que 3,0 g/kg de peso corporal/dia em levantadores de peso e fisiculturistas. Como a maioria dos atletas têm ingestões proteicas que excedem as recomendações diárias (0,8-1,6 g/kg de peso corporal/dia, dependendo do nível de atividade), a discussão toda sobre a quantidade de proteína que um atleta necessita diariamente é mais acadêmica. Como já referido, fatores como *timing* e tipo de proteína podem ser mais importantes (isso será discutido nas seções "*Timing* (momento) da ingestão proteica" e "Tipo de proteína").

Atletas com risco de ingestão proteica insuficiente

Pessoas com ingestões proteicas extremamente baixas podem sofrer de deficiência proteica, o que pode comprometer a função e, por fim, levar à perda de proteína corporal (atrofia). Certos grupos de atletas são primariamente reconhecidos como indivíduos com risco de deficiência proteica e energética: mulheres corredoras, homens lutadores, pugilistas e outros atletas praticantes de esportes com categorias de peso, praticantes de salto de esqui, ginastas de ambos os sexos e mulheres dançarinas. Embora a ingestão proteica para esses grupos possa ser, em média, adequada, certos indivíduos podem ter ingestões proteicas bem inferiores à RDA, devido a uma baixa ingestão calórica.

Outro grupo sugerido como sendo de risco é o dos atletas vegetarianos. As fontes alimentares vegetais tipicamente contêm proteínas de qualidade inferior, com níveis baixos de um ou mais AAE (ver no Cap.1 uma definição de proteínas de qualidade superior e de qualidade inferior). Além disso, a digestibilidade da proteína vegetal pode ser baixa em comparação com a da proteína animal. Embora haja certa preocupação com a possibilidade de os atletas vegetarianos terem dificuldade em atender às necessidades proteicas, faltam evidências que mostrem isso, visto que uma ingestão adequada de proteína parece possível com uma dieta vegetariana balanceada.

Treino e metabolismo da proteína

Em longo prazo, a saúde e a capacidade funcional do músculo dependem em grande parte de evitar a deficiência proteica dietética, manter o **equilíbrio proteico**, ser fisicamente ativo e capaz de intensificar rapidamente a renovação proteica em resposta ao dano (Hwee et al., 2014). A renovação proteica crescente (i. e., aumento da taxa de síntese e quebra de proteínas) é essencial ao reparo das fibras musculares lesionadas durante o exercício, em particular nas ações musculares excêntricas. Após o exercício causador de lesão, a quebra proteica é proporcional à síntese proteica (Phillips et al., 1997), e os aminoácidos disponibilizados após a degradação proteica podem ser reciclados pelos atletas para síntese proteica (Phillips et al., 1999) resultando em músculos maiores e mais fortes quando a renovação proteica é alta (Heaton et al., 2017; Hwee et al., 2014).

O treino pode ter efeitos profundos sobre a renovação proteica, a morfologia muscular e a função. Diferentes tipos de treino produzem efeitos distintos. Por exemplo, o treino de força resulta em hipertrofia muscular, massa muscular aumentada e massa mitocondrial provavelmente mantida ou discretamente aumentada (Tang, Hartman e Phillips, 2006). O treino de resistência não tem efeito sobre a massa muscular, porém a densidade mitocondrial dentro das fibras musculares sofre um drástico aumento. O treino com exercício é frequentemente uma combinação de força e resistência, e as melhoras em cada uma dependem da intensidade relativa e da força requerida para concluir as sessões de treino. Seja qual for a adaptação, a síntese proteica é requerida e deve ocorrer na fase de recuperação, entre as sessões do treino. Ambas as formas de exercício comprovadamente estimulam elevações exercício-específicas na síntese proteica muscular e, com o passar do tempo, isso resulta em alterações na massa muscular ou na massa mitocondrial. O exercício de força estimula uma elevação na síntese proteica miofibrilar, enquanto o treino de resistência estimula uma elevação na síntese proteica mitocondrial muscular (Wilkinson et al., 2006).

O remodelamento dos componentes proteicos musculares (i. e., quantidades crescentes ou decrescentes de diferentes proteínas e a proteína total nas fibras musculares) é o mecanismo subjacente de plasticidade musculoesquelética em resposta a diferentes padrões de carga, como a imobilização, que leva à atrofia, e o exercício de resistência (p. ex., halterofilismo), que leva à hipertrofia. Os desequilíbrios entre síntese e quebra de proteína muscular em adultos determina a ocorrência de ganho (hipertrofia) ou perda (atrofia) líquida de proteína de fibra muscular. Para a maioria dos adultos na faixa etária de 20-50 anos, a massa muscular permanece constante e, assim, a síntese proteica muscular se iguala à quebra proteica muscular. Além da quinta década da vida, porém, começa a ocorrer perda muscular e a massa muscular declina lentamente em um processo conhecido como sarcopenia. Essa perda de proteína muscular associada à idade pode ser limitada por meio do exercício de resistência regular, que pode promover aumentos na síntese proteica muscular.

As repetidas elevações na síntese proteica muscular com o treino composto por exercícios de força criam períodos de balanço proteico líquido positivo, que se somam para desenvolver hipertrofia. Um aumento na massa muscular resulta em maior força. No idoso, isso pode ajudar a preservar a capacidade de executar as funções do dia a dia, como subir escadas e levantar de uma cadeira ou ir ao toalete, podendo diminuir o risco de quedas.

Para o atleta, pode resultar em geração aumentada de força, potência e velocidade de tiro, o que aumenta as probabilidades de êxito nos eventos esportivos. O equilíbrio entre síntese e quebra proteica muscular em todas as pessoas é influenciado pelo treino com exercício e pela dieta, e produz efeito sobre as necessidades proteicas dietéticas. No Capítulo 12, serão apresentados os mecanismos subjacentes que explicam as adaptações específicas ao treino.

Efeito da ingestão de proteína sobre a síntese proteica

A nutrição sempre exerce papel importante no estabelecimento das adaptações ao treino. Nas horas subsequentes ao exercício, a síntese proteica pode exceder a degradação proteica, porém somente após a alimentação. Com o adiamento da alimentação por várias horas, o balanço proteico líquido permanece negativo e não há hipertrofia muscular (Rennie e Tipton, 2000). De fato, uma combinação de exercício de força e consumo de proteína, em geral na forma de aminoácidos ou proteína ingerida após o exercício de força, resulta na estimulação sinérgica de síntese proteica muscular (Phillips, 2013). Criticamente, a estimulação da síntese proteica muscular é considerada um processo-chave no pequeno aumento agudo induzido pelo exercício do tamanho muscular, que eventualmente é adicionado quando o exercício é repetido de modo regular para promoção de hipertrofia. Um consenso tem sido observado quanto às alterações em curto prazo no balanço proteico líquido muscular (i. e., síntese proteica muscular menos quebra proteica muscular) e aos ganhos em longo prazo na massa muscular, em estudos que variaram o fornecimento de nutrientes (Hartman et al., 2007; Wilkinson et al., 2007) e os regimes de treino com exercício de força (Mitchell et al., 2012). De modo significativo, parece que as flutuações de refeição para refeição na síntese proteica muscular são muito mais influenciadoras na determinação dos ganhos e perdas da massa musculoesquelética. Assim, em um sentido dinâmico, as ondulações na síntese proteica muscular e as pequenas alterações na quebra proteica muscular determinam o balanço proteico muscular líquido (ver Fig. 8.6). Portanto, sugere-se com frequência que o *timing* da ingestão proteica é decisivo. Os fatores-chave que afetam a síntese proteica são a coingestão de outros nutrientes, a quantidade de proteína, o *timing* da ingestão proteica e o tipo de proteína.

Em condições de repouso, concentrações mais altas de aminoácidos no plasma exercem efeito estimulador sobre a síntese proteica (Bennet et al., 1990; Bennet e Rennie, 1991). Imediatamente após o exercício, esse efeito da disponibilidade aumentada de aminoácidos sobre a síntese proteica é exagerado, comparativamente à condição de repouso (Biolo et al., 1997). Os aminoácidos e o exercício, portanto, produzem um efeito aditivo sobre a síntese

proteica líquida. É importante notar, porém, que nesses estudos os aminoácidos foram infundidos e as concentrações plasmáticas de aminoácidos foram elevadas a níveis extremamente altos (muito acima daqueles observados após a ingestão oral de misturas de aminoácido ou proteína). A infusão intravenosa não é um método prático para atletas, e os aminoácidos infundidos desviam-se do fígado. Normalmente, o fígado extrai entre 20 e 90% de todos os aminoácidos após a absorção a partir do intestino (um fenômeno conhecido como extração esplâncnica de primeira passagem). Portanto, não está claro se efeitos similares devem ser esperados após a ingestão de aminoácidos. Um estudo de seguimento investigou essa questão (Tipton et al., 1999). Nesse estudo, uma quantidade relativamente grande de aminoácidos foi ingerida após o exercício de força. Após o exercício, o balanço proteico muscular foi negativo após a ingestão de placebo; quando os aminoácidos foram ingeridos, porém, o balanço líquido foi positivo principalmente por causa da síntese proteica muscular aumentada. A partir desse estudo e de um número limitado de outros estudos, é possível concluir que a ingestão de aminoácidos ou proteína após o exercício aumenta a síntese proteica líquida.

Coingestão de outros nutrientes

A alimentação com uma dieta mista não só fornece substratos como também resulta em um meio hormonal favorável para a síntese proteica. A aumentada disponibilidade de glicose e aminoácidos também resulta em concentrações plasmáticas aumentadas de insulina que, por sua vez, podem causar redução da quebra de proteínas e um pequeno aumento na síntese proteica (Bennet e Rennie, 1991; Biolo et al., 1999).

A ingestão de carboidrato por si só pode não ter efeito sobre a síntese proteica após o exercício, porém a ingestão de carboidrato eleva as concentrações plasmáticas de insulina e, desse modo, pode reduzir a quebra proteica que normalmente ocorre com o exercício de força. A insulina inibe a quebra proteica e também promove a captação de aminoácido (e de glicose) por alguns tecidos, inclusive o músculo esquelético. A ingestão combinada de proteína e carboidrato parece ser preferida após o exercício, pelo menos nas situações em que a quantidade de proteína ingerida é significativamente pequena (a maioria dos estudos que relataram esse efeito alimentaram seus participantes somente com cerca de 6-12 g de proteína ou aminoácidos após o exercício, junto com 30-100 g de carboidrato). A proteína distribui o substrato (aminoácidos), enquanto o carboidrato aumenta ainda mais o meio hormonal anabólico requerido para a síntese proteica líquida.

Em um estudo conduzido por Miller et al. (2003), voluntários realizaram exercício de força para perna e, então, ingeriram uma de um total de três bebidas – somente aminoácidos (cerca de 6 g), somente carboidrato (cerca de

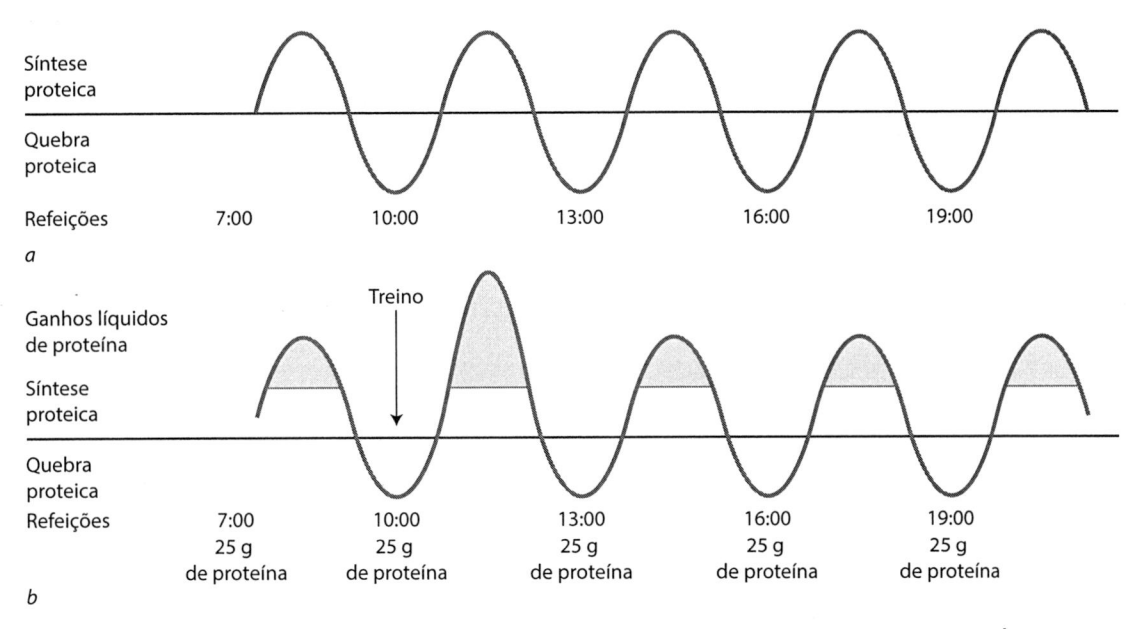

FIGURA 8.6 Síntese e quebra proteica em resposta ao treino e à ingestão proteica regular ao longo do dia. É possível aumentar a síntese proteica líquida (em cinza) (*a*) em repouso com refeições regulares contendo 10-20 g de proteína, e (*b*) com 25 g de ingestão proteica a cada 3 horas, porém o estímulo mais forte é dado por uma combinação de treino (exercício) e ingestão proteica.

35 g), ou uma combinação de aminoácidos e carboidratos – em 1 e 2 horas após o exercício. A captação líquida total de fenilalanina ao longo da perna no decorrer de 3 horas foi maior em resposta à combinação de aminoácidos e carboidratos, e foi mínima com o carboidrato puro. A estimulação da captação líquida com a combinação de aminoácidos e carboidratos foi devida à aumentada síntese proteica muscular (Fig. 8.7). Na condição de controle (somente carboidrato), observou-se uma quebra proteica líquida, confirmando que a hiperinsulinemia isolada (i. e., na ausência de aminoácidos ingeridos) não estimula a síntese proteica. Esses resultados sugerem que a ingestão de uma quantidade relativamente pequena de aminoácidos com uma quantidade maior de carboidrato pode aumentar a síntese proteica muscular líquida nas horas que se seguem ao exercício de força. Há dados similares disponíveis para o exercício de resistência (Howarth et al., 2009), nos quais a coingestão de carboidrato e proteína nas 2 horas subsequentes a um exercício exaustivo comprovadamente aumenta o tempo até a exaustão durante o exercício de ciclismo em estado estável extenuante após 18 horas, em comparação com uma quantidade isocalórica de carboidrato durante as primeiras 2 horas de pós-exercício (Rustad et al., 2016). Em muitos estudos iniciais, a dose de aminoácidos era inadequada para a taxa máxima de síntese proteica pós-exercício. Quando 20 g de aminoácidos ou proteínas são ingeridos após o exercício, há um aumento maior na síntese proteica, em comparação com uma ingestão de 0 ou 6 g, sendo que a adição de grandes quantidades de carboidrato a 20 g de proteína não produz aumento adicional da síntese proteica líquida (Koopman et al., 2007).

A gordura também parece ter efeito sobre a síntese proteica. Isso foi descoberto em um estudo que provavelmente foi o primeiro a investigar a síntese proteica em resposta a um alimento em seu estado original (Elliot et al., 2006). Após uma série de exercícios de força, os indivíduos consumiram leite desnatado ou leite integral. Ambas as formas de leite estimularam a síntese proteica, porém o efeito mais significativo foi observado com o leite integral. A explicação para isso não é totalmente clara, mas foi sugerido que a gordura do leite integral retardou a distribuição dos aminoácidos e forneceu um suprimento de aminoácidos mais sustentado para a síntese proteica. Mais pesquisas se fazem necessárias para examinar os efeitos da gordura adicional sobre a síntese proteica. De fato, existe a necessidade de mais pesquisas para compreender os efeitos das refeições normais que contêm carboidrato, fibra, gordura, proteína e outros nutrientes. A maioria dos estudos foram conduzidos usando formas puras de proteína na forma isolada e não na forma de alimento. Portanto, é preciso conhecer o comportamento da proteína quando ingerida isoladamente e com alimentos normais.

Quantidade de proteína

Embora a questão sobre ingestão proteica diária possa ser acadêmica e ter pouca relevância prática, uma vez que a maioria dos atletas excede até mesmo as recomendações mais altas, é importante saber a quantidade de proteína necessária em cada refeição para otimizar a síntese proteica. Um estudo conduzido por Bohe et al. (2003) pode fornecer alguma informação inicial. Nesse estudo, as concentra-

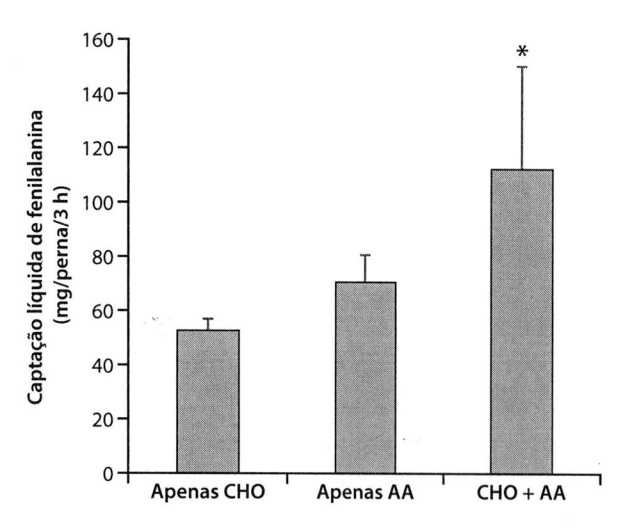

FIGURA 8.7 Síntese proteica durante 3 horas, após uma série de exercícios de força, medida pela área sob a curva para captação líquida de fenilalanina. A síntese proteica parece ser a menor com carboidrato e, na sequência, com aminoácidos puros. O efeito combinado de carboidratos + aminoácidos, porém, é significativamente maior do que os efeitos individuais de carboidrato ou proteína.
AA: aminoácidos; CHO: carboidrato.
Adaptada de Miller et al. (2003).

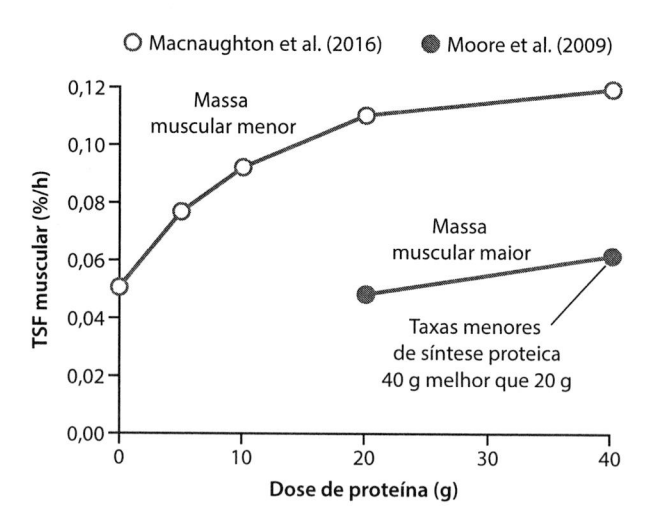

FIGURA 8.8 Taxa sintética fracionária muscular em dois estudos. Quando uma pequena massa muscular foi usada, a TSF foi maior, mas atingiu o platô após a ingestão de cerca de 20 g de proteína. O treino de uma massa muscular maior resultou em valores menores de TSF, porém a duplicação da ingestão proteica resultou em uma TSF modestamente ainda maior.
Dados de Moore et al. (2009), Macnaughton et al. (2016) e Mysportscience.

ções extracelulares (e não intracelulares) de aminoácidos determinaram a taxa de síntese proteica. Os resultados mostraram que parece haver um platô acima do qual a síntese proteica não é mais estimulada, e estudos mais recentes examinaram a quantidade de proteína ingerida necessária para atingir esse platô. Embora seja difícil determinar exatamente qual ingestão de aminoácido é requerida para atingir esse platô, as quantidades parecem ser relativamente pequenas. Estudos sugerem que 20-25 g de proteína ou 8-10 g de aminoácidos essenciais são necessárias para atingir o platô (Moore et al., 2009; Symons et al., 2009; Witard et al., 2014). A ingestão de quantidades mais altas de proteína (p. ex., 40 g) não promove estímulo adicional da síntese proteica muscular após o exercício de força (Moore et al., 2009; Witard et al., 2014) em homens jovens saudáveis, seja qual for o nível de treino, conforme ilustrado na Figura 8.8 (Witard et al., 2014). Resultados similares foram relatados usando alimento integral (carne magra moída) em homens e mulheres jovens; uma quantidade moderada (30 g de proteína) foi quase tão efetiva quanto uma quantidade muito maior (90 g de proteína) para estimular a síntese proteica muscular (Symons et al., 2009).

A proteína consumida em excesso, de 25-30 g, é oxidada a uma taxa mais alta (Moore et al., 2009; Witard et al., 2014) e resulta em produção aumentada de ureia (Witard et al., 2014), o que indica a existência de um limite para a quantidade de aminoácidos que pode ser usada para a síntese proteica muscular. Isso foi chamado de efeito integral do músculo (Atherton et al., 2010). A partir de uma análise de regressão de estudos de dose-resposta, Moore et al. (2015) refinaram a estimativa para proteína em uma dose expressa por cada quilograma de peso corporal. Os pesquisadores concluíram que a dose de proteína além da qual não há aumento adicional na síntese proteica muscular em homens jovens era 0,325 g/kg de peso corporal/refeição. Para considerar a variabilidade interindividual, os pesquisadores propuseram a adição de dois desvios padrões a essa estimativa, rendendo uma dose ideal de proteína de 0,4 g/kg de peso corporal/refeição. As quantidades de vários alimentos contendo 25 g de proteína e a qualidade da proteína (ver Cap. 1) contida nesses alimentos é mostrada na Tabela 8.4. As diretrizes do ACSM (American College of Sports Medicine, 2015) publicadas referentes à ingestão proteica para manutenção muscular ideal são baseadas nesses dados.

Recentemente, foi sugerido que quantidades maiores de proteína podem ser necessárias para adaptações ideais ao treino com exercício de força, quando há envolvimento de grandes grupos musculares. Macnaughton et al. (2016) argumentaram que, em estudos prévios, foram treinados grupos musculares menores e, quando há envolvimento de uma massa muscular maior (como seria o caso da maioria dos atletas e nas situações mais práticas), quantidades maiores de proteína podem ser requeridas. Quando esses pesquisadores realizaram um estudo em que voluntários treinaram uma massa muscular maior, foram feitas duas observações. Primeiro, as taxas de síntese proteica foram menores do que em estudos prévios, possivelmente porque a mesma quantidade de proteína agora teve de ser compartilhada com uma quantidade maior de músculo. Segundo, os pesquisadores observaram que a ingestão de 40 g de proteína resultou em uma síntese proteica maior do que com 20 g de proteína, em contraste com o observado em estudos anteriores. Atualmente, esse é o único estudo na literatura que faz tal sugestão, e provavelmente há necessidade de mais estudos a partir dos quais seja possível destilar novas diretrizes.

Timing (momento) da ingestão de proteína

O *timing* da ingestão de alimentos após o exercício é importante para o equilíbrio entre síntese e degradação de proteínas. Estudos investigaram a ingestão proteica imediatamente após o exercício, em 1 ou 3 horas após o exercício, ou antes do exercício. Em um estudo conduzido por Tipton et al. (2001), voluntários ingeriram 6 g de aminoácidos essenciais + 35 g de carboidrato imediatamente antes e imediatamente após a conclusão de uma série de exercícios de resistência intensos para a perna. A captação de aminoácidos pareceu ser maior quando os nutrientes foram ingeridos antes da série de exercícios, do que imediatamente após, porém a resposta anabólica apresentou magnitude semelhante tanto com a alimentação pré-exercício como com a alimentação pós-exercício. Esse estudo sugeriu que a resposta anabólica ao exercício associada à ingestão de aminoácido e carboidrato é maior com a ingestão pré-exercício *versus* imediatamente após o exercício; e foi sugerido que as diferenças observadas

CARBOIDRATO E PROTEÍNA DURANTE OU APÓS O EXERCÍCIO

O entusiasmo acerca da adição de proteína a bebidas de carboidrato advém de um pequeno número de estudos que sugeriram que a adição de uma pequena quantidade de proteína (cerca de 2% de proteína do soro do leite [*whey*] ou cerca de 20 g/L) a uma bebida à base de carboidrato produzia melhora na capacidade de resistência, em comparação com uma bebida contendo apenas carboidrato (Ivy et al., 2003; Saunders, Kane e Todd, 2004; Saunders, Luden e Herrick, 2007; Saunders et al., 2009). Especulou-se que a capacidade de resistência aumentada com o carboidrato e a proteína pode ter sido decorrente da aumentada oxidação proteica resultante da depleção de glicogênio muscular (Koopman et al., 2005) ou das atenuações na fadiga central (Blomstrand et al., 1991). Nenhuma dessas explicações parece ser plausível, além disso falta evidência. Os pouco estudos que relataram efeitos positivos foram alvo de críticas, visto que outras pesquisas falharam em mostrar quaisquer efeitos sobre o desempenho. Em um estudo conduzido por van Essen e Gibala (2006), os atletas passaram por um teste de tempo de ciclismo de 80 km em três ocasiões, e beberam uma mistura contendo carboidrato a 6%, uma mistura com carboidrato a 6% + proteína do *whey* a 2%, ou um placebo adoçado. Todos os indivíduos consumiram as soluções a uma taxa de 1 L/h. O tempo médio de desempenho foi idêntico para os testes com carboidrato e carboidrato + proteína (no geral, 135 minutos), e ambos foram significativamente mais velozes (em cerca de 4%) do que a triagem com placebo (141 minutos). Esse estudo mostrou que, quando os atletas ingeriram carboidrato durante o exercício a uma taxa considerada ideal para a distribuição de carboidrato, a proteína não propiciou benefício adicional durante uma simulação de competição real. Uma metanálise recente sobre os efeitos de suplementos contendo proteína combinada com carboidrato ingeridos de modo intenso durante o exercício sobre o desempenho de resistência (11 estudos), ou ingeridos durante e após o exercício para afetar o desempenho no exercício de resistência subsequente (15 estudos), chegou essencialmente às mesmas conclusões (McLellan, Pasakios e Lieberman, 2014). Quando o carboidrato é distribuído a taxas ideais durante ou após o exercício de resistência, os suplementos de proteína não têm efeito de melhora do desempenho. Portanto, atualmente, não há evidência convincente para aconselhar os atletas a ingerirem proteína durante o exercício de resistência.

A ingestão de proteína, hidrolisados proteicos ou uma mistura de aminoácidos (em particular, AACR) frequentemente está associada com recuperação mais rápida e reduções na lesão e dor musculares após o exercício (Saunders, 2011), em especial após o exercício excêntrico (no qual o músculo é ativado enquanto é alongado; isso ocorre no agachamento, *step*, corrida em declive e abaixamento de pesos). A maioria dos estudos que examinaram a influência da coingestão de carboidrato e proteína sobre a recuperação da lesão muscular induzida por exercício forneceu carboidrato combinado com proteína (frequentemente, na forma de bebidas à base de leite). Alguns desses estudos demonstraram que a coingestão de carboidrato e proteína pode diminuir a creatina quinase (CK, marcador de lesão muscular) plasmática e, até certo ponto, atenuar a sensação dolorosa muscular, bem como acelerar a recuperação da função muscular nos dias subsequentes a uma série lesiva de exercícios excêntricos (Cockburn et al., 2012; Rankin, Stevenson e Cockburn, 2015). Também foi sugerido que as reduções mais significativas na CK pós-exercício observadas com o consumo de bebidas contendo carboidrato + proteína podem ajudar a prolongar a capacidade de resistência durante um segundo teste de exercício. Apesar das evidências acumuladas indicando que a proteína afeta de algum modo a sensação dolorosa muscular no pós-exercício, os mecanismos subjacentes são desconhecidos. De modo geral, considera-se que os benefícios agudos bem estabelecidos da suplementação proteica sobre o **anabolismo** muscular pós-exercício facilitam o reparo da fibra muscular e a recuperação da função muscular e do desempenho. Quando suplementos proteicos são fornecidos, porém, as alterações agudas na síntese proteica pós-exercício e na sinalização intracelular anabólica não resultam consistentemente em reduções mensuráveis da lesão muscular nem em uma recuperação mais eficiente da função muscular (Pasiakos, Lieberman e McLellan, 2014). Mais pesquisas se fazem necessárias para estudar os efeitos da ingestão de carboidrato e proteína sobre a recuperação do exercício.

TABELA 8.4   Conteúdo de proteína e qualidade dos alimentos

Alimento	Conteúdo médio de proteína (g/100 g)	Quantidade que contém 25 g de proteína	Qualidade da proteína (PDCAAS)*
Carnes cozidas			
Carne bovina	32	78 g	0,92
Carne suína	32	78 g	0,90
Frango	31	81 g	0,91
Peru	31	81 g	0,90
Carneiro	30	83 g	0,90
Presunto	25	100 g	0,90
Peixes cozidos			
Atum	30	83 g	0,90
Salmão	27	93 g	1,00
Sardinha	25	100 g	0,98
Pescada	23	110 g	1,00
Laticínios			
Queijo *cheddar*	27	93 g	1,00
Queijo feta	15	160 g	1,00
Queijo *cottage*	12	210 g	1,00
Queijo de cabra	7	350 mL	1,00
Iogurte	6	430 g	0,95
Leite de vaca	3,5	700 mL	1,00
Vegetais cozidos			
Soja	17	147 g	0,91
Grão-de-bico	9	280 g	0,78
Ervilha	8	300 g	0,50
Feijão	5	500 g	0,68
Milho	3	830 g	0,42
Outros			
Proteína isolada do *whey*	80	32 g	1,00
Proteína isolada da soja	80	32 g	1,00
Amendoim (torrado)	24	105 g	0,62
Tofu	16	155 g	0,93
Quorn mince	15	160 g	0,91
Ovos (cozidos)	12	210 g	1,00
Cereais (p. ex., granola)	11	230 g	0,59
Pão	10	250 g	0,60
Arroz	7	350 g	0,47
Leite de soja	6	420 mL	0,94

*O escore de aminoácido corrigido da digestibilidade proteica (PDCAAS, do inglês *protein digestibility corrected amino acid score*) é um método de avaliação da qualidade proteica com base nas necessidades de aminoácidos de seres humanos e em sua capacidade de digerir a proteína em questão. A classificação PDCAAS foi adotada pela FDA e pela FAO e OMS, em 1993, como melhor método preferido para determinação da qualidade proteica. O escore máximo de 1,00 significa que, após a digestão, cada unidade de proteína fornece 100% ou mais dos aminoácidos essenciais requeridos. Ver mais detalhes no Capítulo 1.

tenderam a estar relacionadas à distribuição de aminoácidos para o músculo. Os aminoácidos livres ingeridos antes do exercício podem resultar em distribuição aumentada de aminoácidos (devido ao fluxo sanguíneo aumentado para os músculos ativos durante a sessão de exercício) e levar a uma captação superior de aminoácidos, comparativamente aos aminoácidos ingeridos após o exercício. Contudo, esse estudo foi realizado com AAE. Quando alguns desses estudos foram repetidos usando proteína de *whey* (e sem carboidrato), a diferença entre alimentação antes e depois de uma séries de exercícios de força não foi evidente (Tipton et al., 2007). O consenso atual é de que a ingestão proteica logo após o exercício (em cerca de 1 hora após o exercício), que é mais prática do que o consumo de proteína no pré-exercício, é a melhor forma de aumentar a síntese proteica líquida no pós-exercício.

Há algum tempo, sabe-se que o exercício de força isoladamente resulta em uma elevação na síntese proteica muscular com duração mínima de 48 horas e em uma quebra proteica que dura 24 horas (Phillips et al., 1997); portanto, mesmo no estado de jejum basal, há um aumento subsequente na renovação de proteínas musculares. Nessa situação, porém, a quebra proteica muscular excede a síntese proteica muscular, por isso não ocorre nenhum acréscimo de proteína tecidual líquida. O exercício de força essencialmente condiciona o músculo a ser mais responsivo, em termos de uma resposta de síntese proteica muscular aumentada à aminoacidemia (elevada concentração plasmática de aminoácidos), após a ingestão de uma refeição contendo proteína. Essa sensibilidade aumentada tem duração mínima de 24 horas (Burd et al., 2011) e, possivelmente, de até 48 horas, mas diminui com o passar do tempo. Sendo assim, é mais vantajoso ingerir proteína para gerar um grande aumento na concentração plasmática de aminoácidos no período pós-exercício. Também foi sugerido que a ingestão de proteína no pré-exercício pode condicionar o sistema e propiciar vantagens em relação à estratégia de suplementação pós-exercício. No entanto, a ingestão de 20 g de proteína, seja antes ou 1 hora após 10 séries de exercícios de extensão do joelho, resultou em taxas similares de captação de aminoácido (Tipton et al., 2007). Em outros estudos, não houve benefício comprovado com a alimentação contendo aminoácidos no pré-exercício (Burke, Hawley et al., 2012; Fujita et al., 2009), por isso o atual consenso científico geral é de que o ideal é ingerir proteína logo após uma série de exercícios de força. Além disso, é possível que uma aminoacidemia induzida pela alimentação antes ou durante o exercício pode cegar a resposta subsequente de síntese proteica muscular pós-exercício aos aminoácidos, devido a uma sobreposição nas respostas aminoacidêmicas e ao efeito integral do músculo (Atherton et al., 2010). Uma recente metanálise que examinou o *timing* de proteína e a hipertrofia concluiu que a ingestão de um suplemento proteico pouco

após o exercício de força influenciou de forma positiva a hipertrofia (Schoenfeld, Aragon e Krieger, 2013), porém a quantidade de proteína ingerida total foi o fator preditivo mais forte de hipertrofia muscular, sendo que o *timing* não teve impacto. Por outro lado, é provável que a ingestão total e o *timing* não sejam tão facilmente desacopláveis, dado que quando a ingestão total foi aumentada, é provável que o conteúdo proteico de todas as refeições tenha sido aumentado e, como resultado disso, mais refeições terão uma quantidade de proteína suficiente para estimular a síntese proteica. Assim, o *timing* das refeições e o conteúdo de proteína das refeições ao longo do dia podem ser muito importantes.

A importância do *timing* e da quantidade de proteína ingerida no decorrer de um dia necessária à otimização da adaptação ao treino também está se tornando mais clara. Em um estudo, um padrão intermitente de ingestão de proteína de *whey* (20 g a cada 3 horas, durante um período de recuperação de 12 horas) após uma série de exercícios de força mostrou-se mais efetivo do que a ingestão de grandes bólus (40 g a cada 6 horas) ou um protocolo de um pulso (10 g a cada 1,5 horas) na estimulação da síntese proteica muscular (Areta et al., 2013). Esses resultados estão em conformidade com o efeito integral do músculo, anteriormente descrito neste capítulo. No entanto, é preciso notar que muitos estudos que investigaram o efeito da alimentação com proteína sobre a síntese proteica muscular forneceram misturas de aminoácidos orais ou proteína na forma isolada (i. e., sem outros macronutrientes). Na vida real, as pessoas consomem refeições compostas por uma mistura de macronutrientes (i. e., proteína, carboidrato e gordura). A composição de macronutrientes e a forma de ingestão da refeição podem influenciar a elevação induzida pela refeição da concentração plasmática de aminoácidos e subsequente síntese proteica muscular e corporal total (Burke, Winter et al., 2012). Futuramente, os estudos precisarão examinar a influência de refeições contendo mistura de macronutrientes sobre as taxas de síntese e quebra proteica muscular ao longo de períodos mais prolongados.

O período pós-exercício deve ser de relaxamento, e também um momento para reidratação (para restaurar as perdas hídricas e eletrolíticas), reabastecimento (para repor o glicogênio) e reparo e remodelamento (reparo tecidual e adaptação ao estímulo do treino); isso é conhecido como "4 Rs". Quantidades adequadas de líquido, eletrólitos, carboidrato e proteína devem ser ingeridas para alcançar as metas definidas pelos 4 Rs.

Foi sugerido que o momento da refeição antes da hora de dormir é favorável ao fornecimento de proteína dietética que pode ser direcionada para o remodelamento de proteínas musculares. Um estudo conduzido por Res et al. (2012), em que indivíduos saudáveis do sexo masculino ingeriram 40 g (equivalente a 0,6 g/kg de peso corporal) de proteína antes da hora de dormir, mostrou que a síntese proteica muscular foi estimulada e o balanço proteico líquido melhorou ao longo da madrugada. Recentemente, um estudo sobre treino com exercício de força progressivo, com duração de doze semanas, demonstrou que o consumo pré-sono de uma bebida contendo 27,5 g de proteína, 15 g de carboidrato e 0,1 g de gordura aumentou a massa muscular, a área da fibra muscular e os ganhos de força, em comparação com uma bebida placebo não calórica (Snijders et al., 2015). Nesse estudo, um grupo placebo de controle não recebeu suplemento proteico, o que resultou em uma diferença de 0,6 g/kg de peso corporal nas ingestões de proteína totais diárias, a qual poderia ter conferido uma vantagem ao grupo que consumiu a bebida proteica, independentemente do momento do consumo de proteína.

Em resumo, parece que o *timing* de ingestão proteica ao longo do dia é uma variável importante a considerar na otimização da hipertrofia e recuperação da musculatura esquelética. Aparentemente, o ideal é ingerir proteína durante o período pós-exercício, embora a janela anabólica pretendida para ingestão de proteína dure pelo menos 24 horas (Burd et al., 2011) e, assim, o *timing* de ingestão proteica em relação ao exercício não produza um efeito drástico sobre os desfechos, como previamente se acreditava (Schoenfeld, Aragon e Krieger, 2013). Também é importante ingerir proteína em doses suficientes (cerca de 0,4 g/kg de peso corporal/refeição) no decorrer do dia (Areta et al., 2013). Além disso, a ingestão de uma grande dose de proteína (0,6 g/kg de peso corporal) antes da hora de dormir parece aumentar a síntese proteica muscular aguda durante a madrugada (Res et al., 2012), bem como as adaptações musculoesqueléticas crônicas (Snijders et al., 2015).

Tipo de proteína

Como a distribuição de aminoácidos é importante, as propriedades digestivas das proteínas influenciam a resposta anabólica em repouso e após o exercício. As proteínas frequentemente são classificadas como rápidas ou lentas (em referência à velocidade com que podem ser digeridas e a seus aminoácidos absorvidos após a ingestão). O interesse pelas proteínas rápidas e lentas começou com uma série de estudos conduzidos por Boirie et al. (1997). A comparação de proteínas rápidas e lentas feita por esses pesquisadores envolveu a comparação de suplementos proteicos contendo *whey* com suplementos contendo caseína ou proteína da soja, que são as três fontes de proteína isolada mais comumente consumidas. A caseína e a proteína do *whey* derivam do leite integral, enquanto a proteína da soja é um derivado vegetal. A caseína representa cerca de 80% da proteína do leite. Os 20% restantes são proteína de *whey*. As proteínas do *whey* e da soja são consideradas rápidas, por serem digeridas e absorvidas pelo corpo de forma relativamente rápida, resultando em uma rápida aminoacidemia. A caseína, por outro lado, é uma proteína lenta que demora para ser quebrada e absorvida pelo corpo. A caseína parece coagular no estômago e isso retarda o esvaziamento gástrico. A ingestão de caseína também resulta na liberação de peptídeos a partir do estômago durante a digestão, o que também retarda o esvaziamento gástrico. As proteínas do *whey*, da soja e caseína variam quanto aos efeitos sobre a taxa de síntese e quebra proteica. Similar ao modo como os alimentos diferem quanto ao efeito sobre a glicemia, diferentes fontes de proteína podem ser digeridas e absorvidas a taxas diferentes.

Em uma série de estudos, constatou-se que a proteína do leite resulta em taxas maiores de síntese proteica e em um aumento maior na massa muscular de halterofilistas, em comparação ao observado com a proteína da soja (Hartman et al., 2007; Wilkinson et al., 2007). Embora a proteína do leite pareça ser preferível à proteína da soja, é difícil indicar como recomendação qual fonte de proteína seria ideal para o acúmulo de proteína. A resposta anabólica pós-exercício depende não só do tipo de proteína como também do *timing* da ingestão e da ingestão de outros nutrientes, como já explicado. Uma proteína que é ideal em determinada condição não é necessariamente ideal em todas as condições.

As proteínas rápidas como a proteína do *whey* e a da soja induzem uma elevação maior, porém mais transiente, na síntese proteica muscular do que a conseguida com caseína (Reitelseder et al., 2011; Tang et al., 2009). A síntese proteica corporal total é mais estimulada com a proteína do *whey* e é suprimida com a caseína (Boirie et al., 1997). Após a ingestão de isolado proteico de caseína, soja e *whey* (todos fornecendo 10 g de AAE), constatou-se que a elevação na síntese proteica muscular durante as 3 horas subsequentes era maior com a proteína do *whey*, tanto em repouso como após o exercício de força (Tang et al., 2009). Curiosamente, a proteína da soja apresentou maior síntese proteica muscular do que a caseína em condições de repouso e após o exercício (Tang et al., 2009). Assim, parece que em até 3 horas após uma série de exercícios de força, a fonte de proteína mais efetiva é o *whey*.

Outro fator que determina a resposta anabólica é a quantidade de aminoácido leucina, que atua como uma molécula sinalizadora para estimular as vias de tradução-iniciação, resultando em taxas aumentadas de síntese proteica (Tipton et al., 1999). Esses efeitos serão discutidos em mais detalhes no Capítulo 12, porque podem ter papel essencial nos mecanismos subjacentes das adaptações ao treino.

A leucina estimula o **complexo do alvo em mamífero da rapamicina-1** (mTOR, do inglês *mammalian target of rapamycin complex-1*), uma proteína sinalizadora essencial, e deflagra uma elevação na síntese proteica muscular (Phillips, 2016). Portanto, as proteínas ingeridas com um alto conteúdo de leucina seriam vantajosas na deflagração de uma elevação na síntese proteica muscular. Portanto, a qualidade da proteína (refletida no conteúdo de leucina, conteúdo de AAE e digestibilidade da proteína) tem efeito sobre as alterações na síntese proteica muscular, o que poderia finalmente afetar a massa musculoesquelética. A proteína do *whey* contém 10 g de leucina em cada 100 g, o que representa uma quantidade maior de leucina por grama em comparação ao observado na caseína (8,2 g/100 g) ou na proteína da soja (5,9 g/100 g). Os alimentos relativamente ricos em leucina são mostrados na Tabela 8.5. Após a ingestão de proteína com um conteúdo relativamente alto de leucina, como a proteína do *whey*, a aminoacidemia rápida e relativamente ampla pode aumentar a distribuição de AAE (especificamente, de leucina) ao músculo a um limiar que deflagra uma estimulação da síntese proteica muscular e das vias anabólicas associadas (Fig. 8.9). De fato, a importância da leucina na promoção da resposta anabólica muscular à alimentação pós-exercício foi destacada no estudo de Reidy et al. (2013), em que uma mistura de laticínio-proteína da soja (proporção 1:2:1 de *whey*, caseína, soja) mostrou-se tão efetiva quanto a proteína do *whey* sozinha para estimulação da síntese proteica, quando o conteúdo de leucina foi equiparado. Outro estudo (Churchward-Venne et al., 2014) relatou que os participantes que ingeriram 6,25 g de proteína do *whey* combinada com 5 g de leucina apresentaram um aumento na síntese proteica muscular após o exercício de força, equivalente ao obtido quando eles consumiram 25 g de proteína do *whey*, mesmo com doses menores de proteína e aminoácidos totais. A quantidade limiar de leucina para deflagração da estimulação de síntese proteica muscular parece ser em torno de 3 g de leucina/refeição (Churchward-Venne et al., 2014), o que pode ser o principal fator na determinação da quantidade recomendada de proteína por refeição.

Também é preciso notar que a adição de mais outros dois AACR, isoleucina e valina, não promoveu melhora

adicional na síntese proteica muscular (Churchward-Venne et al., 2014), por isso faz sentido suplementar apenas com leucina (ou consumir proteínas dietéticas que comprovadamente tenham um alto conteúdo de leucina). Todos os três AACR compartilham o mesmo transportador, de modo que a expectativa seria que o consumo de

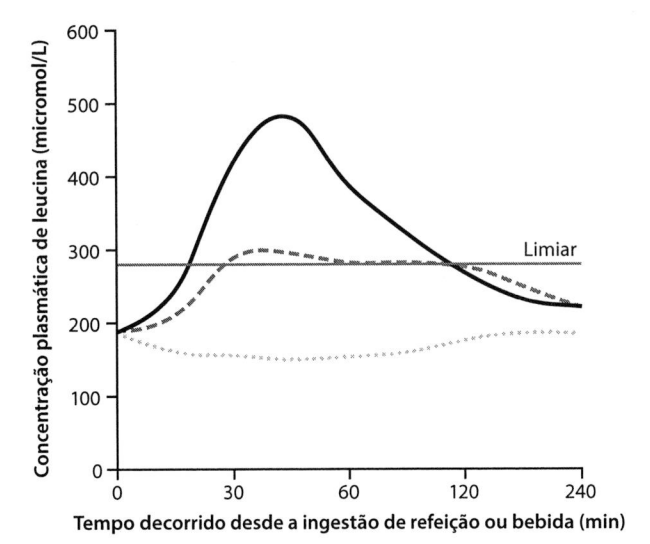

FIGURA 8.9 Conceito de leucina deflagradora. A leucina deflagra uma elevação na síntese proteica muscular; por isso, as proteínas de digestão mais rápida (linha sólida) contendo uma proporção relativamente alta de leucina (p. ex., *whey*) são mais efetivas na promoção de aumentos na síntese proteica muscular. As proteínas de digestão mais lenta (linha tracejada) e/ou com conteúdo menor de leucina (p. ex., caseína) não promovem a mesma extensão de aumento na síntese proteica. A linha pontilhada representa a ingestão de uma refeição ou bebida que não contém proteína.
Baseada em Phillips (2013); Boirie et al. (1997); Pennings et al. (2011); Reitelseder et al. (2011).

TABELA 8.5 Conteúdo de leucina de vários alimentos

Alimento	Quantidade necessária para fornecer 3 g de leucina	Conteúdo de leucina (g/419 kJ [100 kcal])
Proteína isolada do *whey*	25 g	2,90
Proteína isolada da soja	37 g	2,00
Iogurte grego	300 g	1,75
Peito de frango	170 g	1,70
Carne magra	170 g	1,30
Queijo	105 g	1,09
Ovo	4 ovos grandes	0,94
Leite desnatado	900 mL	0,93
Feijão	525 g	0,65
Tofu	600 g	0,44
Amendoim cru	180 g	0,29
Pão	770 g (14 fatias)	0,07

uma mistura de AACR resultasse em antagonismo à captação do intestino para o músculo, sendo assim menos efetivo do que o consumo apenas de leucina em termos de estimulação da síntese proteica muscular. Apesar da contínua popularidade dos suplementos de AACR entre os atletas, há pouquíssima evidência de sua eficácia na promoção de síntese proteica muscular ou de ganhos em massa muscular, de modo que a recomendação atual é ingerir proteínas dietéticas integrais que tenham um alto conteúdo de leucina e sejam rapidamente digeridas. A aminoacidemia mais lenta e prolongada que acompanha a ingestão de caseína pode ser mais efetiva para sustentação da síntese proteica muscular e, possivelmente, na atenuação do balanço proteico líquido negativo durante o sono ou por períodos de tempo mais longos; contudo, isso ainda precisa ser confirmado com estudos futuros (Morton, McGlory e Phillips, 2015). Com o prosseguimento das pesquisas, é provável que recomendações mais claras possam ser feitas nos próximos anos.

Aminoácidos como auxiliares ergogênicos

No passado, as necessidades corporais de aminoácidos eram atendidas primariamente pela ingestão de proteínas integrais. Ao longo dos últimos anos, porém, a suplementação de aminoácidos individuais vem se tornando cada vez mais popular. Os avanços tecnológicos possibilitaram a produção de aminoácidos ultrapuros de grau alimentício. Os aminoácidos individuais, chamados aminoácidos na forma livre, são produzidos majoritariamente por fermentação bacteriana. Estudos científicos enfocaram as interações farmacológicas e metabólicas dos aminoácidos na forma livre. Avanços consideráveis foram alcançados na área de nutrição clínica, em que aminoácidos individuais são usados para minimizar as perdas de nitrogênio e melhorar as funções orgânicas

em pacientes com traumatismo e doença grave. Os aminoácidos individuais também são comercializados como suplementos para atletas e pessoas saudáveis. Alega-se com frequência que a ingestão de aminoácidos isolados melhora o desempenho no exercício, estimula a liberação hormonal e melhora a função imunológica, entre outros efeitos positivos. A seguir serão revisados os fatos e as falácias acerca dessas alegações, as quais são resumidas na Tabela 8.6.

Arginina

A infusão de alguns aminoácidos no sangue pode estimular a liberação de hormônio do crescimento a partir da glândula hipófise. A arginina não é o único aminoácido capaz de produzir esse efeito, outros aminoácidos que podem estimular a liberação de hormônios a partir de glândulas endócrinas são a lisina e a ornitina. A administração intravenosa de arginina em adultos, na dose de 30 g e durante 30 minutos, causou aumento acentuado na secreção de hormônio do crescimento hipofisário humano (Knopf et al., 1966). A administração intravenosa e oral de arginina também resultou em acentuada liberação de insulina pelas células beta do pâncreas (Dupre et al., 1968). O achado de que a arginina aumenta a secreção de hormônios anabólicos, como o hormônio do crescimento humano e a insulina, tornou esse aminoácido popular como suplemento entre fisiculturistas e atletas de força. Entretanto, a quantidade de arginina presente nos suplementos nutricionais esportivos costuma ser pequena (entre 1 e 2 g/dia), em comparação com as doses intravenosas cujas ações secretagógicas potentes foram demonstradas (30 g/30 minutos). Estudos bem controlados, duplo-cegos e transversais (Fogelholm, Naveri et al., 1993; Lambert et al., 1993) falharam em mostrar um efeito do consumo de baixas quantidades de suplementação oral de L-arginina sobre as concentrações plasmáticas de hormônio do

---

RECOMENDAÇÕES PRÁTICAS PARA MAXIMIZAR A HIPERTROFIA POR MEIO DO TREINO COM EXERCÍCIO DE FORÇA E DA NUTRIÇÃO

- Engajar na prática regular de séries de treino de força com carga intensa.
- Levantar cargas mais pesadas por períodos mais longos, para estimular melhoras mais amplas na força muscular.
- Levantar até o ponto de falha da contração.
- Manter o equilíbrio energético.
- Usar o período pós-exercício como o momento para os 4 Rs (reidratação, reabastecimento, reparo e remodelamento).
- No período pós-exercício, ingerir proteína em dose suficiente (cerca de 0,4 g/kg de peso corporal) e até três refeições ao longo do dia, incluindo uma dose alta de proteína (cerca de 0,6 g/kg de peso corporal), antes da hora de dormir, para aumentar a síntese proteica muscular

intensa durante a madrugada, bem como as adaptações musculoesqueléticas crônicas. Tentar alcançar uma ingestão proteica dietética total de 1,4-1,6 g/kg de peso corporal/dia. Consumir menos refeições contendo mais proteína não é uma alternativa melhor.
- Para a refeição pós-exercício, escolher proteínas de digestão rápida e alta qualidade, com alto conteúdo de leucina, como a proteína do *whey*, leite desnatado e ovos.
- Para outras refeições, escolher principalmente proteínas magras e de alta qualidade, que contenham todos os AAE em proporções aproximadamente iguais (p. ex., fontes animais, incluindo carne bovina, presunto, carneiro, aves, peixes, suplementar com soja, feijões, oleaginosas e pão).

TABELA 8.6 Alegações do fabricante sobre os aminoácidos

Aminoácido	Alegação
Arginina	Melhora a função imunológica, aumenta os níveis teciduais de creatina, aumenta a liberação de insulina e hormônio do crescimento, acarreta menos problemas gastrintestinais, melhora o desempenho
Aspartato	Melhora o metabolismo energético no músculo, reduz a quantidade de metabólitos causadores de fadiga, melhora o desempenho de resistência
Glutamina	Melhora a função imune (menos resfriados), acelera a recuperação após o exercício, melhora o desempenho, acarreta menos problemas gastrintestinais
Ornitina	Aumenta a liberação de insulina e hormônio do crescimento, estimula a síntese proteica, diminui a quebra proteica, melhora o desempenho
AACR	Fornece combustível para o músculo em trabalho, diminui a fadiga, melhora a resistência, diminui a quebra proteica muscular
Tirosina	Aumenta a concentração sanguínea de catecolaminas, melhora a mobilização de combustível e o metabolismo durante o exercício
Triptofano	Melhora a liberação de hormônio do crescimento, melhora o sono, diminui as sensações de dor, melhora o desempenho
Taurina	Retarda a fadiga, melhora o desempenho, facilita uma recuperação mais rápida, causa menos lesão e dor muscular, acarreta menos problemas gastrintestinais, elimina radicais livres
Glicina	Aumenta a síntese de fosfocreatina, melhora o desempenho de velocidade, aumenta a força

crescimento e insulina (medidas durante um período de 24 horas) em homens fisiculturistas e halterofilistas competidores. É importante notar ainda que as respostas de hormônio do crescimento podem ser obtidas através do exercício. A resposta que pode ser obtida com a ingestão de quantidades relativamente grandes de arginina ainda é menor do que aquela que pode ser alcançada com 60 minutos de exercício de intensidade moderada. Por fim, a ingestão oral de doses altas de arginina pode acarretar desconforto gastrintestinal e, portanto, é impraticável.

Em resumo, embora a arginina infundida em grandes quantidades possa ter propriedades anabólicas, a ingestão oral de doses toleráveis (i. e., quantidades que não causem problemas gastrintestinais) não resulta em secreção aumentada de hormônio do crescimento humano e insulina. Grandes elevações na secreção de insulina podem ser obtidas com a ingestão de carboidrato e aumentos ainda maiores na concentração plasmática de hormônio do crescimento são observadas durante o exercício, do que com doses ainda mais altas de arginina e outros aminoácidos individuais.

Aspartato

Alega-se com frequência que o aspartato melhora o desempenho no exercício aeróbico. O aspartato, precursor de intermediários do ciclo do TCA, reduz o acúmulo plasmático de amônia durante o exercício. Como a formação de amônia está associada com fadiga, a suplementação de aspartato teoricamente poderia ser ergogênica.

Em um estudo conduzido por Maughan e Sadler (1983), oito indivíduos praticaram ciclismo até a exaus-

tão, a 75-80% do $\dot{V}O_{2máx}$ após a ingestão de 6 g de aspartato (na forma de sais de potássio e magnésio) ou placebo, por 24 horas. Não foi observado nenhum efeito da suplementação com aspartato sobre a concentração plasmática de amônia ou o tempo de exercício até a exaustão.

Aminoácidos de cadeia ramificada

Os três AACR – leucina, isoleucina e valina – não são sintetizados no corpo. Mesmo assim, são oxidados durante o exercício e, portanto, precisam ser repostos pela dieta. No final da década de 1970, foi sugerido que os AACR são o terceiro combustível para o músculo esquelético, após o carboidrato e a gordura (Goldberg e Chang, 1978). Os AACR por vezes são fornecidos aos atletas em bebidas energéticas, para fornecer combustível extra. A seguir, são listadas algumas alegações referentes aos AACR:

- Os AACR servem de combustível durante o exercício.
- Os AACR poupam glicogênio.
- A suplementação com AACR pode aumentar a síntese proteica após o exercício.
- Os AACR podem diminuir a quebra proteica líquida no músculo durante o exercício.
- Os AACR minimizam a lesão muscular.
- Os AACR minimizam a sensação dolorosa muscular.
- Os AACR diminuem a fadiga.
- Os AACR melhoram o desempenho.
- Os AACR melhoram a função imune (previnem a imunodepressão).

Apesar da falta de evidências fortes da eficácia dos suplementos de AACR, os atletas continuam usando esses suplementos. Existem alternativas alimentares normais disponíveis, todavia, que quase certamente são mais econômicas. Por exemplo, um suplemento de AACR típico comercializado na forma de comprimido contém cerca de 100 mg de valina, 50 mg de isoleucina e 100 mg de leucina. Um peito de frango (100 g) contém cerca de 470 mg de valina, 375 mg de isoleucina e 656 mg de leucina, ou o equivalente a cerca de sete comprimidos de AACR. O amendoim contém ainda mais AACR (60 g contêm o equivalente a 11 comprimidos).

Também foi argumentado que consumir AACR poderia ser contraprodutivo, porque a leucina, isoleucina e valina competem entre si pelo transporte. Se a principal meta é aumentar a leucina, fornecer isoleucina e valina ao mesmo tempo pode diminuir a disponibilidade de leucina.

Fonte de combustível e poupador de glicogênio

Como mencionado, um estudo conduzido por Goldberg e Chang (1978) sugeriu que os AACR podem atuar como combustível durante o exercício, em adição aos carboidratos e gorduras. Mais recentemente, porém, foi demonstrado que as atividades das enzimas envolvidas na oxidação de AACR são baixas demais para possibilitar que os AACR contribuam significativamente para o gasto energético (Wagenmakers et al., 1989). Estudos detalhados usando AACR marcado com ^{13}C (^{13}C-leucina) mostraram que a oxidação dos AACR sofre um aumento de apenas 2-3 vezes durante o exercício, enquanto a oxidação de carboidratos e gorduras aumenta em 10-20 vezes (Knapik et al., 1991). Ainda, a ingestão de carboidrato durante o exercício pode prevenir o aumento na oxidação de AACR. Uma alegação relacionada é que os AACR podem poupar glicogênio, por serem usados como combustível no lugar do glicogênio muscular. Por outro lado, estudos demonstraram claramente que não há preservação de glicogênio durante o exercício com a ingestão de AACR. Portanto, os AACR não parecem ter papel importante como combustível durante o exercício e, a partir desse ponto de vista, a suplementação de AACR durante o exercício é desnecessária.

Quebra proteica

As alegações de que os AACR diminuem a quebra de proteína baseiam-se principalmente em estudos *in vitro* iniciais que demonstraram que a adição de AACR a um meio de incubação ou perfusão estimulou a síntese proteica e inibiu a degradação de proteínas em tecidos. Vários estudos *in vivo* em indivíduos saudáveis (Frexes-Steed et al., 1992; Nair et al., 1992) falharam em confirmar o efeito positivo sobre o balanço proteico que fora observado *in vitro*. Até o presente, nenhum estudo da suplementação com AACR demonstrou a melhora do balanço do nitrogênio durante ou após o exercício, embora um estudo tenha constatado que a suplementação com AACR durante o exercício diminuiu o balanço negativo líquido ao longo da perna durante o exercício (MacLean, Graham e Saltin, 1994).

Síntese proteica

Alega-se que os AACR aumentam a massa muscular. O exercício de força aumenta a síntese proteica muscular ao estimular as vias de sinalização dentro das células musculares que se contraíram. Entretanto, na ausência de disponibilidade aumentada de aminoácidos a partir da ingestão de proteína ou aminoácidos no alimento ou em suplementos, o balanço proteico positivo não ocorrerá. Portanto, uma ingestão aumentada de aminoácidos se faz necessária por dois motivos: estimular as vias sinalizadoras e fornecer componentes de construção. Os AACR, em particular a leucina, conseguem estimular as vias de sinalização e a síntese proteica. Entretanto, até o momento, nenhum estudo investigou os efeitos da leucina ou da ingestão de AACR sobre a síntese proteica após o exercício. É provável que os AACR estimulem os sinais no músculo, porém essa sinalização aumentada resultaria em síntese aumentada somente com o fornecimento de componentes de construção (outros aminoácidos). Um estudo mostrou que a adição de proteínas aos carboidratos após o exercício de força aumenta a síntese proteica muscular (Koopman et al., 2005). No entanto, quando uma quantidade extra de leucina foi adicionada à mistura de carboidrato-proteína, não houve aumento adicional da proteína. É provável que a síntese proteica muscular já tenha sido totalmente estimulada pela combinação de exercício e proteína, de modo que a leucina extra não poderia promover nenhum aumento adicional. Em resumo, embora a leucina teoricamente possa auxiliar a sinalização e a síntese proteica, na realidade é improvável que a ingestão de leucina venha a ser efetiva quando fornecida de modo isolado (sem outros aminoácidos). Isso também se aplica aos AACR.

Hipótese da fadiga central

A hipótese da fadiga central, ilustrada na Figura 8.10, foi proposta em 1987, como um mecanismo que contribuía de modo significativo para o desenvolvimento de fadiga durante o exercício prolongado (Newsholme, Acworth e Blomstrand, 1987). Essa hipótese prediz que, durante o exercício, os AG são mobilizados do tecido adiposo e transportados pelo sangue para os músculos para servir de combustível. Como a taxa de mobilização é maior do que a taxa de captação pelo músculo, a concentração de AG no sangue aumenta. Ambos, AG e o aminoácido triptofano, ligam-se à albumina e competem pelos mesmos sítios de ligação. A crescente concentração de AG impede o triptofano de se ligar à albumina e, com isso, a concentração de triptofano livre (fTRP) e a razão fTRP:AACR no sangue aumentam. Estudos experimentais

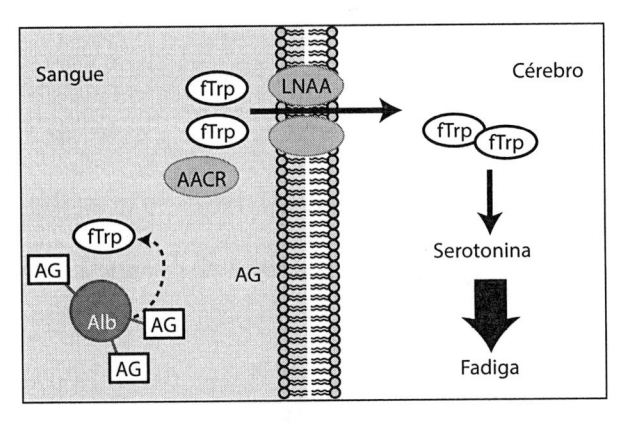

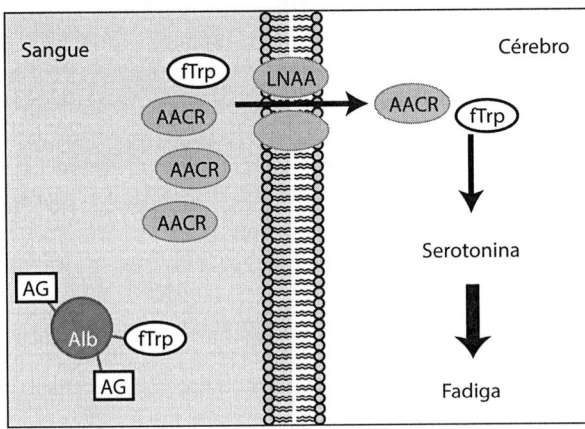

FIGURA 8.10 Hipótese da fadiga central.

realizados com seres humanos confirmaram a ocorrência desses eventos. A hipótese da fadiga central prevê que o aumento na razão fTRP:AACR resulta em aumento do transporte de fTRP ao longo da barreira hematoencefálica, porque AACR e fTRP competem pela entrada no sistema nervoso central mediada pelo transportador LNAA (do inglês, *large neutral amino acid*) (Chaouloff et al., 1986; Hargreaves e Pardridge, 1988). Depois de ser captado, o triptofano é convertido em serotonina, levando a um aumento local desse neurotransmissor (Hargreaves e Pardridge, 1988).

A serotonina atua no início do sono e é um determinante do humor e da agressividade. Portanto, subsequentemente, o aumento da atividade serotoninérgica talvez possa levar à fadiga central e forçar os atletas a interromperem ou diminuírem a intensidade do exercício. Sem dúvida, a consideração de que a captação aumentada de fTRP leva ao aumento da síntese de serotonina e da atividade das vias serotoninérgicas (i. e., liberação aumentada de serotonina sináptica) é um grande ato de fé.

A hipótese da fadiga central também prevê que a ingestão de AACR elevará a concentração plasmática de AACR e, assim, diminuirá o transporte de fTRP para o cérebro. A subsequente formação diminuída de serotonina pode aliviar as sensações de fadiga e, desse modo, melhorar o desempenho no exercício de resistência. Se a hipótese da

fadiga central estiver certa e a ingestão de AACR diminuir o aumento induzido pelo exercício da captação de fTRP cerebral, e assim retardar a fadiga, o contrário também deve ser verdadeiro; ou seja, a ingestão de triptofano antes do exercício deve reduzir o tempo até a exaustão. Poucos estudos investigaram o efeito da ingestão de triptofano suplementar em seres humanos, antes ou durante o exercício. A conclusão que se pode extrair dessas pesquisas é que o triptofano não tem efeitos sobre o desempenho no exercício (Stensrud et al., 1992; van Hall et al., 1995).

O efeito da ingestão de AACR sobre o desempenho físico foi investigado pela primeira vez em um teste de campo realizado por Blomstrand et al. (1991). Durante uma maratona em Estocolmo, 193 homens foram aleatoriamente reunidos em um grupo experimental que recebeu AACR em água e em um grupo placebo que recebeu água aromatizada. Os indivíduos também tiveram livre acesso a bebidas contendo carboidrato. Nenhuma diferença foi observada nos tempos de maratona dos dois grupos. Entretanto, quando o grupo original de indivíduos foi dividido em corredores mais rápidos e corredores mais lentos, observou-se uma redução pequena (porém significativa) no tempo de maratona entre os corredores lentos que receberam AACR. Desde então, esse estudo tem sido criticado por seu delineamento e pela análise estatística. Estudos subsequentes empregando diversos exercícios e delineamentos de tratamento, bem como formas variadas de administração (infusão, oral e com/sem carboidratos) de AACR falharam em encontrar um efeito sobre o desempenho (Blomstrand et al., 1995, 1997; Madsen et al., 1996; van Hall et al., 1995; Varnier et al., 1994). Van Hall et al. (1995) estudaram o desempenho no teste de tempo em ciclistas treinados que consumiram bebidas de controle contendo apenas carboidrato (sacarose a 6%, ou seja, 6 g/100 mL de solução) suplementado com uma dose baixa de AACR (6 g/L) ou com uma dose alta de AACR (18 g/L) durante o exercício, e não relataram nenhuma diferença no desempenho do teste de tempo (o tempo médio até a exaustão foi 122 ± 3 minutos).

Lesão e sensação dolorosa no músculo

Os AACR frequentemente estão associados à diminuição da lesão muscular e da sensação dolorosa no músculo após o exercício excêntrico. De fato, estudos demonstraram algum efeito da suplementação aguda ou crônica com AACR sobre os marcadores de lesão muscular presentes no sangue, após o exercício de ciclismo de resistência. De modo consistente, os estudos encontraram reduções na sensação dolorosa muscular, contudo nenhum estudo encontrou quaisquer diferenças na função muscular. É importante notar que todos esses estudos foram realizados com indivíduos não treinados e não habituados. Esse achado sugere que a importância da suplementação com AACR pode se restringir à diminuição da sensação dolorosa muscular em indivíduos não treinados.

Glutamina

A glutamina é um aminoácido de ocorrência natural e, portanto, não essencial (pode ser sintetizado no corpo). A glutamina é importante como constituinte de proteínas e como uma forma de transporte de nitrogênio entre os tecidos. É importante também na regulação acidobásica e como precursora do antioxidante glutationa. A glutamina é o aminoácido livre mais abundante no músculo e no plasma humanos. Seus supostos efeitos podem ser classificados como anabólicos e imunorreguladores. Baseando-se até certo ponto em uma avaliação não crítica da literatura científica, vários fabricantes alegam que os suplementos de glutamina produzem os seguintes benefícios:

- Absorção mais rápida da água a partir do intestino.
- Melhora da retenção de líquido intracelular (i. e., efeito que confere volume).
- Melhora da função de barreira intestinal e minimização do risco de endotoxemia.
- Suporte nutricional para o sistema imune e prevenção de infecção.
- Estimulação da síntese proteica e do crescimento tecidual muscular.
- Estimulação da ressíntese de glicogênio muscular.
- Redução da sensação dolorosa e melhora do reparo tecidual muscular.
- Intensificação da capacidade de tamponamento e melhora do desempenho no exercício de alta intensidade.

A ingestão diária normal de glutamina a partir das proteínas da dieta é de cerca de 3-6 g/dia (considerando uma ingestão diária de proteínas de 0,8-1,6 g/kg de peso corporal para um indivíduo de 70 kg). Pesquisadores que investigaram os efeitos da glutamina sobre o declínio pós-exercício na concentração plasmática de glutamina relataram que uma dose aproximada de 0,1 g/kg de peso corporal deve ser fornecida a cada 30 minutos, durante um período de 2-3 horas, para prevenir uma queda na concentração plasmática de glutamina (Nieman e Pedersen, 2000).

A glutamina é usada em altas taxas pelos leucócitos sanguíneos (em particular, pelos linfócitos) para o fornecimento de energia e de condições ideais para a biossíntese de nucleotídeos – e, portanto, de proliferação celular (Ardawi e Newsholme, 1994). De fato, a glutamina é considerada importante (se não essencial) para os linfócitos e outras células de divisão rápida, entre as quais as células da mucosa intestinal e células-tronco medulares. O exercício prolongado está associado a uma queda nas concentrações intramuscular e plasmática de glutamina, e foi sugerido que essa diminuição na disponibilidade de glutamina compromete a função imunológica (Parry-Billings et al., 1992). Períodos de treino intenso estão associados com uma redução crônica nos níveis plasmáticos de glutamina, sendo que essa redução pode ser parcialmente responsável pela imunodepressão evidenciada por muitos atletas de resistência (Parry-Billings et al., 1992). A concentração intramuscular de glutamina está relacionada com a taxa de síntese proteica líquida (Rennie et al., 1989), sendo que algumas evidências também apontam um papel da glutamina na promoção da síntese de glicogênio (Bowtell et al., 1999). Contudo, os mecanismos subjacentes a esses supostos efeitos anabólicos da glutamina ainda precisam ser elucidados.

Absorção hídrica

O transporte de água do intestino para a circulação é promovido pela presença de glicose e sódio nas bebidas. O movimento da água é determinado pelos gradientes osmóticos, e o cotransporte de sódio e glicose para dentro das células epiteliais intestinais é acompanhado pelo movimento osmótico de moléculas de água na mesma direção. A glutamina é transportada para dentro das células epiteliais intestinais através de mecanismos dependentes e independentes de sódio, e a adição de glutamina a soluções de reidratação oral aumenta a taxa de absorção hídrica para valores superiores à taxa de absorção da água ingerida pura (Silva et al., 1998). Entretanto, os potenciais benefícios da adição de glutamina às bebidas esportivas comercialmente disponíveis ainda não foram devidamente testados, e quaisquer benefícios adicionais em termos de taxa aumentada de absorção e retenção hídrica tendem a ser pequenos. Estudos controlados com placebo que investigaram os efeitos da suplementação de glutamina sobre a capacidade de tamponamento extracelular e o desempenho em exercícios de alta intensidade não encontraram nenhum efeito benéfico (Phillips, 2007). A glutamina não é incluída nas bebidas esportivas comercializadas principalmente por sua relativa instabilidade em solução.

Balanço proteico muscular

Pesquisas indicam que o exercício de resistência diminui a extensão do catabolismo proteico, porém uma resposta anabólica (crescimento muscular) requer ingestão de AAE (proteína da dieta) durante o período de recuperação após o exercício (Borsheim et al., 2002). Em um estudo, a glutamina ingerida em adição ao carboidrato e aos AAE pareceu suprimir uma elevação na proteólise corporal total durante os estágios tardios da recuperação (Wilkinson et al., 2006). O significado funcional disso ainda precisa ser elucidado. Em geral, quando a proteína ingerida contém todos os oito AAE, é improvável que o consumo de suplementos de aminoácidos não essenciais individuais propicie algum benefício adicional. Não há evidência de que a glutamina individualmente irá estimular a síntese proteica ou reduzir a quebra de proteínas.

Síntese de glicogênio muscular

Existem evidências de um efeito dos suplementos de glutamina na promoção de síntese de glicogênio nas primeiras horas de recuperação após o exercício (Bowtell et al., 1999). Por outro lado, um trabalho mais recente sugere que a adição de glutamina a uma bebida contendo carboidrato e AAE não tem efeito sobre a ressíntese de glicogênio muscular pós-exercício (Wilkinson et al., 2006). Portanto, atualmente, há poucas evidências disponíveis para corroborar as alegações de que a glutamina acelera a síntese de glicogênio muscular.

Lesão e sensação dolorosa no músculo

Vários cientistas sugeriram que o fornecimento exógeno de suplementos de glutamina pode prevenir a lesão muscular, a sensação dolorosa muscular e o comprometimento da função imune após o exercício de resistência. A lesão muscular induzida pelo exercício excêntrico, porém, não afeta a concentração plasmática de glutamina (Walsh et al., 1998), e nenhuma evidência científica sustenta a existência de um efeito benéfico da suplementação de glutamina oral sobre o reparo muscular após a lesão induzida por exercício. Nenhuma evidência sustenta que há diminuição da sensação dolorosa na musculatura quando a glutamina é consumida, em comparação ao que foi observado com placebo.

Sistema imune

O exercício prolongado a 50-70% do $\dot{V}O_{2máx}$ causa uma queda de 10-30% na concentração plasmática de glutamina que pode se estender por várias horas durante a recuperação (Castell et al., 1997; Parry-Billings et al., 1992; Walsh et al., 1998). Essa queda na glutamina plasmática coincide com a teoria de que existe uma janela de oportunidade para infecções após o exercício prolongado, quando um atleta está mais suscetível a infecções (Walsh et al., 1998).

Um estudo mostrou que um suplemento de glutamina oral (5 g em 330 mL de água), consumido imediatamente após e depois de 2 horas de uma maratona, reduziu a incidência de infecção do trato respiratório superior durante o período de sete dias subsequentes à corrida (Castell, Poortmans e Newsholme, 1996). Nesse estudo, porém, as concentrações plasmáticas de glutamina não foram medidas e a quantidade de glutamina ingerida não tendeu a prevenir a diminuição das concentrações plasmáticas de glutamina. Alguns artigos de revisão (Gleeson, 2008; Gleeson e Bishop, 2000b; Nieman e Pedersen, 2000) concluíram, porém, que a suplementação de glutamina durante o exercício não teve efeito sobre vários índices da função imunológica, sendo que os estudos falharam em encontrar quaisquer efeitos benéficos.

Uma dose maior de glutamina (0,1 g/kg de peso corporal) do que a fornecida por Castell, Poortmans e Newsholme (1996), ingerida em 0, 30, 60 e 90 minutos após uma maratona, preveniu a queda na concentração plas-mática de glutamina, mas não evitou uma queda em alguns marcadores da função imune (Gleeson, 2008; Gleeson e Bishop, 2000b; Nieman e Pedersen, 2000). De modo similar, a manutenção da concentração plasmática de glutamina com o consumo de glutamina contida nas bebidas ingeridas durante ou após uma série prolongada de ciclismo não afetou alguns indicadores importantes da função imune (Gleeson, 2008; Gleeson e Bishop, 2000b; Nieman e Pedersen, 2000). Diferente da alimentação com carboidrato durante o exercício, os suplementos de glutamina pareceram não afetar as perturbações na função imunológica investigadas até o presente (ver mais detalhes no Cap. 13).

A glutamina é considerada relativamente segura e bem tolerada pela maioria das pessoas, embora a administração a indivíduos com distúrbios renais não seja recomendada. Não há relatos de reações adversas à suplementação de glutamina em curto prazo, e também não há informação disponível sobre o uso prolongado em concentrações superiores a 1 g/dia. Doses excessivas podem acarretar problemas gastrintestinais.

Glicina

A glicina é um aminoácido não essencial envolvido na síntese de fosfocreatina e, por isso, hipotetizou-se que teria propriedades ergogênicas. Estudos iniciais indicaram melhora na força após a suplementação com glicina (ou gelatina contendo cerca de 25% em glicina), porém o delineamento desses estudos era precário. Assim, os efeitos da glicina ainda precisam ser confirmados.

Ornitina

A ornitina é um aminoácido não proteico cujo papel sugerido foi o de estimular a liberação de hormônio do crescimento a partir da glândula hipófise (Evain-Brion et al., 1982) e a liberação de insulina pelo pâncreas. A liberação de hormônio do crescimento após a infusão de ornitina foi ainda maior do que a observada após a infusão de arginina. Entretanto, a maioria dos suplementos de ornitina contém 1-2 g de ornitina, e essa dose não afeta o perfil hormonal de 24 horas (Fogelholm, Naveri et al., 1993). Assim, a suplementação de ornitina não parece aumentar a liberação de hormônio do crescimento nem a massa ou a força muscular. Embora seja alegado com frequência que a ornitina aumenta a secreção de insulina pelo pâncreas, um estudo envolvendo fisiculturistas que investigou os efeitos da suplementação de ornitina sobre a liberação de insulina falhou em mostrar qualquer efeito (Bucci et al., 1992).

Taurina

A taurina é um aminoácido não proteico e derivado da cisteína. Recentemente, a taurina tornou-se popular como ingrediente de muitas bebidas esportivas. As concentrações de taurina no cérebro, coração e músculo são elevadas, mas seu papel é pouco conhecido. Foi sugerido que a taurina atua como estabilizador de membrana, antioxidante e neuromodulador. A taurina exerce um papel indefinido nas correntes de cálcio celulares, influencia a condutância iônica em membranas excitáveis e atua na regulação do volume celular. Muitos dos efeitos propostos continuam inexplorados, em particular em seres humanos. O potencial papel desse aminoácido no músculo esquelético humano ainda precisa ser identificado, apesar de seu alto conteúdo intramuscular (50-60 mmol/kg de músculo seco) em relação ao plasma (30-60 mmol/L no plasma) e de sua ausência nas proteínas junto à musculatura esquelética. Um estudo recente constatou que sete dias de suplementação de taurina não alteraram o conteúdo de taurina no músculo esquelético, nem a oxidação de carboidrato e gordura durante o exercício. Seu valor como suplemento nutricional continua indeterminado.

Tirosina

Doses orais de tirosina (5-10 g) resultam em elevações nas concentrações circulantes de epinefrina, norepinefrina e dopamina – hormônios altamente envolvidos na regulação da função corporal durante o estresse físico e o exercício. Ambas, dopamina e norepinefrina, são sintetizadas a partir do aminoácido não essencial tirosina, através de uma via metabólica não compartilhada. A ingestão aumentada de tirosina pode aumentar o transporte ao longo da barreira hematoencefálica, e a distribuição aumentada de tirosina no sistema nervoso central pode resultar em aumento da síntese de norepinefrina e dopamina cerebral, embora essa relação possa não ser direta. A maioria dos suplementos de tirosina comercializados contém apenas quantidades muito pequenas de tirosina (menos de 100 mg), enquanto a modificação dos níveis hormonais provavelmente exige doses muito maiores. A tirosina foi investigada em modelos experimentais com animais e em seres humanos (principalmente em cenários militares), e parece prevenir o declínio substancial em vários aspectos do desempenho cognitivo e do humor associados a muitos tipos de estresse agudo (Jongkees et al., 2015; Lieberman, 2003). Por exemplo, Banderet e Lieberman (1989) observaram que a vigília, o tempo de reação para tomada de decisão, o padrão de reconhecimento, a codificação e comportamentos complexos, como leitura de mapas e bússolas, foram melhorados pela administração de tirosina quando os voluntários eram expostos à combinação de frio e altitudes elevadas (hipóxia). A suplementação de tirosina parece promover uma atenuação consistente das perdas de função cognitiva quando os indivíduos são expostos a ambientes extremos e desafiadores. Atualmente, o balanço das evidências não sustenta os efeitos de intensificação do desempenho da tirosina nas situações vivenciadas na prática esportiva. Como muitas situações esportivas são altamente dependentes da tomada de decisão efetiva e da execução bem-sucedida das habilidades motoras fina e grosseira, a manutenção melhorada da função cognitiva seria desejável, ainda que na ausência de benefícios evidentes para o desempenho físico. Alguns alertaram acerca da suplementação regular em grandes quantidades (5-10 g) e sugeriram que isso poderia ter efeitos adversos para a saúde no longo prazo, porque afeta a atividade do sistema nervoso simpático. A cafeína também pode limitar os declínios na função cognitiva durante o exercício (Hogervorst et al., 2008) e pode ser uma alternativa mais conveniente e segura.

Triptofano

Foi sugerido que o triptofano é uma forma de estimular a liberação de hormônio do crescimento. Entretanto, o efeito ergogênico mais comum proposto baseia-se em outra função. O triptofano é precursor da serotonina, um neurotransmissor cerebral capaz de induzir à sonolência, diminuir a agressividade e deflagrar um humor brando. Também foi sugerido que a serotonina diminui a percepção dolorosa. Segura e Ventura (1988) propuseram que a suplementação de triptofano aumenta os níveis de serotonina e a tolerância à dor, melhorando assim o desempenho no exercício. Esses pesquisadores estudaram 12 indivíduos durante uma corrida até a exaustão, a 80% do $\dot{V}O_{2máx}$, que ingeriram triptofano ou placebo. A suplementação de triptofano foi fornecida em quatro doses de 300 mg durante as 24 horas anteriores ao teste de resistência, com as últimas doses sendo ingeridas 1 hora antes do teste (a ingestão total de triptofano foi de 1.200 mg). Os pesquisadores observaram uma melhora de 49% na capacidade de resistência e taxas diminuídas de esforço percebido após a ingestão do triptofano. Como uma melhora de desempenho de 49% parecia algo fora da realidade, os resultados desse estudo foram postos à prova por outros pesquisadores (Stensrud et al., 1992; van Hall et al., 1995).

Em um estudo conduzido por Stensrud et al. (1992), 49 corredores do sexo masculino foram submetidos à prática de exercícios até a exaustão, a 100% do $\dot{V}O_{2máx}$, e nenhum efeito significativo da suplementação com triptofano sobre o tempo de resistência foi observado. Um estudo muito bem controlado, conduzido por van Hall et al. (1995), envolvendo oito ciclistas que receberam suplementos de triptofano, não detectou qualquer efeito durante o tempo até a exaustão, a 70% do $\dot{V}O_{2máx}$.

Foi sugerido que ambos os suplementos, de triptofano e de AACR, produzem efeitos opostos. Apesar das alegações de que o triptofano diminui a fadiga central (Segura e Ventura, 1988), outros o associaram ao desenvolvimento de fadiga central (Newsholme, Blomstrand e Ekblom, 1992). O triptofano também poderia exercer efeitos negativos, incluindo o bloqueio da neoglicogênese e a diminuição do estado de alerta mental. Com base nesses estudos, o triptofano aparentemente não é ergogênico e pode até ser ergolítico no exercício prolongado.

Ingestão de proteína e riscos à saúde

Alegou-se que a ingestão excessiva de proteína (mais de 3 g/kg de peso corporal/dia) produz vários efeitos negativos, incluindo dano renal, aumento dos níveis sanguíneos de lipoproteína (o que foi associado à arteriosclerose) e desidratação. Este último pode ocorrer devido à excreção aumentada de nitrogênio na urina, o que resulta em um volume urinário maior e em desidratação. Atletas que consomem uma dieta rica em proteína devem, portanto, aumentar a ingestão de líquido para prevenir a desidratação. As ingestões de proteína recomendadas para atletas (1,2-1,8 g/kg de peso corporal/dia) e até cerca de 2 g/kg de peso corporal/dia não são prejudiciais. Talvez, o principal risco de ingestões proteicas aumentadas para atletas é a necessária redução da ingestão de carboidrato (ou gordura), caso os níveis de energia sejam mantidos. É impossível manter a ingestão calórica constante e, ao mesmo tempo, aumentar a ingestão proteica sem diminuir a ingestão de carboidrato ou gordura. Esse risco provavelmente assume uma importância maior para os atletas de resistência, mas também pode ser considerado pelos atletas de força que têm preferência por ingestões proteicas extremamente altas. Evidências claramente mostram que níveis baixos de glicogênio antes de uma sessão de treino comprometem a sinalização intracelular, o que leva a uma síntese proteica muscular aumentada.

Não há evidência demonstrando que a ingestão de aminoácidos individuais tenha qualquer valor nutricional adicional, em comparação com a ingestão de proteínas contendo tais aminoácidos. Uma possível vantagem da ingestão de aminoácidos individuais está na possibilidade de ingerir quantidades maiores. Aminoácidos purificados foram desenvolvidos para uso clínico em infusões intravenosas de pacientes, para promoção de nutrição proteica adequada (em particular, quando o consumo oral está comprometido). Aminoácidos individuais também são usados como aditivos alimentícios para intensificar o balanço proteico em casos de dieta deficiente em certos aminoácidos.

Em 1989, nos Estados Unidos (EUA), houve uma epidemia de síndrome da eosinofilia-mialgia (SEM), um distúrbio neuromuscular caracterizado por enfraquecimento, febre, edema, erupções, dor óssea e diversos sintomas adicionais. Essa síndrome foi atribuída à ingestão excessiva de L-triptofano. Este foi classificado como neurotoxina e, durante certo tempo, esteve banido dos EUA. Posteriormente, descobriu-se que a epidemia de SEM fora causada pela contaminação de um lote de triptofano e, em 2001, o L-triptofano voltou a ser comercializado em sua forma original.

Pontos-chave

- Os aminoácidos são constantemente incorporados a proteínas (síntese proteica), e as proteínas são constantemente quebradas (quebra ou degradação proteica) em aminoácidos. Essa renovação proteica é várias vezes maior do que a necessidade dietética real de proteína. Alguns aminoácidos são essenciais e não são sintetizados no corpo, enquanto outros são não essenciais e podem ser sintetizados no corpo.
- O músculo contém 40% da proteína total existente no corpo humano e representa 25-35% de toda a renovação proteica corporal. As proteínas contráteis, actina e miosina, são as proteínas mais abundantes no músculo e, juntas, representam 80-90% de toda a proteína muscular.
- O treino produz efeitos marcantes sobre as proteínas do corpo. Tanto as proteínas estruturais constituintes das miofibrilas como as que atuam como enzimas em um célula muscular sofrem alterações como forma de adaptação ao treino com exercícios. A massa muscular, a composição proteica muscular e o conteúdo proteico muscular sofrem alterações em resposta ao treino.
- Os métodos para estudo do metabolismo proteico são a excreção de nitrogênio (ureia e 3-metil--histidina), balanço do nitrogênio, exames de balanço arteriovenoso e métodos com traçadores. Todos os métodos disponíveis para medir a renovação proteica em seres humanos têm suas limitações, e nenhum método foi identificado como sendo o melhor de todos. Mesmo assim, considerando as limitações, é possível aprender muito sobre metabolismo proteico e nutrição com os estudos que empregam esses métodos.
- Os aminoácidos têm numerosas funções metabólicas. Podem ser usados para sintetizar outros aminoácidos, podem ser incorporados a proteínas ou outros compostos (i. e., AG e glicose) ou podem ser oxidados no ciclo do TCA.
- Os AACR são os aminoácidos mais abundantes no músculo esquelético e, juntos, representam 20% de todos os aminoácidos presentes no músculo. A glutamina é o aminoácido livre mais abundante no músculo e no plasma.

- Estima-se que a oxidação proteica (ou, mais precisamente, de aminoácido) contribui para até 15% do gasto energético em condições de repouso. Durante o exercício, essa contribuição relativa tende a diminuir, devido à crescente importância dos carboidratos e gorduras como combustíveis. Durante o exercício prolongado, quando a disponibilidade de carboidrato se torna limitada, a oxidação de aminoácidos pode aumentar um pouco, mas a contribuição da proteína para o gasto energético diminui a um máximo aproximado de 10% do gasto energético total.
- Nas horas subsequentes ao exercício, a síntese e a quebra de proteínas aumentam. A síntese proteica aumenta mais do que a quebra, mas somente excede a degradação proteica após a alimentação contendo uma fonte de aminoácidos. O balanço entre síntese e quebra proteica muscular determina se o conteúdo de proteína tecidual permanecerá constante, aumentará (hipertrofia) ou diminuirá (atrofia).
- O ganho de proteína muscular em resposta ao treino com exercício de força é influenciado pela carga de treino e pela quantidade, *timing* e tipo de proteína ingerida durante as 24-48 horas subsequentes. A adaptação ideal ao treino ocorre quando refeições contendo 0,4 g de proteína/kg de peso corporal são consumidas pouco depois de uma sessão de treino e a intervalos regulares ao longo do dia, totalizando cerca de 1,6-1,7 g/kg de peso corporal/dia. Nessa quantidade total, deve ser incluída uma dose aproximada de 0,6 g/kg de peso corporal antes da hora de dormir, o que parece aumentar a síntese proteica muscular durante a madrugada e também as adaptações musculoesqueléticas crônicas.
- Para otimizar a síntese proteica, os atletas devem ingerir uma proteína de alta qualidade (20-25 g ou 0,4 g/kg de peso corporal), com 8-10 g de aminoácidos essenciais e pelo menos 3 g de leucina, a intervalos regulares (3-4 horas).
- As proteínas de digestão e absorção rápidas e que têm um alto conteúdo de leucina são mais efetivas na geração de aumentos na síntese proteica. A adição de carboidrato à refeição pós-exercício somente aumentará as taxas de síntese proteica quando a quantidade de proteína ingerida for menor do que a ideal (< 0,4 g de proteína/kg de peso corporal).
- A ingestão proteica recomendada para atletas de força geralmente é de 1,6-1,7 g/kg de peso corporal/dia, que equivale a cerca de duas vezes o valor recomendado para a população geral. A ingestão proteica recomendada para atletas de resistência costuma ser 1,2-1,8 g/kg de peso corporal/dia, mas a quantidade pode aumentar para até 2,5 g/kg de peso corporal/dia em situações extremas.
- A maioria dos atletas consome bastante proteína para suprir as necessidades do treino, mesmo que as ingestões recomendadas mais altas sejam aceitas. Com a ingestão alimentar aumentada, a ingestão de proteína aumenta automaticamente, uma vez que muitos produtos alimentícios contêm ao menos um pouco de proteína. A relação entre ingestão calórica e ingestão proteica é linear.
- Em pessoas saudáveis e sem indicação de problemas renais, não há evidência de que ingestões moderadamente altas de proteína, de até 2 g/kg de peso corporal/dia, sejam perigosas. Para a maioria dos atletas, o maior perigo de uma alta ingestão proteica é que esta frequentemente ocorre às custas da ingestão de carboidrato.
- A arginina infundida em grandes quantidades pode apresentar propriedades anabólicas nos pacientes, contudo a ingestão oral de quantidades toleráveis não resulta em secreção aumentada de hormônio do crescimento humano e insulina.
- Os AACR estão entre os suplementos nutricionais mais populares. A evidência que sustenta as alegações dos fabricantes, porém, não é confiável.

Leituras recomendadas

Damas, F., S. Phillips, F.C. Vechin, and C. Ugrinowitsch. 2015. A review of resistance training-induced changes in skeletal muscle protein synthesis and their contribution to hypertrophy. *Sports Medicine* 45:801-807.

Heaton, L.E., J.K. Davis, E.S. Rawson, R.P. Nuccio, O.C. Witard, W. Stein, K. Baar, J.M. Carter, and L.B. Baker. 2017. Selected in-season nutritional strategies to enhance recovery for team sport athletes: A practical overview. *Sports Medicine* 47:2201-2218.

Morton, R.W., C. McGlory, and S.M. Phillips. 2015. Nutritional interventions to augment resistance training-induced skeletal muscle hypertrophy. *Frontiers in Physiology* 6 (245): 1-9.

Phillips, S.M. 2012. Dietary protein requirements and adaptive advantages in athletes. *British Journal of Nutrition* 108 (Suppl 2): S158-S167.

Phillips, S.M. 2013. Protein consumption and resistance exercise: Maximizing anabolic potential. *Sport Science Exchange* 26 (107): 1-5.

Phillips, S.M. 2016. The impact of protein quality on the promotion of resistance exercise-induced changes in muscle mass. *Nutrition and Metabolism* 13:64.

Rennie, M.J., and K.D. Tipton. 2000. Protein and amino acid metabolism during and after exercise and the effects of nutrition. *Annual Review of Nutrition* 20:457-483.

Tarnopolsky, M.A. 1999. Protein and physical performance. *Current Opinion in Clinical Nutrition Metabolic Care* 2:533-537.

Tarnopolsky, M.A. 2004. Protein requirements for endurance athletes. *Nutrition* 20:662-668.

Tipton, K.D., and A.A. Ferrando. 2008. Improving muscle mass: Response of muscle metabolism to exercise, nutrition and anabolic agents. *Essays in Biochemistry* 44:85-98.

Tipton, K.D., and O.C. Witard. 2007. Protein requirements and recommendations for athletes: Relevance of ivory tower arguments for practical recommendations. *Clinics in Sports Medicine* 26:17-36.

Tipton, K.D., and R.R. Wolfe. 2004. Protein and amino acids for athletes. *Journal of Sports Sciences* 22:65-79.

Wagenmakers, A.J. 1998. Protein and amino acid metabolism in human muscle. *Advances in Experimental Medicine and Biology* 441:307-319.

9

Requerimentos de água e balanço hídrico

Objetivos

Após estudar este capítulo, o leitor deve ser capaz de:

- Descrever como a temperatura corporal é regulada em repouso e durante o exercício.
- Descrever o efeito da desidratação sobre o desempenho no exercício.
- Descrever os efeitos da ingestão de líquido, antes e durante o exercício, sobre o desempenho no exercício.
- Descrever as estratégias de ingestão de líquido que ajudam a garantir o atendimento às necessidades hídricas dos atletas.
- Descrever a composição de bebidas que sejam convenientes para serem consumidas por atletas durante e após o exercício.

A maioria dos atletas e técnicos tem consciência de que a **desidratação**, que consiste na redução do conteúdo de água do corpo, compromete o desempenho no exercício. Mesmo assim, os atletas nem sempre seguem estratégias apropriadas para prevenir ou limitar a desidratação durante os treinos e competições. Por outro lado, há quem o faça de maneira exagerada e possa sofrer as consequências do **excesso de hidratação**. O estado de **hidratação** do corpo é determinado pelo balanço entre ingestão e perda de água. Como ocorre com todos os nutrientes, a ingestão regular e suficiente de água é requerida para manter a saúde e o desempenho físico. A falta de ingestão de água causa sintomas de deficiência, e a falha em beber água por mais de alguns dias pode resultar em morte. O consumo exagerado de água também produz sintomas associados.

Na maioria das pessoas, a água representa 50-60% da massa corporal. Os tecidos corporais magros (p. ex., músculo, coração, fígado) contêm cerca de 75% de água da massa total, enquanto o tecido adiposo contém apenas cerca de 5% de água da massa total, uma vez que a maior parte dos adipócitos está cheia de triacilglicerol. O conteúdo de gordura do corpo, portanto, determina em grande parte o conteúdo corporal de água normal. Um jovem magro e saudável, pesando 70 kg, tem um conteúdo de água corporal aproximado de 42 L ou 60% do peso corporal. Uma mulher jovem, magra e saudável, pesando 70 kg, tem um conteúdo corporal de água total aproximado de 35 L ou cerca de 50% do peso corporal (ver Tab. 9.1 e ilustração a seguir). No corpo feminino, o conteúdo de água corresponde a menos da metade do conteúdo de água no corpo masculino, porque o corpo feminino é mais leve e contém uma proporção maior de gordura (ver Tab. 9.1). A água corporal é distribuída entre vários compartimentos de líquido corporais, conforme mostrado na Tabela 9.2.

Uma importante rota de perda de água (e de eletrólitos) do corpo é através da sudorese, que constitui o principal meio utilizado pelo corpo para prevenir uma elevação excessiva na temperatura corporal (**hipertermia**) durante o exercício sob condições de calor. Sendo assim, é fundamental ter certo conhecimento sobre a regulação da temperatura corporal para que seja possível discutir o balanço hídrico corporal e a formulação de bebidas destinadas a serem consumidas antes e após o exercício. Este capítulo começa com uma breve visão geral da produção de calor e da **termorregulação** durante o exercício. O capítulo então considera os efeitos da desidratação sobre o desempenho no exercício e discute a necessidade do consumo de água e eletrólitos pelos atletas.

TABELA 9.1 Conteúdo de gordura e volumes dos compartimentos de líquidos corporais* em adultos e crianças

Líquido corporal	Bebês	Homens adultos	Mulheres adultas
Plasma	4	5	4
Líquido intersticial	26	15	11
Líquido intracelular	45	40	35
Total	75	60	50
Gordura	5	18	25

*Expresso em percentual da massa corporal.

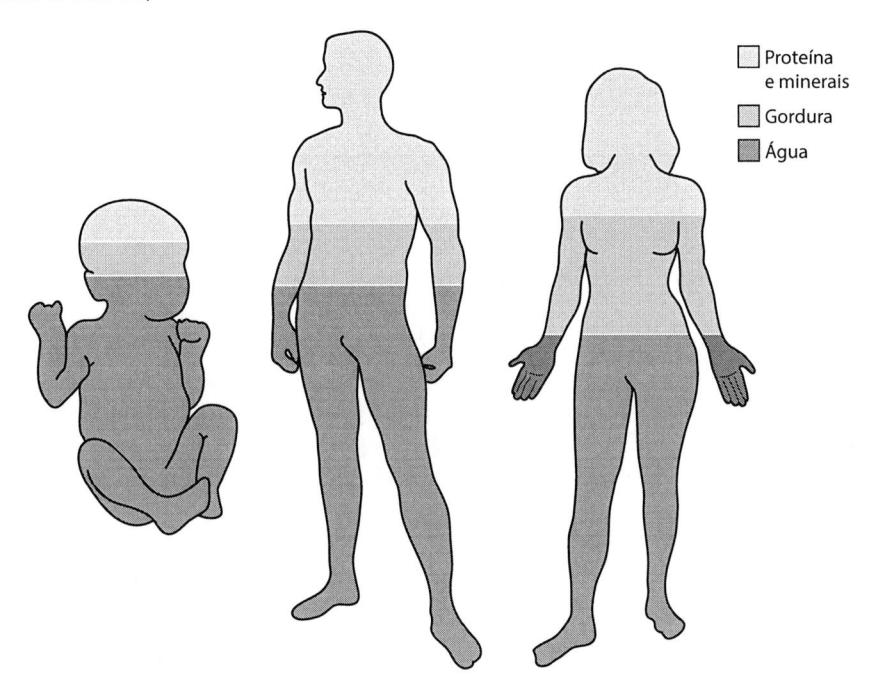

Proteína e minerais
Gordura
Água

TABELA 9.2 Distribuição da água corporal em um homem jovem pesando 70 kg

Líquido corporal	Volume (L)	Massa corporal	Água corporal total (%)
Líquido intracelular	28	40	62,5
Líquido extracelular	14	20	37,5
Líquido intersticial	10,5	15	30
Plasma sanguíneo	3,5	5	7,5

O volume total de água corporal é 42 L ou 60% da massa corporal.

Termorregulação e exercício no calor

A aumentada atividade muscular durante o exercício aumenta a produção de calor no corpo, devido à ineficiência das reações metabólicas que fornecem energia para o desenvolvimento de força muscular. A termorregulação diz respeito aos mecanismos que previnem as elevações excessivas na temperatura corporal.

Produção de calor durante o exercício

Para cada litro de oxigênio consumido durante o exercício, cerca de 16 kJ (4 kcal) de calor são produzidos, enquanto apenas cerca de 4 kJ (1 kcal) são usados para realizar o trabalho mecânico. Para um atleta que consome oxigênio a uma taxa de 4 L/min durante o exercício, a taxa de produção de calor no corpo é de cerca de $16.000 \times 4/60$ = 800 J/s, ou watts (W), ou $16 \times 4 \times 60/1.000$ = 3,84 MJ/h (918 kcal/h). Somente uma pequena proporção do calor produzido no músculo esquelético ativo é perdida a partir da pele sobrejacente. A maior parte do calor é transmitida ao *core* corporal pelo fluxo convectivo do sangue venoso que retorna ao coração. A taxa de aumento da temperatura na região ventral do músculo quadríceps aproxima-se de 1°C/min durante os momentos iniciais do ciclismo em alta intensidade (Saltin, Gagge e Stolwijk, 1968). Essa taxa de armazenamento de calor não pode persistir, uma vez que as proteínas contráteis musculares e enzimas seriam inativadas pela desnaturação induzida pelo calor dentro de 10 minutos. Assim, a maior parte do calor gerado no músculo é transferida ao *core* corporal. As elevações na temperatura corporal central (*core*) são percebidas pelos termorreceptores localizados no **hipotálamo**. Essa área do cérebro também recebe estímulo sensorial oriundo dos termorreceptores localizados na pele e integra essa informação para produzir respostas efetoras reflexas apropriadas – aumentando o fluxo sanguíneo para a pele e iniciando a sudorese – para aumentar a perda de calor e limitar elevações adicionais na temperatura corporal.

Armazenamento de calor durante o exercício

Durante o exercício a uma taxa de trabalho constante, a produção de calor aumenta em onda quadrada. O ponto de ajuste do termostato hipotalâmico não muda durante o exercício, embora haja algum grau de armazenamento de calor. Quando a perda de calor pelo corpo se iguala à produção de calor, a elevação na temperatura corporal atinge um platô. Entretanto, durante o exercício de alta intensidade, em particular em um ambiente com temperatura elevada e alto grau de umidade, a temperatura central continua aumentando.

Durante o exercício a uma intensidade equivalente a cerca de 80-90% do $\dot{V}O_{2máx}$, a produção de calor em uma pessoa com bom condicionamento físico pode exceder 1.000 W (a produção de calor em repouso é de cerca de 70 W), o que potencialmente poderia aumentar a temperatura corporal em 1°C a cada 4-5 minutos, na ausência de alterações nos mecanismos de dissipação de calor do corpo. Essa estimativa se baseia na capacidade de calor específica dos tecidos humanos, que é de 3,47 kJ/kg/°C para tecidos magros, e de 1,73 kJ/kg/°C para gordura. Em um homem pesando 70 kg e com 15% de gordura corporal, a capacidade de calor específica do corpo é igual a $(3,47 \times 0,85) + (1,73 \times 0,15) = 3,21$ kJ/kg/°C. Usando esse valor, podemos calcular que, a uma taxa de produção de calor corporal de 1.000 W, são produzidos em 1 minuto 60.000 J ou 60 kJ (14,3 kcal) (=1.000 J/s × 60 s) de energia de calor, o que eleva a temperatura corporal de um homem com 70 kg em 0,27°C (= 60 kJ/[70 kg × 3,21 kJ/kg/°C]). Assim, em 12-15 minutos, a temperatura corporal central pode se aproximar de níveis perigosos ou o exercício será terminado por causa dos sintomas de fadiga decorrentes desse grau de hipertermia. Em geral, aceita-se que o estresse de calor isoladamente irá prejudicar o desempenho no exercício aeróbico.

Os problemas de hipertermia e lesão por calor não são restritos ao exercício prolongado em um ambiente quente. A produção de calor é diretamente proporcional à intensidade do exercício, por isso o exercício extremamente extenuante, ainda que em um ambiente frio, pode causar uma elevação substancial na temperatura corporal.

A temperatura corporal absoluta ao final do exercício depende da temperatura corporal de partida. Um aquecimento vigoroso causa elevação na temperatura corporal e resulta em uma temperatura corporal final mais alta. Originalmente, pensava-se que havia uma temperatura corporal central crítica (percebida pelo hipotálamo), além da qual o exercício se tornaria insustentável (González-Alonso et al., 1999; Walters et al., 2000). Foi sugerido que isso seria um mecanismo protetor contra a desnaturação de proteínas corporais e o dano aos órgãos internos.

Pensava-se que, se a temperatura corporal subisse para cerca de 39,5°C, haveria desenvolvimento de fadiga central (i. e., fadiga no cérebro e não nos músculos em trabalho), por isso uma alta temperatura de partida seria indesejável para atletas que se exercitassem em ambientes quentes. Essas elevações tão grandes na temperatura corporal durante o exercício não tendem a ocorrer em indivíduos que correm em um ritmo mais lento (p. ex., corrida de maratona por 4-6 horas), mas são comuns em atletas mais rápidos, altamente motivados. Hoje, já está claro que é a interface de múltiplos fatores, e não somente a temperatura central, a responsável pelas quedas no desempenho sob condições de calor (Nybo, Rasmussen e Sawka, 2014) (Fig. 9.1), de modo que a **hipo-hidratação** exacerba esses efeitos negativos.

A faixa de temperatura corporal normal é 36-38°C, mas pode aumentar para 38-40°C durante o exercício. Elevações adicionais comumente estão associadas à exaustão por calor e, ocasionalmente, à termoplegia, que é um distúrbio potencialmente fatal caracterizado pela falta de consciência após o esforço e manifestação de sintomas clínicos de dano cerebral, hepático e renal (Gleeson, 1998; Sutton e Bar-Or, 1980). A elevada temperatura central associada ao exercício é causada pelo desequilíbrio entre as taxas de produção e dissipação de calor durante os estágios iniciais do exercício, bem como pela rapidez com que os mecanismos de dissipação do calor respondem a um aumento nas temperaturas central e cutânea.

Estresse de aquecimento ambiental e perda de calor por evaporação

O estresse de aquecimento ambiental é determinado pela temperatura do ambiente, umidade relativa, velocidade do vento e **radiação** solar (diretamente a partir do sol e refletida do solo) (ver Fig. 9.2). Durante o exercício, os músculos em trabalho produzem calor a uma taxa elevada e a temperatura corporal aumenta. Se a pele estiver mais quente do que as adjacências, o calor é perdido a partir da pele por transferência física (evaporação do suor, **convecção** e **condução**) para o ambiente. Se o ambiente estiver mais quente do que a pele, há ganho de calor por convecção e condução. Se o ambiente estiver saturado com vapor de água (i. e., umidade relativa = 100%), não ocorrerá **evaporação** do suor e o corpo não perderá calor. A umidade relativa é importante porque a umidade elevada

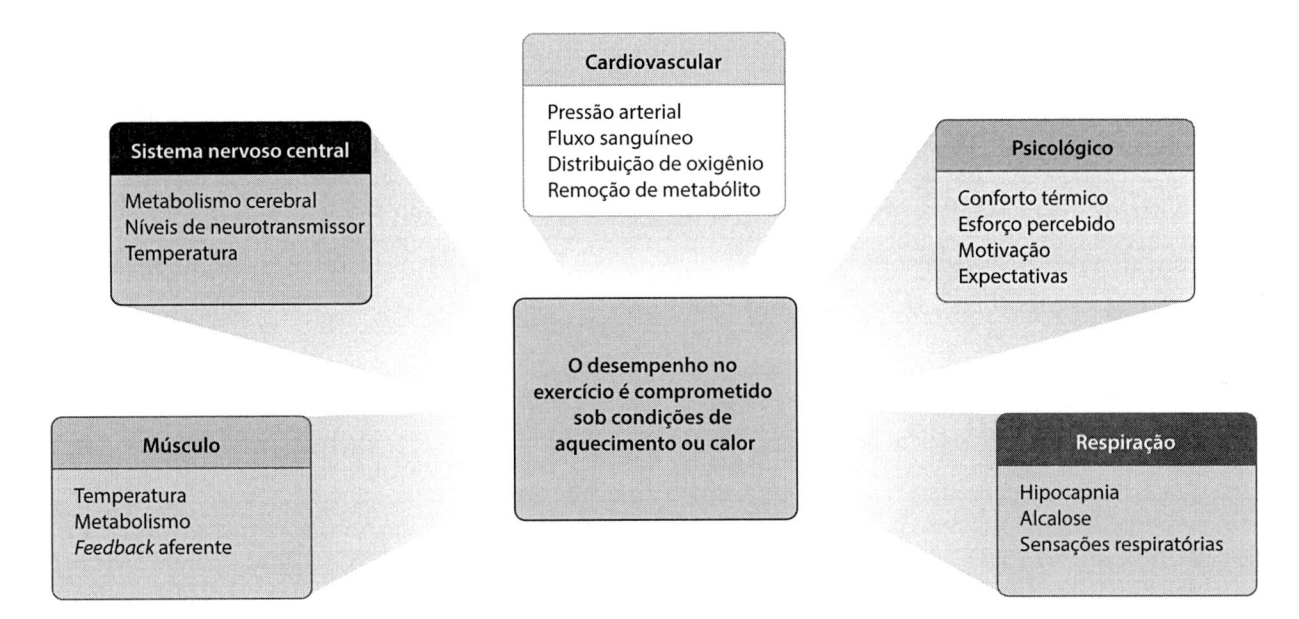

FIGURA 9.1 Fatores que afetam o desempenho em condições de calor. Previamente, acreditava-se que a temperatura central era o principal fator a afetar o desempenho no calor, mas está claro que a temperatura cutânea e outros fatores também exercem papel importante.
Reproduzida de www.mysportscience.com; baseada em Nybo, Rasmussen e Sawka (2014).

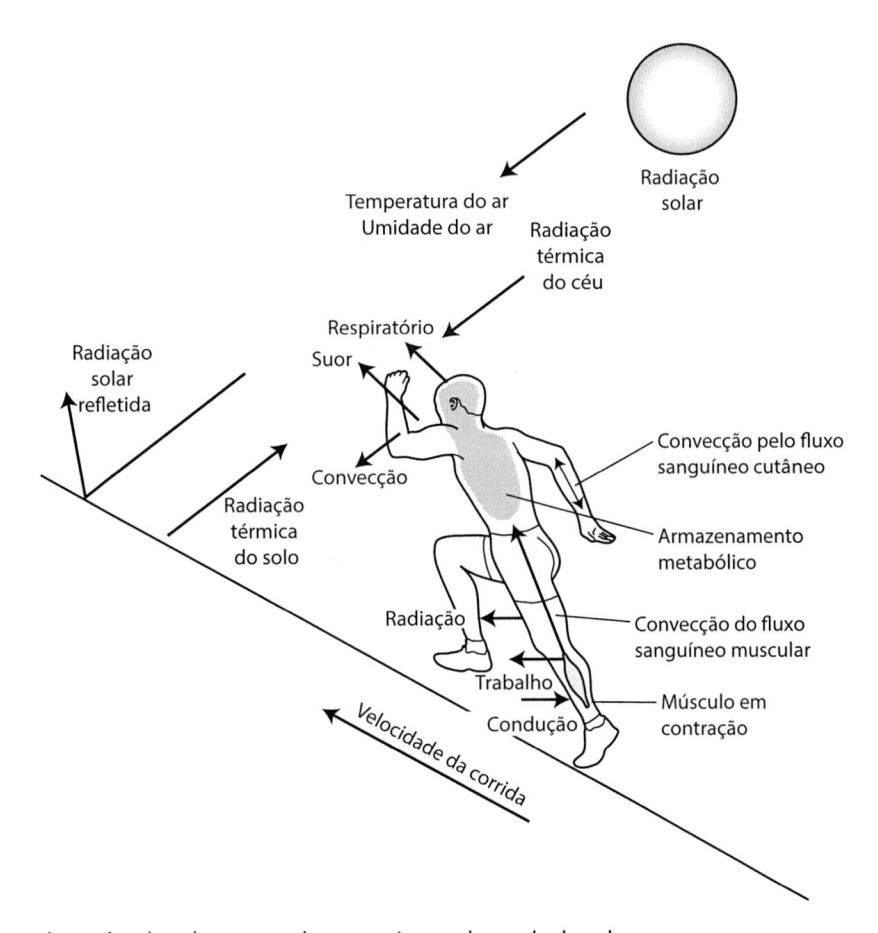

FIGURA 9.2 Fontes de ganho de calor corporal e mecanismos de perda de calor.

compromete gravemente a perda de calor por evaporação, e é necessário que o suor evapore a partir da superfície corporal para produzir o efeito de resfriamento.

A evaporação de 1 L de água a partir da pele removerá 2,4 MJ (573 kcal) de calor do corpo. A taxa de suor durante o exercício deve ser de pelo menos 1,6 L/h, se todo o calor produzido tiver de ser dissipado apenas por perda evaporativa. Em altas taxas de sudorese, uma parte do suor escorre pela pele; como isso quase não tem efeito de resfriamento, a taxa de suor provavelmente terá de ser mais próxima de 2 L/h. Uma redução no fluxo sanguíneo cutâneo e na taxa de sudorese, à medida que o corpo se torna progressivamente desidratado, bem como a elevada umidade limitam a perda de suor por evaporação, o que acarreta elevações adicionais na temperatura central e resulta em fadiga e possível lesão por calor nos tecidos corporais. Esta última é potencialmente fatal.

Um índice útil de estresse por aquecimento ambiental é a temperatura do globo de bulbo úmido (WBGT, do inglês *wet bulb globe temperature*), a qual é calculada como:

$$WBGT = 0,7\,TWB + 0,2\,TBG + 0,1\,TDB$$

Em que TWB é a temperatura no termômetro de bulbo úmido; TBG é a temperatura de um termômetro de globo negro; e TDB é a temperatura em um termômetro de bulbo seco. É importante notar o viés de 70% em relação à TWB, que reconhece uma maior importância relativa da umidade ambiental. Alguns dos típicos cenários ambientais e respostas fisiológicas ao exercício em diversas condições ambientais são mostrados na Tabela 9.3.

A perda de calor por evaporação de suor é determinada em grande parte pela pressão de vapor de água (umidade) do ar nas proximidades da superfície corporal. A umidade local pode ser elevada quando se usa um vestuário inapropriado e precariamente ventilado, porque diminui o fluxo convectivo de ar sobre a superfície cutânea. O suor pinga da pele, em vez de evaporar, de modo que a perda de calor por essa via é gravemente restringida. Se o exercício continuar na mesma intensidade, a temperatura corporal central aumentará ainda mais, uma taxa de sudorese aumentada será induzida e o atleta desidratará

mais rapidamente. Essa desidratação impõe problemas adicionais ao atleta, porque a desidratação progressiva compromete a capacidade de transpirar e, em consequência, a termorregulação. A uma dada intensidade de exercício qualquer, a temperatura corporal aumenta mais rapidamente no estado desidratado, e esta condição comumente é acompanhada de uma frequência cardíaca mais alta durante o exercício, como mostrado na Figura 9.3. A desidratação equivalente à perda de apenas 2% da massa corporal (i. e., perda de cerca de 1,5 L de água em um atleta típico do sexo masculino pesando 70 kg) é suficiente para causar comprometimento significativo do desempenho no exercício (Armstrong, Costill e Fink 1985; Craig e Cummings 1966; Maughan 1991; Sawka e Pandolf 1990).

Durante o exercício sob condições de calor, há o redirecionamento do fluxo sanguíneo para a pele, para dissipação do calor. Conforme a temperatura ambiental e a umidade aumentam, a temperatura da pele também sobe. A temperatura central depende principalmente da intensidade do exercício e da produção de calor, e é menos dependente do ambiente. A pele aquecida ou quente implica na existência de maior fluxo sanguíneo e complacência venosa cutânea. Isso resulta em tensão

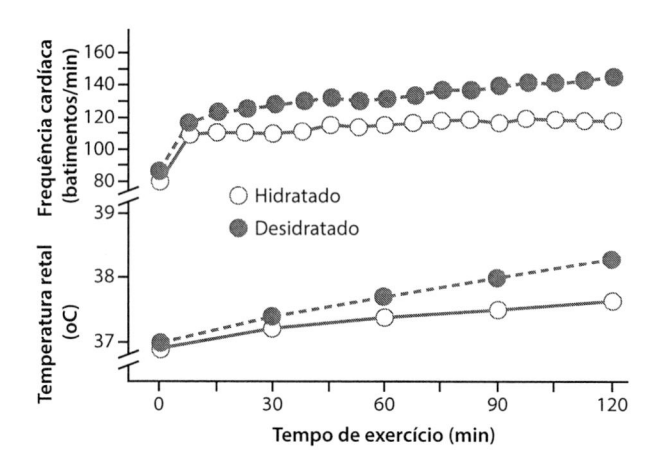

FIGURA 9.3   Efeito da desidratação sobre a frequência cardíaca e a temperatura retal durante 2 horas de ciclismo.

TABELA 9.3   Taxa de perda de suor e frequência cardíaca após 60 minutos de exercício

Temperatura ambiente (ºC)	Umidade (%)	Perda de suor (L)	Temperatura central (ºC)	Frequência cardíaca (batimentos/min)
13	7	0,8	38,0	140
18	50	1,2	38,3	143
25	50	1,4	38,7	145
30	30	2,1	39,3	148
30	90	2,8	39,5	150
35	30	3,0	39,9	153

O exercício foi realizado a cerca de 60-70% do $\dot{V}O_{2máx}$, sob várias condições ambientais.

aumentada sobre o sistema cardiovascular, porque mais sangue precisa ser circulado ou essa circulação precisa ser mais rápida para poder manter a pressão sanguínea (o que costuma ser referido como hipovolemia relativa). Se houver hipo-hidratação e o volume plasmático absoluto diminuir (hipovolemia absoluta), pode haver uma tensão extra sobre o sistema cardiovascular. A combinação de hipovolemia relativa e absoluta determina o grau de comprometimento do sistema cardiovascular e o quanto o desempenho é afetado. O desempenho é menos afetado se o atleta estiver desidratado em um ambiente frio, do que em um ambiente quente. Foi sugerido que, quando a temperatura cutânea ultrapassa 27°C, a hipo-hidratação compromete o desempenho em mais 1% a cada aumento de 1°C na temperatura da pele (Sawka, Cheuvront e Kenefick, 2015).

Perda de calor por irradiação e convecção

O outro mecanismo efetor crucial na termorregulação durante o exercício sob condições de calor é o fluxo sanguíneo aumentado ao longo dos capilares cutâneos. Esse mecanismo propicia uma perda aumentada de calor do *core* do corpo para o ambiente, por irradiação e convecção. A irradiação consiste na transferência de ondas de energia por emissão a partir de um objeto e absorção por outro. A convecção é a troca de calor entre um meio sólido (p. ex., corpo humano) e outro que se move (p. ex., ar ou água). A taxa de transferência de calor para longe do *core* do corpo é produto do fluxo sanguíneo na pele e a diferença de temperatura entre o *core* e a pele.

Um alto fluxo sanguíneo cutâneo isoladamente pode ser insuficiente para remover calor do *core* durante o exercício sob condições de calor e umidade, quando a temperatura da pele sobe, devido à incapacidade de evaporar o suor. A efetividade dessa rota de perda de calor também depende em grande parte da quantidade de superfície corporal disponível para trocas de calor, bem como do gradiente de temperatura entre a superfície corporal e a atmosfera circundante. Quando a temperatura ambiente se aproxima da temperatura corporal, a perda de calor por meio do fluxo sanguíneo na pele é mínima. Assim, o corpo depende quase totalmente do resfriamento por evaporação. O vestuário inapropriado compromete a convecção e irradiação de calor a partir da superfície corporal, de modo que a dissipação de calor total irá diminuir a um nível criticamente baixo.

Regulação da temperatura corporal

A informação sensorial sobre a temperatura corporal é fornecida para o controlador central pelos nervos que emanam de termorreceptores existentes nas profundezas e na periferia do corpo. Os termorreceptores periféricos, localizados na pele, fornecem alertas antecipados de estímulo de calor ambiental. Os termorreceptores centrais, localizados no hipotálamo, são sensíveis às alterações na temperatura central interna, e monitoram efetivamente a temperatura do sangue que flui para o cérebro. O estímulo oriundo desses receptores é mais importante do que o estímulo proveniente de receptores periféricos na deflagração das respostas efetoras apropriadas, destinadas a limitar as elevações na temperatura corporal. O controlador térmico central, ou "termostato", localizado no hipotálamo anterior pré-óptico, também recebe estímulos sensoriais não térmicos que podem modular a regulação homeostática da temperatura corporal.

Esses outros estímulos incluem sinais nervosos de **osmorreceptores** e barorreceptores, de modo que nenhuma alteração na osmolaridade plasmática e no volume de sangue consiga afetar as respostas de sudorese e vasodilatação cutânea às elevações na temperatura central. Esses efeitos são resumidos na Figura 9.4. Alguns hormônios (p. ex., estrógeno) e citocinas (p. ex., interleucina-1, interleucina-6) também são capazes de influenciar as respostas termorreguladoras. A interleucina-6, também conhecida como pirógeno endógeno, é secretada dos macrófagos e é responsável pela elevação do ponto de ajuste de temperatura do termostato hipotalâmico, causando elevação na temperatura central durante a febre. A influência de outros estímulos sensoriais também parece ocorrer ao nível dos neurônios hipotalâmicos e é mediada por neurotransmissores, incluindo dopamina, 5-hidroxitriptamina (5-HT ou serotonina), norepinefrina (noradrenalina) e acetilcolina.

Treino com exercício, aclimatização e regulação da temperatura

O treino com exercício melhora a regulação da temperatura durante o exercício à mesma taxa de trabalho absoluta. Para obter os benefícios termorreguladores do treino, as pessoas devem estimular adequadamente as respostas efetoras termorreguladoras (i. e., sudorese e fluxo sanguíneo cutâneo aumentado). Em outras palavras, devem se exercitar em uma intensidade suficientemente alta. As melhoras nas respostas termorreguladoras ao exercício foram demonstradas de maneira consistente em estudos nos quais os participantes se exercitaram a 70-100% do $\dot{V}O_{2máx}$ e elevaram a temperatura corporal acima de 39°C. Os estudos em que os indivíduos se exercitam a intensidades menores (tipicamente, 35-60% do $\dot{V}O_{2máx}$) comumente demonstram pouco ou nenhum benefício termorregulador em resposta ao treino.

Os atletas mais sérios se exercitam regularmente a intensidades acima de 70% do $\dot{V}O_{2máx}$; este treino lhes permite alcançar o equilíbrio térmico durante o exercício a 25-35% do $\dot{V}O_{2máx}$ sob condições de calor desértico, contudo essa intensidade de exercício é consideravelmente menor que o ritmo de corrida habitual sob condições de calor. O treino apropriado, porém, aumenta a tolerância

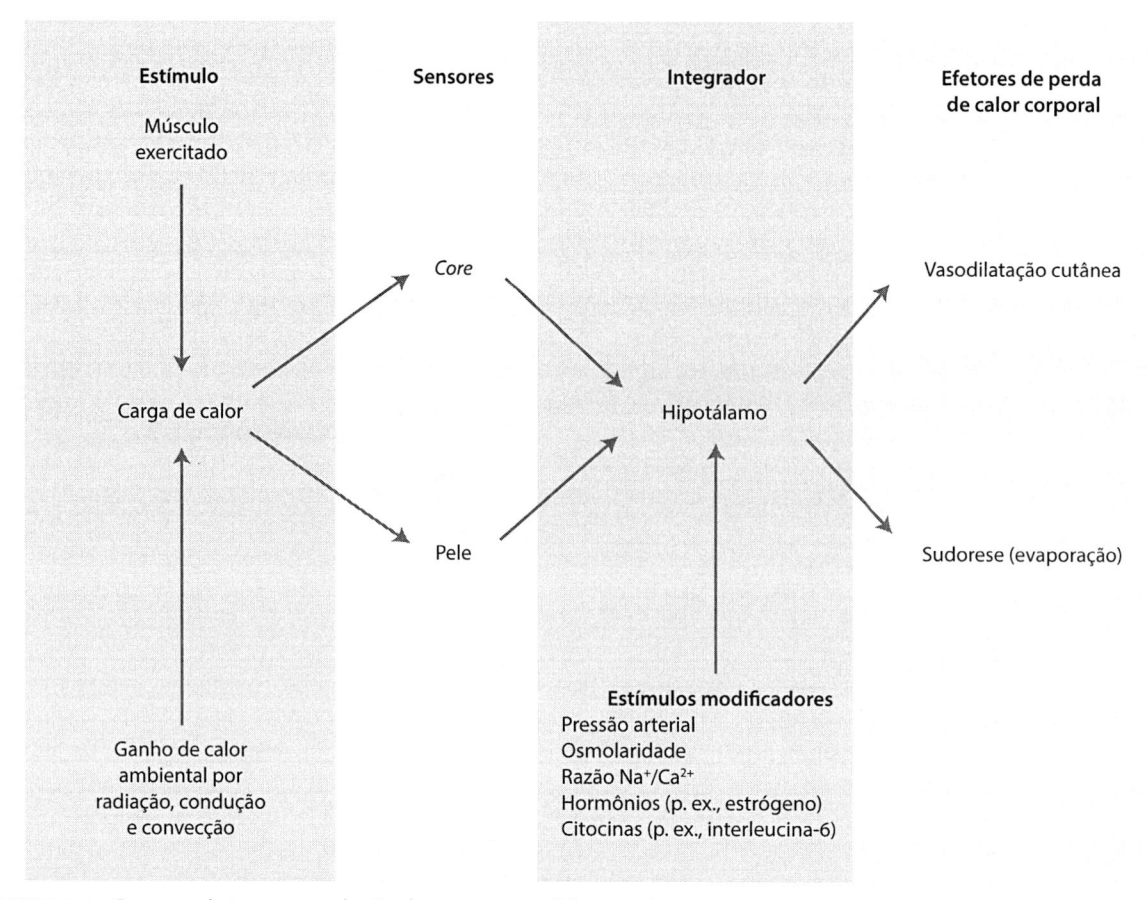

FIGURA 9.4 Resumo da termorregulação durante o exercício no calor.

ao exercício em condições de calor, enquanto a aclimatação a ambientes quentes (alcançada com a prática de exercício em ambientes quentes) confere mais benefícios em termos de capacidade de regular a temperatura corporal durante o exercício no calor a intensidades mais altas de exercício (Greenleaf, 1979).

De acordo com uma declaração de consenso (Racinais et al., 2015), as recomendações gerais para aclimatação ao calor incluem:

- Os atletas que planejam competir sob condições ambientais quentes devem se aclimatar ao calor (por meio do treino repetido sob condições de calor), para conseguir as adaptações biológicas que diminuem a tensão fisiológica e melhoram a capacidade de se exercitar no calor.
- As sessões de aclimatação ao calor devem durar pelo menos 60 minutos diários e induzir aumento nas temperaturas corporal central e cutânea, bem como estimular a sudorese.
- Os atletas devem treinar no mesmo ambiente que o do evento da competição. Caso isso não seja possível, devem treinar em um ambiente interno e quente.
- As adaptações iniciais são obtidas ainda nos primeiros dias, contudo as principais adaptações fisiológicas

são conseguidas em cerca de sete dias. De modo ideal, o período de aclimatização ao calor deve exceder duas semanas para maximizar todos os benefícios.

- Os atletas devem seguir as diretrizes de hidratação.
- Os atletas devem considerar a adoção de estratégias de pré-resfriamento externas (p. ex., uso de trajes gelados, toalhas, imersão em água, ventilação) e internas (p. ex., ingestão de líquidos frios ou gelo moído). A temperatura no músculo da perna deve ser mantida próxima da ideal em corredores, ciclistas e jogadores durante o resfriamento do corpo; caso contrário, o resfriamento pode ter um efeito negativo sobre o desempenho.

Os maratonistas exibem uma temperatura corporal em repouso mais baixa e um limiar mais baixo de sudorese (e tremor). Isso é uma indicação de que a temperatura no ponto de ajuste hipotalâmico (normalmente, 37°C) em atletas de resistência parece diminuir como resultado do treino. Também foi relatado que os atletas de resistência apresentam taxas metabólicas em repouso mais baixas sob condições termoneutras e a temperaturas cutâneas mais baixas. Esse efeito parece mimetizar a hipotermia isolante relatada em aborígenes australianos que dormem no deserto frio; as temperaturas da pele e central caem, diminuindo o gradiente de temperatura entre a superfície corporal e o ambiente, o que reduz a perda de calor e conserva a energia. Calor e aclimatização ao frio não são mutuamente exclusivos e podem ocorrer de modo simultâneo, no mesmo indivíduo.

O treino com exercício melhora a termorregulação no calor por meio do aparecimento precoce de secreção de suor, e pelo aumento da quantidade total de suor que pode ser produzida. Assim, o treino aumenta a sensibilidade da relação existente entre a taxa de sudorese e a temperatura central, e diminui o limiar da temperatura interna para sudorese. As taxas de sudorese podem apresentar acentuada variação entre os indivíduos (até um máximo aproximado de 3 L/h), inclusive na mesma intensidade de exercício relativa (Maughan, 1991), porém evidências sugerem que os indivíduos caracterizados por sudorese intensa têm glândulas sudoríparas maiores do que aqueles com sudorese branda. O treino parece induzir a hipertrofia (ampliação) das glândulas sudoríparas existentes sem aumentar seu número total.

Outras adaptações ao treino incluem aumentar o volume sanguíneo total e o débito cardíaco máximo. Como resultado, o fluxo sanguíneo no músculo e na pele, e a consequente taxa de dissipação de calor, é mais bem preservado durante o exercício extenuante sob condições de calor. O corpo não se adapta à desidratação, por isso exercitar-se no calor e sem ingerir líquido não confere adaptação adicional na termorregulação. De fato, a progressiva desidratação durante o exercício em condições de calor reduz a sensibilidade da relação existente entre a taxa de sudorese e a temperatura central, como mostrado na Figura 9.5, além de resultar em relativa hipertermia e no aparecimento precoce de fadiga (Nadel, Fortney e Wenger, 1980; Sawka, Young, Francesconi et al., 1985). Em termos práticos, o atleta é menos capaz de manter as cargas de treino ao se exercitar sob condições de calor sem ingerir líquido, por isso a adaptação fisiológica ao treino não é significativa. Exercitar-se por períodos prolongados no calor e sem ingerir líquido também aumenta o risco de câimbras e doenças relacionadas ao calor. Em resumo, o treino com exercício aeróbico melhora a capacidade de manter a temperatura corporal constante durante o exercício sob condições de calor, do seguinte modo:

- Volume sanguíneo aumentado.
- Capacidade aumentada de fluxo sanguíneo na pele.
- Tamanho aumentado de glândulas sudoríparas.
- Temperatura central de ponto de ajuste mais baixa para o aparecimento de sudorese (i. e., aparecimento precoce de sudorese).
- Taxa de sudorese aumentada (sensibilidade aumentada da relação entre taxa de sudorese e temperatura central).

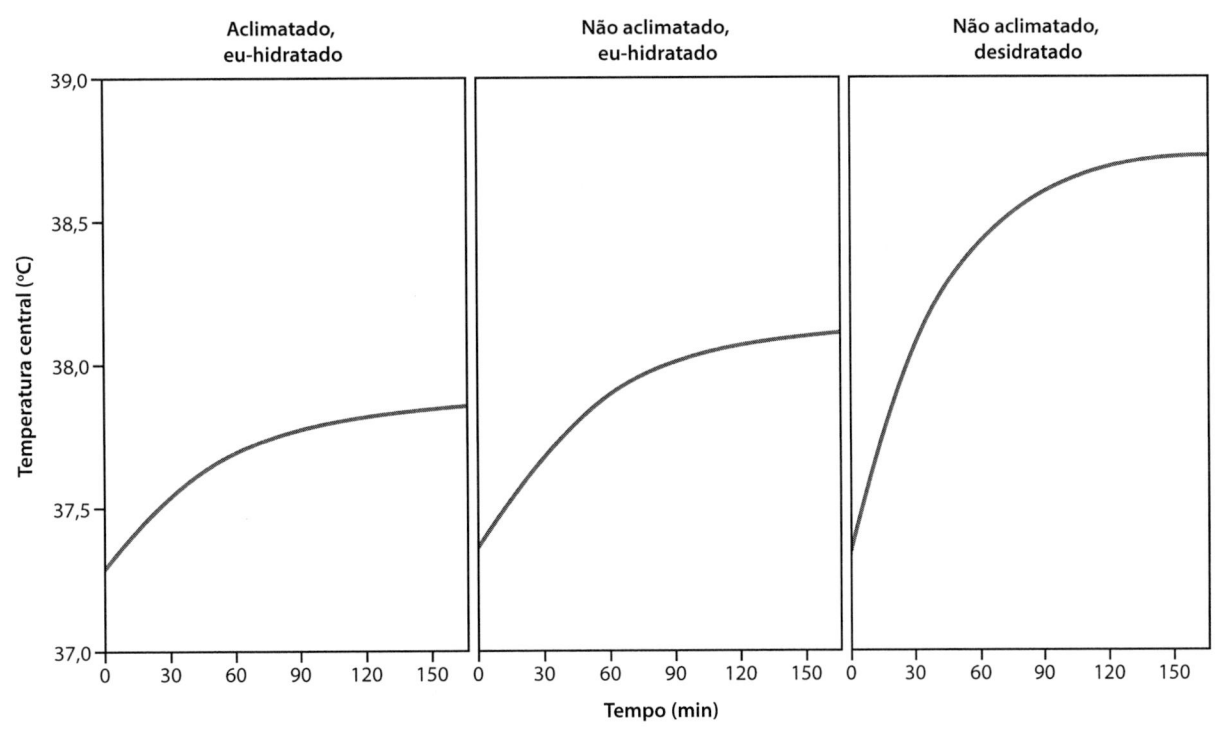

FIGURA 9.5 Respostas de temperatura central durante o exercício em condições de calor, com aclimatação e estado eu-hidratado; sem aclimatação e com estado eu-hidratado; ou sem aclimatação e desidratado. A temperatura central sobe especialmente durante o exercício, quando um indivíduo não aclimatado está desidratado.
Baseada em Sawka e Montain (2000).

Efeitos da desidratação sobre o desempenho no exercício

A fadiga ao final de um evento esportivo prolongado tende a ser multifatorial, porém a desidratação (bem como a depleção de carboidrato) pode contribuir. Tem havido intensa discussão acerca dos efeitos exatos da desidratação sobre o desempenho no exercício. Diversos estudos relatam que a desidratação compromete o desempenho aeróbico quando o exercício é realizado sob aquecimento ou em ambientes quentes e os déficits corporais de água ultrapassam cerca de 2% da massa corporal. Alguns estudos com ciclismo, porém, sugerem que uma desidratação de até 4% da massa corporal não altera o desempenho sob condições ecologicamente válidas (i. e., em condições do "mundo real", em vez de contextos experimentais artificiais) (Cheung et al., 2015). Por exemplo, o resfriamento pelo vento em uma bicicleta ergométrica em laboratório é bem inferior do que no ciclismo ao ar livre.

Vários estudos relataram que as perdas de suor em excesso, de 5% do peso corporal, podem diminuir a capacidade de trabalho em cerca de 30% (Armstrong, Costill e Fink, 1985; Craig e Cummings, 1966; Maughan, 1991; Sawka e Pandolf, 1990). Esses resultados exageram a importância da ingestão de líquido para o desempenho no exercício (em particular, por parte das empresas fabricantes e vendedoras de bebidas esportivas). A parcela de 30% refere-se à diminuição nas medidas do tempo até a exaustão e não no desempenho real (tempo para concluir certa distância o mais rápido possível). Os efeitos sobre o desempenho seriam bem menores, talvez em torno de apenas 2%. Muitos estudos previamente mencionados induziram desidratação nos participantes antes da aplicação de um teste de desempenho, o que difere de uma situação de competição. Estudos nos quais os indivíduos começaram o exercício em um estado eu-hidratado e desenvolveram desidratação ao longo do exercício foram menos consistentes em relatar um desempenho diminuído no exercício (Goulet, 2011). Atualmente, discute-se acerca do nível de desidratação em que o desempenho é afetado e a extensão do efeito negativo, e essas coisas dependem de muitos fatores, incluindo as condições ambientais, a intensidade e a duração do exercício, e o nível de hidratação no início do exercício, além das diferenças individuais.

Muitos estudos sobre os efeitos da desidratação no desempenho são potencialmente limitados pela metodologia. Por exemplo, é difícil que os participantes do estudo sejam "cegos" ao tratamento; em geral, eles sabem quando estão desidratados. Por isso, as expectativas dos participantes acerca do desfecho possivelmente afetem as medidas de desfecho. Estudos que usaram reidratação intravenosa para tornar os participantes "cegos" em relação ao tratamento falharam em encontrar quaisquer efeitos da desidratação (Cheung et al., 2015), o que sugere que estudos prévios podem ter sido confundidos pela falta de

blinding. Os efeitos fisiológicos das infusões, entretanto, são diferentes daqueles da bebida e, embora esses estudos sejam interessantes, não respondem à questão sobre a desidratação afetar ou não o desempenho. James et al. (2017) conduziram um estudo em que líquidos foram administrados através de uma sonda nasogástrica, possibilitando o *blinding* e mantendo as respostas fisiológicas normais. Os pesquisadores concluíram que o desempenho no exercício em condições de calor é prejudicado pela hipo-hidratação (2,4% de perda de massa corporal), mesmo quando os participantes são "cegos" para a intervenção. Um seguimento desse pequeno estudo usando números maiores de atletas treinados poderia estabelecer melhor os efeitos da desidratação sobre o desempenho no exercício.

Os atletas velocistas, em geral, são menos preocupados do que os atletas de resistência com os efeitos da desidratação. A capacidade de realizar exercício de alta intensidade, que resulta em exaustão em questão de minutos, pode ser afetada pela desidratação prévia, se esta resultar em uma perda de peso corporal de 2,5% ou mais (Sawka et al., 1985). Embora os eventos de tiro de velocidade ofereçam pouca oportunidade para eliminação de suor, os atletas que viajam para competir em climas quentes tendem a experimentar uma desidratação aguda que persiste por vários dias e que pode ser grave o suficiente para produzir um efeito detrimental sobre o desempenho na competição. Mesmo sob condições de resfriamento em laboratório, o consumo máximo de oxigênio ($\dot{V}O_{2máx}$) diminui em cerca de 5% quando as pessoas sofrem perdas de líquido equivalentes a pelo menos 3% da massa corporal (Pinchan et al., 1988). Sob condições de calor, déficits de água similares podem causar uma diminuição maior na do $\dot{V}O_{2máx}$.

Em sua metanálise, Savoie et al. (2015) concluíram que, como um todo, a força muscular nas regiões superior e inferior do corpo cai em 5,5% com a hipo-hidratação. A potência anaeróbica diminui de forma significativa com a hipo-hidratação, ao contrário da capacidade anaeróbica e da capacidade de salto vertical. Os autores concluíram que a hipo-hidratação compromete o desempenho muscular não dependente do peso corporal de um modo quase relevante. Em certos esportes, os atletas podem ser beneficiados por um peso diminuído, como resultado da desidratação. Por exemplo, o custo em energia e oxigênio de uma corrida à distância (em kJ/km e mL de oxigênio/km, respectivamente) depende principalmente da velocidade da corrida, de modo que perder peso melhorará a economia durante a corrida. A importância desse efeito foi exemplificada quando Haile Gebrselassie estabeleceu um recorde mundial de maratona (2:03:59) em um dia frio (14-18°C), seco e ensolarado no ano de 2018, perdendo quase 10% de sua massa corporal no processo. Ele ingeriu relativamente pouco líquido durante a corrida, mas tolerou seu desconforto ao longo da prova e acabou se tornando desidratado. Não é possível determinar se essa desidratação afetou seu desempenho. Embora seja provável que ingerir mais líquido teria minimizado o desconforto, isso poderia ter afetado de forma negativa seu desempenho. A perda de uma parte de sua massa corporal por meio da sudorese beneficiou a economia durante a corrida e esse efeito, pelo menos na condição climática relativamente fria, pode ser mais do que compensar os efeitos potencialmente detrimentais da desidratação sobre o desempenho. Nos esportes em que saltar é importante ou o desempenho depende do peso corporal, é necessário realizar análises para determinar se a hipo-hidratação pode ser benéfica devido à redução do peso corporal, ou pode diminuir o desempenho devido aos seus efeitos sobre o cérebro e a fisiologia.

Um estudo investigou a capacidade de oito indivíduos caminharem na esteira (a 25% do $\dot{V}O_{2máx}$ e durante um tempo-alvo de 140 minutos) sob condições de calor intenso e ambiente seco (49°C, 20% de umidade relativa do ar), quando estavam eu-hidratados e quando estavam desidratados com uma perda de massa corporal de 3%, 5% ou 7% (Sawka, Young, Francesconi et al., 1985). Todos os oito indivíduos conseguiram concluir os 140 minutos de caminhada quando estavam eu-hidratados e com 3% de desidratação. Sete indivíduos concluíram a caminhada com desidratação de 5%. Quando atingiram os 7% de desidratação, seis indivíduos pararam de caminhar após, em média, 64 minutos. Assim, mesmo durante o exercício de intensidade relativamente baixa, a desidratação nitidamente aumenta a incidência de exaustão decorrente da tensão de calor. Sawka et al. (1992) fizeram alguns indivíduos caminharem até a exaustão a 47% do $\dot{V}O_{2máx}$ sob as mesmas condições ambientais do estudo anterior. Os indivíduos foram eu-hidratados e desidratados a uma perda de 8% do conteúdo corporal de água total de cada indivíduo. A desidratação diminuiu o tempo de resistência ao exercício de 121 minutos para 55 minutos. A desidratação também pareceu diminuir a temperatura central que o indivíduo poderia tolerar, uma vez que a temperatura central à exaustão era cerca de 0,4°C menor no estado desidratado. As principais causas do efeito adverso da desidratação sobre o desempenho no exercício podem ser resumidas do seguinte modo:

- Volume de sangue diminuído.
- Fluxo sanguíneo cutâneo diminuído.
- Taxa de sudorese diminuída.
- Dissipação de calor diminuída.
- Temperatura central aumentada.
- Taxa de uso de glicogênio muscular aumentada.

O débito cardíaco diminuído (i. e., a máxima capacidade de bombeamento do coração que pode ser alcançada durante o exercício) é mais provavelmente o mecanismo fisiológico pelo qual a desidratação diminui o $\dot{V}O_{2máx}$ do indivíduo e compromete a capacidade de trabalho no exercício fatigante de natureza incremental. A desidratação causa queda no volume plasmático em repouso e durante o exercício, e o volume sanguíneo diminuído aumenta a espessura do sangue (viscosidade), diminui a pressão venosa central e diminui o retorno venoso do sangue ao coração. Durante o exercício máximo, essas alterações podem diminuir o enchimento do coração durante a diástole (a fase do ciclo cardíaco em que o coração é relaxado e enchido de sangue antes da próxima contração), e assim diminuir o volume sistólico e o débito cardíaco. Ainda, durante o exercício no calor, a abertura dos vasos sanguíneos cutâneos diminui a proporção do débito cardíaco disponível para os músculos em trabalho.

Mesmo para indivíduos eu-hidratados, o estresse climático de calor isolado diminui o $\dot{V}O_{2máx}$ em cerca de 7%. Assim, o estresse de calor ambiental e a desidratação podem agir de modo independente para limitar o débito cardíaco e a distribuição de sangue para os músculos ativos durante o exercício de alta intensidade. A desidratação também compromete a capacidade do corpo de perder calor. Ambos, a taxa de sudorese e o fluxo sanguíneo cutâneo, são menores à mesma temperatura central para o estado desidratado, em comparação com o estado eu-hidratado (Nadel et al., 1979; Nadel, Fortney e Wenger, 1980; Sawka e Wenger, 1988). A temperatura corporal aumenta mais rapidamente durante o exercício, quando o corpo está desidratado. A resposta de sudorese diminuída no estado desidratado provavelmente é mediada via efeitos de uma queda no volume sanguíneo (**hipovolemia**) e osmolaridade plasmática elevada (i. e., concentração de sal dissolvido) (ver Fig. 9.5).

A desidratação não só eleva as respostas de temperatura central como também nega as vantagens de termorregulação conferidas por um alto condicionamento aeróbico e pela aclimatação ao calor. Os efeitos da desidratação (5% de perda de peso corporal) sobre as respostas de temperatura central nas mesmas pessoas em condições não aclimatadas e aclimatadas ao calor são mostrados na Figura 9.5. A aclimatação ao calor diminuiu as respostas de temperatura central quando os indivíduos estavam eu-hidratados. Entretanto, quando os indivíduos estavam desidratados, respostas de temperatura central similares foram observadas em ambos os estados, não aclimatado e aclimatado (Pinchan et al., 1988).

A capacidade de um indivíduo de tolerar a tensão do calor parece ser comprometida quando há desidratação, e uma temperatura crítica para a ocorrência de fadiga central é próxima de 39°C, quando o indivíduo apresenta desidratação superior a cerca de 5% da massa corporal (Sawka et al., 1992). A temperatura da pele é outro fator importante. A maior elevação na temperatura central durante o exercício no estado desidratado está associada a uma resposta de catecolamina maior, e esses efeitos podem levar a taxas aumentadas de quebra de glicogênio no músculo em exercício que, por sua vez, podem contribuir para o aparecimento precoce de fadiga no exercício prolongado. Embora esteja bem estabelecido que a hipo-

-hidratação (conteúdo de água corporal total reduzido) comprometa o desempenho no exercício de resistência, a influência da hipo-hidratação sobre a força muscular, potência e resistência de intensidade muito alta (atividades máximas com duração variável de mais de 30 segundos a menos de 2 minutos) é pouco compreendida, devido aos resultados inconsistentes relatados na literatura. Várias escolhas metodológicas sutis que exacerbam ou atenuam os efeitos evidentes da hipo-hidratação explicam grande parte dessa variabilidade (Judelson et al., 2007). Após considerar esses fatores, a hipo-hidratação parece atenuar força, potência e resistência de alta intensidade em cerca de 2%, 3% e 10%, respectivamente, sugerindo que as alterações no conteúdo corporal de água total afetam alguns aspectos da geração de força. Embora os mecanismos envolvidos sejam pouco compreendidos, as demandas fisiológicas de força, potência e resistência de alta intensidade sugerem que alterações na função cardiovascular, metabólica ou tamponante sejam responsáveis pelo comprometimento do desempenho associado à hipo-hidratação. Por outro lado, a hipo-hidratação poderia afetar diretamente algum componente do sistema neuromuscular, mas essa possibilidade aguarda uma avaliação mais abrangente. A hipo-hidratação, portanto, é um fator importante a considerar ao tentar maximizar o desempenho muscular intenso nos contextos atlético, militar e industrial.

A desidratação está associada a uma reduzida taxa de esvaziamento gástrico dos líquidos ingeridos durante o exercício em condições de calor. Por exemplo, um estudo relatou uma redução de 20-25% no esvaziamento gástrico quando os indivíduos foram desidratados em 5% da massa corporal (Neufer, Young e Sawka, 1989).

O consumo de líquido deve começar durante os estágios iniciais do exercício sob condições de calor e não só minimizar o grau de desidratação, mas também maximizar a biodisponibilidade dos líquidos ingeridos. A desidratação impõe um grave risco à saúde, no sentido de que aumenta o risco de câimbra, exaustão por calor e termoplegia potencialmente fatal (Sutton e Bar-Or, 1980).

Mecanismos da doença causada pelo calor

A lesão por calor é mais comum durante o exercício exaustivo em um ambiente quente e úmido, particularmente se o indivíduo estiver desidratado. Esses problemas afetam não só atletas altamente treinados como também praticantes de esporte que não estão bem treinados. De fato, indivíduos com menos treino apresentam termorregulação menos efetiva durante o exercício, não trabalham de modo tão econômico, usam mais carboidrato para o trabalho muscular e demoram mais para se recuperar do exercício exaustivo do que os indivíduos altamente treinados.

Durante os estágios iniciais do exercício em um ambiente quente, a sudorese começa e os vasos sanguíneos cutâneos dilatam, causando aumento da perda de calor pelo corpo. Entretanto, à medida que a pressão e o volume sanguíneo central caem, a atividade nervosa simpática aumenta e os vasos sanguíneos cutâneos se contraem. Uma constrição mais potente dos vasos sanguíneos que suprem os órgãos abdominais leva à hipóxia celular na região do trato gastrintestinal, fígado e rins. A hipóxia celular leva à produção de espécies reativas de oxigênio (ERO), incluindo ânion superóxido, peróxido de hidrogênio, radical hidroxila, peroxinitrito e óxido nítrico (NO). Este último é um potente vasodilatador e, embora sua produção possa ser considerada protetora (i. e., ajuda a conservar uma parte do fluxo sanguíneo ao longo dos leitos capilares dos órgãos abdominais), por fim, as ERO podem causar dano por meio de suas ações sobre as membranas. As ERO causam peroxidação de lipídios nas membranas celulares, tornando-as vazadas. No trato gastrintestinal, essa ação permite a passagem de toxinas bacterianas (endotoxinas) do intestino para dentro da circulação sistêmica, o que leva à endotoxemia (envenenamento do sangue) e uma queda drástica na pressão arterial (hipotensão). Níveis aumentados de NO provavelmente contribuem para o desenvolvimento de hipotensão. As consequências para o atleta podem ser a síncope por aquecimento (desmaio) e a lesão orgânica (ver Fig. 9.6).

Estudos realizados com animais demonstraram o desaparecimento de uma manganês-superóxido dismutase (Mn-SOD), uma importante enzima antioxidante inativadora de ERO, após 2 horas de exposição ao calor, e a posterior indução de Mn-SOD em células hepáticas de animais expostos a altas temperaturas centrais (41ºC) por um período de 24 horas. Níveis aumentados de hemoglobina, NO, radical semiquinona (marcador de estresse oxidativo mitocondrial) e ceruloplasmina (uma proteína ligante de cobre com propriedades antioxidantes) foram encontrados na veia porta hepática após a exposição ao estresse por calor.

Uma duplicação dos níveis de endotoxina no sangue porta hepático também foi relatada em 24 horas após o início da exposição ao calor. Assim, a geração de ERO parece aumentar nos tecidos abdominais durante a exposição ao calor. O estado antioxidante é comprometido nas primeiras horas, mas se recupera de modo gradativo e aumenta após 24 horas de exposição ao calor. A geração de ERO provavelmente aumenta mais nas áreas de alta atividade metabólica, bem como nas áreas com maior potencial de redução no fluxo sanguíneo.

Esses mecanismos de isquemia-reperfusão envolvendo o trato gastrintestinal podem ter papel na disfunção vascular e na lesão tecidual associada ao estresse por calor. Há justificativa para a realização de estudos adicionais sobre os possíveis benefícios da suplementação antioxidante em pessoas que regularmente experimentam temperaturas corporais elevadas, como atletas que treinam e competem em climas quentes e úmidos.

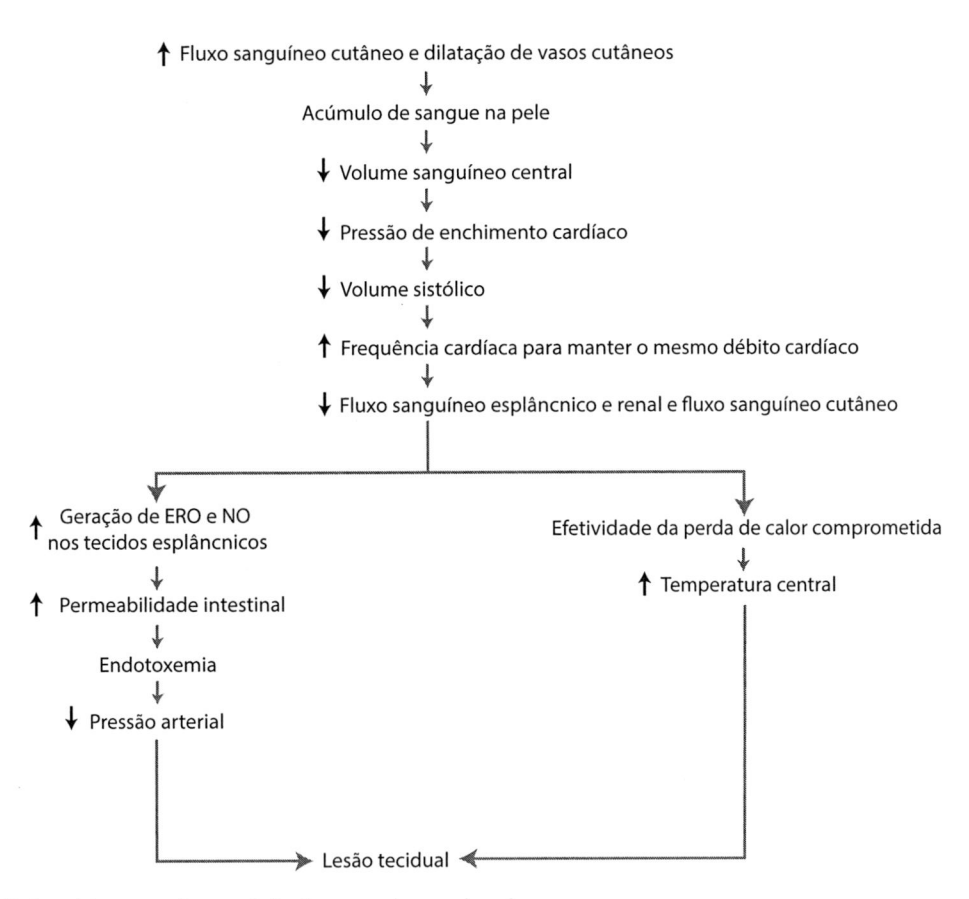

FIGURA 9.6 Potenciais mecanismos de lesão por estresse de calor.

Embora seja drasticamente pouco relatada, a patologia relacionada ao calor contribui para uma morbidade significativa, bem como para uma mortalidade ocasional em populações de atletas, idosos e incapacitados, além de crianças. Entre os atletas universitários dos EUA, a doença associada ao calor é a terceira causa principal de morte (Coris, Ramirez e Van Durme, 2004). Entre os fatores de risco significativos de doença associada ao calor estão desidratação, clima quente e úmido, obesidade, baixo condicionamento físico, falta de aclimatação, história prévia de termoplegia, privação do sono, medicações (em especial, diuréticos ou antidepressivos), disfunção da glândula sudorípara e doença dos tratos gastrintestinal ou respiratório superior. Muitos desses fatores de risco podem ser abordados com educação e conscientização dos indivíduos de risco. A desidratação, com perda de líquido ocasionalmente chegando a 6-10% do peso corporal, parece ser um dos fatores de risco mais comuns para doença associada ao calor em indivíduos que se exercitam no calor. Foi demonstrado que a temperatura corporal central aumenta 0,15-0,2°C para cada 1% de peso corporal perdido durante o exercício. A identificação de atletas de risco, a limitação da exposição ambiental e o monitoramento constante dos sinais e sintomas são, todos, componentes importantes da prevenção da doença associada ao calor. O monitoramento do estado de hidratação e a promoção de estratégias de ingestão de líquido podem ser os fatores mais importantes na prevenção da doença associada ao calor grave.

Efeitos da ingestão de líquido sobre o desempenho no exercício

A ingestão oral de líquidos durante o exercício ajuda a restaurar o volume plasmático a níveis próximos do nível pré-exercício e previne os efeitos adversos da desidratação sobre a força muscular, resistência e coordenação. Foi sugerido que a elevação do volume sanguíneo pouco antes do exercício por meio de várias estratégias de **hiper-hidratação** é efetiva na melhora do desempenho no exercício, contudo poucos estudos investigaram diretamente essa possibilidade.

Hiper-hidratação pré-exercício

Como até mesmo uma desidratação leve tem efeitos debilitantes sobre o desempenho no exercício, foi proposto que a hiper-hidratação (maior do que o conteúdo corporal de água normal) melhora a termorregulação, expandindo o volume sanguíneo e reduzindo a osmolaridade plasmática, melhorando assim a dissipação de calor e o desempenho no exercício. Embora alguns estudos relatem taxas de sudorese maiores, temperaturas centrais mais baixas e frequências cardíacas menores durante o exercício após a hiper-hidratação, vários deles empregaram condições de controle que representavam desidratação, em vez de **eu-hidratação**, levando ao questionamento dos resultados. Entretanto, os achados em geral sustentam a noção de que a hiper-hidratação diminui a tensão térmica e cardiovascular do exercício. Um número relativamente pequeno de estudos conduziram uma investigação direta acerca dos efeitos da hiper-hidratação sobre o desempenho no exercício. Entretanto, um estudo bem controlado relatou que a expansão do volume sanguíneo em 450-500 mL melhorou o desempenho de um teste de tempo no ciclismo em 10% (81 minutos *versus* 90 minutos).

A hiper-hidratação temporária foi induzida nos indivíduos testados, fazendo-os beber grandes volumes de água ou soluções de água e eletrólitos por 1-3 horas antes do exercício. Entretanto, grande parte da sobrecarga de líquido é rapidamente excretada, por isso a expansão dos volumes de água corporal e de sangue é apenas transiente. Estudos em que o volume sanguíneo foi diretamente expandido por infusão relataram uma diminuída tensão cardiovascular durante o exercício, porém forneceram resultados conflitantes sobre perda de suor, dissipação de calor e desempenho no exercício. Alguns estudos que limitaram a elevação na osmolaridade plasmática durante o exercício relataram melhora da dissipação de calor, mas não abordaram a questão de isso afetar ou não o desempenho no exercício.

Uma maior retenção hídrica é conseguida com a adição de glicerol aos líquidos consumidos antes do exercício. Quando o glicerol é consumido por via oral, é absorvido com rapidez primariamente no intestino delgado, e logo se torna distribuído de maneira uniforme entre todos os compartimentos de líquido, com exceção do líquido cerebrospinal e do humor aquoso. O gradiente osmótico aumentado, induzido pelo elevado conteúdo de glicerol no líquido corporal, melhora a absorção da água nos túbulos renais (néfrons), o que resulta em certo grau de hiper-hidratação. A magnitude da elevação na concentração plasmática de glicerol tem relação direta com a dose de glicerol ingerida. Quando a concentração plasmática de glicerol excede o limiar renal para reabsorção de glicerol, resulta em excreção urinária de glicerol. Assim, para manter a hiper-hidratação, é preciso ingerir glicerol adicional a intervalos regulares (Nelson e Robergs, 2007).

Um estudo relatou uma taxa de sudorese maior e uma temperatura central mais baixa quando indivíduos se exercitaram no calor, após a hiper-hidratação com glicerol (1 g/kg de peso corporal) e água (21,4 mL/kg de peso corporal), em comparação com um volume igual apenas de água (Lyons et al., 1990). Outros estudos, porém, relatam ausência de vantagem termorregulatória durante o exercício após a hiper-hidratação induzida com solução de glicerol (Inder et al., 1998; Latzka et al., 1997, 1998). Nesses estudos, o volume de água consumido (500 mL) pode ter sido muito pequeno. Em um estudo conduzido por Murray et al. (1991), nenhuma indicação de hiper-hidratação foi encontrada. De modo geral, entretanto, a ingestão de 1 g de glicerol/kg de massa corporal com 1-2 L de água parece conferir proteção contra o estresse por calor e, portanto, pode ter alguns benefícios para a saúde em indivíduos que se exercitam sob condições quentes. Um estudo investigou o efeito da ingestão de um grande bólus de água (20 mL/kg de peso corporal), com ou sem adição de glicerol (1 g/kg de peso corporal), com antecedência de 2 horas do início de uma prática de 90 minutos de ciclismo submáximo (98% do limiar de lactato), sob condições de ambiente seco e quente (35°C, 30% de umidade relativa), seguida de uma triagem de tempo de 15 minutos (Anderson et al., 2001). Embora a ingestão de glicerol pré-exercício não tenha afetado a temperatura na pele, a temperatura no músculo, a catecolamina circulante ou as respostas metabólicas musculares ao exercício em estado estável, a temperatura do coração e a temperatura central eram menores do que com a ingestão apenas de água. Além disso, o desempenho no teste de tempo (trabalho total realizado) sofreu uma melhora significativa de 5%. Em estudos subsequentes, esse achado não foi confirmado, embora tais estudos tenham relatado indicações de melhora na termorregulação. Não está claro por que um estudo forneceu resultados favoráveis, enquanto os resultados de outro estudo foram desfavoráveis. Entre as possíveis explicações, podem estar as características do indivíduo, fatores ambientais, delineamento da pesquisa, se os líquidos foram administrados com ou sem glicerol durante o exercício, a taxa a que os líquidos inicialmente foram administrados para induzir hiper-hidratação, o tempo decorrido entre o pico de hiper-hidratação e o pico de concentração plasmática de colesterol e o início do exercício, a dose de glicerol peso-específica (i. e., g/kg de massa corporal), e a concentração de glicerol na bebida administrada (p. ex., 5%, 10%, 20%) ou, talvez, a intensidade, o modo e a natureza do teste de exercício (p. ex., tempo até a exaustão a uma taxa de trabalho fixa, tempo do teste). Está claro que o glicerol tem a capacidade de aumentar a retenção de líquido. Ao fazer isso, a hiper-hidratação de glicerol pode conferir uma vantagem de desempenho ao compensar a desidratação durante o exercício subsequente. Em 2010, o glicerol foi proibido como auxiliar ergogênico pela World Anti-Doping Agency (WADA), devido ao potencial que suas propriedades de expansão do plasma têm de produzir efeito de mascaramento (i. e., diluir a presença de outras substâncias banidas que poderiam estar presentes no sangue). Em 2018, porém, o glicerol foi removido da lista proibida da WADA. Essa decisão foi tomada com base nos resultados de artigos científicos publicados após 2012, que abordaram particularmente a capacidade do glicerol de influenciar o volume plasmático do atleta e os parâmetros do Athlete Biological Passport (ABP), em que a magnitude dos efeitos derivados do glicerol foi considerada mínima. Há mais informações sobre o glicerol no Capítulo 11.

Ingestão de líquido durante o exercício

Durante o exercício, especialmente em um ambiente quente, é possível evitar a desidratação apenas fazendo com que o consumo de líquido corresponda à eliminação de suor. Entretanto, é difícil alcançar essa meta, porque:

- As taxas de sudorese durante o exercício extenuante no calor podem girar em torno de 2-3 L/h. Um volume de líquido ingerido no estômago superior a cerca de 1 L gera uma sensação de desconforto para a maioria das pessoas durante a prática de exercício, por isso alcançar uma ingestão de líquido que corresponda à eliminação de suor durante o exercício frequentemente é impraticável.
- As taxas de sudorese variam amplamente entre os indivíduos nas mesmas condições ambientais. (A Fig. 9.7 mostra as taxas de sudorese de competidores de uma maratona na Escócia.) Mais uma vez, é difícil prescrever a quantidade específica que uma pessoa deve ingerir, sem saber qual é a sua taxa de sudorese nas condições climáticas prevalentes.
- A sede não é um indicador preciso das necessidades corporais de água nem do grau de desidratação. Em geral, a sensação de sede somente é percebida quando a pessoa já perdeu pelo menos 2% do peso corporal através da sudorese. Como mencionado, até esse grau leve de desidratação é suficiente para comprometer o desempenho no exercício. Diversos estudos mostram que a ingestão *ad libitum* de água durante o exercício no calor resulta na completa reposição das perdas de água corporais (os valores observados de ingestões e perdas de líquido são mostrados na Tab. 9.4).
- As regras ou aspectos práticos de esportes específicos podem limitar as oportunidades para ingerir líquido durante a competição.

Como uma desidratação relativamente branda e pequenas reduções no volume plasmático podem comprometer a capacidade de exercício de resistência, os atletas devem tentar minimizar a extensão da desidratação ingerindo líquidos durante o exercício. A ingestão regular de água durante o exercício prolongado é efetiva para melhorar a capacidade de exercício (tempo até a exaustão; ver Figs. 9.8 e 9.9) e o desempenho no exercício (tempo para concluir uma dada quantidade de trabalho; ver Fig. 9.10), sob condições de termoneutralidade e de ambiente quente (Fallowfield et al., 1996; Maughan et al., 1987).

A ingestão de líquido durante o exercício prolongado também oferece a oportunidade de ingerir algum combustível. A adição de carboidrato a certas bebidas consumidas durante o exercício produz um efeito adicional independente na melhora do desempenho no exercício (ver Figs. 9.9 e 9.10; ver também Cap. 6) (Below et al., 1995). A adição excessiva de carboidrato a uma bebida esportiva diminui a quantidade de água que pode ser absorvida. Nessa situação, a água é extraída do líquido intersticial e do plasma para dentro do lúmen do intestino delgado, por osmose. A ingestão de uma solução de glicose concentrada (16,5% de carboidrato) que seja hipertônica em

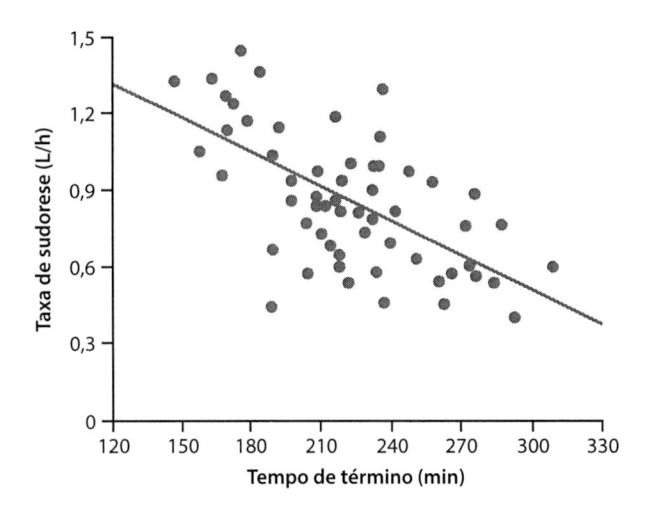

FIGURA 9.7 Taxas de sudorese para indivíduos que competiram em uma maratona sob condições de baixa temperatura (cerca de 12°C). A taxa de sudorese estava relacionada com a velocidade da corrida, porém houve grande variação entre os indivíduos, inclusive entre aqueles que corriam na mesma velocidade. Dados de Maughan et al. (1987).

TABELA 9.4 Perdas de líquido e ingestões de atletas

Esporte	Temperatura ambiente (°C)	Perda de suor (mL/h)	Ingestão de líquido (mL/h)
Corrida de maratona	15-20	800-1.200	500
Futebol	10	1.000	350
	25	1.200	500
Basquete	20-25	1.600	1.080
Remo	10	1.165	580
	30	1.980	960
Ciclismo	30	2.000	800

relação ao plasma adia a restauração do volume plasmático durante o exercício, em comparação com a ingestão de uma bebida contendo eletrólitos-glicose (3,6% de carboidrato) hipotônica e mais diluída (Maughan et al., 1987).

Enquanto o líquido permanecer hipotônico em relação ao plasma, a captação de água a partir do intestino delgado não é afetada de modo adverso. De fato, a presença de pequenas quantidades de glicose e sódio tende a causar um discreto aumento na taxa de absorção de água, em comparação com a água pura (Maughan e

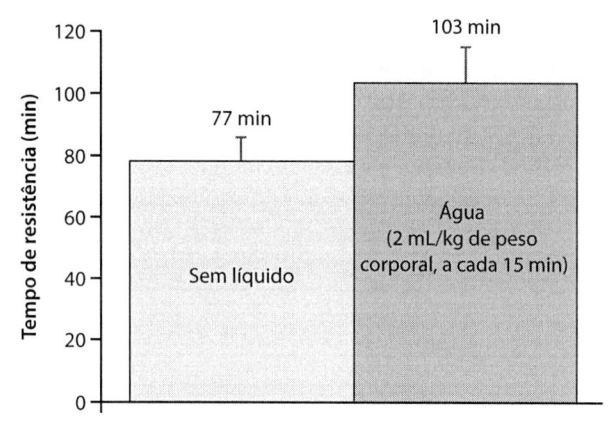

FIGURA 9.8 Efeito da ingestão de água sobre a capacidade de corrida de resistência à temperatura ambiente de 20°C.
Dados de Fallowfield et al. (1996).

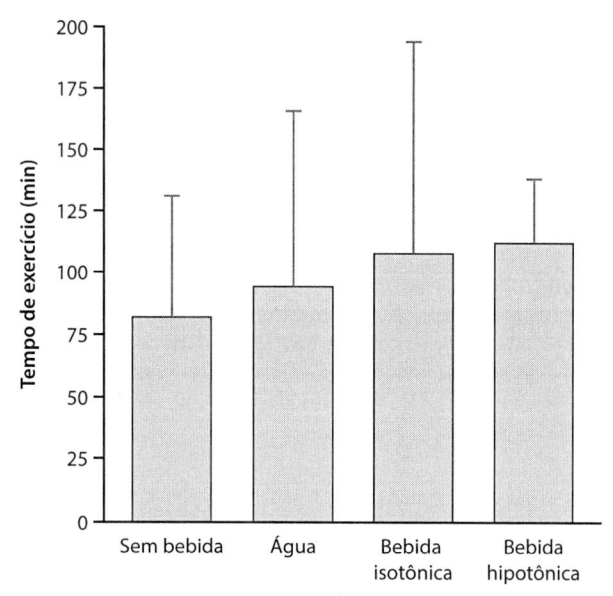

FIGURA 9.9 Efeitos da ingestão de diferentes bebidas sobre a capacidade de exercício durante um teste de exaustão em bicicleta ergométrica a 70% do $\dot{V}O_{2máx}$. A ingestão de água resultou em um tempo mais prolongado até a exaustão do que no teste sem bebida, porém a ingestão das duas bebidas contendo carboidrato-eletrólito diluídas resultou nos maiores tempos de resistência.
Dados de Maughan et al. (1987).

Murray, 2000). A adição de sódio e outros eletrólitos às bebidas esportivas não se destina à reposição dos eletrólitos perdidos com a sudorese, e sim a propiciar os seguintes benefícios:

- Aumento da palatabilidade.
- Manutenção da sede (e, assim, promover a ingestão de líquido).
- Prevenção da hiponatremia (baixa concentração sérica de sódio, que pode ocorrer quando as pessoas ingerem uma quantidade de água muito maior do que a necessária).
- Aumento da taxa de captação de água.
- Aumento da retenção de líquido.

A reposição dos eletrólitos perdidos no suor normalmente pode ser adiada até o período de recuperação pós-exercício. A ingestão de líquido durante o exercício extenuante com duração inferior a 30 minutos não propicia nenhuma vantagem. O esvaziamento gástrico é inibido a taxas de trabalho elevadas e quantidades significativas de líquido são absorvidas durante o exercício de duração tão curta. Para o exercício com duração maior que 1 hora ou o exercício realizado sob condições de calor ou umidade, o consumo de bebidas esportivas contendo eletrólitos-carboidratos é justificado. Essas bebidas fornecem líquido com carboidrato, o que ajuda a manter a glicemia e níveis elevados de oxidação de carboidrato. O conteúdo de eletrólito (sódio) compensa parcialmente as perdas de sal no suor e, talvez, ainda mais importante, mantém o desejo de beber.

As taxas de perda de suor durante o exercício dependem da intensidade, duração e condições ambientais do exercício, contudo varia de forma considerável entre os

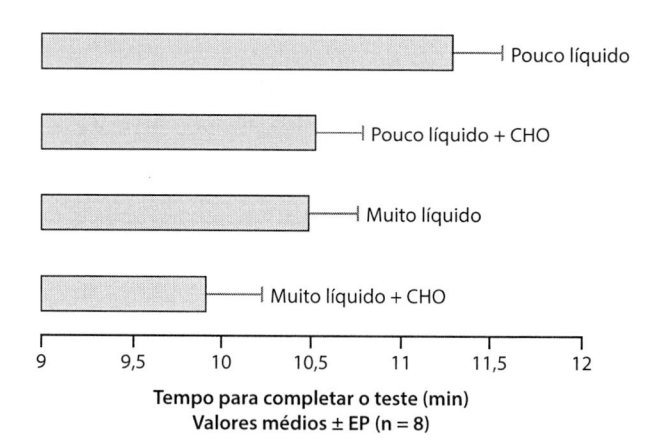

FIGURA 9.10 Efeito da ingestão de carboidrato e líquido sobre o teste do tempo de ciclismo realizado ao final de um teste de exercício prolongado a 31°C, em que foi fornecido um volume pequeno (200 mL) ou grande (1.330 mL) de líquido contendo zero carboidrato ou uma grande quantidade (79 g) de carboidrato. A ingestão de água e carboidrato produz efeitos independentes e aditivos sobre a melhora do desempenho no exercício.
Dados de Below et al. (1995).

indivíduos. Algumas pessoas podem perder até 3 L/h de suor durante uma atividade extenuante realizada em ambiente quente (ver Fig. 9.11) (Sawka e Pandolf, 1990); e até mesmo a temperaturas ambientais baixas, de aproximadamente 12°C, a eliminação de suor pode ultrapassar 1 L/h (Maughan, 1985). Como a constituição eletrolítica do suor é hipotônica em relação ao plasma (em outras palavras, a concentração total de ânions e cátions dissolvidos é consideravelmente menor no suor do que no plasma; ver Tab. 9.5), a reposição de água (em vez de eletrólitos) torna-se prioritária durante o exercício. O volume plasmático sofre uma queda aproximada de até 20%

durante o exercício, sendo que a maior parte da queda está relacionada à intensidade relativa do exercício. De forma típica, a taxas de trabalho equivalentes a 60-80% do consumo máximo de oxigênio, o volume de plasma sofre uma queda aguda de cerca de 10-15%, devido à aumentada pressão hidrostática capilar e à captação osmótica de água para dentro do tecido musculoesquelético ativo. Na ausência da ingestão de líquido, em particular em um ambiente quente e úmido, o volume plasmático cai ainda mais e a osmolaridade plasmática aumenta devido à perda de suor hipotônica que ocorre com a continuidade do exercício.

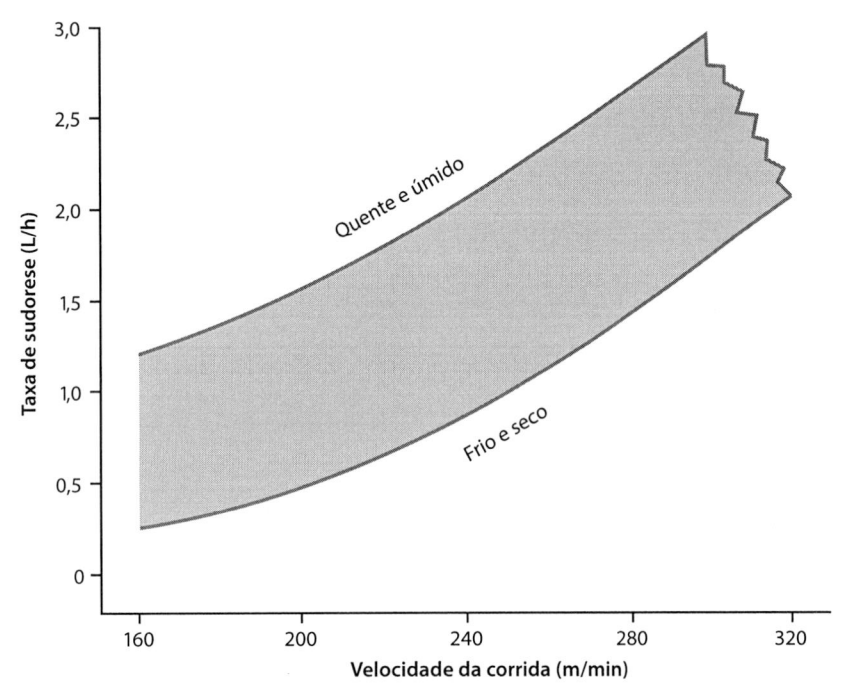

FIGURA 9.11 Taxas aproximadas de sudorese por hora, em função das condições ambientais e da velocidade da corrida.
Reproduzida com permissão de M.N. Sawka and K.B. Pandolf, "Effects of Body Water Loss on Physiological Function and Exercise Performance", in *Perspectives in Exercise Science and Sports Medicine*, Vol. 3, edited by C.V. Gisolfi and D.R. Lamb (Traverse City, MI: Cooper Publishing, 1990), 1-38.

TABELA 9.5 Concentrações de eletrólitos em suor, plasma e água intracelular

Eletrólito	Suor (mmol/L)	Plasma (mmol/L)	Água intracelular (mmol/L)
Cátions			
Sódio	20-80	130-155	10
Potássio	4-8	3,2-5,5	150
Cálcio	0,1-1,0	2,1-2,9	0,01
Magnésio	0,1-0,2	0,7-1,5	15
Ânions			
Cloreto	20-60	96-110	8
Bicarbonato	1-35	23-28	10
Fosfato	0,1-0,2	0,7-1,6	65
Sulfato	0,1-2,0	0,3-0,9	10

Como já mencionado, a diminuição no volume plasmático que acompanha a desidratação pode ser particularmente importante na influência sobre a capacidade de trabalho. O fluxo sanguíneo para os músculos deve ser mantido em um nível elevado para fornecer oxigênio e substratos combustíveis (glicose e ácidos graxos), contudo um alto fluxo sanguíneo para a pele também é necessário para que o calor sofra convecção para a superfície corporal, onde pode ser dissipado. Quando a temperatura ambiente é elevada e o volume plasmático diminui por meio da eliminação de suor durante o exercício prolongado (como mostrado na Fig. 9.12), o fluxo sanguíneo cutâneo tende a ser comprometido (Costill e Fink, 1974), permitindo assim que a pressão venosa e o fluxo sanguíneo para o músculo em trabalho sejam mantidos, porém reduzindo a perda de calor e fazendo a temperatura corporal aumentar a níveis perigosos. Para prevenir a desidratação, a água deve ser reposta a uma taxa mais rápida. A produção de água metabólica aumenta durante o exercício, porém não o suficiente para compensar a perda de água por sudorese. A ingestão oral de líquidos durante o exercício ajuda a restaurar o volume plasmático a níveis próximos dos níveis pré-exercício (ver Fig. 9.12), e evita os efeitos adversos da desidratação sobre a tensão térmica e cardiovascular, força muscular, resistência e coordenação.

Um estudo comparou o tempo decorrido até a exaustão durante uma atividade de ciclismo a 60% do $\dot{V}O_{2máx}$ sob condições ambientais quentes (30ºC), quando seis indivíduos não receberam nada para beber; receberam 500 mL de uma bebida contendo 15% de carboidrato-eletrólito imediatamente antes do exercício e 125 mL da mesma bebida a cada 10 minutos, ao longo do exercício; ou receberam 500 mL de uma bebida contendo 2% de carboidrato-eletrólito imediatamente antes do exercício e 250 mL dessa mesma bebida a cada 10 minutos, no decorrer do exercício (Galloway e Maughan, 2000). Quando não receberam nada, os indivíduos desenvolveram fadiga após 71

minutos (faixa média de 39-97 minutos). Quando receberam a bebida contendo 15% de carboidrato-eletrólito, os indivíduos puderam continuar por períodos maiores (em média, 84 minutos; faixa de 63-145 minutos). Entretanto, o melhor desempenho foi alcançado com a bebida contendo 2% de carboidrato-eletrólito (em média 118 minutos; faixa de 83-168 minutos). A temperatura central média no momento da exaustão foi a mesma nos três testes (39,5ºC). Uma queda significativa no volume plasmático ocorreu durante os primeiros 15 minutos de exercício, em todos os testes. Subsequentemente, o volume de plasma se manteve abaixo dos valores de repouso nos indivíduos que não receberam nada para beber e naqueles que ingeriram a bebida contendo 15% de carboidrato-eletrólitos, mas os indivíduos submetidos ao teste com a bebida contendo 2% de carboidrato-eletrólitos, o volume de plasma foi gradativamente restaurado durante o exercício.

Gonzalez-Alonso et al. (1998) demonstraram que a perfusão no membro exercitado pode diminuir durante o exercício prolongado combinado com estresse por calor e desidratação. A manutenção do volume plasmático no teste com a bebida contendo 2% de carboidrato-eletrólito pode ter resultado em uma perfusão melhor dos músculos ativos durante o exercício, bem como em uma melhora na manutenção da hidratação celular.

A ingestão de líquido relativamente frio pode propiciar um pequeno benefício adicional durante o exercício no calor, uma vez que o volume adicional de líquido no corpo após a ingestão da bebida se soma à capacidade de armazenamento de calor do corpo. A melhora na capacidade de armazenamento de calor pode ser calculada com base na capacidade de calor específico da água, a qual é 4,184 kJ/kg/ºC. Por exemplo, a ingestão de 2 L de líquido a 10ºC aumenta a capacidade de armazenamento de calor em $4,184 \times 2 \times (37-10)$ kJ = 226 kJ (54 kcal).

No estudo conduzido por Galloway e Maughan (2000), os indivíduos ingeriram líquidos resfriados à 14ºC. Os pesquisadores calcularam que o líquido extra consumido no tratamento com 2% de carboidrato-eletrólito (2,3 L) pode ter produzido uma melhora de 8 minutos no desempenho, devido ao seu efeito de aumentar a capacidade de armazenamento de calor corporal, em comparação com o tratamento sem bebida.

Balanço hídrico diário

O típico balanço hídrico diário para um indivíduo sedentário vivendo sob condições de clima frio ou temperado (temperatura ambiente de 10-20ºC) é mostrado na Figura 9.13. Quantidades variáveis de água são perdidas pelo corpo através do suor em resposta à necessidade de termorregulação. Entretanto, para um indivíduo sedentário sob condições de frio, a perda evaporativa de água através da pele é de aproximadamente apenas 600 mL/dia. Água adicional é perdida nas fezes (cerca de 100 mL/dia)

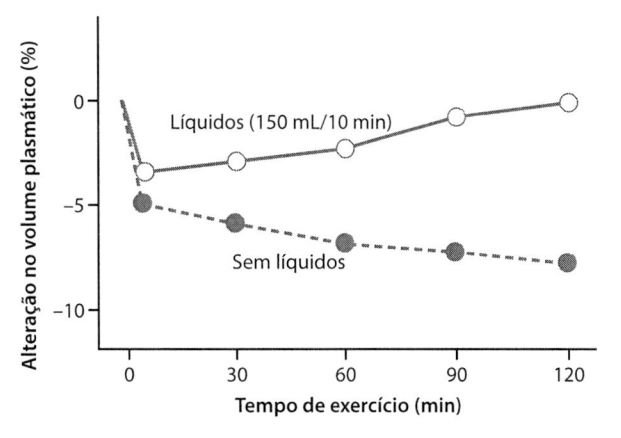

FIGURA 9.12 Alterações no volume plasmático durante o exercício no calor e sem ingestão regular de líquido. Dados de Costill e Fink (1974).

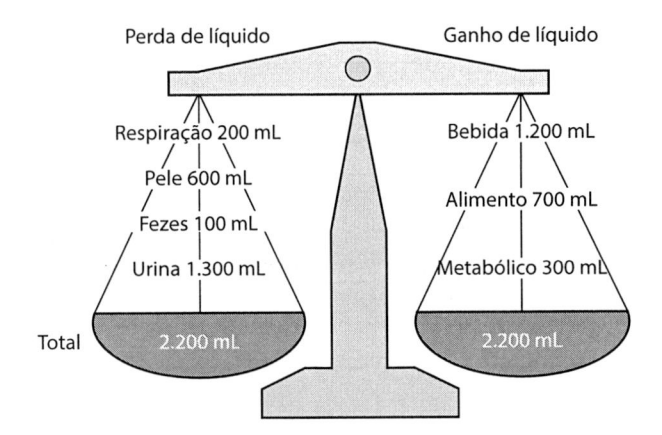

FIGURA 9.13 Balanço hídrico diário para um adulto sedentário.

e na urina. Normalmente, cerca de 800-1.600 mL de urina são produzidas por dia. Os rins conseguem regular a quantidade de água perdida na urina, contudo até mesmo na desidratação grave há produção de um pouco de urina para manter o fluxo hídrico ao longo dos túbulos renais (néfrons) e excretar resíduos nitrogenados tóxicos, como amônia e ureia. A perda de água pela urina não costuma ser inferior a 800 mL/dia.

As condições ambientais afetam as necessidades hídricas de um indivíduo, por alterarem as perdas que ocorrem através de diversas vias. As perdas de água podem ser 2-3 vezes maiores em um indivíduo sedentário que viva sob condições climáticas de calor, em comparação com um indivíduo sedentário vivendo em uma região de clima temperado. Essas taxas aumentadas de perda de água não são decorrentes exclusivamente da sudorese aumentada; também podem se dar por um aumento acentuado nas perdas hídricas transcutâneas e respiratórias. Essas rotas de perda de água são intensamente influenciadas pela umidade do ar ambiente, o que pode ser um fator mais importante do que a temperatura ambiente. As perdas hídricas respiratórias são maiores quando a umidade relativa (UR) do ar ambiente é baixa, uma vez que o ar expirado do corpo é totalmente saturado com vapor de água (UR = 100%). Embora essas perdas sejam pequenas para um indivíduo sedentário em um ambiente úmido e quente (cerca de 200 mL/dia), podem aumentar em cerca de duas vezes sob condições de baixa umidade (UR = 0-20%) e chegar a 1.500 mL/dia durante os períodos de treino intenso sob as condições de ar frio e seco em altas altitudes.

A ingestão de água se dá por meio de bebidas e alimentos; alguns alimentos (em especial, matéria vegetal) têm um alto conteúdo de água. De fato, a água no alimento fornece uma das principais contribuições para a ingestão de água total. A água também é produzida internamente (água metabólica), a partir do catabolismo de carboidratos, gorduras e proteína. Por exemplo, na oxidação completa de uma molécula de glicose, são produzidas seis moléculas de dióxido de carbono e seis moléculas de

água. Em um indivíduo sedentário, a produção metabólica de água soma aproximadamente 300 mL/dia, embora a maior parte dessa água seja perdida no gás expirado, uma vez que a oxidação de combustível no corpo gera dióxido de carbono que estimula a respiração e, portanto, aumenta a perda de água através da respiração. Embora um atleta aumente sua produção metabólica de água devido à taxa aumentada de catabolismo de combustível durante o exercício, esse aumento, mais uma vez, é compensado pelo aumento obrigatório na ventilação pulmonar e perda evaporativa de água pela respiração.

O balanço hídrico corporal é constantemente regulado e envolve fatores nervosos e hormonais responsivos a alguns estímulos. A osmolaridade do plasma sanguíneo é mantida dentro de limites estreitos, em torno de 290 mOsm/L. Uma elevação ou queda na osmolaridade plasmática é suficiente para alterar a função renal do máximo de conservação da água para o máximo de excreção hídrica. Como o sódio é o principal eletrólito nos líquidos extracelulares (representando 50% da osmolaridade plasmática), a manutenção do balanço osmótico está diretamente relacionada à ingestão e excreção de sódio e água. Até mesmo pequenas reduções na osmolaridade plasmática invocam um acentuado aumento no débito urinário (diurese), o que normalmente é suficiente para prevenir a sobrecarga hídrica quando grandes volumes de água ou bebida com baixo teor de eletrólitos, como cerveja, são consumidos. Entretanto, alguns casos de **hiponatremia** (baixa concentração plasmática de sódio) foram relatados, em geral em pessoas que ingeriram volumes excessivamente grandes de água ou de bebida com baixo teor de eletrólitos em um intervalo de tempo relativamente curto.

A sensação subjetiva de sede inicia o desejo de ingerir líquido e, portanto, é um dos principais fatores na regulação da ingestão de líquido. Embora os rins possam conservar efetivamente a água ou eletrólitos por meio da redução da taxa de perda, não podem restaurar um déficit hídrico. Apenas o consumo de líquido é capaz de corrigir esse desequilíbrio. A sensação de sede é evocada sobretudo pela detecção de uma osmolaridade plasmática elevada (e, em menor grau, por reduções no volume sanguíneo e na pressão arterial), por meio de osmorreceptores localizados no hipotálamo cerebral. A sensação de sede resulta em um profundo desejo de ingerir líquido, bem como no aumento da secreção de hormônio antidiurético (ADH) a partir da glândula hipófise posterior, o qual atua sobre rins diminuindo a excreção urinária. Outros fatores promotores de sede são as respostas aprendidas, como o ressecamento da boca ou da garganta, sabores salgados e a sensação de calor. A sede é rapidamente aliviada pela ingestão de líquido, e esse alívio pode ser conseguido antes que uma quantidade significativa de líquido seja absorvida no intestino. Esse efeito sugere um papel para os receptores sensoriais presentes na boca e no estômago. A distensão da parede do estômago parece diminuir a percepção de sede e pode resultar na cessação precoce da ingestão de líquido. Assim, a ausência de sensação de sede não pode ser usada como indicador de estabelecimento do balanço hídrico (eu-hidratação); a percepção de sede muitas vezes está ausente e somente surge depois que um grau significativo de desidratação é atingido.

Um desequilíbrio eletrolítico comumente chamado de intoxicação por água, resultante de hiponatremia (baixa concentração de sódio no plasma), decorrente do consumo excessivo de água, ocasionalmente é relatado em atletas de resistência. Essa condição parece ser mais comum entre corredores de baixa velocidade que participam de maratonas e ultramaratonas, e provavelmente surge devido à perda de sódio no suor aliada a ingestões extremamente altas (8-10 L) de água (Noakes et al., 1985). Os sintomas de hiponatremia são similares aos de desidratação e incluem confusão mental, enfraquecimento e desmaio. Portanto, essa condição pode ser diagnosticada incorretamente quando ocorre em participantes de corridas de resistência. O tratamento usual para desidratação consiste na administração de líquido pelas vias intravenosa e oral. Se o tratamento for administrado a um indivíduo com hiponatremia, as consequências podem ser fatais. A concentração plasmática normal de sódio gira em torno de 140-144 mmol/L. A hiponatremia sintomática pode ocorrer quando a concentração plasmática de sódio cai rapidamente para 130 mmol/L ou menos. Quanto mais tempo essa concentração permanecer baixa, maior será o risco de desenvolvimento de inchaço cerebral (o termo clínico é "encefalopatia dilucional") e acúmulo de líquido extracelular nos pulmões (edema pulmonar). Quando o sódio plasmático cai a menos de 120 mmol/L, o risco de convulsão cerebral, coma e morte aumenta. Em eventos de longa distância, a hiponatremia sintomática tende a ocorrer mais em indivíduos de pequena estatura e magros, que correm devagar, suam menos e ingerem grandes volumes de água ou de líquidos hipotônicos antes, durante e até após o evento. Indivíduos com genes determinantes de fibrose cística tendem a ser mais propensos à depleção de sal e, portanto, podem apresentar risco aumentado de desenvolvimento de hiponatremia associada ao exercício. De modo geral, as mulheres apresentam taxas de sudorese mais baixas do que os homens e, portanto, têm risco aumentado de desenvolver hiponatremia associada ao exercício.

Em um estudo, as necessidades hídricas de jogadores de futebol americano, praticantes de duas sessões diárias de treino sob condições ambientais de umidade e calor foram comparadas às de corredores de *cross-country* submetidos às mesmas condições (Godek, Bartolozzi e Godek, 2005). As taxas de sudorese durante o exercício foram determinadas em corridas ou práticas matinais e vespertinas, a partir da alteração no peso corporal ajustada de acordo com os líquidos consumidos e a urina produzida. A taxa de sudorese geral foi maior nos jogadores de futebol do que nos corredores de *cross-country* (2,14 *versus* 1,77 L/h). As perdas diárias de suor foram substancialmente maiores nos jogadores de futebol (9,4 *versus* 3,5 L), contudo os jogadores de futebol consumiram volumes muito maiores de líquido durante as sessões de treino matinais e vespertinas. Para uma hidratação completa, o consumo diário de líquido calculado como sendo 130% da perda diária de suor para os jogadores de futebol foi 12,2 L (*versus* 4,6 L para os corredores). O consumo de volumes tão grandes de líquido hipotônico pode promover diluição de sódio, a menos que seja garantida uma reposição adequada de eletrólitos. Assim, jogadores de futebol e outros (p. ex., militares em condições de calor) cujas perdas e reposições de líquido precisam ser altas, requerem uma orientação cuidadosa não só para evitar uma desidratação excessiva como também para promover uma reidratação segura e evitar a hiponatremia.

Requerimentos hídricos para atletas

Os atletas devem ser totalmente hidratados para que possam treinar ou competir, uma vez que o corpo é incapaz de se adaptar à desidratação. A qualidade do treino sofrerá se o atleta ficar desidratado durante o treino, assim como a qualidade do desempenho será prejudicada se o atleta ficar desidratado durante a competição.

Garantir uma hidratação adequada antes do exercício

Um estado de hidratação adequado pode ser garantido com uma alta ingestão de líquido nos últimos dias anteriores a uma competição. Uma checagem útil é observar a cor da urina. A urina deve ser clara, ainda que esse teste simples não seja confiável para uso se o atleta estiver tomando suplementos vitamínicos, uma vez que algumas vitaminas B hidrossolúveis conferem uma tonalidade amarelada à urina. Uma indicação mais clara do estado da hidratação é obtida pela medição da osmolalidade urinária. (É importante notar que as unidades de osmolalidade são Osmol/kg, enquanto a osmolaridade é expressa em Osmol/L.) Essa medida pode ser feita de forma rápida e simples, usando um osmômetro portátil. Uma osmolalidade urinária superior a 900 mOsmol/kg indica que o atleta está relativamente desidratado; valores de 100-300 mOsmol/kg indicam que o atleta está bem hidratado. Medir o peso corporal do atleta após levantar-se e eliminar a urina a cada manhã também pode ser útil. Uma queda súbita na massa corporal em um dado dia qualquer tende a indicar desidratação. As necessidades aproximadas de ingestão de líquido expressa em L/dia sob condições de ambiente quente e seco são mostradas na Figura 9.14. A necessidade de ingestão de líquido (para manter o balanço hídrico ou a eu-hidratação) aumenta à medida que a temperatura ambiente sobe e o gasto energético diário aumenta.

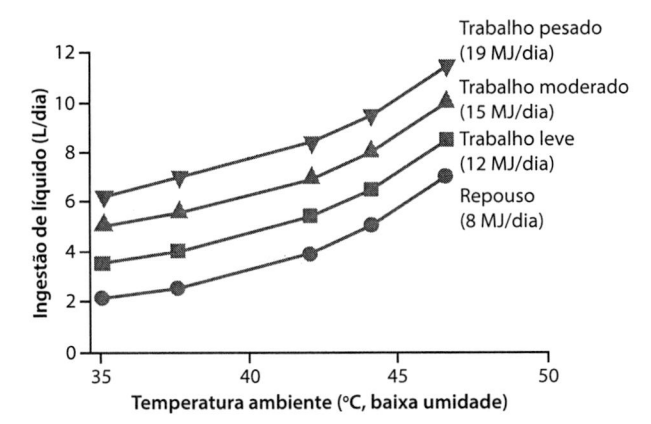

FIGURA 9.14 Necessidades aproximadas de ingestão diária de líquido para indivíduos em repouso ou executando diversas quantidades de trabalho físico, vivendo a diferentes temperaturas ambientes.
Adaptada de Sawka e Montain (2000).

Garantir a hidratação durante o exercício

Não é confiável se basear na sensação de sede como sinal para ingerir líquido, dada a possibilidade de haver um grau considerável de desidratação (certamente, suficiente para comprometer o desempenho do atleta) antes de o desejo de ingerir líquido se tornar evidente. De modo ideal, os atletas devem consumir quantidades de líquido durante a atividade que sejam suficientes para manter o peso corporal razoavelmente constante, antes e após o exercício. As diretrizes para a quantidade de líquido a ser consumida antes, durante e após o exercício somente podem ser gerais, em razão da ampla variação das respostas de sudorese individuais. As American e Canadian Dietetic Associations recomendam o consumo de cerca de 500 mL de líquido 2 horas antes do esforço, e mais 500 mL por volta de 15 minutos antes do exercício prolongado. Em ambientes quentes e úmidos, o consumo frequente (a cada 15-20 minutos) de pequenos volumes (120-180 mL) de líquido é recomendado ao longo do esforço. Recomendações detalhadas sobre estratégias de reposição de líquido durante e em seguida ao exercício foram dadas pelo manifesto do ACSM acerca de sua posição sobre o exercício e a reposição de líquido (American College of Sports Medicine, 2007). Os atletas devem se acostumar a consumir líquido a intervalos regulares (com ou sem sede) durante as sessões de treino, para assim não terem nenhum desconforto durante a competição. Para a maioria das pessoas que se exercitam por 30-60 minutos a temperaturas moderadas, uma bebida apropriada é água fria.

Composição das bebidas esportivas consumidas durante o exercício

A ingestão de líquido durante o exercício fornece o substrato de combustível exógeno (em geral, carboidrato),

ajuda a manter o volume plasmático e previne a desidratação, porém a disponibilidade dos líquidos ingeridos pode ser limitada pela taxa de esvaziamento gástrico ou absorção intestinal. O esvaziamento gástrico de líquidos é retardado pela adição de carboidrato ou outros macronutrientes que aumentam a osmolaridade da solução ingerida. Assim, com a crescente concentração de glicose no líquido ingerido, a taxa de distribuição do volume de líquido para o intestino delgado diminui, embora a taxa de distribuição de glicose aumente.

A absorção de água no intestino delgado se dá por osmose e é promovida pelo transporte acoplado de glicose e sódio. Assim, a composição de líquidos a serem consumidos durante o exercício depende das necessidades relativas de reposição de água e fornecimento de substrato combustível. Nos casos em que a reidratação é a prioridade principal (p. ex., exercício prolongado no calor), a solução deve conter algum carboidrato como a glicose ou polímeros de glicose (20-60 g/L) e sódio (20-60 mmol/L), e não deve exceder a isotonicidade (290 mOsmol/L). A maioria das bebidas esportivas comercializadas contém 60-80 g de carboidrato/L (na forma predominante de glicose, polímeros de glicose ou ambos, embora algumas bebidas também possam conter frutose ou sucrose) e 20-25 mmol/L de sódio. A Tabela 9.6 compara as composições de várias bebidas comercializadas e comumente consumidas por atletas durante os treinos ou competições. Em ambientes frios, onde a provisão de substrato para manutenção do desempenho de resistência é mais importante, recomenda-se uma solução concentrada que incorpore grandes quantidades de polímeros de glicose em concentrações de 550-800 mmol/L de unidades de glicosil (100-150 g/L). Para minimizar a limitação imposta pela taxa de esvaziamento gástrico, a osmolaridade da bebida deve ser minimizada pelo fornecimento de glicose na forma de polímeros de glicose, enquanto o volume de líquido no estômago deve ser mantido no maior nível possível em que continue sendo confortável, por meio de ingestão frequente de pequenas quantidades de líquido. Os atletas devem beber água ao ingerir géis de carboidrato ou alimentos sólidos, para diminuir a concentração de carboidrato e a osmolalidade dos conteúdos estomacais.

A importância da prática de ingerir líquido durante o treino frequentemente é negligenciada. Essa prática acostumará os atletas à sensação de se exercitar tendo líquido no estômago. Ademais, propicia a oportunidade de experimentar diferentes volumes e aromas, com o intuito de determinar a quantidade ingerida de líquido que os atletas conseguem tolerar e quais formulações são as mais convenientes para cada um. Medir o consumo de líquido e as alterações na massa corporal antes e após o treino dá uma noção da taxa de sudorese do atleta sob diferentes condições ambientais. Essa informação ajudará a determinar as necessidades de ingestão de líquido do atleta durante uma competição. No Capítulo 17, é discutido como praticar

TABELA 9.6   Composições de bebidas esportivas comumente consumidas

Bebida	Carboidrato (g/L)	Sódio (mmol/L)	Potássio (mmol/L)	Osmolalidade (mOsmol/kg)
Coca-Cola	105	3	0	650
Allsport	80	10	6	516
Gatorade	60	18	3	349
Isostar	65	24	4	296
Lucozade Sport	64	23	4	280
Lucozade	180	0	0	658
Powerade (RU)	60	24	4	285
Powerade (EUA)	80	5	4	381

Algumas bebidas apresentam conteúdo de carboidrato como percentual ou na forma de percentual de peso/volume (w/v), o que equivale a g/100 mL; por exemplo, na tabela, o conteúdo de carboidrato do Lucozade Sport é 64 g/L, que equivale a 6,4 g/100 mL ou 6,4%. O conteúdo de sódio pode ser dado em miligramas (mg), que pode ser obtido a partir da tabela multiplicando-se a concentração de sódio em mmol/L por 23 (a massa atômica do sódio). Exemplificando, o conteúdo de sódio do Lucozade Sport é 23 mmol/L, que equivale a 529 mg/L. Assim, uma garrafa de 500 mL de Lucozade Sport contém 265 mg de sódio.

a nutrição durante a corrida e fazer essa prática regularmente como parte do treino do intestino. O esvaziamento e a absorção gástricos são discutidos no Capítulo 5.

A bebida ideal para reposição de líquido durante o exercício é aquela cujo sabor seja agradável para o atleta, não cause desconforto gastrintestinal ao ser consumida em grandes volumes (essa regra se aplica a todas as bebidas carbonadas), promova o rápido esvaziamento gástrico e a absorção de líquidos para ajudar a manter o volume de líquido extracelular, e forneça energia na forma de carboidrato para os músculos em trabalho. Aqueles que se exercitam preferem bebidas frias, com sabor agradável e adoçadas, sendo que a presença de sódio nas bebidas parece promover seu consumo, provavelmente por meio da manutenção da sede.

Beber conforme a sede *versus* beber seguindo um plano

A sede se desenvolve quando o indivíduo já está desidratado e, quando a desidratação ocorre, o esvaziamento e a absorção gástricos são afetados. Por isso, é importante usar as partes iniciais de uma competição para beber e se abastecer, enquanto o sistema gastrintestinal ainda não está comprometido. Quando as pessoas ingerem líquido conforme a sede que estão sentindo, é comum haver desidratação voluntária. Isso não é problemático, desde que a desidratação não seja excessiva. Como discutido antes, neste mesmo capítulo, o significado de *excessivo* ainda está em debate. Em geral, é consenso que uma desidratação de 2% da massa corporal tem pouco ou nenhum efeito sobre o desempenho, se o atleta estiver bem hidratado no início do exercício. Existe uma boa justificativa para esse número. Um déficit de água corporal maior que 2% ultrapassa em 2 desvios padrão a variabilidade diária da massa corporal, além de aparentemente representar um limiar em que ocorrem alterações na regulação hídrica.

Se o desempenho no exercício é afetado por uma desidratação de 2% ou não é algo que depende de alguns fatores, e é improvável que o desempenho venha a ser afetado em condições de frio, mas poderá ser afetado sob condições de calor. Quando o exercício é realizado sob condições de calor e o resfriamento é muito dependente da sudorese, pode ser sensato prevenir uma desidratação maior que 2-3%. Em condições mais frias, perdas maiores de suor podem ser toleradas (3-4%). Há exemplos de excelentes desempenhos com atletas que sofreram desidratação superior a 4% (principalmente sob condições de frio), contudo é improvável que esses atletas estivessem acostumados à desidratação ou, por algum motivo ainda não totalmente conhecido, fossem mais resistentes aos efeitos negativos da desidratação.

Ingerir líquido conforme a sede funciona para muitos atletas e, em especial, para os atletas mais lentos. Neles, as taxas de sudorese serão relativamente baixas e o tempo para ingerir líquido será maior. Para atletas de alto nível, isso muda um pouco. Provavelmente, é prudente começar a ingerir líquido mais cedo, para prevenir uma desidratação excessiva.

Além disso, durante uma corrida ou competição, um atleta nem sempre pode ingerir líquido quando sente sede. Em alguns esportes, a água está disponível o tempo todo, mas há esportes cujas regras impedem os atletas de ingerir líquido mesmo quando sentem sede, ou pode não haver disponibilidade de água (sem estações de alimentação) nos momentos em que os atletas estão se sentindo sedentos. Sendo assim, os atletas precisam ser um pouco mais deliberados e conscientes em relação a suas estratégias de hidratação, se levarem a sério a maximização do desempenho, sobretudo em clima quente.

A outra coisa que devem ter em mente é que o abastecimento e a hidratação estão diretamente ligados na maioria das pessoas. Por exemplo, um maratonista precisa beber para garantir um consumo adequado e a absorção de calorias a partir de géis ou bebidas esportivas. A menos que o dia esteja de fato muito quente, a maioria das pessoas terá mais problemas para atender a suas necessidades calóricas do que a necessidades de combustível; se cuidarem daquelas, estas últimas poderão se cuidar sozinhas.

Não fará mal algum obter regularmente as medidas de perda de peso ao longo do tempo, em diferentes condições ambientais, de modo a poder calcular as taxas de sudorese. Tudo que é preciso para obter uma estimativa razoável é uma balança; medir o peso corporal antes e após uma duração conhecida de um exercício; e fazer as devidas correções para qualquer líquido (ou sólido) que tenha sido consumido.

Reidratação após o exercício

A reposição de água e eletrólitos no período de recuperação pós-exercício pode ter importância decisiva quando séries repetidas de exercício tiverem de ser realizadas e houver necessidade de maximizar a reidratação dentro do tempo disponível. Como já mencionado, a desidratação está associada à termorregulação comprometida, tensão cardiovascular aumentada e perda das vantagens termorreguladoras conferidas pela aclimatação ao calor e pelo elevado condicionamento aeróbico. Com a desidratação progressiva, há perdas de volume de líquidos intra e extracelular. A perda de volume intracelular pode ter implicações importantes para a recuperação do exercício, dada a evidência emergente de um papel do volume celular na regulação do metabolismo celular. O volume intracelular reduzido diminui as taxas de glicogênio e síntese proteica, enquanto um volume celular alto estimula esses processos.

Os principais fatores que influenciam a efetividade da reidratação pós-exercício são o volume e a composição do líquido consumido. A água natural não é a bebida ideal para reidratação quando há necessidade de uma restauração rápida e completa do balanço hídrico corporal e quando toda a ingestão se dá na forma de líquido. A ingestão apenas de água leva a uma queda rápida na concentração plasmática de sódio e na osmolaridade plasmática. Essas alterações diminuem a estimulação para beber (sede) e aumentam o débito urinário, o que retarda o processo de reidratação. O volume plasmático é mais rápido e completamente restaurado com a adição de um pouco de cloreto de sódio (77 mmol/L ou 0,45 g/L) à água consumida (Nose et al., 1988). Essa concentração de sódio é similar ao limite máximo da concentração de sódio encontrada no suor, porém é consideravelmente maior do que a concentração de sódio de muitas bebidas esportivas comercializadas, que em geral contém 10-25 mmol/L (ver Tab. 9.6). A reidratação ideal após o exercício pode ser conseguida somente se a perda de sódio no suor for reposta junto com a água.

Shirreffs et al. (1996) mostraram que, se um volume adequado de líquido for consumido, a eu-hidratação é conseguida quando a ingestão de sódio for maior do que a perda de sódio. A ingestão de uma bebida contendo sódio não só promove a rápida absorção de líquido no intestino delgado como também permite que a concentração plasmática de sódio permaneça elevada durante o período de reidratação, além de ajudar a manter a sede e ao mesmo tempo retardar a estimulação da produção de urina. O sódio é o principal cátion no líquido extracelular. Seria esperado que a inclusão de potássio na bebida consumida após o exercício intensificasse a reposição de água intracelular e, assim, promovesse a reidratação. Entretanto, atualmente há pouca evidência experimental sustentando essa expectativa. A bebida para reidratação também deve conter carboidrato (glicose ou polímeros de glicose), uma vez que a presença de um pouco de glicose também estimula a absorção de líquido no intestino e melhora o sabor da bebida. Após o exercício, a captação de glicose para o músculo via ressíntese de glicogênio também deve promover reidratação intracelular.

Consumo de líquido após o exercício

Para um indivíduo que pratica regularmente exercício, qualquer déficit de líquido incorrido durante uma sessão de exercícios tem o potencial de comprometer a próxima sessão, se não for feita uma reposição adequada de líquidos. A reposição de líquido após o exercício frequentemente pode ser considerada uma hidratação que antecede a série seguinte de exercício. Até recentemente, os atletas em geral eram estimulados a consumir um volume de líquidos equivalente à perda de suor incorrida durante o exercício, para conseguir uma reidratação adequada no período de recuperação pós-exercício. Em outras palavras, eles consumiam cerca de 1 L de líquidos para cada quilograma perdido durante uma sessão de exercícios. Essa quantidade é insuficiente, porque desconsidera as perdas urinárias obrigatórias que ocorrem após o consumo de bebida no decorrer de algumas horas. Existem dados indicando que a ingestão do equivalente a 150% ou mais da perda de peso (i. e., 1,5 L de líquido consumido durante a recuperação para cada quilograma de peso perdido durante o exercício) pode ser necessária para alcançar uma hidratação normal dentro de 6 horas após o exercício (ver Fig. 9.15) (Shirreffs et al., 1996; Shirreffs e Maughan, 1998, 2000). As diretrizes do American College of Sports Medicine (2007) para ingestão de líquido antes, durante e após o exercício são mostradas no quadro "Recomendações selecionadas sobre exercício e reposição de líquidos".

A ingestão de cafeína e álcool durante o período de recuperação pós-exercício geralmente é desestimulada, devido às ações diuréticas dessas bebidas. O efeito diurético do álcool parece ser anulado, todavia, quando a

RECOMENDAÇÕES SELECIONADAS SOBRE EXERCÍCIO E REPOSIÇÃO DE LÍQUIDOS

As recomendações a seguir são oriundas do manifesto do American College of Sports Medicine (2007) sobre sua posição quanto ao exercício e à reposição de líquidos.

A reposição adequada de líquidos ajuda a manter a hidratação e, portanto, promove a saúde, a segurança e o desempenho físico ideal daqueles que praticam atividade física regularmente. A seguir, são listadas as recomendações gerais sobre a quantidade e composição de líquidos que deveriam ser ingeridos antes, durante e após o exercício ou a competição atlética:

- As pessoas devem consumir dietas nutricionalmente balanceadas e beber líquidos apropriados durante o período das 24 horas que antecedem um evento, em especial durante o período que inclui a refeição antes do exercício, para promover uma hidratação adequada antes do exercício ou da competição.
- As pessoas devem beber cerca de 6-8 mL de líquido/kg de peso corporal, cerca de 2 horas antes do exercício, para que haja tempo suficiente para a absorção de líquido e também para a excreção da água ingerida em excesso. Consumir bebidas contendo sódio ou beber algo concomitantemente à ingestão de petiscos salgados ou pequenas refeições pode ajudar a estimular a sede e a reter os líquidos necessários.
- Durante o exercício, os atletas devem começar a beber antecipadamente e a intervalos regulares, numa tentativa de consumir líquidos a uma taxa suficiente para prevenir a desidratação excessiva (reduções superiores a 2% em relação ao peso corporal basal). Como as pessoas apresentam considerável variação em suas taxas de sudorese (e, sem dúvida, a taxa de sudorese depende em grande parte das condições ambientais e da intensidade do exercício), os atletas devem desenvolver programas de reposição hídrica personalizados para alcançar essa meta. A medida rotineira do peso corporal no pré e pós-exercício é útil para determinar as taxas de sudorese e estabelecer programas personalizados de reposição hídrica adequados.
- Os líquidos ingeridos devem ser mais frios do que a temperatura ambiente (entre 15°C e 22°C), e também devem ser aromatizados para intensificar a palatabilidade e promover a reposição hídrica. Os líquidos devem ser prontamente disponibilizados e servidos em frascos que possibilitem que volumes adequados sejam ingeridos com facilidade e mínima interrupção do exercício.

- A adição de quantidades adequadas de carboidratos ou eletrólitos a uma solução de reposição hídrica é recomendada para eventos com duração acima de 1 hora, dado que esses aditivos não causam comprometimento significativo da distribuição de água para o corpo e podem melhorar o desempenho. Para o exercício com duração inferior a 1 hora, há poucas evidências de diferenças de desempenho fisiológico ou físico resultantes do consumo de uma bebida contendo carboidrato-eletrólito, em comparação ao consumo de água natural.
- Durante o exercício intenso com duração superior a 1 hora, é recomendada a ingestão de carboidratos a uma taxa de 30-60 g/h, para manter a oxidação de carboidratos e adiar a fadiga. Essa taxa de distribuição de carboidrato pode ser alcançada sem comprometimento da distribuição de líquido por meio da ingestão de 600-1.200 mL/h de soluções contendo 4-8% de carboidratos (g/100 mL). Os carboidratos podem ser açúcares (glicose ou sucrose) ou amido (p. ex., maltodextrinas).
- A inclusão de sódio (500-700 mg/L de água) na solução de reidratação ingerida durante o exercício com duração superior a 1 hora é recomendada, porque pode aumentar a palatabilidade, promover retenção de líquido e, possivelmente, prevenir a hiponatremia em certos indivíduos que ingerem quantidades excessivas de líquido. Escassas evidências fisiológicas sugerem a necessidade de sódio em uma solução de reidratação oral para intensificar a absorção intestinal de água, desde que o sódio esteja suficientemente disponível a partir da refeição anterior.
- Após o exercício, nas situações em que as pessoas precisam de uma recuperação rápida e completa da desidratação excessiva, devem ser consumidos 1,5 L de líquido para cada quilograma de peso corporal perdido. Consumir bebidas contendo sódio ajudará a alcançar uma recuperação rápida e completa do estado de hidratação, por meio da estimulação da sede e retenção de líquido.

bebida é consumida por indivíduos moderadamente desidratados após a prática de exercício em um ambiente quente (Shirreffs e Maughan, 1997). Se um *shandy* (mistura de cerveja com limonada) for consumido durante o período pós-exercício, então (como esperado) o débito urinário aumentará conforme a ingestão de álcool. Entretanto, esse aumento apenas se aproxima da significância estatística (em comparação com o observado apenas com limonada) quando o teor de álcool gira em torno de 4% do peso/volume. Essa concentração de álcool na bebida de reidratação também está associada a uma taxa mais lenta de recuperação do volume plasmático, como mostrado na Figura 9.16, enquanto as bebidas contendo

1-2% de álcool parecem ser tão efetivas quanto a limonada isoladamente.

Na maioria das circunstâncias, os atletas devem consumir alimentos sólidos e ingerir líquido entre as séries de exercício, a menos que a ingestão de alimentos tenda a resultar em perturbações gastrintestinais. Em um estudo, o mesmo volume de líquido consumido como uma combinação de refeição + água, comparado a uma bebida esportiva isoladamente, resultou na produção de um volume de urina menor e, assim, em maior retenção de líquido (Maughan, Leiper e Shirreffs, 1996). A maior eficácia do tratamento com refeição + água na restauração do balanço hídrico corporal total foi provavelmente

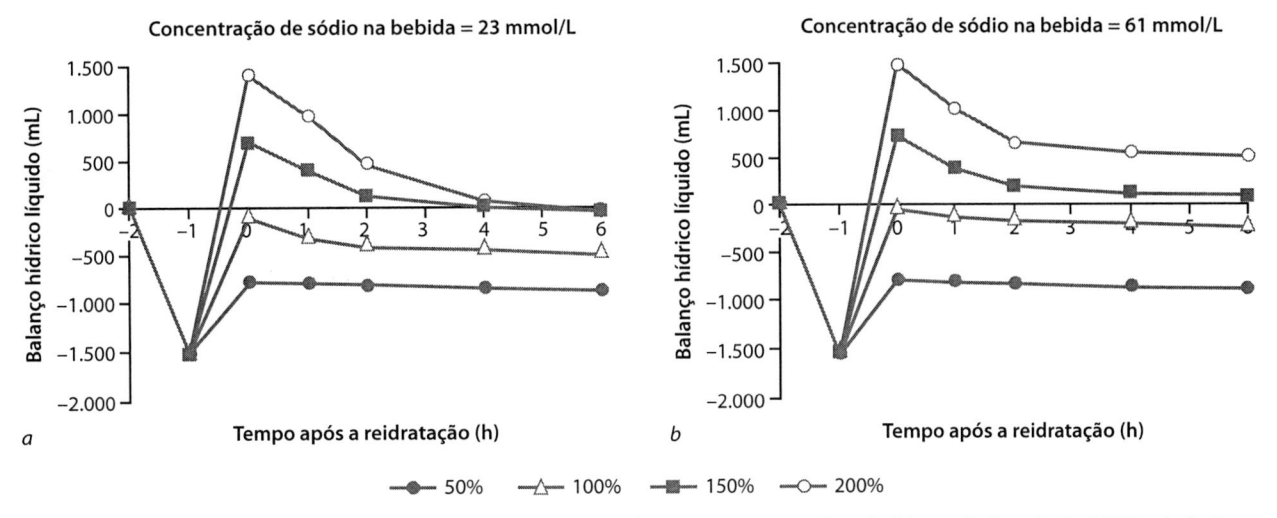

FIGURA 9.15 Balanço hídrico líquido graficamente representado *versus* tempo após a desidratação (perda de 1.500 mL de água corporal) induzida pelo exercício leve em um ambiente quente. O balanço hídrico líquido nulo representa a eu-hidratação. O volume de bebida ingerido foi metade (50%), igual (100%) ou 1,5 vez (150%) e 2 vezes (200%) a perda de suor. A concentração de sódio na bebida foi *(a)* 23 mmol/L ou *(b)* 61 mmol/L. Houve uma leve desidratação decorridas 6 horas da reidratação, quando um grande volume de bebida com baixo teor de sódio (23 mmol/L) foi consumido; entretanto, com o mesmo volume, houve hiper-hidratação com a bebida contendo alto teor de sódio (61 mmol/L).
Adaptada de Shirreffs et al. (1996).

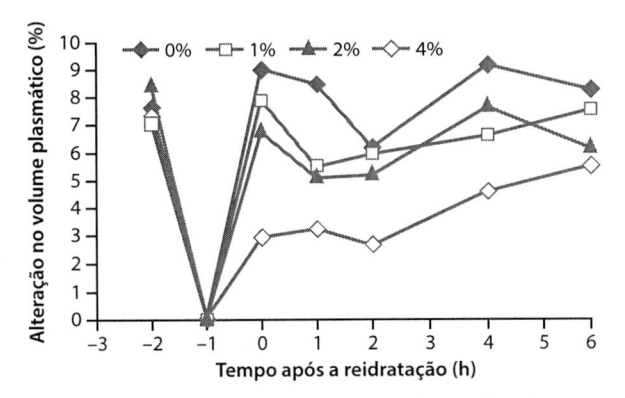

FIGURA 9.16 Alteração percentual no volume plasmático com uma desidratação equivalente a 2% do peso corporal, seguida de reidratação com bebidas contendo 0%, 1%, 2% e 4% (peso/volume) de álcool em um volume equivalente a 1,5 vez a perda de suor. É importante notar que a restauração do volume plasmático foi retardada com a bebida contendo 4% de álcool.
Dados de Shirreffs e Maughan (1997).

uma consequência de seu maior conteúdo total de sódio e potássio. Nas situações de exercício em que as perdas de suor são grandes, as perdas totais de sódio e cloreto são altas. Por exemplo, a perda de 10 L de suor, com uma concentração de sódio de 50 mmol/L, equivale a uma perda aproximada de 29 g de cloreto de sódio.

Evidentemente, a ingestão de alimentos pode ser importante para restaurar essas perdas de sal, porque a maioria das bebidas esportivas comerciais não contém mais do que cerca de 25 mmol/L (0,58 g/L) de sódio. A reidratação após o exercício somente pode ser conseguida se as perdas hidroeletrolíticas pelo suor forem repostas. Um problema é que as bebidas com alto teor de sódio (i. e., 40-80 mmol/L) não são palatáveis para algumas pessoas, o que resulta em diminuição do consumo. Por outro lado, bebidas com baixo teor de sódio (p. ex., a maioria dos refrigerantes) são muito menos efetivas para reidratação, além de reduzirem o estímulo para beber.

DESENVOLVIMENTO DE UMA ESTRATÉGIA PERSONALIZADA DE INGESTÃO DE LÍQUIDO

A medida rotineira do peso corporal em quilogramas, antes e após o exercício, é útil para determinar as taxas de sudorese e estabelecer programas personalizados de reposição de líquido. O exemplo a seguir ilustra como uma estratégia personalizada de ingestão de líquido pode ser estabelecida para um atleta do sexo masculino pesando 70 kg:

- Recomendação para antes do exercício: beber cerca de 6-8 mL de líquido por quilograma de peso corporal, cerca de 2 horas antes do exercício. Aplicação: para tanto, um atleta de 70 kg precisaria beber 420-560 mL de líquido. Se esse líquido for água, a retenção hídrica corporal melhorará com a ingestão concomitante de um petisco salgado (p. ex., *pretzels*). Uma alternativa é a ingestão de uma bebida contendo carboidrato-eletrólito.

(continua)

- Recomendação durante o exercício: personalizar a ingestão de líquido durante o exercício, conforme a perda de suor estimada. A perda de suor aproximada durante o exercício sob condições ambientais conhecidas poderia ser determinada a partir das sessões de treino. Aplicação: o peso corporal, por exemplo, é medido pouco antes do início de uma sessão de treino e resulta em 70,38 kg; ao final da sessão de 90 minutos, esse valor passa a ser 68,75 kg. O atleta bebeu 350 mL de bebida esportiva no decorrer da sessão (é possível estimar esse valor pesando uma garrafa de bebida antes e após a sessão, ou usando uma garrafa graduada de bebida). Considerando que toda a perda de peso durante a sessão ocorreu por sudorese, o que não é irracional visto que apenas uma pequena quantidade de peso seria perdida na forma de dióxido de carbono e água na respiração, a alteração no peso corporal foi 70,38 − 68,75 = 1,63 kg. Deve-se corrigir esse valor para o peso adicional de 350 mL do líquido ingerido, que foi 0,35 kg (é possível presumir que a densidade da bebida era 1 g/mL ou 1 kg/L). Portanto, a perda de peso real, caso nenhum líquido tivesse sido ingerido, teria sido de 1,63 kg + 0,35 kg = 1,98 kg. Essa quantidade de peso foi perdida em 90 minutos (1,5 h), por isso a taxa de sudorese estimada foi 1,98 kg/1,5 h ou 1,32 L/h.
- Recomendação após o exercício: para uma recuperação rápida e completa da desidratação excessiva, consumir 1,5 L de líquido por quilograma de peso corporal perdido. Aplicação: no exemplo, a perda de peso corporal real durante o exercício foi 1,63 kg. Portanto, (1,63 × 1,5) 2,45 L de líquido devem ser consumidos durante a primeira hora ou após o exercício, para restaurar o estado de hidratação.

Pontos-chave

- Altas taxas de secreção de suor são necessárias durante o exercício intenso para limitar a elevação da temperatura corporal que, de outro modo, ocorre. Se o exercício for prolongado, o aumento da temperatura corporal leva à desidratação progressiva e à perda de eletrólitos.
- Uma temperatura corporal de 36-38°C é considerada dentro da faixa normal de repouso, podendo subir para 38-40°C durante o exercício. Há desenvolvimento de fadiga central quando a temperatura corporal sobe para 39,5°C. Elevações adicionais comumente estão associadas à exaustão por calor e, às vezes, à termoplegia potencialmente fatal, a qual caracteriza-se pela falta de consciência após o esforço e manifestação de sintomas clínicos de dano orgânico.
- Algumas pessoas chegam a perder 2-3 L/h de suor durante atividade extenuante realizada em ambiente quente. Mesmo a baixas temperaturas ambientes, em torno de 10°C, a perda de suor pode exceder 1 L/h.
- Como a composição eletrolítica do suor é hipotônica em relação ao plasma, a reposição de água e não de eletrólitos é prioritária durante o exercício.
- A fadiga que surge com a proximidade do término de um evento prolongado pode resultar tanto dos efeitos da desidratação como da depleção de substrato. O desempenho no exercício é comprometido quando um indivíduo desenvolve desidratação a partir de 2% do peso corporal, sendo que perdas superiores a 5% do peso corporal podem diminuir a capacidade de trabalho em cerca de 30%. Evidências indicam que níveis menores de desidratação também podem comprometer o desempenho durante o exercício intermitente de duração relativamente curta.
- A desidratação durante a atividade física sob condições de calor provoca quedas mais significativas no desempenho do que aquelas causadas por uma atividade similar realizada em condições mais frias; considera-se que isso é devido, ao menos em parte, a uma maior tensão cardiovascular e termorregulatória associada à exposição ao calor. Embora pesquisas adicionais sejam necessárias para produzir uma maior compreensão acerca do efeito de um baixo nível de desidratação sobre o desempenho físico, pode-se generalizar a consideração de que, quando o desempenho está em jogo, estar bem hidratado é melhor do que estar desidratado.
- A ingestão oral de líquido durante o exercício ajuda a restaurar o volume plasmático a níveis próximos aos do período pré-exercício, além de prevenir os efeitos adversos da desidratação sobre a força muscular, a resistência e a coordenação. A desidratação também impõe um grave risco à saúde, porque aumenta o risco de câimbras, exaustão por calor e termoplegia potencialmente fatal.
- Basear-se na sensação de sede como sinal para ingerir líquido não é confiável, dada a possibilidade de haver um grau considerável de desidratação (suficiente para comprometer o desempenho atlético) antes que o desejo de ingerir líquido se torne evidente. De modo ideal, os atletas devem consumir líquidos adequados durante a atividade, para que o peso corporal permaneça razoavelmente constante antes e após o exercício.

- A composição das bebidas a serem ingeridas durante o exercício deve atender às circunstâncias individuais. Quando a prioridade é a reidratação (p. ex., no exercício prolongado em condições de calor), a solução deve conter carboidratos como glicose ou polímeros de glicose (20-60 g/L) e sódio (20-60 mmol/L), e não deve exceder a isotonicidade (290 mOsmol/L).
- A reidratação ideal após o exercício pode ser conseguida somente se o sódio perdido no suor for reposto com a água. O volume plasmático é mais rápido e completamente restaurado no período pós-exercício, se for adicionado cloreto de sódio à água consumida. Um volume equivalente a pelo menos 1,5 vez a perda de suor deve ser consumido para garantir a obtenção de uma reidratação completa ao final do período de recuperação de 6 horas, após o exercício.

Leituras recomendadas

American College of Sports Medicine. 2009. ACSM position stand: Exercise and fluid replacement. *Medicine and Science in Sports and Exercise* 39 (2): 377-390.

Armstrong, L.E. 2000. *Performing in extreme environments*. Champaign, IL: Human Kinetics.

Baker, L.B., and A.E. Jeukendrup. 2014. Optimal composition of fluid-replacement beverages. *Comparative Physiology* 4 (2): 575-620.

Coris, E.E., A.M. Ramirez, and D.J. Van Durme. 2004. Heat illness in athletes: The dangerous combination of heat, humidity and exercise. *Sports Medicine* 34 (1): 9-16.

Judelson, D.A., C.M. Maresh, J.M. Anderson, et al. 2007. Hydration and muscular performance: Does fluid balance affect strength, power and high-intensity endurance? *Sports Medicine* 37 (10): 907-921.

Maughan, R.J. 2000. Water and electrolyte loss and replacement in exercise. In *Nutrition in sport*, edited by R.J. Maughan, 226-240. Oxford: Blackwell Science.

Maughan, R.J., and L.M. Burke, eds. 2002. Handbook of sports medicine and sciences: *Sport nutrition*. Oxford: Blackwell Science.

Maughan, R.J., and R. Murray, eds. 2000. *Sports drinks: Basic science and practical aspects*. Boca Raton, FL: CRC Press.

Maughan, R.J., and E.R. Nadel. 2000. Temperature regulation and fluid and electrolyte balance. In *Nutrition in sport*, edited by R.J. Maughan, 203-215. Oxford: Blackwell Science.

Nelson, J.L., and R.A. Robergs. 2007. Exploring the potential ergogenic effects of glycerol hyperhydration. *Sports Medicine* 37 (11): 981-1000.

Sawka, M.N., S.N. Cheuvront, and R.W. Kenefick. 2012. High skin temperature and hypohydration impair aerobic performance. *Experimental Physiology* 97 (3): 327-332.

Sawka, M.N., S.N. Cheuvront, and R.W. Kenefick. 2015. Hypohydration and human performance: Impact of environment and physiological mechanisms. *Sports Medicine* 45 (Suppl 1): S51-S60.

Sawka, M.N., W.A. Latzka, and S.J. Montain. 2000. Effects of dehydration and rehydration on performance. In *Nutrition in sport*, edited by R.J. Maughan, 216-225. Oxford: Blackwell Science.

Shirreffs, S.M., L.E. Armstrong, and S.N. Cheuvront. 2004. Fluid and electrolyte needs for preparation and recovery from training and competition. *Journal of Sports Sciences* 22 (1): 57-63.

Shirreffs, S.M., and R.J. Maughan. 2000. Rehydration and recovery of fluid balance after exercise. *Exercise and Sport Sciences Reviews* 28:27-32.

10

Vitaminas e minerais

Objetivos

Após estudar este capítulo, o leitor deve ser capaz de:

- Descrever as vitaminas e minerais necessários para manter um corpo saudável.
- Descrever algumas das principais fontes dietéticas de micronutrientes essenciais.
- Descrever o papel dos micronutrientes no crescimento e reparo dos tecidos corporais, no metabolismo (como cofatores para enzimas), no transporte de oxigênio, na função imune e na defesa contra radicais livres.

- Descrever os efeitos do treino com exercícios sobre as necessidades de micronutrientes.
- Descrever os grupos de atletas que podem apresentar risco de deficiências de micronutrientes.
- Descrever algumas consequências da deficiência e do excesso de micronutrientes.

Além de consumir macronutrientes (i. e., carboidratos, gorduras e proteínas), os seres humanos devem consumir quantidades relativamente pequenas de certos micronutrientes (i. e., vitaminas orgânicas e minerais inorgânicos) na dieta, para manter a saúde. Além de serem encontrados nos alimentos, os micronutrientes estão disponíveis de modo individualizado ou em uma variedade de preparações combinadas referidas como suplementos. Muitos atletas de elite consomem grandes quantidades de suplementos de vitamina e minerais, baseando-se em uma crença equivocada de que isso ajudará a prevenir infecções ou lesões, acelerar a recuperação, ou melhorar o desempenho atlético. Alguns minerais tendem a fazer mais mal do que bem. Embora a suplementação de vitaminas e minerais possa melhorar o estado nutricional de indivíduos que consomem quantidades insuficientes de micronutrientes a partir dos alimentos, bem como melhorar o desempenho de atletas com deficiências, não há evidências indicando que doses superiores à RDA melhoram o desempenho.

Este capítulo discute as necessidades de micronutrientes dos atletas e os problemas associados a ingestões inadequadas ou excessivas. São enfatizadas as vitaminas e minerais considerados importantes para o desempenho atlético. Em vez de lidar com o papel e a necessidade de cada vitamina e mineral individualmente, este capítulo descreve alguns papéis importantes para os quais diversas vitaminas e minerais são necessários (p. ex., na formação dos componentes dos tecidos corporais, como cofatores em reações metabólicas catalisadas por enzimas, para o transporte de oxigênio e metabolismo oxidativo, e como **antioxidantes**). Essa abordagem deve ajudar o leitor a compreender:

- Por que os micronutrientes são um componente essencial da dieta.
- Por que a necessidade de alguns micronutrientes pode ser maior em atletas.
- Quais grupos de atletas apresentam maior risco de ingestão inadequada de micronutrientes.
- As bases científicas das recomendações dadas aos atletas, com relação a suas ingestões de suplementos de vitaminas e minerais.

Qualquer deficiência persistente de uma vitamina ou mineral essencial resulta em saúde debilitada e é extremamente improvável que o desempenho de um atleta sem saúde atinja todo o seu potencial. Vários micronutrientes são importantes para a manutenção da função imune, e este importante papel é discutido em detalhes no Capítulo 13.

Vitaminas hidrossolúveis e lipossolúveis

As vitaminas são compostos orgânicos necessários em pequenas quantidades na dieta. São essenciais para reações metabólicas específicas no corpo e para a promoção do crescimento e desenvolvimento normais. Com exceção da vitamina D (que pode ser sintetizada em presença da luz solar), da vitamina K e de pequenas quantidades de vitaminas B selecionadas (que podem ser produzidas pela microflora bacteriana do trato gastrintestinal), as demais vitaminas não são produzidas pelo corpo humano e devem ser consumidas na dieta.

Embora as vitaminas não contribuam diretamente para o suprimento energético, exercem papel importante no metabolismo energético como coenzimas reutilizáveis em muitas reações metabólicas. Muitas vitaminas, em particular as do grupo B, são cofatores nas vias de metabolismo energético, incluindo glicólise, betaoxidação de AG, ciclo do ácido tricarboxílico, e cadeia de transporte de elétrons. Uma deficiência de algumas vitaminas do grupo B que atuam como cofatores de enzimas no metabolismo do carboidrato (p. ex., vitaminas B_1, B_3, B_6), da gordura (p. ex., vitamina B_2, tiamina, ácido pantotênico, biotina) e da proteína (p. ex., piridoxina) causa fadiga prematura e incapacidade de manter um programa de treino intenso.

Outras vitaminas atuam na síntese do **heme** e na produção de eritrócitos e leucócitos sanguíneos (p. ex., ácido fólico, vitamina B_{12}) ou auxiliam na formação dos ossos, tecido conjuntivo e cartilagem (p. ex., vitaminas C e D). Diversas vitaminas, incluindo A, C e E, atuam como antioxidantes e ajudam a proteger os tecidos corporais contra os efeitos potencialmente danosos dos **radicais livres**.

Atualmente, existem 13 compostos diferentes considerados vitaminas, que são classificados como hidrossolúveis ou lipossolúveis. As vitaminas hidrossolúveis – C, B_1, B_2, B_3, B_6, ácido pantotênico e biotina – estão envolvidas no metabolismo energético mitocondrial. O ácido fólico e a vitamina B_{12} estão envolvidos principalmente na síntese de ácido nucleico e, portanto, são importantes para a manutenção de populações saudáveis de células de divisão rápida no corpo (p. ex., eritrócitos, células imunes, mucosa intestinal). Dentre as vitaminas lipossolúveis – A, D, E e K – apenas a vitamina E provavelmente tem papel no metabolismo energético. As vitaminas A, C e E têm propriedades antioxidantes. A vitamina K é requerida para a adição de resíduos de açúcar às proteínas na formação de glicoproteínas, como os fatores de coagulação sanguínea. As Tabelas 10.1 e 10.2 resumem os principais papéis das vitaminas e os principais efeitos da deficiência ou do excesso dietético.

As deficiências vitamínicas inibem o funcionamento corporal e comprometem a saúde. De fato, a maioria das vitaminas foram reconhecidas pela primeira vez pelos sintomas de deficiência e pelas doenças que surgiam quando sua ingestão era inadequada (p. ex., escorbuto em marinheiros com deficiência de vitamina C; raquitismo em crianças com deficiência de vitamina D). Embora as deficiências leves de vitaminas possam ter apenas um pequeno efeito em indivíduos saudáveis, jovens e sedentários, tais deficiências podem afetar de modo decisivo o desempenho atlético em atletas de elite. As margens entre vencer e chegar em segundo lugar podem ser minúsculas em muitos esportes, e uma deficiência que compromete o desempenho em apenas 1% pode afetar facilmente o desfecho de um evento competitivo.

Ingestões recomendadas de vitaminas

Cada vitamina tem uma necessidade mínima que somente atende às necessidades básicas e é suficiente para prevenir a deficiência clínica e os sintomas da doença que se segue. A EAR é maior e garante uma margem de segurança. Como discutido no Capítulo 1, a EAR representa a quantidade de nutriente suficiente para atender às necessidades de um indivíduo comum, de certa idade e sexo. A ingestão dietética recomendada (RDA, do inglês *recommended dietary allowance*) de qualquer vitamina particular é definida como a ingestão requerida para atender às necessidades nutricionais conhecidas de mais de 97,5% dos indivíduos saudáveis. Para algumas vitaminas, incluindo biotina, ácido pantotênico e vitamina D, as evidências científicas atuais são insuficientes para estimar uma EAR; e, nesses casos, uma AI é estabelecida. Os indivíduos devem usar a AI como meta de ingestão, se não houver nenhuma RDA.

A EAR é distribuída normalmente, enquanto a recomendação de RDA é estabelecida de modo a cobrir 97,5% de todas as pessoas saudáveis que consomem uma dieta comum (normal). Esta cobertura é conseguida adicionando 2 desvios padrões à necessidade média diária. Assim, indivíduos que consomem menos do que a RDA de um nutriente não necessariamente são deficientes nesse nutriente, porém quanto mais uma ingestão real estiver abaixo da RDA, maior será o risco de um estado de deficiência que é prejudicial à saúde do indivíduo.

As Tabelas 10.3 e 10.4 mostram as quantidades de vitaminas normalmente necessárias em uma dieta de adulto (RDA ou AI) e as principais fontes de alimentos de onde são obtidas.

Ingestões recomendadas de vitaminas para atletas

Na determinação das RDA, os dados usados muitas vezes não incluem atletas, ou os níveis de atividade dos indivíduos não foram relatados. Por isso, as RDA podem não ser um modo preciso de avaliar as necessidades nutricionais daqueles que se engajam na prática regular de exercícios extenuantes. As RDA são calculadas a partir de dados baseados na população. Fatores metabólicos, ambientais e genéticos, bem como idade, sexo e massa corporal, podem fazer com que as necessidades nutricionais de um indivíduo sejam diferentes das necessidades estimadas.

TABELA 10.1   Principais funções das vitaminas lipossolúveis e os efeitos da deficiência ou do excesso na dieta

Vitamina	Principais papéis no corpo	Efeitos da deficiência	Efeitos do excesso
A (retinol)	Mantém os tecidos epiteliais na pele, as membranas mucosas e os pigmentos visuais do olho; promove o desenvolvimento ósseo e a função imune	Cegueira noturna, infecções, comprometimento do crescimento e da cicatrização de feridas	Náusea, cefaleia, fadiga, dano hepático, dores articulares, descamação da pele, desenvolvimento fetal anormal na gestação
D (calciferol)	Aumenta a absorção de cálcio no intestino e promove a formação óssea; é importante para o músculo e a função imune	Ossos fracos (raquitismo em crianças e osteomalácia em adultos), função muscular inadequada, aumento da suscetibilidade a infecções	Náusea, perda do apetite, irritabilidade, dores articulares, calcificação de tecidos moles (p. ex., rins)
E (alfatocoferol)	Defende contra radicais livres; protege as membranas celulares	Hemólise, anemia	Cefaleia, fadiga, diarreia
K (menadiona)	Forma os fatores de coagulação sanguínea	Sangramento, hemorragia	Trombose, vômito

TABELA 10.2   Principais funções das vitaminas hidrossolúveis e os efeitos da deficiência ou do excesso na dieta

Vitamina	Principais papéis no corpo	Efeitos da deficiência	Efeitos do excesso
B_1 (tiamina)	Forma coenzima com a tiamina pirofosfato; promove o metabolismo de carboidrato e a função do sistema nervoso central	Perda de apetite, apatia, depressão, beribéri, dor nos músculos da panturrilha	Sem efeitos tóxicos
B_2 (riboflavina)	Forma coenzima com FAD e FMN; promove a oxidação de carboidrato e gordura; mantém a pele saudável	Dermatite, úlceras nos lábios e na língua, dano à córnea do olho	Sem efeitos tóxicos
B_3 (niacina)	Forma coenzima com NAD e NADP; promove a glicólise anaeróbica, a oxidação de carboidrato e gordura e a síntese de gordura; mantém a pele saudável	Enfraquecimento, perda de apetite, lesões cutâneas, problemas intestinais e cutâneos, pelagra	Cefaleia, náusea, irritação cutânea, dano hepático, inibição da lipólise
B_6 (piridoxina)	Forma coenzima com piridoxal fosfato; promove o metabolismo proteico, a formação de hemoglobina, eritrócitos e leucócitos sanguíneos, a glicogenólise e a neoglicogênese	Irritabilidade, convulsões, anemia, dermatite, úlceras na língua	Perda da sensibilidade dos nervos, marcha anormal
B_{12} (cobalamina)	Forma coenzima para DNA e RNA; promove a formação de eritrócitos e leucócitos sanguíneos; mantém os nervos, o intestino e o tecido cutâneo	Anemia perniciosa, fadiga, dano a nervos, paralisia, infecções	Sem efeitos tóxicos
Ácido fólico	Forma coenzima para DNA e RNA; promove a formação de hemoglobina, eritrócitos e leucócitos sanguíneos; mantém o tecido intestinal	Anemia, fadiga, diarreia, perturbações intestinais, infecções	Sem efeitos tóxicos
Biotina	Forma coenzima para transferência de dióxido de carbono; promove o metabolismo de carboidrato, gordura e proteína	Náusea, fadiga, erupções cutâneas	Sem efeitos tóxicos
Ácido pantotênico	Forma CoA para o metabolismo energético; promove a oxidação de carboidrato e gordura e a síntese de gordura	Náusea, fadiga, depressão, perda de apetite	Sem efeitos tóxicos
C (ácido ascórbico)	Antioxidante; promove a formação de colágeno, o desenvolvimento do tecido conjuntivo, a síntese de catecolamina e esteroides e a absorção de ferro	Enfraquecimento, cicatrização lenta de feridas, infecções, sangramento na gengiva, anemia, escorbuto	Sem efeitos tóxicos em doses menores (< 1.000 mg/dia); diarreia, cálculos renais e sobrecarga de ferro em doses maiores

FAD: flavina adenina dinucleotídeo; FMN: flavina mononucleotídeo; NAD: nicotinamida adenina dinucleotídeo; NADP: nicotinamida adenina dinucleotídeo fosfato.

TABELA 10.3 Principais fontes de vitaminas lipossolúveis

Vitamina	Fontes	RDA ou AI
A	Fígado, peixes, laticínios**, ovos, margarina; formada no corpo a partir da pró-vitamina A (carotenoides) encontrada em cenouras, verduras de cor verde-escura, tomates, laranja	0,9 mg (M)*** 0,7 mg (F)
D	Fígado, peixes, ovos, laticínios fortificados, óleos, margarina; formada por ação da luz solar incidindo na pele	15 microgramas* (M, F)
E	Fígado, ovos, produtos à base de cereais integrais, óleos vegetais, óleos de semente, margarina, manteiga	15 mg (M, F)
K	Fígado, ovos, verduras verdes, queijo, manteiga; formada no intestino grosso por bactérias	120 microgramas* (M) 90 microgramas* (F)

*Denota valores de AI; outros valores são RDA. M: masculino; F: feminino.
**Laticínios incluem leite, creme de leite, manteiga e queijo.
***RDA para vitamina A = 0,9 mg de retinol ou 5,4 mg de betacaroteno para homens; 80% destes valores para mulheres.

TABELA 10.4 Principais fontes de vitaminas hidrossolúveis

Vitamina	Fontes	RDA ou AI
B_1	Produtos à base de cereais integrais, pães fortificados, grãos de leguminosas, batatas, leguminosas, oleaginosas, carne de porco, presunto, fígado	1,2 mg (M) 1,1 mg (F)
B_2	Laticínios**, carne vermelha, fígado, ovos, verduras verdes, feijão	1,3 mg (M) 1,1 mg (F)
B_3	Carne vermelha, fígado, aves, peixes, produtos à base de cereais integrais, lentilhas, oleaginosas, formada no corpo a partir do aminoácido essencial triptofano	16 mg (M) 14 mg (F)
B_6	Carne vermelha, fígado, aves, peixes, produtos à base de cereais integrais, batatas, leguminosas, verduras verdes, laticínios**, bananas, oleaginosas	1,3 mg (M, F)
B_{12}	Carne vermelha, peixes, mariscos, aves, fígado, ovos, laticínios**, cereais matinais fortificados	2,4 microgramas (M, F)
Ácido fólico	Carne vermelha, fígado, verduras verdes, produtos à base de cereais integrais, batatas, leguminosas, oleaginosas, frutas	400 microgramas (M, F)
Biotina	Carne vermelha, leite, gema de ovo, produtos à base de cereais integrais, leguminosas, a maioria das hortaliças	30 microgramas* (M, F)
Ácido pantotênico	Fígado, carne vermelha, laticínios**, ovos, produtos à base de cereais integrais, leguminosas, a maioria das hortaliças	5 mg* (M, F)
C	Frutas cítricas, verduras verdes, brócolis, batatas, pimentas, morangos	90 mg (M) 75 mg (F)

*Denota valores de AI; outros valores são RDA. M: masculino; F: feminino.
**Laticínios incluem leite, creme de leite, manteiga e queijo.

Embora a atividade física possa aumentar a necessidade de algumas vitaminas (p. ex., vitaminas C, B_2 e, possivelmente, B_6, A e E), essa necessidade aumentada tipicamente pode ser atendida pelo consumo de uma dieta balanceada, rica em carboidrato, moderada em proteína e pobre em gordura. Como mostrado para as vitaminas B_1 e C, na Figura 10.1, as ingestões de vitamina em atletas estão correlacionadas com ingestões calóricas de até 20 MJ/dia (4.780 kcal/dia). Assim, se a ingestão calórica for correspondente à necessidade energética e os atletas consumirem uma dieta razoavelmente balanceada, obterão todas as vitaminas (com a possível exceção da vitamina D) necessárias a partir dos alimentos, sem precisar de suplementos.

Os indivíduos com risco de baixa ingestão vitamínica são aqueles que consomem uma dieta de baixa caloria ou desbalanceada. Quando a ingestão calórica é alta (> 20 MJ/dia ou > 4.780 kcal/dia), os atletas tendem a consumir um grande número de refeições intermediárias e bebidas esportivas de alto teor energético que muitas vezes são compostas principalmente por carboidrato refinado, mas são pobres em proteínas e micronutrientes; em consequência, a densidade nutricional de vitaminas cai. Os atletas vegetarianos evidentemente têm problemas para obter ingestões suficientes de certas vitaminas, em particular de vitamina B_{12}, cuja única fonte dietética natural é a carne vermelha. Felizmente,

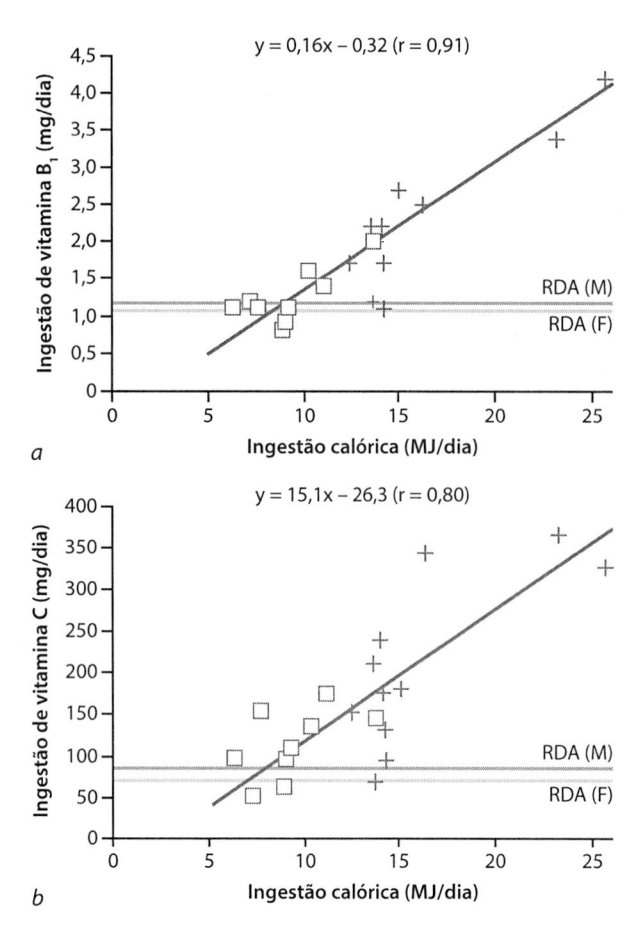

FIGURA 10.1   Relação entre a ingestão média de calorias da dieta e *(a)* a ingestão de vitamina B₁ e *(b)* vitamina C em atletas masculinos (cruzes) e femininas (quadrados). Cada ponto representa um valor médio para um grupo.
Dados de van Erp-Baart (1989a); Fogelholm (1994a).

nos países ocidentais, o leite e vários cereais matinais são fortificados com vitamina B_{12}, o que permite superar esse potencial problema com uma seleção adequada de alimentos e suplementação vitamínica. Um aspecto relevante e exclusivo da vitamina D é, diferente de todas as outras vitaminas lipo e hidrossolúveis, o de poder (especificamente a vitamina D_3 ou colecalciferol) ser sintetizada na pele a partir do colesterol quando a exposição à radiação ultravioleta B (UVB) da luz solar é adequada. Evidências indicam que a síntese de vitamina D a partir da exposição à luz solar é regulada por uma alça de *feedback* negativo que previne a toxicidade. Entretanto, em razão da incerteza quanto ao risco de câncer a partir da exposição exagerada à luz solar, nenhuma recomendação atualmente é dada pelos órgãos internacionais, com relação à quantidade de exposição à luz solar requerida para atender às necessidades de vitamina D. Do mesmo modo, a RDA da vitamina D para adultos (5 microgramas ou 200 UI, na União Europeia; e 15 microgramas ou 600 UI, nos Estados Unidos) con-

sidera que não há síntese e toda a vitamina D de um indivíduo é proveniente de ingestão alimentar, embora isso raramente ocorra na prática. Estudos recentes indicam que, durante os meses de inverno, muitos indivíduos (incluindo atletas) podem se tornar deficientes em vitamina D (He et al., 2016).

As perdas de vitamina no suor são negligíveis, e não há excreção aumentada de vitamina evidente na urina e nas fezes de atletas. Aumentos temporários nas concentrações plasmáticas de algumas vitaminas (p. ex., vitamina C [como mostrado na Fig. 10.2], vitamina E e vitamina B_6, na forma de piridoxal-5-fosfato) foram relatados após uma série intensa de exercícios, o que pode refletir uma redistribuição de *pools* lábeis dessas vitaminas. Em geral, porém, a renovação parece ser notavelmente inalterada pelo exercício.

O treino físico pode aumentar as necessidades de vitaminas B_2 e B_6, o que pode ser uma consequência da retenção aumentada dessas vitaminas no músculo esquelético. As adaptações ao exercício prolongado regular incluem um número aumentado de mitocôndrias nos músculos esqueléticos e uma atividade enzimática oxidativa aumentada, o que talvez ajude a explicar a retenção aumentada de vitaminas que são cofatores no metabolismo energético junto ao músculo. Devido à produção aumentada de radicais livres durante o exercício, em comparação ao observado no estado de repouso, uma ingestão aumentada de vitaminas antioxidantes (C, E e betacaroteno) pode ser desejável para aqueles que se engajam na prática regular de atividade física. Um radical livre consiste em um átomo ou molécula contendo ao menos um elétron não pareado em sua órbita externa. Os radicais livres produzidos por oxidação na mitocôndria incluem o superóxido ($\cdot O_2^-$), hidroxil ($\cdot OH$) e óxido nítrico ($\cdot NO$). Essas espécies de radicais são altamente reativas e têm como alvo direto estruturas da membrana lipídica, nas quais promovem peroxidação lipídica, causando assim a instabilidade da membrana e o aumento da permeabilidade. Os radicais livres também podem causar dano oxidativo a proteínas, incluindo enzimas e DNA.

Macrominerais e microminerais

Um mineral é um composto inorgânico encontrado na natureza, e o termo em geral é reservado para compostos sólidos. Em nutrição, o termo *mineral* geralmente se refere aos constituintes da dieta essenciais aos processos vitais. Os minerais são classificados como **macrominerais** ou **microminerais** (oligoelementos), com base na extensão de sua ocorrência no corpo e nas quantidades necessárias na dieta. Os sete macrominerais são potássio, sódio, cloreto, cálcio, magnésio, fósforo e enxofre, sendo que cada um constitui pelo menos 0,01% da massa corporal total (ver Tab. 10.5).

A nutrição mineral inadequada foi associada a uma variedade de doenças humanas, entre as quais **anemia**, câncer, diabetes, hipertensão, osteoporose e queda de dentes. Por isso, uma ingestão dietética apropriada de minerais essenciais é necessária para uma condição de saúde e desempenho físico ideais (ver Tabs. 10.6 e 10.7). Alguns minerais são componentes constituintes de tecidos corporais, incluindo ossos e dentes (p. ex., cálcio, fósforo), enquanto outros são essenciais para o funcionamento

normal de enzimas envolvidas na regulação do metabolismo (p. ex., magnésio, cobre, zinco), e outros ainda têm papel essencial no funcionamento de células imunes (p. ex., ferro, zinco). Vários outros minerais (p. ex., sódio, potássio, cloreto) existem como íons ou eletrólitos dissolvidos nos líquidos intra e extracelular. Assim como as vitaminas, os minerais não podem ser usados como fonte de energia.

Ingestões recomendadas de minerais

Pelo menos 20 elementos minerais são comprovadamente essenciais para os seres humanos, e 14 oligoelementos foram identificados como sendo essenciais para a manutenção da saúde. Além daqueles listados na Tabela 10.7, quantidades mínimas de arsênico, níquel, silicone, estanho e vanádio também podem ser essenciais, porém as deficiências ou excessos (por causa das fontes dietéticas) desses micronutrientes são extremamente raras. As deficiências de um ou mais desses oligoelementos resultam em sintomas de doença, sendo que muitas deficiências também estão associadas à imunodisfunção e à incidência aumentada de infecções (ver Tab. 10.7).

A RDA foi estabelecida para sete minerais, e a AI está disponível para outros cinco (ver Tabs. 10.8 e 10.9). Foram propostas as necessidades de minerais estimadas para potássio, sódio e cloreto. Cada um desses oligoelementos (p. ex., ferro, zinco, cobre, cromo, selênio) constitui menos de 0,01% da massa corporal total (ver Tab. 10.10) e é necessário em uma quantidade inferior a 100 mg/dia.

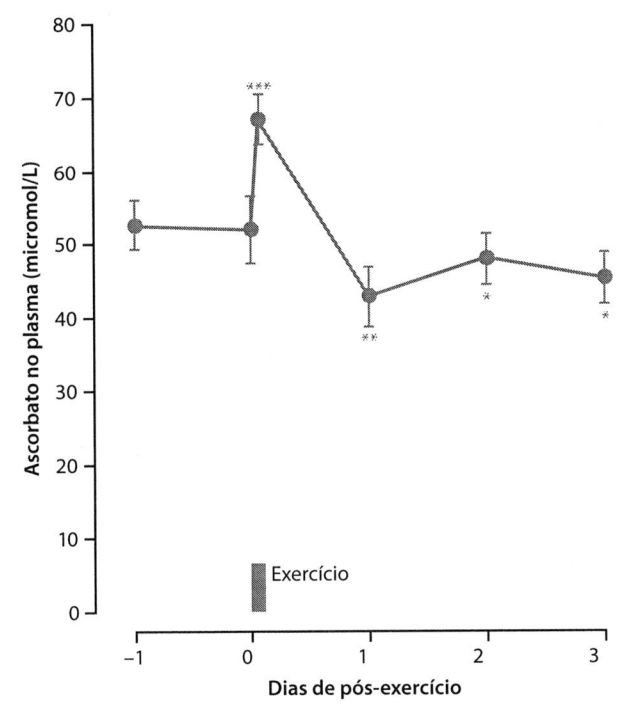

FIGURA 10.2 Efeito de uma corrida ao ar livre de 21 km sobre a concentração plasmática de vitamina C (ascorbato). Os dados estão expressos em média ± EP de nove indivíduos. Significância estatística das diferenças das médias em comparação com o valor imediatamente pré-exercício no dia 0: *$p < 0,05$; **$p < 0,01$; ***$p < 0,001$.
Reproduzida com permissão de M. Gleeson, J.D. Robertson, and R.J. Maughan, *Clinical Science* 73, (1987): 501-505. Copyright © The Biochemical Society and the Medical Research Society.

Funções de micronutrientes essenciais

Os micronutrientes não só formam os blocos de construção dos tecidos como também atuam como antioxidantes e realizam (ou estão associados a) uma variedade de funções essenciais à manutenção da vida e da saúde, tais como transporte de oxigênio, reações catalisadas por enzimas, imunidade, contração muscular e condução de impulso nervoso.

TABELA 10.5 Conteúdo corporal total e concentrações de macrominerais nos líquidos corporais em adultos

Macromineral	Símbolo	Peso atômico	Quantidade total no corpo (mg)	Concentração nos líquidos corporais (mg/L)		
				Plasma	Suor	Urina
Cálcio	Ca	40	1.500.000	85-105	0-40	100-180
Cloreto	Cl	35,5	75.000	3.400-3.900	700-2.100	5.000-7.500
Magnésio	Mg	24	25.000	16-30	4-15	60-100
Potássio	K	39	180.000	130-220	160-320	800-3.200
Fósforo	P	31	850.000	20-50	3-6	20-1.100
Sódio	Na	23	65.000	3.000-3.500	460-1.840	2.500-5.000

As concentrações de eletrólitos no líquido intersticial são quase idênticas às concentrações no plasma.

TABELA 10.6   Principais funções de macrominerais e efeitos da deficiência ou do excesso na dieta

Macromineral	Principais papéis no corpo	Efeitos da deficiência	Efeitos do excesso
Cálcio	Promove a formação óssea e dentária, a contração muscular, os potenciais de membrana e a transmissão de impulsos nervosos; regula a atividade enzimática	Osteoporose, ossos quebradiços, comprometimento da contração muscular, câimbras musculares	Comprometimento da absorção de oligoelementos metálicos, arritmia cardíaca, constipação, cálculos renais, calcificação de tecidos moles
Cloreto	Promove a condução de impulso nervoso e formação de ácido clorídrico no estômago	Convulsões*	Hipertensão**
Magnésio	Promove a síntese de proteína e a formação de metaloenzima, ATPases e 2,3-difosfoglicerato (DPG); é componente do osso	Enfraquecimento muscular, fadiga, apatia, tremor muscular, câimbras	Náusea, vômito, diarreia
Potássio	Promove o potencial de membrana, a geração de impulso nervoso, a contração muscular e o equilíbrio acidobásico	Hipocalemia, câimbras musculares, apatia, perda do apetite, batimentos cardíacos irregulares	Hipercalemia, arritmia cardíaca, insuficiência cardíaca
Fósforo	Promove a formação óssea; o tampão na contração muscular; é componente de ATP, PCr, NADP, DNA, RNA e membranas celulares	Osteoporose, ossos quebradiços, enfraquecimento muscular, câimbras musculares	Comprometimento da absorção de ferro, zinco e cobre; comprometimento do metabolismo do cálcio
Sódio	Promove a homeostase do volume sanguíneo, a geração de impulso nervoso, a contração muscular e o equilíbrio acidobásico	Hiponatremia, tontura, coma, câimbras musculares, náusea, vômitos, perda do apetite, convulsões	Hipertensão, náusea
Enxofre	Equilíbrio acidobásico; função hepática	Desconhecidos e de ocorrência extremamente improvável	Desconhecidos

*Em casos raros, a deficiência de cloreto pode ser causada por vômito excessivo.
**Em conjunto com excesso de sódio.

TABELA 10.7   Principais funções de microminerais (oligoelementos) e efeitos da deficiência ou do excesso na dieta

Micromineral	Principais papéis no corpo	Efeitos da deficiência	Efeitos do excesso
Cromo	Aumenta a ação da insulina	Intolerância à glicose, comprometimento do metabolismo lipídico	Efeitos tóxicos raros
Cobalto	Forma o componente da vitamina B_{12} necessário ao desenvolvimento de hemácias	Anemia perniciosa	Náusea, vômito, morte
Cobre	Promove a absorção normal de ferro, o metabolismo oxidativo, a formação de tecido conjuntivo, a síntese de hemoglobina; forma o cofator com a superóxido dismutase	Anemia, função imune comprometida, desmineralização óssea	Náusea, vômito
Flúor	Promove a formação óssea e dentária	Cáries dentais	Descoloração dos dentes, inibição da glicólise (em doses altas)
Iodo	Forma o componente dos hormônios tireoidianos T3 e T4	Gota, redução da taxa metabólica	Depressão da atividade da tireoide
Ferro	Transporta oxigênio na forma de hemoglobina e mioglobina; forma citocromos e metaloenzimas; promove a função imune	Anemia, fadiga, aumento da incidência de infecções	Hemocromatose, cirrose hepática, cardiopatia, aumento da incidência de infecções

(continua)

TABELA 10.7   Principais funções de microminerais (oligoelementos) e efeitos da deficiência ou do excesso na dieta (*continuação*)

Micromineral	Principais papéis no corpo	Efeitos da deficiência	Efeitos do excesso
Manganês	Forma cofator com enzimas do metabolismo energético; promove a formação óssea e a síntese de gordura	Crescimento precário	Enfraquecimento, confusão
Molibdênio	Forma cofator com a riboflavina em enzimas do metabolismo de carboidrato e gordura	Sem efeitos de deficiência	Efeitos tóxicos raros
Selênio	Forma cofator com a glutationa peroxidase	Miocardiopatia, câncer, cardiopatia, comprometimento da função imune, fragilidade eritrocitária	Náusea, vômito, fadiga, queda de cabelo
Zinco	Forma metaloenzimas; promove a síntese proteica, a função imune, o reparo tecidual; o metabolismo energético e a atividade antioxidante	Comprometimento do crescimento e da cicatrização, aumento da incidência de infecções, anorexia	Comprometimento da absorção de ferro e cobre, aumento da proporção HDL colesterol:LDL colesterol, anemia, náusea, vômito, comprometimento da imunidade

TABELA 10.8   Fontes e ingestões diárias recomendadas ou ingestões adequadas de macrominerais para adultos na faixa etária de 19-50 anos

Macromineral	Fontes	RDA ou AI	Percentual absorvido***
Cálcio	Laticínios**, gema de ovo, feijão, ervilha, hortaliças de cor verde-escura, couve-flor	1.000 mg* (M, F)	30-40
Cloreto	Carne vermelha, peixes, pães, alimentos enlatados, sal de mesa, feijão, leite	2.300 mg* (M, F)	90-99
Magnésio	Frutos do mar, oleaginosas, verduras verde-escuras, frutas, produtos à base de cereais integrais, leite, iogurte	420 mg (M) 320 mg (F)	25-60
Potássio	Carne vermelha, peixes, leite, iogurte, frutas, hortaliças, pães	4.700 mg* (M, F)	90-99
Fósforo	Carne vermelha, ovos, peixes, leite, queijo, feijão, ervilha, produtos à base de cereais integrais, refrigerantes	700 mg (M, F)	80-90
Sódio	Carne vermelha, peixes, pães, alimentos enlatados, sal de mesa, molhos, picles	1.500 mg* (M, F)	90-99

*Denota valores de AI; outros valores são RDA. M: masculino; F: feminino.
**Laticínios incluem leite, creme de leite, manteiga e queijo.
***Esta é a porção da quantidade ingerida que é absorvida; o restante é excretado nas fezes.

TABELA 10.9   Fontes e ingestões diárias recomendadas ou ingestões adequadas de microminerais para adultos na faixa etária de 19-50 anos

Micromineral	Fontes	RDA ou AI	Percentual absorvido***
Cromo	Fígado, rim, carne vermelha, ostras, queijo, produtos à base de cereais integrais, cerveja, aspargos, cogumelos, oleaginosas, utensílios de cozinha de aço inoxidável	35 microgramas* (M) 25 microgramas* (F)	< 1
Cobalto	Carne vermelha, fígado, leite	Como parte da vitamina B_{12}	Desconhecido
Cobre	Fígado, rim, mariscos, carne vermelha, peixes, aves, ovos, farelo de cereais, oleaginosas, leguminosas, brócolis, bananas, abacate, chocolate	0,9 mg (M, F)	20-50
Flúor	Leite, gema de ovo, frutos do mar, água potável	4 mg* (M) 3 mg* (F)	Desconhecido

(continua)

TABELA 10.9 Fontes e ingestões diárias recomendadas ou ingestões adequadas de microminerais para adultos na faixa etária de 19-50 anos (*continuação*)

Micromineral	Fontes	RDA ou AI	Percentual absorvido***
Iodo	Sal iodado, frutos do mar, hortaliças	150 µg* (M, F)	Desconhecido
Ferro	Fígado, rim, ovos, carne vermelha, frutos do mar, ostras, pães, farinha, melados, vegetais desidratados, oleaginosas, verduras verdes, brócolis, figos, uva-passa, cacau	8 mg (M) 18 mg (F)	10-30 (ferro heme) 2-10 (ferro não heme)
Manganês	Cereais integrais, ervilhas, feijão, verduras folhosas, bananas	2,3 mg* (M) 1,8 mg* (F)	Desconhecido
Molibdênio	Fígado, rim, produtos à base de cereais integrais, ervilhas, feijão	45 microgramas (M, F)	Desconhecido
Selênio	Carne vermelha, fígado, rim, aves, peixes, laticínios**, frutos do mar, cereais integrais, oleaginosas provenientes de solo enriquecido com selênio	55 microgramas (M, F)	Desconhecido
Zinco	Ostras, mariscos, carne vermelha, fígado, aves, laticínios, cereais integrais, hortaliças, aspargos, espinafre	11 mg (M) 8 mg (F)	20-50

*Denota valores de AI; outros valores são RDA. M: masculino; F: feminino.
**Laticínios incluem leite, creme de leite, manteiga e queijo.
***Esta é a porção da quantidade ingerida que é absorvida (quando conhecida); o restante é excretado nas fezes.

TABELA 10.10 Conteúdo corporal total e concentrações de microminerais (oligoelementos) nos líquidos corporais em adultos

Micromineral	Símbolo	Peso atômico	Quantidade total no corpo (mg)	Concentração nos líquidos corporais (mg/L) Plasma	Suor	Urina
Cromo	Cr	52	6			
Cobalto	Co	59	< 1			
Cobre	Cu	64	100	0,7-1,7	0,2-0,6	0,03-0,04
Flúor	F	19	2.500			
Iodo	I	127	11			
Ferro	Fe	56	5.000	0,4-1,4	0,3-0,4	0,10-0,15
Manganês	Mn	55	12			
Molibdênio	Mo	96	9			
Selênio	Se	79	13			
Zinco	Zn	65	2.000	0,7-1,3	0,7-1,3	0,2-0,5

As concentrações de eletrólitos no líquido intersticial são quase idênticas às concentrações no plasma.
*Os valores somente são mostrados quando a concentração do mineral é maior que 0,1 mg/L.

Micronutrientes como blocos de construção dos tecidos

Embora as vitaminas não sejam componentes estruturais nos tecidos corporais, vários minerais (incluindo cálcio, fósforo e flúor) o são, particularmente nos ossos e dentes. A vitamina D é necessária para a absorção normal do cálcio dietético, e a deficiência dessa vitamina está associada a ossos quebradiços. A vitamina C é requerida para a produção normal de colágeno e, portanto, é importante para a manutenção de um tecido conjuntivo e cartilagem saudáveis.

O mineral contido no osso são os sais cristalinos de fosfato de cálcio, na forma de hidroxiapatita. A matriz óssea consiste em uma mistura de fibras colágenas resisten-

tes a forças de tração, e cristais de hidroxiapatita sólidos resistentes à compressão. O tecido ósseo não é metabolicamente inerte. Mesmo em adultos, o osso sofre renovação contínua e remodelamento da matriz, com liberação e captação simultâneas de cálcio. As células envolvidas na formação óssea são os osteoblastos, enquanto as células responsáveis pela quebra (desmineralização) são os osteoclastos (ver Fig. 10.3). Quando a taxa de desmineralização excede a taxa de formação óssea, há osteoporose, que consiste no enfraquecimento da estrutura óssea.

Os hormônios calcitonina e paratormônio (PTH) estão envolvidos principalmente na regulação do metabolismo de cálcio no tecido ósseo. Suas ações principais são mostradas na Figura 10.3. A calcitonina é liberada da tireoide e estimula a formação óssea quando a concentração plasmática de cálcio sobe. O PTH estimula a desmineralização óssea quando os níveis de cálcio no sangue estão baixos. O PTH e a radiação ultravioleta oriunda da luz solar também estimulam a produção na pele da forma ativa da vitamina D, a qual promove captação de cálcio no intestino delgado. Estudos indicam que, durante os meses de inverno, os atletas que vivem em regiões de altitudes elevadas, acima de 35º N, não têm acesso suficiente à luz solar para sintetizar vitamina D_3 na pele e, em consequência, podem desenvolver um estado de vitamina D inadequado ou deficiente (Owens, Fraser e Close, 2015). Isso é particularmente preocupante para a saúde dos ossos nos adolescentes em fase de crescimento, bem como para o risco de infecção em adultos. De modo geral, a vitamina D é obtida principalmente por meio da exposição da pele à UVB através da luz solar, e uma pequena quantidade tipicamente advém da dieta. A vitamina D precisa ser hidroxilada duas vezes para chegar à forma biologicamente ativa de 1,25-di-idroxi vitamina D – 1,25$(OH)_2$D. A vitamina D_3 sintetizada endogenamente, bem como as formas D_2 e D_3 derivadas da dieta, são primeiro hidroxiladas no fígado em 25(OH)D (calcidiol ou calcifediol) pela enzima 25-hidroxilase (Fig. 10.4). A principal forma de armazenamento da vitamina D, a 25(OH)D, é encontrada nos músculos e no tecido adiposo, sendo que a 25(OH)D é o principal metabólito circulante da vitamina D, com meia-vida de 2-3 semanas. Portanto, a concentração plasmática total de 25(OH)D é considerada o indicador primário do estado da vitamina D (Bendik et al., 2014). Na segunda hidroxilação, a 25(OH)D é convertida no rim na forma biologicamente ativa, a 25$(OH)_2$D (calcitriol ou calciferol), pela 1-alfa-hidroxilase, uma enzima estimulada pelo PTH quando as concentrações séricas de cálcio e fosfato caem a níveis abaixo das faixas fisiológicas normais de 2,1-2,6 mmol/L e 1,0-1,5

mmol/L, respectivamente. Então, a 25$(OH)_2$D é liberada na circulação a partir do rim, o qual é considerado uma fonte endócrina vital de hormônio. Algumas células, que não as células renais, também expressam 1-alfa-hidroxilase e têm a maquinaria enzimática para conversão de 25(OH)D em 1,25$(OH)_2$D em compartimentos não renais, incluindo células epiteliais e algumas células do sistema imune adquirido (linfócitos T, monócitos, macrófagos e células dendríticas), como ilustrado na Figura 10.4. Essas células também secretam 1,25$(OH)_2$D localmente, para produzir efeitos parácrinos sobre outras células imunes, incluindo aquelas envolvidas na imunidade inata (neutrófilos e células *natural killer*). As ações da 1,25$(OH)_2$D sobre as células imunes em geral são estimulatórias e ativam a atividade antimicrobiana.

De modo significativo, a 1,25$(OH)_2$D limita sua própria atividade em uma alça de *feedback* negativo ao induzir a 24-hidroxilase, que converte 1,25$(OH)_2$D no metabólito biologicamente inativo 1,24,25$(OH)_3$D. Além disso, a 1,25$(OH)_2$D inibe a expressão de 1-alfa-hidroxilase renal, o que diminui a probabilidade de hipercalcemia ao prevenir a sinalização excessiva da vitamina D, mantendo assim a saúde óssea, além de exercer suas ações biológicas atuando como modulador de mais de 900 genes (Aranow, 2011). A 1,25$(OH)_2$D circulante atravessa a membrana plasmática das células-alvo e se liga ao receptor da vitamina D (VDR) no citoplasma, que ativa sua outra função como fator de transcrição. A ligação da 1,25$(OH)_2$D ao VDR ativa a transcrição via ligação com o receptor do retinoide X (RXR), que se transloca para o núcleo e, então, liga-se aos elementos de resposta da vitamina D localizados nas regiões reguladoras dos genes-alvo da 1,25$(OH)_2$D, induzindo a expressão dos genes responsivos à vitamina D, entre os quais os genes dos transportadores de íon cálcio no intestino e osso (Aranow, 2011).

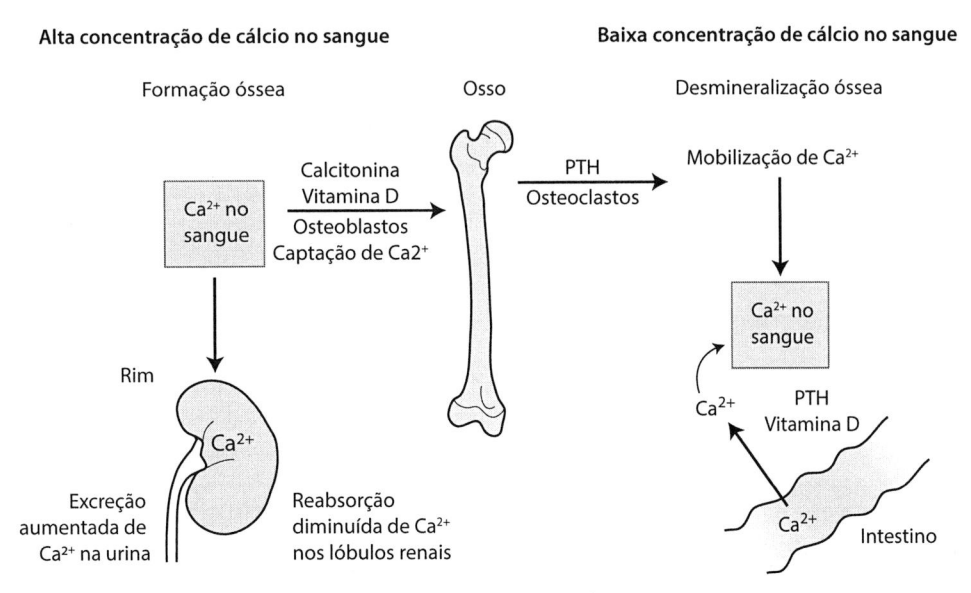

FIGURA 10.3 Formação e desmineralização óssea na homeostasia do cálcio.

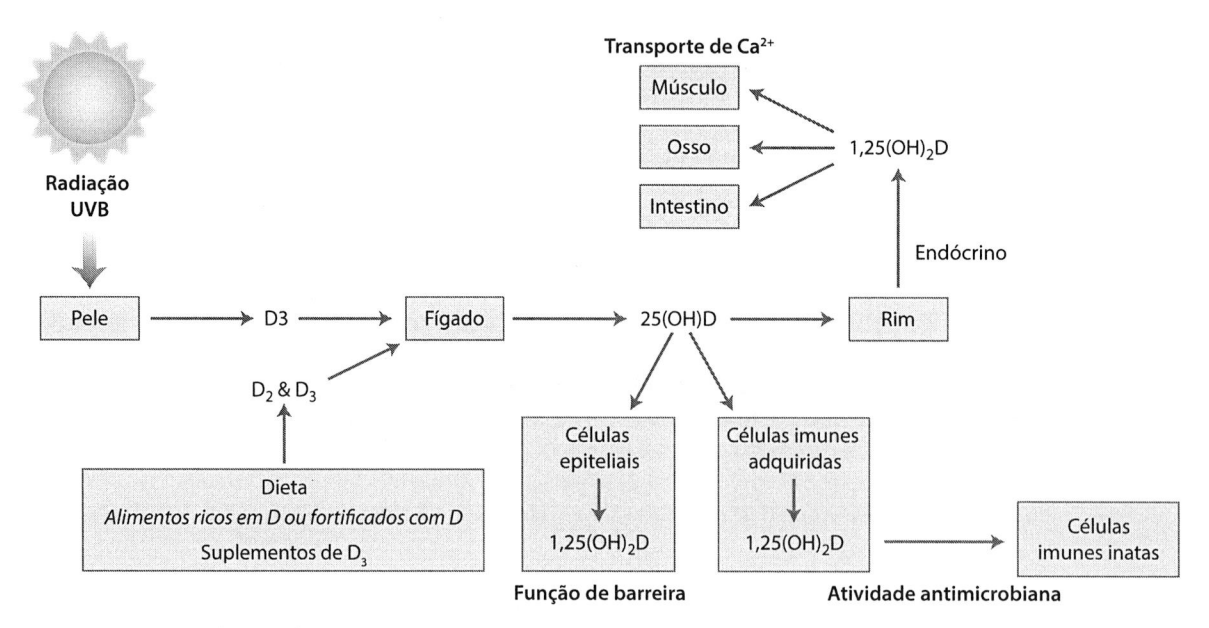

FIGURA 10.4   Resumo do metabolismo e das ações da vitamina D no corpo, ilustrando como a vitamina D pode influenciar a imunidade adquirida e inata.
Adaptada de He et al. (2016).

A ingestão de cálcio influencia o desenvolvimento de osteoporose. Entre os diferentes grupos de atletas, a ingestão de cálcio está diretamente relacionada à ingestão calórica total (ver Fig. 10.5). Outros fatores que influenciam o desenvolvimento de osteoporose são os níveis de estrógeno, ingestões de álcool e cafeína, história familiar, sexo feminino e a quantidade e o tipo de atividade física (Aulin, 2000). Na prevenção da osteoporose, a ênfase deve estar na maximização das reservas corporais de cálcio durante a juventude e na minimização da perda de cálcio. Uma ingestão de cálcio da ordem de 1.000-1.300 mg/dia é recomendada para conferir proteção contra o desenvolvimento de osteoporose. O desempenho na prática regular de atividade com peso promove a deposição de cálcio no osso.

É difícil avaliar o estado do cálcio porque não há marcadores séricos de ingestão aguda de cálcio. Dado o papel fundamental do cálcio como sinal para a contração musculoesquelética e cardíaca, não surpreende que a concentração sérica de cálcio seja firmemente regulada dentro de uma faixa estreita, independentemente da ingestão aguda de cálcio. A ingestão dietética adequada de cálcio é essencial; no entanto, isso envolve muitos problemas, dada a necessidade de uma avaliação da ingestão dietética, além da alta variabilidade do conteúdo de cálcio dos alimentos. Devido ao surgimento dos atletas veganos, a avaliação da ingestão de cálcio é particularmente importante. O cálcio também pode ser perdido no suor, por isso é necessário ter atenção particular com os atletas que treinam ou competem em ambientes quentes. Se houver necessidade de usar suplementos, o carbonato de cálcio e o citrato de cálcio são bem absorvidos, embora tenha sido sugerido que a absorção de cálcio atinge um platô a cerca de 500 mg; portanto, a ingestão deve ser distribuída ao longo do dia, em vez de ser feita em uma única dose grande.

Vários grupos de atletas podem ser identificados como tendo uma ingestão dietética de minerais e cálcio possivelmente insuficiente (ver Tab. 10.11), e uma ingestão insuficiente de cálcio aumenta o risco de osteoporose. A ausência de menstruação (amenorreia) ou a menstruação pouco frequente (oligomenorreia), comumente associadas a baixos níveis de gordura corporal, baixa ingestão calórica e atividade física intensa (em especial, ginástica, natação e corrida a longas distâncias), estão associadas a

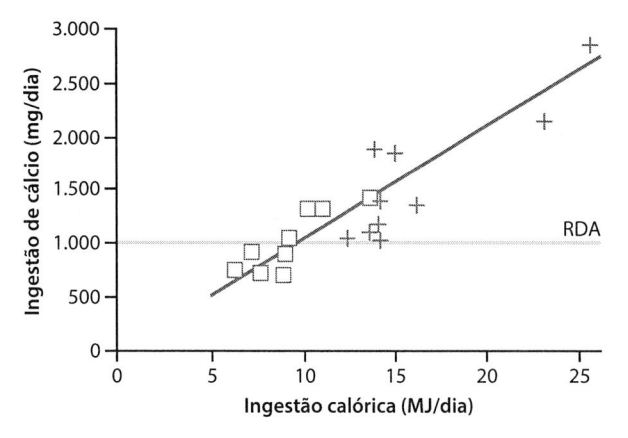

FIGURA 10.5   Relação entre a ingestão média de calorias da dieta e ingestão de cálcio em atletas masculinos (cruzes) e femininos (quadrados). Cada ponto representa um valor médio para um grupo.
Dados de van Erp-Baart (1989a).

TABELA 10.11 Fatores de risco de nutrição mineral deficiente em atletas

Condições e causas	Esportes
Baixo peso corporal: ingestão calórica cronicamente baixa para alcançar um peso corporal reduzido	Ginástica, corrida de cavalos, *ballet*, dança no gelo, dança
Competição de peso: regimes drásticos de perda de peso para alcançar a categoria de peso almejada	Esportes com categorias de peso (remo, lutas, boxe, judô)
Gordura diminuída: regimes drásticos de perda de peso para alcançar um baixo conteúdo de gordura corporal	Fisiculturismo
Dietas vegetarianas	Eventos de resistência
Treinar sob condições de calor e umidade	Eventos de resistência

um alto risco de osteoporose precoce, devido aos níveis plasmáticos cronicamente baixos de estrógeno (Aulin, 2000). Essa condição, que faz parte da síndrome da tríade da atleta feminina (também conhecida como deficiência de energia relativa no esporte) e pode ser precipitada por transtornos alimentares, é discutida em detalhes no Capítulo 16. O hormônio esteroide estrógeno promove a formação óssea em mulheres; em homens, o hormônio testosterona assume esse papel. Em atletas jovens do sexo feminino, a amenorreia pode impedir o crescimento ósseo em um momento em que a taxa de formação óssea deveria ser máxima. Efeitos colaterais como o risco aumentado de fraturas por estresse poderiam prejudicar o desempenho atlético e causar problemas potencialmente debilitantes em fases posteriores da vida. Quando há amenorreia, o aumento do consumo de cálcio para 120% da RDA parece ajudar a manter a densidade óssea e favorecer o desenvolvimento adequado (Aulin, 2000).

Recomenda-se dar orientação nutricional a mulheres amenorreicas com baixo peso corporal. Atletas que lidam com a restrição do peso (p. ex., ginastas) podem reduzir acentuadamente o consumo de laticínios para diminuir a ingestão de gordura dietética. Como as principais fontes de cálcio são leite, manteiga e queijo, sua ingestão de cálcio pode cair consideravelmente abaixo da RDA. A maioria dos laticínios com baixo teor de gordura (p. ex., leite desnatado) contém quantidades de cálcio similares àquelas encontradas nos laticínios integrais, por isso os atletas devem ser estimulados a incluir laticínios com baixo teor de gordura em suas dietas, a fim de preservar a ingestão de cálcio.

O fósforo, na forma de sais de fosfato, é o outro constituinte inorgânico principal dos ossos e dentes. O corpo de um adulto do sexo masculino contém cerca de 850 g de fósforo, dos quais 80% são encontrados no osso. O fósforo também é encontrado como um componente de ácidos nucleicos (DNA e RNA) e fosfolipídios, que constituem a bicamada lipídica das membranas celulares. A RDA para adolescentes e adultos jovens (faixa etária de 9-18 anos) é 1.250 mg de fósforo; para indivíduos com mais de 19 anos, a necessidade é 700 mg. A deficiência de fósforo é rara porque muitos itens alimentícios o contêm em quantidades substanciais.

O flúor é necessário à formação normal de ossos e dentes saudáveis, conferindo proteção contra cáries dentais (deterioração do dente por ação de bactérias orais). Ingestões frequentes de refrigerantes e carboidrato, em particular açúcares, levam à queda do pH na boca e causam desmineralização líquida dos dentes. Os açúcares na boca são metabolizados a ácidos orgânicos por bactérias presentes na placa. Dada a ingestão relativamente alta de alimentos e bebidas esportivas contendo açúcar pelos atletas, uma higiene oral eficiente e o controle da placa são importantes. A RDA para o flúor é 3-4 mg/dia, e esse oligoelemento é encontrado no leite, na gema do ovo e em frutos do mar. Vários cremes dentais e enxaguantes bucais contêm flúor (na forma de fluoreto de sódio) e, em alguns países, incluindo os Estados Unidos, o flúor é adicionado à água potável. A ingestão excessiva de flúor é venenosa, devido aos seus efeitos inibitórios sobre algumas enzimas, entre as quais enzimas atuantes na glicólise.

Foi sugerido que vários outros oligoelementos são capazes de aumentar a massa magra corporal. Foi relatado que a suplementação com boro aumenta as concentrações séricas de estrógeno e testosterona em mulheres em pós-menopausa; estudos subsequentes não encontraram nenhum efeito sobre a testosterona sérica, massa magra corporal ou força muscular em atletas do sexo masculino que tomaram suplementos de boro. Também foi alegado que o cromo aumenta a massa magra corporal por meio da potencialização da ação da insulina. A insulina promove captação de glicose e aminoácidos para o músculo, bem como estimula a síntese proteica muscular. Entretanto, a maioria dos estudos mostra que os suplementos de cromo não são efetivos em aumentar a massa magra corporal, além disso a suplementação com cromo é acompanhada de excreção urinária aumentada de cromo. É improvável que as reservas de cromo seja inadequadas em indivíduos que consomem uma dieta bem equilibrada, uma vez que o cromo está amplamente disponível em frutas, hortaliças, cereais e carnes de vísceras.

O vanádio parece aumentar a sensibilidade tecidual à insulina em indivíduos que sofrem de diabetes tipo 2 (não insulina-dependente). Contudo, até o presente, nenhum estudo esclareceu se os compostos de vanádio exibem ações análogas às da insulina, como a promoção de síntese glicogênio e proteína muscular. Um estudo falhou em mostrar algum efeito do vanádio sobre a sensibilidade à insulina em indivíduos saudáveis avaliados por um teste oral de tolerância à glicose (Jentjens e Jeunkendrup, 2002). (Ver no Cap. 11 os detalhes sobre a suplementação de boro, cromo e vanádio.)

Micronutrientes como antioxidantes

De modo geral, os antioxidantes previnem ou limitam as ações dos radicais livres, removendo seu elétron não pareado e, assim, convertendo-os em algo muito menos reativo. As vitaminas dotadas de propriedades antioxidantes (incluindo as vitaminas C, E e betacaroteno [pró-vitamina A]) podem ser necessárias em quantidades aumentadas nos atletas para inativar os produtos da formação aumentada de radicais livres induzida pelo exercício, bem como a **peroxidação lipídica**. Os radicais livres danificam as membranas, proteínas e o DNA. O dano ao DNA poderia resultar em mutações causadoras de câncer. Vários minerais (incluindo selênio, cobre e manganês) são componentes de enzimas antioxidantes envolvidas na defesa contra os radicais livres. Foi sugerido que a ingestão aumentada de vitaminas antioxidantes e outros compostos antioxidantes diminui a extensão do dano muscular induzido pelo exercício. No entanto, as evidências atuais não são convincentes, de modo que estudos adicionais acerca dos efeitos de antioxidantes sobre a dor e o dano musculares induzidos pelo exercício se fazem necessários.

Proteção antioxidante contra o dano musculoesquelético induzido pelo exercício

O exercício ou atividade muscular não habitual envolvendo ações excêntricas (alongamento do músculo durante a ativação) pode danificar algumas miofibras. Esse tipo de exercício inclui corrida em declive, *stepping* e descida de cargas. As consequências da lesão muscular induzida pelo exercício incluem dor muscular, sensação dolorosa e rigidez; amplitude de movimento diminuída; níveis acima do normal de concentração sanguínea de lactato e esforço percebido durante o exercício; perda de força e débito de potência dinâmica máxima reduzido que podem durar 5-10 dias. O dano muscular induzido pelo exercício também compromete a restauração das reservas de glicogênio muscular. O músculo lesionado exibe comprometimento da capacidade de captar glicose do sangue, o que é necessário para a ressíntese de glicogênio no músculo. Essa condição resulta em diminuição do desempenho de resistência nas séries subsequentes de exercício.

Um índice de dano muscular prático em atletas que se submetem a treinos pesados é a elevação de proteínas musculares (p. ex., mioglobina, CK, lactato desidrogenase) no plasma sanguíneo. O tecido muscular danificado causa ativação inicial do sistema imune, à medida que os leucócitos sanguíneos são atraídos para os músculos lesionados para iniciar a desintegração das fibras lesionadas e o processo de reparo. Esse processo envolve a produção de radicais livres, as **espécies reativas de oxigênio (ERO)** por parte dos leucócitos invasores. Evidências crescentes indicam que as ERO constituem a causa subjacente da homeostasia muscular perturbada, sensação dolorosa na musculatura e atividade elevada de CK durante o exercício do tipo excêntrico. As ERO também podem causar dano oxidativo ao DNA e às proteínas, incluindo as enzimas.

Espécies reativas de oxigênio e outros radicais livres

No metabolismo celular normal, pequenas quantidades de ERO são produzidas durante o processo aeróbico pelo qual os seres humanos e animais derivam energia a partir das mitocôndrias. Na cadeia de transporte de elétrons localizada na membrana mitocondrial interna, a maior parte do oxigênio consumido pelas células é reduzida pela citocromo oxidase para gerar água (e a energia usada na ressíntese de ATP a partir de ADP e Pi). Entretanto, uma pequena proporção, estimada em cerca de 0,15% do oxigênio total consumido em repouso (Powers e Jackson, 2008), pode ser usada em uma via alternativa para a redução univalente de oxigênio; portanto, há produção de ERO. É importante notar que estudos prévios sugeriram que essa proporção chegava a 3-5% do oxigênio consumido total (mais de dez vezes acima do valor atualmente aceito) (St-Pierre et al., 2002). Uma molécula de radical livre pode iniciar um processo destrutivo via remoção de elétrons de compostos estáveis, como AG poli-insaturados, e formação de grandes números de ERO, transformando assim os compostos estáveis em radicais livres altamente reativos.

Fontes adicionais de ERO e outros radicais livres são a luz ultravioleta, o álcool, a fumaça de cigarro, dietas ricas em gordura e o *burst* respiratório de leucócitos sanguíneos, como neutrófilos e monócitos, que são capazes de ingerir material estranho, incluindo bactérias. A geração de ERO pelo *burst* respiratório de neutrófilos é um mecanismo essencial do mecanismo de defesa do hospedeiro do sistema imune para o extermínio de bactérias e a eliminação de tecido lesionado. Entretanto, essas ERO também podem iniciar reações em cadeia danosas, como a peroxidação lipídica e a subsequente liberação de grandes números de ERO. Além da produção de radicais livres pela cadeia respiratória mitocondrial durante o exercício excêntrico de corpo inteiro, monócitos e neutrófilos invasores são considerados fontes importantes de estresse oxidativo. Várias doenças inflamatórias foram associadas à geração aumentada de ERO pelos monócitos. A migração de neutrófilos para o tecido muscular lesionado ocorre na primeira hora após o exercício excêntrico e é seguida pela infiltração de monócitos e macrófagos, chegando ao máximo em 24-72 horas após o exercício.

Elevações na concentração de ferro livre dos líquidos corporais (causadas, por exemplo, pela hemólise ou isquemia seguida de reperfusão) podem amplificar a toxicidade das ERO por aumentarem a geração do radical hidroxil altamente reativo. Os íons de ferro férrico (Fe^{3+}) podem estimular as reações de radicais livres por meio da quebra de peróxidos lipídicos em radicais alcoxil rompedores de cadeia, enquanto os íons ferrosos (Fe^{2+}) conseguem reagir com o peróxido de hidrogênio (H_2O_2) para produzir $\cdot OH$ e outras espécies altamente reativas, naquilo que é chamado uma reação de Fenton:

$$Fe^{2+} + H_2O_2 \rightarrow Fe^{3+} + \cdot OH + OH$$

O radical hidroxil também pode ser formado através da reação de Haber-Weiss:

$$Fe^{2+} + H_2O_2 + \cdot O_2^- \rightarrow Fe^{3+} + \cdot OH + OH^- + O_2$$

Este potencial é um dos motivos pelos quais os suplementos de ferro não devem ser recomendados de forma indiscriminada. Os radicais livres foram implicados na etiologia de várias doenças, incluindo câncer e cardiopatia coronariana (CC), e um excesso de ferro poderia potencializar seus efeitos adversos. A ingestão excessiva de ferro também pode aumentar o risco de hemocromatose.

Produção de espécies reativas de oxigênio pelo músculo exercitado

Os primeiros estudos sérios sobre a geração e os potenciais papéis das ERO durante o exercício foram realizados no final da década de 1970. Durante os anos seguintes, pesquisas significativas foram conduzidas para tentar compreender a natureza e as fontes das espécies geradas, os fatores que influenciavam sua geração, seus efeitos sobre as células musculares e outras células, e como esses efeitos poderiam ser manipulados. Uma consideração que sustentou grande parte do trabalho desde os primeiros estudos é que as espécies geradas são essencialmente subprodutos do metabolismo e causam danos em células e tecidos. Deve-se destacar que até os estudos mais antigos na área tentaram fazer uma varredura das espécies geradas e procuraram os potenciais benefícios funcionais de tais intervenções. De modo não surpreendente, os estudos iniciais também foram caracterizados pela limitação nos métodos analíticos disponíveis para detectar as espécies de radicais livres. Abordagens inespecíficas – p. ex., a análise de peróxidos lipídicos como malondialdeído ou as espécies de ácido tiobarbitúrico (TBARS, do inglês *thiobarbituric acid reactive species*) em tecidos biológicos complexos – comumente eram usadas. Os estudos iniciais relataram que a fonte predominante para formação de radicais livres durante o exercício seria a partir do vazamento da cadeia transportadora de elétrons nas mitocôndrias (foi sugerido que até 3-5% do oxigênio total consumido pela mitocôndria sofrem redu-

ção com a geração de superóxido). Considerou-se que a fonte de produção de ERO estava diretamente relacionada com a taxa de captação de oxigênio pelo tecido muscular, a qual pode aumentar em até 100% durante o exercício, em comparação ao observado em repouso. Essa consideração, sem dúvida, implica que potencialmente uma elevação de 100 vezes na geração de superóxido pelo músculo esquelético poderia ocorrer durante o exercício aeróbico. Essas considerações se tornaram firmemente enraizadas e foram citadas de modo extensivo na literatura subsequente, ainda que não tenham sido sustentadas pela pesquisa mais recente nesta área (Jackson, 2007; Powers e Jackson, 2008).

Desde 2000, o desenvolvimento de técnicas aprimoradas estabeleceu que as ERO primárias geradas pelo músculo esquelético são o óxido nítrico e o superóxido. As mitocôndrias são citadas como o principal sítio de geração de superóxido nos tecidos, mas alguns achados recentes argumentaram contra as estimativas previamente elevadas de taxas de formação de superóxido junto à mitocôndria. As estimativas mais recentes da taxa de produção de ERO pelas mitocôndrias indicam que no máximo cerca de 0,15% do fluxo de elétrons originam ERO (i. e., menos de 10% da estimativa mínima original), e está se tornando cada vez mais claro que até essa baixa taxa de produção pode ser ainda mais reduzida pelos mecanismos de controle intrínseco. Assim como para o exercício, dados mais recentes indicam que a produção de ERO intracelular sofre um modesto aumento de apenas 2-4 vezes durante as contrações (Jackson, 2007), o que parece sustentar a hipótese da existência de um controle interno considerável da geração de ERO mitocondrial.

Estudos identificaram que as enzimas nicotinamida adenina dinucleotídeo fosfato (NADPH, do inglês *nicotinamide adenine dinucleotide phosphate*) oxidases reduzidas estão associadas ao retículo sarcoplasmático (RS) do miocárdio e do músculo esquelético como fontes adicionais de ERO. O superóxido gerado por essas enzimas parece influenciar a liberação de cálcio pelo RS por meio da oxidação do receptor de rianodina. Uma NADPH oxidase similar àquela encontrada em células fagocíticas do sistema imune também foi descrita; essa enzima está localizada na membrana plasmática, em tríades e túbulos transversais do músculo esquelético, e é ativada pela despolarização da membrana. Muitos estudos indicaram que as células musculoesqueléticas liberam superóxido no espaço extracelular, e que as células não musculares contêm outros sistemas redox de membrana plasmática capazes de realizar a transferência de elétrons ao longo da membrana plasmática para efetivar a transferência de elétrons dos redutores intracelulares para os aceptores de elétron extracelulares apropriados (Jackson, 2007). Outros sistemas enzimáticos que podem gerar ERO no tecido musculoesquelético são as fosfolipases e a xantina oxidase. Foi relatado que as próprias fibras musculoesqueléticas contêm quantidades não significativas de xantina oxidase, embora essa enzima inevitavelmente esteja presente nas células endoteliais associadas dos vasos sanguíneos, no tecido muscular.

Assim, o músculo esquelético tem múltiplos potenciais sítios de geração de ERO, e os dados cada vez mais levam a questionar se as mitocôndrias são o principal sítio dominante de geração de ERO na musculatura esquelética durante a atividade contrátil. Em particular, a incapacidade de detectar um aumento na atividade de ERO intracelular nos níveis de geração de ERO mitocondriais previstos pelos estudos originais e a crescente discussão acerca do grau de regulação interna da geração de ERO mitocondriais contrastam de modo acentuado com as observações de que o superóxido é gerado especificamente por sistemas não mitocondriais – como as enzimas NAD(P)H oxidase localizadas nos túbulos transversais – em resposta a estímulos físicos. Esses sistemas não mitocondriais de geração de ERO são nitidamente estimulados por processos fisiológicos e parecem estar ligados a processos de sinalização que atuam para modificar a expressão gênica muscular e as adaptações ao exercício. As diversas potenciais vias de geração de ERO no músculo são ilustradas na Figura 10.6. A antiga visão de que as ERO são subprodutos do metabolismo e somente produzem efeito deletério sobre a função muscular agora é substituída pelo conceito de que ERO específicas são geradas de maneira controlada pelas fibras musculoesqueléticas em resposta a estímulos fisiológicos e exercem papéis importantes nas adaptações fisiológicas musculares às contrações. Esses papéis incluem a otimização do desempenho contrátil e a iniciação de alterações-chave na expressão gênica que resulta nas adaptações ao treino muscular.

Mecanismos antioxidantes

Um antioxidante é um composto que protege sistemas biológicos contra os efeitos prejudiciais ou as reações que geram oxidantes excessivos. Os antioxidantes dietéticos minimizam de modo significativo os efeitos adversos das ERO. Os antioxidantes enzimáticos e não enzimáticos previnem a oxidação iniciada pelas ERO ao:

- Prevenir a formação de ERO.
- Interceptar o ataque das ERO, por meio da varredura dos metabólitos reativos e sua conversão em moléculas menos reativas.
- Ligar catalisadores de íons metálicos de transição, como cobre e ferro, para prevenir a iniciação de reações com radicais livres.
- Reagir com radicais de propagação em cadeia, como as espécies peroxil e alcoil, para prevenir a abstração continuada de hidrogênio das cadeias laterais de AG.
- Fornecer um ambiente favorável ao funcionamento efetivo de outros antioxidantes ou atuar na regeneração de moléculas antioxidantes não enzimáticas.

As enzimas antioxidantes podem afetar a geração de radicais livres nos estágios de iniciação e propagação. As enzimas antioxidantes superóxido dismutase (SOD) e catalase podem inibir a fase inicial ao inativar moléculas precursoras da produção de ERO (ver Fig. 10.7). No estágio de propagação, a glutationa peroxidase, outra enzima antioxidante, pode varrer $\cdot OH$ e peróxidos lipídicos, como já descrito. Os oligoelementos cobre e manganês são requeridos como cofatores da SOD, enquanto selênio

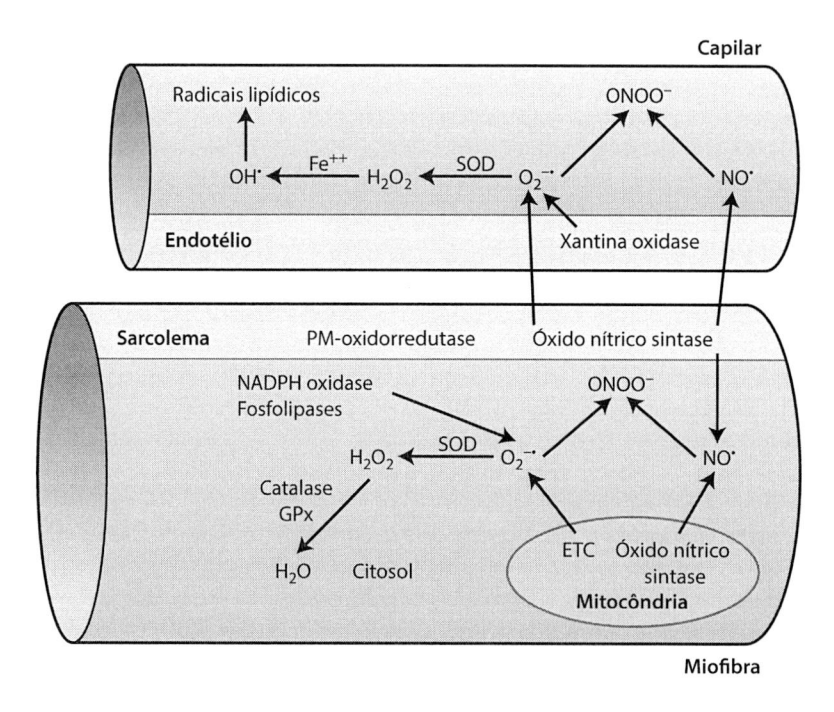

FIGURA 10.6 Diagrama simplificado de processos que contribuem para a geração de ERO no músculo em exercício.

também é componente da defesa antioxidante, por ser um cofator da glutationa peroxidase-redutase e, portanto, influenciar a extinção de ERO. Os efeitos do exercício sobre o estado do manganês e do selênio são desconhecidos, porém o treino está associado a níveis aumentados de enzimas antioxidantes, o que sugere uma possível necessidade aumentada desses oligoelementos durante os períodos de treino intenso. Assim como com outros minerais, as perdas de manganês e selênio na urina e no suor tendem a ser maiores em atletas do que em não atletas. No entanto, quaisquer suplementos deveriam ser consumidos com cuidado. Os suplementos de selênio em quantidades superiores à RDA parecem não ser tóxicos, contudo a segurança de doses maiores não foi confirmada, e ingestões acima de 25 mg (cerca de 40 vezes a RDA) foram associadas com vômitos, dor abdominal, queda de cabelo e fadiga.

Além do sistema de defesa enzimático, algumas substâncias de baixo peso molecular atuam como varredores de radicais. Essas substâncias incluem as vitaminas A, C e E; carotenoides como o betacaroteno; e compostos como os **polifenóis** vegetais. A vitamina E lipossolúvel é um varredor de radical livre rompedor de cadeia particularmente efetiva na prevenção da iniciação e propagação da peroxidação lipídica em membranas celulares e, assim, na manutenção da estabilidade da membrana. A vitamina C hidrossolúvel é capaz de regenerar a vitamina E na cascata antioxidante, como ilustrado na Figura 10.7.

Os compostos polifenólicos são varredores de radicais peroxil, superóxido e óxido nítrico. Entre as fontes ricas de polifenóis estão chá, vinho (em particular o vinho tinto), frutas e hortaliças. Os flavonoides, uma subclasse de polifenóis que inclui os flavonóis, flavononas e antocianidinas, contêm alguns grupos hidroxil (-OH) fenólicos presos a estruturas anelares que conferem sua atividade antioxidante. As diferenças na potência antioxidante de flavonoides individuais resultam da variação no número e no arranjo dos grupos hidroxil, bem como na extensão e natureza da glicolação desses grupos. Foi relatado que os flavonoides inibem a enzima lipoxigenase, bem como a geração de oxidantes pelos neutrófilos, de modo similar à vitamina E. Assim como com a vitamina E, a potência antioxidante dos flavonoides resulta da doação de um átomo de hidrogênio a partir de um grupo hidroxil. Entretanto, estudos sobre sistemas químicos mostram que os flavonoides são 3-10 vezes mais efetivos do que a vitamina E quanto à capacidade de varredura. Além disso, podem ter efeitos anti-inflamatórios. Os flavonoides são usados clinicamente para diminuir a inflamação e o dano endotelial em doenças nas quais os radicais livres têm papel significativo.

Flavonoides e radicais livres

Alguns flavonoides são excelentes varredores de radicais livres como $\cdot O_2$ e $\cdot OH$. Todos os subgrupos de flavonoides diminuem a peroxidação lipídica oxidante-induzida e a permeabilidade da membrana aos íons potássio em eritrócitos humanos isolados (Meydani et al., 1993). Portanto, a capacidade desses compostos de quelar íons metálicos e prevenir a formação de radicais livres sugere que podem ter um papel protetor importante. Além disso, os flavonoides também são varredores do radical $\cdot NO$. Foi relatado que o radical $\cdot NO$ gerado por células inflamatórias é tóxico após a reação com o radical $\cdot O_2^-$. A ação de varredura de radicais $\cdot NO$, portanto, pode contribuir para o efeito benéfico proposto dos flavonoides.

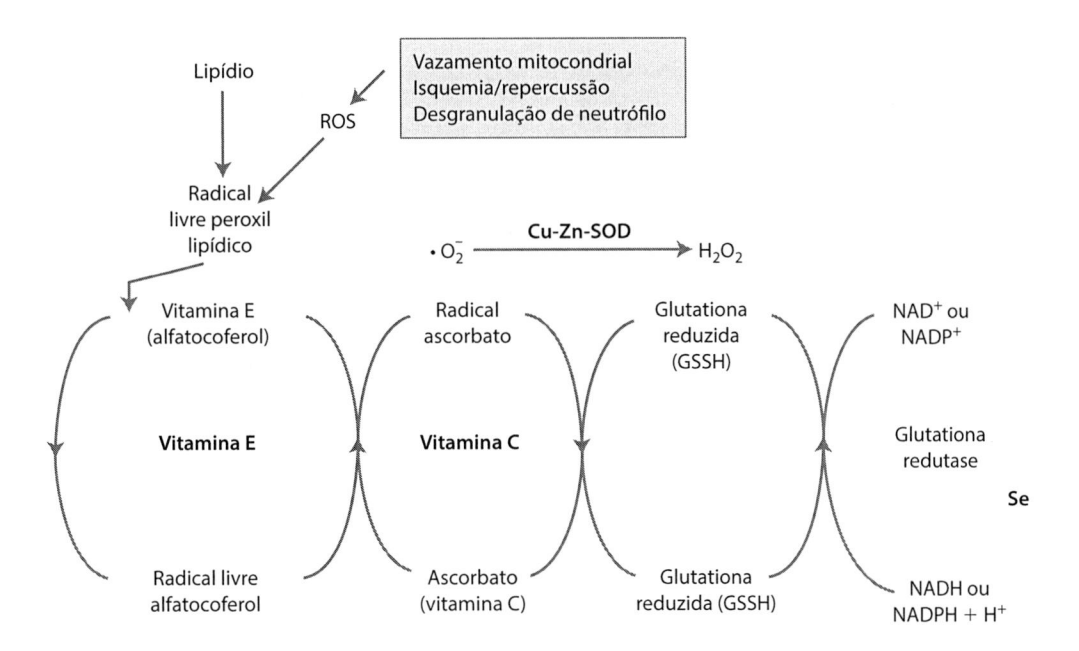

FIGURA 10.7 Cascata da ação antioxidante.

A arteriosclerose começa em um processo no qual os radicais ·NO têm papel desfavorável, corroborando com a possibilidade de os flavonoides minimizarem o risco de CC (Acker et al., 1995). Um suporte adicional para essa possibilidade foi dado pelo estudo envolvendo idosos da cidade holandesa de Zutphen, demonstrando a existência de uma correlação inversa entre as ingestões de flavonoides e a incidência de CC (Hertog et al., 1993). Entretanto, uma ingestão maior de flavonoides a partir do vinho tinto pode explicar porque os franceses apresentam uma taxa de mortalidade mais baixa por CC, em comparação com os britânicos, embora o consumo de gorduras saturadas na França seja maior do que no Reino Unido.

A evidência *in vivo* de um efeito protetor da ingestão aumentada de flavonoides é limitada. A capacidade antioxidante do plasma é aumentada em resposta à ingestão oral de bebidas ricas em fenóis, como o vinho tinto e os chás, ou alimentos ricos em fenóis, como o chocolate amargo. Os polifenóis são rapidamente absorvidos e as concentrações plasmáticas de pico são atingidas em 1 hora após o consumo de vinho tinto não alcoólico. Estudos *in vitro* demonstraram que o vinho tinto sem álcool exibe uma atividade antioxidante mais forte do que o vinho branco isento de álcool, e a única diferença química consistente entre os dois vinhos é o conteúdo de fenol, o qual é 20 vezes maior no vinho tinto do que no vinho branco. O conteúdo maior de fenóis resulta da incorporação das cascas da uva ao suco de uva fermentado durante a produção do vinho tinto. A produção de vinho branco emprega o suco de uva fermentado e não as cascas de uva. As ações biológicas dos fenóis podem se somar de modo significativo aos efeitos protetores sugeridos do consumo aumentado de frutas e hortaliças, como o risco diminuído de vários cânceres e de CC. De fato, o vinho tinto inibe a oxidação da LDL *in vitro* e diminui a suscetibilidade dos componentes plasmáticos à peroxidação lipídica.

Possíveis riscos da suplementação com doses altas de antioxidantes

Os antioxidantes sem dúvida conferem alguma defesa contra os efeitos danosos dos radicais livres, e a mídia costuma enaltecer os potenciais benefícios de uma alta ingestão de antioxidantes para a saúde. Essa publicidade levou muitas pessoas a consumirem grandes doses de vitaminas antioxidantes. Por outro lado, a ingestão excessiva de antioxidantes pode não ser uniformemente útil. Por exemplo, em indivíduos que fumam muito, a ingestão aumentada de vitamina E e betacaroteno na verdade aumenta a incidência de câncer de pulmão (Blot, 1997; De Luca e Ross, 1996). Uma possível explicação para esse efeito é que os antioxidantes podem interferir em processos importantes necessários para a destruição das células cancerosas. A administração de antioxidantes inibe a apoptose (morte celular), a qual é um importante mecanismo de defesa que inibe o desenvolvimento tumoral por meio da eliminação de novas células mutantes. As ERO atuam como mensageiros intermediários em diversas vias de sinalização de apoptose. Portanto, antioxidantes em excesso podem efetivamente "alvejar os mensageiros". Assim, nas situações em que os indivíduos têm seu DNA danificado (p. ex., por tabagismo intenso, pelo exercício), a administração de antioxidantes pode prevenir a remoção efetiva das células danificadas.

Alguns efeitos colaterais estão associados ao consumo de quantidades excessivas de vitaminas antioxidantes individuais. Doses muito altas de vitamina C estão associadas à formação de cálculos urinários, absorção comprometida de cobre e diarreia. Ingestões exageradas de vitamina A por gestantes podem causar defeitos inatos e evidências recentes sugerem que doses altas de vitamina A podem estar associadas a uma densidade óssea diminuída e ao risco aumentado de fraturas de quadril em mulheres em pós-menopausa. Grandes ingestões de vitamina E podem comprometer a absorção das vitaminas A e K. Portanto, nem sempre mais é melhor.

Continua havendo controvérsia quanto à necessidade de as pessoas fisicamente ativas consumirem grandes quantidades de compostos antioxidantes. No presente, os dados são insuficientes para recomendar suplementos de antioxidantes para atletas. Nas últimas décadas, o papel das ERO na fisiologia do exercício recebeu atenção considerável. Foi demonstrado que o exercício agudo induz intensa geração de ERO na musculatura esquelética por meio de vários mecanismos, e evidências nítidas mostram que a formação de ERO em resposta ao esforço vigoroso pode resultar em estresse oxidativo (Jackson, 2007). Pesquisas revelaram o papel importante das ERO como moléculas sinalizadoras que modulam a função contrátil e os processos adaptativos no músculo esquelético (Powers, Kavazis e McClung, 2007; Steensberg et al., 2007). Em particular, as ERO parecem estar envolvidas na modulação da expressão gênica pelas vias de transcrição redox-sensíveis (Ji, 2007). Isso potencialmente representa um importante mecanismo regulador, tendo sido sugerido o seu envolvimento no processo de adaptação ao treino. Nesse contexto, a adaptação de sistemas antioxidantes endógenos em resposta ao treino regular reflete um potencial mecanismo responsável pela tolerância aumentada do músculo esquelético ao estresse induzido pelo exercício. Se for assim, é provável que as recomendações aos atletas sobre os suplementos de antioxidantes poderão mudar em breve. O consumo de doses altas de suplementos poderia comprometer a capacidade de adaptação do atleta ao estímulo do treino, e evidências consideráveis disso emergiram de estudos com animais e humanos. De fato, atualmente, devem existir mais de 20 estudos publicados relatando que a suplementação com antioxidante interfere nas adaptações induzidas pelo treino com exercícios. Os principais achados desses estudos (revisados por Peternelj e Coombes, 2011) são que, em muitas situações, aplicar nos tecidos uma carga de doses altas de antioxidantes leva à atenuação dos efeitos do treino com exercícios. As elevações esperadas na biogênese mitocondrial, expressão de GLUT4 e expressão de enzima antioxidante são menores quando os atletas ingerem altas doses diárias de vitaminas antioxidantes ou outros compostos com alta capacidade antioxidante. A suplementação com doses altas de antioxidantes também pode interferir nos processos fisiológicos mediados por ERO, como vasodilatação e sinalização da insulina. Portanto, mais pesquisas precisam ser conduzidas para produzir diretrizes baseadas em evidência referentes ao uso de suplementação de antioxidante durante os períodos de treino com exercícios. A melhor abordagem que atualmente pode ser recomendada aos atletas é evitar o uso de suplementos com doses altas de antioxidante e focar em alcançar uma ingestão adequada de vitaminas e minerais por meio de dieta variada e balanceada, para manter o estado antioxidante ideal. Os fatos listados a seguir podem ajudar os atletas a determinar se devem consumir suplementos com antioxidantes:

- Diversos estudos indicam que o sistema de defesa antioxidante natural do corpo é suprarregulado como uma adaptação ao treino com exercícios.
- A suplementação com antioxidante não melhora o desempenho no exercício, e alguns estudos indicam que a suplementação antioxidante pode comprometer a resposta adaptativa ao treino com exercícios.
- Indivíduos que praticam exercício regularmente apresentam menor incidência de CC, obesidade, diabetes e alguns (embora nem todos os) tipos de câncer, em comparação com o observado em indivíduos sedentários, o que sugere que os benefícios do exercício regular superam os riscos do dano provocado por radicais livres.
- **Megadoses** de vitaminas antioxidantes podem ter efeitos colaterais indesejáveis em alguns indivíduos.
- Os atletas podem obter ingestões suficientes de antioxidantes naturais ao consumirem dietas bem equilibradas, ricas em diversas frutas e hortaliças.

Transporte de oxigênio

É bem reconhecido que o desempenho ótimo no exercício de resistência depende da distribuição e uso efetivos do oxigênio pelos músculos em contração. O ferro, como componente da hemoglobina, mioglobina e citocromos, é essencial para ambos os processos. A hemoglobina é a proteína encontrada nas hemácias que transportam o oxigênio. A mioglobina é a substância respiratória presente no interior das fibras musculares. Os citocromos são componentes da cadeia de transporte de elétrons localizados na membrana interna mitocondrial que estão envolvidos na fosforilação oxidativa (ressíntese de ATP a partir da oxidação de carboidratos e gordura).

Assim, o ferro é essencial para o transporte e a utilização do oxigênio. Além do ferro no "componente funcional", principalmente na hemoglobina e na mioglobina, cerca de 25% (ou 1.000 mg) do conteúdo corporal total de ferro em um homem adulto está contido nas reservas. Em contraste, as reservas de ferro são tipicamente menores em mulheres adultas (300-500 mg), ainda menores em mulheres de 18-21 anos de idade (< 200 mg), e quase nulas em adolescentes e crianças. Diferentemente da maioria dos atletas do sexo masculino adulto, atletas do sexo feminino e atletas adolescentes precisam de um suplemento regular de ferro dietético para manter o balanço de ferro e evitar a anemia.

A depleção gradual de ferro do corpo quando a ingestão dietética é inadequada costuma ser referida como drenagem de ferro. Considera-se que essa condição passa por alguns estágios com diferentes critérios funcionais e diagnósticos, como descrito na Tabela 10.12. O ferro é armazenado no corpo na forma complexa de **ferritina**, que é uma proteína encontrada principalmente no fígado, baço e medula óssea. A ferritina solúvel é liberada das células no plasma sanguíneo em proporção direta ao conteúdo celular de ferritina. Assim, a ferritina no plasma (ou soro) pode ser usada para indicar o estado das reservas corporais de ferro.

A depleção de ferro (baixas reservas de ferro evidenciadas por uma concentração sérica de ferritina < 12 microgramas/L) é comum em atletas do sexo feminino (com menor incidência em atletas do sexo masculino), mas ainda há controvérsia quanto a essa deficiência afetar ou não o desempenho atlético na ausência de anemia. Pesquisadores relataram que a depleção das reservas corporais de ferro na ausência de anemia pode estar associada à produção aumentada de lactato durante o exercício máximo, o que indica uso reduzido de oxigênio pelo músculo em trabalho e também pode estar associado a uma sensação subjetiva intensificada de sobrecarga de exercício em atletas de elite. Alguns estudos indicam que é possível obter alguns benefícios de desempenho com a suplementação de ferro em atletas do sexo feminino depletadas de ferro não anêmicas (Brownlie et al., 2002; Brutsaert et al., 2003). Além disso, as adaptações ao treino de resistência, incluindo melhoras no consumo máximo de oxigênio e no desempenho de resistência, são intensificadas pela suplementação de ferro em mulheres depletadas de ferro não anêmicas (Brownlie et al., 2002; Hinton et al., 2000).

Outros estudos demonstraram que o $\dot{V}O_{2máx}$, o desempenho de resistência e a atividade enzimática oxidativa muscular podem ser mantidos até mesmo quando as reservas corporais de ferro estiverem gravemente depletadas. O que parece certo é que, se a condição tiver de evoluir para um estado de deficiência de ferro que resulta em anemia (baixa concentração de hemoglobina no sangue [ver Tab. 10.12]), o desempenho atlético é afetado de modo negativo. Neste estágio, não há ferro o bastante na medula óssea para produzir as quantidades normais de hemoglobina e hemácias, o que leva à produção de eritrócitos pálidos e pequenos.

A anemia diminui a capacidade de transporte de oxigênio do sangue e reduz o desempenho no exercício. Nos casos graves de anemia, as pessoas afetadas relatam sensações de falta de ar ao esforço mínimo e, em geral, sentem-se tão letárgicas que já não conseguem realizar as atividades do dia a dia. O funcionamento comprometido de várias enzimas que requerem ferro como cofator pode resultar em disfunção mental, comprometimento do controle da temperatura e enfraquecimento da imunidade, que exacerbam os sintomas de tolerância reduzida ao exercício.

A deficiência de ferro é relatada como sendo a deficiência de micronutrientes mais amplamente disseminada no mundo, de modo que estudos de campo estabeleceram uma associação consistente entre deficiência de ferro e morbidade aumentada por doença infecciosa. A incidência de anemia ferropriva (por deficiência de ferro) é rara e similar entre atletas e na população em geral. A causa de anemia em atletas pode ser uma baixa ingestão calórica, ingestão insuficiente de ferro para manutenção das reservas (ver Fig. 10.8), ou baixa ingestão de carne vermelha (que propicia a fonte dietética de ferro mais prontamente disponível). Os testes de rotina do estado de ferro em atletas são recomendados.

RADICAIS LIVRES E ANTIOXIDANTES: ESTUDOS SOBRE A LESÃO MUSCULAR INDUZIDA PELO EXERCÍCIO

Após a lesão muscular induzida pelo exercício, a fase de maior perda de geração de força muscular (às vezes referida como lesão secundária, por ocorrer em seguida a um dano mecânico imediato ao músculo) está associada a uma considerável infiltração de células fagocíticas (neutrófilos e monócitos sanguíneos) nas fibras danificadas. Esse dano secundário foi atribuído principalmente às ERO liberadas por esses invasores fagocíticos ativados, sendo que os neutrófilos em particular foram identificados como principais contribuidores para o dano oxidativo no músculo (Pizza et al., 2005).

Vários estudos tentaram determinar se o pré-tratamento com antioxidantes pode reduzir ou alterar o curso temporal do dano muscular induzido pelo exercício excêntrico. Em um estudo com animais, camundongos tratados com SOD, a enzima antioxidante envolvida na eliminação do radical superóxido, apresentaram quedas menores no débito de força muscular decorridos três dias da prática de exercício excêntrico (Zerba, Komorowski e Faulkner, 1990). O achado de que a SOD diminuiu a perda de função muscular sustenta o papel dos radicais livres no dano induzido pela contração excêntrica. Entretanto, os níveis musculares de atividade de SOD e radicais livres não foram medidos nesse estudo. Além disso, a redução da força em camundongos que receberam SOD foi observada somente em camundongos mais velhos. Os níveis endógenos de enzimas antioxidantes protetoras declinam com o avanço da idade (Meydani et al., 1993). Esses estudos sugerem que seres humanos e animais apresentam suscetibilidade aumentada à lesão muscular com o avanço da idade. De modo similar, Cannon et al. (1990) compararam o efeito de um suplemento antioxidante a um tratamento placebo, em dois grupos de faixas etárias diferentes (menos de 30 anos e mais de 55 anos), usando a corrida em declive como protocolo de exercício causador de lesão muscular. Os autores constataram que a suplementação de vitamina E eliminou as diferenças entre ambos os grupos.

Maughan et al. (1989) mediram a concentração de peróxidos lipídicos séricos como TBARS total, e constataram que os indivíduos com maior aumento na CK sérica apresentavam as maiores concentrações de TBARS, sugerindo que as reações de radicais livres e a subsequente perda da integridade da membrana poderiam ser responsáveis pela liberação de enzimas derivadas do músculo na circulação. Embora TBARS possa ser útil como indicador do dano por radicais livres, as dificuldades metodológicas implicam a necessidade de ter cuidado ao interpretar os resultados desses estudos. Um dos problemas da pesquisa com radicais livres tem sido a dificuldade de medir diretamente a atividade dos radicais livres, particularmente *in vivo* (ver revisão em Duthie, 1999). Entretanto, essas medições indiretas da atividade de radicais livres sugerem que há formação de radicais livres durante o exercício.

Apesar da dificuldade para detectar radicais livres de maneira direta, a ressonância de *spin* eletrônico (ESR, do inglês *electron spin resonance*) foi usada para tentar medir a produção aumentada de radicais livres. Davies et al. (1982) observaram um aumento de 2-3 vezes na concentração de ERO nos músculos e no fígado após o exercício até a exaustão, em ratos. Estudos mais recentes sustentam esses achados. Fielding et al. (1993) demonstraram uma relação entre infiltração de neutrófilos, dano ultraestrutural e permeabilidade aumentada da membrana muscular após a corrida em declive, em seres humanos. A infiltração muscular pós-exercício e a geração de superóxido por neutrófilos *in vitro* estavam estreitamente relacionadas ao curso temporal da liberação de CK na circulação e ao dano muscular ultraestrutural. Esses eventos podem estar causalmente relacionados a outros sintomas de lesão muscular, como perda da força muscular e sensação dolorosa muscular.

Um estudo conduzido por Jackson (2000) relatou que a deficiência de vitamina E dietética em ratos aumentou a suscetibilidade dos músculos esqueléticos à lesão contrátil, conforme indicado pela liberação de CK, porém ratos suplementados com 240 mg de vitamina E/kg/dia exibiram menor liberação de CK após uma corrida em declive. Além disso, a atividade de pico da CK no soro apresentou correlação significativa com a liberação de superóxido pelos neutrófilos. Em contraste, van der Meulen et al. (1997) observaram que 5-8 dias de injeções intravenosas em camundongos levaram a um aumento de três vezes no conteúdo de vitamina E, mas não alteraram a extensão da lesão muscular *in situ* induzida pelo exercício excêntrico. Além disso, a vitamina E não alterou o déficit de força nem modificou o percentual de fibras lesionadas. No mesmo estudo, porém, os níveis de CK pós-exercício sofreram uma redução significativa com as injeções de vitamina E, o que sugere que a vitamina E pode ajudar a minimizar o dano à membrana relacionado ao efluxo enzimático, mas não pode alterar outros índices de lesão muscular induzida por contrações excêntricas. A capacidade antioxidante e a produção de ERO não foram determinadas nesses estudos.

(continua)

Warren et al. (1992) investigaram a suscetibilidade muscular de ratos ao estresse oxidativo e observaram uma menor liberação de CK em um grupo tratado com suplementos de vitamina E, em comparação ao observado no grupo de controle. Embora a perda de força tenha sido similar em ambos os grupos, a suscetibilidade dos músculos ao estresse oxidante diminuiu após a suplementação. Os autores concluíram que a suplementação de vitamina E pode ser útil na redução do dano induzido por radicais livres, mas não parece alterar o dano à fibra muscular causado pelo exercício excêntrico.

Vários estudos realizados com seres humanos também mostraram achados contrastantes. Cannon et al. (1990) relataram que a suplementação de vitamina E (400 UI/dia) por 48 dias aumentou a quantidade de CK no plasma de indivíduos com mais de 55 anos. Além disso, a atividade de CK plasmática apresentou correlação com a liberação de superóxido por neutrófilos no momento em que os níveis de CK atingiram o pico; entretanto, não foram observadas elevações significativas nos níveis plasmáticos de peróxidos lipídicos. Os autores concluíram que os radicais livres estão envolvidos no aumento tardio da permeabilidade da membrana no músculo subsequente ao exercício lesivo, mas não estão envolvidos na lesão inicial.

Meydani et al. (1993) estudaram os efeitos de uma corrida de 45 minutos a 75% da frequência cardíaca máxima. Os indivíduos receberam placebo ou vitamina E (800 UI) durante 48 dias, antes do exercício. Aqueles que receberam suplemento de vitamina E sofreram queda na produção de TBARS urinárias após o exercício excêntrico, o que sugeriu que a vitamina E minimizou o dano provocado por radicais livres. No entanto, a confiabilidade de TBARS como medida da peroxidação lipídica foi questionada. Kaminiski e Boal (1992) estudaram o efeito da suplementação de vitamina C por sete dias, após o exercício, em um estudo transversal duplo-cego. Embora esse estudo tenha notado que o tratamento com vitamina C reduziu o dano muscular, conforme indicado pela sensação dolorosa muscular, não mediu os marcadores bioquímicos de dano muscular, de modo que provavelmente tenha havido um efeito repercutivo da série de exercício anterior.

Estudos empregando um modelo bem caracterizado de contrações de alongamento em roedores, nos quais um único músculo discreto (no caso, o extensor longo dos dedos [ELD]) é lesionado de modo altamente reproduzível, investigaram de forma mais detalhada os efeitos da suplementação de vitamina E sobre o dano muscular induzido por exercício. Os achados obtidos com esses estudos forneceram evidência de que o músculo ELD estava sob considerável estresse oxidativo após as contrações de alongamento, e que a vitamina E produziu efeitos diferenciais sobre as medidas individuais de dano muscular (van der Meulen et al., 1997). Animais submetidos a um protocolo de contrações de alongamento repetidas apresentaram um significativo déficit de força e dano morfológico nas fibras do ELD, ao exame histológico, em três dias após o exercício. Isso estava associado a uma elevação significativa da atividade de CK sérica em 3 horas e três dias após o exercício. A prévia suplementação dos ratos com vitamina E não produziu efeito sobre a perda de geração de força pelo ELD, nem no percentual de fibras danificadas. Entretanto, de modo surpreendente, essa suplementação preveniu a elevação da atividade de CK circulante observada no pós-exercício. Esse efeito seletivo evidente da vitamina E sobre a liberação de CK (uma enzima citosólica) a partir do músculo lesionado é consistente com dados *in vitro* anteriores que sugeriram que a vitamina E consegue estabilizar as membranas musculares ao interagir com os fosfolipídios (Phoenix, Edwards e Jackson, 1991), o que pode explicar ao menos uma parte dos dados aparentemente discrepantes nessa área. Outras fontes de antioxidantes também foram examinadas em relação à minimização do efeito do dano muscular induzido pelo exercício. Por exemplo, as cerejas ácidas e seus constituintes foram alvos de um crescente interesse para aplicação no esporte, como uma forma de intensificar a recuperação a partir de regimes de exercício lesivos; e a evidência desses efeitos foi revisada recentemente por Bell et al. (2014). A literatura atual de ciência dos alimentos, tanto animal como humana, demonstra de forma clara os efeitos anti-inflamatórios e antioxidantes das cerejas (Bell et al., 2014). Pesquisas sugerem que o consumo de suco de cereja azeda propicia alguns benefícios limitados na intensificação da recuperação e na minimização da sensação dolorosa muscular que se segue ao exercício lesivo. Também há controvérsias quanto à manipulação das respostas de estresse ao exercício (inflamação e estresse oxidativo) com o uso de suplementos antioxidantes, sugerindo que a adaptação pode ser atenuada em consequência da inibição da resposta de estresse (Gomez-Cabrera et al., 2005, 2008). No entanto, deve ser observado que esses efeitos adaptativos negativos não foram relatados nos estudos com cerejas azedas, ou com qualquer outro alimento funcional, talvez justificando investigações adicionais. Os compostos específicos responsáveis por quaisquer efeitos benéficos do suco de cereja ainda não foram identificados, mas podem incluir a quercetina e as antrocianinas e seus metabólitos.

Devido aos achados inconsistentes e muitas vezes contraditórios, não está claro se as vitaminas antioxidantes são úteis na redução do dano provocado por radicais livres. Esses conflitos podem ser resultantes dos diferentes índices de dano muscular medidos, variações no modo e na intensidade do exercício, treino prévio, dose e duração da suplementação, bem como as idades dos indivíduos. Os antioxidantes reagem com radicais livres e os inativam, o que diminui a quantidade de ERO produzida e, portanto, pode diminuir ou prevenir a lesão muscular secundária. Além disso, quaisquer efeitos que possam ter na redução do dano inicial provavelmente resultarão em diminuição da infiltração tardia de neutrófilos e macrófagos, com consequente atenuação do dano secundário. No entanto, é preciso ter cautela, porque alguns estudos chegaram a relatar efeitos deletérios sobre a função muscular com o uso de suplementação antioxidante, em seguida ao dano muscular induzido pelo exercício (p. ex., Close et al., 2006).

TABELA 10.12　Estágios da drenagem de ferro desde o estado de ferro normal até a anemia ferropriva

Estágio	Características	Hemoglobina sanguínea (g/L)	Ferritina sérica (microgramas/L)	Saturação de transferrina sérica (%)
Estado de ferro normal	Medidas do estado de ferro normal e aparência normal dos eritrócitos	> 120 (F) > 140 (M)	> 30 (F) > 110 (M)	20-40 (M, F)
Depleção de ferro	Hematócrito e hemoglobina normais, porém níveis séricos diminuídos de ferritina, com saturação de transferrina normal a alta	> 120 (F) > 140 (M)	< 30 (M, F)	20-40 (M, F)
Deficiência de ferro	Hemoglobina normal, porém com níveis séricos baixos de ferritina, ferro e transferrina; baixa saturação da transferrina	> 120 (F) > 140 (M)	< 12 (M, F)	< 16 (M, F)
Anemia ferropriva (por deficiência de ferro)	Hematócrito e hemoglobina baixos; baixos níveis séricos de ferritina e ferro; baixa saturação de transferrina; eritrócitos pequenos e pálidos	< 120 (F) < 140 (M)	< 10 (M, F)	< 16 (M, F)

M: masculino; F: feminino. O hematócrito é o volume celular concentrado (normal = 38-45% para mulheres e 42-48% para homens). A concentração sérica de ferro normalmente é 0,4-1,4 mg/L. As características de cada estágio e critérios diagnósticos associados são baseados em medidas sanguíneas. Adaptada de Deakin (2000).

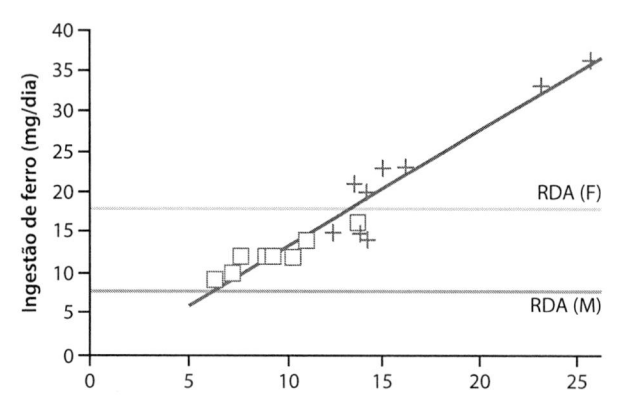

FIGURA 10.8　Relação entre a ingestão média de calorias da dieta e ingestão de ferro em atletas dos sexos masculino (cruzes) e feminino (quadrados). Cada ponto representa um valor médio para um grupo.
Adaptada de van Erp-Baart (1989b).

O exercício pode causar certo grau de destruição (hemólise) das hemácias (possivelmente, devido à hemólise decorrente da pisada durante a corrida), alterações no metabolismo do ferro e perdas aumentadas de ferro no suor e na urina. Em alguns indivíduos suscetíveis, perdas adicionais causadas por sangramento gastrintestinal podem ocorrer durante o exercício extenuante prolongado. Pesquisas demonstraram que os níveis de hepcidina, um hormônio derivado do fígado, estão aumentados decorridas 3-6 horas de um exercício de resistência, o que pode afetar de forma negativa a capacidade de absorver o ferro dietético e reciclar o ferro captado por macrófagos subsequentemente a qualquer hemólise induzida pelo exercício (Peeling e Goodman, 2015). O corpo se adapta ao treino de resistência ao aumentar a massa eritrocitária e o conteúdo de mioglobulina do músculo esquelético. A exposição de altitude causa um aumento adicional na produção de hemácias. Assim, o exercício regular aumenta as necessidades dietéticas de ferro. Além disso, atletas do sexo feminino apresentam maior risco de deficiência de ferro do que suas contrapartes do sexo masculino, devido à perda de sangue menstrual e a uma ingestão insuficiente de ferro dietético.

O exame periódico dos níveis séricos de ferritina em atletas é recomendado porque as alterações no armazenamento e transporte de ferro tipicamente precedem as quedas dos níveis de ferro funcional (hemoglobina). Durante o treino, alguns atletas experimentam uma queda transiente na concentração de hemoglobina e no hematócrito, o que provavelmente é causado sobretudo pelo aumento no volume plasmático comumente associado à iniciação do treino ou a um aumento repentino na carga de treino. Essa forma de deficiência de ferro hemodilucional, às vezes chamada anemia do esporte, não produz efeito evidente sobre o desempenho no exercício.

Cerca de 60% do ferro contido nos tecidos animais está na forma de heme; ou seja, está associado à hemoglobina e à mioglobina, portanto encontrado apenas em alimentos de origem animal. O ferro não heme é encontrado em alimentos de origem animal e vegetal. O ferro heme é mais bem absorvido do que o ferro não heme. Cerca de 10-30% do ferro heme ingerido é absorvido no intestino, enquanto apenas cerca de 2-10% do ferro não heme é absorvido. A forma em que este é consumido influencia a biodisponibilidade do ferro (e muitos outros minerais).

Algumas substâncias encontradas nos alimentos podem promover ou inibir a absorção de minerais. Por exemplo, a vitamina C previne a oxidação de Fe^{2+} em Fe^{3+}. Como o íon ferroso é mais prontamente absorvido, a vitamina C facilita a absorção de ferro não heme, mas não tem efeito sobre a absorção de ferro heme. Portanto, ingerir um copo de suco de laranja fresco melhora a absorção do ferro proveniente de pães ou cereais. Algumas substâncias naturais encontradas em alimentos como os taninos (p. ex., chá), fosfatos, fitatos, oxalatos e fibras em excesso podem diminuir a biodisponibilidade de ferro não heme. A absorção de ferro também é uma função do armazenamento: quanto maiores forem as reservas, mais pobre será a absorção e vice-versa. Assim, indivíduos com reservas inadequadas apresentam melhor absorção, independentemente da dieta.

A baixa biodisponibilidade de ferro nas dietas vegetarianas possivelmente contribui para os níveis séricos reduzidos de ferritina em atletas que consomem uma dieta vegetariana modificada. Também pode haver deficiência de ferro em uma dieta lactovegetariana, devido à ausência de ferro heme. Alguns estudos falharam em constatar que o exercício por si só abaixa o estado de ferro, embora essa falha possa ser atribuída aos volumes de treino relativamente baixos empregados. O consenso é que todos os atletas devem incluir alimentos ricos em ferro heme, como carnes vermelhas magras, aves e peixes, em suas dietas.

Como as séries prolongadas de exercício aumentam as perdas de ferro nas fezes, na urina e no suor, a maioria dos atletas precisa de mais ferro na dieta do que os indivíduos sedentários. Weaver e Rajaram (1992) notaram que as perdas de ferro podem girar em torno de 70% ou mais nos atletas, em comparação ao valor de referência adotado para indivíduos sedentários. Os homens podem conseguir uma ingestão de ferro equivalente ao dobro da RDA por meio do consumo de uma dieta bem equilibrada que seja suficiente para atender às necessidades energéticas diárias. Estudos de vários grupos de atletas demonstraram que a ingestão de ferro é proporcional à ingestão calórica (ver Fig. 10.8), de modo que os atletas do sexo masculino que consomem mais de 10 MJ/dia (2.390 kcal/dia) a partir de uma base alimentar diversificada obterão a RDA de ferro. Assim, os atletas de resistência do sexo masculino que equilibrarem a ingestão calórica (a partir de fontes alimentares variadas) ao gasto energético tendem a obter mais do que a quantidade suficiente de ferro. O mesmo não pode ser dito para as mulheres. Sem o consumo de cereais fortificados com ferro ou outros alimentos fortificados com ferro, as mulheres na faixa etária de 16-40 anos têm dificuldade para consumir a RDA de ferro, mesmo que consumam dietas energeticamente equilibradas. Os atletas particularmente de alto risco de estado de ferro precário são aqueles que consomem dietas de baixa caloria ou que evitam as fontes alimentares ricas em ferro heme. Os atletas vegetarianos devem garantir que as opções alimentares de origem vegetal sejam ferro-densas (p. ex., verduras verdes, leguminosas), e também devem incluir produtos fortificados com ferro (pães, cereais, barras de cereais matinais), pães contendo cereais integrais e massas em suas dietas.

Para manter reservas de ferro suficientes, são recomendadas ingestões dietéticas de ferro da ordem de 8 mg/dia para homens adultos e 18 mg/dia para mulheres adultas (Peeling e Goodman, 2015). Isso pode ser conseguido por meio do consumo de ambas as fontes de ferro heme, como carne vermelha (que tipicamente fornece cerca de 20% da ingestão de ferro dietética), bem como o ferro não heme menos efetivamente absorvido proveniente de alimentos de origem vegetal, como hortaliças folhosas verdes, feijão e leguminosas em grãos. Como a absorção de ferro dietético pode ser comprometida pelas elevações pós-exercício nos níveis de hepcidina circulante, é melhor ingerir alimentos ricos em ferro dietético passadas as primeiras horas subsequentes a uma sessão de exercícios. Os suplementos de ferro oral diários, em geral na forma de 100 mg de sulfato de ferro, podem elevar a concentração sérica de ferritina em 30-50% ao longo de um período de 6-8 semanas. A absorção de ferro a partir de suplementos é considerada mais eficiente quando estes são ingeridos junto com vitamina C (uma fonte dietética conveniente é o suco de laranja), e menos eficiente quando consumidos com produtos cafeinados como café e chá. Caso uma elevação mais rápida no estado de ferro seja necessária (p. ex., em decorrência de um diagnóstico de anemia ou fadiga crônica, ou na preparação para uma competição iminente), o uso de injeção intramuscular ou intravenosa de ferro pode ser considerado pelo médico do esporte (Garvican et al., 2011, 2014).

As megadoses de ferro não são recomendadas e os suplementos de ferro orais rotineiros não devem ser consumidos sem supervisão médica após o diagnóstico de deficiência de ferro estabelecido por um médico. Os suplementos de ferro somente devem ser usados após a confirmação laboratorial de um estado de ferro muito baixo ou de anemia por deficiência de ferro (ferropriva). A suplementação de ferro oral pode resultar em sofrimento gastrintestinal, constipação e fezes escuras. O consumo prolongado de grandes quantidades de ferro pode causar perturbação no metabolismo de ferro em indivíduos suscetíveis. Pode haver acúmulo de ferro no fígado e maior risco de desenvolvimento de hemocromatose. O ferro hepático se acumula na forma de um composto chamado hemossiderina que, em excesso, pode causar dano celular nos 0,3% da população geneticamente predisposta. Essa condição causa cirrose e pode ser fatal. A ingestão excessiva de ferro também pode diminuir a absorção de outros cátions divalentes, em particular zinco e cobre. Os grupos de risco de ingestão insuficiente de ferro que podem ser candidatos convenientes à suplementação de ferro incluem atletas de resistência do sexo feminino, ginastas, vegetarianos e indivíduos com ingestões calóricas restringidas.

A anemia também pode surgir a partir de deficiências de vitamina B_6, vitamina B_{12}, ácido fólico e cobre. A vitamina B_6 é necessária à síntese da estrutura em anel de porfirina da hemoglobina e da mioglobina. A vitamina B_{12}, que contém o oligoelemento cobalto, é requerida para a síntese de ácidos nucleicos, os quais são essenciais à proliferação das células-tronco que se desenvolvem em hemácias e leucócitos na medula óssea. Pelo mesmo motivo, o ácido fólico também é requerido para a produção de células sanguíneas normais. As deficiências desses micronutrientes estão associadas à anemia megaloblástica ou à anemia perniciosa, contagem reduzida de leucócitos sanguíneos e comprometimento da proliferação linfocitária. As principais fontes alimentares de vitamina B_{12} são carnes vermelhas, fígado e leite. Portanto, os atletas que evitam alimentos de origem animal correm risco de deficiência de cobalto e de vitamina B_{12}. Alguns produtos alimentícios, notavelmente os cereais matinais e leite, são fortificados com vitamina B_{12}. Por exemplo, 120 g de flocos de milho ou 40 g de flocos de milho em 150 mL de leite integral pasteurizado fornecem 1 mg de vitamina B_{12} (67% da RNI). O cobre atua como cofator de muitas enzimas e tem papel importante na formação de eritrócitos.

O fósforo, além de ser um constituinte de ossos, dentes e membranas celulares, é um componente do 2,3-difosfoglicerato (2,3-DPG), encontrado de modo predominante nas hemácias. Altera a afinidade da hemoglobina pelo oxigênio e promove uma descarga mais efetiva de oxigênio dos eritrócitos nos capilares teciduais, nos quais a pressão parcial de oxigênio é menor do que nas artérias. Em resposta à exposição a altitudes, a concentração eritrocitária de 2,3-DPG aumenta.

Cofatores nas reações catalisadas por enzimas

Muitas vitaminas B são coenzimas reutilizáveis no metabolismo energético. Alguns de seus papéis podem ser vistos na Figura 10.9. As vitaminas B_3, B_6 e B_1 estão envolvidas no metabolismo de carboidrato; a vitamina B_2, a tiamina, o ácido pantotênico e a biotina estão envolvidos no metabolismo de gorduras; e as vitaminas B_6 e K estão envolvidas no metabolismo proteico. A niacina é precursora das importantes coenzimas nicotinamida adenina dinucleotídeo (NAD^+) e nicotinamida adenina dinucleotídeo fosfato (NADP); a riboflavina é precursora de flavina adenina dinucleotídeo ($FADH_2$) e flavina mononucleotídeo (FMN). Esses nucleotídeos de nicotinamida e flavina estão envolvidos nas reações de oxidação e redução no metabolismo energético, incluindo algumas reações de glicólise, o ciclo do TCA e a cadeia de transporte de elétrons (ver Fig. 10.9). O ácido pantotênico é o precursor da CoA, que é essencial aos processos envolvidos na oxidação de carboidrato e de gordura (ver Cap. 3). Uma deficiência dessas vitaminas pode resultar em fadiga prematura e incapacidade de manter um programa de treino intenso.

O zinco exerce papel estrutural ou catalítico em mais de 200 enzimas humanas. É um cofator de várias enzimas envolvidas no metabolismo energético e é requerido para a replicação celular normal, função imune e cicatrização de feridas. Algumas enzimas contendo zinco, como a ani-

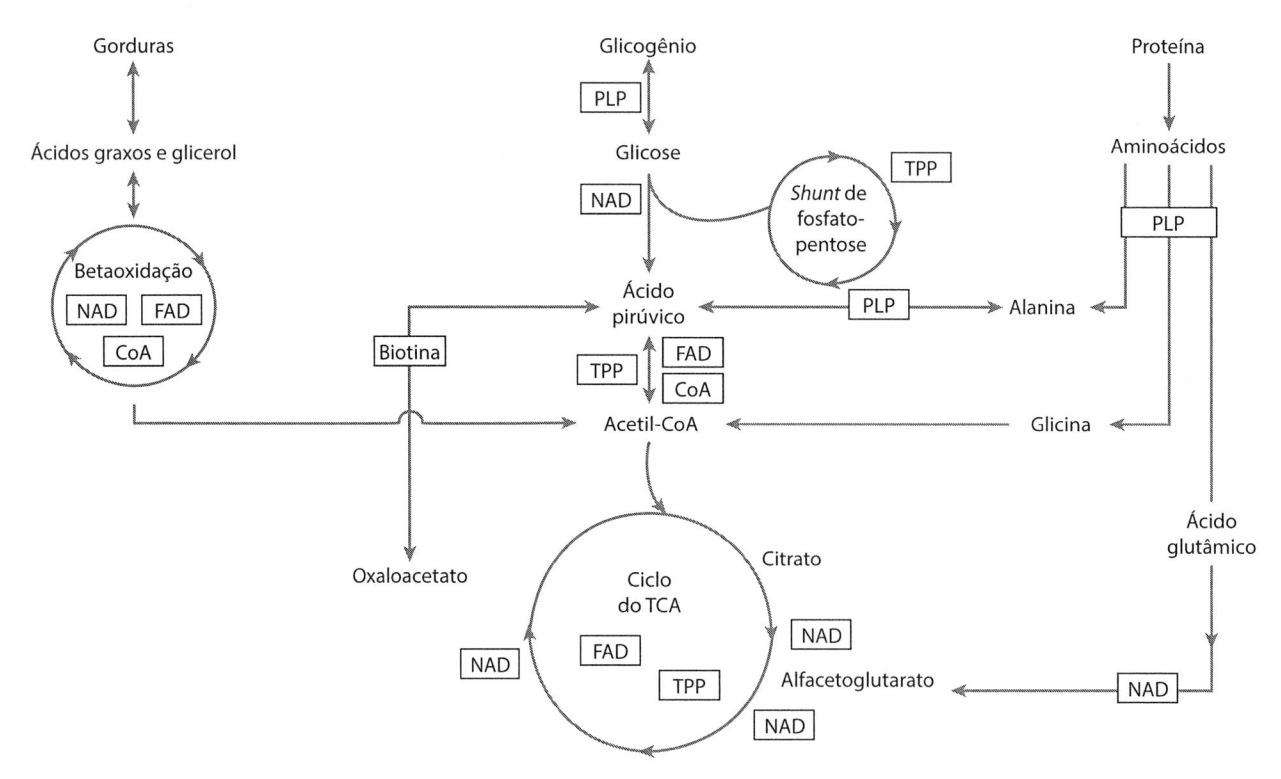

FIGURA 10.9   Vitaminas B como precursores de coenzimas no metabolismo energético.
CoA: coenzima A; FAD: flavina adenina dinucleotídeo; NAD: nicotinamida adenina dinucleotídeo; PLP: piridoxal fosfato; TPP: tiamina pirofosfato.

drase carbônica e a lactato desidrogenase, estão envolvidas no metabolismo intermediário durante o exercício.

Estudos indicaram que a ingestão de zinco entre alguns grupos de atletas (lutadores, corredoras de resistência e ginastas) é consideravelmente inferior à RDA (11 mg/dia e 8 mg/dia para homens e mulheres, respectivamente). O exercício prolongado pode causar perdas significativas de zinco e magnésio no suor. As perdas desses minerais na urina também aumentam como resultado do treino intensivo. A quantidade total de zinco no corpo humano é de cerca de 2 g, e a maior parte disso está nos músculos (60%) e ossos (30%). Portanto, as medidas das concentrações de zinco no sangue podem ser não significativas. Embora as perdas de zinco no suor e na urina aumentem em indivíduos fisicamente ativos, nenhuma evidência indica que essas perdas são suficientes para causar preocupação. Pequenas quantidades de zinco estão presentes em muitos alimentos, tanto de origem animal como de origem vegetal, e nenhum benefício para a saúde ou desempenho decorrente do consumo de suplementos de zinco adicionais foi estabelecido.

O magnésio é um cofator essencial para mais de 300 enzimas envolvidas em processos de biossíntese e no metabolismo energético. É essencial ao funcionamento normal das ATPases, inclusive da miosina ATPase envolvida na contração muscular, e está envolvido na quebra de glicogênio, síntese proteica e oxidação de gordura. O magnésio também é requerido para a manutenção de potenciais elétricos em músculos e nervos, por isso é importante para a coordenação neuromuscular normal. O conteúdo corporal total de magnésio é de cerca de 25 g (ver Tab. 10.5). A RDA para o magnésio é 420 mg/dia para homens e 320 mg/dia para mulheres; portanto, o magnésio é um macromineral e não um oligoelemento. As principais fontes dietéticas de magnésio são listadas na Tabela 10.8. Vários estudos relataram baixas concentrações séricas de magnésio em atletas, de modo que o exercício extenuante prolongado está associado a perdas aumentadas de magnésio na urina e no suor. Entretanto, assim como com o zinco e o ferro, é extremamente improvável que uma única série de exercícios induza perdas significativas de magnésio. Um período de treino intenso poderia induzir um estado de deficiência de magnésio leve, em particular em um ambiente quente, onde a eliminação de suor é intensa.

A deficiência de magnésio tanto em seres humanos como em animais está associada a anormalidades neuromusculares, incluindo enfraquecimento muscular, câimbras e dano estrutural de fibras musculares e organelas. As anormalidades podem ser causadas pelo comprometimento da homeostasia do cálcio secundária à alteração induzida por radicais livres de oxigênio na integridade da membrana do retículo sarcoplasmático. A falta de magnésio também pode estar associada à depleção de selênio e à atividade reduzida de glutationa peroxidase, o que se esperaria que aumentasse a suscetibilidade ao dano por radicais livres. Portanto, a deficiência de magnésio possivelmente potencializa o dano muscular induzido pelo exercício e as respostas de estresse, contudo não há evidência direta disso. A deficiência de magnésio exacerba o estado inflamatório após a agressão isquêmica ao miocárdio, o que pode ser causado por um aumento mediado pela substância P na secreção de citocinas pró-inflamatórias no estado de deficiência de magnésio (a substância P é um peptídeo que atua como neurotransmissor).

O cobre é cofator de muitas enzimas, incluindo várias oxidases, e parece ser necessário para o uso apropriado do ferro. O cobre exerce papel importante no metabolismo energético e síntese de hemoglobina, catecolaminas e alguns hormônios peptídicos. O cobre também é requerido para a formação normal de eritrócitos e desenvolvimento de tecido conjuntivo. A RDA do cobre para homens e mulheres adultos é 0,9 mg/dia. Ingestões de até 10 mg/dia são seguras, e a toxicidade da ingestão de cobre dietética é extremamente rara. As principais fontes dietéticas de cobre são mostradas na Tabela 10.9. Ainda que a deficiência de cobre seja rara em seres humanos, os atletas que tomam suplementos de zinco podem ter comprometimento da absorção gastrintestinal do cobre, devido às propriedades físico-químicas similares desses dois minerais. Os atletas também devem estar cientes que doses altas de vitamina C podem limitar a absorção de cobre.

Os resultados de alterações no estado do cobre decorrentes de exercício e treino são controversos e, talvez, reflitam a inadequação das técnicas de medição ou da redistribuição do cobre entre os compartimentos corporais, embora tenha sido relatado que os atletas perdem cobre no suor. Em comparação com indivíduos sedentários do grupo de controle, vários grupos de atletas apresentam níveis sanguíneos de cobre similares ou maiores que os níveis em repouso. Assim, o estado do cobre nos atletas parece ser normal. Após uma série intensa de exercícios prolongados, a concentração plasmática de cobre pode subir ou permanecer inalterada. Um estudo relatou um aumento substancial na concentração plasmática de cobre durante os primeiros oito dias de uma competição de corrida em estrada com duração de vinte dias, sendo que essa elevação persistiu até o fim da corrida. Esse aumento foi atribuído a uma elevação na produção hepática de ceruloplasmina, como parte da resposta de fase aguda. A ceruloplasmina é uma glicoproteína que se liga ao cobre e acredita-se que produz um efeito protetor contra o dano celular causado pelos radicais livres. Como já explicado, o manganês e o selênio são cofatores das enzimas antioxidantes SOD e glutationa peroxidase redutase, respectivamente.

Função imune e resistência à infecção

O exercício intenso e a nutrição exercem influências isoladas sobre a função imunológica. Essas influências parecem ser maiores quando o estresse do exercício e uma nutrição precária atuam em sinergia. O estado nutricional precário de alguns atletas muito provavelmente os predispõe à imunodepressão e ao risco aumentado de infecção. Diversas vitaminas, incluindo a vitamina B_{12} e o ácido fólico, são necessárias para a produção normal dos leucócitos sanguíneos que defendem o corpo contra patógenos invasores. Outras vitaminas, como as vitaminas A, C, D e E, são necessárias ao funcionamento normal dessas células. Vários minerais, incluindo zinco, ferro, cobre e selênio, também são essenciais para uma função imune ideal. As deficiências dessas vitaminas e minerais pode resultar não só em risco aumentado de infecções como também em sintomas mais graves e duradouros quando ocorre uma doença. Outro desfecho negativo é que a cicatrização de feridas e a recuperação de uma lesão podem ser comprometidas. O papel dos micronutrientes e macronutrientes na função imune e na resistência à infecção é discutido em detalhes no Capítulo 13.

Eletrólitos nos líquidos corporais

Um eletrólito conduz uma corrente elétrica quando dissolvido na água. Os eletrólitos, que são os ácidos, bases e sais, geralmente se dissociam em íons que carregam uma carga positiva (cátion) ou uma carga negativa (ânion). Os principais eletrólitos presentes nos líquidos corporais são o sódio, potássio, cloreto, bicarbonato, fosfato, sulfato, magnésio e cálcio. Destes, sódio, potássio e cloreto são encontrados nas maiores concentrações, embora suas distribuições sejam diferentes entre os líquidos intra e extracelular.

O sódio e o cloreto são encontrados em concentrações maiores no líquido extracelular, enquanto o potássio é encontrado em maior concentração dentro das células. Essas diferenças de concentração surgem devido aos mecanismos de transporte ativo nas membranas celulares. A ATPase de sódio-potássio bombeia ativamente 3 íons sódio para fora da célula a cada 2 íons de potássio bombeados para dentro da célula, o que estabelece uma diferença de potencial elétrico (carga) ao longo da membrana celular; o interior da célula é discretamente negativo em comparação com o meio externo. Essa diferença de potencial elétrico pode ser medida como diferença de voltagem e, na maioria das células, é da ordem de 70 milivolts (mV). Esse potencial de membrana de repouso pode ser revertido por um influxo repentino de íons positivos para dentro da célula, o que constitui a base do potencial de ação gerado nas fibras nervosas e musculares quando os canais de sódio existentes nas membranas dessas células são temporariamente abertos.

O sódio, como principal cátion presente nos líquidos extracelulares (ver Tab. 10.5), serve primariamente para manter o balanço hídrico corporal normal, a pressão osmótica e a pressão arterial. O papel da ingestão excessiva de sódio na etiologia da pressão arterial elevada (hipertensão) é discutido no Capítulo 2. Os níveis normais de sódio

nos líquidos corporais são decisivos para a transmissão do impulso nervoso e para a contração muscular. O corpo tem mecanismos de controle hormonal efetivos para lidar com as amplas variações na ingestão de sódio da dieta.

Quando a concentração plasmática de sódio cai, a secreção de aldosterona a partir das glândulas suprarrenais aumenta, e este hormônio esteroide estimula os rins a reabsorverem mais sódio, de modo a diminuir o que é excretado na urina. Quando a concentração plasmática de sódio aumenta, a produção de aldosterona cai, permitindo uma maior excreção urinária de sódio. Outros hormônios, notavelmente a vasopressina ou ADH, por meio de seus efeitos sobre a reabsorção da água pelo rim, ajudam a manter a concentração normal de sódio nos líquidos corporais. Durante o exercício moderado prolongado ou o exercício de alta intensidade e curta duração, a concentração plasmática de sódio aumenta, o que ajuda a manter o volume sanguíneo. O exercício também leva à secreção aumentada de aldosterona e ADH, o que resulta na conservação de água e sódio corporal.

A necessidade diária mínima estimada para o sódio em adultos é 0,5 g (a quantidade presente em 1,25 g de sal de cozinha); a ingestão adequada de sódio é 1,5 g; e a ingestão recomendada máxima de sódio é 2,4 g. O sódio está presente em pequenas quantidades na maioria dos alimentos naturais, contudo muitos alimentos processados contêm quantidades substanciais de sal adicionadas. Por exemplo, uma porção de 180 g de feijão fresco cozido contém 25 mg de sódio, enquanto uma porção igual de feijão enlatado contém 750 mg de sódio. Por causa dos aspectos preocupantes concernentes à saúde, nos últimos anos, os fabricantes de alimentos diminuíram o conteúdo de sal nos alimentos processados. Mesmo assim, foi relatado que o consumo médio de sódio pela população nos Estados Unidos gira em torno de 4,5 g/dia. Cerca de um terço dessa quantidade é oriundo de alimentos naturais, metade é proveniente de alimentos processados, e o restante é fornecido pelo sal de mesa.

O conteúdo de sódio típico de vários alimentos é mostrado na Tabela 10.13. Carnes vermelhas frescas, frutas e hortaliças geralmente contêm quantidades relativamente pequenas de sódio, enquanto vários alimentos processados como molhos, picles, batata frita, refeições prontas e carnes processadas (p. ex., salsicha e hambúrguer) contêm quantidades muito maiores de sódio.

A deficiência de sódio é rara, em parte devido à ampla disponibilidade de sódio em muitos produtos alimentícios, e em parte porque os seres humanos têm um apetite natural pelo sal. Mesmo assim, perdas substanciais de sódio e cloreto do corpo podem resultar da sudorese prolongada. Embora a composição do suor seja bastante variável, as quantidades médias aproximadas de sódio e cloreto perdidas no suor são de 1,2 e 1,4 g/L, respectivamente. Como a maioria das pessoas transpira a uma taxa de 1-2 L/h durante o exercício extenuante, mesmo

TABELA 10.13   Conteúdo de sódio de itens alimentícios comuns

Item alimentício	Quantidade	Conteúdo de sódio (mg)
Carnes		
Embutidos	28 g	450
Carne vermelha (bife)	28 g	25
Frango	28 g	13
Peixe branco	28 g	33
Atum (em óleo)	28 g	270
Salmão (enlatado)	28 g	140
Linguiça de porco	28 g	70
Produtos à base de cereais e amido		
Pão	1 fatia	130
Flocos de milho	28 g	280
Pretzels	28 g	890
Chips ou crispes (simples, salgados)	28 g	195
Chips ou crispes (sal e vinagre)	28 g	335
Hortaliças e frutas		
Feijão (fresco, cozido)	28 g	5
Feijão cozido (enlatado)	28 g	150
Feijão-vermelho (enlatado)	28 g	85
Ervilhas (enlatado)	28 g	55
Picles de cebola	28 g	225
Batatas (assadas)	1 média	6
Bananas	1 média	1
Laranjas	1 média	1
Laticínios		
Leite (semidesnatado)	100 mL	120
Manteiga	5 g	50
Queijo	28 g	445
Queijo *cottage*	28 g	20
Outros produtos comuns		
Margarina	5 g	50
Molho de tomate	28 g	340
Sopa	100 mL	500
Ketchup	15 g	100
Molho de soja	15 g	1.020
Molho bolonhesa	28 g	140
Caldo de carne em pó	28 g	1.620
Bolos e tortas	28 g	85
Isotônicos esportivos	100 mL	46
Sal de mesa	5 g	2.000

a temperaturas ambiente em torno de 20ºC, as perdas de sal podem ser consideráveis. Assim, para um atleta que se exercita no calor, podem ocorrer deficiências em curto prazo de sódio e cloreto que, se não forem corrigidas no período de recuperação, podem ter efeitos debilitantes sobre o desempenho subsequente no exercício.

Baixos níveis sanguíneos de sódio (hiponatremia) também podem ocorrer com o consumo excessivo de água por um período de várias horas, o que pode acarretar uma intoxicação aquosa potencialmente fatal (ver Cap. 9). O cloreto é o principal ânion presente nos líquidos extracelulares (ver Tab. 10.5) e, assim como o sódio, está envolvido na regulação do balanço hídrico corporal e dos potenciais elétricos ao longo das membranas celulares. Os íons cloreto também são um componente na formação de ácido hidroclorídrico no estômago, o qual promove a desnaturação e digestão das proteínas dietéticas. A necessidade diária mínima estimada para o cloreto em adultos é 0,75 g e a ingestão adequada atualmente está estabelecida em 2,30 g. A ingestão dietética de cloreto, como esperado, é paralela a de sódio.

O potássio é o principal cátion encontrado dentro das células. Sua concentração intracelular aproximada é de 150 mmol/L, em comparação com os cerca de 4 mmol/L nos líquidos extracelulares. O potássio também está envolvido na homeostasia hídrica corporal e na geração de impulsos elétricos nos nervos, no músculo esquelético e

no coração. A excreção de potássio na urina, assim como a de sódio, é regulada pela aldosterona. Uma elevação na concentração plasmática de potássio estimula a secreção de aldosterona, levando ao aumento da excreção urinária de potássio. Por outro lado, uma queda na concentração plasmática de potássio causa diminuição na secreção de aldosterona pelo córtex suprarrenal e, consequentemente, maior retenção de potássio pelos rins. A necessidade diária mínima estimada para o potássio em adultos é 2 g e a ingestão adequada está estabelecida em 4,7 g. O potássio é encontrado na maioria dos alimentos e é particularmente abundante na banana, bem como em frutas cítricas, vegetais e leite (ver Tab. 10.14). Como o balanço do potássio é rigidamente regulado no corpo, as deficiências ou excessos de longo prazo são extremamente raros. Os desequilíbrios de curta duração, porém, podem ocorrer em certas circunstâncias. Por exemplo, baixos níveis sanguíneos de potássio (hipocalemia) foram relatados em indivíduos com diarreia, durante o jejum prolongado e após a administração de fármaco diurético.

Concentrações plasmáticas baixas de potássio podem levar ao enfraquecimento muscular e à parada cardíaca fatal. Níveis sanguíneos de potássio acima do normal (hipercalemia) também são potencialmente perigosos, porque também podem causar arritmias cardíacas e resultar em morte. Por esse motivo, as pessoas não devem ingerir altas doses de suplementos de potássio. Durante o exercí-

TABELA 10.14   Conteúdo de potássio de itens alimentícios comuns

Item alimentício	Quantidade	Conteúdo de potássio (mg)
Carnes		
Carne vermelha (bife)	28 g	100
Frango	28 g	70
Peixe branco	28 g	160
Produtos à base de cereais e amido		
Pão	1 fatia	65
Flocos de milho	28 g	100
Hortaliças e frutas		
Batatas (assadas)	1 média	780
Cenouras	1 média	275
Brócolis	1 talo médio	270
Bananas	1 média	460
Laranjas	1 média	260
Maçãs	1 média	35
Laticínios		
Leite (semidesnatado)	100 mL	180
Manteiga	5 g	10
Queijo *cheddar*	28 g	28
Iogurte	100 g	450

cio de alta intensidade, o músculo esquelético ativo libera íons potássio que entram na circulação e produzem elevação temporária da concentração plasmática de potássio. Sob circunstâncias normais, porém, os níveis normais de potássio são rapidamente restaurados durante o período de recuperação. Certa quantidade de potássio é excretada no suor, contudo essas perdas são relativamente pequenas (160-320 mg/L) em comparação com as perdas de sódio e cloreto, por isso o estado de potássio pode ser facilmente restaurado com a ingestão de uma refeição pós-exercício.

Outras funções teciduais

O cálcio, além de ser um importante componente estrutural do osso, está envolvido na condução nervosa e na excitação/contração muscular. No sarcoplasma (citosol) do músculo em repouso, a concentração de íons cálcio livres (Ca^{2+}) é baixa (cerca de 10 nM), enquanto no líquido extracelular e no RS, sua concentração é significativamente maior; a concentração de cálcio livre no plasma sanguíneo, por exemplo, é de cerca de 1 mM (100 mil vezes maior do que no sarcoplasma muscular). A liberação de cálcio do RS em resposta à despolarização de membrana após a chegada de um potencial de ação possibilita a interação entre os filamentos de actina e miosina, com consequente geração de contração muscular (ver Cap. 3). Então um mecanismos de transporte ativo bombeia o cálcio de volta para o RS, o que restaura a baixa concentração citosólica do íon cálcio e permite o relaxamento muscular.

O cálcio também é necessário para a ativação de numerosas enzimas envolvidas no metabolismo energético. Por exemplo, a atividade de fosforilase, principal enzima envolvida na quebra de glicogênio muscular, é estimulada pelo aumento da concentração citosólica de íon cálcio. Várias enzimas que atuam na glicólise também são ativadas por níveis aumentados de cálcio intracelular, o que conecta habilmente o fornecimento de energia ao mesmo processo que permite ao músculo realizar o trabalho.

Hoje, admite-se que a vitamina D é importante para o funcionamento ótimo do músculo esquelético. A vitamina D pode modular a função musculoesquelética por meio de eventos genômicos e não genômicos. A forma biologicamente ativa da vitamina D – a $1,25(OH)_2D$ – induz transcrição gênica muscular e síntese proteica para influenciar a proliferação e diferenciação da célula muscular, a captação de cálcio e o transporte de fosfato ao longo do sarcolema (Hamilton, 2010). As respostas não genômicas incluem modulação da captação de cálcio ao longo do sarcolema e ativação das vias de sinalização da proteína quinase ativada por mitógeno nas fibras musculares. A vitamina D também regula positivamente a expressão do fator de crescimento semelhante à insulina 1 (IFG-1, do inglês *insulin-like growth factor 1*) (Ameri et al., 2013), que tem papel comprovado no remodelamento muscular, na hipertrofia e nos ganhos de força. O IGF-1,

produzido principalmente pelo fígado e que se conecta à proteína de ligação ao fator de crescimento insulina-símile 3 (IFGBP-3, do inglês *insulin-like growth factor binding protein 3*) no soro, é um componente essencial na regeneração muscular e poderia induzir proliferação, diferenciação e hipertrofia do músculo esquelético. A expressão de IGFBP-3 poderia ser regulada pela vitamina D, devido à existência de elementos de resposta à vitamina D na região promotora do gene da IGFBP-3 humana, o que poderia levar a quantidades circulantes maiores de IGFBP-3 e, portanto, retardar a eliminação normalmente rápida do IGF-1 na circulação sanguínea. A implicação evidente desses achados é que o estado e a suplementação de vitamina D poderiam afetar a força muscular, a resistência e o desempenho atlético. Isso foi alvo de um significativo interesse na última década, e os resultados dos estudos então conduzidos foram o foco principal de numerosas revisões recentes sobre a vitamina D e os atletas (Angeline et al., 2013; Moran et al., 2013; Owens, Fraser e Close, 2015; Todd et al., 2015). O consenso geral atual é o de que a deficiência de vitamina D poderia afetar de modo negativo o desempenho atlético, por causa da influência que a vitamina D exerce sobre a função muscular. No entanto, há evidências insuficientes fornecidas por um número limitado de estudos transversais sobre o estado de vitamina D, e por estudos placebo-controlados, randomizados e longitudinais sobre suplementação de vitamina D_3 em atletas, que não permitem concluir que a vitamina D é um intensificador direto do desempenho (Girgis et al., 2014).

O cálcio e a vitamina K são requeridos para a coagulação sanguínea normal. A vitamina K é necessária para a síntese de fatores de coagulação sanguínea. Essa vitamina atua como coenzima na modificação pós-translacional da estrutura proteica, de modo específico a adição de porções de açúcar para formar glicoproteínas.

O iodo atua como componente dos hormônios tireoidianos tri-iodotironina e tetraiodotironina, que atuam como reguladores importantes do metabolismo e da função cardiovascular. Embora o comprometimento da ingestão de iodo não seja tipicamente considerado preocupante para os atletas, pesquisas emergentes sugerem que sua deficiência é prevalente em algumas subpopulações. Os atletas com risco de comprometimento do estado do iodo incluem aqueles que não consomem sal iodado, aqueles que consomem poucos frutos do mar e vivem em regiões com solos pobres em iodo (Dean, 2017; Krajcovicova-Kudlackova et al., 2003), ou ainda aqueles com altas taxas de sudorese (Smyth e Duntas, 2005).

O zinco atua na regulação do apetite. A suplementação oral de zinco é comprovadamente efetiva na restauração do comportamento alimentar e do peso corporal normais em pacientes que sofrem do transtorno alimentar conhecido como anorexia nervosa (ver Cap. 16). Foi sugerido que o zinco está envolvido na patogênese desse transtorno alimentar. Entre atletas do sexo feminino, as ginastas e dançarinas apresentam uma incidência particularmente alta de transtornos alimentares, e diversos levantamentos dietéticos indicam que esses grupos consomem quantidades inadequadas de zinco. De fato, em um estudo sobre dançarinas e ginastas adolescentes, constatou-se que 75% consumiam menos de dois terços da RDA para zinco. Assim, os atletas que tentam manter um baixo peso corporal devem garantir o consumo de quantidades adequadas de zinco.

Além de serem coenzimas no metabolismo energético, várias vitaminas do complexo B também são requeridas para a função neuromuscular normal. Por exemplo, a vitamina B_6 é necessária para a síntese e o metabolismo de muitos neurotransmissores, incluindo a norepinefrina e a dopamina. A vitamina A forma os pigmentos visuais do olho e, portanto, é importante para a visão normal, em particular sob condições de baixa iluminação.

Avaliação do estado de micronutrientes

O estado de vitaminas (e minerais) pode ser estimado diretamente a partir de amostras de biópsia de tecidos corporais (p. ex., músculo esquelético), de células sanguíneas ou do plasma, ou de forma indireta pela análise da dieta. Entretanto, é difícil determinar com precisão o estado vitamínico de um indivíduo. O melhor modo de estabelecer o diagnóstico de deficiência vitamínica é considerar diversas fontes de informação, incluindo análise do sangue, avaliação da ingestão dietética e observação dos sintomas clínicos. A maioria dos estudos que empregaram a análise de sangue (seja a medida direta da concentração plasmática da vitamina, seja a medida indireta de atividades de enzimas que requerem a vitamina) não demonstrou nenhuma diferença distintiva entre atletas e indivíduos sedentários. Além disso, poucas evidências sugerem que as ingestões de vitamina de atletas geralmente são inadequadas, com base nas RDA, exceto para os atletas com ingestões calóricas dietéticas extremamente baixas ou os atletas que falham em consumir dietas bem equilibradas.

Do mesmo modo como para o estado de minerais, a avaliação empregando marcadores sanguíneos é possível para alguns (p. ex., ferro, magnésio, zinco) e não para outros (p. ex., cálcio, potássio, selênio), e a única alternativa é avaliar a ingestão dietética usando os métodos descritos no Capítulo 1.

Levantamentos dietéticos das ingestões vitamínicas em atletas de elite

De modo ideal, os atletas deveriam obter seus nutrientes a partir dos alimentos. Uma dieta bem equilibrada, que inclui alimentos de cada um dos cinco grupos alimentares (carnes, laticínios, cereais integrais, frutas e hortaliças), deve fornecer quantidades adequadas de todas as 13 vitaminas essenciais, com a possível exceção da vitamina D, que é produzida principalmente dentro do corpo por ação da luz solar que incide sobre a pele. Indiscutivelmente, como a ingestão calórica total da maioria dos atletas excede a dos indivíduos sedentários não atletas, uma maior quantidade e variedade de vitaminas deve ser disponibilizada aos atletas por meio de suas ingestões dietéticas. Infelizmente, os levantamentos dos hábitos dietéticos de atletas de elite indicam que eles nem sempre consomem dietas bem equilibradas. Os atletas de elite apresentam risco de deficiências nutricionais por causa das demandas fatigantes e prolongadas dos treinos. Uma combinação de renovação aumentada de vitaminas, perda adicional de alguns nutrientes, seleção precária dos alimentos e tempo restrito para o preparo dos alimentos constituem os fatores contribuidores.

Os dois primeiros relatos abrangentes sobre as ingestões dietéticas reais dos atletas, publicados em 1981, revelaram uma composição inapropriada de macronutrientes das dietas, com os componentes gordura e proteína em quantidades exageradamente altas. Em um estudo (Barry et al., 1981), essa dieta inadequada foi acoplada a ingestões insuficientes de tiamina, niacina e ácido fólico. As ingestões dessas vitaminas entre atletas do sexo feminino estavam bem abaixo das necessidades diárias recomendadas. Alguns levantamentos dietéticos realizados com atletas de resistência de elite relataram ingestões baixas (< 85% da RDA) ou excessivamente altas (> 200% da RDA) de vitaminas. Entretanto, à parte dos relatos de baixa ingestão de vitamina D por corredores sul-africanos (Peters e Goetzsche, 1997) e baixa ingestão de vitamina A em atletas de força de elite holandeses (van Erp-Baart et al., 1989b), ingestões deficientes e também excessivas são relatadas de forma consistente apenas para vitaminas hidrossolúveis. Ingestões baixas de vitaminas A e D são provavelmente atribuíveis à restrição da ingestão de gordura dietética em atletas cujos esportes envolvem consciência do peso corporal. Em um levantamento dietético nacional realizado com atletas holandeses (van Erp-Baart et al., 1989b) que participavam de esportes de resistência, força ou em equipe, as ingestões das vitaminas B_2, B_6 e C pareceram ser mais do que adequadas nos atletas de resistência, mas eram insignificantes em alguns atletas de força e jogadores de equipes esportivas (ver Fig. 10.10). Essa diferença foi atribuída às ingestões calóricas dietéticas totais mais altas dos atletas de resistência. Vários grupos de atletas participantes desse estudo consumiam suplementos de vitamina excessivos em relação à RDA.

Em contraste, os grupos de maior risco de ingestão inadequada de vitaminas (em particular, das vitaminas B) são os de atletas adolescentes do sexo feminino e de atletas que tentam manter um baixo peso corporal (p. ex., lutadores, ginastas, bailarinos) restringindo a ingestão calórica total. Nitidamente, esses atletas precisam escolher os alimentos com cuidado ou tomar suplementos vitamínicos.

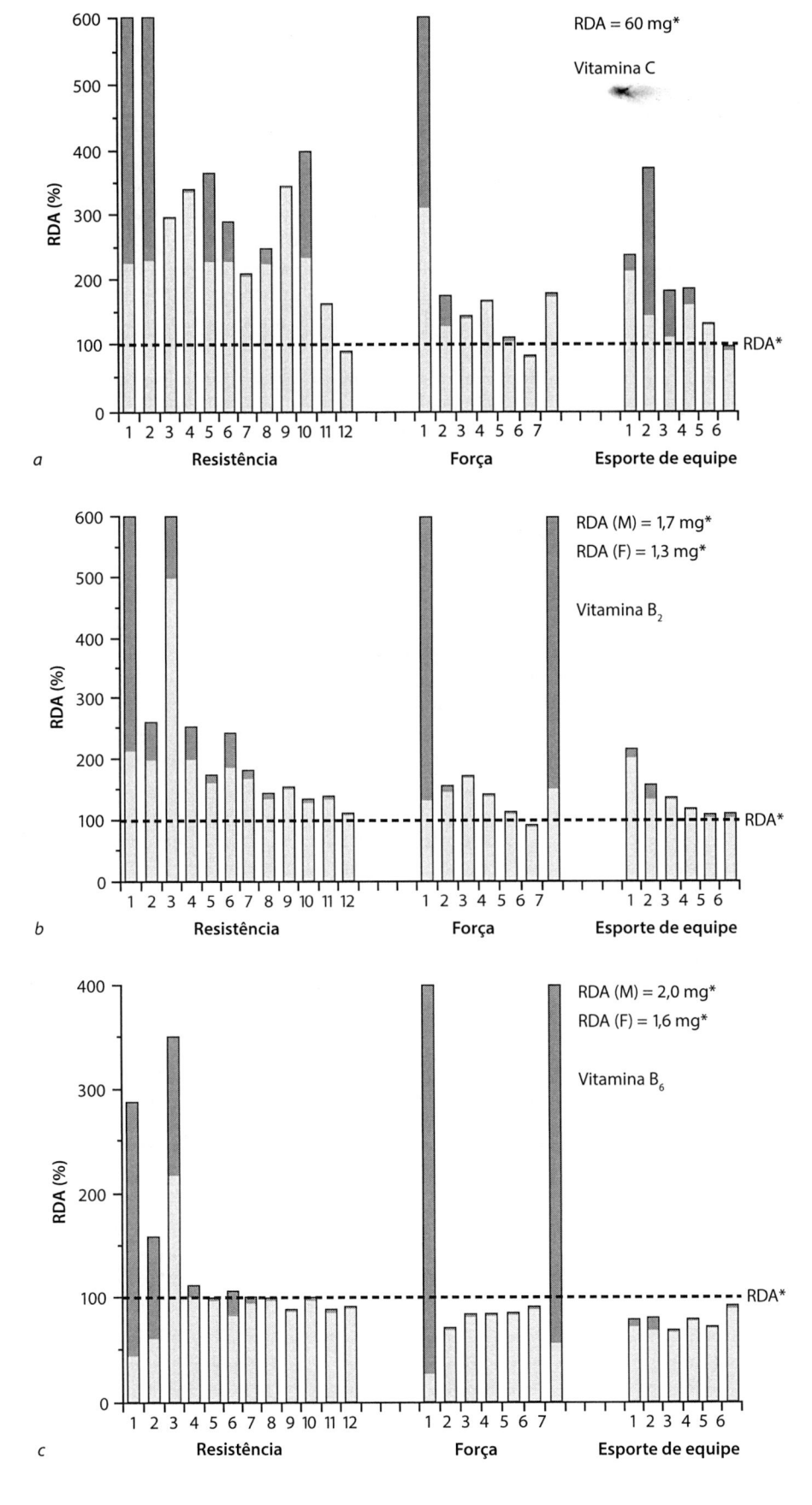

FIGURA 10.10 Ingestões diárias de (*a*) vitamina C, (*b*) vitamina B$_2$, e (*c*) vitamina B$_6$ em atletas de vários esportes. As colunas claras representam a ingestão a partir de fontes alimentares; as colunas escuras indicam a ingestão a partir de suplementos. M: masculino; F: feminino.

Resistência – 1: *Tour de France* M; 2: *Tour de l'Avenir* M; 3: triatlo M; 4: ciclismo M; 5: maratona de *skating* de velocidade M; 6: natação M; 7: remo M; 8: corrida M; 9: remo F; 10: ciclismo F; 11: corrida F; 12: natação subelite F.

Força – 1: fisiculturismo M; 2: judô M; 3: halterofilismo M; 4: judô M; 5: ginástica de elite F; 6: ginástica subelite F; 7: fisiculturismo F.

Esportes de equipe – 1: polo aquático M; 2: futebol M; 3: hóquei de campo M; 4: vôlei F; 5: hóquei de campo F; 6: handebol F.

*Baseados nas RDA em 1989 que, desde então, foram modificadas (ver Apêndice C).

International Journal of Sports Medicine: From A.M.J. van Erp-Baart et al., "Nationwide Survey on Nutritional Habits in Elite Athletes. Part II: Mineral and Vitamin Intake", 1989; 10, suppl 1: S11-S16. Adaptada com permissão.

A ingestão diária de um comprimido de multivitamínico que forneça a RDA de todas as 13 vitaminas é comum entre os atletas instruídos e é também a forma mais simples (e, provavelmente, a mais efetiva) de corrigir quaisquer deficiências vitamínicas que surjam a partir do consumo de uma dieta não balanceada. Levantamentos de atletas que fazem uso de suplementos vitamínicos confirmam a alta prevalência do uso de suplementos vitamínicos entre atletas de elite. Por exemplo, usando questionários, Heikkinen et al. (2011) relataram que 77% dos atletas olímpicos finlandeses haviam usado suplementos vitamínicos no período de 2002 a 2009. A principal justificativa dada pelos atletas para o consumo de suplementos foi a prevenção de deficiências nutricionais.

Levantamentos dietéticos de ingestões de minerais em atletas de elite

A interpretação dos registros de dieta quanto à adequação da ingestão mineral (em particular, de oligoelementos) deve ser feita com cautela. Essa avaliação é difícil por causa das diferenças de biodisponibilidade dos oligoelementos em vários alimentos, e porque nem todos os alimentos foram analisados quanto à composição de minerais. Além disso, a avaliação do estado de minerais de um indivíduo com base em uma análise química do sangue ou a partir de amostras de biópsia nem sempre é possível. Em muitos casos, a concentração plasmática de um mineral em particular não reflete com precisão as reservas corporais do mineral. Considerando essas limitações, a informação baseada em levantamentos dietéticos de atletas e sua bioquímica sanguínea sugere que os estados de ferro, zinco, cálcio e magnésio podem ser interessantes, em especial para atletas jovens e atletas do sexo feminino de todas as idades.

Vários grupos de atletas podem ter reservas de ferro baixas, incluindo corredores de meia-distância e de longa distância, atletas de resistência do sexo feminino e atletas adolescentes. Mesmo assim, a proporção de atletas com baixas reservas de ferro não é maior do que a encontrada na população geral dos EUA, em que a incidência de depleção de ferro (níveis séricos de ferritina < 12 mg/L) é de 21% entre mulheres e de 25% entre garotas adolescentes. A incidência de depleção de ferro em atletas do sexo masculino pode ser maior do que entre homens sedentários, nos quais a deficiência de ferro é baixa (< 2% da população masculina nos EUA). Os homens, em geral, atendem à RDA para cálcio, porém o mesmo não ocorre com as mulheres, em especial as adolescentes. Atletas jovens do sexo feminino preocupadas em manter um baixo peso corporal e baixa gordura corporal, como ginastas, dançarinas e corredoras, apresentam ingestões baixas de cálcio (Aulin, 2000). A história é similar para o zinco e o magnésio; a maioria dos atletas do sexo masculino parece atender a RDA para esses minerais, ao contrário de muitos grupos de atletas do sexo feminino. A informação existente sobre outros minerais é limitada, contudo relatos de deficiências de oligoelementos isolados em atletas, à parte do ferro e do zinco, são extremamente raras.

Em uma recente revisão sistemática e metanálise sobre o uso de suplementos por atletas de elite e atletas não de elite, Knapik et al. (2016) relataram que cerca de 37% dos atletas de ambos os sexos tomavam regularmente um suplemento multivitamínico e mineral. A prevalência do consumo de suplemento de ferro foi maior entre as mulheres (23%) do que entre os homens (11%), enquanto a prevalência do consumo de um suplemento de vitamina E foi maior entre os homens (14%) do que entre as mulheres (8%). A prevalência do consumo de suplementos de cálcio e zinco foi similar: 18% entre os homens e 6% entre as mulheres. Os atletas de elite (57%) foram mais propensos a tomar multivitamínicos e suplementos de mineral do que os atletas não de elite (36%).

Exercício e necessidades de micronutrientes

Vários estudos experimentais sobre depleção de vitaminas determinaram que o estado vitamínico inadequado está associado ao comprometimento do desempenho nos exercícios, em particular quando a dieta é deficiente em mais de uma vitamina. De modo geral, considera-se que os atletas necessitam de uma ingestão aumentada de vitaminas, porque o exercício aumenta as necessidades vitamínicas. Do ponto de vista teórico, o exercício pode induzir um estado vitamínico insuficiente (deficiência), por levar à diminuição da absorção a partir do trato digestivo; aumento da excreção no suor, na urina e nas fezes; aumento da renovação (degradação); e aumento da necessidade (retenção), em razão da adaptação bioquímica ao treino (p. ex., densidade mitocondrial aumentada no músculo esquelético com o treino de resistência, e hipertrofia muscular com o treino de força).

Uma depressão temporária na concentração plasmática de alguns oligoelementos livres (não ligados) (p. ex., ferro, magnésio, zinco, cobre) pode ocorrer após o exercício prolongado, principalmente por causa de uma redistribuição do mineral para outros compartimentos teciduais (p. ex., eritrócitos, leucócitos, músculo ou tecido adiposo), ou devido à liberação de proteínas a partir do fígado e de neutrófilos, as quais quelam (ligam-se) o mineral como parte da resposta de fase aguda à inflamação (ver Fig. 10.11). O exercício regular, em particular em um ambiente quente, expõe a perdas aumentadas de vários minerais no suor e na urina, o que significa que as necessidades diárias da maioria dos minerais aumentam em atletas engajados no treino intenso. Entretanto, com exceção do ferro e do zinco, as deficiências de minerais isolados são raras.

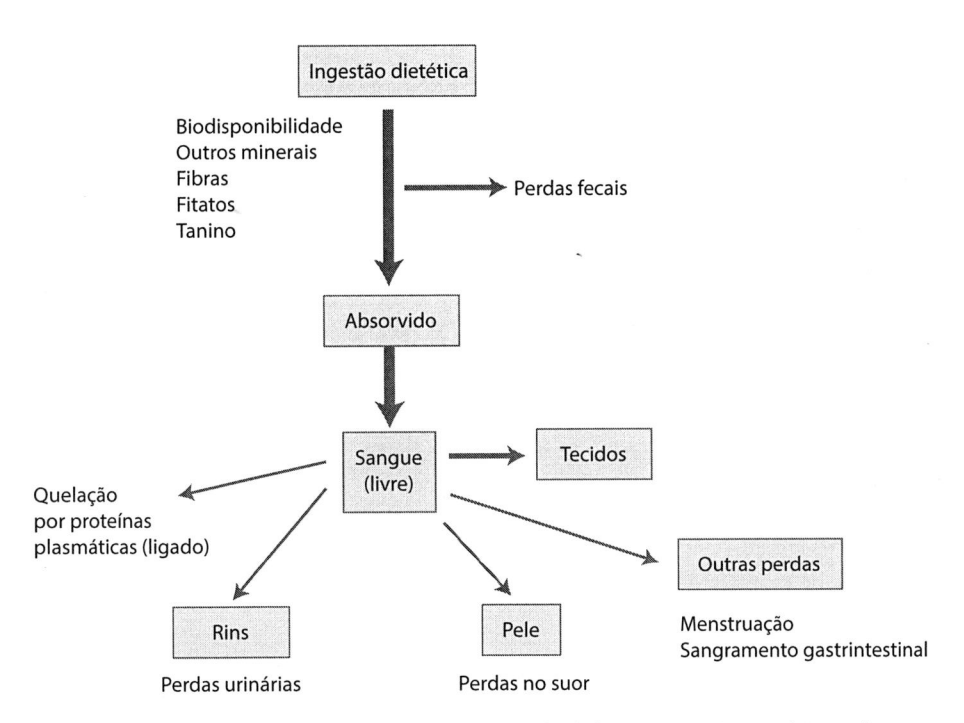

FIGURA 10.11 Fatores que afetam a absorção e a distribuição tecidual de minerais. O exercício pode aumentar as perdas de minerais na urina e no suor, bem como vários outros componentes da dieta podem interferir na absorção de minerais.

As perdas de ferro no suor podem chegar a 0,3 mg de ferro/L de suor (ver Tab. 10.10). Quando um atleta se exercita intensamente em um ambiente quente, a produção de suor pode girar em torno de 2 L/h. Se o atleta se exercitar por 2 h/dia nessas condições, a perda de suor diária adicional será de 4 L, o que incorre uma perda de 1,2 mg de ferro. Como, em média, apenas cerca de 10% do ferro da dieta pode ser absorvido no intestino, o indivíduo deve consumir cerca de 12 mg de ferro extra nos alimentos para repor essa perda de ferro. A RDA do ferro para homens é 8 mg (18 mg para as mulheres), por isso as perdas de suor quase duplicam as necessidades dietéticas.

Há controvérsias quanto às perdas de ferro no suor e se os atletas podem perder ferro no suor em quantidade suficiente para causar deficiência de ferro. Em um estudo diligente que minimizou a perda de ferro nas células cutâneas descamadas e a contaminação da pele com ferro, foi relatada uma concentração muito menor de ferro no suor (em média, apenas 23 mg/L) (Brune et al., 1986). Um estudo subsequente envolvendo atletas (Waller e Haymes, 1996) também sugeriu que as perdas de ferro no suor são modestas e que a concentração de ferro no suor declina com o passar do tempo (pelo menos durante a primeira hora de exercício). Esses autores estimaram que cerca de 6-11% do ferro tipicamente absorvido a cada dia é perdido no suor durante uma hora de exercício, e que as perdas apresentadas pelos homens são aproximadamente o dobro das perdas sofridas pelas mulheres, devido às taxas de sudorese mais altas nos homens.

O exercício pode aumentar ainda mais a necessidade de ferro, em razão do aumento adaptativo na concentração muscular de mioglobina e da massa eritrocitária em resposta ao treino de resistência (Eichner, 2000). Alguns atletas são suscetíveis ao sangramento gastrintestinal durante o exercício extenuante prolongado. Estima-se que cerca de 20% dos corredores recreativos apresentam sangue oculto nas fezes após corridas de longa distância. O sangramento pode surgir em consequência de uma irritação no revestimento estomacal ou de uma hemorragia superficial no cólon decorrente de agressão isquêmica (i. e., suprimento sanguíneo restrito causado pela constrição dos vasos sanguíneos que suprem o tecido). Durante o exercício extenuante, o sangue é desviado para os músculos que estão trabalhando e, quando o exercício é prolongado (em particular quando acompanhado de desidratação e hipertermia), a restrição do fluxo sanguíneo para o cólon pode acarretar inflamação e danificar os vasos sanguíneos, o que é chamado colite hemorrágica segmentar (Eichner, 2000). A medida da perda de ferro fecal em corredores de distância de elite do sexo masculino demonstrou que, durante o treino e a corrida, a perda sanguínea gastrintestinal totalizou cerca de 6 mL/dia (Nachtigall et al., 1996).

Quantidades substanciais de magnésio são perdidas no suor (ver Tab. 10.5), e perdas urinárias aumentadas de magnésio e zinco foram relatadas em atletas engajados na prática de exercícios de alta intensidade. Essas perdas adicionais poderiam levar à deficiência de magnésio e zinco com o treino crônico, se não forem contrapostas por ingestões dietéticas aumentadas. Alguns estudos relatam menores concentrações séricas em repouso de magnésio e zinco em atletas, em comparação ao observado em indivíduos do grupo de controle sedentários, porém os níveis séricos desses minerais para os atletas continuaram dentro das faixas normais aceitas.

Efeito ergogênico da suplementação com micronutrientes

Foram escritos muitos artigos acerca dos efeitos da suplementação vitamínica sobre o desempenho no exercício. Estudos mais antigos sugeriram um potencial papel ergogênico das vitaminas, baseando-se no argumento de que as RDA podem não representar uma ingestão ideal. No entanto, muitos dos primeiros estudos que alegavam demonstrar os efeitos benéficos da suplementação vitamínica sobre o desempenho no exercício foram precariamente delineados, e muitas vezes não tinham grupo de controle (placebo) contra o qual comparar os efeitos da suplementação, ou não apresentavam informação sobre o estado vitamínico vigente dos indivíduos testados. Estudos mais recentes, duplo-cegos e controlados com placebo, desacreditaram a noção de que a ingestão excessiva de vitaminas melhora o desempenho nos exercícios. Mesmo assim, muitos atletas consomem quantidades relativamente grandes de suplementos de vitaminas e minerais para prevenir a deficiência vitamínica.

Deficiências vitamínicas graves ou prolongadas são, sem dúvida, deletérias para a saúde e é provável que também comprometam o desempenho atlético. A suplementação com vitaminas e minerais pode melhorar o estado nutricional de indivíduos que consomem quantidades insuficientes de nutrientes a partir dos alimentos, podendo melhorar o desempenho naqueles que apresentam deficiências. Os atletas não devem contar com comprimidos para obter o suprimento necessário de micronutrientes. Além das vitaminas estabelecidas, muitos outros compostos presentes em pequenas quantidades em frutas e hortaliças frescas são necessários para uma saúde ótima.

A inadequação de curto prazo da ingestão vitamínica é caracterizada por concentrações diminuídas de vitaminas nos tecidos e líquidos corporais, bem como atividade diminuída de certas enzimas. Entretanto, é possível que perturbações funcionais como a diminuição do $\dot{V}O_{2máx}$ ou da capacidade de desempenho físico somente venham a surgir após semanas ou meses. No cenário oposto, grandes ingestões de vitaminas aumentam as reservas corporais de vitamina (em particular, das vitaminas lipossolúveis) e a atividade de algumas enzimas, mas não necessariamente melhorarão a capacidade de trabalho físico. Além disso, ingestões excessivas das vitaminas lipossolúveis (A, D, E e K) por períodos prolongados podem ser prejudiciais.

A história é semelhante para a maioria dos minerais. Corrigir as deficiências (p. ex., de ferro, magnésio, zinco) pode melhorar o desempenho no exercício, porém os suplementos não tendem a produzir qualquer efeito ergogênico em indivíduos com estado adequado de minerais. Vários estudos indicam que a suplementação de magnésio pode melhorar a economia no exercício durante o exercício submáximo prolongado, devido a uma menor captação de oxigênio e melhor depuração de lactato, enquanto uma associação entre ingestão de magnésio e desempenho de força foi relatada em atletas e idosos (Mooren, 2015). Portanto, a suplementação de magnésio deve ser considerada para atletas com deficiência desse mineral.

Alguns minerais são especificamente promovidos como potenciais auxiliadores ergogênicos do desempenho. Esses suplementos, muitas vezes consumidos em grandes quantidades poucas horas antes de uma competição, incluem os fosfatos e o bicarbonato de sódio. Foi sugerido que os sais de fosfato são potenciais auxiliadores ergogênicos por serem íons importantes como tampões intracelulares. Os grupos fosfato são um componente da moeda energética do corpo, a saber a ATP. Portanto, a carga de fosfato pode aumentar a taxa de ressíntese de ATP a partir de ADP e fosfato. Outro possível mecanismo ergogênico pode ser a melhora da extração de oxigênio a partir do sangue pelas fibras musculares por meio de uma alta concentração de 2,3-DPG eritrocitária. Entretanto, atualmente, falta evidência experimental para sustentar essas alegações. O bicarbonato é um tampão extracelular importante. Evidência confiável indica que a ingestão de bicarbonato (mais comumente consumido na forma de bicarbonato de sódio, embora o sódio em si não tenha efeitos independentes sobre a regulação acidobásica) pode melhorar o desempenho em eventos nos quais o acúmulo de ácido láctico no músculo seja uma das principais causas de fadiga, como nas corridas de 400 ou 1.500 m (ver Cap.11). Entretanto, o consumo da quantidade de bicarbonato de sódio necessária para alterar suficientemente o equilíbrio acidobásico no sangue de modo a influenciar o desempenho (cerca de 20 g) pode acarretar desconforto gastrintestinal e diarreia. Em razão desses efeitos colaterais desagradáveis, a carga de bicarbonato pode resultar temporariamente em absorção inadequada de micronutrientes essenciais e carboidrato, bem como retardar a restauração das reservas musculares de glicogênio após o exercício. Os efeitos colaterais e suas consequências são fatores importantes a serem considerados para os eventos esportivos envolvendo competições em dias sucessivos. Detalhes adicionais sobre a carga de fosfato e bicarbonato são encontrados no Capítulo 11.

Resumo das recomendações de ingestão de micronutrientes para atletas

Em geral, a suplementação com vitaminas individuais, incluindo o consumo de grandes doses de misturas antioxidantes simples, não é recomendada. Consumir megadoses de vitaminas individuais (prática comum entre atletas) tende a produzir mais malefício do que benefício. Como a maioria das vitaminas atuam principalmente como coenzimas no corpo, após a saturação desses sistemas enzimáticos, a vitamina na forma livre pode se tornar tóxica (como discutido antes). Os atletas devem obter misturas complexas de compostos antioxidantes a partir do consumo de frutas e hortaliças.

Os suplementos vitamínicos são desnecessários para os atletas que consomem dietas bem equilibradas. Os atletas preocupados com ingestões adequadas de vitaminas, sobretudo durante os períodos de treino intenso e carga de carboidrato antes da competição, e que desejam evitar os riscos de suplementação exagerada, podem consumir os multivitamínicos de farmácia, que fornecem um nível adequado e seguro de ingestão vitamínica.

A maioria dos atletas não necessita de suplementos minerais porque suas dietas já são mais do que adequadas para atender a quaisquer necessidades aumentadas resultantes dos efeitos do exercício intensivo regular. Alguns grupos de atletas, notavelmente aqueles que competem em eventos esportivos nos quais um baixo peso corporal é essencial para o êxito (p. ex., ginastas e dançarinas), ou que competem em certas categorias de peso corporal (p. ex., pugilistas, lutadores e halterofilistas), apresentam risco de ingestão insuficiente de minerais. Os participantes desses tipos de esporte costumam treinar de forma frequente e intensiva, mas consomem dietas de baixa caloria ou se submetem a drásticos regimes de redução do peso para manter ou perder peso corporal antes da competição. Ingestões calóricas baixas (< 8 MJ/dia [< 1.912 kcal/dia]) podem levar a ingestões inadequadas de vitaminas e minerais essenciais. Como muitos atletas são jovens e ainda estão em fase de crescimento e desenvolvimento corporal, podem ser afetados de modo prejudicial pelas deficiências de micronutrientes.

As recomendações listadas a seguir podem ser feitas aos atletas para garantir uma ingestão adequada de cálcio durante o consumo de dietas com restrição calórica:

- Consumir três porções diárias de laticínios com baixo teor de gordura.
- Incorporar esses laticínios às refeições ricas em carboidratos (p. ex., leite desnatado com cereais).
- Comer peixes com osso (p. ex., sardinhas).
- Incluir derivados da soja enriquecidos com cálcio na dieta.
- Consumir verduras verdes (p. ex., repolho, brócolis, espinafre).

As recomendações a seguir podem ser dadas aos atletas para aumentar a ingestão de ferro disponível em uma dieta rica em carboidrato:

- Consumir alimentos ricos em ferro heme, pelo menos 4 vezes por semana (p. ex., fígado ou carne vermelha magra).

- Consumir alimentos fortificados com ferro (p. ex., cereais matinais).
- Incluir fontes alimentares de ferro não heme (p. ex., frutas desidratadas, leguminosas, verduras verdes) na dieta.
- Combinar alimentos fornecedores de ferro não heme com carne vermelha ou alimentos ricos em vitamina C (p. ex., suco de laranja), para aumentar a absorção de ferro.
- Evitar beber chá ou café durante as refeições.

Outros atletas que apresentam risco de ingestão marginal de minerais são aqueles que se abstêm de dietas normais (i. e., consomem dietas extremamente desequilibradas, com baixa densidade de micronutrientes) e os vegetarianos. A suplementação de micronutrientes é recomendada para esses atletas.

Atletas do sexo feminino amenorreicas com certeza devem tomar suplementos de cálcio, enquanto as demais atletas femininas devem considerar o uso de suplementos de cálcio para garantir um estado de cálcio adequado e manter os ossos saudáveis. Ingestões moderadamente altas de cálcio não parecem ser prejudiciais, possivelmente porque a concentração sanguínea de cálcio está sob um rígido controle hormonal e excessos moderados podem ser excretados na urina.

Os atletas que treinam e competem em ambientes quentes também devem considerar aumentar a ingestão de minerais (em particular, de ferro, zinco e magnésio), uma vez que as perdas no suor podem ser consideráveis. Mesmo assim, os suplementos diários desses minerais não devem exceder 1-2 vezes a RDA. Assim como com as vitaminas, a ingestão excessiva de minerais pode ser tóxica e comprometer a absorção de outros oligoelementos essenciais.

As dietas pobres são a principal causa das deficiências de micronutrientes em atletas. Entretanto, há certos casos em que o exercício extenuante regular contribui para a deficiência. Consumir uma dieta bem equilibrada pode corrigir facilmente as deficiências de micronutrientes, com as possíveis exceções das faltas de ferro, cálcio e vitamina D. O conhecimento inadequado sobre práticas dietéticas apropriadas, a falta de tempo para o preparo dos alimentos, as propagandas enganosas de suplementos de micronutrientes e a falta de aconselhamento nutricional qualificado são as possíveis causas das ingestões insuficientes de micronutrientes em atletas. Poucos estudos comprovaram de modo definitivo os efeitos benéficos da suplementação de minerais ou vitaminas sobre o desempenho no exercício, exceto nos casos em que havia necessidade de suplementação para corrigir uma deficiência preexistente. A maioria dos atletas que consomem suplementos de micronutrientes têm o objetivo de garantir um bom estado de saúde e não intensificar o desempenho nos esportes. Um atleta que não é saudável não tende a apresentar o melhor desempenho de seu potencial máximo.

Pontos-chave

- Embora a suplementação de vitaminas e minerais possa melhorar a nutrição em atletas que consomem quantidades insuficientes de micronutrientes a partir dos alimentos, bem como melhorar o desempenho de atletas com deficiências, nenhuma evidência convincente indica que doses maiores que a RDA melhorem o desempenho.
- Vitaminas e minerais são necessários para diversos processos importantes que ocorrem no corpo, incluindo crescimento e reparo dos tecidos corporais, como cofatores em reações metabólicas catalisadas por enzimas, para o transporte de oxigênio e metabolismo oxidativo, para a função imune e como antioxidantes. Qualquer deficiência persistente de um mineral ou vitamina essencial levará a uma saúde debilitada, e é extremamente improvável que um atleta não saudável desempenhe em seu potencial máximo.
- As vitaminas são compostos orgânicos necessários em pequenas quantidades na dieta. São essenciais para reações metabólicas específicas que ocorrem no corpo, e também para o crescimento e desenvolvimento normal. Com exceção da vitamina D, que pode ser sintetizada a partir da exposição à luz solar, da vitamina K e de algumas vitaminas do complexo B, que são produzidas pela microflora bacteriana do trato gastrintestinal, as vitaminas não são produzidas pelo corpo humano e devem ser consumidas na dieta.
- Embora as vitaminas não contribuam diretamente para o suprimento energético, exercem papel importante na regulação do metabolismo, atuando como coenzimas reutilizáveis. Uma deficiência de algumas vitaminas do complexo B, que atuam como cofatores de enzimas no metabolismo de carboidratos (p. ex., B_3, B_6 e B_1), gorduras (p. ex., B_2, B_1, ácido pantotênico e biotina) e proteína (p. ex., B_6), resulta em fadiga precoce e incapacidade de manter um programa de treino intenso. Outras vitaminas atuam na produção de eritrócitos e leucócitos sanguíneos (ácido fólico e B_{12}) ou auxiliam na formação dos ossos, do tecido conjuntivo e da cartilagem (p. ex., vitaminas C e D).
- As vitaminas hidrossolúveis – vitaminas C, B_1, B_2, B_3, B_6, tiamina, riboflavina, piridoxina, niacina, ácido pantotênico e biotina – estão envolvidas no metabolismo energético mitocondrial. O ácido fólico e a vitamina B_{12} estão envolvidos principalmente na síntese de ácido nucleico e, portanto, são importantes para a manutenção de populações saudáveis de células de divisão rápida existentes no corpo (p. ex., eritrócitos, células imunes e mucosa intestinal). A vitamina C também é antioxidante.
- As vitaminas lipossolúveis são A, D, E e K. Dentre essas vitaminas, apenas a vitamina E tem um papel provável no metabolismo energético. Além disso, o betacaroteno (pró-vitamina A) e a vitamina E têm propriedades antioxidantes. A vitamina K é requerida para a adição de resíduos de açúcar às proteínas na formação das glicoproteínas.
- Embora a atividade física possa aumentar o requerimento de algumas vitaminas (p. ex., vitamina C, riboflavina e, possivelmente, piridoxina, vitamina A e vitamina E), essa necessidade aumentada tipicamente é atendida com o consumo de uma dieta balanceada rica em carboidrato, moderada em proteína e pobre em gordura. As ingestões de vitaminas e minerais em atletas estão correlacionadas com ingestões calóricas de até 20 MJ/dia (4.780 kcal/dia). Assim, se a ingestão calórica corresponder à necessidade energética, os atletas obterão todos os micronutrientes que precisam a partir dos alimentos, sem ter de recorrer a suplementos (com a possível exceção da vitamina D, se a exposição à luz solar for insuficiente).
- Evidências sugerem que os antioxidantes fornecem um importante mecanismo de defesa ao corpo, contra os efeitos danosos dos radicais livres. Muitos atletas consomem grandes doses de vitaminas antioxidantes (betacaroteno e vitaminas C e E), porém a ingestão excessiva de antioxidantes pode não ser uniformemente útil e comprometer a adaptação ao treino. Continua havendo controvérsia quanto a pessoas fisicamente ativas terem ou não de consumir compostos antioxidantes em quantidades acima dos valores da RDA. No presente, os dados existentes são insuficientes para recomendar suplementos antioxidantes para atletas.
- A maioria dos atletas não necessita de suplementos de micronutrientes (com a possível exceção da vitamina D), porque suas dietas já são mais do que adequadas para atender quaisquer necessidades aumentadas decorrentes dos efeitos do exercício intensivo regular. Contudo, há grupos particulares de atletas que apresentam risco de ingestão insuficiente de minerais e vitaminas. Esses atletas competem em eventos esportivos nos quais um peso corporal reduzido é essencial para o êxito (p. ex., ginastas e dançarinos), ou competem dentro de certas categorias de peso corporal (p. ex., pugilistas, lutadores e halterofilistas). Os participantes desses esportes costumam treinar com frequência e de forma intensa, mas consomem dietas de baixa caloria ou submetem-se a regimes drásticos de redução do peso para manter ou perder peso corporal antes das competições.

- As atletas femininas amenorreicas certamente devem tomar suplementos de cálcio, enquanto as demais atletas femininas devem considerar o uso desses suplementos para garantir um estado adequado de cálcio e a manutenção da saúde dos ossos. Os atletas que treinam e competem em ambientes quentes também devem considerar aumentar a ingestão de minerais (em particular de ferro, zinco e magnésio), porque as perdas minerais no suor podem ser consideráveis. Mesmo assim, os suplementos diários desses minerais não devem exceder 1-2 vezes a RDA. Assim como com as vitaminas, as ingestões excessivas de minerais podem ser tóxicas e comprometer a absorção de outros oligoelementos essenciais.
- Embora as dietas pobres sejam a principal causa das deficiências de micronutrientes entre atletas, o exercício extenuante regular pode contribuir para a deficiência. Consumir uma dieta bem equilibrada pode corrigir facilmente essas deficiências, com as possíveis exceções das faltas de ferro, cálcio e vitamina D. O conhecimento inadequado sobre práticas dietéticas apropriadas, a falta de tempo para preparar os alimentos, as propagandas enganosas de suplementos de micronutrientes, e a falta de aconselhamento nutricional qualificado são as prováveis causas das ingestões insuficientes de micronutrientes pelos atletas.

Leituras recomendadas

Chen, J. 2000. Vitamins: Effects of exercise on requirements. In *Nutrition in sport*, edited by R.J. Maughan, 282-291. Oxford: Blackwell Science.

Clarkson, P.M. 1991. Minerals: Exercise performance and supplementation in athletes. *Journal of Sports Sciences* 9:91-116.

Haymes, E.M. 1991. Vitamin and mineral supplementation to athletes. *International Journal of Sport Nutrition* 1:146-169.

Niess, A.M., and P. Simon. 2007. Response and adaptation of skeletal muscle to exercise – the role of reactive oxygen species. *Frontiers in Bioscience* 12:4826-4838.

Owens, D.J., W.D. Fraser, and G.L. Close. 2015. Vitamin D and the athlete: Emerging insights. *European Journal of Sport Science* 15:73-84.

Powers, S.K., K.C. DeRuisseau, J. Quindry, and K.L. Hamilton. 2004. Dietary antioxidants and exercise. *Journal of Sports Sciences* 22 (1): 81-94.

Quindry, J.C., A. Kavazis, and S.K. Powers. 2014. Exercise-induced oxidative stress: Are supplemental antioxidants warranted? In *Sport nutrition*, edited by R.J. Maughan, 263-276. Oxford: Blackwell Science.

van der Beek, E.J. 1991. Vitamin supplementation and physical exercise performance. *Journal of Sports Sciences* 9:77-89.

Volpe, S.L., and H.A. Nguyen. 2014. Vitamins, minerals and sport performance. In *Sport nutrition*, edited by R. J. Maughan, 217-228. Oxford: Blackwell Science.

11

Suplementos nutricionais

Objetivos

Após estudar este capítulo, o leitor deve ser capaz de:

- Descrever as várias categorias de suplementos nutricionais.
- Descrever os suplementos nutricionais que apresentam propriedades ergogênicas.

- Discutir os potenciais perigos e riscos dos suplementos nutricionais.
- Compreender a análise crítica dos relatos e achados científicos, bem como sua importância.

O uso de suplementos nutricionais é uma parte amplamente disseminada e legítima da estratégia empregada por muitos atletas na busca pelo êxito nos esportes. O uso de **auxílios ergogênicos** ou suplementos nutricionais não é novidade. Por volta de 500 a 400 a.C., as dietas da moda já eram usadas para melhorar o desempenho (Applegate e Grivetti, 1997). Hoje, muitos atletas ainda têm esperança de encontrar uma pílula ou bebida especial que melhore o desempenho.

Mirando além da herança genética e do treino, muitos atletas se voltam para os auxílios ergogênicos (Applegate, 1999). Os suplementos nutricionais, como implica o nome, devem ser usados para suplementar a dieta vigente, em vez de substituí-la. Entretanto, para muitos atletas modernos, a nutrição esportiva se tornou sinônimo de suplementos nutricionais. As ideias e expectativas dos atletas acerca dos suplementos nutricionais são pesadamente influenciadas pelos fabricantes e vendedores de tais suplementos, os quais alegam que seus produtos aumentam a massa muscular, melhoram o vigor e assim por diante.

A perda de peso e o ganho de músculo são metas importantes não só para muitos atletas como para aqueles que não estão envolvidos com o treino atlético. Como é difícil alcançar tais metas empregando os métodos convencionais (diminuir a ingestão calórica e aumentar o gasto energético por meio da atividade física), os suplementos se mostram atraentes para um grande número de pessoas. Os suplementos nutricionais são usados por

40-100% dos atletas em uma forma ou em outra (Burke, Collier e Hargreaves, 1993), e as evidências disponíveis sugerem que os atletas usam vários suplementos nutricionais ao mesmo tempo e em doses extremamente altas. Neste capítulo, serão revisadas as alegações e a evidência experimental para uma seleção de suplementos comuns. Serão enfocados principalmente os suplementos aos quais são atribuídas as capacidades de melhorar o desempenho nos exercícios, intensificar a recuperação ou promover a perda de gordura. Milhares de suplementos nutricionais são comercializados, atualmente. O mercado global de suplementos dietéticos foi avaliado em 132,8 bilhões de dólares em 2016, e a expectativa é que chegue aos 220,3 bilhões de dólares em 2022 (Global News Wire, 2017). Grande parte desses suplementos são destinados a atletas. Certamente, não será possível abordar todos esses suplementos, mas serão enfocados alguns dos mais populares sobre os quais foi encontrada evidência científica razoável acerca de sua eficácia. Uma lista bastante extensiva de suplementos comuns é mostrada no quadro "Suplementos nutricionais populares". Para a maioria deles, há pouca ou nenhuma evidência que indique a sua efetividade. Para alguns suplementos (p. ex., suco de beterraba, cafeína, beta-alanina, creatinina, bicarbonato de sódio) há forte evidência de que sejam efetivos na melhora do desempenho no exercício (Peeling et al., 2018) sob certas condições. Estas podem ser a dose de suplemento, o *timing* (momento) de sua

SUPLEMENTOS NUTRICIONAIS POPULARES

Acetilcolina	Glutamina
Androstenediona	Glicerol
Arginina	Chá-verde
Pólen de abelha	Inosina
Suco de beterraba	Sais de cetona
Beta-alanina	Sais de lactato e polilactato
Beta-hidroxi-betametilbutirato (HMB)	Lecitina
Boro	Triacilglicerol de cadeia média (MCT)
Aminoácidos de cadeia ramificada	Octacosanol
Cafeína	Ácidos graxos ômega-3
Carnitina	Ácido pangâmico (não comercializado)
Carnosina	Sais de fosfato
Suco de cereja	Fosfatidilserina
Colina	Fósforo
Condroitina	Polifenóis
Citrulina	Piruvato e di-hidroxiacetona
Picolinato de cromo	Quercetina
Coenzima Q10	Resveratrol
Ácidos linolênicos conjugados	Geleia real
Creatinina	Smilax
Desidroepiandrosterona (DHEA)	Bicarbonato de sódio
Fígado desidratado	Citrato de sódio
Di-hidroxiacetona (DHA)	Nitrato de sódio
Efedra	Fosfato de sódio
Óleo de peixe	Espirulina
Gama-orizanol	Succinato
Ginseng	Ioimbina
Glandulares	Vanádio
Glicosamina	Óleo de germe de trigo
Polímeros de glicose	

ingestão em relação ao exercício e a intensidade e duração do exercício. O impacto da ingestão de carboidrato, gordura, líquidos, proteína, aminoácidos e micronutrientes sobre o desempenho no exercício foi abordado em capítulos anteriores e não serão retomados. Os suplementos que podem modificar as adaptações ao treino são mencionados no Capítulo 12, e os suplementos que podem reforçar a imunidade e diminuir a suscetibilidade à infecção são discutidos no Capítulo 13.

Importância relativa dos suplementos para uma dieta normal

Quando se trata de aconselhamento nutricional, muitos atletas parecem estar mais interessados em suplementos do que em adotar uma dieta balanceada saudável. Isso ocorre em todos os níveis do esporte, desde os "atletas de fim de semana", passando pelos atletas de temporada, até os atletas profissionais. Algumas crenças sobre o uso de suplementos incluem as seguintes:

- Os suplementos são mais efetivos do que uma dieta saudável.
- Os suplementos podem propiciar uma solução rápida, enquanto os efeitos positivos de uma dieta saudável equilibrada demoram para ocorrer.
- Uma vez que a dieta já é balanceada e saudável, o próximo aspecto a ser abordado é o uso de suplementos.
- A dieta é de algum modo desequilibrada e os suplementos são necessários para compensar esse desequilíbrio e ajudar a prevenir deficiências, ou os suplementos são como uma "apólice de seguro".
- Os outros atletas usam suplementos, por isso quem não os usa fica em situação de desvantagem.

Como já mencionado, os suplementos nutricionais devem suplementar e não substituir a dieta, e não devem ser o foco principal. Uma lição geral que podemos aprender do esporte é que não existem soluções rápidas; o êxito demanda dedicação e esforço. Isso se aplica também à nutrição esportiva.

Ao longo das duas últimas décadas, várias conferências e artigos de revisão sobre nutrição esportiva (p. ex., Maughan e Shirreffs, 2011) enfatizaram que a quantidade, a composição e o *timing* da ingestão de alimentos podem afetar profundamente o desempenho no esporte. Boas práticas nutricionais baseadas em evidência usando predominantemente alimentos e bebidas naturais foram estabelecidas para ajudar os atletas a apresentarem um bom desempenho e a treinarem de forma mais efetiva, a se recuperarem mais rápido e a se adaptarem de modo mais efetivo e com menor risco de doença e lesão. Os especialistas em nutrição esportiva lembram repetidamente aos atletas a necessidade de evitar o uso indiscriminado de suplementos dietéticos. Os suplementos que fornecem nutrientes essenciais podem ser úteis quando a ingestão alimentar ou as opções alimentares forem restritas, contudo essa abordagem para conseguir uma ingestão nutricional adequada normalmente é uma opção de curto prazo. O uso de suplementos não compensará as escolhas alimentícias precárias nem uma dieta inadequada. Os atletas que contemplam o uso de suplementos e alimentos ou bebidas desenvolvidos para serem consumidos por atletas devem considerar sua eficácia, custo, risco para a saúde e o desempenho, e o potencial de resultado positivo no teste de *doping* (ver a última seção deste capítulo). Os atletas também podem ser beneficiados pela orientação de profissionais especializados em nutrição esportiva capacitados para fornecer aconselhamento sobre as necessidades individuais de energia, nutrientes e líquidos, e ajudar a desenvolver estratégias nutricionais específicas de cada esporte para o treino, a competição e a recuperação (Maughan e Shirreffs, 2011).

Os atletas sérios devem fazer as seguintes perguntas a si mesmos: Como posso melhorar a minha ingestão nutricional para alcançar minhas metas? Existem produtos de nutrição esportiva que podem dar suporte adicional a minhas metas nos dias de treino intenso ou competição? Uma vez que tais perguntas tenham sido devidamente abordadas, de preferência em seguida ao conselho de um profissional de nutrição esportiva, é sensato fazer uma terceira pergunta: Existem alguns suplementos que, em adição a uma dieta balanceada, podem ajudar a melhorar meu desempenho, adaptação ao treino ou recuperação? Os suplementos devem ser o último componente e não a base de uma dieta balanceada.

Ausência de regulação de suplementos nutricionais

As propagandas e a Internet fornecem informações em abundância sobre os suplementos nutricionais. A maioria das alegações não é corroborada por estudos científicos e muitas são fantasiosas ou até impossíveis. As alegações costumam ser baseadas em estudos publicados em periódicos não revisados por pares, ou em resultados de estudos que foram extrapolados de maneira inadequada. As alegações feitas pelos fabricantes acerca dos suplementos nutricionais aparentemente são difíceis de regular.

Em contraste com os fármacos prescritos, que estão sob rigorosa regulamentação, os suplementos nutricionais recebem pouca supervisão governamental, e os comerciantes contam com enorme liberdade para fazer alegações de *marketing*. Por exemplo, a FDA regula estritamente os testes clínicos, a propaganda e a promoção dos fármacos prescritos, o que impede os comerciantes de fazerem alegações não comprovadas. Os suplementos nutricionais não estão sujeitos a esse tipo de regulamentação. Os fármacos são extensivamente testados quanto à segurança para poderem ser vendidos, contudo os suplementos nutricionais não são testados. O *Dietary Supplement Health and Education Act*, de 1994, criou uma nova categoria de produtos denominada "suplementos dietéticos". Esses suplementos dietéticos são considerados parte da nutrição (e não medicação) e são definidos como "vitaminas, minerais, ervas e vegetais, aminoácidos e outras substâncias dietéticas destinadas a suplementar a dieta, aumentando a ingestão dietética total". Os ingredientes contidos nos suplementos podem estar tanto na forma natural como "na forma de um concentrado, metabólito ou constituinte qualquer, ou como uma combinação desses ingredientes" (*Federal Food, Drug, and Cosmetic Act*, 1938). Embora os fabricantes devam submeter informações referentes aos produtos novos (inclusive alegações) à FDA, essa informação tem finalidade de notificação e não de autorização (Ross, 2000). Mesmo assim, a FDA é responsável pela ação contra qualquer tipo de produto suplementar dietético adulterado ou com incorreção de nome comercial que tenha chegado ao mercado. Segundo a lei em vigor, incluindo o *Dietary Supplement Health and Education Act,* de 1994, a FDA pode tomar medidas para remoção de produtos do mercado, se a agência puder estabelecer que esses produtos foram adulterados (p. ex., que o produto não é seguro) ou apresentam erro de nome comercial (p. ex., que o rótulo é falso ou enganoso). A FDA mantém uma lista de suplementos corrompidos em seu *site* (www.fda.gov).

Avaliação crítica de estudos sobre suplementação nutricional

Os atletas e pessoas em geral devem examinar de forma crítica as alegações feitas pela indústria de suplementos dietéticos e as "evidências científicas" que sustentam tais alegações. A seguir, são listados alguns fatores que devem ser considerados ao avaliar os relatos de estudos científicos:

- **O estudo apresenta uma hipótese clara?** Um estudo bem delineado é aquele que propõe uma hipótese clara e apresenta uma base teórica forte para o desfecho esperado. Alguns estudos, porém, são delineados com uma abordagem do tipo *shotgun*. Um suplemento é dado e muitas variáveis são medidas. Quanto mais variáveis são examinadas, maior é a probabilidade de que algumas dessas variáveis venham a sofrer alteração. A aplicação dos resultados do estudo deve ter uma sólida lógica científica. Por exemplo, o bicarbonato de sódio pode melhorar a capacidade de tamponamento e isso pode resultar em melhora do desempenho na corrida de 800 m, entretanto não se pode esperar que melhore o desempenho no triatlo *Ironman* (um evento com duração de 8-14 horas).

- **O estudo foi realizado usando células, músculo, animais ou seres humanos?** Os resultados frequentemente são extrapolados a partir de achados obtidos em culturas celulares. Esses experimentos *in vitro* auxiliam significativamente o entendimento acerca do metabolismo e das interações moleculares. Por outro lado, as situações *in vivo* podem ser muito diferentes. As amostras em tubos de ensaio, por exemplo, não são expostas às alterações hormonais existentes em organismos vivos. Do mesmo modo, as células musculares no corpo podem se comportar de maneira diferente do observado nas preparações de células musculares isoladas. Mesmo quando os testes são realizados em animais vivos, o metabolismo animal pode ser significativamente diferente do metabolismo humano. Os ratos têm reservas de glicogênio muscular relativamente grandes e reservas de triacilglicerol intramuscular extremamente pequenas em comparação ao observado nos seres humanos. Em ratos, as dietas ricas em gordura produzem uma nítida melhora na capacidade de exercício (ver Cap. 7), mas nenhuma evidência indica que as dietas ricas em gordura melhoram o desempenho em seres humanos. Alguns resultados de estudos não podem simplesmente ser extrapolados para atletas humanos.

- **A população para a qual as alegações foram feitas era comparável à população do estudo?** A suplementação com coenzima Q10 melhora o $\dot{V}O_{2máx}$ e a capacidade de exercício em pacientes cardíacos, mas não tem efeito sobre o $\dot{V}O_{2máx}$ ou a capacidade de exercício em indivíduos saudáveis. A suplementação de vanádio aumenta a sensibilidade à insulina (diminui a resistência à insulina) em pacientes com diabetes tipo 2, mas não parece ser efetiva em indivíduos saudáveis com sensibilidade normal à insulina. Esses exemplos mostram como os desfechos podem diferir em um grupo-alvo de indivíduos com diferentes idades, sexos, constituições corporais ou níveis de condicionamento em relação ao grupo do estudo.

- **As variáveis externas foram controladas?** Em um estudo ideal, todas as variáveis e condições são idênticas, de modo que a única diferença entre os estudos é o tratamento recebido por cada grupo. Então, todas as alterações observadas podem ser atribuídas com alto grau de certeza ao tratamento. Por exemplo, se no exame do efeito da cafeína sobre o desempenho no exercício as condições ambientais eram diferentes nos ensaios com cafeína e controle, é possível que os efeitos observados estivessem relacionados tanto às condições ambientais quanto à cafeína.

- **O estudo era controlado com placebo?** Se os participantes do estudo tinham conhecimento prévio ou expectativas em relação a um dado tratamento ou suplemento, o desempenho deles pode ter sido afetado. A escolha apropriada de um placebo evita esse tipo de tendenciosidade no desempenho. Entretanto, com algumas intervenções nutricionais, é difícil encontrar um placebo compatível. Por exemplo, os AACR têm um sabor extremamente amargo e encontrar um placebo com sabor semelhante (horrível) é difícil. Neste caso, os indivíduos podem saber o que estão recebendo e isso pode influenciar o desfecho.

- **As técnicas usadas eram adequadas?** A capacidade de resistência (tempo até a exaustão) apresentam uma ampla variabilidade diária (Jeukendrup et al., 1996). Os métodos usados para medir essa variabilidade podem não detectar pequenas diferenças no desempenho. De modo similar, algumas medidas de constituição corporal exibem um erro relativamente amplo e, portanto, não poderão detectar pequenas alterações no conteúdo de gordura ou na massa livre de gordura. Se um tratamento (suplemento) é considerado inefetivo, talvez o método particular empregado no estudo não fosse sensível o bastante para detectar pequenas diferenças (Currell e Jeukendrup, 2008b). Uma pequena alteração no desempenho (< 3%), que é indetectável no contexto laboratorial, pode determinar o êxito ou a falha em um evento esportivo (Currell e Jeukendrup, 2008b; Hopkins, 2000).

- **Os estudos foram randomizados?** A randomização minimiza os efeitos enganosos das variáveis que não foram controladas ou que não puderam ser controladas. Quando um pequeno número de indivíduos é testado, um delineamento contraequilibrado é preferido. Se os estudos forem randomizados, é possível incluir oito de cada dez indivíduos no grupo de tratamento do primeiro estudo (deixando apenas dois indivíduos no grupo de controle). Um delineamento contraequilibrado evita esse desequilíbrio, indicando números iguais para os grupos de controle e tratamento no primeiro estudo (i. e., metade dos indivíduos tomarão o suplemento primeiro, enquanto a outra metade tomará o placebo primeiro). A falha em randomizar os tratamentos em um estudo pode confundir o desfecho e, assim, tornar as conclusões não confiáveis.

- **Um delineamento cruzado foi usado?** Em um delineamento de estudo cruzado, os mesmos indivíduos realizam o estudo com tratamento e o estudo com placebo, o que permite fazer comparações na mesma pessoa. Embora esse tipo de delineamento de estudo possa causar complicações, em particular se uma substância-teste indutora de efeitos no corpo por tempo prolongado for administrada antes do placebo, é considerado o delineamento de estudo ideal. A falha em adotar um delineamento cruzado não necessariamente pode afetar a fidedignidade das conclusões, mas é provável que a variação entre os indivíduos quanto às variáveis medidas venha a ser maior do que a variação intraindividual. Portanto, se um delineamento cruzado não for adotado, será necessário estudar um número muito maior de indivíduos para obter o mesmo grau de confiança de que as conclusões são válidas.

- **A atribuição dos tratamentos foi aleatória ou por autosseleção?** Se os indivíduos tiverem a possibilidade de autosselecionar o grupo do estudo, uma tendenciosidade significativa poderá ser introduzida. Por exemplo, em um estudo sobre os efeitos do cromo na perda de peso, os indivíduos mais motivados a perderem peso provavelmente escolheriam ser incluídos no grupo do cromo e não no grupo do placebo.

- **Outros estudos confirmam os achados?** Se um estudo relata um efeito ergogênico de um dado suplemento, é possível que a alegação seja verdadeira. Entretanto, se vários estudos chegaram à mesma conclusão, é mais provável que o suplemento tenha efeito ergogênico. Quanto mais estudos tiverem sido realizados, maior será a variedade de indivíduos testados, e quanto mais variadas forem as dosagens do suplemento usadas, mais generalizável será a conclusão.

- **O estudo foi revisado por pares?** Os artigos enviados para publicação a periódicos que adotam a revisão por pares passam por um rigoroso processo em que geralmente dois ou três peritos, especialistas na área, avaliam o artigo com base em critérios específicos. A pesquisa de qualidade resiste à revisão crítica e à avaliação por colegas. Os artigos publicados em revistas populares ou *sites* voltados para o consumidor não passam por esse extensivo processo de revisão e, por isso, costumam estar cheios de erros e alegações falsas.

Os suplementos mais importantes para os quais foi alegado um efeito de melhora no desempenho, na intensificação da recuperação ou na promoção de perda de gordura ou ganho muscular são discutidos ao longo das próximas seções. A Tabela 11.1 contém uma lista de suplementos selecionados que são discutidos neste capítulo, juntamente com alegações e evidências científicas para tais alegações. Os suplementos discutidos em capítulos anteriores, como as bebidas contendo carboidrato-eletrólito (ver Cap. 6) e aminoácidos individuais (ver Cap. 8), não são discutidos.

Androstenediona

A androstenediona é um dos suplementos nutricionais mais populares nos Estados Unidos. Acredita-se que estimule a síntese endógena de testosterona e, desse modo, aumente a síntese proteica, desenvolva massa muscular e melhore a recuperação. A androstenediona foi desenvolvida pela primeira vez na antiga Alemanha Oriental, para melhorar o desempenho dos atletas. As regulamentações constantes no *Dietary Supplement Health and Education Act*, de 1994, permitem a sua comercialização como suplemento alimentar e, nos Estados Unidos, é disponibilizada sem receita médica em quase todas as drogarias ou farmácias.

Se por um lado a androstenediona atua como um esteroide anabolizante, por outro também apresenta os efeitos colaterais desse tipo de substância, incluindo acne, crescimento de pelos faciais e corporais, aumento da próstata e comprometimento da função testicular. A evidência de que a androstenediona tem propriedades anabólicas, porém, está longe de ser convincente. Embora apenas alguns estudos tenham investigado os efeitos da androstenediona sobre as concentrações séricas de testosterona e a força muscular, é possível tirar algumas conclusões.

Um estudo determinou os efeitos da suplementação oral de androstenediona (300 mg/dia) em curto prazo (duas semanas) e em longo prazo (oito semanas), sobre as concentrações séricas de testosterona e estrógeno, bem como sobre o tamanho e a força da fibra musculoesquelética em um grupo de indivíduos que seguiam um programa de treino de força (King et al., 1999). O grupo de vinte participantes foi aleatoriamente dividido em um grupo de placebo e um grupo de androstenediona. Nenhuma alteração foi observada nas concentrações séricas de testosterona, mas as concentrações séricas de estradiol aumentaram após a administração de androstenediona. O treino de força resultou em aumento da força, aumento da massa corporal magra e aumento da área de corte transversal das fibras musculares de tipo II após oito semanas, porém não houve diferenças significativas entre os grupos de androstenediona e placebo. Outros três estudos também relataram ausência de efeito sobre as concentrações séricas de testosterona. Nesses estudos, 100-200 mg de suplemento diário foi ingerido por um período de 2 dias a 12 semanas (Ballantyne et al., 2000; Rasmussen e Volpi et al., 2000; Wallace et al., 1999). Rasmussen e Volpi et al. (2000) não observaram nenhum efeito sobre a síntese e quebra de proteína, nem sobre o balanço de fenilalanina ao longo da perna. Assim, parecem corretas as conclusões de que a androstenediona não tem efeito sobre a concentração plasmática de testosterona, não altera o metabolismo proteico, não tem efeito anabolizante e não modifica as adaptações ao treino de resistência.

TABELA 11.1 Suplementos nutricionais selecionados, alegações sobre o produto e evidências científicas

Suplemento nutricional	Descrição	Alegação	Evidência científica
Androstenediona	Produto sintético para estimular a síntese de testosterona	Aumenta a testosterona, aumenta a massa muscular e melhora a recuperação	Não aumenta a testosterona e não tem efeito sobre a força
Pólen de abelha	Mistura de saliva de abelha, néctar de planta e pólen	Aumenta os níveis de energia, melhora o condicionamento físico, melhora a resistência e reforça a função imune	Sem evidência que comprove
Suco de beterraba	Uma boa fonte de nitrato dietético (NO_3^-)	Diminui o custo de oxigênio do exercício e melhora o desempenho no exercício de resistência	Diminui o custo de oxigênio do exercício e melhora o desempenho no exercício de resistência
Beta-alanina	Aminoácido que, combinado com a histidina, forma o dipeptídeo carnosina, um importante tampão intracelular	Tampona íons hidrogênio no músculo e melhora o desempenho no exercício de alta intensidade	Efeitos positivos em testes de capacidade de exercício de alta intensidade; contudo, falta evidência de melhora em testes de desempenho
Beta-hidroxi betametilbutirato (HMB)	Metabólito do aminoácido essencial leucina	Diminui a quebra de proteína, melhora a massa muscular e aumenta a força	Possíveis efeitos pequenos sobre a massa magra corporal e a força
Boro	Oligoelemento presente em hortaliças e frutas não cítricas	Melhora a densidade óssea, a massa muscular e a força	Melhora a densidade mineral óssea de mulheres em pós-menopausa, mas não tem efeito sobre a densidade óssea, a massa muscular ou a força em homens
Cafeína	Substância presente no café e no chocolate	Aumenta o desempenho e o estado de alerta	Melhora o desempenho na maioria dos eventos, exceto no exercício de alta intensidade e curta duração, e melhora o funcionamento cognitivo durante o exercício
Carnitina	Substância análoga à vitamina, importante para o transporte de AG	Melhora a oxidação de gordura e o desempenho no exercício de resistência, auxilia a perda de peso e melhora o $\dot{V}O_{2máx}$	Captada pelo músculo; se coingerida com carboidrato, melhora o desempenho no exercício de resistência
Colina	Precursor do neurotransmissor acetilcolina	Melhora o desempenho e diminui a fadiga	Sem evidência que comprove
Cromo	Oligoelemento que potencializa a ação da insulina	Constrói a massa muscular e auxilia a perda de peso	Sem evidência que comprove
Coenzima Q10	Participa da cadeia de transporte de elétrons na mitocôndria	Melhora o $\dot{V}O_{2máx}$, melhora o desempenho e reduz a fadiga	Sem evidência que comprove
Creatina	Transportador de fosfato de alta energia, importante para a energia direta	Melhora a força, diminui a fadiga e aumenta a síntese proteica	Melhora o desempenho em séries isoladas e repetidas de tiros de velocidade (sprints), e melhora a recuperação entre as séries; propriedades anabolizantes pouco conhecidas
Desidroepian-drosterona (DHEA)	Precursor da testosterona e do estradiol	Melhora a função imune, aumenta a expectativa de vida, protege contra doenças cardiovasculares e aumenta a massa magra corporal e o bem-estar	Algumas evidências de melhora do bem-estar em seres humanos

(continua)

TABELA 11.1   Suplementos nutricionais selecionados, alegações sobre o produto e evidências científicas (*continuação*)

Suplemento nutricional	Descrição	Alegação	Evidência científica
Di-hidroxiacetona (DHA) e piruvato	Intermediários do metabolismo do carboidrato, geralmente usados de forma combinada	Facilitam o metabolismo de gorduras e carboidrato e melhoram o desempenho de resistência, a sensibilidade à insulina e a recuperação, além de aumentarem o armazenamento de glicogênio	Evidência de comprovação limitada
Óleo de peixe e ácidos graxos ômega-3	Ácidos graxos poli-insaturados	Aumentam o $\dot{V}O_{2máx}$ e a síntese proteica muscular, melhoram a recuperação após o exercício lesivo e melhoram a função cognitiva	Sem evidência que comprove o aumento do $\dot{V}O_{2máx}$. Alguma evidência para os outros efeitos, com o uso combinado de DHE e EHA
Ginseng	Raiz de plantas de Araliaceae	Melhora a força, o desempenho, o vigor e o funcionamento cognitivo, além de reduzir a fadiga	Sem evidência que comprove, visto que os estudos apresentaram delineamento precário
Glandulares	Extratos de glândulas animais	Melhoram a força, o desempenho e o vigor	Sem evidência que comprove
Chá-verde	Extrato de folhas da planta, contendo os polifenóis catequina e cafeína	Aumenta a oxidação de gordura em repouso e durante o exercício	Evidência de comprovação limitada
Glicerol	Esqueleto de uma molécula de triacilglicerol	Induz a hiper-hidratação, diminui o estresse do aquecimento e melhora o desempenho	Induz a hiper-hidratação e diminui o estresse do aquecimento; os efeitos sobre o desempenho são pouco conhecidos
Inosina	Nucleosídeo	Aumenta as reservas de ATP e melhora a força, a qualidade do treino e o desempenho	Sem evidência que comprove
Sais cetônicos e lecitina	Sais de sódio ou potássio de corpos cetônicos (beta-hidroxibutirato ou acetoacetato)	Combustível alternativo para o músculo, poupa o glicogênio e aumenta o desempenho de resistência	Sem evidência que comprove
Lecitina	Fosfatidilserina	Aumenta o $\dot{V}O_{2máx}$ e o desempenho	Sem evidência que comprove
Triacilglicerol de cadeia média (MCT)	Sintetizado a partir do óleo de coco	Fornece energia, diminui a quebra de glicogênio muscular e melhora o desempenho	Sem evidência que comprove
Ácido pangâmico	Composição variável, dependendo do fornecedor	Aumenta a distribuição de oxigênio	Sem evidência que comprove
Sais de fosfato	Mineral	Aumenta a ATP, fornece energia e tampona o ácido láctico	Possíveis efeitos ergogênicos; melhora o desempenho em eventos com duração de até 1 hora
Fosfatidilserina	Componente estrutural de membranas celulares	Diminui as respostas de estresse e melhora a recuperação	Pouca evidência que comprove
Polilactato e sais de lactato	Polímeros de lactato	Fornece energia	Sem efeito sobre o desempenho
Piruvato	Intermediário do metabolismo do carboidrato	Facilita o metabolismo do carboidrato e melhora o desempenho de resistência e a recuperação	Evidência de comprovação limitada

(continua)

TABELA 11.1 Suplementos nutricionais selecionados, alegações sobre o produto e evidências científicas (*continuação*)

Suplemento nutricional	Descrição	Alegação	Evidência científica
Colifenóis	Polifenóis vegetais, como os flavonoides (p. ex., quercetina)	Melhora o desempenho de resistência	Evidência limitada de desempenho melhorado com doses suficientes
Bicarbonato de sódio	Tampão presente no sangue	Tampona o ácido láctico e melhora o desempenho no exercício de alta intensidade	Melhora o desempenho no exercício de alta intensidade
Citrato de sódio	Tampão	Tampona o ácido láctico e melhora o desempenho no exercício de alta intensidade	Pode melhorar o desempenho com doses maiores
Nitrato de sódio	Fonte mineral de nitrato	Diminui o custo de oxigênio do exercício e melhora o desempenho no exercício de resistência	Diminui o custo de oxigênio do exercício e melhora o desempenho no exercício de resistência
Vanádio	Oligoelemento	Auxilia a perda de peso e melhora a sensibilidade à insulina e a recuperação	Aumenta a sensibilidade à insulina em pacientes com resistência à insulina; falta de estudos com indivíduos saudáveis
Óleo de germe de trigo	Extraído do embrião do trigo	Melhora a resistência	Sem evidência que comprove

A androstenediona pode ter efeitos negativos sobre a saúde. Um estudo relatou diminuição dos níveis séricos de colesterol HDL (Granados et al., 2014), cuja falta foi associada ao risco aumentado de doença cardiovascular. Duas revisões da literatura sobre pró-hormônios concluíram que, ao contrário das alegações de *marketing*, as pesquisas até então conduzidas indicam que o uso de suplementos nutricionais de pró-hormônio (DHEA, androstenediona, androstenediol e outros suplementos hormonais esteroides) não produz efeitos anabolizantes nem ergogênicos em homens, mas pode elevar o risco de consequências negativas para a saúde (Brown, Vukovich e King, 2006; Ziegenfuss, Berardi e Lowery, 2002). Os aspectos éticos também estão envolvidos. A androstenediona foi banida pelo Comitê Olímpico Internacional (COI), e os atletas que fazem uso da substância têm sido desqualificados e banidos de seus esportes.

Pólen de abelha

O pólen consiste em um pó fino produzido pelas anteras de plantas que contêm semente. As abelhas o coletam das plantas e o armazenam em suas colmeias. Contém uma rica mistura de vitaminas, minerais e aminoácidos, sendo por isso considerado saudável e, em especial, por ser um produto natural, ao contrário de alguns suplementos multivitamínicos e minerais. Muitas vezes, o pólen é referido como "alimento perfeito" ou "alimento completo", e os produtores alegam que seu consumo melhora a resistência, diminui o dano por radicais livres, auxilia no controle do peso, aumenta a longevidade e previne a asma. Contudo, não há informação confiável que com-

prove sua efetividade como um auxiliar ergogênico. Com base na informação disponível sobre suplementação com aminoácidos, vitaminas e minerais encontrados no pólen de abelha (ver Caps. 8 e 10), não seriam esperados efeitos ergogênicos. Um estudo (Chandler e Hawkins, 1984) que investigou o efeito da suplementação com pólen de abelha falhou em demonstrar qualquer influência sobre o consumo máximo de oxigênio, desempenho no exercício ou metabolismo. O pólen de abelha pode ser perigoso para indivíduos alérgicos a pólens específicos.

Suco de beterraba

Estudos sugeriram que o suco de beterraba, uma boa fonte de nitrato, pode melhorar o desempenho de resistência em certas circunstâncias. Estudos investigaram o efeito da ingestão de nitrato na forma de nitrato de sódio ($NaNO_3$) ou fontes vegetais de nitrato (em geral, suco de beterraba) contendo cerca de 6 mmol de nitrato, poucas horas antes de uma prática de exercício exaustivo e prolongado. As bactérias presentes na boca convertem nitrato em nitrito, e foi demonstrado que a suplementação dietética de nitrato aumenta a concentração plasmática de nitrito, diminui o custo de oxigênio do exercício subótimo (Bailey et al., 2009; Lansley, Winyard, Bailey et al., 2011; Lansley, Winyard, Fulford et al., 2011; Larsen et al., 2007), melhora a tolerância ao exercício de alta intensidade, melhora a economia no ciclismo (i. e., um débito de potência mais alto para a mesma taxa de captação de oxigênio) e aumenta em 4-16 km o desempenho no teste de tempo de ciclismo (Lansley, Winyard, Bailey et al., 2011). Além disso, o consumo diário de 0,5 L de suco de beterraba por seis dias pode abaixar a pressão arterial em repouso, diminuir em 7% o custo de oxigênio na corrida em esteira de alta intensidade, e aumentar o tempo até a exaustão em 15%. Também há evidências de que o desempenho no exercício de alta intensidade intermitente pode ser melhorado pela ingestão de nitrato (Bond, Morton e Braakhuis, 2012; Wylie, Mohr et al., 2013), entretanto, até o momento, nenhum estudo demonstrou de modo convincente quaisquer benefícios de desempenho durante o exercício de resistência prolongado. Outros vegetais com alto conteúdo de nitrato (além da beterraba) são o aipo, agrião, alface, ruibarbo e espinafre. Os efeitos do nitrato dietético são considerados mediados pela formação aumentada de nitrito e óxido nítrico (NO).

O nitrato dietético é absorvido através do intestino, concentrado nas glândulas salivares e secretado na cavidade oral, onde uma parte é convertida em nitrito por ação de bactérias comensais. Quando deglutido, entra na circulação sistêmica, onde é bioativo como nitrito ou adicionalmente reduzido a NO. Existem vários mecanismos de ação teóricos: o NO é comprovadamente um fator atuante na regulação do fluxo sanguíneo local, que causa vasodilatação quando o músculo recebe menos ou usa mais oxigênio. Isto não explica a redução no custo de oxigênio que ocorre durante o exercício. Em vez disso, o nitrito e o NO podem agir de forma mais direta, porque o NO é capaz de inibir a atividade da citocromo oxidase, o que retarda a conversão de oxigênio em água. Do mesmo modo, o NO pode:

> [...] aumentar a eficiência da fosforilação oxidativa mitocondrial, aumentando a razão fosfato/oxigênio (F/O) (i. e., mais ATP é formado por quantidade de oxigênio consumido). As mitocôndrias do músculo esquelético extraídas de biópsias do músculo após a suplementação de nitrato exibem uma razão F/O aumentada, e a razão F/O mitocondrial melhorada está correlacionada à diminuição do custo de oxigênio durante o exercício (Larsen et al., 2011).

> Mecanicamente, o nitrato diminui a expressão de ATP/ADP translocase, uma proteína envolvida na condutância de próton. Assim, parece que o nitrato dietético tem efeitos profundos sobre a função mitocondrial basal (Gleeson, 2014).

Há ainda a possibilidade de que o NO seja capaz de reduzir o custo de ATP do exercício ao diminuir a liberação de íon cálcio (Ca^{2+}) no retículo sarcoplasmático, por meio da proteção dos canais contra as espécies reativas de oxigênio induzidas pela liberação de Ca^{2+}, uma vez que o Ca^{2+} é energeticamente oneroso para ser resequestrado via Ca^{2+}-ATPase (Bailey et al., 2010; Ferreira e Behnke, 2011). O NO também promove a biogênese mitocondrial, possivelmente aumentando a adaptação ao exercício subsequente. Desde essas descobertas, uma grande quantidade de pesquisas investigou os efeitos agudos e crônicos da suplementação de nitrato dietético sobre o desempenho no exercício em diversas atividades, em indivíduos que variaram de pessoas sedentárias a atletas de elite. Os resultados desses estudos sugerem que o nitrato pode ser menos efetivo como auxiliar ergogênico em indivíduos altamente treinados ou atletas de elite, em comparação com os sedentários ou com nível de atividade recreacional (Boorsma, Whitfield e Spriet, 2014; Christensen, Nyberg e Bangsbo, 2013). Não há dúvida de que pesquisas adicionais sobre esse suplemento irão emergir nos próximos anos. O fato de algo tão simples quanto isso poder alterar o gasto de oxigênio no exercício parece notável e, certamente, impulsionará a busca por outros agentes que possam ter efeitos similares.

O suco de beterraba atualmente é o modo mais popular e conveniente de ingerir quantidades de nitrato dietético suficiente para afetar a captação de oxigênio e o desempenho no exercício. Um recente estudo dose-resposta (Wylie, Kelly et al., 2013) constatou que a tolerância ao exercício melhorou com 8 mmol (e não com 4 mmol) de nitrato, porém nenhuma melhora adicional no desempenho foi observada com a ingestão de 16 mmol de nitrato. Assim, a dose efetiva é 6-8 mmol de nitrato, que está contida em cerca de 500 mL de suco de beterraba natural ou 70 mL de uma bebida mais concentrada (p. ex., Beet-It). Essa dose deve ser ingerida 2-3 horas antes do exercício. A ingestão crônica de 6-8 mmol de nitrato por dia durante vários dias pode ser discretamente mais efetiva do que uma dose pré-exercício concentrada.

Beta-alanina e carnosina

Para os esportes em que a glicólise é simulada e a produção de ácido láctico é alta (p. ex., corrida de meia-distância), foi sugerido que a beta-alanina é um suplemento efetivo. Durante o exercício intenso, a concentração aumentada de H^+ é tamponada por mecanismos de tamponamento intra e extramusculares. O bicarbonato de sódio ($NaHCO_3$) é um tampão extracelular que será discutido adiante, ainda neste capítulo. O dipeptídeo carnosina ou beta-alanil-L-histidina é um dos tampões intracelulares mais importantes. A carnosina é sintetizada a partir de seus precursores L-histidina e beta-alanina. Está presente em concentrações relativamente altas no citoplasma do músculo esquelético (5-10 mM) e é considerada responsável por cerca de 10% da capacidade de tamponamento total do músculo vasto lateral. A ingestão de carnosina não é efetiva em aumentar a concentração intramuscular de carnosina, porque a carnosina é quebrada no trato GI e sua absorção é precária. Além disso, a carnosina não é captada pelo músculo, mas é sintetizada no músculo a partir de seus aminoácidos constituintes, por ação da enzima carnosina sintase. A beta-alanina é sintetizada no fígado a partir da uracila, uma base pirimidina usada na síntese de RNA, e evidências sugerem que a suplementação com beta-alanina pode levar a um aumento de cerca de 80% no conteúdo de carnosina muscular, o que pode resultar em aumento do tamponamento por H^+ intramuscular. Foi demonstrado que isso resulta em aumento no desempenho do exercício de alta intensidade tanto em indivíduos não treinados como em indivíduos treinados.

Os protocolos de dosagem incluem tomar uma única dose diária de 3,2 g de beta-alanina ou até oito doses diárias de 0,4-1,6 g de beta-alanina por dose para alcançar uma ingestão diária total de 3,2-6,4 g/dia ao longo de uma faixa de 4-10 semanas, o que resulta em um aumento de 60-80% nos conteúdos de carnosina muscular (Harris et al., 2006; Hill et al., 2007). Foi documentado que grandes doses concentradas de beta-alanina induzem parestesia (rubor leve e sensações de formigamento na pele), a qual parece se dissipar em cerca de 2 horas; é por isso que doses menores são recomendadas. A beta-alanina também pode ser tomada na forma de comprimido de liberação lenta (i. e., CarnoSyn). Apesar dos achados relativamente consistentes de que a suplementação com beta-alanina leva ao aumento do conteúdo muscular de carnosina, as evidências dos efeitos subsequentes no desempenho foram menos nítidas. Um estudo demonstrou que a ingestão de 4,8 g de beta-alanina ao dia, durante quatro semanas, em corredores de 400 m treinados melhorou a resistência à fadiga em séries repetidas de contrações dinâmicas exaustivas. Entretanto, a resistência isométrica a cerca de 25% da força de contração voluntária máxima (CVM) e o tempo na corrida de 400 m não foram afetados (Derave et al., 2007). Em outro estudo, o desempenho no tiro de velocidade (*sprint*) melhorou ao final de uma simulação de corrida de ciclismo (Van Thienen et al., 2009). Outros estudos demonstraram os benefícios para o desempenho no exercício isométrico de intensidade moderada (45% da CVM) (Sale et al., 2012) e em vários testes de capacidade de exercício dinâmico de alta intensidade com duração de 1 e 4 minutos (Hobson et al., 2012; Sale e Harris, 2014).

A maioria dos estudos que empregaram um protocolo de exercício com duração superior a 1 minuto, em que a acidose foi a causa primária de fadiga, demonstrou efeitos positivos significativos sobre o desempenho. A carnosina pode limitar a acidose agindo como um tampão de íon hidrogênio, porém o desempenho contrátil melhorado também pode ser conseguido por meio de um acoplamento excitação-contração melhorado e da defesa contra ROS, porque a carnosina também é antioxidante. Concentrações elevadas de carnosina são encontradas em indivíduos que apresentam uma elevada proporção de fibras de contração rápida, porque essas fibras são enriquecidas com o dipeptídeo. O conteúdo muscular de carnosina é menor nas mulheres, declina com o avanço da idade e é menor em vegetarianos cujas dietas não contêm beta-alanina. Os atletas que treinam *sprints* exibem um conteúdo muscular de carnosina acentuadamente alto, porém o efeito de várias semanas de treino de alta intensidade sobre carnosina muscular é pequeno. Portanto,

os altos níveis de carnosina em velocistas de elite são determinados geneticamente ou resultam de uma lenta adaptação a anos de treino. À luz dos efeitos positivos sobre o desempenho, não surpreende que a beta-alanina esteja se tornando rapidamente um suplemento nutricional ergogênico popular para atletas, embora os potenciais efeitos colaterais e o mecanismo de ação requeiram pesquisa adicional. Em resumo, a maioria dos estudos que encontraram efeitos ergogênicos significativos até hoje foram conduzidos com indivíduos não treinados ou indivíduos com nível de atividade recreacional que realizaram séries de exercícios sob condições laboratoriais. Os estudos sobre atletas altamente treinados realizando tarefas de exercícios similares a uma competição isolada indicam que esses atletas alcançaram benefícios de desempenho modestos, contudo potencialmente valiosos, a partir da suplementação com beta-alanina. Alguns estudos também forneceram evidências que sustentam o uso de beta-alanina como um auxiliar de treino para intensificar as séries de treino de alta intensidade (Trexler et al., 2015). Também foi demonstrado que a suplementação com beta-alanina aumenta o desempenho no treino de resistência e o volume de treino em atletas de equipes esportivas, o que pode possibilitar uma maior sobrecarga e adaptações superiores em comparação com o treino isolado (Trexler et al., 2015). O potencial ergogênico da suplementação com beta-alanina para atletas de elite que realizam séries repetidas de exercício de alta intensidade durante o treino ou na competição em esportes que exigem esforços máximos repetitivos (p. ex., futebol, rúgbi, hóquei) precisa de investigação adicional. Os efeitos da beta-alanina foram discutidos em detalhes em algumas revisões (Lancha et al., 2015; Saunders et al., 2017).

Beta-hidróxi-betametilbutirato

O **beta-hidróxi-betametilbutirato (HMB)** é um metabólito do aminoácido essencial leucina (ver Fig. 11.1), e é sintetizado no corpo a uma taxa estimada de cerca de 0,2-0,4 g/dia (Nissen et al., 1996). Seu uso como suplemento sofreu um aumento drástico ao longo dos últimos anos, em especial entre os fisiculturistas, e acabou se tornando um dos suplementos mais populares. Alega-se que o HMB aumenta a massa magra corporal e a força, melhora a recuperação, melhora a função imune, diminui o colesterol no sangue, confere proteção contra o estresse e diminui a gordura corporal.

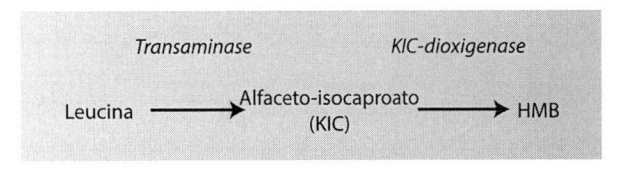

FIGURA 11.1 Síntese de HMB a partir do aminoácido leucina.

Os primeiros estudos sobre o HMB foram realizados com ratos e demonstraram que a suplementação de leucina pode ser anticatabólica, possivelmente por meio das ações de seu metabólito HMB. Estudos posteriores investigaram o HMB como um potencial agente anticatabólico em animais de fazenda. Nenhum efeito da suplementação com HMB sobre o metabolismo proteico foi observado em cordeiros em fase de crescimento (Papet et al., 1997). Subsequentemente, foi proposto que o HMB diminuía a quebra proteica em seres humanos, resultando em aumento da massa muscular e da força. Em adição, admitiu-se que os indivíduos que receberam suplementos de HMB apresentaram diminuição da quebra de glicogênio muscular induzida pelo estresse. Assim, alegou-se que o HMB proporciona benefícios aos atletas de força e resistência.

Nissen et al. (1996) estudaram 41 voluntários do sexo masculino, não treinados, que participaram de um programa de treino de resistência durante três semanas. O programa consistia em três sessões de 90 minutos de levantamento de peso, a cada semana. Os participantes foram distribuídos em três grupos e cada grupo recebeu uma dose diferente de HMB. O primeiro grupo recebeu placebo; o segundo grupo recebeu 1,5 g de HMB por dia; e o terceiro grupo recebeu 3 g/dia. O tecido magro – determinado pela condutância elétrica corporal total, uma técnica com um princípio similar ao da análise de impedância bioelétrica (BIA, do inglês *bioelectrical impedance analysis*) – tendeu a aumentar mais nos grupos que receberam HMB e esse efeito foi dose-dependente (ver Fig. 11.2). A força na parte inferior do corpo também aumentou significativamente, de forma linear com a dosagem de HMB (ver Fig. 11.3).

O grupo que apresentou o maior aumento na massa corporal magra (3 g de HMB por dia) também foi o grupo inicialmente com menor massa corporal magra e força muscular. Portanto, seria esperado que esse grupo alcançasse um ganho maior do que o observado no grupo placebo, que apresentava mais massa corporal magra de início. Ademais, o estudo não tinha controle sobre a dieta, por isso a ingestão de leucina é indeterminada.

Na segunda parte do estudo de Nissen et al. (1996), os indivíduos treinaram seis dias por semana durante sete semanas e receberam 3 g de HMB por dia ou placebo. Esse estudo mostrou um aumento na massa livre de gordura no grupo HMB após catorze dias; entretanto, após 39 dias, nenhuma diferença foi observada. A força também foi medida nesse estudo, porém nenhuma diferença foi encontrada nas medidas de força, exceto no *bench press* (supino). Uma pequena melhora na força no *bench press* foi observada com a suplementação de HMB (2,6 kg após sete semanas de treino com HMB *versus* 1,1 kg com placebo). Novamente, um ponto de discussão é que a dieta não foi controlada. Desde então, outros estudos forneceram resultados mistos. Alguns constataram que houve aumento na massa corporal magra ou na força muscular (Jówko et al., 2001; Nissen et al., 2000; Panton et al., 2000), enquanto outros não observaram qualquer efeito sobre a constituição corporal e a força (Slater et al., 2001), nem sinais de dano muscular após o exercício excêntrico (Paddon-Jones, Keech e Jenkins, 2001). Em uma metanálise, constatou-se que o HMB aumentou os ganhos de massa magra líquida em 0,28% por semana, e os ganhos de força em 1,4% por semana (Nissen e Sharp, 2003). Mais recentemente, também foi sugerido que o HMB pode aumentar o desempenho no exercício aeróbico, embora nem todos os estudos tenham observado tais melhoras.

Nissen et al. (2000) coletaram dados em nove estudos, cujas durações variaram de 3 a 8 semanas. A ingestão de 3 g de HMB por dia não produziu efeitos negativos na função de órgãos e tecidos, percepção emocional ou tolerância GI. Os autores concluíram que a dose de 3 g/dia era segura. Algumas evidências sugerem que o HMB pode resultar em aumento da massa corporal magra e da força muscular. Enquanto alguns estudos mostram que

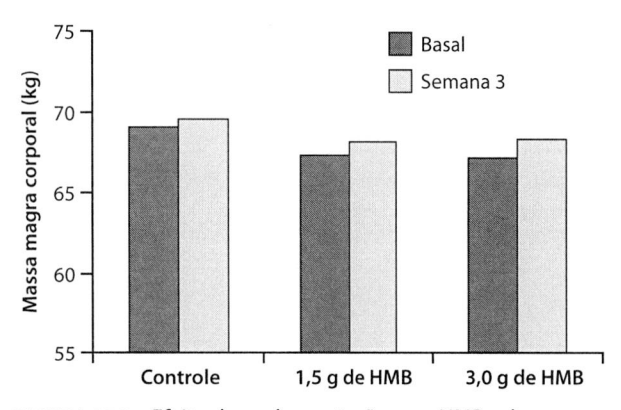

FIGURA 11.2 Efeito da suplementação com HMB sobre a composição corporal.
Dados de Nissen et al. (1996).

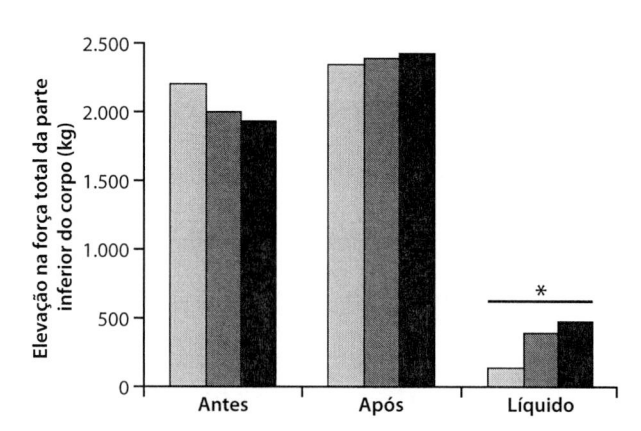

FIGURA 11.3 Alteração na força total da parte inferior do corpo mediante placebo ou HMB. O asterisco indica um efeito linear significativo da suplementação com HMB apenas para o aumento líquido na força. Colunas cinza-claro: placebo; colunas cinza-escuro: 1,5 g de HMB/dia; colunas pretas: 3,0 g de HMB/dia.

o HMB tem vários efeitos positivos, o mesmo número de pesquisas mostram que o HMB não produz qualquer efeito. Atualmente, há evidências convincentes de que, em condições clínicas de desgaste muscular, o HMB pode ser benéfico; por outro lado, algumas evidências da existência de um potencial mecanismo também começam a emergir. O HMB parece diminuir a quebra de proteínas por meio da inibição das vias proteolíticas, bem como estimular a síntese proteica via estimulação do fator de transcrição do alvo mamífero da rapamicina (mTOR, do inglês *mammalian target of rapamycin*) (ver Cap. 12). Embora algumas pesquisas já conduzidas usando HMB em indivíduos não atletas tenham relatado desfechos, em geral, positivos (Molfino et al., 2013), os resultados obtidos em atletas ainda são pouco convincentes. Em idosos, parece haver alguma proteção contra o desgaste muscular com o uso de HMB (Hickson, 2015; Phillips, 2015), contudo estudos maiores e bem controlados se fazem necessários para medir os desfechos relevantes para a sarcopenia e os desfechos relevantes para as populações atléticas.

Revisões mais abrangentes sobre os efeitos do HMB no desempenho e na constituição corporal, bem como uma discussão dos potenciais mecanismos estão disponíveis em Wilson, Wilson e Manninen (2008) e Phillips et al. (2017). De um ponto de vista prático, os potenciais usuários devem ter em mente que a maioria dos estudos empregaram 3 g de HMB por dia, porém a maioria dos produtos de recuperação atualmente no mercado contêm quantidades extremamente pequenas de HMB.

Boro

O oligoelemento boro influencia o metabolismo do cálcio e do magnésio (Volpe, Taper e Meacham, 1993), o metabolismo de hormônio esteroide e a função da membrana. Está presente em frutas não cítricas, verduras, oleaginosas e leguminosas. Embora nenhuma RDA tenha sido estabelecida para o boro, a ingestão diária recomendada costuma ser 1 mg/dia (Niessen, 1996). Para seres humanos, o boro não é um oligoelemento essencial.

O boro foi estudado em relação à osteoporose. Um desses estudos constatou que a suplementação com boro durante 48 dias aumentou os níveis séricos de estrógeno e testosterona de mulheres em pós-menopausa. Também houve diminuição na excreção de cálcio, fósforo e magnésio na urina, por isso foi sugerido que a suplementação com boro melhorou a densidade mineral óssea (Nielsen et al., 1987).

O achado de que o boro aumentou os níveis de testosterona de mulheres em pós-menopausa foi extrapolado e alegou-se que o boro pode melhorar a força e o crescimento muscular em atletas de força. As mulheres participantes desse estudo, porém, tinham sido privadas de boro por quatro meses. A suplementação contínua não promoveu elevação adicional dos níveis de testosterona e a suplementação de boro em homens não afetou os níveis de testosterona. Outro estudo controlado com placebo investigou os efeitos da suplementação com boro (2,5 mg de boro/dia, durante sete semanas) sobre os níveis séricos de testosterona, massa corporal magra e força em fisiculturistas. Além dos níveis plasmáticos elevados de boro, nenhum outro efeito adicional foi observado (Green e Ferrando, 1994). Portanto, apesar das interações demonstradas entre o boro e o metabolismo de cálcio e magnésio (Volpe, Taper e Meacham, 1993), o boro não parece ser um auxiliar ergogênico.

Cafeína

O uso da **cafeína** remonta ao período Paleolítico. O fruto cru do pé de café (*Coffea arabica*) era usado para fermentar uma bebida com propriedades estimulantes. Esta bebida fortemente cafeinada foi substituída posteriormente por uma bebida preparada a partir dos grãos de café torrados. Outras fontes naturais de cafeína incluem chá e chocolate. Ao longo da última década, a introdução e a popularidade de novos produtos alimentícios contendo cafeína (em especial bebidas energéticas contendo cafeína sintética), aliadas à mudança nos padrões de consumo das fontes mais tradicionais de cafeína, aumentaram a ingestão de cafeína na população geral. A cafeína é de longe a substância psicoativa mais amplamente consumida no mundo. A mudança nos padrões de consumo também intensificou o escrutínio por parte das autoridades de saúde e órgãos regulamentadores acerca do consumo geral de cafeína e seus potenciais efeitos cumulativos sobre o comportamento e a fisiologia.

A cafeína se origina naturalmente em 63 espécies de plantas, na forma de vários tipos de xantinas metiladas. A cafeína e as substâncias análogas à cafeína podem ser encontradas em diversos alimentos e bebidas, contudo as principais fontes dessas substâncias são os grãos de café, folhas de chá, sementes de cacau e nozes de cola (ver Fig. 11.4 e Tab. 11.2). O café contribui para 75% de todo o consumo de cafeína.

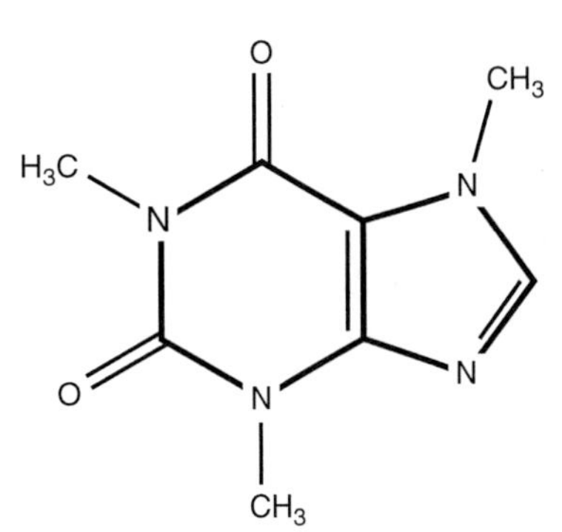

FIGURA 11.4 Estrutura química da cafeína e de compostos análogos à cafeína.

TABELA 11.2   Conteúdo de cafeína em alimentos, bebidas e fármacos

Item	Conteúdo de cafeína (mg)	Item	Conteúdo de cafeína (mg)
Café		Analgésicos (por comprimido)	
Método da gota (150 mL)	110-150	Anacin	32
Percolado (150 mL)	64-124	Excedrin	65
Instantâneo (150 mL)	40-108	Midol	32
Descafeinado (150 mL)	2-5	Ácido acetilsalicílico	0
Starbucks – grande (480 mL)	550	Vanquish	33
Starbucks – médio (360 mL)	375	Diuréticos (por comprimido)	
Starbucks – pequeno (240 mL)	250	Aqua Ban	200
Starbucks – médio *latte* (360 mL)	70	Pre-Mens Forte	100
Chá		Antigripais (por comprimido)	
1 minuto de infusão (150 mL)	9-33	Coryban-D	30
2 minutos de infusão (150 mL)	20-46	Dristan	0
5 minutos de infusão (150 mL)	20-50	Triaminicina	30
Chá instantâneo (150 mL)	12-28	Auxiliares de controle de peso (por comprimido)	
Chá gelado (360 mL)	22-36	Dexatrim	200
Chocolate		Prolamina	140
Feito com mistura	6	Estimulantes (por comprimido)	
Chocolate ao leite (30 g)	6	Pro Plus	50
Chocolate amargo	35	NoDoz	100
Chocolate em barra (100 g)	12-15	Analgésicos prescritos (por comprimido)	
Refrigerantes		Cafergot	100
Mountain Dew (355 mL)	55	Davron composto	32
Mello Yello (355 mL)	52	Fiorinal	40
Coca-Cola (355 mL)	46	Migramal	1
Coca-Cola Zero (355 mL)	46		
Pepsi (355 mL)	38		
Pepsi Zero (355 mL)	36		
Dr. Pepper (355 mL)	40		
Red Bull (355 mL)	80		

A cafeína é prontamente absorvida após a ingestão. Os níveis sanguíneos sobem e atingem o pico após cerca de 60 minutos. A meia-vida relatada é algo entre 2 e 10 horas. A cafeína é primariamente degradada no fígado e os ácidos metilúrico e xantinas com grupo metil único resultantes são eliminados na urina. Cerca de 0,5-3,5% da cafeína ingerida é excretada inalterada na urina. Um estudo mostrou que quantidades significativas de cafeína também são excretadas através do suor (Kovacs, Stegen e Brouns, 1998). A cafeína continua sendo a sustância mais amplamente consumida na Europa e nos Estados Unidos (Curatolo e Robertson, 1983), e os atletas a usam há muito tempo, crendo que a cafeína melhora o desempenho. Em 1º de janeiro de 2004, o COI retirou a cafeína de sua lista de substâncias banidas. Até então, a cafeína era um dos poucos compostos para os quais o COI havia estabelecido um limite de tolerância. Esse limite foi definido como uma concentração urinária de cafeína de 12 mg/mL. Como a cafeína é uma substância capaz de influenciar o desempenho no exercício, a dúvida sobre a sua utilização nos esportes é uma questão ética.

A evidência de que a cafeína é um auxiliar ergogênico será brevemente resumida a seguir, assim como serão explicados alguns mecanismos propostos. Leituras adicionais e detalhes sobre o metabolismo da cafeína e seus efeitos ergogênicos são disponibilizados nas referências de Armstrong (2002); Graham, Rush e van Soeren (1994); Spriet (1995); Doherty e Smith (2004, 2005).

Exercício de resistência

No final da década de 1970, observou-se que a cafeína ingerida 1 hora antes do início de uma série de exercícios aumentou a concentração plasmática de AG e melhorou o desempenho (Costill et al., 1977; Essig, Costill e Van Handel, 1980; Ivy et al., 1979). Embora nem todos os estudos mostrem os efeitos da cafeína sobre o desempenho de resistência, muitos estudos bem conduzidos demonstraram a melhora da capacidade de resistência após a ingestão de cafeína em doses de 3-9 mg/kg de peso corporal (Costill, Dalsky e Fink, 1978; Graham e Spriet, 1991; Pasman et al., 1995; Spriet et al., 1992). Mais recentemente, estudos empregaram doses menores de cafeína (a partir de 1,0-3,2 mg/kg de peso corporal) e mesmo assim observaram efeitos positivos sobre o desempenho (Cox et al., 2002; Kovacs, Stegen e Brouns, 1998) (ver seção Dosagem).

A intensidades de exercício a cerca de 85% do $\dot{V}O_{2máx}$, tipicamente são observadas melhoras de 10-20% no tempo até a exaustão. Uma metanálise de estudos publicados sobre cafeína e desempenho no exercício (Doherty e Smith, 2005) sugeriu que a magnitude do efeito intensificador do desempenho aumenta com o aumento da duração do exercício. Na maioria desses estudos, a cafeína também diminuiu as avaliações percebidas de esforço.

A melhora no desempenho foi originalmente explicada pela aumentada disponibilidade dos AG plasmáticos que, supostamente, resultou em supressão do metabolismo de carboidratos e, como consequência, na diminuição do uso de glicogênio. Entretanto, alguns estudos observaram melhoras no desempenho na ausência de alterações na taxa de oxidação de gordura, de modo a ser altamente improvável que esse mecanismo esteja por trás dos efeitos observados.

Nos últimos anos, está se tornando cada vez mais claro que os efeitos da cafeína são devidos a suas propriedades estimulantes; um dado exercício parece mais fácil com a cafeína. O fato de nem todos os estudos constatarem que a cafeína tem efeito intensificador do desempenho poderia estar relacionado a diversos fatores, incluindo a dose de cafeína, o nível de condicionamento dos indivíduos, o consumo habitual de cafeína e (talvez, o mais importante) o tipo e a duração do exercício.

Exercício máximo

Alguns estudos investigaram os efeitos da ingestão de cafeína sobre o exercício de alta intensidade (cerca de 100% do $\dot{V}O_{2máx}$, com duração de 3-8 minutos). Alguns (e não todos) estudos (Falk et al., 1989; Sasaki et al., 1987) demonstraram um efeito positivo da cafeína sobre o desempenho no exercício nessas altas intensidades. Jackman et al. (1996) constataram que a ingestão de 6 mg de cafeína/kg de peso corporal aumentava o tempo até a exaustão a 100% do $\dot{V}O_{2máx}$. Por outro lado, as concentra-

ções musculares de glicogênio continuavam relativamente elevadas na exaustão. Assim, os autores concluíram que o mecanismo não era via preservação de glicogênio. A cafeína (150-200 mg) também melhorou o tempo na corrida de 1.500 m de corredores bem treinados (4:46.0 *versus* 4:50.2) (Wiles et al., 1992).

Em geral, a cafeína parece melhorar o desempenho durante o exercício próximo de 100% do $\dot{V}O_{2máx}$ com duração aproximada de 5 minutos. O mecanismo dessa melhora é desconhecido, mas foi sugerido que seja um efeito da cafeína sobre as vias neuromusculares que facilitam o recrutamento das fibras musculares ou aumentam o número de fibras recrutadas. Além disso, é possível que a cafeína tenha efeitos diretos sobre a manipulação de íons no músculo ou na produção anaeróbica aumentada de energia, ou ainda produza um efeito no cérebro que diminui as sensações de esforço (Spriet, 1995b).

Esportes com bola e esportes em equipe

Os esportes com bola e os esportes em equipe são caracterizados por um padrão de exercício mais intermitente, e tipicamente envolvem muita habilidade. O funcionamento cognitivo nesses esportes é muito importante, por isso seria possível esperar que a cafeína exercesse efeitos intensos. Uma revisão de Chia et al. (2017) não encontrou desfechos de desempenho consistentes com a cafeína e concluiu que a eficácia da cafeína varia, dependendo de diversos fatores, incluindo a natureza do jogo, a condição física e a habituação à cafeína. Entretanto, de modo geral, parece que a ingestão de 5-6 mg de cafeína/kg de peso corporal consumida antes ou durante o treino ou competição pode melhorar a capacidade motora e o desempenho cognitivo (Baker, Nuccio e Jeukendrup, 2014).

Exercício supramáximo

Os efeitos da cafeína sobre o desempenho no exercício supramáximo são incertos. Williams et al. (1988) relataram ausência de efeito sobre o débito de potência ou a resistência muscular em tiros de velocidade de 15 segundos, após a ingestão de cafeína. Achados similares foram relatados por Collomp et al. (1991), que observaram que a ingestão de 5 mg de cafeína/kg de peso corporal não afetou o desempenho no teste de Wingate de 30 segundos. Um estudo investigou os efeitos da ingestão de cafeína em testes de Wingate repetidos (Greer, McLean e Graham, 1998) e constatou que a cafeína não teve efeito sobre os primeiros dois testes de Wingate, mas diminuiu o débito de potência durante o terceiro e o quarto testes. A cafeína, portanto, parece não ter efeito positivo no desempenho em tiros de velocidade. Entretanto, devido ao número limitado de estudos, essa conclusão não é definitiva.

Funcionamento cognitivo

A cafeína tem efeito sobre o funcionamento cognitivo. Em um estudo conduzido por Hogervorst et al. (1999), a cafeína foi adicionada a uma bebida contendo carboidrato-eletrólito consumida antes e durante o exercício. O funcionamento cognitivo (atenção, habilidades psicomotoras e memória) foi medido imediatamente após um teste de tempo (cerca de 1 hora de exercício máximo). A cafeína melhorou todas as medidas de funcionamento cognitivo e esses efeitos foram evidentes para a ingestão de 2 e 3 mg de cafeína/kg de peso corporal. Mais recentemente, os efeitos da cafeína (100 mg) contida em uma barra energética (45 g de carboidrato) foram investigados. A barra energética foi ingerida imediatamente antes do exercício e duas vezes no decorrer do exercício (após 55 e 115 minutos), que consistiu em um total de 2,5 horas de ciclismo a 60% do $\dot{V}O_{2máx}$ seguidas por um teste de tempo até a exaustão a 75% do $\dot{V}O_{2máx}$. Os pesquisadores constataram que o tempo até a exaustão foi estendido e que houve melhora na concentração, detecção e velocidade da resposta, bem como no desempenho de tarefas cognitivas complexas, durante e após o exercício, quando a barra energética contendo cafeína era ingerida. A barra energética contendo cafeína resultou em melhora da função cognitiva, em comparação com uma barra energética sem cafeína e um teste de controle em que nenhum carboidrato ou cafeína foi ingerido (Hogervorst et al., 2008).

Dosagem

Alguns estudos investigaram os efeitos de várias doses de cafeína sobre o desempenho no exercício (ou a capacidade de resistência). Em um estudo conduzido por Pasman et al. (1995), ciclistas receberam três doses diferentes de cafeína ou placebo 1 hora antes de praticarem ciclismo até a exaustão, a cerca de 80% do $\dot{V}O_{2máx}$. As dosagens foram 0, 5, 9 e 13 mg por kg de peso corporal. Com a menor dose (5 mg/kg de peso corporal), a capacidade de resistência melhorou em 20%, porém o aumento da dosagem não produziu efeito adicional sobre o desempenho (ver Fig. 11.5). Em outro estudo, a ingestão de 3 mg e 6 mg de cafeína/kg de peso corporal teve efeitos positivos em corredores, enquanto a melhora no tempo até a exaustão observada com a ingestão de 9 mg de cafeína/kg de peso corporal não alcançou significância estatística (Graham e Spriet, 1995).

Em um estudo conduzido por Cox et al. (2002), pequenas quantidades de cafeína (1-2 mg/kg de peso corporal) resultaram em melhoras significativas no desempenho em um teste de tempo, ao fim de 2 horas de uma prática de ciclismo. Kovacs, Stegen e Brouns (1998) estudaram o efeito da adição de quantidades relativamente pequenas de cafeína (2, 3 ou 4-5 mg/kg de peso corporal) a uma solução de carboidrato-eletrólito durante o exercício prolongado. O desempenho no teste de tempo no

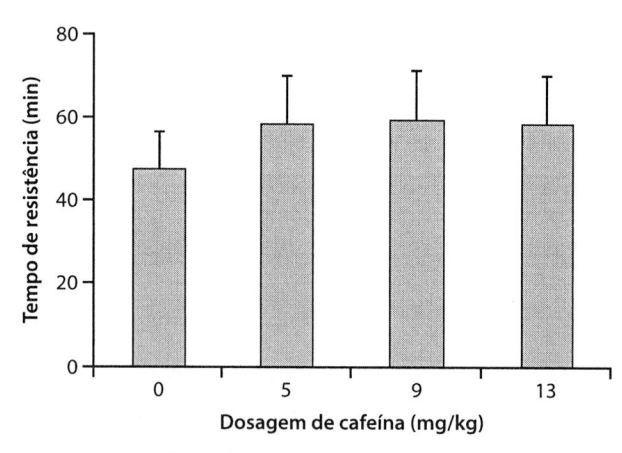

FIGURA 11.5 Efeito da ingestão de várias quantidades de cafeína em 1 hora no pré-exercício, sobre o tempo até a exaustão a cerca de 80% do $\dot{V}O_{2máx}$.
Dados de Pasman, van Baak, Jeukendrup e deHaan (1995).

ciclismo melhorou com a menor dosagem (2 mg/kg de peso corporal) e melhorou ainda mais com a dose de 3 mg/kg de peso corporal, porém uma dose maior não teve efeito adicional sobre o desempenho. Esses resultados sugerem que uma ingestão de cafeína de 3 mg/kg de peso corporal tem efeito ergogênico, contudo as ingestões maiores não propiciarão benefícios maiores.

Usuários habituais

Estudos tentaram abordar a questão sobre os consumidores habituais de cafeína apresentarem ou não uma resposta alterada durante o exercício. Embora os usuários de cafeína habituais possam apresentar respostas metabólicas acentuadamente diferentes à cafeína (p. ex., resposta de AG atenuada e excreção de catecolamina atenuada) (Dodd et al., 1991; Van Soeren et al., 1993), as melhoras no desempenho alcançadas com a cafeína são similares (Gonçalves et al., 2017). Há apenas um estudo (Beaumont et al., 2017) sugerindo que a suplementação diária repetida com cafeína (1,5-3,0 mg/kg de peso corporal, durante quatro semanas) diminuiu os benefícios no desempenho da suplementação aguda de cafeína em consumidores habituais de cafeína em baixa quantidade (< 45 mg/dia). Entretanto, fornecer cafeína a usuários habituais de cafeína em baixa quantidade durante quatro semanas pode ser bastante diferente de uma ingestão habitual alta. O estudo também não foi capaz de excluir a possibilidade de os usuários habituais de cafeína em grande quantidade ainda poderem ser beneficiados por ela.

Em um estudo, a abstinência de cafeína por 2-4 dias não teve consequência no efeito da cafeína sobre o desempenho observado (Van Soeren e Graham, 1998). Embora a cafeína (6 mg/kg de peso corporal) tenha melhorado o desempenho em comparação com o placebo, o desempenho não foi alterado após 2-4 dias de abstinência. Esse estudo também sugeriu que os mecanismos pelos quais a cafeína atua não estão relacionados à disponibilidade de substrato ou catecolaminas. Outro estudo observou benefícios de desempenho com a suplementação aguda de cafeína durante um teste de tempo de ciclismo de 30 minutos, contudo não houve diferenças entre os grupos com ingestão habitual baixa, média ou alta de cafeína (Gonçalves et al., 2017). Isso também não significa que evitar produtos contendo cafeína aumentará os seus efeitos. Um estudo conduzido por Irwin et al. (2011) demonstrou melhoras similares no exercício alcançadas por consumidores habituais de cafeína, independentemente de um período de abstinência de quatro dias. Assim, parece razoável concluir que o balanço de evidências sugere que é desnecessário praticar a abstinência de cafeína para conseguir um efeito melhor a partir dela.

Absorção de carboidrato

Foi sugerido que a cafeína também pode melhorar a absorção de carboidrato. Van Nieuwenhoven, Brummer e Brouns (2000) relataram que a cafeína (1,4/kg de peso corporal) coingerida com glicose (0,5 g/min) durante 90 minutos de ciclismo produziu taxas maiores de absorção de glicose intestinal em comparação ao observado apenas com glicose. Como a absorção parece ser a etapa taxa-limitante da distribuição de carboidrato exógeno para o músculo, foi sugerido que a cafeína pode aumentar a oxidação de carboidrato exógeno (Yeo et al., 2005). Em outro estudo, foi demonstrado que a ingestão combinada de cafeína (10 mg/kg de peso corporal, que é uma dose muito alta) e glicose (0,8 g/min) resultou em taxas 26% maiores de oxidação de carboidrato exógeno em comparação ao observado apenas com a glicose (0,8 g/min). Entretanto, é possível que esse efeito somente possa estar presente quando uma dose alta de cafeína é fornecida ou quando a ingestão de carboidrato é relativamente alta. Em um estudo de seguimento com uma dose menor de cafeína, a coingestão de cafeína (5,3 mg/kg de peso corporal) com carboidrato (0,7 g/min) durante o exercício aumentou o desempenho na triagem de tempo em 4,6% em comparação com o observado apenas com carboidrato, e em 9% em comparação com um placebo (água). Entretanto, nesse estudo, a cafeína não influenciou a oxidação de carboidrato exógeno durante o exercício. Assim, embora algumas evidências indiquem que a cafeína pode auxiliar a absorção de carboidrato e a oxidação de carboidrato exógeno, as ingestões ideais de carboidrato e cafeína necessárias para alcançar esse efeito são incertas.

Mecanismos de ação

Foram propostas várias teorias sobre como a cafeína poderia exercer seus efeitos. Os mecanismos precisos por trás do efeito ergogênico da cafeína ainda são obscuros, mas é improvável que estejam relacionados a alterações no metabolismo (metabolismo de gordura aumentado e quebra diminuída de glicogênio muscular). As explicações mais prováveis parecem ser alterações no impulso central, recrutamento de fibra muscular e esforço percebido, causadas pelos efeitos da cafeína no sistema nervoso central. A seguir, são descritos alguns mecanismos sugeridos.

A hipótese tradicional para o efeito ergogênico da cafeína é que esta estimula a lipólise, aumenta a oxidação de gordura e, assim, preserva o glicogênio muscular, o que, de modo geral, melhora o desempenho de resistência. A cafeína de fato estimula a lipólise e a mobilização de AG. Essas ações podem ocorrer de forma indireta, via aumento dos níveis circulantes de epinefrina, ou de forma direta, pelo antagonismo dos receptores de adenosina que normalmente inibem a lipase hormônio-sensível e a oxidação de AG.

Outro possível mecanismo é um efeito direto da cafeína ou um de seus metabolitos sobre o músculo esquelético. As possibilidades incluem a manipulação de íons, inibição da fosfodiesterase levando a uma concentração aumentada de 3',5'-adenosina cíclica monofosfato (cAMP), e o efeito direto sobre enzimas reguladoras como a fosforilase. A maioria dessas hipóteses derivam de estudos *in vitro* em que foram usadas concentrações não fisiologicamente altas de cafeína, e não está claro se efeitos similares teriam sido encontrados com concentrações fisiológicas realistas.

Uma terceira possibilidade, que é usada para explicar algumas das influências sugeridas da cafeína sobre o exercício de alta intensidade, é um influxo aumentado de cálcio a partir do espaço extracelular, liberação aumentada de cálcio a partir do retículo sarcoplasmático e sensibilidade aumentada do miofilamento ao cálcio. Tudo isso resulta em aumento da excitabilidade das fibras musculares.

Um quarto possível mecanismo é o efeito estimulante da cafeína sobre o sistema nervoso central, que afeta a percepção do esforço ou afeta a transdução de sinal do cérebro para a junção neuromuscular. As ações celulares responsáveis por esta ativação do sistema nervoso central são pouco conhecidas, mas é possível que estejam relacionadas com a liberação de catecolaminas e, mais provavelmente, com a liberação de neurotransmissores.

Suplementos de cafeína *versus* café

Como já mencionado, o café representa 75% de todo o consumo de cafeína. A quantidade de cafeína contida no café é altamente variável e depende não só do tipo de grão (p. ex., o café robusta contém cerca de 40-50% mais cafeína do que o café arábica) como também do método de preparação (ver Tab. 11.2), além de outros fatores. Seja qual for o tipo de café, a nossa expectativa seria obter o mesmo efeito que outra fonte de conteúdo de cafeína comparável. Entretanto, estudos sugerem que a realidade pode ser diferente. Graham, Hibbert e Sathasivam (1998) constataram que a cafeína contida no café era menos potente do que a cafeína fornecida em uma cápsula. Ocorreram diferenças no desempenho mesmo com concentrações plasmáticas similares de cafeína, de modo que os autores concluíram que havia outro componente no café capaz de reduzir o efeito da cafeína. Entretanto, quando McLellan e Bell (2004) forneceram café antes da ingestão de uma cápsula de cafeína, o café não pareceu diminuir o efeito de uma dose de cafeína relativamente alta. Em um estudo conduzido por Hodgson, Randell e Jeukendrup (2013), oito ciclistas e triatletas treinados foram submetidos a testes de tempo, tendo ingerido cafeína na forma de suplemento ou de café. O desempenho no teste de tempo foi significativamente mais rápido e a potência média foi significativamente maior com o consumo de cafeína ou café, em comparação ao observado com a ingestão de café descafeinado ou placebo. Entretanto, não houve diferença no desempenho observado com café e com suplemento de cafeína. Como o uso de café parece ser menos controverso do que o uso de um suplemento de cafeína, esta pode ser a opção de cafeinação preferida por muitos. Do mesmo modo, muitos também irão gostar mais do sabor e do aroma de uma xícara de expresso fresco do que de um suplemento.

Efeitos colaterais

O uso de cafeína tem efeitos colaterais. Indivíduos que normalmente evitam a cafeína podem apresentar sofrimento GI, cefaleias, taquicardia, agitação, irritabilidade, tremor, pressão arterial alta, agitações psicomotoras e contrações ventriculares de lado esquerdo prematuras associadas à ingestão de cafeína – todos causados pelo efeito da cafeína sobre o sistema nervoso central. Afirma-se com frequência que a cafeína é um diurético e não deve ser consumida nas horas que antecedem o exercício, quando a hidratação se faz necessária. Estudos demonstraram, porém, que a ingestão moderada de cafeína não afeta a perda urinária nem o estado de hidratação (Armstrong, 2002; Armstrong et al., 2005). Além disso, durante o exercício, o potencial efeito diurético da cafeína é contraposto pelas catecolaminas (Wemple, Lamb e McKeever, 1997), causando constrição de arteríolas renais e diminuindo as taxas de filtração glomerular. As catecolaminas possivelmente aumentam as taxas de reabsorção de sódio e cloreto nos túbulos proximal e distal, afetando a aldosterona, um hormônio antidiurético, e resultando em maior retenção de água. A cafeína não produz efeito sobre as taxas de sudorese. Portanto, a cafeína consumida em quantidades moderadas pode não ter efeito diurético. Ingestões extremamente altas de cafeína foram associadas com úlcera péptica, convulsão, coma e até morte. Uma revisão sintetizou os efeitos da cafeína na saúde, e concluiu que, para adultos saudáveis, o consumo de cafeína é relativamente seguro, enquanto para algumas populações vulneráveis, o consumo de cafeína poderia ser prejudicial e comprometer tanto a função cardiovascular como o sono (Temple et al., 2017). Embora essa conclusão esteja relacionada à população em geral, o mesmo provavelmente é válido para os atletas, sendo que cada atleta terá de estabelecer seus próprios efeitos colaterais decorrentes da cafeína, por meio de tentativa e erro.

Papel da genética na determinação das respostas

Os efeitos da cafeína são altamente individuais, por causa da genética. Talvez, o gene relacionado com a cafeína mais estudado é o *CYP1A2*, que regula a quebra da cafeína. Esse gene determina a taxa de metabolização da cafeína em um indivíduo, mas não afeta realmente a sensibilidade à cafeína. A sensibilidade à cafeína é determinada principalmente pelo gene *ADORA2A*. Outros genes identificados são o *AHR*, que ativa o gene *CYP1A2* e regula indiretamente a quebra de cafeína, e o *COMT*, que regula a concentração de catecolaminas. A combinação desses genes determinará como um indivíduo responde à cafeína. É possível descobrir como alguém responderá à cafeína fazendo um teste genético.

Carnitina

A carnitina (também conhecida como L-carnitina), uma substância presente em quantidades relativamente altas na carne vermelha (a palavra em latim *carnis* significa "carne" ou "músculo"), tem sido alvo de grande interesse ao longo dos últimos 20 anos. Como suplemento, tem sido popular entre os atletas, além de ser o foco de numerosos estudos. A carnitina tornou-se especialmente popular após a circulação de certos rumores de que a carnitina ajudou a seleção italiana de futebol a ganhar o campeonato de 1982.

Afirma-se que a suplementação de carnitina aumenta o $\dot{V}O_{2máx}$ e diminui a produção de lactato durante o exercício máximo e supramáximo; além disso, alega-se que melhora o desempenho no exercício de resistência por aumentar a oxidação de gordura e poupar o glicogênio muscular. Contudo, as alegações mais importantes são a de que a carnitina melhora o metabolismo de gordura, diminui a massa de gordura e aumenta a massa muscular. Em geral, é anunciada como um agente queimador de gordura. Portanto, a carnitina é usada com frequência para perder peso, reduzir a gordura corporal e melhorar a definição muscular (popular entre os fisiculturistas). Os atletas de resistência usam a carnitina para aumentar a oxidação de gorduras e poupar o glicogênio muscular.

No corpo

A carnitina deriva das carnes vermelhas e laticínios incluídos na dieta (ver Tab. 11.3), bem como da produção endógena no corpo. Mesmo quando as fontes dietéticas são insuficientes, seres humanos saudáveis produzem carnitina a partir da metionina e da lisina em quantidades suficientes para manter reservas corporais funcionais. Por isso, a carnitina não é considerada uma vitamina e sim uma substância similar a uma vitamina.

A carnitina é sintetizada no fígado e nos rins que, juntos, contêm apenas 1,6% de toda a reserva corporal de carnitina (cerca de 27 g). Cerca de 98% da carnitina existente no corpo humano está presente no músculo esquelético e no miocárdio. O músculo esquelético e o coração dependem do transporte de carnitina pela circulação, a qual contém cerca de 0,5% de toda a carnitina corporal.

O músculo capta carnitina na contramão de um gradiente de concentração muito grande (cerca de 1.000 vezes) (a carnitina plasmática é de 40-60 micromol/L e a carnitina muscular é 4-5 mmol/L), através de um processo de transporte ativo saturável (ver Fig. 11.6). A carnitina é um produto final do metabolismo humano e somente é perdida do corpo por excreção na urina e nas fezes. As perdas diárias são mínimas (< 60 mg/dia) e caem para menos de 20 mg/dia com o consumo de dietas sem carne vermelha e sem carnitina (Bremer, 1983). Essas perdas mínimas implicam que a taxa de biossíntese endógena, necessária para manter reservas corporais funcionais, também seja de apenas cerca de 20 mg/dia. As quantidades perdidas nas fezes em geral podem ser ignoradas, exceto após a ingestão de suplementos orais.

Metabolismo da gordura

A carnitina tem papel importante no metabolismo da gordura. No estado de jejum durante a madrugada, e também no decorrer do exercício de intensidade baixa a moderada, os AGCL constituem as principais fontes de energia usadas pela maioria dos tecidos, incluindo o músculo esquelético. A função primária da carnitina é transportar AGCL ao longo da membrana interna mitocondrial, uma vez que essa membrana é impermeável tanto aos AGCL quanto aos ésteres de acil-CoA graxo (Bremer, 1983) (ver Fig. 7.6, no Cap. 7). Uma vez no interior da mitocôndria, os AG podem ser degradados a acetil-CoA por betaoxidação. As unidades de acetil-CoA, então, serão disponibilizadas para o ciclo do TCA para o fornecimento de energia.

A carnitina tem papel importante na manutenção da razão acetil-CoA:CoA na célula. Durante o exercício de alta intensidade, ocorre grande produção de acetil-CoA, resultando em uma razão acetil-CoA:CoA aumentada. Essa razão aumentada, por sua vez, inibe o complexo da piruvato desidrogenase (PDH) e reduz o fluxo ao longo do complexo PDH, e consequentemente a formação de acetil-CoA, resultando em aumento da formação de lactato. Portanto, a razão acetil-CoA:CoA deve ser mantida. A acetil-CoA reage com a carnitina livre para formar acetilcarnitina e CoA:

$$\text{acetil-CoA} + \text{carnitina} \leftrightarrow \text{acetilcarnitina} + \text{CoA}$$

Em teoria, portanto, a carnitina atua como um escoadouro do excesso de acetil-CoA e atenua o acúmulo de ácido láctico, aumentando, assim, o desempenho no exercício de alta intensidade. Ao aumentar a oxidação de gordura durante o exercício, também permite poupar o glicogênio muscular e, assim, aumentar o desempenho no exercício de resistência.

Agente de emagrecimento

A crença de que a carnitina é um agente emagrecedor baseia-se na consideração de que a ingestão oral regular de carnitina aumenta a concentração muscular de carni-

TABELA 11.3 Fontes de carnitina dietética

Fonte	Conteúdo total de carnitina (mg/100 g)
Ovelha	210
Carneiro	78
Boi	64
Porco	30
Coelho	21
Frango	7,5
Leite	2,0
Ovos	0,8
Amendoim	0,1

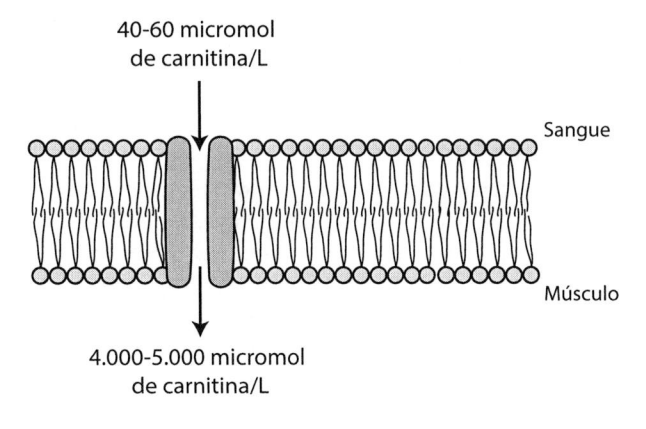

FIGURA 11.6 O transporte de carnitina para dentro do sarcoplasma muscular ocorre contra um amplo gradiente de concentração.

tina. Outra consideração é que, se a concentração de carnitina no músculo aumentar, a oxidação de gordura também aumenta, levando a uma perda gradual das reservas de gordura corporais. Diversos estudos cuidadosamente conduzidos (Barnett et al., 1994; Vukovich, Costill e Fink, 1994; Wachter et al., 2002), porém, demonstraram que a ingestão oral de carnitina (ingestão diária por até três meses) não altera a concentração muscular de carnitina. Nem mesmo a infusão de carnitina por 5 horas aumentou a concentração muscular de carnitina. Parece que o motivo de a carnitina não ter conseguido aumentar a concentração muscular de carnitina nesses estudos foi, em parte, a baixa **biodisponibilidade** (20% para uma dose de 2-6 g) e, em parte, a limitação do transporte de carnitina para dentro do músculo. Quaisquer alegações referentes aos efeitos da carnitina sobre a oxidação de gordura ou perda de peso são, sem dúvida, infundadas, visto que a suplementação de carnitina é incapaz de aumentar a concentração muscular de carnitina. Além disso, a cinética enzimática indica que o músculo humano em condições de repouso dispõe de uma quantidade de carnitina livre mais do que suficiente para possibilitar que a enzima CPT I apresente atividade máxima. Outros estudos, todavia, indicam que a carnitina coingerida com carboidrato resulta em aumentos mais substanciais na concentração muscular de carnitina. Embora isso não necessariamente possa favorecer a perda de peso, pode melhorar o desempenho no exercício.

Em uma série de estudos, foi observado que é possível aumentar a concentração muscular de carnitina se a carnitina for fornecida quando as concentrações plasmáticas de insulina estão elevadas. A carnitina é transportada para dentro da célula muscular por meio de um processo de transporte ativo sódio-dependente. A proteína de transporte envolvida é chamada transportador de cátion orgânico (OCTN2), e foi proposto que a insulina pode aumentar o transporte sódio-dependente da carnitina. Os estudos iniciais empregaram a infusão simultânea de insulina e carnitina e observaram um aumento de 15% na carnitina muscular (Stephens et al., 2006). Estudos adicionais revelaram que determinado nível (razoavelmente alto) de insulina é necessário para alcançar esse efeito (Stephens, Evans et al., 2007). Também foi demonstrado que a resposta de insulina resultante do fornecimento de carboidrato pode ser suficiente para aumentar a captação de carnitina para dentro do músculo (Stephens, Evans et al., 2007). Nesse estudo, foram ingeridas 3 g de carnitina por dia seguidas de 500 mL de bebidas contendo, cada uma, 94 g de carboidrato. Observou-se que a retenção de carnitina melhorou (menor excreção de carnitina na urina), sugerindo aumento na carnitina muscular. Sem dúvida, é questionável se essa estratégia é prática ou significativa, em especial em uma situação de perda de peso. Se for necessário ingerir quatro lotes de 94 g de carboidrato (372 g no total, o que equivale a 6.000 kJ [1.434 kcal]) para aumentar a concentração muscular de carnitina, po-

de-se pensar que o ganho de peso seria mais provável que a perda de peso. Ainda, uma alta ingestão de carboidrato irá suprimir a oxidação de gordura. Essa supressão será maior do que o possível efeito da carnitina. Mesmo assim, as observações são interessantes e foram subsequentemente acompanhadas em um estudo que demonstrou que doze semanas de ingestão diária de carnitina e carboidrato em seres humanos aumentam o conteúdo musculoesquelético total de carnitina e previnem o acúmulo de massa corporal associado à ingestão apenas de carboidrato (Stephens et al., 2013). Não foram relatadas alterações na oxidação de gordura. Ainda é preciso examinar o quão prática e custo-efetiva é essa suplementação diária de carnitina com carboidrato.

Exercício de resistência

A crença de que a carnitina é um auxiliar ergogênico para o exercício de resistência se baseia em considerações similares àquelas da perda de peso (Wagenmakers, 1991): a concentração de carnitina no músculo se torna baixa demais para permitir que a CPT I atue em alta velocidade e para sustentar a taxa aumentada de oxidação de gordura durante o exercício; a ingestão oral de carnitina aumenta a concentração total de carnitina no músculo; e o aumento na concentração muscular de carnitina aumenta a taxa de oxidação dos AG plasmáticos e triacilgliceróis intramusculares durante o exercício, reduzindo assim a quebra de glicogênio muscular e adiando a fadiga.

Durante o exercício de alta intensidade, a concentração de carnitina livre no músculo cai porque a carnitina reage com a acetil-CoA. Durante o exercício de intensidade muito alta, a concentração de carnitina livre cai a níveis extremamente baixos. Estudos relatam valores mínimos de 0,5 mmol/kg de peso úmido após 3-4 minutos a 90% do $\dot{V}O_{2máx}$ (Constantin-Teodosiu et al., 1991). Esses valores se aproximam do K_m da CPT I para carnitina (250-450 micrômetros) medido *in vitro* (Bremer, 1983). O K_m é a concentração de substrato que resulta em uma reação enzimaticamente catalisada que ocorre a 50% da velocidade máxima. Nas concentrações musculares de carnitina típicas de 250-450 micrômetros, a reação catalisada pela CPT I ocorre a cerca de 50% de sua velocidade máxima. (Ver explicação adicional sobre K_m no Apêndice A.) Essa diminuição na carnitina livre foi sugerida como um dos mecanismos pelos quais a oxidação de AG plasmáticos e triacilgliceróis intramusculares diminui durante o exercício de alta intensidade (Constantin-Teodosiu et al., 1991; Timmons et al., 1996).

Como já mencionado, estudos iniciais que realizaram medidas diretas no músculo após catorze dias de um regime com 4-6 g de carnitina/dia falharam em mostrar elevações na concentração muscular de carnitina (Barnett et al., 1994; Vukovich, Costill e Fink, 1994). Esse achado implica que a suplementação de carnitina não pode aumentar a oxidação de gordura e melhorar o desempenho no exercício por meio do mecanismo proposto. De fato, muitas investigações originais, que foram sintetizadas em numerosas revisões (Heinonen, 1996; Wagenmakers, 1991), confirmaram que a suplementação de carnitina por si só não aumenta a oxidação de gordura e diminui a quebra de glicogênio, nem melhora o desempenho durante as práticas de exercícios de ciclismo e corrida. Entretanto, um estudo controlado com placebo (Wall et al., 2011) demonstrou que ocorrem elevações substanciais (~ 20%) no conteúdo de carnitina muscular em seres humanos após a suplementação diária prolongada com tartarato de carnitina, quando carboidrato é ingerido ao mesmo tempo. De modo significativo, esse estudo mostrou que isso resulta em preservação do glicogênio muscular durante o exercício de baixa intensidade (consistente com um aumento na oxidação de gordura) e em menor acúmulo de lactato durante o exercício de alta intensidade. Além disso, essas alterações foram associadas a uma melhora de 11% em um teste de desempenho no exercício em termos de débito de trabalho de 30 minutos (Wall et al., 2011). Apesar desse achado importante, poucos trabalhos foram realizados para corroborá-lo até o presente.

Exercício de alta intensidade

Como indicado anteriormente, a carnitina pode aumentar a disponibilidade de CoA livre e manter a razão acetil-CoA:CoA (ver Fig. 11.7). Essa função da carnitina é especialmente importante durante o exercício máximo e supramáximo, como nas competições de tiros de velocidade, corrida de média distância e 50-400 m de natação. Se a suplementação de carnitina aumenta a concentração muscular de carnitina e, portanto, a disponibilidade de CoA nessas condições, o fluxo ao longo do complexo da piruvato desidrogenase poderia ser intensificado e, assim, menos ácido láctico seria produzido (ver Fig. 11.7). Teoricamente, esse processo poderia retardar a fadiga e melhorar o desempenho no exercício. Entretanto, hoje, existe a necessidade de investigar essa hipótese mais afundo por meio da suplementação crônica de carnitina coingerida com carboidrato. Um estudo comparou os efeitos de um suplemento de carboidrato-proteína disponível no mercado, enriquecido com L-glutamina e tartarato de carnitina, aos da ingestão apenas de carboidrato ou de placebo no desempenho em tiros de velocidade (*sprints*), marcadores de lesão muscular e recuperação de um teste de *sprints* repetidos intermitentes de 90 minutos (Naclerio et al., 2014). Não foram encontrados efeitos significativos do suplemento sobre o desempenho e a fadiga, porém o acúmulo de alguns biomarcadores de lesão muscular foi atenuado.

Suco de cereja

As cerejas e seus constituintes têm sido alvo de um crescente interesse para aplicação no esporte como forma de intensificar a recuperação a partir de regimes de exercício causadores de lesão. As evidências de tais efeitos foram revisadas por Bell et al. (2014). A literatura sobre ciência dos alimentos, animais e seres humanos atualmente disponível demonstra com clareza os efeitos anti-inflamatórios e antioxidantes das cerejas. A pesquisa sugere

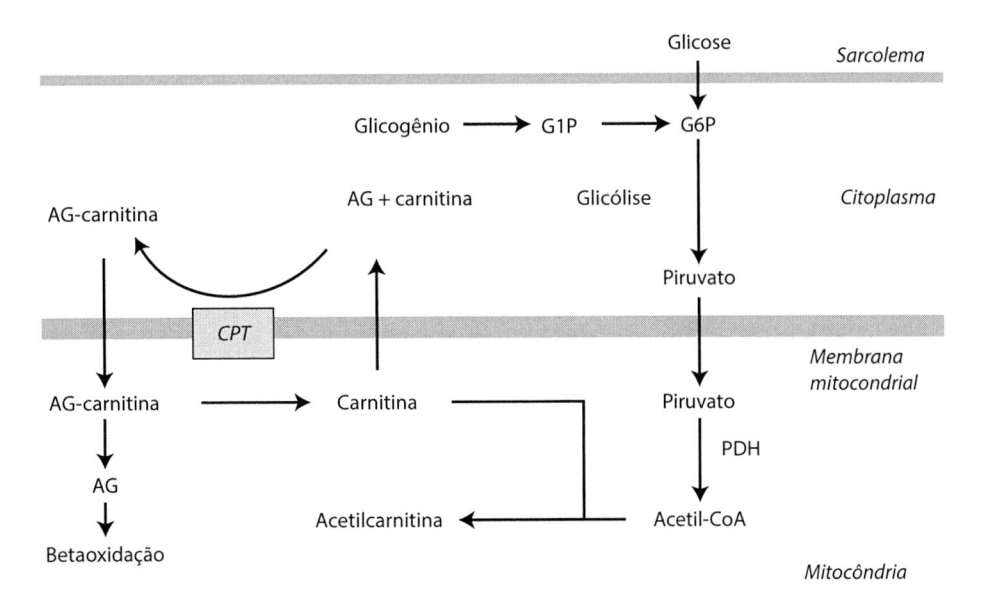

FIGURA 11.7 Potencial ligação entre captação de AG, carnitina e metabolismo da glicose. A carnitina atua como um tampão para a acetil-CoA, prevenindo assim acúmulos de piruvato e de lactato. Entretanto, essa atividade pode diminuir a disponibilidade da carnitina livre e, ao menos teoricamente, o transporte de AG para dentro da mitocôndria.
AG: ácido graxo; PDH: piruvato desidrogenase; CPT: carnitina palmitoil transferase.

que alguns benefícios limitados podem ser conseguidos com o consumo de suco de cereja ácida, em termos de intensificação da recuperação após o exercício e melhora da qualidade do sono, porém os mecanismos de ação são um tanto especulativos com relação à recuperação após o exercício. Como resultado, a prescrição correta da estratégia de suplementação ideal é problemática, embora a eficácia para uma fase de carga tenha sido estabelecida. Há também controvérsia com relação à manipulação das respostas de estresse ao exercício (inflamação e estresse oxidativo) usando suplementos antioxidantes, com uma sugestão de que a adaptação pode ser atenuada como resultado da regulação inibitória da resposta de estresse (Gomez-Cabrera et al., 2005, 2008). Entretanto, é importante ressaltar que esses efeitos adaptativos negativos não foram relatados nos estudos com cereja, nem com outros alimentos funcionais, e talvez justifiquem investigações adicionais. Os compostos específicos responsáveis por quaisquer efeitos benéficos do suco de cereja ainda não foram identificados, mas podem incluir quercetina, antocianinas e seus metabólitos.

Colina

A acetilcolina transmite o potencial elétrico de um neurônio para a célula muscular, o que leva à liberação de cálcio a partir do retículo sarcoplasmático e da contração muscular. Estudos experimentais realizados com animais sugerem que a depleção do transmissor neuromuscular acetilcolina contribui para a fadiga durante a estimulação elétrica prolongada ou no exercício (Pagala, Namba e Grob, 1984). Ainda não foi esclarecido se esse defeito de transmissão ocorre na membrana pré-sináptica ou na pós-sináptica, ou ao longo da sinapse.

O precursor de acetilcolina, a **colina**, é um componente comum da dieta humana. É mais abundante na carne vermelha e nos laticínios. Também é parte integral de vários fosfolipídios incorporados nas membranas celulares, incluindo a fosfatidilcolina (**lecitina**), lisofosfatidilcolina e esfingomielina (Zeisel, 1998). Concentrações séricas de pico de colina são atingidas várias horas após a ingestão de lecitina (Zeisel et al., 1991). A ingestão de colina ou lecitina eleva os níveis plasmáticos de colina conforme a dose. Com base nessas funções, foi proposto que os suplementos de colina afetam a transmissão nervosa, aumentam a força ou facilitam a perda de gordura corporal.

O exercício extenuante diminui os níveis plasmáticos de colina. Os níveis plasmáticos de colina sofreram uma queda de 40% nos participantes da Maratona de Boston de 1985 (Conlay et al., 1986), e achados similares foram relatados após a Maratona de Boston de 1986 (Wurtman e Lewis, 1991). Von Allworden et al. (1993) relataram um declínio médio de 16,9% na concentração plasmática de colina após 2 horas de uma prática de ciclismo extenuante (35 km/h). A transmissão neuromuscular pode ser comprometida antes do término das maratonas ou durante os estágios finais de outras formas de exercício extenuante prolongado, a menos que a colina seja fornecida pelos fosfolipídios de membrana neuronais ou musculares, ou via ingestão. Baixas concentrações de acetilcolina foram associadas ao comprometimento da transmissão neuromuscular e à fadiga. A concentração de acetilcolina no cérebro está diretamente relacionada à concentração plasmática de colina. Vários estudos sobre captação e distribuição de colina após a administração intravenosa de colina mostram que a colina plasmática e a acetilcolina no rim, pulmão e coração são diretamente proporcionais às quantidades administradas. Haubrich et al. (1975) relataram que a infusão intravenosa de colina em cobaias levou à incorporação de colina na acetilcolina em questão de minutos, em diversos tecidos.

Ainda não foi esclarecido se essa reação também ocorre no músculo esquelético *in vivo*. Por outro lado, evidências de estudos *in vitro* indicam que a acetilcolina recém-sintetizada é liberada durante a estimulação neuromuscular, quando a colina é adicionada ao meio de perfusão (Bierkamper e Goldberg, 1980). Gardiner e Gwee (1974) infundiram colina em coelhos e mediram uma concentração aumentada de colina em todos os tecidos, inclusive no músculo. Infelizmente, a acetilcolina não foi medida. Portanto, os esforços neuromusculares prolongados podem resultar em depleção da colina plasmática, o que pode levar à fadiga por disponibilidade insuficiente de acetilcolina. Níveis crescentes de colina no plasma decorrentes da ingestão de colina possivelmente aumentam a disponibilidade de acetilcolina e, assim, minimizam a fadiga.

Um relato preliminar mostrou que a ingestão de citrato de colina durante uma corrida de 32 km preveniu a queda da concentração plasmática de colina, enquanto o desempenho melhorou em comparação ao observado no grupo tratado com placebo (Sandage et al., 1992). Spector et al. (1995) relataram ausência de efeito no desempenho em atividade de ciclismo supramáxima de curta duração ou submáxima de longa duração após a ingestão de 2,43 g de bitartarato de colina. Durante a triagem com placebo, porém, nenhuma queda na colina foi observada e nenhum dos participantes exibiu depleção de colina. Na ausência de depleção de colina, a ingestão de colina não tende a melhorar o desempenho. Curiosamente, esses autores relataram uma correlação negativa significativa entre a diminuição na concentração de colina e o tempo até a exaustão, o que sugere que a colina pode ter algum papel no desenvolvimento de fadiga.

Von Allworden et al. (1993) forneceram aos participantes de seu estudo 0,2 g de lecitina/kg de peso corporal, 1 hora antes de iniciarem uma prática de ciclismo com duração de 2 horas a 35 km/h. A ingestão de lecitina aumentou a concentração plasmática de colina em 26,9% e a ingestão de placebo diminuiu as concentrações de colina em 16,9%. Infelizmente, o desempenho no exercício não foi avaliado nesse estudo. As alegações da colina como suplemento baseiam-se em grande parte na teoria e nos achados de estudos *in vitro*. Embora algumas observações interessantes tenham sido feitas em seres humanos, os fundamentos para recomendar a colina como um auxiliar ergogênico são insuficientes.

Cromo

O cromo é um suplemento popular por ser considerado um construtor muscular e queimador de gordura, de modo que uma enorme campanha publicitária de *marketing* girou em torno desse suplemento ao longo dos últimos anos. O **cromo** é um oligoelemento que está presente em alimentos como levedura de cerveja, queijo *cheddar*, cogumelos e germe de trigo, sendo considerado um nutriente essencial. Devido aos métodos insuficientes para avaliar o estado do cromo, o *U. S. Food and Nutrition Board* não foi capaz de estabelecer uma RDA para o cromo. Em vez disso, é recomendado um valor de AI de 20-45 mg/dia. Anderson e Kozlovsky (1985) sugeriram que muitas pessoas vivendo nos Estados Unidos não chegam a ingerir nem 50 picogramas (pg) (1 pg = 10^{-12} g) por dia de cromo. O AI foi estabelecido por meio de equipamento menos sofisticado do que os disponíveis atualmente, por isso é possível que os valores recomendados sejam altos demais (Stoecker, 1996).

O cromo potencializa a ação da insulina e esta estimula a captação de glicose e aminoácidos pelas células musculares. Considera-se que o aumento na captação de aminoácidos aumenta a síntese proteica e a massa muscular. Os suplementos de cromo aumentam a massa e o crescimento muscular em animais (Stoecker, 1996), no entanto o efeito do cromo sobre a massa muscular em seres humanos é menos conhecido. O cromo é comercializado principalmente na forma de picolinato de cromo, embora também existam suplementos de nicotinato de cromo e de cloreto de cromo. O ácido picolínico é um composto orgânico que se liga ao cromo e aparentemente aumenta a absorção e o transporte de cromo (Evans, 1989).

Evans (1989) foi o primeiro a relatar que a ingestão de cromo aumentou o tecido magro em seres humanos que se exercitavam. Nesses estudos, estudantes universitários não treinados e jogadores de futebol treinados receberam 200 mg de picolinato de cromo ou placebo diariamente, durante 40-42 dias, enquanto participavam de um programa de treino de força. Os indivíduos que tomaram suplementos de cromo ganharam significativamente mais massa magra corporal, em comparação com o observado no grupo de placebo. Entretanto, a massa magra corporal foi estimada apenas com base em medidas da circunferência e as alterações observadas foram pequenas, por isso é possível que erros de medição tenham influenciado os resultados.

Estudos subsequentes (Clancy et al., 1994; Hallmark et al., 1996; Hasten et al., 1992; Lukaski et al., 1996) não

confirmaram os resultados de Evans. Nesses estudos cuidadosamente controlados, que usaram técnicas mais sofisticadas para medir a composição corporal, não foram encontrados efeitos sobre a massa magra corporal.

Um estudo investigou os efeitos do cromo sobre a síntese de glicogênio muscular após o exercício (Volek et al., 2006). Como foi relatado que o cromo pode afetar a sensibilidade à insulina, foi proposto que também pode intensificar a sensibilidade à insulina no pós-exercício, aumentando assim a captação de glicose e a síntese de glicogênio. A suplementação de cromo por quatro semanas, porém, não aumentou a síntese de glicogênio durante a recuperação após exercício de alta intensidade e alimentação rica em carboidrato, embora tenha havido uma tendência a uma menor atividade de fosfoinositídio-3-quinase (o que é indicativo de melhora da sensibilidade à insulina).

Portanto, a maioria dos estudos mostra que os suplementos de cromo não são efetivos no aumento da massa magra corporal. Com base em ensaios laboratoriais de células em cultura, foi sugerido que o picolinato de cromo se acumula nas células e causa dano cromossômico (Stearns, Wise et al., 1995). Embora esse achado não tenha sido confirmado em estudos realizados com seres humanos (McCarthy, 1996), é preciso ter cautela com o uso de suplementos de cromo.

Coenzima Q10

A **coenzima Q10 (CoQ10)**, ou ubiquinona, é parte integral da cadeia de transporte de elétrons da mitocôndria. Assim, exerce papel importante na fosforilação oxidativa. No miocárdio, tem sido usada terapeuticamente para tratar a doença cardiovascular e promover a recuperação após cirurgia cardíaca. A suplementação com CoQ10 em pacientes com tais condições melhora o metabolismo oxidativo e a capacidade de exercício (Khatta et al., 2000), além de atuar como um antioxidante, que promove a captura de radicais livres. Os fabricantes extrapolaram os resultados de um $\dot{V}O_{2máx}$ melhorada em pacientes cardíacos até atletas treinados. Alega-se que a CoQ10 aumenta o $\dot{V}O_{2máx}$, bem como o vigor e a energia.

Poucos estudos investigaram os efeitos da suplementação com CoQ10 em atletas. Embora a maioria desses estudos tenham relatado níveis plasmáticos elevados de CoQ10, nenhuma alteração foi observada no $\dot{V}O_{2máx}$, no desempenho ou no lactato sanguíneo com cargas de trabalho submáximas. Foi relatado que a ingestão de 120 mg de CoQ10/dia durante vinte dias resulta em elevações acentuadas nas concentrações plasmáticas de CoQ10, porém as concentrações musculares de CoQ10 permaneceram inalteradas (Svensson et al., 1999). Sem dúvida, se a suplementação com CoQ10 não altera a concentração muscular de CoQ10, não é possível esperar que tenha qualquer efeito sobre as variáveis relacionadas ao desempenho.

A CoQ10 pode produzir alguns efeitos negativos. É possível que aumente a produção de radicais livres durante o exercício de alta intensidade, quando uma abundância de íons hidrogênio estão presentes nas células (Malm et al., 1997). Ironicamente, esse efeito é o oposto daquele alegado para CoQ10.

Creatina

A **creatina** tornou-se um suplemento popular após os Jogos Olímpicos de Barcelona, em 1992. Os ganhadores de medalha de ouro, Linford Christie (100 m rasos masculino) e Sally Gunnell (400 m com barreira feminino), supostamente usavam suplementos de creatina. Nos Jogos Olímpicos de Atlanta, em 1996, cerca de 80% dos atletas usavam creatina (Williams, Kreider e Branch, 1999). O consumo mundial de creatina por atletas é estimado atualmente como algo em torno de 3.000.000 kg/ano. Esta seção discute a eficácia da creatina em diferentes esportes e os supostos mecanismos de ação. Mais informações sobre o papel da creatina no metabolismo e no desempenho são disponibilizadas nas referências de Casey e Greenhaff (2000), Greenhaff (1998) e Terjung et al. (2000). O livro de Williams, Kreider e Branch (1999) também é uma fonte completa de informações.

No corpo

A creatina, ou ácido metilguanidina-acético, é um composto de ocorrência natural presente principalmente no tecido muscular. Não é um nutriente essencial, porque pode ser sintetizada no corpo humano. Em indivíduos normais e saudáveis, a dieta e a ingestão oral fornecem cerca de 2 g de creatina por dia. A creatina é quebrada em creatinina e excretada na urina aproximadamente na mesma taxa (2 g/dia).

As fontes dietéticas primárias de creatina são o peixe e a carne vermelha (ver Tab. 11.4). Vegetarianos e veganos estritos apresentam ingestão insignificante de creatina, uma vez que os vegetais contêm somente traços desse nutriente. Por isso, são dependentes da síntese endógena de creatina. A ingestão oral de creatina suprime a biossíntese. Quando uma dieta deficiente em creatina é consumida, a excreção urinária de creatina e creatinina diminui.

A síntese de creatina no corpo humano é uma reação em duas etapas. Na primeira, o grupo guanidino da arginina é transferido para a glicina, formando assim guanidinoacetato. Na segunda etapa, a creatina é formada pela transferência de um grupo metil da S-adenosilmetionina para o guanidinoacetato. A maior parte da síntese de creatina em seres humanos acontece no fígado e nos rins (ver Fig. 11.8).

Em um homem de 70 kg, o *pool* corporal total de creatina é de cerca de 120 g, dos quais 95% são encontrados nos músculos esquelético, cardíaco e liso. Os 5% restan-

TABELA 11.4   Fontes de creatina dietética

Fonte	Conteúdo de creatina (g/100 g)
Peixe	
Camarão	Traços
Bacalhau	0,30
Arenque	0,65-1,10
Linguado	0,20
Salmão	0,45
Atum	0,40
Carne	
Boi	0,45
Porco	0,40
Outros	
Leite	0,01
Oxicoco (*cranberries*)	0,0002

tes estão no cérebro, fígado, rins e testículos. A creatinina sintetizada no fígado e nos rins, e absorvida a partir da dieta, é transportada pelo sangue para o músculo. O músculo capta a creatina contra um gradiente de concentração, através de um processo de transporte ativo saturável dependente de sódio. Na célula muscular, a creatina é fosforilada e, então, retida no músculo. Esse processo ajuda a criar um elevado gradiente de creatina total (30-40 mmol/kg de peso úmido ou 120-160 mmol/kg de matéria seca no músculo esquelético, com 60-70% na forma de fosfocreatina) (Wyss e Kaddurah-Daouk, 2000). As fibras musculares de tipos I e II têm conteúdos diferentes de creatina: as de tipo II têm cerca de 30% mais creatina do que as de tipo I.

Processo metabólico

O papel da creatina e da fosfocreatina é discutido no Capítulo 3, mas será brevemente resumido a seguir. Conforme o músculo contrai, há degradação de ATP a ADP e Pi para fornecimento de energia:

$$ATP \rightarrow ADP + Pi + energia$$

Durante o exercício em intensidade máxima, as reservas de ATP podem fornecer energia por apenas 1-2 segundos. Quando toda a concentração muscular de ATP cai em cerca de 30%, o músculo sofre fadiga (Hultman et al., 1991; Karlsson e Saltin, 1970). Para prevenir a fadiga, a regeneração de ATP deve ocorrer a uma taxa similar à taxa de hidrólise de ATP, para assim manter a concentração de ATP próxima aos níveis de repouso. Uma importante função da fosfocreatina no músculo é fornecer o grupo fosfato de alta energia para regeneração

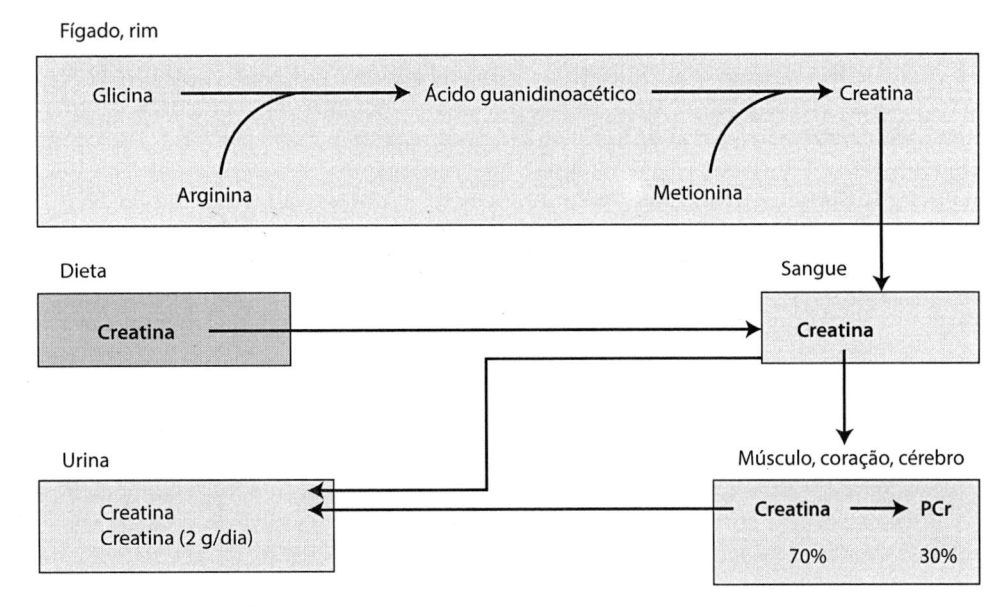

FIGURA 11.8 Síntese e transporte de creatina no corpo.

de ATP durante os primeiros segundos de exercício de alta intensidade, proporcionando tempo para a quebra de glicogênio e glicólise (os outros dois processos principais de geração de ATP citosólico durante o exercício de alta intensidade) para acelerar até a taxa requerida. A transferência do grupo fosfato da fosfocreatina para a ADP é catalisada pela enzima creatina quinase, que resulta em regeneração de ATP e liberação de creatina livre:

$$PCr + ADP + H^+ \rightarrow \text{creatina (Cr)} + ATP$$

A PCr está presente no músculo em repouso em uma concentração que é 3-4 vezes maior que a de ATP (ver Apêndice A). Durante o tiro de 100 m, estima-se que 22 g de ATP seja quebrada a cada segundo, ou cerca de 50% do conteúdo de ATP por quilograma de músculo ativo. Como ocorre fadiga no músculo humano quando a concentração muscular total de ATP cai abaixo de 70% de seu valor normal de repouso, a necessidade de refosforilação da ADP formada durante a contração é evidente.

A degradação anaeróbica de PCr e glicogênio é responsável pela taxa extremamente alta de ressíntese de ATP durante os primeiros segundos do exercício de alta intensidade (Hultman et al., 1991; Karlsson e B. Saltin, 1970). A reserva de PCr no músculo é limitada e sua depleção ocorre em 5 segundos de exercício supramáximo. A quebra rápida de PCr após o início do exercício intenso permite que a concentração de ATP no músculo esquelético seja mantida em certo grau durante as séries únicas ou repetidas de exercício supramáximo. A ressíntese anaeróbica de ATP, entretanto, não pode ser mantida na mesma taxa observada nos primeiros segundos de exercício supramáximo. Em consequência, no decorrer do curso de 30 segundos, as taxas de renovação de ATP caem em cerca

de 20%. As reservas elevadas de PCr possivelmente diminuem a necessidade de glicólise anaeróbica e formação de ácido láctico durante o exercício intenso, o que talvez seja um potencial benefício da suplementação de creatina.

Outra função importante da creatina é sua potencial capacidade de tamponamento de íons hidrogênio, uma vez que esses íons são usados durante a regeneração de ATP, como mostra a equação anterior. Uma concentração mais alta de creatina no músculo também implica fluxo aumentado pela reação da creatina quinase, o que resulta em síntese aumentada de PCr durante a recuperação após o exercício de alta intensidade. Os papéis da creatina listados previamente sugerem que a elevação das reservas musculares de creatina e PCr beneficiará o desempenho no exercício de alta intensidade.

Suplementação

Harris, Soderlund e Hultman (1992) foram os primeiros a estabelecer que a ingestão de creatina mono-hidratada poderia aumentar as reservas musculares totais de creatina (creatina e fosfocreatina). Nesse estudo, a ingestão de 5 g de creatina, 4-6 vezes/dia, por vários dias, promoveu um aumento médio da concentração total de creatina de 25 mmol/kg de matéria seca, e 30% do aumento no conteúdo total de creatina deu-se na forma de fosfocreatina. Os autores sugeriram que esses aumentos poderiam melhorar o desempenho no exercício, mas não testaram essa hipótese em seu estudo. O primeiro estudo sobre o desempenho foi conduzido por Greenhaff, Casey et al. (1993). Os participantes ingeriram 20 g de creatina por dia durante cinco dias, e a creatina melhorou o desempenho em cerca de 6% em séries repetidas de exercício máximo com o extensor do joelho. Após esse estudo, foram realizados mais estudos que investigaram diferente modos de exercício (Balsom, Ekblom et al., 1993; Balsom, Harridge et al., 1993; Birch, Noble e Greenhaff, 1994; Harris, Soderlund e Hultman, 1992; Volek et al., 1997). Em 1999, do total de 62 estudos laboratoriais realizados sobre suplementação de creatina e desempenho no exercício de alta intensidade, 42 estudos relataram efeitos positivos, enquanto os demais falharam em demonstrar qualquer efeito (Williams, Kreider e Branch, 1999). Desde então, o número de estudos positivos tem aumentado.

Regimes de ingestão

A maioria dos estudos usaram um regime de ingestão de creatina de 20 g/dia em quatro porções de 5 g cada, que foram fornecidas em horários diferentes do dia, durante um período de seis dias. Foi demonstrado que esse regime aumenta a concentração muscular de creatina, em média, em cerca de 25 mmol/kg de matéria seca. Esse aumento corresponde a cerca de 20% da concentração muscular total basal de creatina, que é de aproximadamente 125 mmol/kg de matéria seca. Hultman et al. (1996) constataram que após uma fase de ingestão inicial de 20 g/dia por seis dias, uma dose subsequente de 2 g/dia foi suficiente para manter a concentração total de creatina elevada por 35 dias, enquanto a suspensão da suplementação de creatina após seis dias causou um declínio lento e gradual da concentração muscular de creatina.

Quando a creatina foi ingerida na dose de 3 g/dia, a taxa de aumento na creatina muscular foi correspondentemente menor, contudo após 28 dias na dose de 3 g/dia, a concentração total de creatina foi similar ao regime de ingestão rápida (ver Fig. 11.9). Portanto, uma dose de ingestão de 20 g/dia por seis dias seguida de uma dose de manutenção de 2-3 g/dia é recomendada, caso os atletas desejem aumentar rapidamente a creatina muscular aos níveis máximos, enquanto uma dose contínua de 3 g/dia leva ao mesmo nível máximo em cerca de um mês. O aumento na concentração muscular de PCr foi equivalente a cerca de 40% do aumento na concentração de creatina, com ambos os procedimentos.

Existe uma considerável variação na concentração muscular total de creatina inicial entre os indivíduos. As causas dessa variação são amplamente desconhecidas, mas podem estar ao menos em parte relacionadas com a dieta habitual. O maior aumento na concentração muscular de creatina é observado nos indivíduos com as menores concentrações iniciais, enquanto aqueles que já têm concentrações altas de creatina somente se beneficiam superficialmente (Harris, Soderlund e Hultman, 1992) (ver Fig. 11.10). Uma concentração de 160 mmol/kg de matéria seca parece ser a concentração máxima de creatina alcançável com a suplementação de creatina, mas apenas cerca de 20% dos indivíduos alcançaram esse nível após a suplementação.

A creatina muscular total pode aumentar mais (em média, um aumento de 30-40 mmol/kg de matéria seca) quando a creatina (20 g/dia por cinco dias) é ingerida em solução com carboidrato simples (Green et al., 1995, 1996). Em um estudo, a concentração muscular total de creatina aumentou na maioria dos indivíduos, aproximando-se do limite máximo de 160 mmol/kg de matéria seca. Considera-se que a ingestão de carboidrato estimula a captação de creatina no músculo por meio de um mecanismo dependente da insulina. A insulina pode estimular a atividade da bomba de sódio-potássio e, assim, o transporte de creatina muscular dependente do sódio.

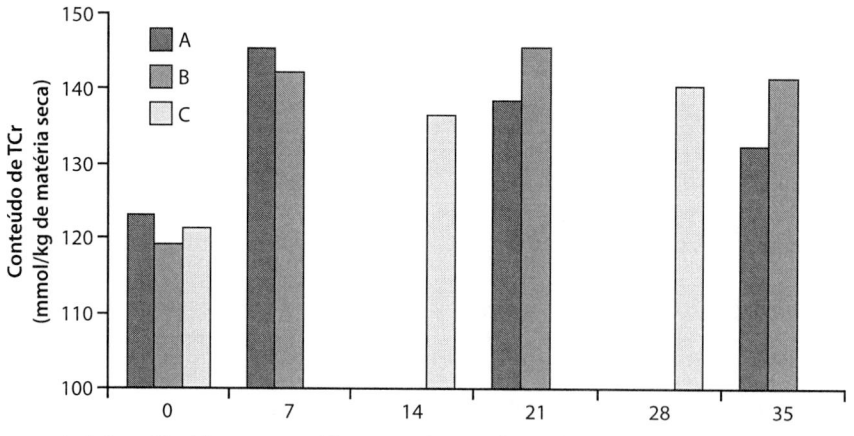

A: 6 dias a 20 g/dia e, em seguida, suspender a suplementação.
B: 6 dias a 20 g/dia e, em seguida, manutenção com 2 g/dia.
C: 28 dias a 3 g/dia.

FIGURA 11.9   Diferentes protocolos de ingestão de creatina.
TCr: creatina total.
Dados de Hultman et al. (1996).

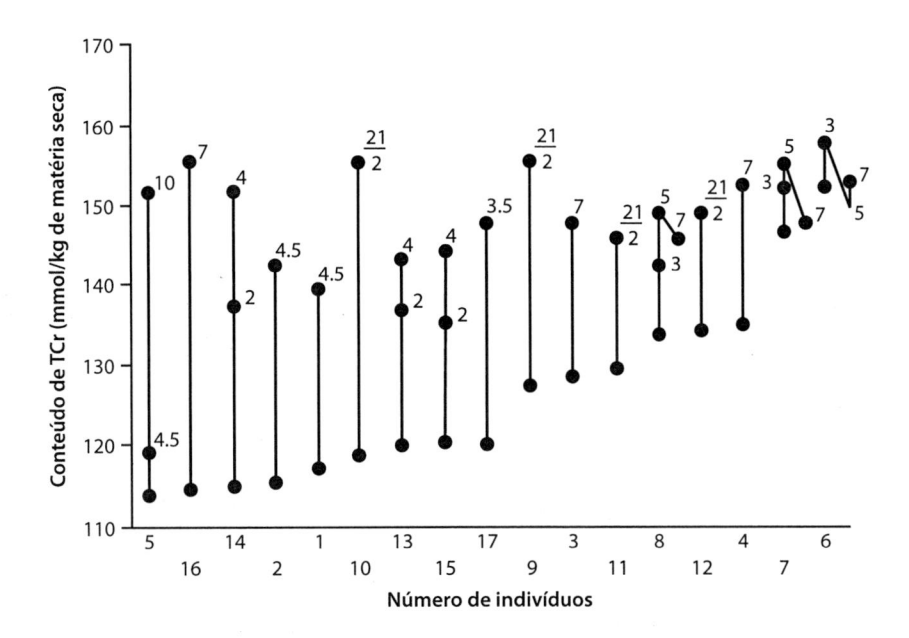

FIGURA 11.10 Respostas individuais à ingestão de creatina. Os indivíduos com reservas de creatina baixas são os mais benefi- ciados, enquanto aqueles cujas reservas de creatina já são altas alcançam aumentos mínimos na creatina muscular. Os números no gráfico representam dias de suplementação a uma taxa de 20-30 g/dia. O número 21/2 indica os indivíduos que ingeriram creatina em dias alternados por 21 dias.
Dados de Hultman et al. (1996).

Em um estudo conduzido por Casey et al. (1996), as alterações no desempenho estavam relacionadas às alte- rações no conteúdo muscular total de creatina (ver Fig. 11.11). Uma forte correlação foi observada, em que as pes- soas que exibiram os maiores aumentos na concentração muscular total de creatina também exibiram os maiores benefícios no desempenho. Uma alteração no conteúdo muscular de creatina de cerca de 20 mmol/kg de matéria seca (ou 5 mmol/kg de peso úmido) é dita necessária para que alterações significativas no desempenho sejam obser- vadas. Cerca de 30% de todos os indivíduos não exibem aumentos tão altos como este no conteúdo muscular de creatina e, portanto, não são beneficiados. Esses indivíduos costumam ser referidos como não responsivos.

Ganho de peso

A suplementação de creatina (20 g/dia por 5-6 dias) geralmente é acompanhada por elevações no peso corpo- ral de 0,5-3,5 kg. (Ver uma revisão completa na referência de Williams, Kreider e Branch, 1999.) O aumento médio na massa corporal é de cerca de 1 kg. Teoricamente, esse aumento na massa corporal e a possível alteração na com- posição corporal resultam de elevações no líquido intra- celular, estimulação da síntese proteica ou diminuição na quebra proteica. Como a diminuição na produção de uri- na ocorreu de forma exatamente paralela ao curso tem- poral do aumento na concentração muscular de creatina (ver Fig. 11.11), é provável que a creatina cause retenção

de líquido nas células musculoesqueléticas em decorrên- cia de um aumento na osmolaridade intracelular das fi- bras musculares. Evidências sugerem que uma parte do ganho de peso pode ser atribuível ao efeito anabolizante da creatina (Kreider et al., 1998), embora no curto prazo (5-6 dias) esse efeito não tenda a ser um fator relevante.

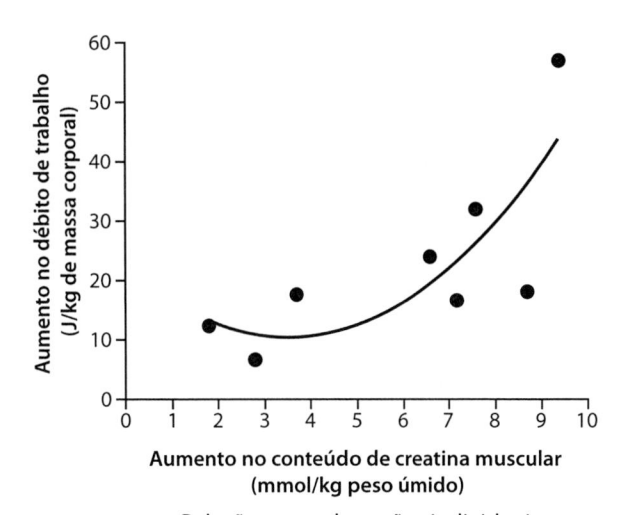

FIGURA 11.11 Relação entre alterações individuais na con- centração muscular de creatina mista e alterações na produ- ção de trabalho total após a ingestão de creatina (4-5 g/dia por cinco dias). A produção de trabalho foi medida durante duas séries de 30 segundos de exercício de ciclismo isociné- tico máximo. A linha de tendência polinomial indica uma correlação significativa (r = 0,78).

O aumento na massa corporal magra pode ser benéfico ou não ter efeito em algumas disciplinas. Entretanto, nos esportes envolvendo atividades com carga, como corrida ou ginástica, o ganho de peso causado pela suplementação de creatina pode ter um efeito negativo sobre o desempenho.

Exercício de alta intensidade

Os achados de Greenhaff, Casey et al. (1993), que empregaram exercício de alta intensidade intermitente, foram reproduzidos em outros estudos que usaram cicloergometria, *bench press* (supino) ou corrida como modalidade de exercício. Cerca de 70% desses estudos observaram melhoras na força, na geração de força ou no torque.

Balsom, Ekblom et al. (1993) designaram aleatoriamente 16 indivíduos treinados para um grupo de creatina (25 g/dia por seis dias) ou para um grupo de placebo. Um teste realizado pelos participantes desse estudo consistiu em tiros de velocidade (*sprints*) repetidos, em que os indivíduos realizaram dez tiros de 6 segundos intercalados por 30 segundos de recuperação entre as séries. Embora os indivíduos tenham desenvolvido fadiga tanto com creatina como com placebo, após sete *sprints*, a fadiga foi significativamente maior no grupo de placebo. Casey et al. (1996) investigaram o efeito da suplementação de creatina aguda (20 g/dia, por cinco dias) sobre o desempenho cicloisocinético (2 × 30 segundos, com 4 minutos de recuperação entre as séries). Aumentos na potência de pico e no trabalho total já tinham sido observados na primeira das duas séries, após a suplementação com

creatina. As melhoras na produção de trabalho total possivelmente estavam correlacionadas com a concentração aumentada de PCr nas fibras musculares de tipo II, após a suplementação (ver Fig. 11.12).

Vários estudos investigaram o efeito da suplementação de creatina *versus* placebo sobre o desempenho nas provas de 25 m, 50 m e 100 m de nadadores de elite na melhor braçada (Burke, Pyne e Telford, 1996; Mujika et al., 1996; Peyrebrune et al., 1998). Esses estudos falharam em mostrar um efeito ergogênico da suplementação de creatina. Entretanto, dois estudos demonstraram melhoras na velocidade de natação em 10 × 50 m ou 8 × 45 m (Leenders, Lamb e Nelson, 1999; Peyrebrune et al., 1998). Rossiter, Cannell e Jakeman (1996) observaram um efeito ergogênico da suplementação de creatina *versus* placebo no desempenho de 1.000 m de remadores competitivos. Quando dois grupos de jogadores da liga de rúgbi receberam creatina ou placebo, nenhuma diferença foi observada em termos de composição corporal entre os grupos (Chilibeck, Magnus e Anderson, 2007). O grupo que recebeu suplementação de creatina apresentou um aumento maior no número de repetições nos testes combinados de *bench press* e *leg press*, em comparação com o grupo de placebo.

Os achados sugerem que a creatina também melhora o desempenho no exercício de alta intensidade em competidores de *squash* (Romer, Barrington e Jeukendrup, 2001). Os jogadores apresentaram menos fadiga ao término da partida quando receberam suplementação de creatina. Portanto, a suplementação de creatina pode ter efeito positivo sobre o desempenho em situações competitivas em

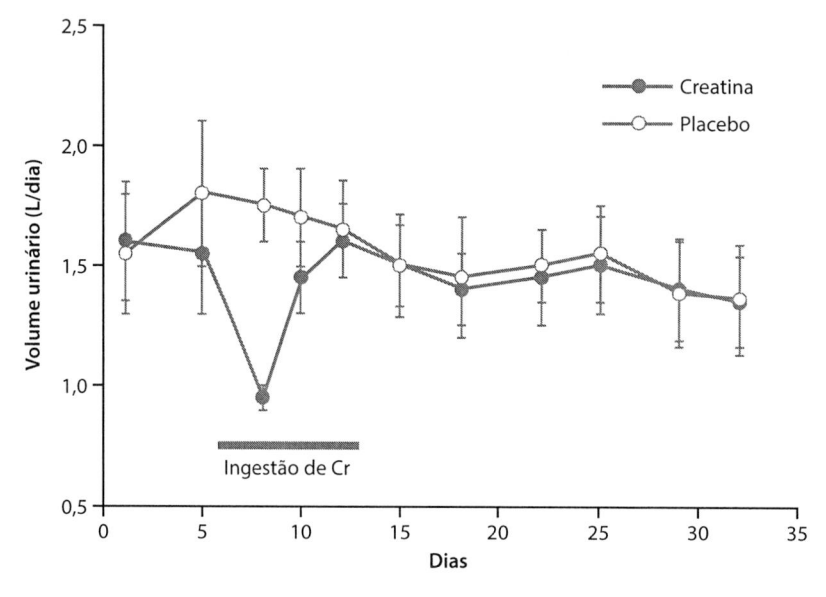

FIGURA 11.12   Volume urinário antes e após a ingestão de placebo ou creatina. A creatina foi administrada com incrementos de 5 g, quatro vezes ao dia, durante cinco dias. Foi observada uma nítida relação entre o débito urinário diminuído e o aumento na massa corporal após a ingestão de creatina.

Reproduzida com permissão de E. Hultman et al., "Muscle Creatine Loading in Men", *Journal of Applied Physiology* 81, no. 1 (1996): 232-237.

alguns esportes. O efeito produzido pela creatina pode depender das concentrações musculares iniciais de creatina, do tipo de exercício e do nível do atleta.

Exercício de resistência

No exercício de resistência, a maior parte da ATP é ressintetizada por fosforilação oxidativa na mitocôndria. A quebra líquida de PCr e a contribuição líquida da PCr para a produção de energia são mínimas. Entretanto, a creatina e a PCr propiciam um sistema de transporte para transferência de grupos fosfato de alta energia a partir do sítio de produção de ATP (a mitocôndria) para o sítio de consumo de ATP (as miofibrilas em contração) (ver Fig. 11.13). Um grupo fosfato de ATP produzido na mitocôndria é doado à creatina para formar PCr. A partir da PCr, o grupo fosfato é doado à ADP, e há formação de ATP que pode ser usada para contração muscular. Teoricamente, a creatina poderia, portanto, facilitar a produção aeróbica de energia e melhorar o desempenho no exercício prolongado.

Balsom, Harridge et al. (1993) investigaram o efeito da suplementação de creatina por seis dias sobre o desempenho no exercício de resistência em corredores bem treinados. Nenhum efeito foi observado durante uma corrida em esteira supramáxima até a exaustão, realizada em laboratório; entretanto, houve uma queda significativa no desempenho durante uma corrida ao ar livre de 6 km. Os indivíduos mostraram um aumento de 0,5-1,0 kg no peso corporal, o que possivelmente explica o resultado negativo observado na corrida ao ar livre. Em outro estudo, uma suplementação de creatina (20 g/dia) por cinco dias não influenciou a captação de oxigênio, as trocas gasosas respiratórias e a concentração sanguínea de lactato durante o exercício em esteira incremental submáximo e na recuperação. Esses dados parecem sugerir que a disponibilidade de creatina e PCr não é taxa-limitante para a difusão de grupos fosfato ricos em energia ao longo do citosol, e que a suplementação de creatina, portanto, não afeta o metabolismo muscular no exercício de resistência. Os estudos que investigaram os efeitos da suplementação de creatina sobre o desempenho de resistência em geral não relataram qualquer efeito ergogênico.

Treino de força

Vandenberghe et al. (1997) investigaram o efeito da ingestão de creatina sobre a concentração muscular de fosfato de PCr, força muscular e composição corporal após um programa de treino de força de dez semanas. Em comparação com o placebo, a força máxima dos grupos musculares treinados sofreu um aumento 20-25% maior; a capacidade de exercício máximo intermitente dos flexores do braço sofreu um aumento 10-25% maior; e a massa livre de gordura apresentou um aumento 60% maior com a suplementação

de creatina. Esse e outros estudos sugerem que a combinação de ingestão de creatina e treino de força é mais efetiva do que o treino de força isolado. Além disso, Wagenmakers (1999b) sugeriu que a suplementação de creatina possibilita mais repetições e, assim, uma melhor qualidade de treino, além de um possível efeito anabolizante.

A creatina causa retenção de líquido, que pode resultar em inchaço da célula muscular. O inchaço celular atua como um sinal anabolizante universal, causando aumento da síntese proteica e deposição líquida de proteínas (Lang et al., 1998). Embora vários estudos clínicos e estudos realizados com animais sugiram que a ingestão de creatina tem efeitos anabolizantes, nenhuma evidência em indivíduos saudáveis indica que a creatina afeta o metabolismo proteico.

Mecanismos de ação

Foram propostos vários mecanismos pelos quais a creatina exerce seus efeitos:

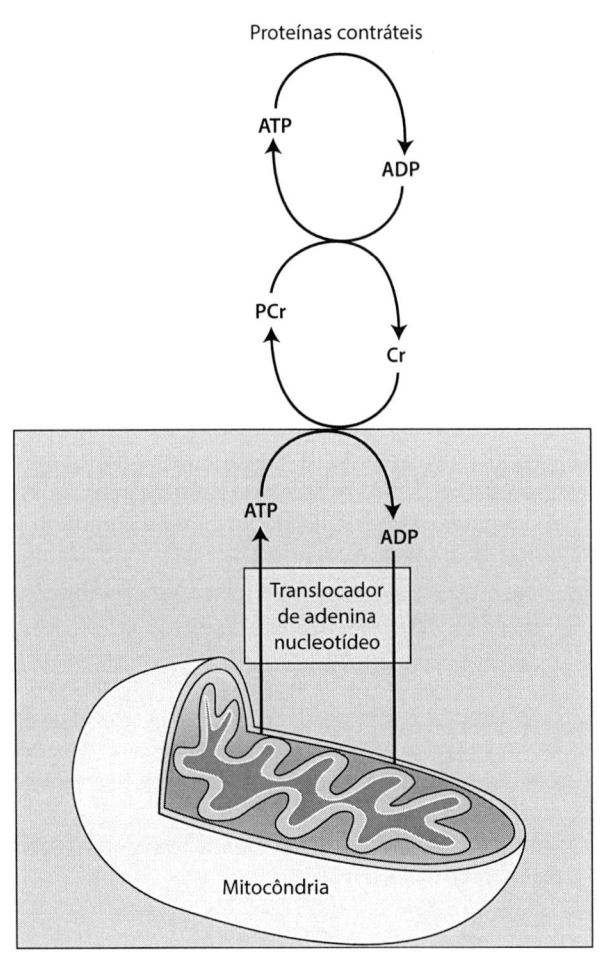

FIGURA 11.13 Transferência de ATP do sítio de síntese (mitocôndria) para o sítio de uso (proteínas contráteis). A creatina e a PCr têm papéis importantes neste processo. Dados de Wagenmakers (1999b).

- A explicação mais evidente é a disponibilidade aumentada de PCr, em particular nas fibras musculares de tipo II (Casey et al., 1996). Evidências indicam que reservas aumentadas de PCr no músculo melhoram a função contrátil por meio da manutenção da renovação de ATP.
- Outro possível mecanismo é a taxa aumentada de ressíntese de PCr (Greenhaff et al., 1994), o que é particularmente importante nos períodos curtos de recuperação durante as séries repetidas de exercício máximo.
- O uso aumentado de PCr como fonte de energia poderia diminuir a glicólise anaeróbica e a formação de ácido láctico. Teoricamente, essa atividade poderia diminuir a formação de íon hidrogênio no músculo e retardar a fadiga causada pela acidez muscular aumentada.
- A creatina poderia tamponar uma parte dos íons hidrogênio produzidos durante o exercício de alta intensidade. Esse processo retardaria a fadiga no exercício de alta intensidade que é limitado pela formação de ácido láctico.
- Como indicado na Figura 11.13, a creatina tem papel importante no transporte de fosfatos de alta energia do sítio de produção de ATP (mitocôndria) para o sítio de quebra de ATP (miofibrilas). Esse papel da creatina foi sugerido como potencial mecanismo para um melhor desempenho em atividades de resistência, contudo esses tipos de atividades não são afetados pela suplementação de creatina, o que sugere que este mecanismo pode ser irrelevante.
- A creatina pode ter propriedades anabólicas.

Segurança

Não há relatos de efeitos prejudiciais da creatina para a saúde. De acordo com numerosos relatos duvidosos, todavia, a suplementação de creatina causa padecimentos; problemas GI, cardiovasculares e musculares; náusea, vômito e diarreia; alterações na função renal e hepática; câimbras musculares; e pressão arterial elevada. Conforme salientado em uma discussão de mesa redonda pelo American College of Sports Medicine:

> [...] a evidência não é definitiva e/ou é incompleta para indicar a prática da suplementação de creatina como um risco à saúde; ao mesmo tempo, a nossa falta de informação não pode ser tomada como garantia de que a suplementação de creatina está isenta de riscos à saúde. A ignorância não garante que efeitos desfavoráveis não venham a ser descobertos (Terjung et al., 2000).

Desidroepiandrosterona

A **desidroepiandrosterona (DHEA)** e seu éster sulfatado desidroepiandrosterona sulfato (DHEAS) são hormônios esteroides andrógenos relativamente fracos sintetizados primariamente no início da fase adulta (20-25 anos) pelo córtex suprarrenal. A DHEA não é encontrada em grandes quantidades na dieta, mas quando ingerida como suplemento torna-se uma precursora de pelo menos dois hormônios: testosterona e estradiol. Como a DHEA é precursora da testosterona, acredita-se que aumenta a concentração de testosterona e, assim, aumenta a síntese proteica e a massa muscular. Por isso, a DHEA é um dos suplementos mais populares, sobretudo nos Estados Unidos. A DHEA sintética é classificada como um suplemento nutricional, porque a substância também ocorre na forma natural. Por sua classificação, a FDA não tem controle sobre aquilo que os fabricantes afirmam sobre o produto. Os fabricantes afirmam que a DHEA é um super-hormônio que aumenta a massa magra corporal, retarda o processo de envelhecimento, reforça a função imune e confere proteção contra a cardiopatia. Como a concentração plasmática de DHEA diminui com o avanço da idade, muitos estudos enfocaram os efeitos do suplemento em idosos. Os fabricantes abusam dos resultados dessa pesquisa e alegam que a restauração das concentrações sanguíneas de DHEA aos níveis observados nos jovens retarda o processo de envelhecimento. Pouco se sabe sobre o papel fisiológico da DHEA ou dos mecanismos celulares e moleculares de sua ação, mas é conhecida a sua interação com os receptores do neurotransmissor ácido gama-aminobutírico (GABA) no cérebro.

O suporte inicial para DHEA como suplemento veio de estudos realizados com animais, em que estes receberam o hormônio. Os testes realizados com os animais mostraram que houve melhora da função imune e da resistência à arteriosclerose, ao câncer, a infecções virais, à obesidade e ao diabetes. Alguns estudos relataram uma expectativa de vida prolongada. Entretanto, os ratos normalmente apresentam níveis extremamente baixos de DHEA e podem responder de modo bastante diferente dos seres humanos. Estudos realizados com seres humanos mostraram um risco reduzido de doenças cardiovasculares em homens com níveis altos de DHEA, porém um risco aumentado em mulheres. Estudos subsequentes relataram efeitos protetores mínimos da DHEA em homens e ausência de efeitos positivos ou negativos em mulheres (Johannes et al., 1999). Em um estudo, a suplementação de DHEA resultou em proteção aumentada contra doenças cardiovasculares (Jakubowicz, Beer e Rengifo, 1995). Em geral, contudo, os resultados de vários estudos são inconsistentes e é difícil determinar se a DHEA realmente confere proteção contra a doença cardiovascular (Sirrs e Bebb, 1999).

Estudos que investigaram os efeitos da DHEA sobre a constituição corporal demonstraram uma elevação dos níveis sanguíneos de andrógenos após a ingestão de suplemento (100-1.600 mg de DHEA por dia), mas não observaram efeitos sobre o peso corporal ou a massa muscular magra. Além disso, Welle, Jozefowicz e Statt (1990) não observaram qualquer efeito sobre o metabolismo de energia ou de proteínas. Nestler et al. (1988) relataram uma pequena diminuição na massa de gordura sem qualquer alteração na massa corporal total, o que sugere que a DHEA resultou em aumento na massa magra corporal. Em um estudo conduzido por Mortola e Yen (1990), o fornecimento de 100 mg de DHEA por dia durante três meses resultou em um aumento de 1% na massa magra corporal. Nesse estudo, a massa de gordura diminuiu nos homens e aumentou nas mulheres. Um estudo com indivíduos obesos que receberam 1.600 mg de DHEA por dia durante 28 dias não relatou qualquer alteração na composição corporal. Esses resultados, apesar de variados e não convincentes, parecem indicar que a DHEA exerce pouco efeito sobre a massa muscular e a função imune. A maioria desses estudos foram conduzidos com indivíduos na faixa etária de 40-75 anos, e pouco se sabe sobre os efeitos em adultos jovens.

Como pouco é conhecido acerca dos possíveis efeitos colaterais da DHEA, vários pesquisadores e instituições expressaram suas preocupações. A DHEA é uma substância não controlada e prontamente disponível em farmácias, drogarias e pela Internet. Os clínicos temem que a elevação das concentrações plasmáticas de DHEA por meio da suplementação possa estimular tumores de próstata em estado latente ou causar hipertrofia glandular da própria próstata. Questões éticas também surgem acerca do uso de hormônios como substâncias ergogênicas. Tanto o COI como o U.S. Olympic Committee incluíram a DHEA na lista de substâncias banidas com tolerância zero. Em março de 2007, foi introduzido um projeto de lei no Senado dos Estados Unidos para tentar classificar a DHEA como substância controlada sob a categoria de esteroides anabolizantes.

Óleo de peixe e ácidos graxos ômega-3

O óleo de peixe é uma fonte natural de AG ômega-3 de cadeia longa, incluindo DHA e EPA. Um AG ômega-3 é um ácido graxo poli-insaturado (PUFA, do inglês *polyunsaturated fatty acid*), ou seja, contém pelo menos duas ligações duplas no terceiro carbono a partir do metil terminal (ver Cap. 7). Os PUFA são considerados nutrientes essenciais porque o corpo humano não consegue produzi-los em quantidades adequadas. O AG essencial ácido alfalinolênico (ALA) pode ser convertido em EPA e DHA no corpo, porém somente em pequenas quantidades. As gorduras ômega-3 foram o foco de um grande número de pesquisas sobre desempenho no exercício e desempenho cognitivo, dado que comprovadamente são incorporados às membranas celulares, melhoram a síntese proteica muscular, diminuem a inflamação e melhoram a função cognitiva, sendo que tudo isso tem implicações sobre o desempenho e a saúde dos atletas. Estudos forneceram AG ômega-3 na forma de óleo de peixe ou como extratos isolados e purificados de EPA e DHA.

Guezennec et al. (1989) sugeriram que aumentar a fração de PUFA nos fosfolipídios das membranas dos eritrócitos (hemácias sanguíneas) melhora a fluidez da membrana e aumenta a deformabilidade do eritrócito (flexibilidade), o que resulta em melhora do suprimento de oxigênio periférico. Esses pesquisadores conduziram um estudo no qual catorze indivíduos do sexo masculino foram divididos em dois grupos; durante seis semanas, um grupo recebeu uma dieta normal e o outro recebeu uma dieta rica em óleo de peixe. A fração de AG ômega-3 aumentou nas membranas dos eritrócitos, porém não houve qualquer alteração na deformabilidade sob condições de repouso. Durante o exercício hipobárico, a deformabilidade dos eritrócitos diminuiu menos com o consumo de óleo de peixe.

Brilla e Landerholm (1990) estudaram os efeitos da ingestão de óleo de peixe e do treino com exercícios em 32 homens sedentários, e constataram que o treino com exercícios resultou em um $\dot{V}O_{2máx}$ aumentado, enquanto a suplementação com óleo de peixe não teve efeito. Oostenbrug et al. (1997) suplementaram ciclistas treinados com placebo ou óleo de peixe (6 g/dia), durante três semanas. O óleo de peixe não alterou as características do eritrócito nesse estudo, nem teve efeito sobre o $\dot{V}O_{2máx}$, o débito de potência máxima ou o desempenho no teste de tempo.

O treino físico melhora a deformabilidade do eritrócito e altera a composição de AG das membranas para um percentual maior de AG insaturados, de modo que a fluidez aumentada sob condições de repouso poderia ser mascarada pelo treino físico (Kamada et al., 1993). A fluidez aumentada da membrana pode ser especialmente importante quando a captação de oxigênio se torna limitante, como ocorre durante o exercício sob condições hipóxicas. As consequências fisiológicas dos PUFA derivados dos óleos de peixe ainda são hipotéticas, todavia, e estudos adicionais são necessários para avaliar os possíveis efeitos sobre as alterações hemorreológicas durante o exercício.

Até o presente, a maioria dos estudos que investigaram os efeitos dos AG ômega-3 sobre a síntese proteica muscular foram conduzidos em populações de idade mais avançada (> 60 anos de idade) ou com animais. Em um estudo, a ingestão de AG ômega-3 pareceu resultar em maior ativação do complexo proteico conhecido como complexo 1 do alvo (molecular) da rapamicina em mamíferos (mTORC1, do inglês *molecular/mammalian target of rapamycin complex 1*) durante períodos de intensa infusão de insulina e aminoácidos em idosos (Smith et al., 2011a). A atividade de mTORC1 é necessária para o exercício de força, disponibilidade aumentada de aminoácidos e leucina para aumentar a síntese proteica muscular. Também é requerida para a regeneração muscular subsequente à lesão (Baar e Heaton, 2015). Em um estudo de seguimento, Smith et al. (2011b) constataram que a resposta à infusão de insulina e aminoácidos foi maior após a suplementação diária com 4 g de AG ômega-3 de cadeia longa (incluindo 1,86 g de EPA e 1,50 g de DHA) por oito semanas. Esses achados sugerem que, quando os níveis de insulina e aminoácidos estão altos, como ocorre em seguida a uma refeição grande contendo carboidrato e proteína, quantidades adequadas de AG ômega-3 podem melhorar a síntese proteica muscular via ativação de mTORC1. Pesquisas adicionais se fazem necessárias para determinar se esses achados se estendem a atletas de elite.

Várias formas de exercício (p. ex., treino de força e jogos como futebol, rúgbi e futebol americano) resultam em quantidades significativas de dano ao músculo, sendo que esse dano se acumula com o avanço das temporadas. Uma das respostas naturais ao dano é a inflamação no músculo, a qual promove adaptações que fortalecem a musculatura e a tornam mais resistente à lesão. Embora certo grau de inflamação possa ser essencial para a adaptação ao treino normal, inflamação demais pode comprometer ou retardar a capacidade do músculo de se recuperar no pós-exercício. Está comprovado que os AG ômega-3 têm propriedades anti-inflamatórias. DHA e EPA diminuem a expressão de citocinas inflamatórias por leucócitos e também originam uma família de mediadores anti-inflamatórios chamados resolvinas (Calder, 2006). A DHA também altera a atividade de células fagocíticas, como os neutrófilos e macrófagos (ver detalhes adicionais sobre essas células imunes no Cap. 13), que são os iniciadores da inflamação após o dano muscular induzido pelo exercício (Peake et al., 2017).

Vários estudos demonstraram que a ingestão de EPA e DHA pode minimizar o aparecimento da dor muscular de início tardio (DMIT) após o exercício excêntrico. Em um desses estudos (Tartibian, Maleki e Abbasi, 2009), indivíduos não treinados consumiram 1,8 g de um suplemento de ômega-3 (0,32 g de EPA e 0,22 g de DHA) por dia, durante trinta dias, antes de concluírem um protocolo de exercício excêntrico para o extensor do joelho. Os indivíduos que tomaram o suplemento de ômega-3 relataram diminuição da sensação dolorosa muscular percebida e apresentaram melhora da amplitude de movimento do joelho em 48 horas após o exercício, mesmo com a dose baixa consumida. Um estudo similar que forneceu uma dose diária maior de óleos contendo ômega-3 (2 g de EPA e 1 g de DHA) também demonstrou a redução da DMIT em 48 horas após uma sessão de exercício excêntrico (Jouris, McDaniel e Weiss, 2011). Pesquisas adicionais são requeridas para confirmar efeitos similares em indivíduos mais altamente treinados, porém os suplementos de ômega-3 parecem ter o potencial de melhorar a recuperação muscular de exercícios causadores de dano. Vários estudos (p. ex., Fontani et al., 2005) também sugeriram que melhoras na função cognitiva, tempo de reação e períodos de atenção resultam da suplementação com AG ômega-3, e esses efeitos poderiam ser importantes para muitos jogos em equipe e esportes de raquete.

As fontes dietéticas de AG ômega-3 para ALA incluem semente de linhaça, óleo de semente de linhaça, oleaginosas, manteiga de oleaginosas, algas, sementes, óleo de soja e óleo de colza, enquanto EPA e DHA são encontrados em peixes (p. ex., bacalhau, cavala, salmão, atum), óleos de peixe e óleo de *krill*. O U.S. Institute of Medicine recomenda que homens consumam 1,6 g de ALA por dia. Embora atualmente não existam recomendações estabelecidas para a ingestão de EPA e DHA, a ingestão de cerca de 1 g por dia desses AG parece apropriada para a obtenção dos benefícios descritos.

Uma potencial desvantagem do consumo de ômega-3 poderia ser que os efeitos anti-inflamatórios podem se somar aos efeitos anti-inflamatórios e imunossupressores do treino de resistência intensivo e, assim, agravar o risco de infecção para os atletas. Entretanto, até agora, não há evidência direta para isso. A evidência referente à suplementação de AG ômega-3 para atletas é ambígua, contudo, recomenda-se que boas fontes de EPA e DHA sejam incluídas na dieta.

Ginseng

O *ginseng*, usado mais comumente na forma de *Panax ginseng* derivado da raiz de plantas da família Araliaceae, é um suplemento popular entre os atletas. Costuma ser descrito como um *adaptógeno*, que é uma substância auxiliar na adaptação do corpo a situações de estresse. O *ginseng* é usado há vários milhares de anos na Ásia. Diz-se que, entre seus efeitos, estão a melhora do sono, melhora da memória, redução da fadiga e alívio da dor cardíaca, cefaleia e náusea. As variedades de *ginseng* conhecidas são a americana, chinesa, coreana, japonesa e siberiana, e as três espécies medicinais principais são *Panax ginseng* (*ginseng* chinês ou coreano), *Panax japonicum* (*ginseng* japonês oriundo da Índia, do sul da China e do Japão), e *Panax quinquefolium* (*ginseng* americano). O *ginseng* siberiano (ou russo), apesar da alegação de um efeito estimulante similar, é uma planta totalmente diferente (*Eleutherococcus senticosus*). É usado como substituto mais econômico do *Panax ginseng*.

Os principais constituintes ativos da espécie *Panax ginseng* são os glicosídeos triterpenoides, ou saponinas (também referidas como ginsenosídeos ou panaxosídeos). A estrutura e a distribuição das saponinas pode variar conforme a espécie e a variedade. Existem pelo menos treze saponinas diferentes. Acredita-se que *Panax ginseng* seja a forma mais potente de *ginseng* e é a que se tornou o padrão.

Estudos realizados com animais sustentam algumas alegações feitas sobre o *ginseng*. Em ratos, o desempenho na corrida melhorou em 132% após a administração aguda de *ginseng*, e 179% após sete dias de administração. A ingestão de *ginseng* foi acompanhada de um aumento nos níveis basais de ACTH e cortisol, em ratos. Em seres humanos, os efeitos são obscuros, e vários estudos mostram resultados inconsistentes. A maioria dos estudos envolvendo seres humanos não tinha um delineamento apropriado e não foram controlados com placebo nem randomizados. Alguns desses estudos não controlados relataram melhoras no $\dot{V}O_{2máx}$ e no desempenho no exercício. Em um estudo, um grupo de cinco indivíduos ingeriram 2 g de *Panax ginseng* por dia, durante quatro semanas, enquanto um grupo de seis indivíduos serviram de controle. As medidas incluíram uso de substância, concentrações plasmáticas de hormônio, avaliações do esforço percebido e capacidade de resistência. Não foram encontradas diferenças em qualquer dessas variáveis entre o grupo tratado com *ginseng* e o grupo de controle. Outros pesquisadores relataram achados similares (Allen et al., 1998; Engels e Wirth, 1997). No momento, há pouca ou nenhuma evidência na literatura sustentando a alegação de que o *ginseng* é um auxiliar ergogênico.

Glandulares

Os glandulares são extratos de glândulas animais como as suprarrenais, o timo, a hipófise e os testículos. Alega-se que os glandulares intensificam a função da glândula equivalente no corpo humano. Por exemplo, o extrato testicular de testículos supostamente aumenta os níveis de testosterona (Williams, 1993). Os extratos glandulares são degradados durante o processo digestivo e são inativados ao serem absorvidos; por isso, não podem exercer qualquer efeito farmacológico.

Glicerol

O glicerol é uma molécula de três carbonos que normalmente atua como esqueleto de uma molécula de triacilglicerol. É ingerida uma quantidade razoavelmente grande de glicerol diariamente. O glicerol também é liberado na corrente sanguínea após a lipólise. Portanto, durante o exercício, quando a lipólise é estimulada, as concentrações plasmáticas de glicerol se tornam altas.

Fonte combustível

Estudos investigaram a eficácia do glicerol como combustível, mas constataram que a contribuição do glicerol para o gasto energético total é relativamente pequena. O glicerol não pode ser diretamente oxidado em grandes quantidades no músculo; por isso, deve ser convertido em uma molécula de glicose na neoglicogênese hepática, para ser usado como combustível. Como esse processo é relativamente lento, a contribuição do glicerol para o fornecimento de combustível durante o exercício é insignificante.

Agente hiper-hidratante

Quando ingerido com um volume relativamente grande de água (1-2 L), o glicerol melhora a absorção de água (Wapnir, Sia e Fisher, 1996) e aumenta a retenção de água no espaço extracelular, sobretudo no plasma (Gleeson, Maughan e Greenhaff, 1986; Koenigsberg et al., 1995). Essa ação pode ocorrer através de dois mecanismos: (1) o glicerol pode se mover para o espaço extracelular e, por osmose, arrastar a água para dentro desse compartimento (em outras palavras, o glicerol atua como uma esponja); ou (2) um pequeno aumento na osmolaridade plasmática pode intensificar a secreção de ADH a partir da glândula hipófise posterior, diminuindo assim a produção de urina. A hiper-hidratação com glicerol antes do exercício diminui o estresse de aquecimento geral durante o exercício, como indicado pela diminuição da frequência cardíaca e da temperatura corporal (Lyons et al., 1990). O protocolo recomendado para a ingestão de glicerol e água antes do exercício é dado na Tabela 11.5.

Embora esses estudos pareçam promissores, vários outros estudos falharam em encontrar qualquer efeito do glicerol sobre a termorregulação (Inder et al., 1998; Latzka et al., 1997, 1998). Nesses estudos, é possível que o volume de água consumido (500 mL) tenha sido pequeno demais. Em um estudo conduzido por Murray et al. (1991), nenhuma indicação de hiper-hidratação foi encontrada. Todavia, em geral, a ingestão de 1 g de glicerol/kg de peso

TABELA 11.5 Protocolo recomendado para ingestão de glicerol e água para otimização da hidratação pré-exercício

Timing (momento) de ingestão	Dosagem
150 minutos no pré-exercício	5 mL de glicerol em uma solução a 20%/kg de peso corporal
120 minutos no pré-exercício	5 mL de água/kg de peso corporal
105 minutos no pré-exercício	5 mL de água/kg de peso corporal
90 minutos no pré-exercício	5 mL de glicerol em uma solução a 20%/kg de peso corporal + 5 mL de água/kg de peso corporal
60 minutos no pré-exercício	5 mL de água/kg de peso corporal
0 minutos	Iniciar o exercício

As doses estabelecidas estão em mililitros por quilograma de peso corporal (mL/kg).

corporal com 1-2 L de água parece conferir proteção contra o estresse de aquecimento e, portanto, pode propiciar alguns benefícios para a saúde daqueles que se exercitam em condições extremas. Alguns estudos mostraram que o estresse cardiovascular diminuído e a temperatura corporal reduzida resultaram em melhora do desempenho no exercício. Não foi possível confirmar esse achado, apesar desses estudos terem relatado indicações de termorregulação melhorada. Ainda não foi esclarecido se o glicerol melhora o desempenho de resistência. O glicerol produz efeitos colaterais significativos, incluindo náusea, pirose, visão turva, cefaleias, problemas GI, tontura e "cabeça leve". Do mesmo modo, o grande volume de líquido que precisa ser consumido com glicerol provoca em muitos usuários a sensação de inchaço. O uso de glicerol como auxiliar ergogênico foi proibido pela World Anti-Doping Agency (WADA) em 2010, por causa de suas propriedades de expansão do plasma e consequente potencial uso como agente mascarador. No entanto, em 2018, o glicerol foi retirado da lista proibida da WADA, uma vez que pesquisas realizadas a partir de 2012 demonstraram que tais efeitos são mínimos.

Chá-verde

O chá-verde é feito com as folhas da planta *Camellia sinensis*, que é rica em polifenóis de catequinas e cafeína. Há um interesse crescente pelo potencial papel do extrato de chá-verde (ECV) no estresse oxidativo e no metabolismo da gordura, bem como sua influência sobre a saúde e o desempenho no exercício. Vários estudos relatam que o ECV aumenta a oxidação de gordura em repouso e durante o exercício, ao mesmo tempo em que atenua os níveis de marcadores de estresse oxidativo após o exercício (Hodgson, Randell e Jeukendrup, 2013). Entretanto, de modo geral, a literatura existente sobre a relação do ECV com o desempenho no exercício e a recuperação é inconclusiva. O fato de nem todos os estudos terem observado efeitos pode estar relacionado às diferenças nos delineamentos de estudo, na biodisponibilidade de ECV e na variação da medição (oxidação de gordura). Além disso, os mecanismos precisos do ECV no corpo humano que aumentam a oxidação de gordura são pouco conhecidos. O mecanismo da catecol-O-metiltransferase *in vitro*, citado com frequência, é usado para explicar as alterações no metabolismo de substrato, mesmo com pouca evidência *in vivo* para sustentá-lo. Ainda, as alterações na expressão de genes do metabolismo da gordura que ocorrem com a ingestão de ECV em longo prazo foram implicadas em repouso e no treino com exercício, incluindo a regulação positiva (estimulação) da expressão de genes de enzimas do metabolismo da gordura no músculo esquelético e a regulação negativa (inibição) de genes adipogênicos no fígado. A sinalização molecular exata que ativa as alterações na expressão de genes do metabolismo de gorduras é obscura, mas pode ser dirigida pelo coativador 1 alfa e gama de PPAR e PPAR. Entretanto, até o presente, faltam evidências de estudos com seres humanos que sustentem essas adaptações. Existe uma clara necessidade de que mais estudos sejam realizados para elucidar os efeitos do ECV sobre o metabolismo da gordura, bem como para melhorar o conhecimento sobre os mecanismos subjacentes. Alguns estudos forneceram evidência do potencial ergogênico do ECV e demonstraram que seus efeitos antioxidantes não comprometem as adaptações ao treino com exercício em indivíduos recreativamente ativos (Roberts et al., 2015) e velocistas do sexo masculino (Jówko et al., 2015).

Inosina

A inosina é um nucleosídeo, uma base purina comparável à adenina, que é um dos componentes estruturais da ATP. A inosina é obtida por meio da dieta ou sintetizada endogenamente no corpo. Os fabricantes alegam que a inosina aumenta as reservas de ATP, melhorando assim a força muscular, a qualidade do treino e o desempenho. Além disso, considera-se que a inosina melhora a distribuição de oxigênio para as células e a resistência. A crença de que a inosina melhora a resistência baseia-se no seu papel na formação de 2,3-difosfoglicerato, uma substância presente nos eritrócitos que facilita a liberação de oxigênio para os tecidos. Outros mecanismos sugeridos para os efeitos ergogênicos da inosina incluem o aumento da contratilidade cardíaca, da atividade vasodilatadora e da estimulação da liberação de insulina, aumentando a distribuição de glicose para o miocárdio. Os estudos que investigaram os efeitos da inosina sobre o desempenho de força e resistência não dão suporte para as alegações e teorias.

Em um estudo cuidadosamente conduzido, homens treinados (n = 4) e mulheres treinadas (n = 5) receberam 6 g de inosina ou placebo por dia, durante dois dias (Williams et al., 1990). Não houve qualquer alteração no tempo de corrida em esteira de 5 km, no $\dot{V}O_{2máx}$ ou no esforço percebido, e os níveis sanguíneos de lactato também foram similares. Após um intervalo de 30 minutos, os participantes do estudo realizaram outra corrida em que a velocidade foi mantida constante, porém o gradiente foi aumentado de forma gradual. Nessa corrida, o tempo até a fadiga diminuiu com a inosina (i. e., produziu efeito **ergolítico**).

Outro estudo investigou os efeitos de 5 g de inosina ou placebo por dia, durante cinco dias (Starling et al., 1996). Nenhum efeito foi observado no desempenho em um teste de Wingate de 30 segundos ou em um teste de tempo de 30 minutos com ritmo autocontrolado. Além disso, um teste de tiros de velocidade (*sprints*) supramáximos com carga constante foi realizado e constatou-se que a fadiga ocorreu 10% mais cedo com o uso da inosina, em comparação com o placebo, novamente indicando que a inosina pode ser prejudicial para o desempenho. Não houve efeito perceptível sobre a frequência cardíaca ou nas avaliações do esforço percebido.

Um estudo investigou os efeitos da suplementação de 10 g de inosina por dia, ao longo de períodos de 5 e 10 dias (McNaughton, Dalton e Tarr, 1999). Os testes foram realizados por sete voluntários treinados – cinco tiros de velocidade de 6 segundos; um tiro de velocidade de 30 segundos; e um teste de tempo de 20 minutos. A suplementação com inosina não afetou o desempenho. Além disso, nenhuma alteração nas concentrações eritrocitárias de 2,3-DPG foram observadas.

A inosina tem efeitos adversos no sentido de que aumenta os níveis séricos de ácido úrico. Os níveis observados por Starling et al. (1996) são frequentemente associados com artrite gotosa, em particular com dor nas articulações do joelho e do pé. Como a inosina não tem efeitos ergogênicos, os suplementos devem ser evitados.

Sais de cetona

Os sais de cetona estão entre os suplementos mais populares do momento, e os ésteres de cetona são muito comentados na mídia. Os corpos cetônicos beta-hidroxibutirato e acetoacetato são produzidos no corpo como resíduos do metabolismo de gorduras. Essencialmente, os corpos cetônicos são formados no corpo quando há excesso de AG disponíveis, como ocorre nos períodos de inanição. Durante a inanição prolongada, os corpos cetônicos se transformam em combustível para o cérebro e essa é considerada a sua principal função. Os corpos cetônicos também são prontamente usados para oxidação no músculo. As estratégias dietéticas para aumentar as concentrações sanguíneas de corpos cetônicos requerem o consumo de uma dieta rica em gordura e extremamente pobre em carboidrato (dieta cetogênica) durante pelo menos 3-4 dias. Reduzir a disponibilidade de carboidrato pode comprometer o desempenho, porque o carboidrato forma uma fonte de combustível decisiva para o exercício intenso; portanto, a adição de corpos cetônicos ao carboidrato foi sugerida como estratégia para adicionar um substrato para oxidação e, ao mesmo tempo, manter as reservas de carboidrato (Pinckaers et al., 2017). Também foi sugerido que os corpos cetônicos podem ajudar a promover adaptações ao treino, mas não há estudos envolvendo seres humanos mostrando isso. Embora alguns suplementos de corpos cetônicos (sais de cetona e ésteres) possam ser usados para aumentar rapidamente a disponibilidade de corpos cetônicos sem que primeiro haja a adaptação a uma dieta cetogênica, a extensão da contribuição dos corpos cetônicos como combustível para o metabolismo musculoesquelético durante o exercício prolongado ainda é desconhecida. No presente, não há dados disponíveis para sugerir que a ingestão de corpos cetônicos durante o exercício melhora o desempenho

quando outras estratégias nutricionais estabelecidas são aplicadas de maneira apropriada.

Uma das limitações é que a maioria dos produtos comercializados no mercado contêm sais de cetona que, tipicamente, distribuem corpos cetônicos em pequenas quantidades que não tendem a afetar o metabolismo ou o desempenho. A ingestão de quantidades maiores tem implicações para o paladar, porque grandes quantidades de sódio ou potássio são ingeridas ao mesmo tempo e isso também afeta a tolerância. A ingestão desses sais de cetona em grandes quantidades provavelmente resultará em problemas gastrintestinais.

Sob a liderança do professor Kieran Clarke, da University of Oxford, foi desenvolvido um éster de cetona que aparentemente prevenia alguns desses problemas (um éster de cetona fornecerá menos sal pela mesma quantidade de energia). Entretanto, até agora esse éster tem sido usado principalmente em estudos com animais e há pouquíssima informação disponível sobre o desempenho. Seu custo é proibitivamente alto, o perfil de sabor é ruim e seu uso ainda pode causar problemas gastrintestinais. O tempo dirá se os ésteres de cetona poderão se tornar uma solução prática para o fornecimento de combustível para atletas de resistência.

Sais de lactato e polilactato

O lactato é um combustível eficiente para o coração humano e, em vários estudos, a taxa de depuração e oxidação de lactato excede as taxas alcançadas pela glicose. A maior parte do lactato que aparece no sangue durante o exercício de intensidade moderada é oxidada pelas fibras musculares ativas com uma alta capacidade oxidativa. A molécula de lactato possivelmente serve de transportador para o transporte das porções de carbono derivadas de glicose entre os vários órgãos e células (p. ex., do músculo exercitado ao coração; das fibras de tipo II em um mesmo músculo ou para fibras de tipo I de outro músculo ativo) (Brooks, 1986). A ingestão de lactato durante o exercício pode fornecer um combustível eficiente para o músculo.

Sais de lactato

O lactato pode ser fornecido como lactato de sódio ou lactato de potássio. Uma solução contendo esses sais, porém, tem osmolaridade extremamente alta quando quantidades significativas de lactato devem ser ingeridas. As quantidades de sódio ou potássio que também teriam de ser ingeridas são grandes e tendem a produzir sérios problemas gastrintestinais. As soluções de sais de lactato podem ser tomadas em bolos com quantidades máximas de cerca de 10 g, sem acarretar problemas gastrintestinais. Os efeitos sobre o desempenho dessas quantidades não foram investigados, mas espera-se que sejam inexistentes devido à quantidade de lactato endógeno formado.

Polilactato

~O problema de tanto sal de lactato teoricamente poderia ser resolvido com o uso de polilactato, um polímero de lactato:

$$CH_3-CH(OH)-COOH \; CH_3-CH(OH)-COO^-$$
$$CH_3-CH(OH)-CO[O-CH(CH_3)-CO]_n-OCH(CH_3)-COOH$$
$$(\text{polilactato})$$

Isso reduziria a osmolaridade, mesmo fornecendo quantidades relativamente grandes de lactato.

O polilactato é usado como suplemento e é incluído em algumas bebidas esportivas. Pode ser produzido por síntese química controlada. Se o polilactato pudesse ser dissolvido em água e rapidamente hidrolisado no trato gastrintestinal humano, de modo similar aos polímeros de glicose, poderia ser a forma química ideal para ingestão de carboidrato. Entretanto, o polilactato não ocorre normalmente em produtos alimentícios nem é bem dissolvido na água. O corpo humano não contém enzimas para degradar polilactato. Por isso, sua biodisponibilidade e absorção intestinal são extremamente baixas ou até nulas (Wagenmakers, 1999b). Em razão de sua biodegradabilidade lenta, o polilactato é usado por cirurgiões ortopedistas e cirurgiões-dentistas para substituir placas de aço no reparo de ossos quebrados. O polilactato, no sentido químico verdadeiro, não pode gerar lactato a uma alta taxa, nem pode atuar como auxiliar ergogênico nutricional durante o exercício.

Mesmo assim, dois estudos (Fahey et al., 1991; Swensen et al., 1994) alegam terem investigado os efeitos do polilactato sobre o desempenho. Uma leitura atenta dos artigos publicados revela que os autores parecem ter investigado os efeitos de um produto comercial chamado poli-L-lactato, um suplemento que contém moléculas de lactato ligadas a aminoácidos. Devido à massa molecular muito maior dos aminoácidos, o conteúdo de lactato desse suplemento é relativamente baixo (< 50% de lactato). Um dos aminoácidos é a arginina, que comprovadamente causa problemas gastrintestinais quando ingerida em grandes quantidades. Swensen et al. (1994) de fato observaram um grave sofrimento gastrintestinal (cólicas abdominais, diarreia e, em alguns casos, vômito) quando o poli-L-lactato foi administrado em concentrações de 5% (peso/volume) (~ 2,5% do peso/volume de lactato). Para prevenir o sofrimento gástrico, Swensen et al. (1994) adicionaram apenas 0,75% de poli-L-lactato a uma solução de polímero de glicose a 6,25% e compararam o observado com uma solução de polímero de glicose a 7%. Conforme o esperado, devido ao fato de o conteúdo energético das bebidas ser quase idêntico, não houve nenhuma diferença quanto ao tempo até a exaustão durante o exercício a 70% do $\dot{V}O_{2máx}$. O polilactato, portanto, não pode ser considerado um auxiliar ergogênico. O principal problema com os suplementos de lactato (nas formas disponibilizadas) é que somente são observados efeitos sobre o desempenho a taxas de ingestão não toleradas pelo trato gastrintestinal.

Lecitina

A lecitina, ou fosfatidilcolina, é um fosfolipídio que ocorre naturalmente em diversos itens alimentícios, incluindo feijão, ovos e germe de trigo. Contém colina e fósforo, e, teoricamente, é considerado um auxiliar ergogênico. Alega-se que a levitina melhora a força e diminui a fadiga. Um estudo investigou o efeito da lecitina sobre o desempenho em uma atividade de ciclismo de intensidade máxima de 15 minutos, após uma corrida de 105 minutos a 70% do $\dot{V}O_{2máx}$ (Burns et al., 1988). Duas doses de lecitina (contendo 1,1 g e 1,8 g) não produziram qualquer efeito. A única alteração observada foi uma elevação na concentração plasmática de colina. Portanto, a lecitina não parece ser um auxiliar ergogênico. (Ver também as seções sobre colina e fósforo.)

Triacilglicerol de cadeia média

O MCT (do inglês, *medium-chain triacylglycerol*) é comercializado como suplemento para reposição da gordura normal. Alega-se que o MCT não é armazenado no corpo e, por isso, foi sugerido que seu consumo ajudaria os atletas a perderem gordura corporal. Por algum tempo, esse foi um suplemento popular entre os fisiculturistas. Também era usado como uma fonte extra de energia em várias barras energéticas. O MCT normalmente está presente na dieta em pequenas quantidades e há poucas fontes naturais disponíveis. O MCT em geral é sintetizado a partir do óleo de coco. Após a hidrólise do óleo, os AG de cadeia média e de cadeia longa são separados, e a fração de AGCM é subsequentemente esterificada para formar MCT. Os AGCM são usados na nutrição enteral e parenteral, para propiciar uma fonte de energia rapidamente disponível. Devido a esse uso clínico, um possível papel para os AGCM em nutrição esportiva tornou-se tema de pesquisa.

Os AGCM contêm 8-10 carbonos, enquanto os AGCL contêm 12 ou mais carbonos. Diferente da maioria dos LCT (do inglês, *long-chain triglyceride*), os MCT são líquidos à temperatura ambiente, em parte por seu pequeno tamanho molecular. Os MCT são mais polares e, portanto, mais solúveis em água. A maior solubilidade em água e o menor tamanho molecular têm consequências em todos os níveis do metabolismo. Os MCT são mais rapidamente digeridos e absorvidos no intestino do que os LCT. Além disso, os AGCM seguem pelo portal do sistema venoso e entram diretamente no fígado, enquanto os AGCL entram nos ductos lácteos e seguem pelo lento sistema linfático (Bach e Babayan, 1982; Isselbacher, 1968).

O MCT, portanto, pode ser uma fonte de energia exógena valiosa durante o exercício, em adição aos carboidratos (Jeukendrup et al., 1995). Além disso, a ingestão de MCT pode melhorar o desempenho no exercício por meio da elevação dos níveis plasmáticos de AG e da preservação do glicogênio muscular (Van Zeyl et al., 1996), porque aumenta a disponibilidade dos AG plasmáticos, diminui a taxa de quebra do glicogênio muscular e retarda o aparecimento da exaustão.

Em um estudo, o MCT adicionado a bebidas contendo carboidrato não inibiu o esvaziamento gástrico (Beckers et al., 1992). De fato, as bebidas com MCT são esvaziadas do estômago mais rápido do que as bebidas isoenergéticas à base de carboidrato. Em um estudo subsequente, as taxas de oxidação do MCT ingerido por via oral foram investigadas (Jeukendrup et al., 1995). No estudo de delineamento cruzado randomizado, um total de oito atletas bem treinados praticaram ciclismo por 180 minutos a 57% do $\dot{V}O_{2máx}$. Os participantes do estudo ingeriram carboidrato, carboidrato + MCT ou MCT. Durante o período de 60-120 minutos, a quantidade de MCT oxidado foi igual a 72% da quantidade ingerida com carboidrato + MCT, enquanto durante o teste com MCT, apenas 33% foi oxidado. Concluiu-se que mais MCT é oxidado quando ingerido em combinação com carboidrato. Dados confirmaram que o MCT oral pode atuar como uma fonte de energia em adição à glicose durante o exercício. A disponibilidade metabólica do MCT era alta durante a última hora do exercício, e a oxidação chegou a 70% da taxa de ingestão. A quantidade máxima de MCT oral tolerada no trato gastrintestinal é de cerca de 30 g, de modo que essa pequena quantidade limitou a contribuição do MCT oral a algo entre 3% e 7% do gasto energético total (ver Fig. 11.14).

Horowitz et al. (2000) argumentaram que a ingestão de MCT poderia ser particularmente efetiva na redução da quebra de glicogênio muscular em condições nas quais a disponibilidade de AG pode estar limitando a oxidação de gordura, como ocorre durante o exercício de alta intensidade. Durante o exercício a 85% do $\dot{V}O_{2máx}$, os AG plasmáticos são reduzidos a níveis extremamente baixos, o que diminui a oxidação de gordura (Romijn et al., 1995). Portanto, Horowitz et al. (2000) alimentaram os participantes de seu estudo com 25 g de MCT 1 hora antes de um exercício de 30 minutos a 84% do $\dot{V}O_{2máx}$. Os níveis plasmáticos de beta-hidroxibutirato estavam elevados após a ingestão de MCT, porém as concentrações plasmáticas de AG permaneceram baixas durante o exercício. Assim, as ingestões de MCT não afetaram a quebra de glicogênio. Van Zeyl et al. (1996) relataram uma queda na taxa de oxidação do glicogênio muscular quando uma quantidade maior de MCT era ingerida (86 g em 2 horas). Os pesquisadores também alegaram que o MCT adicionado a uma solução de carboidrato a 10% (peso/volume) melhorou o desempenho no teste de tempo de ciclistas treinados, em comparação com o observado apenas com a solução de carboidrato a 10%. Os autores não relataram perturbações gastrintestinais. O mesmo grupo de pesquisa repetiu o estudo usando uma dose baixa e uma dose alta de MCT (27 g e 54 g, respectivamente, em 2 horas) (Goedecke et al., 1999), mas falharam em reproduzir os achados anteriores. De fato, embora a ingestão de MCT não tenha afetado os sintomas gastrintestinais nesse estudo, e os níveis plasmáticos de AG e beta-hidroxibutirato estivessem altos, a oxidação de combustível e o desempenho no exercício permaneceram inalterados. Quando uma grande quantidade de MCT foi ingerida em um estudo conduzido por Jeukendrup et al. (1998) (86 g em 2 horas), os indivíduos apresentaram problemas gastrintestinais e seu desempenho não melhorou. Na verdade, a ingestão de MCT causou deterioração no desempenho, em comparação com o observado no tratamento com placebo (água). Angus et al. (2000) estudaram os efeitos da ingestão de carboidrato + MCT no desempenho em um teste de tempo de 100 km de ciclismo. Os indivíduos ingeriram 42 g de MCT por hora combinadas com carboidrato durante os testes de tempo, no entanto o desempenho não foi afetado. A ingestão de MCT pode aumentar as concentrações de corpos cetônicos no sangue e, portanto, pode ser uma alternativa aos sais cetônicos ou ésteres de cetona (apesar da atual falta de evidência para sustentar o uso de sais cetônicos ou de MCT).

Em conclusão, o MCT é rapidamente esvaziado do estômago, absorvido e oxidado, e a oxidação de MCT exógeno é aumentada quando este é ingerido junto com carboidrato. A ingestão de 30 g de MCT não afeta a quebra de glicogênio muscular e a contribuição do MCT para o gasto energético é pequena. A ingestão de quantidades maiores de MCT resulta em sofrimento gastrintestinal. Portanto, o MCT não parece ter os efeitos positivos sobre o desempenho que frequentemente são alardeados.

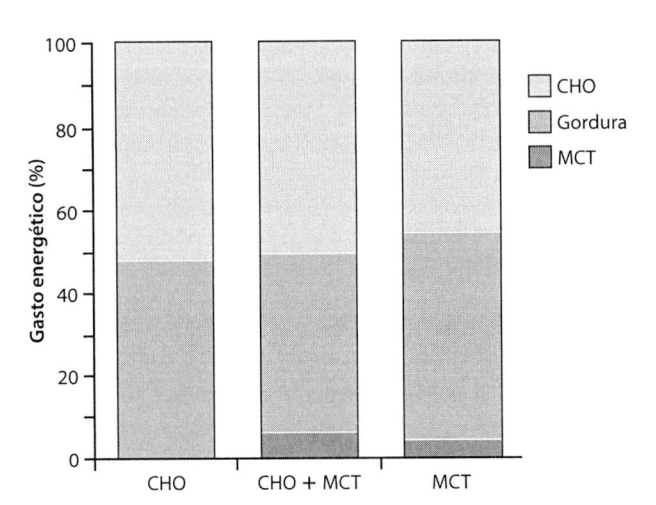

FIGURA 11.14 Pequena contribuição do MCT para o gasto energético total.

Ácido pangâmico

Existem numerosas alegações infundadas sobre o ácido pangâmico, muitas vezes referido como vitamina B_{15}. A maioria dessas alegações são baseadas em relatos pouco confiáveis de atletas (ou fabricantes), e incluem consumo máximo de oxigênio aumentado, formação reduzida de lactato e melhora do desempenho. Dois estudos constataram ausência de efeito do ácido pangâmico sobre a concentração de lactato no sangue ou sobre o desempenho (Girandola, Wiswell e Bulbulian, 1980; Gray e Titlow, 1982). O ácido pangâmico não é uma vitamina, não é essencial e não tem função conhecida no corpo humano. Foi demonstrado que o ácido pangâmico sintético é prejudicial (Herbert, 1979) e as diretrizes da FDA proíbem a venda de ácido pangâmico como suplemento dietético ou fármaco.

Fosfatidilserina

O suplemento fosfatidilserina geralmente é um glicerofosfolipídio natural, derivado da soja. É um componente estrutural típico de membranas celulares. Foi proposto que a fosfatidilserina altera a composição da membrana celular e, em consequência, as propriedades da membrana. Teoricamente, quando a fosfatidilserina é incorporada nas membranas celulares, pode alterar o número e a afinidade de vários receptores. Foi sugerido que a fosfatidilserina altera a resposta neuroendócrina ao estresse (incluindo o estresse do exercício).

Em um estudo, os indivíduos receberam 800 mg de fosfatidilserina/dia durante dez dias (Monteleone et al., 1992). A resposta de estresse (medida pela concentração plasmática de ACTH e cortisol) após três intervalos de 6 minutos de exercício extenuante foi menor do que com placebo. Esses resultados concordam com observações prévias feitas pelos mesmos pesquisadores, de que a injeção de fosfatidilserina diminuiu a ativação do eixo hipotálamo-hipófise-suprarrenal em seres humanos (Monteleone et al., 1990). A fosfatidilserina potencialmente afeta o funcionamento cognitivo, e há um relato de que a fosfatidilserina reverteu um declínio de memória que afetava indivíduos saudáveis na faixa etária de 25-65 anos (Crook et al., 1991). Os autores do estudo argumentaram que a fosfatidilserina é rapidamente absorvida pelo intestino e cai na circulação sanguínea, sendo então transportada ao longo da barreira hematoencefálica. Também pode ser rapidamente incorporada às membranas do sistema nervoso central, que tem um conteúdo de fosfatidilserina naturalmente alto. Essa ação poderia ajudar a ativar e regular as proteínas envolvidas na geração, armazenamento e recepção de impulsos nervosos. Contudo, é necessário conduzir mais estudos para que seja possível definir as conclusões.

Os suplementos de fosfatidilserina comercializados são derivados da soja, enquanto a fosfatidilserina usada nos estudos mencionados era bovina (córtex cerebral bovino). Não se pode excluir a possibilidade de a fosfatidilserina derivada da soja não ter efeito ou produzir efeitos diferentes daqueles relatados nos estudos. Além disso, não está claro se as reduções observadas nas concentrações séricas de ACTH e cortisol são um efeito desejável. Embora o cortisol em geral seja conhecido como um hormônio catabólico e tenha sido proposto que a diminuição do cortisol diminui o catabolismo, nenhuma evidência sustenta essa conclusão.

Fósforo e sais de fosfato

O corpo contém cerca de 850 g de fósforo (sais de fosfato), dos quais cerca de 80% são encontrados nos ossos. Além de ter função estrutural no osso e nos dentes, o fósforo é um componente de ácidos nucleicos e membranas celulares. O fósforo é componente dos fosfatos de alta energia (ATP e PCr) e, assim, exerce papel importante no metabolismo energético. É também um cofator ou componente de muitas vitaminas B e de 2,3-DPG nos eritrócitos. Os sais de fosfato também atuam como um importante tampão intracelular.

O fósforo é um nutriente essencial. A RDA para homens e mulheres na faixa etária de 11-24 anos é 1.200 mg. Indivíduos com mais de 25 anos de idade apresentam necessidades menores (800 mg). As dietas em geral contêm fósforo o suficiente, em razão de sua presença em quantidades relativamente altas em numerosos alimentos.

Foi sugerido que a ingestão de quantidades maiores de fósforo, ou de fosfato, resulta em melhora do desempenho. Os mecanismos propostos incluem a síntese de ATP (Chasiotis, 1983) e melhora da extração de oxigênio nas células musculares, devido às elevações de 2,3-DPG nos eritrócitos. Para essas finalidades, os sais de fosfato costumam ser ingeridos em quantidades relativamente grandes (4 g/dia). Um estudo observou aumento do $\dot{V}O_{2máx}$ e diminuição da concentração de lactato em uma carga de trabalho submáxima, quando oito ciclistas ingeriram 4 g de fosfato de sódio por dia, durante três dias (Cade et al., 1984). O estudo não tinha um delineamento cruzado, mas o grupo de controle, que recebeu placebo, não apresentou melhoras. Outros três estudos relataram achados similares após a ingestão de 3,6-4,0 g de fosfato de sódio ou fosfato de sódio tribásico (Kreider et al., 1992, 1990; Stewart et al., 1990). Além disso, foram relatadas melhoras no desempenho durante teste de tempo de corrida de 8 km e 40 km. Outros estudos não encontraram diferenças quanto ao $\dot{V}O_{2máx}$, ao desempenho ou a concentrações de lactato (Bredle et al., 1988; Duffy e Conlee, 1986; Galloway et al., 1996; Mannix et al., 1990).

As inconsistências nesses achados podem estar relacionadas com diferenças nos protocolos experimentais (a quantidade de fosfato ingerido, o *timing* da ingestão, o tipo de indivíduos, o modo de exercício e assim por diante). Além disso, a maioria desses estudos usaram números pequenos de indivíduos, o que pode dificultar a detecção de alterações relativamente pequenas do desempenho no exercício. Hoje, pouca evidência científica indica que a ingestão de fosfato melhora o desempenho no exercício, e mais estudos se fazem necessários para que o fosfato possa ser recomendado com segurança como um auxiliar ergogênico (Tremblay, Galloway e Sexsmith, 1994).

Polifenóis

Os polifenóis são compostos encontrados em muitos vegetais, incluindo frutas e hortaliças comestíveis, bem como em outros produtos derivados de vegetais, incluindo chocolate, sucos de frutas, vinhos e chás. Existem milhares de diferentes polifenóis vegetais, de modo que o tipo e a quantidade presentes diferem substancialmente entre diferentes frutas, hortaliças, folhas e sementes. Com base em sua estrutura química, os polifenóis podem ser agrupados em pelo menos dez classes, porém as quatro classes principais são os ácidos fenólicos, flavonoides, estilbenos e lignanas. De modo geral, polifenóis individuais não são encontrados em quantidades abundantes nos alimentos comuns, por isso a sua ingestão a partir da dieta costuma ser baixa. Também há questões relacionadas com a biodisponibilidade. Isso fez os polifenóis isolados se tornarem populares como suplementos dietéticos, e um número crescente de suplementos atualmente é comercializado. Foi sugerido que vários polifenóis na forma de suplemento, tais como cúrcuma, **quercetina**, **galato de epigalotequina (EGCG)** e **resveratrol**, atuam como agentes antioxidantes, anti-infecciosos e anti-inflamatórios em seres humanos, os quais podem modificar a função imune (ver Cap. 13), promover a recuperação após o exercício lesivo, aumentar as adaptações ao treino (ver Cap. 12) e melhorar o desempenho no exercício com o uso crônico em doses de alguns gramas por dia.

Embora não haja evidência de que os antioxidantes atenuam as adaptações ao treino, considera-se que os polifenóis podem influenciar outros mecanismos, como a estimulação das vias de sinalização celular relacionadas ao estresse promotoras de biogênese mitocondrial, e o aumento da síntese de óxido nítrico endotelial, sendo que tais efeitos potencialmente poderiam levar a melhoras do desempenho no exercício. Além disso, a quercetina também atua como um antagonista do receptor de adenosina, por isso poderia melhorar o desempenho de modo semelhante à cafeína. Os potenciais mecanismos da ação do polifenol e a evidência de que são efetivos em aumentar o desempenho no exercício de resistência, reduzir o estresse oxidativo e melhorar a recuperação a partir do exercício causador de lesão muscular foram revisados por Myburgh (2014). O autor concluiu que a evidência atual é insuficiente para fazer recomendações a favor ou contra o uso da suplementação de polifenol (seja de polifenóis específicos ou de doses específicas) para populações de indivíduos com nível de atividade recreacional ou de atletas de elite. A seguir, será discutida uma possível melhora do desempenho propiciada pelos polifenóis.

Uma metanálise dos efeitos gerais dos polifenóis sobre o desempenho humano no exercício (Somerville, Bringans e Braakhuis, 2017) examinou os resultados de 14 estudos controlados randomizados, mono ou duplo-cegos. A intervenção com polifenol era dietética (i. e., combinações de polifenóis baseadas em alimentos), uma mistura de polifenóis ou suplementos de polifenóis individuais (quercetina, resveratrol, catequinas ou antocianinas). Em média, a ingestão de polifenol era de 0,7 g/dia durante um período de intervenção de 31 dias. Os resultados agrupados em *pool* demonstraram uma melhora de 1,9% no desempenho, com a maioria dos estudos empregando testes de capacidade ou de desempenho no exercício de alta intensidade, com duração entre 30 segundos e 80 minutos. A análise de subpopulações dos sete estudos que usaram a quercetina identificou um aumento de 2,8% no desempenho. Se as melhoras no desempenho foram devidas principalmente à melhora na adaptação ao treino, seria possível imaginar que ganhos maiores poderiam ser obtidos com períodos mais longos de suplementação. No entanto, dos três estudos que usaram quercetina e relataram melhoras significativas no desempenho, apenas um envolveu atletas de elite em treino contínuo (MacRae e Mefferd, 2006). Outro estudo envolveu pessoas com nível de atividade recreacional que não eram altamente treinadas (Davis et al., 2010) e o terceiro estudo envolveu homens que tinham sido sedentários nos últimos seis meses (Nieman et al., 2010). Portanto, os resultados devem ser vistos com cautela. De modo geral, há evidências insuficientes de melhora no desempenho com o uso de suplementos de polifenóis mistos ou isolados para recomendar seu consumo como um auxiliar ergogênico.

Piruvato e di-hidroxiacetona

O piruvato e a **di-hidroxiacetona (DHA)** são intermediários do metabolismo de carboidrato que contêm três carbonos. São formados na via glicolítica. Evidências sugerem que a suplementação ou a infusão desses metabólitos pode influenciar o metabolismo. Alega-se que o piruvato e a DHA aumentam a oxidação de gorduras durante o exercício. Outra alegação é a de que ambos aumentam o armazenamento de glicogênio muscular, melhoram a capacidade de resistência e alteram a constituição corporal (diminuem a massa de gordura).

As sugestões oriundas da literatura com relação à eficácia do piruvato baseiam-se na suplementação em longo prazo do piruvato (sete dias ou mais). Embora apenas um único estudo tenha investigado os efeitos agudos da infusão de piruvato e lactato, os resultados sugerem um efeito negativo sobre o desempenho na corrida em ratos, em comparação ao observado com a infusão de salina ou glicose (Bagby et al., 1978). A infusão de piruvato pareceu acelerar o metabolismo de carboidrato e aumentar a quebra de glicogênio muscular e hepático.

Quando o piruvato foi fornecido como suplemento para os participantes do estudo por um período de sete dias, a capacidade de resistência melhorou em dois estudos conduzidos pelo mesmo grupo de pesquisa (Stanko, Robertson, Galbreath et al., 1990; Stanko, Robertson, Spina et al., 1990). No primeiro estudo, os indivíduos receberam 100 g/dia de uma mistura de DHA e piruvato (3:1) ou placebo (maltodextrinas) durante sete dias, e foram submetidos à ergometria de braço até a exaustão, antes e após o período de suplementação (Stanko, Robertson, Galbreath et al., 1990). Biópsias de músculo extraídas do tríceps mostraram que as concentrações de glicogênio muscular em repouso foram significativamente aumentadas pela suplementação com DHA-piruvato (88 *versus* 130 mmol/kg de peso úmido). Os tempos de resistência aumentaram de 133 minutos após a dieta de controle, para 160 minutos após a suplementação de DHA-piruvato. No segundo estudo, os indivíduos consumiram uma dieta rica em carboidrato durante sete dias ou uma dieta rica em carboidrato suplementada com 75 g de DHA e 25 g de piruvato (Stanko, Robertson, Spina et al., 1990). Os indivíduos realizaram um exercício de ciclismo até a exaustão, a 70% do $\dot{V}O_{2máx}$. Novamente, o suplemento aumentou o tempo de resistência (79 minutos *versus* 66 minutos).

Morrison, Spriet e Dyck (2000) administraram uma dose muito menor de piruvato (7 g/dia, durante sete dias) ou placebo a sete ciclistas treinados em um estudo cruzado randomizado. Os indivíduos praticaram ciclismo até a exaustão a 74-80% do $\dot{V}O_{2máx}$. O tempo até a exaustão não aumentou com o piruvato e, com essa dose menor, não houve alterações na concentração sanguínea de piruvato.

Não há qualquer explicação evidente para as melhoras nos tempos de resistência relatadas por Stanko, Robertson, Galbreath et al. (1990). Os pesquisadores mediram a extração fracionária de glicose ao longo de uma perna, em repouso e durante o exercício, e constataram que a captação de glicose aumentou após a suplementação com DHA-piruvato. Outra observação foi que a oxidação de carboidrato permaneceu inalterada, o que sugere que os indivíduos usaram menos glicogênio muscular quando receberam a suplementação de DHA-piruvato. No primeiro estudo, o glicogênio muscular não foi medido, por isso essa questão não pode ser respondida. No segundo estudo, as biópsias de músculo foram extraídas do vasto lateral, mas nenhuma diferença foi observada entre a dieta de controle e a dieta suplementada com DHA-piruvato. As inconsistências encontradas entre os estudos de Stanko, Robertson, Galbreath et al. (1990) e Morrison, Spriet e Dyck (2000) podem estar relacionadas com as diferentes dosagens de piruvato, os diferentes estados de treino dos participantes ou com a coingestão de DHA nos estudos. Mais investigações se fazem neces-

sárias para que conclusões definitivas possam ser obtidas acerca do efeito ergogênico do piruvato.

Bicarbonato de sódio

Quando o exercício máximo é realizado por mais de 30 segundos, a maior parte da energia é derivada da glicólise anaeróbica (ver Cap. 3). A formação de ácido láctico ocorre a altas taxas, e a acidez aumentada do músculo é um fator limitante importante para o desempenho em eventos com duração de 1-10 minutos. A diminuição da acidez muscular e o aumento da capacidade de tamponamento são formas teóricas de melhorar o desempenho em tais eventos, e foi proposto que a ingestão de bicarbonato é uma das formas de conseguir esses efeitos. Um grupo de substâncias com essa função de tamponamento é o dos **alcalinizadores** (p. ex., bicarbonato de sódio, citrato de sódio). Esta seção resume apenas os achados de pesquisas sobre o bicarbonato, no entanto, ao longo dos últimos anos, foram publicadas algumas revisões detalhadas que valem ser estudadas (Horswill, 1995; Linderman e Gosselink, 1994).

Glicólise anaeróbica

Eventos de 60 segundos a 10 minutos (p. ex., corridas de 400 m, 800 m e 1.500 m; eventos de ciclismo de pista; *speed skating*) contam fortemente com a glicólise anaeróbica para regeneração de ATP. Nesse processo, há produção de ácido láctico que resulta em diminuição do pH na célula muscular. Essa acidez aumentada interfere no processo de contração e causa fadiga. A partir do momento em que esse exercício de alta intensidade começa, o ácido láctico (íons hidrogênio e lactato) passa a se acumular no músculo e é transportado para o sangue. A diminuição do pH muscular é, com um pouco de retardo, refletida pelo pH sanguíneo.

O pH do sangue normalmente é 7,4 e pode cair a 7,1 ou um pouco menos após o exercício de alta intensidade. O pH do músculo normalmente gira em torno de 7,0 e pode cair para cerca de 6,5. O corpo dispõe de vários sistemas para ajustar e regular o balanço acidobásico. Os tampões químicos propiciam uma forma efetiva e rápida de normalizar a concentração de H^+. Outros sistemas são a excreção de dióxido de carbono por ventilação pulmonar e a excreção de H^+ pelos rins.

Os tampões primários atuantes no músculo são os fosfatos e proteínas teciduais. Os tampões mais importantes no sangue são as proteínas, a hemoglobina e o bicarbonato. Durante o exercício intenso, os tampões intracelulares são insuficientes para tamponar todos os íons hidrogênio formados. O efluxo de H^+ para a circulação aumenta, e o bicarbonato atua em seu tamponamento:

$$H^+ + HCO_3^- \rightarrow H_2CO_3 \rightarrow H_2O + CO_2$$

O mecanismo pelo qual o bicarbonato supostamente exerce sua ação é por esse tamponamento de H⁺ no sangue (e não no músculo, como muitas vezes alegam). O tamponamento de H⁺ no sangue, porém, aumenta o gradiente de H⁺ e aumenta o efluxo de H⁺ do músculo. Numerosos estudos sobre os efeitos da ingestão de bicarbonato e o desempenho no exercício forneceram resultados enganosos.

Diversos estudos sugeriram que a ingestão de uma dose mínima de bicarbonato se faz necessária para melhorar o desempenho. Metanálises da literatura disponível sugeriram a existência de uma relação de dose-resposta entre a quantidade de bicarbonato ingerida e o efeito observado no desempenho (Horswill, 1995; Matson e Vu Tran, 1993) (ver Fig. 11.15). Uma dose de 200 mg/kg de peso corporal ingerida 1-2 horas antes do exercício parece melhorar o desempenho na maioria dos estudos (Sale e Harris, 2014), enquanto 300 mg/kg de peso corporal parece ser a dose ideal (com efeitos colaterais toleráveis para a maioria dos atletas). Doses menores que 100 mg/kg de peso corporal não afetam o desempenho. Esse achado parece fazer sentido, porque basta uma quantidade mínima de bicarbonato para causar um aumento significativo na capacidade de tamponamento do sangue. Ingestões acima de 300 mg/kg de peso corporal tendem a resultar em problemas gastrintestinais (inchaço, desconforto abdominal e diarreia). Nenhum estudo mostra qualquer efeito sobre o desempenho no exercício de alta intensidade com duração inferior a 1 minuto (Sale e Harris, 2014). Exercícios como agachamento, *bench press* (supino) e salto não são afetados. Do mesmo modo, o exercício de longa duração geralmente não é afetado. Portanto, uma janela para a eficácia do bicarbonato foi identificada entre aproximadamente 1 e 7 minutos. Um estudo conduzido por McNaughton, Dalton e Palmer (1999), porém, demonstrou melhora do desempenho em um teste de tempo de 1 hora, que foi acompanhada de aumento no pH sanguíneo no decorrer do exercício.

Efeitos colaterais

Os efeitos colaterais da ingestão de bicarbonato de sódio em doses tão altas podem ser graves. A doses de 300 mg/kg de peso corporal, muitos atletas apresentam diarreia, desconforto gastrintestinal, inchaço e cólicas em 1 hora após a ingestão. Os efeitos são dose-dependentes. As principais causas desses problemas são a grande quantidade de sódio ingerida com o bicarbonato e a reação do bicarbonato com o ácido hidroclorídrico no estômago, o que gera um grande volume de dióxido de carbono, que distende a parede estomacal. Beber grandes quantidades de água durante a ingestão tende a aliviar uma parte desses problemas.

Citrato de sódio

O citrato de sódio atua de modo similar ao bicarbonato. Aumenta a capacidade de tamponamento do espaço extracelular para aumentar o efluxo de íons hidrogênio a partir do espaço intracelular. O citrato de sódio é efetivo na limitação da queda do pH sanguíneo e melhora o desempenho no exercício de alta intensidade com duração de 2-4 minutos (McNaughton, 1990; McNaughton e Cedaro, 1992). Um estudo também demonstrou melhora no desempenho em um teste de tempo de ciclismo de 30 km (Potteiger et al., 1996). As doses típicas para o citrato de sódio são 300-500 mg/kg de peso corporal. Como o bicarbonato de sódio, o citrato de sódio tende a causar problemas gastrintestinais como diarreia, cólicas e inchaço. O citrato de sódio pode atuar como um agente tamponante e melhorar o desempenho no exercício em eventos com duração de até 10 minutos (Lancha et al., 2015; Sale e Harris, 2014). Diz-se que melhora o desempenho de resistência de alta intensidade (~ 80% do $\dot{V}O_{2máx}$), porém essa alegação não foi comprovada.

Nitrato de sódio

O nitrato de sódio é uma fonte química de nitrato usada em alguns estudos experimentais, para confirmar que a ingestão aguda de nitrato no pré-exercício pode diminuir o custo de oxigênio do exercício e melhorar o desempenho de resistência. Entretanto, fontes naturais de nitrato da dieta, como suco de beterraba (discutido anteriormente), são preferidas como suplementos ergogênicos por atletas de resistência e jogadores, devido ao risco muito menor de superdosagem prejudicial.

Vanádio

O vanádio, um oligoelemento amplamente distribuído na natureza e normalmente presente nos tecidos humanos, tem propriedades similares às da insulina. Alimentos contendo vanádio incluem produtos à base de cereais e grãos, óleos dietéticos, carne vermelha, peixes e

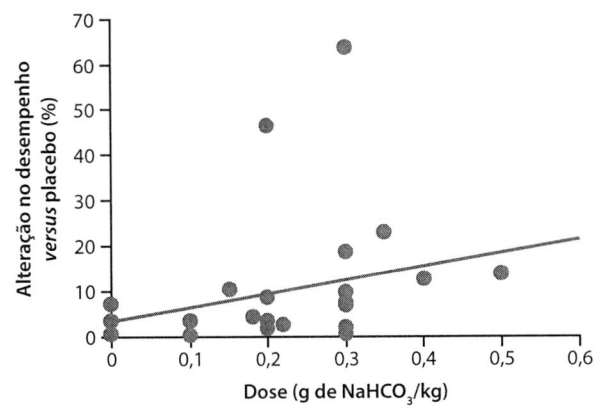

FIGURA 11.15   Efeito de diferentes doses sobre o desempenho no exercício.

Adaptada com permissão de *International Journal of Sports Nutrition*: From C.A. Horswill, "Effects of Bicarbonate, Citrate, and Phosphate Loading on Performance", 1995, 5: S111-S119.

aves. Nos suplementos, o vanádio geralmente é ingerido como sulfato de vanadil ou bis(maltolato)oxovanádio (BMOV). Um dos motivos para ingerir o vanádio nesses compostos são os efeitos menos tóxicos demonstrados em ratos.

Os efeitos similares aos da insulina produzidos pelos compostos de vanádio estão bem documentados tanto *in vitro* como *in vivo* (Verma, Cam e McNeil, 1998). Em seres humanos com diabetes melito tipo 2, um aumento na captação de glicose mediada por insulina (Halberstam et al., 1996), na atividade de glicogênio sintase e na síntese de glicogênio foi demonstrado após a administração de vanádio (Cohen et al., 1995). Essas observações feitas em populações resistentes à insulina levaram a sugestões de que o vanádio pode ajudar a perder peso, melhorar a sensibilidade à insulina e intensificar o armazenamento de glicogênio muscular.

Não há estudos disponíveis envolvendo seres humanos sem resistência à insulina que tenham demonstrado efeitos insulina-símile após a administração aguda ou crônica de compostos de vanádio. De fato, um estudo não mostrou alterações na sensibilidade à insulina medidas com um teste de tolerância à glicose oral em indivíduos não resistentes à insulina, após a administração aguda ou crônica (sete dias) de sulfato de vanadil (Jentjens e Jeukendrup, 2002). As quantidades requeridas para a promoção dos efeitos biológicos do vanádio em seres humanos (1-2 mg/kg/dia) evidentemente excedem bastante as quantidades que podem ser consumidas na dieta (< 30 mg/dia) (Verma, Cam e McNeill, 1998).

As toxicidades dos agentes, seja em curto ou longo prazos, não foram estudadas de forma sistemática em seres humanos. Atualmente, não há estudos realizados com seres humanos disponíveis que descrevam os efeitos tóxicos da administração de sulfato de vanadil, após 2-10 semanas, em dosagens entre 100 e 125 mg/dia (Boden et al., 1996; Cohen et al., 1995; Halberstam et al., 1996). Algumas pessoas podem apresentar diarreia, cólicas e náusea após a ingestão de compostos contendo vanádio. Em ratos, o vanádio em quantidades excessivas é tóxico. Embora algumas evidências indiquem que o vanádio pode influenciar a sensibilidade à insulina em pacientes com diabetes tipo 2, aparentemente não é isso que ocorre em pessoas saudáveis. Portanto, não há evidências sustentando um papel ergogênico do vanádio.

Óleo de germe de trigo

O óleo de germe de trigo é extraído do embrião do trigo. É rico em ácido linoleico, vitamina E e octaeicosanol, um álcool branco sólido que supostamente tem efeitos ergogênicos. Propagandas anunciam que o óleo de germe de trigo aumenta a resistência, a energia e o vigor. Foram desenvolvidas várias teorias sobre os possíveis efeitos fisiológicos do óleo de germe de trigo, incluindo a inten-sificação do metabolismo de glicogênio e o aumento do consumo máximo de oxigênio. Embora muitos estudos tenham enfocado os efeitos metabólicos do óleo de germe de trigo, não há evidências que sustentem a argumentação de que se trata de um auxiliar ergogênico efetivo.

Efeitos aditivos da combinação de diferentes suplementos

Considerando que a ingestão aguda de suplementos no pré-exercício, tais como bicarbonato, carboidrato, cafeína e suco de beterraba rico em nitrato, comprovadamente aumenta o desempenho no exercício via diferentes mecanismos, seus efeitos combinados sobre o desempenho potencialmente poderiam ser aditivos. Em outras palavras, a ingestão pré-exercício de suco de beterraba e cafeína, por exemplo, teoricamente poderia melhorar o desempenho de forma mais significativa do que a ingestão apenas de suco de beterraba ou de cafeína. Além disso, suplementos que são comprovadamente efetivos na melhora do desempenho atuando por diferentes mecanismos com o uso crônico, como creatina, beta-alanina e carnitina, também podem ser mais efetivos na forma combinada do que isoladamente. É evidente que isso interessa aos atletas. Até o momento, há relativamente poucos estudos sobre os efeitos da combinação de diferentes auxiliares ergogênicos dietéticos, seja de modo crônico ou como suplementação pré-exercício aguda. Foi demonstrado que a ingestão combinada de cafeína e carboidrato durante o exercício é mais efetiva para melhorar o desempenho no exercício de resistência do que a ingestão apenas de cafeína ou de carboidrato. Por exemplo, foi observado que a inclusão de cafeína em uma barra de cereais consumida durante o exercício prolongado aumenta o tempo até a exaustão em uma atividade de ciclismo a 75% do $\dot{V}O_{2máx}$, em comparação com o placebo ou com a barra de cereais isolada (Hogervorst et al., 2008). Em outro estudo, um total de 10 ciclistas que faziam treino de resistência foram submetidos a três testes experimentais que consistiram em 105 minutos de ciclismo em estado estável a 62% do $\dot{V}O_{2máx}$ seguidos de um teste de tempo com duração aproximada de 45 minutos (Hulston e Jeukendrup, 2008). Durante o exercício, os indivíduos ingeriram: a) uma solução de glicose a 6,4%; b) uma solução de glicose a 6,4% + cafeína (5,3 mg de cafeína/kg de peso corporal); ou c) placebo. Os tempos de desempenho foram: $43,5 \pm 0,9$ minutos; $45,5 \pm 1,1$ minutos; e $47,4 \pm 1,3$ minutos, respectivamente, para glicose + cafeína, glicose e placebo. Portanto, a ingestão combinada de carboidrato e cafeína aumentou em 4,6% (P < 0,05) o desempenho no teste de tempo, em comparação com a ingestão apenas de carboidrato, e em 9% (P < 0,05) comparado ao observado com placebo. Em um estudo que examinou o desempenho em uma simulação de futebol, a adição de cafeína a uma bebida contendo carboidrato-eletrólito consumida ao longo de 90 minutos de corrida intermitente melhorou o desempenho nos tiros de velocidade e nos saltos de contramovimento, em comparação ao observado com o consumo apenas da bebida contendo carboidrato-eletrólito (Gant, Ali e Foskett, 2010). Em uma metanálise de estudos similares, Conger et al. (2011) concluíram que a ingestão combinada de cafeína e carboidrato produzia um efeito significativo, ainda que pequeno, de melhora no desempenho de resistência, em comparação com o observado com a ingestão apenas de carboidrato.

Até hoje, foram publicados apenas dois estudos sobre os efeitos isolado e combinado do suco de beterraba e da suplementação com cafeína sobre o desempenho no exercício de resistência. Um estudo constatou que a cafeína (3 mg/kg de peso corporal) administrada na forma de goma cafeinada aumentou em 3-4% o desempenho no teste de tempo de ciclismo com duração de 50-60 minutos, tanto em homens como em mulheres, porém a adição de suplementação de suco de beterraba (fornecendo 8 mmol de nitrato) não promoveu melhora adicional no desempenho (Lane et al., 2014). Outro estudo que investigou o efeito da ingestão pré-exercício combinada de beterraba e cafeína, antes de completar um tempo de ciclismo até a exaustão a 80% do $\dot{V}O_{2máx}$, relatou um provável efeito aditivo sobre a capacidade de exercício da combinação desses suplementos, em comparação com o observado com a ingestão de cada suplemento isolado (Handzlik e Gleeson, 2013).

Alguns estudos investigaram os efeitos da suplementação combinada de creatina com beta-alanina, por várias semanas, sobre o desempenho subsequente em uma atividade de ciclismo incremental (Stout et al., 2006; Zoeller et al., 2007) e em tiros de velocidade de ciclismo de 30 segundos (Okudan et al., 2015). Entretanto, apenas este último estudo relatou melhoras significativas no desempenho com a combinação de beta-alanina e creatina, em comparação com a ingestão isolada de beta-alanina ou de creatina. Certamente, há oportunidade para a realização de mais pesquisas sobre os efeitos de combinações de auxiliares ergogênicos nutricionais estabelecidos sobre o desempenho no exercício. Pelo menos teoricamente, se dois auxiliares ergogênicos diferentes têm modos de ação distintos que não interferem um no outro, há uma boa probabilidade de que seus efeitos combinados venham a ser maiores do que os efeitos de cada suplemento ingerido individualmente.

Contaminação de suplementos nutricionais

Hoje, está comprovado que os suplementos podem ser contaminados com substâncias de *doping*, de modo que seu uso pode resultar em positividade nos testes de *doping*. Os dados disponíveis indicam que 40-70% dos atletas usam suplementos, e que 10-15% dos suplementos podem conter substâncias proibidas. Esses dados indicam que existe um risco considerável de *doping* acidental associado ao uso dos suplementos (Maughan et al., 2018;

Outram e Stewart, 2015). Embora algumas formas de estimativa possam ser feitas, sugere-se que atualmente é impossível determinar a escala do problema.

O esteroide nandrolona foi especialmente destacado. Alguns atletas competidores temem usar suplementos devido à incerteza com relação a quais deles estão contaminados e quais estão limpos. O laboratório autorizado pelo COI em Cologne, na Alemanha, relatou que vários esteroides – incluindo a nandrolona e a testosterona, bem como seus compostos precursores – foram encontrados em diversos suplementos dietéticos. De fato, dos 634 suplementos testados, constatou-se que 94 (quase 15%) continham anabolizantes em quantidade suficiente para causar um resultado positivo em um teste de drogas. Nenhum desses produtos fornecia qualquer indicação no rótulo acerca do conteúdo de compostos esteroides. Dentre os suplementos fabricados nos Estados Unidos, quase 20% dos 240 produtos testados continha **pró-hormônios**.

As substâncias incluídas na lista a seguir foram identificadas em suplementos e estão diretamente banidas pelo COI ou produzem um resultado positivo de *doping* em algumas pessoas:

- Efedrina.
- Estricnina.
- Androstenediona, androstenediol, DHEA (pode levar a uma razão testosterona:epitestosterona aumentada).
- 19-norandrostenediona, 19-norandrostenediol e compostos relacionados (pode levar a um resultado positivo em testes para metabólitos do esteroide nandrolona).

Como os atletas assinam códigos de conduta, tornam-se responsáveis por aquilo que ingerem, inclusive os suplementos. A cafeína e a pseudoefedrina também foram incluídas na lista, mas não mais causarão resultados positivos no teste de *doping* porque foram removidas da lista de substâncias banidas e incluídas em um programa de monitoramento.

Infelizmente, a legislação em vigor é pouco efetiva no sentido de proteger os atletas e outros consumidores contra ingredientes insuficientemente rotulados, rotulados de forma errada, contaminados ou até mesmo prejudiciais contidos em suplementos dietéticos. Embora as regulamentações variem amplamente de um país para outro, os suplementos alimentares nunca são submetidos aos padrões de produção e controle de qualidade exigidos para alimentos e fármacos. Além disso, a legislação referente às alegações de produtos é menos rigorosa. Muitos fabricantes fazem alegações que nunca foram cientificamente comprovadas. Com técnicas de *marketing* espertas e numerosos pontos de venda, os vendedores de suplementos tornam seus produtos atraentes e fáceis de obter por atletas que desconhecem a fonte ou o grau de pureza dos ingredientes. Portanto, se um atleta decide que os benefícios propiciados pelo consumo de um suplemento superam os riscos associados, um produto de uma empresa grande e respeitável provavelmente será a melhor escolha. Marcas respeitáveis de vitaminas, minerais e outros suplementos comuns fabricados pelas principais empresas de alimentos e fármacos normalmente são produzidas com base em padrões elevados e devem ser seguras. A contaminação é problemática especialmente em algumas empresas menores e mais "exóticas". As empresas que não vendem esteroides e pró-hormônios tendem menos a terem seus produtos contaminados por essas substâncias.

Dada a possibilidade geral de contaminação de suplementos, o risco de tomar um suplemento que tenha erro de rotulagem é uma ameaça para os atletas de elite que são obrigados a se submeter a testes de drogas, bem como uma ameaça à saúde de todos os consumidores. Alguns produtos podem ser acidentalmente adulterados com substâncias (incluindo metais pesados, pesticidas ou outras substâncias indesejáveis), enquanto outros podem ser acidentalmente contaminados com substâncias proibidas para esportes. Há exemplos de casos em que os suplementos foram contaminados de propósito com substâncias de *doping*. Muitos suplementos são seguros e puros, mas é preciso ter sempre em mente a possibilidade de um lote de um dado suplemento estar contaminado com alguma substância perigosa ou de uso proibido nos esportes. Isso pode acontecer quando um equipamento da linha de produção não é devidamente limpo segundo os padrões exigidos e apresenta resíduos de ingredientes de outros produtos. Essa situação é similar ao que pode ocorrer em uma indústria que fabrica produtos à base de oleaginosas junto com outros produtos, como cereais e pães. Se as máquinas não forem corretamente limpas ou se partículas ou poeira permearem as áreas de produção, os pães ou cereais poderão conter resíduos ou traços de oleaginosas, que podem ser potencialmente perigosos para os consumidores alérgicos a oleaginosas.

Existem alguns certificados que as empresas de suplementos podem conseguir para demonstrar que estão comprometidas com a minimização desses riscos. Programas como o Informed Sport e o Trusted Sport fornecem rótulos que indicam que alguns lotes foram submetidos a testes de drogas. É possível verificar nos *websites* dessas empresas quais lotes foram testados e se um dado suplemento em particular foi incluído no lote testado. Embora isso possa não garantir a inexistência de contaminação, é provável que seja a maior garantia que se pode conseguir. É altamente recomendado que qualquer indivíduo que se submeta a um teste de drogas use produtos que tenham passado pelo teste de lote.

Além disso, a U. S. Anti-Doping Agency (USADA) recomenda os quatro passos listados a seguir para a minimização de riscos para atletas:

1. Buscar aconselhamento junto a um profissional de saúde, nutricionista ou especialista em nutrição esportiva para garantir a obtenção de benefícios nutricionais claros com o uso de um suplemento, e para certificar-se de que não existem alimentos alternativos.

2. Procurar certificação de terceiros, mas também reconhecer que a certificação não garante que o produto seja seguro ou isento de substâncias proibidas. Se o suplemento cogitado para uso não for certificado por uma agência terceirizada, recomenda-se procurar um produto equivalente que seja certificado ou um alimento real alternativo que possa ser consumido.

3. Se isso não for possível, recomenda-se procurar alertas específicos no produto, consultando a *Supplement 411 High Risk List* (www.usada.org/substances/supplement-411, em inglês), onde é necessário primeiro criar uma conta (grátis) e, então, fazer o *login* para acessar a lista. Outra possibilidade é checar os suplementos incluídos na página do FDA Health Fraud (www.fda.gov/ForConsumers/ProtectYourself]HealthFraud/default.htm, em inglês).

4. Avaliar o produto, buscando alertas. Caso algum alerta seja encontrado, isso pode significar que o produto é arriscado demais para o uso. A seguir, são listados alguns exemplos de alertas:
   - Há substâncias sabidamente proibidas listadas no rótulo.
   - O produto está incluído em uma categoria de intensificador para fisiculturismo, perda de peso, pré-treino ou energia, ou sexual.
   - Há um alerta médico ou algum alerta de que o produto pode ser banido para alguns esportes.
   - O produto alega tratar ou curar uma doença (p. ex., resfriado, diabetes, artrite).
   - O produto alega ser totalmente natural, mas produzir efeitos similares aos de uma substância proibida (p. ex., anfetaminas, eritropoietina, hormônio do crescimento, IGF-1, testosterona ou outros esteroides).
   - O produto alega ter sido aprovado pela USADA ou pela World Anti-Doping Agency (essas organizações não aprovam nem endossam qualquer produto).
   - O produto lista uma mistura patenteada ou contém ingredientes de marca registrada, mas não é possível obter informação esclarecedora sobre seus componentes.

   Adaptado de USADA, n.d.

No fim, cada atleta deve fazer sua própria análise de custo-benefício. De um lado da equação, é colocado o potencial benefício propiciado pelo uso de um produto, o que requer uma avaliação abrangente das evidências para determinar se esse benefício é real. Do outro lado da equação, é colocado o risco de o suplemento produzir efeito negativo sobre o desempenho e a possibilidade de um produto aparentemente inocente resultar em um teste de *doping* positivo, com todas as consequências subsequentes. A Figura 11.16 pode ser usada para decidir se um suplemento vale o risco de seu uso.

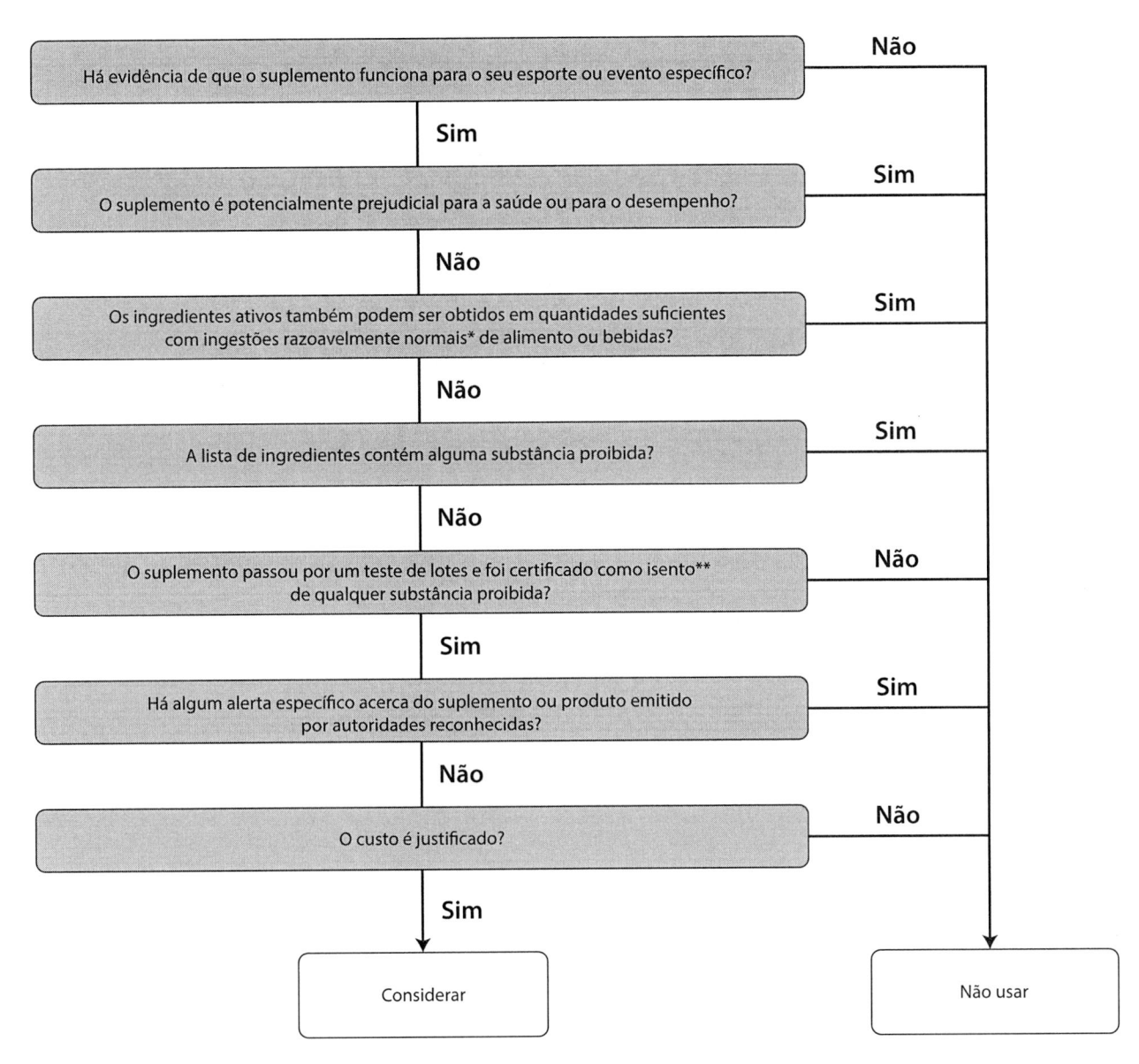

FIGURA 11.16 Diagrama de tomada de decisão para suplementação.

*Alguns ingredientes podem ser obtidos a partir de alimentos comuns, porém as ingestões comuns não produzem efeitos de intensificação do desempenho (p. ex., a creatina pode ser obtida a partir de carnes vermelhas, mas para obter 20 g/dia de creatina seria necessário ingerir 10 kg de carne por dia).

**Os fabricantes podem realizar teste de lotes para várias substâncias proibidas, incluindo os estimulantes e esteroides banidos mais comuns, contudo nenhum teste aborda todas as substâncias proibidas; sendo assim, não há garantia de que o suplemento seja isento de todas as substâncias proibidas.

Pontos-chave

- Os suplementos nutricionais, de uma forma ou de outra, são usados por 40-100% de todos os atletas.
- A partir de uma perspectiva regulamentar, os suplementos dietéticos são tratados como produtos nutricionais e não como fármacos, e são definidos como vitaminas, minerais, plantas medicinais e compostos vegetais, aminoácidos e outras substâncias dietéticas destinadas a suplementar a dieta pelo aumento da ingestão dietética total, ou qualquer tipo de concentrado, metabólito, constituinte ou alguma combinação desses ingredientes. Não há regulamentações rígidas aplicáveis aos testes, propagandas e promoções de suplementos nutricionais.
- Alguns suplementos nutricionais propiciam benefícios comprovados em termos de desempenho, recuperação ou efeitos sobre o peso ou a constituição corporal.
- Existem alguns suplementos para os quais há evidências efetivas da eficácia em certas condições ou situações. Esses suplementos incluem cafeína, beta-alanina, creatina, bicarbonato de sódio e nitrato dietético (suco de beterraba).
- A ingestão de nitrato na forma de nitrato de sódio ($NaNO_3$) ou fontes vegetais de nitrato (em geral, suco de beterraba), contendo cerca de 6 mmol de nitrato, algumas horas antes do exercício, melhora o desempenho no exercício de alta intensidade intermitente ou contínuo e prolongado.
- Para os esportes em que a glicólise é estimulada e a produção de ácido láctico é alta (p. ex., corrida de média distância), a beta-alanina, precursor do tampão intramuscular carnosina, é um suplemento efetivo. Uma dose diária de 3,2-6,4 g de beta-alanina por 4-10 semanas resulta em um aumento de 60-80% no conteúdo muscular de carnosina.
- A cafeína (3-9 mg/kg de peso corporal) exerce um efeito ergogênico no exercício de resistência (1-2 horas) e no exercício a cerca de 100% do $\dot{V}O_{2máx}$ com duração aproximada de 1-5 minutos, além de afetar o funcionamento cognitivo. A cafeína também tem efeitos colaterais, como sofrimento gastrintestinal, cefaleias, taquicardia e agitação.
- A suplementação com creatina oral na dose de 20 g/dia, durante cinco dias, aumenta em 20% o conteúdo muscular total de creatina em homens (30-40% do aumento é na fosfocreatina). Uma dose diária subsequente de 2 g é suficiente para manter essa concentração. Essa quantidade possibilita aumentar a quantidade de trabalho realizado durante séries isoladas e repetidas de exercício de alta intensidade e curta duração, mas também pode resultar em algum ganho de peso.
- Uma dose de 200 mg de bicarbonato de sódio/kg de peso corporal ingerida 1-2 horas antes do exercício parece melhorar o desempenho na maioria dos estudos. Entretanto, a dose de 300 mg/kg de peso corporal parece ser a dose ideal. Os efeitos colaterais decorrentes do uso são diarreia, desconforto gastrintestinal, inchaço e cólicas que surgem em 1 hora após a ingestão.
- Os suplementos podem ser contaminados com substâncias de *doping* e seu uso pode, então, resultar em testes de *doping* positivos. Relata-se que 40-100% dos atletas usam suplementos, e que 10-15% dos suplementos podem conter substâncias proibidas. Esses dados indicam que existe um risco considerável de *doping* acidental com o uso dos suplementos.

Leituras recomendadas

Bahrke, M.S., and C.E. Yesalis. 2002. *Performance enhancing substances in sport and exercise*. Champaign, IL: Human Kinetics.

Castell, L.M., S.J. Stear, and L.M. Burke, eds. 2015. *Nutritional supplements in sport, exercise and health: An A-Z guide*. London: Routledge.

Maughan, R.J., ed. 2014. *Sports nutrition*. Chichester: Wiley, Blackwell.

Maughan, R.J., L.M. Burke, J. Dvorak, D.E. Larson-Meyer, P. Peeling, S.M. Phillips, E.S. Rawson, N.P. Walsh, I. Garthe, H. Geyer, R. Meeusen, L.J.C. van Loon, S.M. Shirreffs, L.L. Spriet, M. Stuart, A. Vernec, K. Currell, V.M. Ali, R.G. Budgett, A. Ljungqvist, M. Mountjoy, Y.P. Pitsiladis, T. Soligard, U. Erdener, and L. Engebretsen. 2018. IOC consensus statement: Dietary supplements and the high-performance athlete. *British Journal of Sports Medicine* 52 (7): 439-455.

Peeling, P., M.J. Binnie, P.S.R. Goods, M. Sim, and L.M. Burke. 2018. Evidence-based supplements for the enhancement of athletic performance. *International Journal of Sport Nutrition and Exercise Metabolism* 28 (2): 178-187.

Wagenmakers, A.J. 1999. Amino acid supplements to improve athletic performance. *Current Opinion in Clinical Nutrition and Metabolic Care* 2 (6): 539-544.

Williams, M.H. 1998. *The ergogenic edge*. Champaign, IL: Human Kinetics.

Williams, M.H., R.B. Kreider, and J.D. Branch. 1999. *Creatine: The power supplement*. Champaign, IL: Human Kintics.

12

Nutrição e adaptações do treino

Objetivos

Após estudar este capítulo, o leitor deve ser capaz de:

- Descrever as principais adaptações ao treino de força e de resistência.
- Discutir os mecanismos por trás destas alterações e os mecanismos moleculares subjacentes a tais alterações.
- Discutir a linha temporal das alterações que podem ocorrer nos níveis molecular, celular e orgânico durante o processo de treino.
- Discutir como a ingestão de carboidrato pode influenciar a sinalização, a síntese proteica e as adaptações ao treino.
- Discutir como os antioxidantes podem influenciar a sinalização, a síntese proteica e as adaptações ao treino.
- Discutir como a ingestão de carboidrato pode diminuir os sintomas de esforço excessivo.
- Discutir os efeitos da nutrição sobre a qualidade do sono e a reabilitação da lesão.

A atividade física regular promove adaptações que eventualmente resultarão em uma função fisiológica melhorada. O treino com exercício emprega este princípio, planejando e aplicando de modo sistemático atividades de exercício com o objetivo de otimizar tais adaptações e, assim, melhorar o desempenho. Muitas adaptações ocorrem em todos os níveis e em diferentes órgãos no corpo, incluindo capilarização aumentada, conversão do tipo de fibra muscular rápida em lenta, aumento do tamanho do coração, aumento da massa mitocondrial, aumento da massa muscular e assim por diante. A Tabela 12.1 lista várias adaptações ao exercício de força ou de resistência. As adaptações ao exercício ou ao treino com exercício são específicas para o exercício realizado. O exercício de alta intensidade (predominantemente anaeróbico) resultará em adaptações que diferem daquelas observadas com o exercício de intensidade moderada e duração mais longa (aeróbico). O exercício de força tipicamente resulta em um fenótipo distinto daquele associado ao treino de resistência. Com o exercício de força, a hipertrofia é uma das principais adaptações, enquanto o treino de resistência não aumentará a massa muscular, podendo até mesmo causar a sua diminuição. O treino de resistência, porém, resultará em uma capacidade oxidativa aumentada e em uma resistência maior do músculo à fadiga. Este capítulo responderá às seguintes questões: como o exercício resulta em adaptações ao treino? Quais sinais e mecanismos estão envolvidos? Como é possível que diferentes tipos de treino com exercício resultem em adaptações muito diferentes ao treino? Como a nutrição pode modificar estas adaptações?

Inicialmente, analisaremos os sinais responsáveis pelas alterações. Em seguida, estudaremos os efeitos do exercício sobre uma variedade de proteínas no corpo e, então, observaremos as formas de manipulação nutricional que podem melhorar as adaptações ao treino. Por fim, consideraremos como as intervenções nutricionais podem promover o sono e a recuperação da lesão.

Adaptações do treino

O treino de força resulta em diversas adaptações no músculo, incluindo um aumento na área de corte transversal do músculo (hipertrofia) e padrões alterados de recrutamento neural. Para haver hipertrofia, a taxa de síntese de proteína miofibrilar deve exceder a taxa de quebra de proteína miofibrilar ao longo de determinado período. A hipertrofia miofibrilar pode se dar por meio de dois processos: um aumento no número de núcleos

TABELA 12.1   Adaptações ao treino

	Treino de resistência	Treino de força
Densidade capilar	++	=
Glicogênio muscular	++	++
Número de mitocôndrias	++	+
Densidade mitocondrial	++	+
ATP em repouso	–	+
PCr em repouso	–	+
Enzimas glicolíticas	–	+
Fosfofrutoquinases	–	+
Enzimas oxidativas	++	–/+
Succinato desidrogenase	++	+
Citrato sintase	++	+
Beta-hidroxiacil desidrogenase	++	+
Débito cardíaco máximo	++	+
Consumo máximo de oxigênio ($\dot{V}O_{2máx}$)	++	+
Frequência cardíaca máxima	–	–
Volume de plasma	++	=
Tamanho da fibra muscular	–	++
Oxidação de gordura	++	+

++: grande aumento; +: aumento; =: inalterado; –: diminuição.

em cada fibra muscular ou um aumento na quantidade de material contrátil sustentado por cada núcleo. De modo geral, o treino de força não aumenta significativamente a capacidade oxidativa do músculo, embora alguns estudos tenham observado melhora na atividade enzimática oxidativa (citrato sintase). O tipo e a intensidade do treino de força, bem como a duração dos intervalos de recuperação, podem determinar se estas adaptações irão ocorrer.

O treino com exercícios de resistência é caracterizado pelo desenvolvimento de uma resistência aumentada à fadiga, em parte graças à densidade mitocondrial aumentada na musculatura esquelética e, portanto, de proteína mitocondrial. Além disso, ocorrem alterações nos padrões de recrutamento neural, uso de substrato e equilíbrio acidobásico. As reservas de glicogênio intramuscular, bem como as reservas de triacilglicerol, aumentam após o treino de resistência, embora as quantidades de ambas as reservas de combustível dependam do tempo decorrido desde a última sessão de exercício e da adequação da nutrição no período pós-exercício. A dependência de carboidrato (glicogênio) como combustível diminui, enquanto a capacidade de oxidar gordura aumenta. Estas alterações resultam em preservação de glicogênio muscular durante o exercício. O treino de resistência não altera de modo significativo o tamanho da fibra muscular, embora

um aumento aproximado de 20% na área de corte transversal de fibras musculares de tipo I tenha sido observado em alguns estudos. O treino de resistência pode aumentar o conteúdo de proteína mitocondrial do músculo em 50-100% em um período de seis semanas (Hoppeler e Fluck, 2003). A adaptação ao treino é apenas temporária e, se o estímulo do treino não for mantido, haverá quebra de proteínas mitocondriais novamente. Sua meia-vida é de apenas cerca de uma semana. Os melhores fatores preditivos de melhora do desempenho são a densidade mitocondrial e a atividade enzimática mitocondrial. O aumento no tamanho e no número de mitocôndrias geralmente é referido como **biogênese mitocondrial**.

Outra adaptação importante ao treino é a melhora no suprimento sanguíneo para os músculos envolvidos no exercício. Isto se deve ao número aumentado de capilares no músculo, e este processo é referido como **angiogênese**. Estes aumentos são maiores nas fibras musculares de tipos I e IIA. Acontece que a angiogênese está firmemente acoplada ao conteúdo mitocondrial das fibras musculares. Se um aumenta, o outro parece aumentar em paralelo. Acredita-se que o estresse de cisalhamento sobre as células endoteliais resultante de um fluxo sanguíneo aumentado e o estiramento do músculo são os principais deflagradores de angiogênese. Acredita-se que o estresse de cisalhamento resulta na formação de óxido nítrico pelas sintases de óxido nítrico nas células endoteliais, e que, em resposta ao estiramento muscular (ativo ou passivo), há secreção de fator de crescimento endotelial vascular (VEGF). Esses são sinais importantes para a promoção de angiogênese. A angiogênese também é mediada pelas ações dos **coativadores do receptor γ do peroxissomo proliferador-ativado** (PGC), que são responsáveis pela ativação de centenas de genes, conforme descrito adiante, neste mesmo capítulo.

O exercício aumentará a síntese proteica muscular líquida após os exercícios de força e resistência (ver Cap. 8) se as ingestões calórica e proteica dietéticas forem adequadas. De modo típico, os estudos se voltam para a síntese proteica muscular mista e não observam especificamente quais proteínas são sintetizadas. É provável que com o exercício de força haja síntese predominantemente de actina e miosina, enquanto o exercício de resistência resulta sobretudo na biogênese mitocondrial, com pouca ou nenhuma alteração na síntese de proteínas miofibrilares. Um estudo confirmou isto em seres humanos: o exercício de força aumentou a síntese proteica especificamente na fração miofibrilar, e o exercício de resistência aumentou a síntese proteica de forma predominante na fração mitocondrial (Wilkinson et al., 2008). O aumento na síntese proteica após o exercício de força ou resistência pode durar até 2-3 dias após a última sessão de treino.

Por fim, todas as adaptações, seja um aumento na massa muscular ou um aumento na massa mitocondrial, resultam de aumentos em certas proteínas. O complexo processo de adaptação induzida por exercício musculoesquelético começa com uma mistura de estresses que deflagram eventos moleculares específicos. Estes estresses são diferentes para os treinos de resistência e de força; com o treino de força, os estresses são principalmente mecânicos, enquanto durante o exercício de resistência, os estresses são sobretudo metabólicos. De modo geral, existem quatro categorias de estresse:

1. Carga mecânica.
2. Ativação neuronal.
3. Ajustes hormonais.
4. Perturbações metabólicas.

Uma mistura desses estresses desencadeia eventos moleculares específicos que, por sua vez, deflagram um aumento na síntese proteica. De modo mais específico, os mecanismos de sinalização ativados pelo estresse do exercício iniciam a replicação de sequências genéticas (genes) de ácido desoxirribonucleico (DNA) que permitem a subsequente tradução do código genético em séries de aminoácidos usados na síntese de novas proteínas (ver no Apêndice A uma descrição básica dos processos envolvidos). Por fim, a síntese destas proteínas específicas resulta em adaptações. Como já discutido, as adaptações ao treino são altamente específicas para o tipo de treino, o que sugere o possível envolvimento de diferentes eventos de sinalização. Os eventos sinalizadores e os aumentos resultantes no conteúdo de ácido do ribonucleico mensageiro (mRNA), bem como a síntese proteica, dependem da intensidade e da duração do exercício, do tipo de exercício realizado, e da ingestão de nutrientes específicos. A próxima seção analisa os eventos de sinalização molecular subjacentes às adaptações ao treino e os efeitos que diferentes modos de exercício e nutrição podem ter sobre tais eventos, bem como sobre os desfechos.

Vias de transdução de sinal

A síntese proteica é regulada por **vias de transdução de sinal** que percebem e calculam sinais locais e sistêmicos, bem como regulam diversas funções celulares. Os principais mecanismos de sinalização são a fosforilação de resíduos de serina, treonina e tirosina por **quinases**, e sua desfosforilação pelas fosfatases. O crescimento, metabolismo e proliferação de fibras musculares, bem como a maioria das outras funções, dependem de sinais como a disponibilidade de nutrientes, o pH, a pressão parcial de oxigênio, ERO e estímulos mecânicos. Os sistemas nervoso e endócrino fornecem estímulos adicionais. As células detectam esta mistura de sinais em constante mudança por meio de proteínas sensoras específicas. Alguns exemplos de proteínas sensoras são os receptores de membrana celular e as proteínas sensíveis a ácido, cálcio ou AMP. A ativação de uma proteína sensora irá deflagrar uma cascata de reações. Estas cascatas de reações formam a ligação entre os sinais e a alteração na função celular.

As proteínas quinases tipicamente fazem parte de uma cascata de reações que, em geral, seguem a sequência de eventos representada na Figura 12.1. Este modelo é supersimplificado, uma vez que muitos sinais convergem ou se ramificam.

Estas vias de transdução de sinal podem, então, influenciar alguns eventos celulares (ver quadro "Controle pelas vias de transdução de sinal"; e Fig. 12.2) e, por fim, resultam em função alterada. A descrição geral anterior das vias de sinalização provavelmente se aplica à maioria das células, na maioria das situações. Os detalhes destas cascatas de sinalização e os deflagradores, proteínas e quinases envolvidos são diferentes nos diferentes tecidos e nas diversas situações. Para compreender as adaptações que ocorrem nas células musculares em resposta ao treino com exercício, é preciso estudar as vias de sinalização de forma mais detalhada.

Durante o exercício, a homeostasia celular é perturbada e inicia uma cascata de eventos que, por fim, resulta em uma adaptação que causará menos perturbação da homeostasia na próxima vez que o mesmo exercício for realizado. Durante o exercício, estes sinais incluem alterações na força ou na tensão muscular, alterações nas concentrações intracelulares de Ca^{2+}, alterações na carga energética da célula, e alterações no potencial redox. Certos hormônios e outros ligantes capazes de se ligar a receptores presentes na superfície celular podem alterar estes sinais. Estes mensageiros primários podem, então, deflagrar uma série de eventos moleculares secundários que aumentam ou diminuem a transcrição ou a tradução, como descrito na Figura 12.3. A próxima seção analisa em detalhes os sinais primários.

O começo de uma cascata de sinalização

A base para qualquer adaptação ao treino é uma perturbação na homeostasia. As alterações metabólicas ou mecânicas no músculo iniciam uma cascata de sinalização que resulta na quebra e síntese das proteínas relevantes. Estes sinais iniciais são discutidos a seguir.

Força e tensão musculares

As perturbações mecânicas nas células musculoesqueléticas causam ativação de algumas vias sinalizadoras. De modo mais específico, o estiramento muscular ou a tensão alterada podem induzir ativação das cascatas de sinalização da calcineurina, proteína quinase ativada por mitógeno (MAPK) e fator de crescimento semelhante à insulina (IGF).

Íons de cálcio

A ativação neural do músculo esquelético gera um potencial de ação que resulta em liberação de Ca^{2+} a partir dos túbulos T do retículo sarcoplasmático. Quando o exercício é interrompido, o Ca^{2+} retorna do citoplasma para o retículo sarcoplasmático. As flutuações na concentração de Ca^{2+} ou na liberação e recaptação de Ca^{2+} no retículo sarcoplasmático são diferentes para os diferentes tipos de atividades, o que poderia explicar ao menos em parte as diferenças na resposta adaptativa ao exercício. O exercício de resistência, por exemplo, resulta em concentrações mais prolongada e moderadamente elevadas, enquanto o exercício de alta intensidade causa períodos mais curtos de concentrações de Ca^{2+} muito altas. As elevações na concentração de Ca^{2+} no citoplasma muscular ativam a calmodulina quinase (CaMK) e a calcineurina (CaN).

Perturbações no balanço energético celular

Durante a contração muscular, a ATP é quebrada para fornecer energia. Neste processo, há formação de ADP e Pi. A ADP então é ressintetizada a ATP por glicólise ou fosforilação oxidativa. Uma parte da ADP é quebrada adicionalmente em AMP. A proporção de metabólitos ADP, AMP e Pi em relação à ATP frequentemente é referida como carga energética. Quando há muita ATP presente e poucos metabólitos, a carga energética é alta. Se a concentração de metabólitos aumenta, a carga energética diminui. Estes metabólitos são reguladores importantes do metabolismo, mas também atuam como moléculas si-

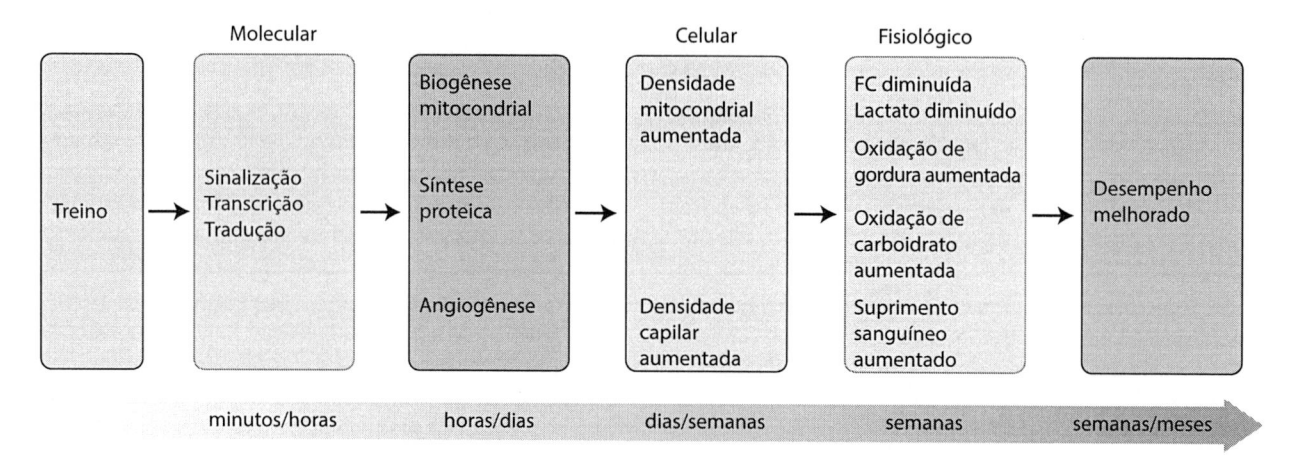

FIGURA 12.1 Modelo simplificado de uma típica via de sinalização de quinase.
FC: frequência cardíaca.

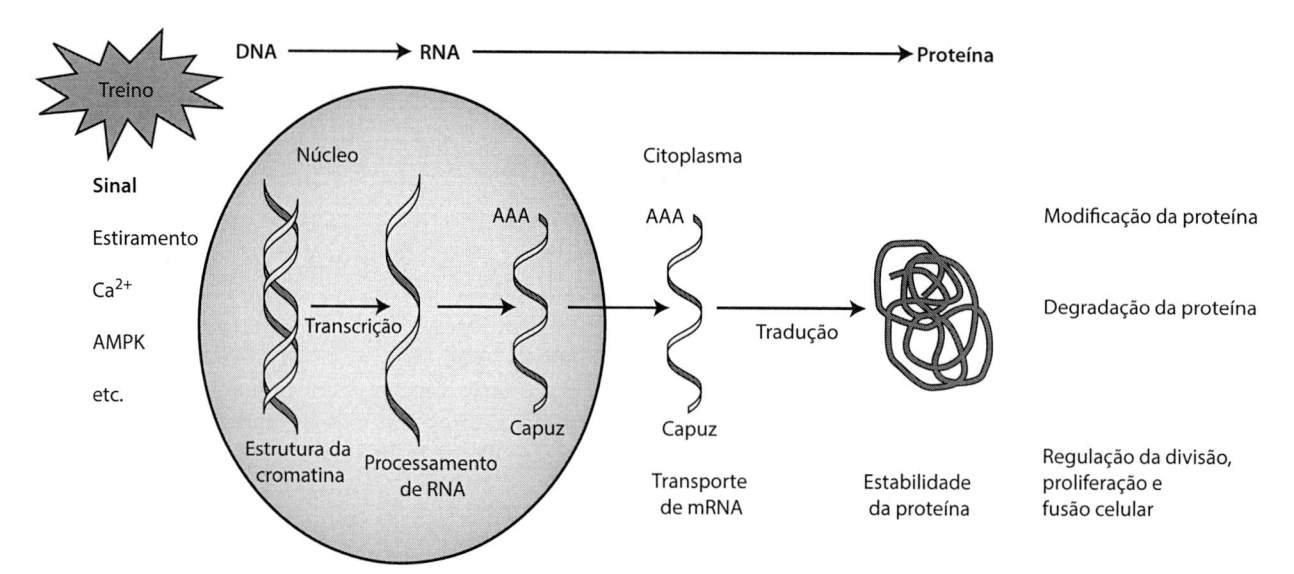

FIGURA 12.2 As adaptações ao treino resultam de um aumento na síntese proteica em resposta a sessões de exercícios repetidas. Acredita-se que uma sessão de exercício faça um sinal transcrever DNA em RNA no núcleo, o qual então sai do núcleo e é traduzido em proteína. O sinal gerado pelo estímulo do exercício determina quais proteínas são sintetizadas. A quantidade de proteína formada é determinada não só pelo sinal, transcrição e tradução, mas também pelo processamento do RNA e pela estabilidade das proteínas. AAA indica um códon triplo (neste caso, composto por três bases adenina que codificam o aminoácido lisina).

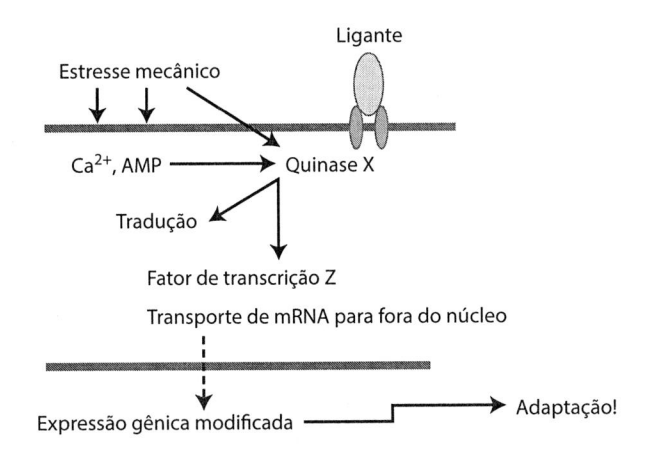

Ligante

Estresse mecânico

Ca^{2+}, AMP ⟶ Quinase X

Tradução

Fator de transcrição Z

Transporte de mRNA para fora do núcleo

Expressão gênica modificada ⟶ Adaptação!

FIGURA 12.3 Modelo simplificado de transdução de sinal em relação ao exercício. A contração muscular pode resultar em perturbação da homeostasia. O estresse mecânico (estiramento, tensão), Ca^{2+} e o acúmulo de AMP ou metabólitos são os sinais primários que afetam o estado de fosforilação de várias quinases. Estas quinases podem influenciar o processo de transcrição, o transporte de mRNA para fora da célula e a tradução. Os hormônios e outros ligantes podem influenciar esses sinais. As alterações na expressão gênica podem resultar em diferentes adaptações.

nalizadoras. O AMP, em particular, pode ativar **AMPK**, um potente mensageiro secundário. A AMPK parece ter papel na regulação de vários processos, incluindo a captação de glicose, oxidação de ácido graxo, hipertrofia e expressão gênica. O potencial redox é outro indicador do estado energético da célula. Uma alta proporção entre a forma oxidada da coenzima NAD^+ e sua forma reduzida (NADH) indica um estado energético precário. A manutenção do potencial redox produz moléculas de radicais livres de oxigênio (ERO) voláteis. Acredita-se também que essas ERO atuam na sinalização induzida pelo exercício, a qual enfim será responsável pelas adaptações ao treino. Essa sinalização pode funcionar com ERO atuando em fatores de transcrição como o fator nuclear kappa B (NFκB) e a proteína ativadora 1 (AP1).

Os hormônios também podem afetar a ativação de quinases. O hormônio ou outros ligantes ligam-se a um receptor e isto, então, altera o estado de fosforilação de uma quinase. Por exemplo, quando o hormônio tireoidiano (T_3, tri-iodotironina) se liga ao seu receptor, o processo induz fosforilação de AMPK no músculo esquelético.

Os mensageiros primários ativam uma série de mensageiros secundários. Muitas vezes, esses mensageiros secundários são quinases e fosfatases, as quais são ativadas para a passagem do sinal induzido pelo exercício. Os mensageiros secundários com frequência envolvem uma série complexa de reações (cascatas) que são altamente reguladas. A seguir, discutiremos alguns dos mensageiros mais estudados.

CONTROLE PELAS VIAS DE TRANSDUÇÃO DE SINAL

As vias de transdução de sinal controlam os seguintes processos:
- Transcrição de genes (sequências específicas de DNA) em mRNA.
- Tradução de mRNA em proteína.
- Modificação de proteína com alteração da atividade catalítica.
- Regulação da degradação proteica.
- Regulação da divisão, proliferação e fusão celulares.

Sinais secundários

Os sinais iniciais quase imediatamente deflagram uma resposta secundária. Esta resposta em geral envolve a fosforilação de certas quinases (ou desfosforilação de fosfatases). Estas quinases, então, ativarão ou desativarão outra quinase, ou produzirão efeito direto sobre uma proteína específica que altera a função. Somente os sinais mais relevantes e mais investigados serão discutidos aqui.

AMPK

A AMPK tem papel decisivo no metabolismo energético e atua como principal transmutador metabólico que regula diversos sistemas intracelulares, incluindo a captação celular de glicose, a betaoxidação de ácidos graxos e a biogênese de GLUT4 e mitocondrial (Fig. 12.4). A capacidade sensora de energia da AMPK pode ser atribuída a sua capacidade de detectar e reagir às flutuações na proporção AMP:ATP que ocorrem tanto em repouso como no exercício. A contração muscular está associada a um aumento na demanda por ATP celular, o que subsequentemente aumenta a razão AMP:ATP. A AMPK é ativada por um aumento na razão AMP:ATP. A ativação aguda de AMPK resulta em uma resposta destinada a conservar energia (limitar o uso de ATP) e a gerar mais ATP. Por exemplo, a ativação de AMPK resulta em aumento na captação de glicose e na oxidação de glicose, de modo a possibilitar a geração de ATP. Quando os níveis de AMP estão altos e os de ATP estão baixos, o AMP ativa AMPK via deslocamento de ATP da alfassubunidade da AMPK e a torna mais sensível à fosforilação pelas quinases AMPK (Scott et al., 2007). No músculo esquelético, a principal quinase AMPK parece ser a quinase B1 hepática (LKBA1), também conhecida como serina/treonina quinase 11, embora as quinases Ca^{2+}/calmodulina-dependentes (CaMK) e a quinase ativadora de fator transformador do crescimento beta (TGF beta) também possam ativar AMPK (Fig. 12.4).

Winder e Hardie (1996) foram os primeiros a demonstrar que a AMPK poderia ser ativada pelo exercício. Estes pesquisadores demonstraram que quando ratos corriam em alta intensidade, a atividade de AMPK aumentava 2,5 vezes durante os primeiros 5 minutos e não sofria mais nenhum aumento adicional após 30 minutos (Winder e Hardie, 1996). Em seres humanos, 20 minutos de ciclismo a 70% do $\dot{V}O_{2máx}$ aumentaram a atividade da isoforma alfa-2 de AMPK sem alterar a atividade da AMPK alfa-1 (Fujii et al., 2000). O ciclismo a uma intensidade menor (50% do $\dot{V}O_{2máx}$) por 20 minutos não ativou nem a AMPK alfa-1 nem a alfa-2. Tomados em conjunto, estes dados sugerem que o exercício de resistência intenso ativa a AMPK alfa-2. Foi sugerido que o exercício de força pode ser diferente. Em um estudo com estimulação elétrica de músculos, Atherton et al. (2005) mostraram que após o exercício de resistência, houve ativação de AMPK, o que, todavia, não ocorreu com o exercício de força. Por outro lado, também foi demonstrado que indivíduos não acostumados ao exercício de força podem igualmente apresentar ativação aumentada de AMPK (Coffey et al., 2006). Além disso, foi demonstrado que os atletas que praticavam treino de resistência apresentavam uma resposta atenuada de AMPK após o exercício de resistência.

A CaMK é uma família de várias quinases capazes de detectar e responder a alterações nas concentrações de cálcio. Foi demonstrado que certas isoformas de CaMK (CaMKII) também podem responder ao estiramento muscular. Após a ativação de CaMK, há ativação de outras moléculas sinalizadoras, entre as quais NFAT e histona desacetilase (HDAC). A calcineurina é outra molécula

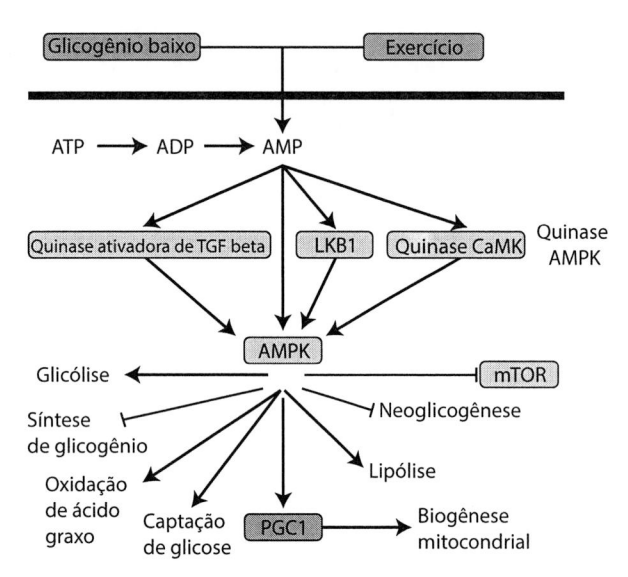

FIGURA 12.4 Uma alteração na razão AMP:ATP ativa a AMPK por meio da ativação de quinases AMPK (LKB1, CaMK e quinase ativadora de TGF beta). A AMPK então atua como principal comutador metabólico, ligando os processos geradores de ATP e desligando os processos que usam ATP. Além disso, causa uma adaptação que faz com que, da próxima vez que um estresse for aplicado, a célula esteja mais bem adaptada.

ativada por Ca^{2+}. A calcineurina comprovadamente atua como um corregulador da **hipertrofia muscular** em combinação com o **fator de crescimento semelhante à insulina (IGF)**, mas também atua na transformação do tipo de fibra (fibras de contração rápida em fibras de contração lenta) e na expressão de genes de enzimas oxidantes.

As vias da insulina e do IGF exercem papel importante na hipertrofia muscular. A atividade contrátil estimula a liberação de IGF-1, que se liga ao seu receptor e inicia uma cascata de eventos moleculares (Fig. 12.5).

Após a ligação do IGF ao seu receptor, há ativação do substrato do receptor da insulina 1 (IRS-1) e isto, por sua vez, ativa a quinase fosfatidilinositídio 3 (PI3K). Esta última ativa a quinase fosfoinositídio-dependente 1 (PDK1) que, por sua vez, fosforila **Akt** (também conhecida como proteína quinase B). A Akt tem numerosos alvos, incluindo aqueles envolvidos na síntese proteica (mTOR e TSC2), síntese de glicogênio (GSK3 beta), degradação proteica (FoxO) e transporte de glicose (AS160, ou substrato de Akt de 160 quilodaltons). Fortes evidências indicam que a **via Akt-mTOR** está envolvida na hipertrofia mediada pela ativação da iniciação da tradução, bem como pelo aumento no conteúdo proteico ribossomal. A resposta de Akt ao exercício atualmente é pouco conhecida, e os estudos disponíveis mostraram tanto elevações quanto ausência de alteração em resposta ao exercício. É provável que isto ocorra devido ao papel central da Akt na regulação da hipertrofia muscular, bem como no transporte de glicose. A resposta de Akt, portanto, pode ser altamente específica para o tipo de exercício e provavelmente seja influenciada por muitos outros fatores. O mTOR responde a alguns estímulos diferentes e pode produzir efeitos sobre a tradução do mRNA, síntese de ribossomos e metabolismo.

Existem dois complexos proteicos de mTOR em que mTOR se liga a uma proteína G-beta-L (membro de uma família de proteínas ligantes do nucleotídeo guanosina) e a um raptor sensível a rapamicina ou a uma proteína rictor. O complexo mTOR-raptor é um regulador positivo do crescimento celular, enquanto mTOR-rictor parece ter papel central na ativação de Akt e na regulação do citoesqueleto de actina. Os alvos primários *downstream* de mTOR-raptor incluem a quinase p70 S6 (p70 S6K), a proteína ligante de eIF4E (4E-BP1), e o fator de iniciação da tradução eucariótica 4B (eIF4B; omitido na Fig. 12.5). Estes alvos *downstream* aumentam a tradução do mRNA e a síntese proteica aumentada. De modo geral, considera-se que mTOR exerça papel central na adaptação ao exercício de força.

PGC

Uma família de reguladores transcricionais em particular, a família PGC – PGC-1 alfa, PGC-1 beta, e o coativador relacionado à PGC-1 (PRC) – é importante na

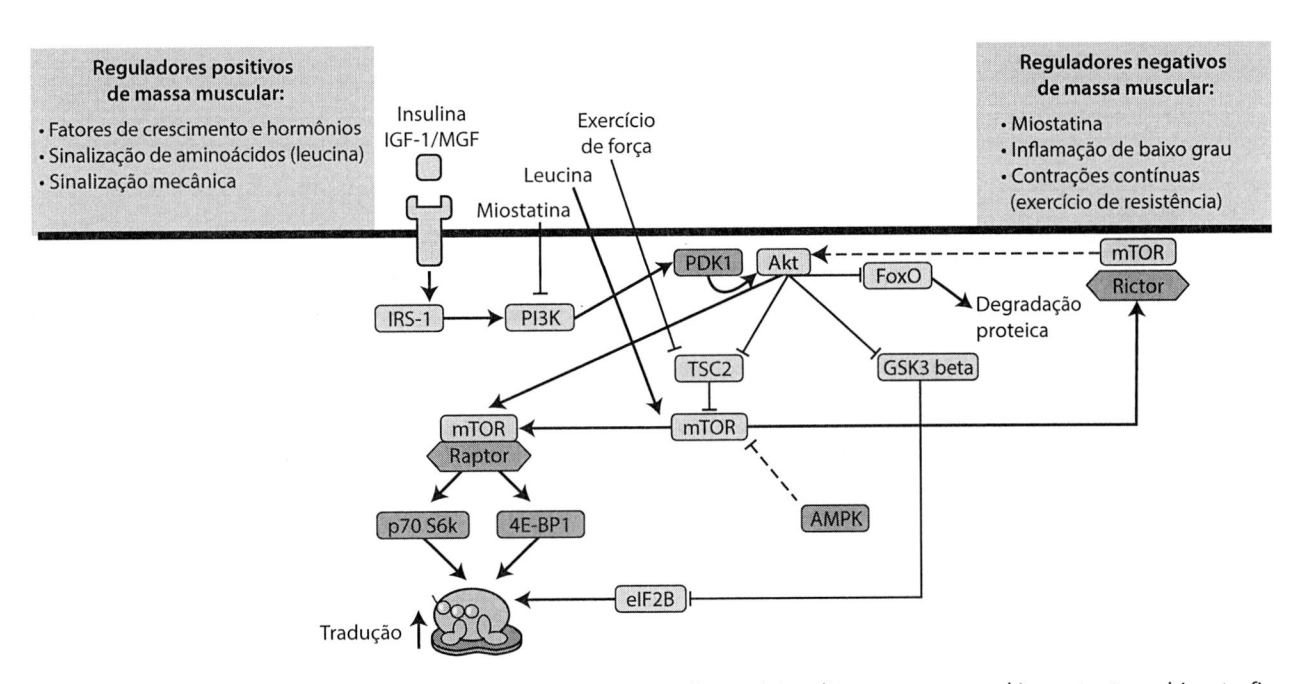

FIGURA 12.5 As vias da insulina e do fator de crescimento semelhante à insulina exercem papel importante na hipertrofia muscular por meio da cascata sinalizadora de Akt-alvo da rapamicina em mamíferos (Akt-mTOR). As linhas que terminam em setas indicam influências positivas e as linhas pontilhadas que terminam em barras indicam as influências negativas (inibitórias). eIF2B: fator de iniciação da tradução eucariótica 2B.

SINALIZAÇÃO AUMENTADA NÃO SIGNIFICA NECESSARIAMENTE SÍNTESE PROTEICA AUMENTADA

Vários estudos investigaram as vias de sinalização ativadas pelo exercício, mas poucos estudos relacionaram estas alterações com alterações reais na síntese proteica. É importante notar que, embora estes sinais possam aumentar a síntese de mRNA, a síntese proteica pode não necessariamente aumentar. A taxa de síntese proteica depende da degradação de mRNA, de mecanismos de controle translacional adicionais, do transporte de mRNA para fora do núcleo e do processo de tradução.

condução da biogênese mitocondrial e da angiogênese. As PGC são coativadores de PPAR gama. Um coativador de transcrição é definido como uma proteína ou complexo proteico que aumenta a probabilidade de um gene ser transcrito, interagindo com fatores de transcrição, contudo sem se ligar ao DNA de forma específica em relação à sequência. A atividade e a expressão de PGC aumentam rapidamente após uma única série de exercícios de resistência. O mRNA de PGC aumenta em 1,5-10 vezes após uma única série de exercícios (Pilegaard, Saltin e Neufer, 2003; Baar et al., 2002; Wright et al., 2007). As PGC aumentam a capacidade oxidativa e o desempenho de resistência. Portanto, a meta dos técnicos e atletas de resistência deve ser maximizar a ativação das vias de sinalização de PGC no músculo esquelético.

Em consequência, foi proposto que a AMPK poderia mediar o aumento nas PGC em resposta ao treino. De fato, em seres humanos, o exercício de resistência de intensidade moderada a alta aumenta a quantidade de AMPK nas células musculares (McGee et al., 2003). Estes achados colocam a AMPK diretamente *upstream* às PGC,

potencialmente governando o nível de PGC e, assim, o estado metabólico do músculo. Como resultado, o treino que aumenta a atividade de AMPK deve ser benéfico para o desempenho de resistência. Foi sugerido ainda que a atividade do sistema nervoso central via receptores beta-adrenérgicos pode ter papel significativo na ativação de PGC e no subsequente aumento nas mitocôndrias.

Curso temporal dos eventos

Tipicamente, a resposta inicial ao exercício ocorre em questão de segundos ou minutos. Por exemplo, as alterações no cálcio intracelular são instantâneas. A isto se segue uma cascata de reações. A ativação de várias quinases pode ser um pouco mais demorada, e algumas quinases podem demorar várias horas para atingir sua atividade máxima no pós-exercício. A expressão gênica parece atingir o pico entre 4-12 horas após o exercício, dependendo possivelmente do gene e do tipo de exercício realizado. Em um estudo, os genes miogênicos e metabólicos atingiram o pico em 4-8 horas após o exercício de

EFEITO DO TIPO DE TREINO

Em um elegante estudo, Wilkinson et al. (2008) investigaram as alterações na sinalização e na síntese proteica antes e após um programa de treino de dez semanas consistindo em exercícios de resistência ou de força. Os pesquisadores fizeram distinção entre síntese proteica mitocondrial e síntese proteica miofibrilar. Eles verificaram que indivíduos não treinados apresentavam aumento em ambos os tipos de síntese proteica, mitocondrial e miofibrilar, após uma série de exercícios de força (quando alimentados). O exercício de resistência resultou em aumento apenas na síntese proteica mitocondrial. Após dez semanas de treino, porém, a resposta foi mais específica. O exercício de força resultou em aumento apenas na síntese proteica miofibrilar, enquanto o treino de resistência aumentou somente a biossíntese mitocondrial. Diferenças na iniciação da tradução explicaram algumas das diferenças observadas na síntese proteica, de modo que o mecanismo para as adaptações distintivamente diferentes aos exercícios de força e resistência está nas diferentes vias de sinalização que são ativadas ou inibidas pelos exercícios de resistência e força.

Está bastante claro que os regimes de treino com exercício projetados para promover força ou resistência resultam em adaptações e fenótipos distintivamente diversos. A capacidade de resistência, que está estreitamente relacionada com a capacidade do músculo de usar oxigênio para a regeneração de ATP, é primariamente controlada ao nível da transcrição gênica. Neste processo, PGC-1 alfa é o regulador central da biogênese mitocondrial e também atua na regulação da angiogênese. O exercício de força é controlado de forma predominante por mTOR, e este é considerado o principal regulador da síntese proteica. Diversas vias podem ativar mTOR; dentre estas vias, as mais importantes são a sinalização mecânica, os fatores de crescimento e a disponibilidade de aminoácidos. Há também uma comunicação cruzada entre as vias envolvidas nos exercícios de resistência e força, as quais, de modo geral, parecem inibir em algum grau as adaptações umas das outras. Por exemplo, foi sugerido que a AMPK inibe a via de mTOR, como ilustrado na Figura 12.5. As alterações induzidas pela contração na tensão mecânica, fluxo de cálcio e mecanossensibilidade, bem como as influências do metabolismo de substrato, incluindo um equilíbrio redox alterado, renovação de ATP e elevações na produção de ERO, foram implicadas na ativação de cascatas de transdução de sinal que regulam a expressão gênica musculoesquelética e na síntese proteica alterada que leva a adaptações ao treino com exercícios. Um resumo destes mecanismos deflagradores e dos vários sensores celulares e vias transdutoras de sinal que convertem estas perturbações homeostáticas de modo a induzir adaptações ao treino é ilustrado na Figura 12.6. A natureza do desafio do exercício (força ou resistência) determina as respostas agudas metabólicas ou moleculares, o que resulta nas alterações fenotípicas associadas à adaptação fisiológica prolongada ao treino com exercícios.

força. Após o exercício de resistência, os genes miogênicos atingiram o pico em 8-12 horas (Yang et al., 2005). As alterações na síntese proteica podem ser observadas algumas horas após o exercício, mas somente atingem o pico decorridas muitas horas. De fato, estudos demonstraram uma síntese proteica aumentada em até 48 horas após o exercício. Uma visão geral das alterações é representada na Figura 12.7.

Nutrição e efeitos sobre as adaptações do treino

Os nutrientes podem afetar a sinalização e, portanto, têm o potencial de regular ou alterar a adaptação ao treino. No Capítulo 8, por exemplo, discutimos que o aminoácido leucina não só serve de bloco de construção para a síntese proteica como também pode atuar como molécula sinalizadora. Esta função da leucina pode resultar em taxas maiores de síntese proteica. Funções similares foram sugeridas para o glicogênio muscular, ERO, citocinas e vários marcadores inflamatórios. A nutrição pode ter papel importante na modulação dos níveis destas moléculas. Aqui, discutiremos alguns destes efeitos, começando com o glicogênio muscular, que tem recebido a maior parte da atenção.

Glicogênio e resposta sinalizadora

Uma única série de exercícios de resistência aumentará a transcrição ou o conteúdo de mRNA para vários genes metabólicos ou associados ao estresse. De modo típico, a atividade trasncricional atinge o pico nas primeiras horas de recuperação e volta aos níveis basais dentro de 24 horas. Esses achados levaram à hipótese geral de que as adaptações ao treino no músculo esquelético podem ser geradas pelos efeitos cumulativos de elevações transientes na **transcrição gênica** durante a recuperação de séries repetidas de exercício.

Alguns estudos relataram que a alteração da disponibilidade de substrato durante o exercício (p. ex., aumentando a ingestão dietética de gordura ou iniciando o exercício com um baixo conteúdo muscular de glicogênio) pode influenciar a transcrição de genes metabólicos, sugerindo a possibilidade de modificar a resposta ao treino por meio de intervenções dietéticas específicas. Foi demonstrado que começar o exercício de resistência com um baixo conteúdo muscular de glicogênio aumenta a atividade de vários genes metabólicos e proteínas sinalizadoras. Em um estudo conduzido por Pilegaard et al. (2002), um grupo de seis homens voluntários realizaram 2,5 horas de ciclismo a 45% do $\dot{V}O_{2máx}$. Um dia antes

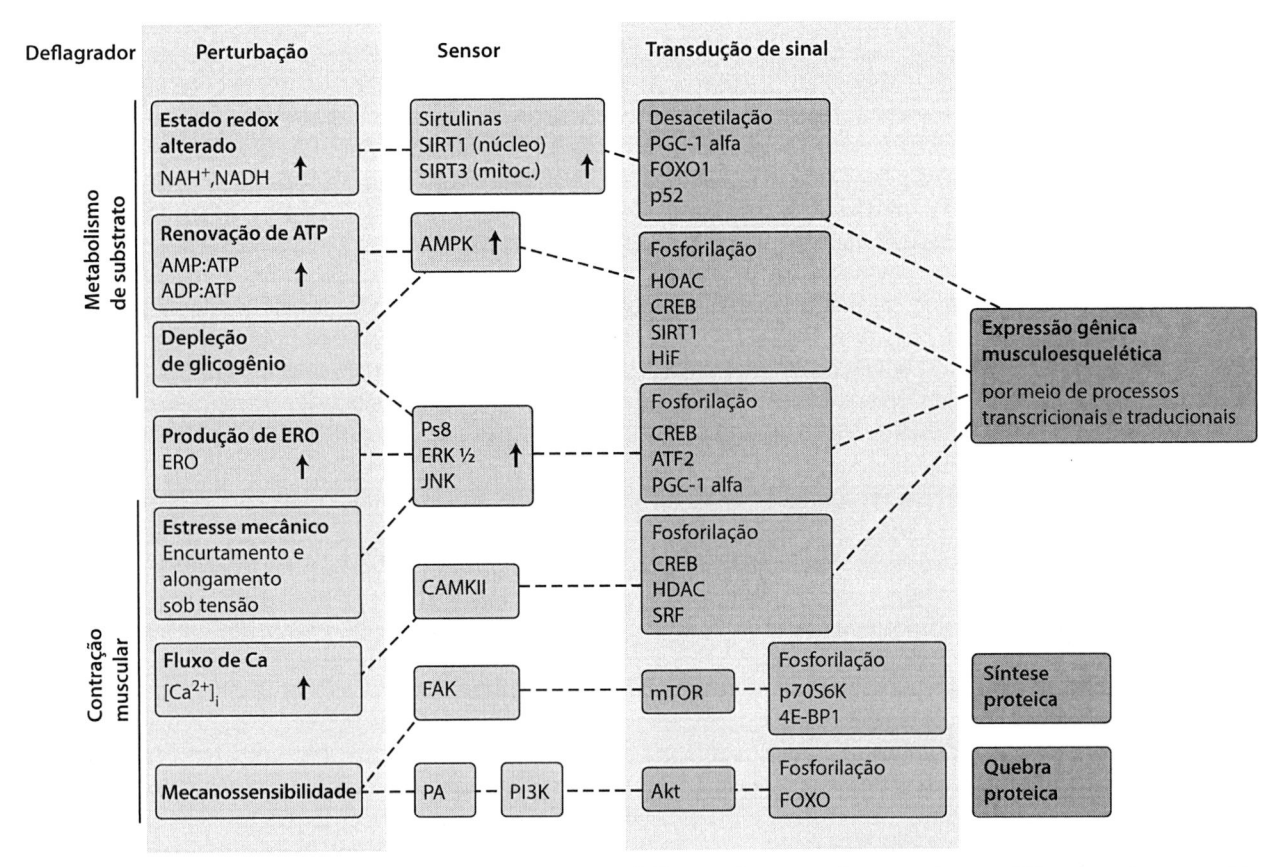

FIGURA 12.6 A iniciação de perturbações mecânicas e metabólicas pela contração musculoesquelética durante o exercício, detectadas por mecanismos sensores intracelulares, leva à ativação de redes de moléculas sinalizadoras, incluindo proteínas quinases, fosfatases e deacetilases que, por sua vez, alteram os estados dos fatores de transcrição e correguladores transcricionais que resultam em expressão gênica alterada e em estados alterados de síntese e quebra proteica.
Adaptada de Egan e Zierath (2013).

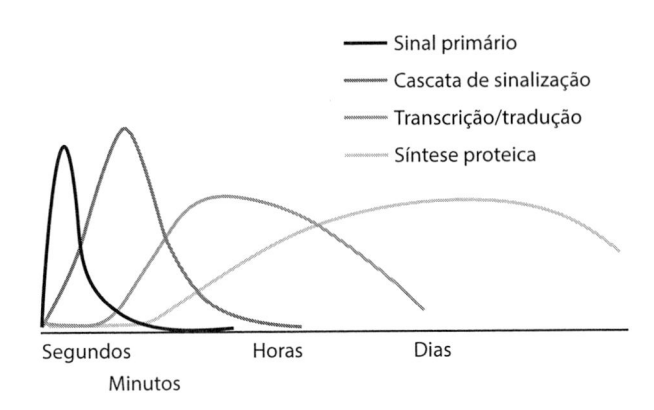

FIGURA 12.7 Visão geral simplificada do curso temporal das alterações ocorridas em vários eventos causadores de adaptação ao treino com exercício.

do experimento, os participantes realizaram 90 minutos de ciclismo com uma das pernas, para diminuir o conteúdo de glicogênio muscular na perna exercitada. No dia do experimento, biópsias de músculo foram coletadas de ambas as pernas, no estado de repouso anterior ao exercício, no pós-exercício imediato e em 2 e 5 horas de pós-exercício. Em comparação com a perna controle, a perna exercitada no dia anterior apresentou um conteúdo de glicogênio muscular pré-exercício em repouso 45% menor. Em seguida às 2,5 horas de ciclismo a 45% do $\dot{V}O_{2máx}$, constatou-se que a atividade transcricional da quinase piruvato desidrogenase 4 (PDK4), proteína desacopladora 3 (UCP3) e hexoquinase II (HKII) era significativamente maior na perna exercitada com glicogênio muscular baixo. Como a perna controle e a perna com glicogênio baixo foram expostas às mesmas concentrações sistêmicas de metabólitos, hormônios, catecolaminas e citocinas, é razoável supor que a atividade transcricional aumentada estava de algum modo relacionada diretamente com o baixo conteúdo de glicogênio muscular.

O papel do glicogênio muscular poderia ser explicado pelo fato de que algumas proteínas sinalizadoras (p. ex., AMPK) têm domínios de ligação ao glicogênio e, quando o glicogênio está baixo, estas proteínas são mais ativas em relação aos seus alvos específicos. Isto é sustentado pelo relato de Wojtaszewski et al. (2003) de atividade aumentada de AMPK quando uma série padronizada de exercícios (1 hora de ciclismo a 70% do $\dot{V}O_{2máx}$) foi realizada com baixo glicogênio muscular (160 *versus* 900 mmol/kg de peso seco). A elevada atividade de AMPK com o glicogênio muscular baixo pode ser benéfica para indivíduos que realizam treino com exercício, porque se acredita que a AMPK tem papel decisivo na regulação da resposta adaptativa. Também foi demonstrado que iniciar um exercício de resistência com glicogênio muscular baixo aumenta a atividade de p38 MAPK. Como a AMPK, a p38 MAPK é considerada um regulador da biogênese mitocondrial e das adaptações ao treino de resistência.

Os estudos mencionados fornecem evidências para sugerir que o treino com glicogênio muscular baixo poderia ser uma estratégia útil para promover adaptações ao treino de resistência. Estudos adicionais são claramente necessários para que tal proposição possa ser confirmada ou refutada. Tendo em vista esse papel tão importante do glicogênio, é lógico especular que sua manipulação poderia intensificar as adaptações ao treino. De fato, estudos tentaram treinar atletas apresentando glicogênio baixo, para ver se isto poderia intensificar a resposta de sinalização e as adaptações no músculo. Em geral, os estudos disponíveis sustentam esta ideia, conforme discutido nas próximas seções.

Treinar em baixa, competir em alta

Somente um estudo determinou se o treino de longo prazo com glicogênio muscular baixo é capaz de intensificar a resposta adaptativa ao treino de resistência. Hansen et al. (2005) recrutaram sete homens não treinados para seguir um programa de exercícios para o extensor do joelho, com duração de dez semanas. Cada perna de cada participante foi treinada seguindo um esquema diferente, porém a quantidade total de trabalho realizado por cada perna foi mantida a mesma. Uma perna foi treinada 2 vezes por dia a cada dois dias, enquanto a outra perna foi treinada uma vez por dia. Este protocolo implicou que a perna treinada 2 vezes ao dia iniciasse metade das sessões com glicogênio muscular baixo. Em comparação com a perna treinada com níveis normais de glicogênio, a perna que iniciou metade das sessões de treino com baixo glicogênio muscular apresentou elevações mais significativas no conteúdo de glicogênio muscular em repouso e na atividade de citrato sintase. O tempo até a fadiga a 90% do débito de potência máximo aumentou em ambas as pernas após o treino (Fig. 12.8). Os tempos de desempenho, no entanto, foram quase 2 vezes maiores na perna treinada com baixo glicogênio muscular (19,7 ± 2,4 *versus* 11,9 ± 1,3 minuto). Estes achados notáveis demonstram que, nas condições específicas do estudo, o treino com glicogênio baixo intensificou as adaptações na musculatura esquelética e melhorou o desempenho no exercício. Entretanto, alguns detalhes tornam difícil extrapolar tais achados. Primeiro, os indivíduos recrutados não eram treinados, por isso ainda não fica claro se o treino com baixo glicogênio muscular será traduzido em adaptações melhores em atletas bem treinados. Segundo, os indivíduos realizaram uma quantidade fixa de trabalho, mesmo quando reservas maiores de glicogênio normalmente permitiriam a realização do exercício a intensidades mais altas ou por períodos mais longos. Terceiro, é difícil traduzir os resultados de um exercício de chutes com uma perna para as situações esportivas reais envolvendo atividades como corrida, ciclismo ou natação.

OS EVENTOS DE SINALIZAÇÃO PODEM SER USADOS PARA ORIENTAR O TREINO OU A INGESTÃO NUTRICIONAL?

A questão prática que às vezes surge é se podemos medir algumas destas respostas, como as vias de sinalização anabólicas, para guiar o treino. A resposta resumida é "não", pois isto não pode ser feito com base unicamente nestes marcadores. À parte o fato de se tratar de um procedimento invasivo (i. e., requer cortar a pele) e pouco prático (é preciso obter biópsias de músculo para medir esses marcadores), é comum haver incompatibilidade entre as respostas das vias de sinalização anabólicas e a síntese proteica muscular. Em parte, isto tem a ver com o modo como estes experimentos são conduzidos. As biópsias de músculo são obtidas em um momento específico (e, em muitos casos, apenas uma vez) e, portanto, representam apenas um retrato instantâneo. Portanto, se vemos que uma intervenção em particular (digamos, a ingestão de proteínas de *whey*) resulta em uma resposta molecular aumentada decorridas 2 horas da ingestão, não há como saber se a resposta molecular teria sido maior se tivéssemos feito a medição em um momento diferente após a ingestão da proteína.

Outro aspecto está relacionado a um potencial efeito limiar. Por exemplo, a atividade da via de mTORC1 é avaliada medindo-se a fosforilação das proteínas na via. Deste modo, se uma intervenção resulta em maior fosforilação do que outra intervenção, sugere-se que a primeira resulta em maior síntese proteica muscular e, portanto, é superior a outra intervenção. Entretanto, há evidência de que a fosforilação deve atingir determinado nível limiar para que uma reação seja deflagrada. Se esse limiar não for atingido, a resposta de síntese proteica muscular às duas intervenções não será diferente.

A questão final a destacar é o fato de que os métodos para quantificação das vias de sinalização anabólicas são semiquantitativos e, em muitos casos, podem não ser suficientemente precisos para serem usados em um nível individual. Em conclusão, as intervenções de nutrição ou exercício não podem ser baseadas apenas na informação acerca das vias de sinalização anabólicas. Estes métodos podem ser usados em pesquisa e nos ajudarão a compreender como as adaptações ao treino ocorrem, contudo não são práticos nem suficientemente preditivos no esporte.

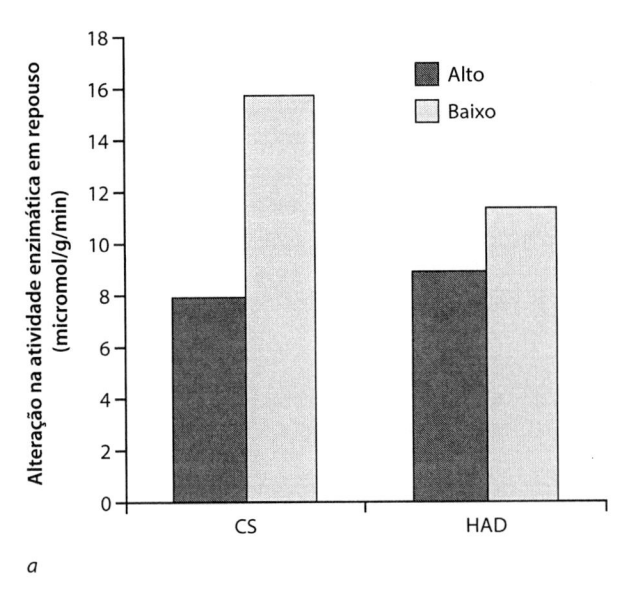
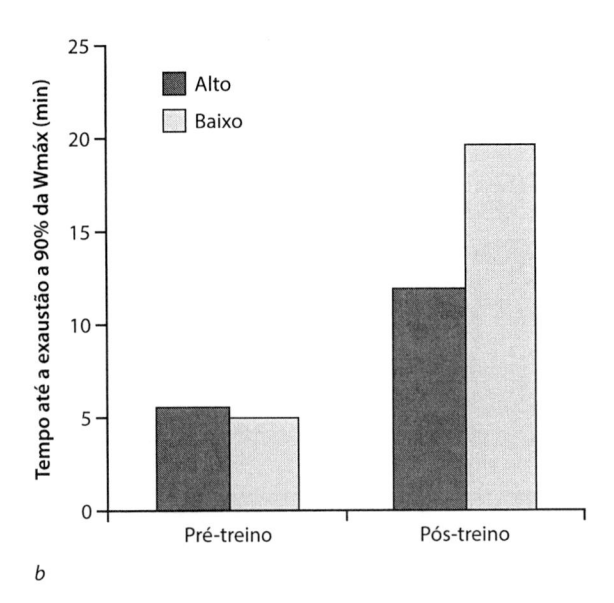

a   *b*

FIGURA 12.8 Estudos com treino usando uma das pernas, em que uma perna é treinada com glicogênio baixo em 50% do tempo (baixo), enquanto a outra perna sempre é treinada com glicogênio alto (alto). O treino com glicogênio baixo resultou em *(a)* aumento das enzimas oxidativas (citrato sintase [CS] e beta-hidroxiacil-CoA desidrogenase [HAD]) e *(b)* melhora da capacidade de resistência após dez semanas de treino do extensor do joelho.
Dados de Hansen (2005).

Buscando trazer estes achados para uma situação esportiva mais realista, pesquisadores em Melbourne (Austrália) e Birmingham (Reino Unido) investigaram os efeitos de um programa de treino com duração de três semanas em que todo o treino foi realizado no estado de carga total de glicogênio ou com metade do treino realizado em estado de depleção de glicogênio (Yeo et al., 2008). O desempenho durante as sessões de treino com ritmo próprio no estado depletado de glicogênio foi significativamente comprometido. Os indivíduos que sempre treinaram no estado carregado de glicogênio treinaram a intensidades absolutas mais altas. Mesmo assim, ao fim do período de treino, o desempenho melhorou igualmente tanto no grupo de glicogênio baixo como no grupo de glicogênio alto. Por outro lado, as adaptações metabólicas em ambos os grupos foram muito diferentes. O grupo com glicogênio baixo mostrou uma capacidade oxidativa maior, evidenciada pelas atividades aumentadas de citrato sintase (uma enzima do ciclo do TCA) e de beta-hidroxiacil desidrogenase (enzima limitante da taxa da betaoxidação de AG), bem como pelo maior conteúdo da subunidade IV da citocromo c oxidase (COX IV). A oxidação de gordura também foi aumentada no grupo com glicogênio baixo. Estes achados confirmam parcialmente os achados do estudo com atividades realizadas com uma perna, de Hansen et al. (2005). A diferença é que, embora tenham sido observadas adaptações no metabolismo, nenhuma diferença de desempenho foi observada após três semanas. Uma possibilidade, sem dúvida, é que o período de três semanas seja suficiente para observar diferenças

no metabolismo, mas não seja longo o bastante para ver melhoras no desempenho. Estudos futuros devem investigar protocolos de treino mais prolongados.

Parece justo concluir que o treino de resistência em estado de depleção de glicogênio resulta em uma capacidade melhorada de usar gordura como combustível para o exercício. Os mecanismos subjacentes a esta adaptação são desconhecidos, mas podem envolver ativação de PPAR. Os PPAR são um grupo de proteínas receptoras nucleares que atuam como fatores de transcrição reguladores da expressão gênica. Os PPAR têm papel essencial na regulação do metabolismo e numerosos outros processos.

Narkar et al. (2008) demonstraram que treinar ratos em uma esteira e, ao mesmo tempo, fornecer um fármaco ativador de um fator de transcrição chamado PPAR-teta resultou na mesma alteração observada quando os ratos foram treinados no estado de depletação de glicogênio: capacidade aumentada de usar gordura como combustível. O PPAR-teta eleva a concentração das enzimas requeridas para a oxidação de AG. Nesse estudo, o resultado foi que os ratos tratados com o fármaco e treinados na esteira apresentaram um aumento de 70% na capacidade de correr a cerca de 50% do $\dot{V}O_{2máx}$ em comparação ao observado com os ratos que apenas correram na esteira. É possível que o exercício no estado depletado de glicogênio promova uma maior ativação de PPAR-teta do que o treino no estado carregado de glicogênio. Aparentemente, o PPAR-teta é ativado por um resíduo da quebra de gordura no músculo. Como já discutido, o exercício no estado depletado de glicogênio aumenta a concentração de AG circulante e a oxidação de gordura durante o exercício, o que resulta em mais resíduos e maior ativação de PPAR-teta.

Poucos estudos investigaram os efeitos de dietas ricas e pobres em carboidrato sobre as adaptações ao treino no longo prazo. Simonsen et al. (1991) determinaram o efeito de quatro semanas de ingestão moderada ou alta de carboidratos (5 ou 10 g/kg de peso corporal ao dia) sobre a concentração muscular de glicogênio, capacidade de treino e desempenho no exercício em 22 remadores colegiais (12 homens e 10 mulheres). Os remadores treinaram 2 vezes por dia durante um período de quatro semanas. As sessões de treino matinais consistiam em 40 minutos a 70% do $\dot{V}O_{2máx}$, enquanto as sessões de treino noturnas consistiam em triagens de tempo de 2.500 m ou treino intervalado de alta intensidade (~90% do $\dot{V}O_{2máx}$). O consumo da dieta moderada em carboidrato manteve as concentrações musculares de glicogênio no decorrer do período de quatro semanas, porém o consumo da dieta rica em carboidrato resultou em aumento progressivo nas concentrações musculares de glicogênio, que eram 65% maiores ao final da quarta semana de treino. O débito de potencial durante as triagens de tempo de 2.500 m aumentou em 1,6% e 10,7% após as quatro semanas de treino com dietas moderada e rica em carboidrato, respectivamente. Estes foram os primeiros achados a demonstrar que consumir uma dieta rica em carboidrato pode melhorar a adaptação ao treino e o desempenho em seguida ao treino. Estudos subsequentes demonstraram que a alta ingestão de carboidrato durante períodos de treino intensificado pode adiar ou minimizar a magnitude dos sintomas de esforço excessivo, entre os quais desempenho reduzido, menor resposta endócrina ao exercício e humor perturbado (Achten et al., 2004; Halson et al., 2004), conforme discutido adiante, neste mesmo capítulo. Estudos muito anteriores estabeleceram a importância da alta ingestão de carboidrato na maximização das reservas de glicogênio para um desempenho competitivo ótimo em eventos de resistência (ver Cap. 6), por isso não há dúvida de que os atletas devem "competir alto".

Embora resultados de estudos tenham sugerido que o treino com glicogênio baixo poderia propiciar algumas vantagens metabólicas, não está claro se isto resulta em melhoras no desempenho. Os estudos podem demonstrar adaptações maiores no músculo, mas há pouca evidência de que o desempenho também melhore. Além disso, este tipo de treino é mais difícil e a recuperação pode ser mais demorada, o risco de esforço excessivo ou treino excessivo é maior e a imunodepressão pode ser mais profunda. Assim, o treino com baixa disponibilidade de carboidrato se mostra promissor, mas precisa ser aplicado com cautela. Se usado como parte de um programa nutricional periódico (ver Cap. 17), o "treino baixo" talvez possa ser uma abordagem útil, pelo menos nos esportes de resistência.

Atletas e técnicos começaram a incorporar o "treino baixo" às suas práticas semanais de treino. No Capítulo 17, mencionaremos como este tipo de treino pode se ajustar a um esquema semanal ou anual (muitas vezes referido como treino periódico) e como é possível usá-lo em conjunto com o "treino alto". Também é importante lembrar que "treino baixo" não é o mesmo que seguir uma dieta pobre em carboidrato. O treino baixo poderia resultar em algumas adaptações positivas, porém sempre "treinar baixo", como quando se segue uma dieta pobre em carboidrato, não é recomendado (como discutido em capítulos anteriores).

Treino em jejum

Por muitos anos, os atletas de resistência (sobretudo corredores e ciclistas) usaram o exercício sem tomar café da manhã como uma forma de aumentar a capacidade oxidativa muscular. Este protocolo frequentemente é denominado *treino de queima de gordura*. A ingestão de carboidrato nas horas que antecedem o exercício elevará a concentração plasmática de insulina e, subsequentemente, suprimirá a oxidação de gordura em cerca de até 35% (Achten e Jeukendrup, 2003). Este efeito da insulina sobre a oxidação de gordura pode durar até 6-8 horas após uma refeição, de modo que as maiores taxas de oxidação de gordura podem ser alcançadas após um jejum durante o período de sono. Um estudo foi conduzido na Universidade de Leuven, na Bélgica, em que o efeito de um programa de treino de resistência (6 semanas, 3 dias/semana, 1-2 horas) em estado de jejum ou em estado carboidrato-suprido foi investigado (DeBock et al., 2008). Os pesquisadores observaram uma queda na utilização do glicogênio muscular, enquanto a atividade de várias proteínas envolvidas no metabolismo de gordura aumentou após o treino no estado de jejum. A oxidação de gordura durante o exercício foi a mesma em ambos os grupos. Entretanto, é possível que ocorram alterações pequenas (mas significativas) no metabolismo de gordura após o treino em jejum. Neste estudo, porém, as alterações na oxidação de gordura podem ter sido mascaradas pelo fato de os participantes terem recebido carboidrato durante suas triagens experimentais. É importante destacar que o treino após um jejum ao longo da madrugada pode diminuir a capacidade de exercício e, portanto, pode ser conveniente apenas para as sessões de exercício de intensidade baixa a moderada. Pesquisas adicionais se fazem necessárias para descobrir se o treino no estado de jejum propicia quaisquer vantagens em relação ao treino no estado alimentado. Treinar alimentado ou em jejum é diferente de treinar com baixo glicogênio muscular. Após um jejum durante a madrugada, o glicogênio hepático pode estar baixo, porém o glicogênio muscular permaneceria inalterado.

Ingestão de carboidrato durante o exercício

Foi sugerido que a ingestão de carboidrato durante o exercício pode interferir nas adaptações ao treino. Essa noção se baseia na observação de que a ingestão de carboidrato durante o exercício pode reduzir a expressão do mRNA de certas proteínas após o exercício. Por exemplo, foi demonstrado que a ingestão de carboidrato diminui os níveis de mRNA de CPT I, UCP3 mitocondrial e do transportador de AG FAT/CD36, bem como a ativação de AMPK (Akerstrom et al., 2006; Civitarese et al., 2005). Este achado poderia indicar que as adaptações ao treino poderiam ser comprometidas quando o carboidrato é ingerido durante o treino. Outro estudo não demonstrou quaisquer diferenças na ativação de AMPK (Lee-Young et al., 2006). Embora tenha sido demonstrado que a ingestão de glicose durante o exercício de intensidade moderada reduziu a expressão de PDK4 e UCP3, a expressão do gene codificador de PGC-1, o coativador de transcrição de PPAR-gama responsável pelas adaptações de prazo mais longo, permaneceu inalterada (Cluberton et al., 2005). A partir destes estudos, que investigaram os efeitos agudos de uma série de exercício, é difícil prever os efeitos de longo prazo sobre a síntese proteica e a adaptação ao treino.

Foi realizado um estudo sobre treino cujos participantes treinaram com ou sem ingestão de carboidrato em cada sessão de treino por um período de dez semanas (empregando um modelo de chutes com uma das pernas). Constatou-se que houve aumento na atividade de citrato sintase e de beta-hidroxiacil desidrogenase, bem como no glicogênio muscular, porém nenhuma diferença foi observada entre o grupo alimentado com carboidrato e o grupo placebo. O desempenho também melhorou após o treino, porém a melhora observada no grupo alimentado com carboidrato foi idêntica à observada no grupo placebo (Akerstrom et al., 2009). Os autores concluíram que a ingestão de glicose durante o exercício não altera a adaptação ao treino relacionada ao metabolismo de substrato, atividade enzimática mitocondrial, conteúdo de glicogênio ou desempenho.

No momento, é impossível chegar a uma conclusão sólida, mas parece improvável que a ingestão de carboidrato influencie de forma negativa as adaptações ao treino. As diferenças nos achados de estudos específicos e do estudo sobre treino descrito anteriormente podem ser explicadas pelas diferenças no protocolo de exercício, incluindo o modelo de exercício usado (chutes com uma das pernas *versus* exercício de ciclismo com duas pernas) e o estado de treino dos participantes. É importante observar que o fornecimento de carboidrato pode permitir ao atleta treinar de forma mais intensa ou prolongada; portanto, as perturbações metabólicas e alterações na expressão gênica podem ser maiores em tais situações.

Leucina e a resposta de sinalização

O exercício aumenta a síntese proteica muscular ao estimular as vias sinalizadoras no interior das células musculares em contração. No entanto, quando nenhuma fonte de proteína ou aminoácidos é fornecida e não há disponibilidade aumentada de aminoácidos, não haverá ganho líquido de proteína tecidual (ver Cap. 8). No Capítulo 8, também mencionamos que a ingestão aumentada de aminoácidos é necessária, por dois motivos: para estimular as vias de sinalização e para fornecer os "blocos de construção" às novas proteínas que estão sendo sintetizadas. Os AACR, em particular a leucina, estimulam as vias sinalizadoras musculares.

Um estudo é citado com frequência para demonstrar a importância do AACR para o aumento da síntese proteica muscular e, enfim, para a adaptação ao treino. Anthony et al. (1999) estudaram a síntese proteica em ratos que correram por 2 horas em uma esteira. Os pesquisadores observaram que a síntese proteica muscular diminuiu de forma significativa após o exercício. Quando a leucina foi fornecida a estes animais, as vias de sinalização foram estimuladas e a síntese proteica aumentou. Entretanto, é importante notar que a síntese proteica apenas aumentou até os níveis pré-exercício. Em seres humanos, o exercício não diminui a síntese proteica muscular como fez nos ratos. A leucina não elevou a síntese proteica nestes ratos a níveis acima dos níveis pré-exercício; somente fez a síntese proteica muscular retornar aos níveis observados antes do exercício. Em outras palavras, se houver um estado catabólico, a leucina pode ser efetiva; contudo ainda não foi esclarecido se a leucina pode ser efetiva em seres humanos quando não é possível observar esse estado catabólico no pós-exercício.

Vários estudos demonstraram que a sinalização é aumentada no pós-exercício, com a ingestão de AACR. Entretanto, nenhum estudo envolvendo seres humanos mediu a síntese proteica de forma combinada com estas medidas. Todavia, não é improvável que, embora os AACR isoladamente possam estimular as cascatas de sinalização, isto não resulte em síntese proteica aumentada se os aminoácidos de construção não forem fornecidos ao mesmo tempo. A síntese proteica depende não só da ativação da maquinaria de síntese proteica como também de seu substrato.

Esta linha de raciocínio levou alguns pesquisadores a supor que uma fonte de proteína que forneça todos os aminoácidos e tenha um conteúdo de leucina discretamente maior poderia otimizar o balanço proteico no pós-exercício. Koopman et al. (2004, 2005, 2007) demonstraram que a adição de proteína aos carboidratos em seguida ao exercício de resistência aumenta a síntese proteica muscular. No entanto, quando leucina extra foi adicionada à mistura de carboidrato-proteína, isto não resultou em melhora adicional no balanço proteico (Koopman et al., 2005). Parece provável que, com o fornecimento de uma fonte proteica no pós-exercício, a síntese de proteína muscular já esteja maximamente estimulada (pela combinação de exercício e proteína) e a leucina não possa promover nenhuma estimulação adicional.

Embora os AACR (em particular a leucina) atuem na sinalização que intensifica a síntese proteica, é improvável que a leucina isolada estimule a síntese proteica pós-exercício, porque os outros aminoácidos também devem ser fornecidos para servirem de blocos de construção. Em algumas situações, a síntese proteica muscular pode estar comprometida e, nestes casos, é mais provável que os AACR promovam algum efeito. Neste estágio, porém, o papel dos AACR e os possíveis efeitos sobre o balanço proteico não são totalmente conhecidos.

Antioxidantes e adaptações ao treino

O músculo esquelético é repetidamente submetido a episódios de estresse oxidativo durante o exercício. Hoje, evidências consideráveis indicam que a atividade contrátil aeróbica está associada a um aumento na produção de radicais livres no músculo esquelético (ver detalhes adicionais no Cap. 10). Esta produção aumentada ocorre porque uma proporção do oxigênio molecular usado na respiração normal sofre redução de um elétron para produzir radicais superóxido, e esta produção aumenta com o aumento significativo do fluxo de oxigênio na mitocôndria muscular durante o exercício. Esse processo leva à liberação de superóxido ($\cdot O_2^-$) e peróxido de hidrogênio pela célula muscular, bem como à formação local de radicais hidroxila ($\cdot OH$); coletivamente, estas substâncias são conhecidas como ERO. Outros mecanismos também contribuem para a produção de radicais livres pelo músculo exercitado, incluindo a liberação de ERO por leucócitos ativados que infiltram e se acumulam nas fibras musculares danificadas após o exercício excêntrico lesivo. Muitos trabalhos foram conduzidos para examinar a possibilidade de esta produção de radicais livres ser a causa do dano muscular induzido por exercício, e numerosas pesquisas concentraram-se sobre os efeitos prejudiciais dos radicais livres. Mas evidências consideráveis indicam que as células musculares se adaptam a esta atividade aumentada de radicais livres a fim de minimizar o risco de dano tecidual induzido por radicais livres. Assim, foi demonstrado que o treino com exercícios aumenta a atividade de várias enzimas antioxidantes (como a superóxido desmutase e a catalase) no músculo, além de aumentar o conteúdo muscular de proteínas do choque térmico em seguida ao exercício. Hoje é admitido que estas adaptações podem proteger o músculo esquelético contra episódios adicionais de atividade contrátil (normalmente) lesiva.

Na última década, tornou-se claro que as concentrações fisiológicas de radicais livres podem ter efeitos vantajosos. As ERO e as espécies reativas de nitrogênio (ERN) estão envolvidas na modulação das vias sinalizadoras celulares e no controle de vários fatores de transcrição (redox-sensíveis) (ver Fig. 12.6). Embora níveis altos de ERO possam interferir na função muscular, níveis moderados de ERO são essenciais no desenvolvimento da produção de força ótima nos músculos (Powers e Jackson, 2008).

Estes achados também ensejam algumas questões importantes sobre o possível papel das espécies de radicais livres como sinais para respostas adaptativas mais amplas nestes e em outros tecidos; eles questionam a abordagem de proteção tecidual que envolve o uso de suplementação disseminada com nutrientes antioxidantes. É totalmente viável que as adaptações ao estresse mediadas pelos radicais livres exerçam papel importante na manutenção da viabilidade celular nos tecidos que são rotineiramente submetidos a estresses repetidos (p. ex., o músculo após o exercício) e que o consumo aumentado de certos nutrientes antioxidantes possa interferir nestes processos adaptativos necessários (Slattery, Bentley e Coutts, 2015).

Em um estudo, os catorze participantes do sexo masculino foram treinados por oito semanas (Gomez-Cabrera et al., 2008). Cinco desses indivíduos foram suplementados diariamente com uma dose oral de 1 g de vitamina C. A administração de vitamina C comprometeu de modo significativo a capacidade de resistência. É possível que os efeitos adversos da vitamina C resultem de sua capacidade de diminuir a expressão induzida pelo exercício de fatores de transcrição essenciais envolvidos na biogênese mitocondrial: coativador do receptor do peroxissomo proliferador-ativado 1 alfa (PGC-1 alfa), fator respiratório nuclear 1 (NRF1) e fator de transcrição mitocondrial A (Tfam). A vitamina C também preveniu a expressão induzida por exercício de citocromo C (um marcador de conteúdo mitocondrial), bem como das enzimas antioxidantes superóxido dismutase e glutationa peroxidase. Os autores concluíram que a suplementação de vitamina C diminuiu a eficiência do treino por ter impedido algumas das adaptações celulares ao exercício.

Subsequentemente, mais de vinte estudos publicados relataram que a suplementação antioxidante interfere nas adaptações ao exercício induzidas pelo treino. Os principais achados destes estudos (revisados por Peternelj e Coombes, 2011) foram que, em muitas situações, o carregamento dos tecidos com doses altas de antioxidantes leva à atenuação dos efeitos do treino com exercício (p. ex., biogênese mitocondrial, expressão aumentada de GLUT4, expressão aumentada de enzima antioxidante) e interfere nos processos fisiológicos mediados por ERO, como a vasodilatação e a sinalização da insulina. Muito mais pesquisas são necessárias para produzir diretrizes baseadas em evidências quanto ao uso de suplementação antioxidante durante os períodos de treino com exercício. A melhor abordagem que atualmente se pode recomendar para os atletas é evitar o uso de doses altas de suplementos antioxidantes e ter como meta uma ingestão adequada de vitaminas e minerais por meio de uma dieta variada e equilibrada, com o intuito de manter um estado antioxidante ótimo. No livro de Lamprecht (2015) há uma discussão aprofundada sobre os possíveis efeitos da suplementação antioxidante na adaptação ao treino e nas alterações no desempenho no exercício.

Fármacos anti-inflamatórios não esteroides e adaptações ao treino

Os fármacos anti-inflamatórios não esteroides (AINE), entre os quais ibuprofeno, aspirina (ácido acetil-salicílico), naproxeno, diclofenaco, flurbiprofeno e cetoprofeno, talvez sejam a terapia mais amplamente conhecida no tratamento do dano muscular. Os atletas costumam tomar esses fármacos para aliviar dores ou a sensação dolorida que se segue ao exercício extenuante. Alguns estudos mostram uma redução na dor muscular associada ao uso destes fármacos, enquanto outros mostram ausência de qualquer alteração. Todavia, os estudos demonstraram de forma consistente a ocorrência de uma diminuição na resposta de CK após o exercício lesivo. O aparecimento de níveis altos de CK no plasma é usado com frequência como um marcador de dano muscular, embora nem sempre esteja bem correlacionado com a sensação dolorosa muscular de aparecimento tardio e outros marcadores de lesão muscular, como a perda de força. Os AINE inibem a síntese de certas prostaglandinas, que são potenciais mediadoras de edema e dor na inflamação aguda. Os AINE, portanto, podem interferir na resposta inflamatória normal após o exercício lesivo, e é possível que esta resposta inflamatória atue na adaptação que ocorre no pós-exercício. Algumas evidências indicam que a síntese proteica tecidual é suprimida após o exercício excêntrico de alta intensidade como resultado de doses de ibuprofeno e paracetamol usadas sem prescrição (1.200 mg e 4.000 mg/dia, respectivamente) (Trappe et al., 2002). Estudos realizados com animais também fornecem evidências de que os AINE podem interferir na regeneração e na hipertrofia muscular. Devido aos efeitos agudos ambíguos dos AINE, bem como ao seu provável efeito negativo sobre a adaptação ao treino, os AINE não devem ser recomendados como estratégia para tratar sintomas de lesão muscular. Estes achados fornecem mais evidências de que as estratégias que interferem nas vias sinalizadoras normais têm o potencial de reduzir as adaptações ao treino e de tornar o treino menos efetivo.

Esforço excessivo (*overreaching*) e síndrome do treino excessivo (*overtraining*)

Nas seções anteriores, discutimos o papel da nutrição no desenvolvimento das adaptações ao treino. Os atletas costumam treinar de forma extremamente intensa (e até várias vezes por dia) para elevar seus corpos a novos patamares. Muitas vezes, forçam tanto seus corpos que seu desempenho deteriora e pode permanecer abaixo do padrão mesmo após vários dias, semanas ou até meses de repouso. Quando a recuperação demora dias, em geral pensamos que se trata de uma circunstância normal; quando demora uma semana ou mais, podemos chamar essa condição de esforço excessivo, o qual poderia ser considerado um estágio inicial daquilo que recebe o nome de síndrome do treino excessivo. Atletas com síndrome do treino excessivo (também chamada por alguns cientistas de síndrome do subdesempenho inexplicável) apresentam desempenho diminuído e exibem alguns sintomas, incluindo distúrbios alimentares e do sono e alterações de humor (Meeusen et al., 2013). O sintoma cardinal do esforço excessivo e da síndrome do treino excessivo é o desempenho diminuído. Como o desempenho reduzido também pode resultar de fadiga, o esforço excessivo é diagnosticado com base na queda do desempenho combinada a perturbações contínuas no humor, incapacidade consistente de realizar o treino normal e um período de recuperação prolongado.

O esforço excessivo e a síndrome do treino excessivo podem ocorrer quando a somatória dos estresses da vida (e o treino com exercício é apenas um deles) ultrapassa a capacidade do corpo de superá-los. Administrar o esforço excessivo significa administrar os estresses. Dado que a nutrição precária é um destes estresses, discutiremos como a nutrição pode reduzir os sintomas de esforço excessivo e minimizar o risco de desenvolvimento da síndrome do treino excessivo.

DEFINIÇÕES DE ESFORÇO EXCESSIVO E TREINO EXCESSIVO

Esforço excessivo (*overreaching*)

Um acúmulo de estresses relacionados e não relacionados ao treino que resulta em uma queda no curto prazo na capacidade de desempenho, com ou sem os sinais e sintomas fisiológicos e psicológicos relacionados ao treino excessivo. A recuperação da capacidade de desempenho pode levar de alguns dias a algumas semanas.

Treino excessivo (*overtraining*)

Um acúmulo de estresses relacionados e não relacionados ao treino que resulta em uma queda no longo prazo na capacidade de desempenho, com ou sem os sinais e sintomas fisiológicos e psicológicos relacionados ao treino excessivo. A recuperação da capacidade de desempenho pode demorar várias semanas ou meses.

Esforço excessivo e glicogênio muscular

Como acredita-se que o esforço excessivo seja originado pelo treino de alta intensidade com recuperação limitada, considera-se que a fadiga e o subdesempenho associados ao treino excessivo sejam ao menos parcialmente atribuíveis a uma diminuição nos níveis musculares de glicogênio. Assim, dois estudos tentaram elucidar o papel do carboidrato e da ingestão dietética no desempenho após o treino intensificado.

Costill et al. (1988) investigaram esta possibilidade examinando os efeitos de dez dias de volume aumentado de treino sobre o desempenho e os níveis musculares de glicogênio. Dentre os doze nadadores que participaram da investigação, quatro não conseguiram tolerar o aumento de 4.000 m/dia para 9.000 m/dia e, em consequência, foram classificados como irresponsivos. O grupo dos irresponsivos consumiu cerca de 4,2 MJ (1.000 kcal) por dia a menos do que sua necessidade estimada e ingeriu menos carboidrato do que os responsivos (5,3 *versus* 8,2 g/kg de peso corporal ao dia). Notavelmente, porém, a potência muscular, a capacidade de *sprint* de natação e a capacidade de resistência de natação não foram afetadas em nenhum dos dois grupos. Costill et al. (1988) concluíram que os níveis de glicogênio dos irresponsivos eram suficientes para manter o desempenho, porém inadequados para as necessidades energéticas durante o treino, o que então resultou em fadiga. Como o esforço excessivo e o treino excessivo são definidos primariamente por uma redução no desempenho, a capacidade de determinar se os irresponsivos desenvolveram esforço excessivo é limitada.

Estes achados levaram Snyder et al. (1995) a examinar as respostas de desempenho ao treino intensificado com a adição de carboidratos dietéticos em quantidade suficiente, a fim de tentar determinar se o esforço excessivo poderia ainda ocorrer na presença de níveis musculares de glicogênio normais. Para garantir uma ingestão suficiente de carboidrato, os participantes do estudo consumiram bebidas com 160 g de carboidrato no decorrer das 2 horas subsequentes ao exercício. Os indivíduos concluíram sete dias de treino normal, quinze dias de treino intensificado e seis dias de treino mínimo. O glicogênio muscular em estado de repouso não apresentou diferença significativa ao comparar o treino normal (531 mmol/kg de matéria seca) com o treino intensificado (571 mmol/kg de matéria seca), conforme determinado pela biópsia por punção com agulha do músculo vasto lateral. Foi relatado que os indivíduos estavam em condição de esforço excessivo, embora o débito de potência máxima durante um teste de ciclo incremental não tenha apresentado diferença estatisticamente significativa após o treino intensificado. Apenas quatro dos oito indivíduos apresentaram declínio no débito de potência máxima e também aumento nas respostas em questionários sobre perturbação do humor. Portanto, neste estudo, parece que metade dos indivíduos poderiam ser classificados como em estado de esforço excessivo. Com base nos dois estudos citados anteriormente, o papel da ingestão de carboidrato e da depleção do glicogênio no esforço excessivo continua não esclarecido. Mais uma vez, isto se deve parcialmente à análise inadequada do desempenho.

Um dos fatores determinantes do desempenho mais importantes é a ressíntese de glicogênio muscular após o treino ou competição. Em um estudo conduzido por Costill et al., corredores bem treinados correram 16 km durante três dias consecutivos (Costill, 1971). Os níveis musculares de glicogênio caíram de 141 mmol/kg w/w após a primeira corrida para 73 mmol/kg w/w após a terceira corrida, quando uma dieta contendo 40-50% de carboidrato foi consumida (ver Fig. 6.4). Esta diminuição foi muito menor (de fato, os níveis musculares de glicogênio

---

SINTOMAS DE TREINO EXCESSIVO E ESFORÇO EXCESSIVO

Os sintomas podem ser diferentes durante o esforço excessivo e o treino excessivo e podem ser altamente individualizados. Nem todo mundo manifestará todos os sintomas, assim como nem todos apresentarão os mesmos sintomas. A lista a seguir mostra os possíveis sintomas:

- Queda no desempenho (é importante observar que, sem uma diminuição no desempenho, não há esforço excessivo nem treino excessivo).
- Sensação de abatimento, cansaço ou esgotamento; falta de energia.
- Sensação dolorosa leve nas pernas, dores generalizadas.
- Dor nos músculos e articulações.
- Problemas de sono, insônia.
- Cefaleias.
- Imunidade diminuída (maior frequência de resfriados, dores de garganta).
- Diminuição da capacidade ou intensidade do treino, incapacidade de concluir as sessões do treino.

- Mau humor e irritabilidade.
- Depressão.
- Perda do entusiasmo pelo esporte.
- Diminuição do apetite, problemas alimentares.
- Aumento da incidência de lesões.
- Diminuição do lactato máximo.
- Frequência cardíaca máxima diminuída.
- Frequência cardíaca em repouso elevada, frequência cardíaca aumentada durante o sono.
- Ausência de elevação no cortisol em resposta a uma série estressante de exercícios.

foram bem mantidos) quando os corredores receberam uma dieta rica em carboidrato.

Níveis diminuídos de glicogênio podem resultar em perturbações no meio endócrino. A depleção de glicogênio está relacionada a altos níveis de catecolaminas (epinefrina e norepinefrina), cortisol e glucagon, enquanto os níveis de insulina estão muito baixos. Estas respostas hormonais resultarão em alterações na mobilização e no uso de substrato (p. ex., altos níveis de epinefrina combinados com insulina baixa aumentarão a lipólise e estimularão a liberação de ácidos graxos).

Embora a ingestão de carboidrato (ou a ingestão calórica) insuficiente possa contribuir para o desenvolvimento da síndrome do treino excessivo, também pode haver desenvolvimento dessa síndrome quando a ingestão de carboidrato é adequada. Em um estudo conduzido na Universidade de Maastricht, na Holanda, a intensidade e o volume do treino de ciclistas bem treinados foram aumentados durante duas semanas. Todos os ciclistas apresentaram sinais de treino excessivo e foram classificados como em condição de esforço excessivo. A queda no desempenho foi acompanhada de frequências cardíacas diminuídas durante o exercício (triagem de tempo), bem como de menores níveis submáximo e máximo de lactato no plasma (Jeukendrup et al., 1992). Teoricamente, existem três fatores que podem explicar os níveis diminuídos de lactato. Primeiro, é possível que a depuração de lactato tenha aumentado. Esta ocorrência é improvável porque o treino normal não induz tal efeito. Uma segunda explicação poderia ser a concentração diminuída de glicogênio. Quando os níveis de glicogênio estão baixos, as taxas de glicólise caem e, portanto, haverá diminuição na formação de lactato. Entretanto, quando o mesmo grupo de pesquisa repetiu o estudo e forneceu suplementos de carboidrato para evitar uma queda na quebra de glicogênio muscular, os ciclistas continuaram apresentando sinais de esforço excessivo (Snyder et al., 1995). Os níveis submáximo e máximo de lactato diminuíram novamente, enquanto os níveis musculares de glicogênio permaneceram constantes. Uma terceira explicação para os níveis mais baixos de lactato, assim, poderia ser um impulso simpático diminuído ou uma sensibilidade reduzida dos receptores suprarrenais. Esta hipótese foi apresentada por Barron et al. (1985) e é possível que resulte de um nível aumentado de estresse e de níveis aumentados de catecolaminas circulantes. Após certo tempo, haverá regulação negativa (inibição) dos receptores, resultando em diminuição da sensibilidade dos tecidos-alvo (p. ex., fígado, músculos, coração) às catecolaminas, bem como em uma taxa reduzida de glicólise e, portanto, em níveis de lactato reduzidos.

Como dias repetidos de treino intenso e depleção de carboidrato parecem estar ligados ao desenvolvimento de esforço excessivo, é tentador pensar que a suplementação de carboidrato pode reverter os sintomas. Em um grupo de corredores que correram 16-21 km diariamente durante sete dias e trataram todas essas corridas como provas de corrida, houve uma queda significativa no desempenho quando uma ingestão moderada de carboidrato de 5,5 g/kg de peso corporal ao dia foi mantida (Achten et al., 2004). Os corredores também exibiram uma gama de sintomas indicativos da condição de esforço excessivo. Entretanto, quando o carboidrato diário foi aumentado para 8,5 g/kg de peso corporal ao dia, as quedas no desempenho foram significativamente menores e os sintomas foram minimizados. A recuperação dessa semana de treino intenso foi mais completa com o tratamento com alta ingestão de carboidrato. Neste estudo, a ingestão dietética foi rigorosamente controlada e os indivíduos foram alimentados para manter o balanço energético. Em um estudo de seguimento, os indivíduos receberam um suplemento de carboidrato, porém sua ingestão dietética no restante do dia foi registrada sem ser controlada (Halason et al., 2004). Um grupo de ciclistas bem treinados teve que realizar oito dias de treino de resistência intensivo (o volume de treino normal foi duplicado). Este treino foi realizado em duas ocasiões separadas por um período de *washout*, ou recuperação, de pelo menos duas semanas. Em uma ocasião, os participantes do estudo consumiram uma solução de carboidrato a 2% antes, durante e após o treino (carboidrato moderado); em outra ocasião, os indivíduos consumiram uma solução de carboidrato a 6,4% antes e durante o treino, e uma solução de carboidrato a 20% após o treino (carboidrato alto). A ingestão total de carboidrato foi de 6,4 g/kg de peso corporal ao dia no regime de carboidrato moderado, e de 9,4 g/kg de peso corporal ao dia no regime de carboidrato alto. O protocolo de treino intensificado induziu a condição de esforço excessivo, indicada pela queda no desempenho (tempo até a fadiga a ~74% do $\dot{V}O_{2máx}$), ainda que a diminuição no desempenho tenha sido significativamente menor com a alta ingestão de carboidrato, sugerindo que dietas ricas em carboidrato podem diminuir a gravidade da condição de esforço excessivo. Quando os indivíduos foram forçados a consumir suplementos contendo uma quantidade maior de carboidrato, a ingestão calórica total também aumentou (13 *versus* 16,5 MJ/dia [3.017 *versus* 3.944 kcal/dia] para ingestões de carboidrato moderada e alta, respectivamente). Os atletas submetidos ao treino intenso parecem diminuir sua ingestão espontânea de alimentos e, a menos que consumam suplemento de carboidrato, podem apresentar balanço energético negativo durante os períodos de treino intensificado. Aparentemente, a quantidade de carboidrato ingerida durante o treino também influenciou a duração do tempo necessário para a recuperação. Após duas semanas de recuperação (volume e intensidade reduzidos) de um treino intensificado com ingestão moderada de carboidrato, o desempenho continuou abaixo do basal; por outro lado, houve melhora do desempenho em relação ao basal após as duas semanas de recuperação do treino intensificado com uma alta ingestão de carboidrato. Além da depleção de carboidrato, a desidratação e o balanço energético negativo podem aumentar a resposta de estresse (aumento de catecolaminas, cortisol e glucagon, e níveis reduzidos de insulina), o que aumenta o risco de treino excessivo.

Aminoácidos de cadeia ramificada e treino excessivo

Na década de 1990, Newsholme et al. (1991) lançaram a hipótese de que o aminoácido triptofano estava associado à fadiga central. O Trp é o precursor da 5-hidroxitriptamina (5-HT; serotonina). Durante o exercício, as concentrações plasmáticas dos AACR leucina, isoleucina e valina declinam, enquanto a concentração de Trp livre aumenta. Isto é causado por uma concentração aumentada de ácidos graxos no plasma durante o exercício, o que força o Trp a ser liberado de seus sítios de ligação na albumina. Como resultado, a razão Trp livre:AACR no plasma aumenta.

Como um AACR e o Trp livre usam o mesmo mecanismo de transporte (transportador LNAA) através da barreira hematoencefálica, ambos competem pelo transporte. Uma razão Trp livre:AACR aumentada no plasma permite a entrada de mais Trp no cérebro, o que poderia levar ao aumento na síntese de 5-HT. Uma concentração aumentada desse neurotransmissor em certas áreas do cérebro poderia resultar em fadiga. Uma situação como o treino excessivo poderia resultar em elevação crônica na razão Trp livre:AACR. Esta circunstância pode explicar alguns sintomas da síndrome do treino excessivo. A suplementação de AACR diminuiria a razão Trp livre:AACR e, assim, minimizaria a fadiga. Como discutido no Capítulo 8, porém, parece que a suplementação de AACR não tem efeito sobre o desempenho. Embora o efeito do treino excessivo não tenha sido diretamente estudado, a eficácia das ingestões de AACR deveria ser questionada.

Nutrição e efeitos sobre o sono

A quantidade e a qualidade do sono são importantes para os atletas. O sono tem numerosas funções fisiológicas e cognitivas importantes que podem ser particularmente relevantes para o desempenho físico e mental. Evidências recentes e informações especulativas sugerem que os atletas podem experimentar uma qualidade ou quantidade de sono reduzida, em particular durante os períodos de treino intensificado. A falta de sono suficiente pode ter efeitos significativos sobre o desempenho atlético, em especial no exercício submáximo prolongado. O sono comprometido também pode influenciar o aprendizado, a memória, a cognição, a percepção da dor, a imunidade e a inflamação. Além disso, alterações no metabolismo da glicose e na função neuroendócrina devido à privação parcial crônica do sono podem resultar em alterações no metabolismo de carboidrato, síntese proteica, apetite e ingestão de alimentos. Estes fatores, enfim, podem exercer influência negativa sobre o estado nutricional, metabólico e hormonal do atleta; assim, podem potencialmente diminuir o desempenho atlético. Pesquisas identificaram alguns neurotransmissores (p. ex., 5-HT, ácido gama-aminobutírico, orexina, hormônio concentrador de melanina, norepinefrina, histamina) associados ao ciclo do sono-vigília. Existem algumas intervenções nutricionais que podem influenciar estes neurotransmissores no cérebro e também o sono. Por exemplo, carboidrato, Trp, valeriana, melatonina e outros foram investigados como possíveis indutores do sono e representam potenciais intervenções promissoras para melhorar a quantidade e a qualidade do sono. Aqui, examinamos alguns fatores que influenciam a qualidade e a qualidade do sono em populações atléticas e consideramos os potenciais benefícios de intervenções nutricionais na promoção do sono efetivo.

O sono tem funções biológicas importantes em relação aos processos fisiológicos, aprendizado, memória e cognição. O sono permite a recuperação da vigília prévia e prepara o corpo para funcionar no período de vigília subsequente. A história de sono recente de um indivíduo, portanto, tem efeito sobre o funcionamento diurno, incluindo o desempenho mental e nos exercícios. Foi demonstrado que restringir o sono a menos de 6 horas por noite durante 4 ou mais noites consecutivas compromete o desempenho cognitivo, o humor, o metabolismo da glicose, a regulação do apetite e a função imune (Halson, 2014). Em geral, recomenda-se que adultos durmam 8 horas por noite para prevenir déficits neurocomportamentais. Apesar da pesquisa científica considerável acerca da quantidade e da qualidade do sono necessárias ao funcionamento ótimo de adultos em geral, há poucos estudos publicados sobre os hábitos e a necessidade de sono de atletas. Uma medida comum da qualidade do sono é o percentual de tempo que se passa dormindo em relação ao tempo total passado no leito depois que as luzes são apagadas. Isto é denominado *eficiência do sono*, e na população adulta geral varia tipicamente entre 90-95%. Demorar mais para conseguir dormir e despertar várias vezes ao longo da noite resultam em menor eficiência do sono. A quantidade e a qualidade do sono podem ser medidas de forma não invasiva por actigrafia. Na actigrafia, os movimentos e a frequência cardíaca são monitorados continuamente por um monitor colocado no punho. Alguns estudos de actigrafia realizados com atletas indicam que a eficiência do sono durante o treino normal em ciclistas é de cerca de 85-90%, o que é um pouco menor do que na população geral (Killer et al., 2015). Além disso, durante os períodos de treino intensificado (Killer et al., 2015) ou esforço excessivo (Hausswirth et al., 2014), a eficiência do sono cai mais 2-6%. Portanto, as intervenções (nutricionais ou outras) passíveis de melhorar a qualidade do sono durante o treino intensificado possibilitariam que um treino de alta intensidade fosse mantido por períodos mais longos, ou adiariam o aparecimento dos sintomas de esforço excessivo (p. ex., humor deprimido e fadiga crônica), o que em última instância promove uma melhor adaptação ao treino.

Os precursores dietéticos podem influenciar a taxa de síntese e a função de um pequeno número de neurotransmissores no cérebro, incluindo 5-HT e melatonina. A síntese de 5-HT no cérebro é dependente da disponibilidade de seu precursor, o Trp. Como já mencionado, o Trp é transportado através da barreira hematoencefálica por um sistema de transporte que é compartilhado por LNAA, incluindo os AACR leucina, isoleucina e valina. Assim, a razão Trp:LNAA no sangue é fundamental para a taxa de transporte de Trp para o cérebro. A ingestão de proteína, em geral, diminui a captação de Trp no cérebro, uma vez que o Trp é o aminoácido menos abundante; assim, outros LNAA são transportados de modo preferencial para o cérebro. A ingestão de carboidrato, porém, aumenta o Trp cerebral, porque a elevação na insulina circulante (como resultado do aumento na glicemia) estimula a captação de LNAA para o músculo esquelético; isto resulta em um aumento no Trp livre circulante, o que promove sua captação no cérebro. Numerosas investigações foram conduzidas sobre os efeitos da suplementação de Trp sobre o sono (ver a revisão feita por Silber e Schmitt, 2010), e, aparentemente, doses a partir de 1 g de Trp podem melhorar a latência e a qualidade subjetiva do sono.

A melatonina é um hormônio liberado a partir da glândula pineal, na base do cérebro, que transmite informação referente ao ciclo de luz-escuridão e influencia o ciclo de sono-vigília ao induzir um efeito promotor do sono. A exposição das retinas à luz resulta em supressão da secreção de melatonina. Algumas intervenções nutricionais que aumentam a disponibilidade de Trp ou diminuem a concentração plasmática de LNAA podem aumentar a produção de melatonina e promover o sono. Isto pode ser conseguido de várias maneiras, incluindo uma dieta rica em proteína, contendo mais Trp do que LNAA; ingestão de carboidrato, a qual pode aumentar a razão de Trp livre:LNAA e favorecer a liberação de insulina, o que promove a captação de AACR no músculo; ingestão de uma refeição rica em gordura, que pode aumentar os AG livres e resulta em aumento do Trp livre; e exercício submáximo, que também pode elevar a concentração circulante de AG livres. Pesquisas investigando o uso de melatonina para insônia primária demonstraram resultados inconclusivos. Uma metanálise relatou uma diminuição de 7 minutos na latência até o início do sono e concluiu que, embora a melatonina aparentemente seja segura para uso no curto prazo, não havia evidência de que a melatonina era efetiva para a maioria dos distúrbios primários do sono (Buscemi et al., 2005). Outro suplemento nutricional que recebeu atenção e se tornou particularmente popular entre os jogadores esportistas é o suco de cereja azeda, que contém quantidades relativamente grandes de fitoquímicos, entre os quais a melatonina. Foi demonstrado que a ingestão de suco de cereja azeda aumenta a melatonina na urina. Demonstrou-se que seu consumo durante um período de uma semana resulta em melhoras modestas no tempo e na qualidade do sono (Howatson et al., 2012) em comparação com o placebo.

Estudos sobre os efeitos da ingestão de carboidrato sobre os índices de qualidade e quantidade de sono (revisados por Halson, 2013) indicam que refeições ricas em carboidrato consumidas dentro de 1 hora antes do horário de dormir melhoram a qualidade do sono e diminuem a propensão à vigília. As refeições sólidas, em comparação com as refeições líquidas, tendem a diminuir a latência até o início do sono (tempo para adormecer) em até 3 horas após a ingestão, e uma refeição com índice glicêmico alto melhora de forma significativa a latência até o início do sono em comparação com uma refeição de baixo índice glicêmico se consumida 4 horas (mas não 1 hora) antes do horário de dormir. Alguns estudos investigaram manipulações mais crônicas da ingestão dietética habitual sobre o sono, e sugeriram que as dietas mais ricas em carboidrato resultam em tempos menores de latência até o início do sono; dietas ricas em proteína resultam em menos episódios de despertar; e dietas ricas em gordura podem influenciar de modo negativo o tempo total de sono.

Considera-se que a valeriana, uma erva que se liga a receptores de tipo A do ácido gama-aminobutírico, induz um efeito calmante mediado pela regulação do sistema nervoso. Resultados de uma metanálise que investigou a eficácia da valeriana demonstraram uma melhora subjetiva na qualidade do sono (Fernandez-San-Martin et al., 2010). Embora a valeriana seja um dos componentes mais comumente encontrados em suplementos que alegam promover o sono, efeitos colaterais como sonolência diurna, tontura e reações alérgicas foram observados.

Há muitos outros auxiliares de sono tradicionais diferentes, incluindo maracujá, kava, erva-de-são-joão, lisina, glicina, magnésio, lavanda, escutelária, erva-cidreira, casca de magnólia e nucleotídeos. Embora a maioria destas substâncias não tenha sido investigada de maneira adequada na literatura científica, muitas podem ser encontradas em suplementos aclamados como promotores de quantidade e qualidade de sono.

A seguir, são listadas algumas recomendações práticas para melhorar o sono por meio de intervenções nutricionais:

- Alimentos de alto índice glicêmico, como arroz branco, macarrão, pães e batatas, podem promover o sono, mas devem ser consumidos mais de 1 hora antes do horário de ir dormir.
- Dietas ricas em carboidrato podem resultar em tempos menores de latência até o sono.
- Dietas ricas em proteína podem resultar em melhora da qualidade do sono.
- Dietas ricas em gordura podem influenciar de maneira negativa o tempo total de sono.
- Quando a ingestão calórica total diminui, a qualidade do sono pode ser perturbada.

- Doses pequenas (1 g) de triptofano podem melhorar o tempo de latência e a qualidade do sono. Isto pode ser conseguido com o consumo de um suplemento ou ingerindo cerca de 300 g de peru.
- O hormônio melatonina e alimentos contendo alta concentração de melatonina (p. ex., cerejas azedas) podem diminuir o tempo até o início do sono.
- A qualidade subjetiva do sono pode ser melhorada com a ingestão da erva valeriana.

Nutrição e efeitos sobre a reabilitação

As lesões constituem um aspecto inevitável da participação no esporte e em altos níveis de atividade física. A nutrição é importante para a cicatrização ótima de feridas e para a recuperação, mas há pouca informação sobre suporte nutricional para lesões. Após a lesão musculoesquelética, ocorre um processo de regeneração destinado a reparar o músculo. Imediatamente após a lesão, a cicatrização da ferida é iniciada com uma resposta inflamatória. A adoção de medidas anti-inflamatórias exageradas durante o período inicial subsequente à lesão pode comprometer a recuperação. Muitas lesões resultam em períodos prolongados de imobilização de um membro a fim de diminuir o potencial de danos adicionais e possibilitar o reparo de osso, do músculo esquelético e do tecido conjuntivo. A imobilização resulta em desuso muscular e, consequentemente, em perda de massa muscular decorrente de períodos aumentados de balanço proteico muscular negativo resultante da síntese proteica muscular basal reduzida, bem como da resistência a estímulos anabólicos, incluindo a ingestão de proteína. A extensão da perda muscular durante a lesão influencia fortemente o nível e a duração da reabilitação necessária. Portanto, é preciso considerar as estratégias nutricionais para reduzir a perda muscular. Durante a reabilitação e a recuperação, as necessidades nutricionais são muito parecidas com as de qualquer atleta que deseje a hipertrofia muscular para aumentar a força e a potência (Tipton, 2013). A atividade física diminuída durante a recuperação da lesão resultará em diminuição da capacidade oxidativa muscular e na perda do condicionamento aeróbico. Portanto, os programas de treino físico terão que ser projetados para restaurar a resistência e a força muscular de volta aos níveis pré-lesão, durante o período de reabilitação.

A recuperação da musculatura esquelética é um processo altamente coordenado que envolve a comunicação cruzada entre células imunes e células musculares. Estudos demonstraram que nutrientes como os aminoácidos, AG poli-insaturados n-3, polifenóis e vitamina D podem melhorar a regeneração musculoesquelética se forem direcionados para as funções essenciais das células imunes, células musculares ou ambas. Veja uma revisão detalhada na referência de Wall, Morton e van Loon (2015). A ingestão de suplemento de vitamina D_3 (1.000-4.000 UI/dia), proteí-

na extra e energia adequada combinada ao tratamento e ao treino de força promove recuperação após a lesão e melhora da capacidade de se exercitar. A consideração mais importante é evitar a desnutrição; as deficiências nutricionais e energéticas devem ser evitadas. O gasto energético pode ser diminuído durante a imobilização, porém a inflamação, cicatrização de ferida e custo energético da deambulação limitam a redução do gasto energético. Estimulação elétrica neuromuscular pode ser aplicada para evocar contrações musculares involuntárias e sustentar a manutenção da massa muscular no atleta lesionado. Durante a reabilitação e a recuperação da imobilização, a atividade aumentada (em especial o exercício de força) aumentará a síntese proteica muscular e restaurará a sensibilidade aos estímulos anabólicos. Proteína e calorias em abundância (mas não em excesso) devem ser consumidas para sustentar o crescimento muscular. O consumo de proteína dietética é essencialmente importante para estimular as taxas de síntese proteica muscular ao longo do dia. Considerando que o atleta lesionado diminui significativamente seus níveis de atividade física, manter a massa muscular e ao mesmo tempo evitar ganhos de massa gorda pode ser desafiador. Mesmo assim, evidências sugerem que manter ou aumentar a ingestão proteica diária enfocando a quantidade, o tipo e o *timing* (momento) da ingestão proteica dietética ao longo do dia (ver uma discussão aprofundada sobre esses aspectos no Cap. 8) pode restringir a perda de massa e força muscular durante a recuperação da lesão. Também existe um raciocínio teórico segundo o qual a suplementação de leucina e AG ômega-3 ajuda a diminuir a atrofia muscular (Tipton, 2013). Embora mais trabalho aplicado seja necessário para traduzir os achados laboratoriais diretamente para o atleta lesionado, as atuais recomendações para aqueles que desejam limitar a perda de massa e força muscular subsequente à lesão podem ser resumidas do seguinte modo:

- Evitar deficiências nutricionais e energéticas.
- Ingerir 1.000-4.000 UI de suplemento de vitamina D_3/dia e ingerir 1-2 g de suplemento de AG ômega-3/dia.
- Ingerir energia dietética suficiente para manter o balanço energético.
- Durante a reabilitação, quando for possível o treino de força, ingerir proteína durante o período pós-exercício em doses suficientes (~0,4 g/kg de peso corporal por refeição) e em até 3 outras refeições distribuídas ao longo do dia; a ingestão proteica dietética diária deve ser de 1,4-1,6 g/kg de peso corporal.
- Escolher proteínas de digestão rápida, com alto conteúdo de leucina, para a refeição pós-exercício (p. ex., *whey*, leite desnatado).
- Para outras refeições, escolher principalmente as proteínas magras e de alta qualidade, que contêm todos os aminoácidos essenciais em proporções aproximadamente equivalentes (p. ex., carne bovina, presunto, cordeiro, aves, peixes).

Pontos-chave

- O exercício leva a adaptações que por fim resultam em função fisiológica melhorada. O treino com exercício utiliza este princípio por meio do planejamento e aplicação sistemática de atividades de exercício com a meta de otimizar essas adaptações e, assim, melhorar o desempenho.
- As adaptações ao exercício ou ao treino com exercícios são específicas para o exercício realizado. O exercício de força resulta em hipertrofia muscular, tornando o músculo mais forte, e o exercício de resistência resulta em aumento da capacidade oxidativa, tornando o músculo mais resistente à fadiga.
- As adaptações ao treino no músculo esquelético podem ser geradas pelos efeitos cumulativos das elevações transientes na transcrição gênica durante a recuperação de séries repetidas de exercício.
- O complexo processo de adaptação induzida por exercício no músculo esquelético começa com eventos moleculares específicos que deflagram um aumento na síntese proteica. Os mecanismos sinalizadores deflagrados pelo estresse do exercício iniciam a replicação de sequências gênicas do DNA que possibilitam a subsequente tradução do código genético em uma série de aminoácidos para a síntese de novas proteínas.
- Vias transdutoras de sinal controlam a transcrição de genes (sequências específicas de DNA) em mRNA; a tradução do mRNA em proteína; a modificação da proteína que altera a atividade catalítica; a regulação da degradação proteica; e a regulação da divisão, proliferação e fusão celulares.
- Durante o exercício, as alterações na força ou tensão muscular, concentrações intracelulares de íon cálcio, carga energética da célula e potencial redox são sinais primários que podem, então, deflagrar uma série de eventos moleculares secundários capazes de aumentar a síntese proteica.
- A AMPK é ativada por uma razão AMP:ATP elevada e tem papel decisivo no metabolismo energético, atuando como principal comutador metabólico a regular vários sistemas intracelulares, incluindo a captação celular de glicose, a betaoxidação de AG, e a síntese de GLUT4 e biogênese mitocondrial.
- As vias da insulina e do fator de crescimento semelhante à insulina exercem papel importante na hipertrofia muscular por meio da cascata sinalizadora de Akt-mTOR.
- Os PGC são importantes na condução da biogênese mitocondrial.
- A taxa de síntese proteica depende da degradação do mRNA, mecanismos de controle traducional adicionais, transporte de mRNA para fora do núcleo, e processo de tradução.
- Uma única série de exercícios de resistência aumentará a transcrição ou o conteúdo de mRNA para vários genes metabólicos e relacionados ao estresse.
- A disponibilidade de substrato durante o exercício (p. ex., baixo glicogênio muscular) pode aumentar a transcrição gênica metabólica, o que sugere que a modificação da resposta ao treino pode ser possível com intervenções dietéticas específicas.
- Embora os resultados de alguns estudos sugiram que o treino com glicogênio baixo poderia propiciar algumas vantagens metabólicas, ainda não foi esclarecido se isto também pode resultar em melhora no desempenho.
- Os AACR, em particular a leucina, são moléculas sinalizadoras e blocos de construção para a síntese proteica. Embora os AACR isolados possam estimular sinais no músculo, esta sinalização aumentada não resultará em síntese aumentada se não houver disponibilidade de outros aminoácidos no sangue.
- A suplementação antioxidante pode diminuir a eficiência do treino ao prevenir algumas adaptações celulares ao exercício.
- Embora uma dieta rica em carboidrato possa manter as reservas musculares de glicogênio e diminuir ou retardar os sintomas de esforço excessivo durante os períodos prolongados de treino intensificado, o esforço excessivo não pode ser prevenido por uma alta ingestão de carboidrato.
- Melhoras modestas na qualidade do sono podem ser alcançadas por meio de intervenções nutricionais. As dietas ricas em carboidrato resultam em tempos menores de latência até o início do sono; dietas ricas em proteína resultam em menos episódios de despertar; e dietas ricas em gordura podem influenciar de forma negativa o tempo total de sono.
- Durante a reabilitação e a recuperação, as necessidades nutricionais são muito parecidas com aquelas de um atleta que deseja hipertrofia muscular para aumentar a força e a potência. Manter ou aumentar a ingestão proteica diária enfocando a quantidade, o tipo e o *timing* da ingestão proteica dietética ao longo do dia pode restringir a perda de massa e força muscular durante a recuperação da lesão. Nutrientes como os aminoácidos, AA poli-insaturados n-3, polifenóis e vitamina D podem melhorar a regeneração musculoesquelética por meio do direcionamento para funções essenciais das células imunes, células musculares ou ambas.

Leituras recomendadas

Egan, B., J.A. Hawley, and J.R. Zierath. 2016. Snapshot: Exercise metabolism. *Cell Metabolism* 24 (2): 342-342.

Egan, B., and J.R. Zierath. 2013. Exercise metabolism and the molecular regulation of skeletal muscle adaptation. *Cell Metabolism* 17 (2): 162-184.

Hargreaves, M., and D. Cameron-Smith. 2002. Exercise, diet, and skeletal muscle gene expression. *Medicine and Science in Sports and Exercise* 34:1505-1508.

Hawley, J.A., M. Hargreaves, M.J. Joyner, and J.R. Zierath. 2014. Integrative biology of exercise. *Cell* 159 (4): 738-749.

Hawley, J.A., and J.P. Morton. 2014. Ramping up the signal: Promoting endurance training adaptation in skeletal muscle by nutritional manipulation. *Clinical and Experimental Pharmacology and Physiology* 41 (8): 608-613.

Hawley, J.A., K.D. Tipton, and M.L. Millard-Stafford. 2006. Promoting training adaptations through nutritional interventions. *Journal of Sports Sciences* 24 (7): 709-721.

Hoppeler, H. 2016. Molecular networks in skeletal muscle plasticity. *Journal of Experimental Biology* 219 (Pt 2): 205-213.

Hoppeler, H., and M. Fluck. 2003. Plasticity of skeletal muscle mitochondria: Structure and function. *Medicine and Science in Sports and Exercise* 35:95-104.

Lamprecht, M., ed. 2015. *Antioxidants in sport nutrition*. Boca Raton, FL: CRC Press/Taylor & Francis.

Peternelj, T.T., and J.S. Coombes. 2011. Antioxidant supplementation during exercise training: Beneficial or detrimental? *Sports Medicine* 41 (12): 1043-1069.

Slattery K., D. Bentley, and A.J. Coutts. 2015. The role of oxidative, inflammatory and neuroendocrinological systems during exercise stress in athletes: Implications of antioxidant supplementation on physiological adaptation during intensified physical training. *Sports Medicine* 45 (4): 453-471.

Spriet, L.L., and M.J. Gibala. 2004. Nutritional strategies to influence adaptations to training. *Journal of Sports Sciences* 22:127-141.

Wall, B.T., J.P. Morton, and L.J.C. van Loon. 2015. Strategies to maintain skeletal muscle mass in the injured athlete: Nutritional considerations and exercise mimetics. *European Journal of Sport Science* 15(1): 53-62

13

Nutrição e função imune em atletas*

Objetivos

Após estudar este capítulo, o leitor deve ser capaz de:

- Descrever os principais componentes e mecanismos funcionais do sistema imune.
- Descrever as doenças e alergias que os atletas comumente desenvolvem.
- Distinguir entre infecção, alergia e intolerância.
- Descrever os efeitos do exercício e do treino sobre a função imune e a suscetibilidade à infecção.
- Descrever os mecanismos pelos quais a nutrição pode influenciar a função imune.
- Descrever os papéis de várias vitaminas e minerais necessários para manter a função imune.

- Discutir as estratégias nutricionais que podem ser efetivas para melhorar a função imune ou minimizar a imunodepressão induzida pelo exercício.
- Comentar estudos que investigaram os efeitos de suplementos nutricionais sobre a imunodepressão induzida pelo exercício.
- Descrever grupos de atletas que podem apresentar risco aumentado de imunodepressão e suscetibilidade à infecção.

O sistema imune está envolvido no reparo tecidual após a lesão e na proteção do corpo contra microrganismos potencialmente danosos (patogênicos) como bactérias, vírus e fungos. Em algumas circunstâncias, o sistema imune pode se tornar funcionalmente deprimido (conhecido como **imunodepressão**), o que pode resultar em suscetibilidade aumentada à infecção. Várias formas de estresse, incluindo um esquema intensivo de treinos e competições, podem levar à imunodepressão em atletas, o que os expõe a um risco aumentado de infecções oportunistas e, em particular, de infecções no trato respiratório superior (ITRS). Uma abundância de evidências epidemiológicas e dados clínicos sugerem que deficiências nutricionais comprometem a função imune e aumentam o risco de infecção, e que mesmo infecções insignificantes do ponto de vista médico podem comprometer significativamente o desempenho atlético.

Embora muitos fatores influenciem a imunodepressão induzida pelo exercício (p. ex., estresses físicos, ambientais e psicológicos), a nutrição tem papel decisivo. Este capítulo examina o papel da nutrição na imunodepressão induzida pelo exercício e os efeitos da ingestão excessiva e insuficiente de nutrientes sobre a função imune. Como grande parte da literatura atual sobre nutrição e função imune é baseada em estudos com indivíduos sedentários, a necessidade de pesquisas que investiguem diretamente a inter-relação entre imunologia do exercício e nutrição é enfatizada. Algumas questões relevantes que devem ser respondidas são as seguintes:

- Quais aspectos da nutrição são essenciais para a função imune normal? As práticas dietéticas dos atletas relatadas são ideais para a função imune?

---

* Partes deste capítulo são reproduzidas de *International Journal of Sports Medicine*: de M. Gleeson, "Elite Athlete Immunology: Importance of Nutrition", 2000: Suppl 1: S44-50; M. Gleeson e N.C. Bishop, "Modification of Immune Responses to Exercise by Carbohydrate, Glutamine and Anti-Oxidant Supplements", *Immunology and Cell Biology* 78, (2000): 554-561; M. Gleeson, "Exercise, Nutrition, and Immunity", em *Diet Immunity and Inflammation*, edição de P. C. Calder e P. Yagoob (Cambridge, UK: Woodhead Publishing, 2013), pp. 652-685; e M. Gleeson, "Minerals and Exercise Immunology", em *Nutrition and Exercise Immunology*, edição de D. C. Nieman e B. Klarlund Pedersen (Danvers, MA: CRC Press, 2000), 137-154.

- Existe alguma prática nutricional específica que comprometa a função imune ou exacerbe a imunodepressão temporária que se segue a uma série intensiva de exercícios extenuantes prolongados?
- O consumo de suplementos (p. ex., carboidratos, aminoácidos, vitaminas) durante e após o exercício prolongado diminui o estresse sobre o sistema imune?
- Os suplementos nutricionais podem diminuir o risco de infecção após esforço intenso?
- Quais diretrizes práticas podem ser dadas aos atletas para ajudá-los a minimizar o risco de infecção?

Como é improvável que os leitores deste livro tenham conhecimento detalhado acerca da fisiologia do sistema imune, a próxima seção traz um resumo dos principais componentes do sistema imune e seus papéis na defesa do corpo contra microrganismos patogênicos.

Funções do sistema imune e seus componentes celulares

Dito de modo simplificado, o sistema imune reconhece, ataca e destrói coisas que são estranhas ao corpo. As funções deste sistema homeostático são, na verdade, muito mais complexas e envolvem a coordenação precisa de numerosos tipos celulares e mensageiros moleculares. Assim como qualquer outro sistema homeostático, o sistema imune consiste em mecanismos redundantes que garantem o funcionamento dos processos essenciais.

O sistema imune tem duas funções amplas, imunidade inata (natural, ou inespecífica) e imunidade adaptativa (adquirida, ou específica), as quais atuam de modo sinérgico. A tentativa de um agente infeccioso de entrar no corpo ativa imediatamente o sistema inato. Esta primeira linha de defesa abrange três mecanismos gerais (ver Fig. 13.1) que compartilham o objetivo de restringir a entrada de microrganismos no corpo:

1. Barreiras físicas ou estruturais (pele, revestimentos epiteliais e secreções mucosas).
2. Barreiras químicas (pH de líquidos corporais e fatores solúveis).
3. Células fagocíticas (p. ex., **neutrófilos** e **macrófagos** ou **monócitos**).

A falha do sistema inato e a resultante infecção ativam o sistema adaptativo, que auxilia na recuperação da infecção. A imunidade adaptativa é significativamente auxiliada pela aquisição por linfócitos T e B de receptores que

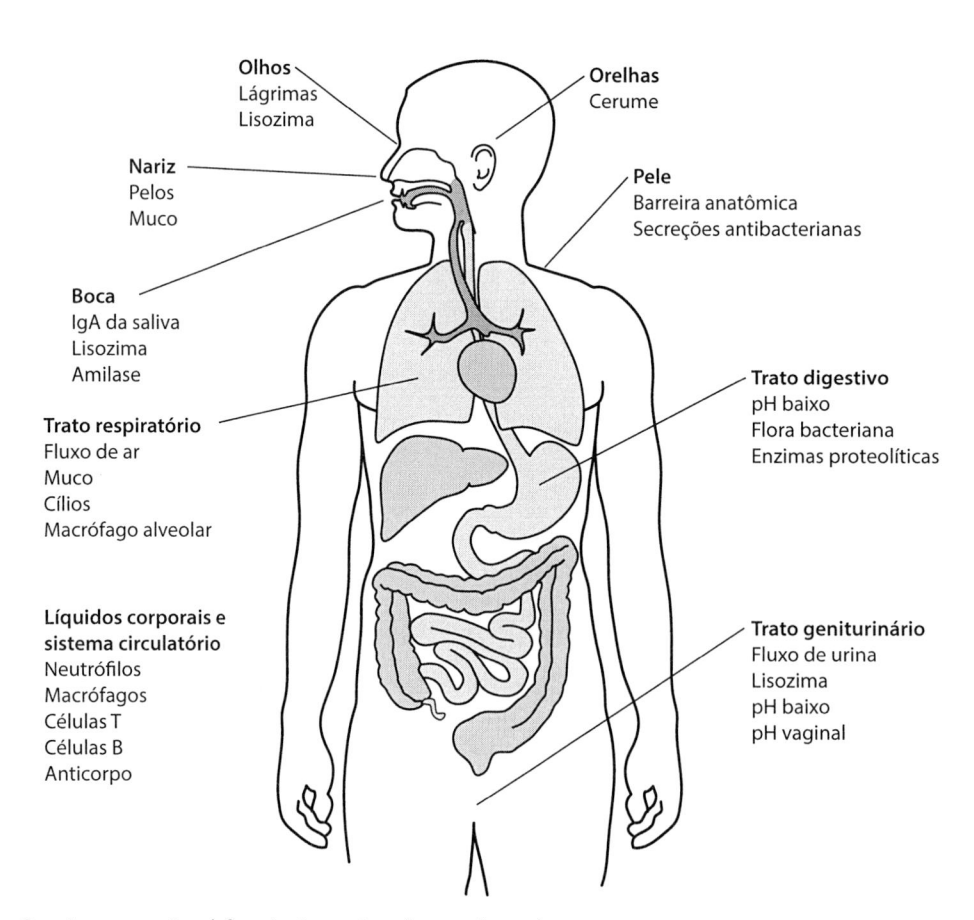

FIGURA 13.1   Barreiras corporais e defesas inatas contra microrganismos invasores.

reconhecem moléculas estranhas (chamadas antígenos) e geram especificidade e memória que permitem que o sistema imune monte uma resposta amplificada quando o hospedeiro é reinfectado pelo mesmo **patógeno**.

Os componentes do sistema imune englobam elementos celulares e solúveis, os quais são listados na Tabela 13.1. Os **leucócitos** têm diversas funções, apesar de sua origem comum a partir das células-tronco da medula óssea. Os leucócitos consistem em granulócitos (60-70%), monócitos (10-15%) e **linfócitos** (20-25%). Vários subconjuntos destes últimos podem ser identificados usando anticorpos monoclonais, os quais são usados para identificar proteínas específicas (CD, do inglês *cluster of differentiation* ou *cluster designator*) expressas na superfície celular de um tipo celular específico. Por exemplo, todos os linfócitos T expressam a proteína CD3 na superfície celular e, por isso, são designados CD3+. Os linfócitos B não expressam CD3, mas expressam CD19, CD20 e CD22. Um subconjunto de linfócitos T denominados células T auxiliares expressam especificamente a proteína CD4, enquanto as células T citotóxicas expressam CD8. As células T reconhecem sequências peptídicas curtas de antígenos somente se estas forem mantidas na superfície celular e complexadas com uma molécula do complexo principal de histocompatibilidade (MHC). As características das várias células do sistema imune são resumidas nas Tabelas 13.2 e 13.3, e a distribuição relativa destas células no compartimento sanguíneo é ilustrada na Figura 13.2. A capacidade do sistema imune de distinguir o próprio do não próprio (estranho) depende em grande parte do MHC, um grupo de marcadores proteicos presentes na superfície de cada célula e discretamente diferentes em indivíduos distintos.

Os fatores solúveis do sistema imune ativam leucócitos, neutralizam (matam) agentes estranhos e regulam o sistema imune. Os fatores incluem as **citocinas**, que são proteínas que atuam como substâncias químicas mensageiras (como os hormônios) para estimular o crescimento, a diferenciação e o desenvolvimento funcional de células do sistema imune por meio de sítios de receptores específicos em células secretoras (função autócrina) ou em células imediatamente adjacentes (função parácrina). A ação da citocina não está confinada ao sistema imune inato; as citocinas também influenciam o sistema nervoso central e o sistema neuroendócrino.

Outros fatores solúveis incluem **complemento**, lisozima e anticorpos específicos formados pela reação de **imunoglobulinas (Ig)** derivadas da célula B com antígenos específicos. As ações dos fatores solúveis inatos são resumidas na Tabela 13.4. As imunoglobulinas são definidas pela estrutura da região constante de suas cadeias pesadas, as quais estão associadas com diferenças na atividade e função biológicas.

Mecanismos gerais da resposta imune

A introdução de um agente infeccioso no corpo inicia uma resposta inflamatória que aumenta a resposta do sistema imune. A **inflamação** aguda intensifica o fluxo sanguíneo local na área infectada, o que, acoplado à permeabilidade aumentada dos capilares sanguíneos, facilita a entrada de leucócitos e proteínas plasmáticas no tecido infectado (ver Fig. 13.3). A própria resposta imune varia de acordo com a natureza do agente infeccioso (parasita, bacteriano, fúngico e viral), mas um padrão de resposta geral é evidente, como ilustrado na Figura 13.4. O principal protagonista é o macrófago, que expressa em sua superfície celular receptores do tipo Toll (TLR) que detectam a presença de certas moléculas na superfície de microrganismos e, subsequentemente, iniciam uma resposta imune para destruir invasores potencialmente danosos. O macrófago ingere material estranho e apresenta antígenos em sua superfície celular que, por sua vez, ativam linfócitos T e B específicos para o antígeno. Agentes infecciosos também ativam mecanismos de defesa inespecíficos (inatos) no hospedeiro, incluindo complemento, células fagocíticas (p. ex., neutrófilos) e células NK.

TABELA 13.1 Principais componentes do sistema imune

Componentes inatos	Componentes adaptativos
Celulares	**Celulares**
• Células *natural killer* (CD16+ e CD56+) • Fagócitos (neutrófilos, eosinófilos, basófilos, monócitos e macrófagos)	• Células T (CD3+, CD4+ e CD8+) • Células B (CD19+, CD20+ e CD22+)
Solúveis	**Solúveis**
• Proteínas de fase aguda • Complemento • Lisozimas • Citocinas (interleucinas [IL], interferons [IFN], fatores estimuladores de colônias [CSF], fatores de necrose tumoral [TNF])	• Imunoglobulinas (IgA, IgD, IgE, IgG e IgM)

TABELA 13.2   Características dos leucócitos

Leucócito	Principais características
Granulócitos	60-70% dos leucócitos
Neutrófilos	> 90% dos granulócitos Fagocitose (i. e., ingestão e destruição) de bactérias e outros materiais estranhos (antígenos) Têm um receptor para anticorpo: fagocitose de complexos anticorpo-antígeno
Eosinófilos	2-5% dos granulócitos Exibem pouca ou nenhuma capacidade de recarregar seus mecanismos de *killing*, uma vez ativados
Basófilos	0-2% de granulócitos Fagocitam parasitas Deflagrados pela IgG para liberar produtos lisossômicos tóxicos Produzem fatores quimiotáticos Os basófilos encontrados em outros tecidos diferentes do sangue são chamados mastócitos, os quais liberam um fator quimiotático para eosinófilos
Monócitos ou macrófagos	10-15% dos leucócitos Egressam para os tecidos (p. ex., fígado e baço) e se diferenciam na forma madura: o macrófago Fagocitose de bactérias e vírus, permitindo a apresentação de antígeno Secreção de citocinas imunomoduladoras Retêm sua capacidade de se dividir após saírem da medula óssea
Linfócitos	20-25% dos leucócitos Ativam outros subconjuntos de linfócitos Produzem linfocinas Reconhecem antígenos Produzem anticorpos Exibem memória Exibem citotoxicidade

TABELA 13.3   Funções e características dos linfócitos

Subpopulação de linfócito	Principais funções e características
Células T (CD3+)	60-75% dos linfócitos
Th (CD4+)	60-70% das células T Células T auxiliares Reconhecem o antígeno para coordenar a resposta adquirida Secretam citocinas que estimulam a proliferação e diferenciação das células T e B
Tc/Ts (CD8+)	30-40% das células T Ts (células T supressoras) envolvidas na regulação da proliferação das células B e demais células T via supressão de algumas funções Ts pode ser importante no "desligamento" da resposta imune Tc (células T citotóxicas) matam diversos alvos, incluindo algumas células tumorais
Células B (CD19+, CD20+ e CD22+)	5-15% dos linfócitos Produzem e secretam Ig específica para o antígeno ativador Exibem memória
Células *natural killer* (NK) (CD16+ e CD56+)	10-20% dos linfócitos Linfócitos grandes, granulares Expressam atividade citolítica espontânea contra várias células infectadas por tumor e infectadas por vírus Independentes do MHC Não expressam antígeno de superfície celular CD3 Deflagradas pela IgG Controlam materiais estranhos até que o sistema imune antígeno-específico responda

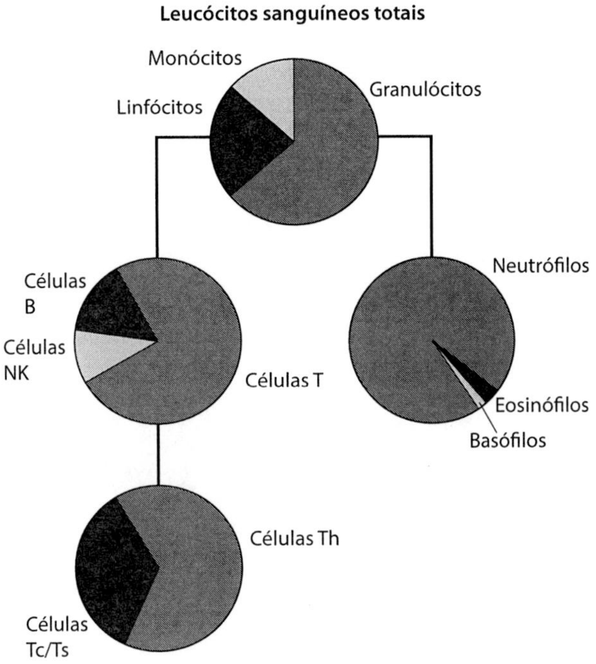

FIGURA 13.2 Distribuição média das diferentes subpopulações leucocitárias no compartimento sanguíneo em repouso em um indivíduo adulto.

B: bursa-derivada ou medula óssea-derivada; NK: *natural killer*; T: timo-derivada; Th: T auxiliar; Tc/Ts: T citotóxica/supressora.

TABELA 13.4 Produtores e ações de fatores solúveis inatos

Fator solúvel	Produtores e ações imunes
Citocinas	Produzidas principalmente por macrófagos ativados
IL-1	A IL-1-alfa tende a permanecer associada à célula A IL-1-beta atua como mediador solúvel Estimula a produção de IL-2 por células CD3+ e CD4+ Aumenta a expressão de receptor de IL-2 e IL-1 Aumenta a proliferação da célula B Aumenta os níveis de TNF-alfa, IL-6 e CSF Estimula a secreção de prostaglandinas
IL-2	Produzida principalmente por células CD4+ Estimula a proliferação de células T e B, bem como a expressão de receptores de IL-2 nas superfícies destas células Estimula liberação de IFN Estimula a proliferação e o *killing* das células NK
IL-6	Produzida por células T auxiliares ativadas, fibroblastos e macrófagos; também é liberada pelo músculo em exercício Estimula a diferenciação de células B, inflamação e resposta de fase aguda Pirógeno endógeno (induz febre)
TNF-alfa	Produzido a partir de monócitos, células T, células B e células NK Aumenta a destruição de células tumorais e a atividade antiviral
Proteínas de fase aguda (APP)	Produzidas no fígado e secretadas no sangue Estimulam a migração celular para os sítios de lesão e infecção Ativam o complemento Estimulam a fagocitose
Complemento	Encontrado no soro Consiste em 20 ou mais proteínas Estimula a fagocitose, apresentação de antígeno e neutralização de células infectadas Amplifica a resposta

CSF: fator estimulador de colônia; IFN: interferon; IL: interleucina; NK: *natural killer*; TNF: fator de necrose tumoral.

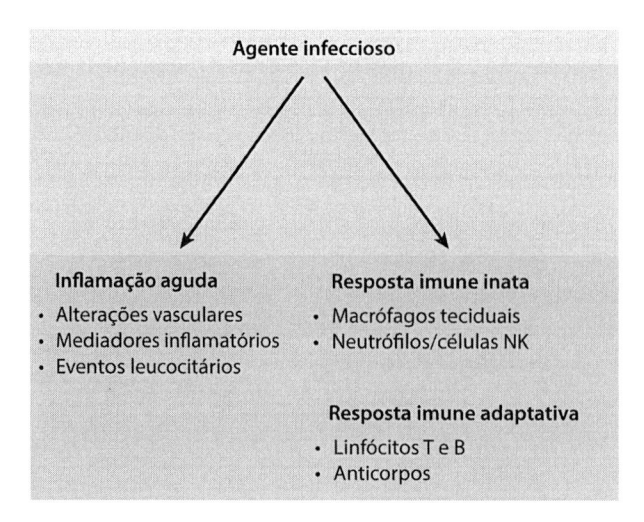

FIGURA 13.3 Relação existente entre a resposta inflamatória e a resposta imune.

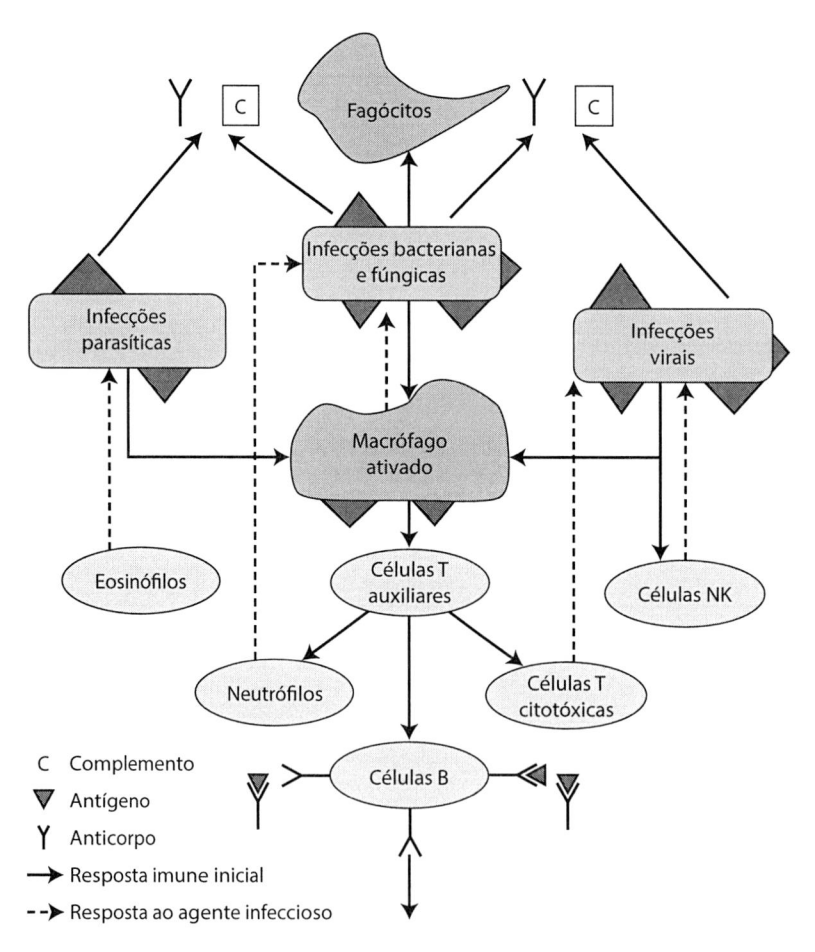

FIGURA 13.4 Esquema geral da resposta imune a vários agentes infecciosos.

A ação do macrófago sobre o microrganismo invasor inicia uma cadeia de eventos. O macrófago primeiro ingere o organismo estranho e o isola em uma vesícula membranosa (vacúolo) no interior da célula (fagocitose). Enzimas digestivas (p. ex., lisozima e elastase) e agentes oxidantes (p. ex., peróxido de hidrogênio) são secretados pelo macrófago. As proteínas estranhas (antígenos) normalmente encontradas na superfície do microrganismo são digeridas e processadas pelo macrófago, e incorporadas a sua própria superfície celular. O antígeno agora pode ser apresentado aos outros componentes imunes celulares. Células T auxiliares (CD4+) coordenam a resposta por meio da liberação de citocina para ativar outras células imunes. A estimulação da célula B madura resulta na proliferação e diferenciação em plasmócitos secretores de imunoglobulina (secretores de **anticorpo**). A reação da Ig com um antígeno específico forma um complexo anticorpo-antígeno. Os anticorpos são essenciais ao reconhecimento antigênico e à memória da exposição prévia a antígenos específicos.

Seleção clonal e memória imunológica

Um antígeno que entra no corpo ativa de maneira seletiva apenas uma ínfima fração dos linfócitos quiescentes, os quais então se desenvolvem e se dividem para formar um clone de células efetoras idênticas (seleção clonal). Cada antígeno (em geral uma proteína estranha ou lipopolissacarídeo) carrega vários determinantes antigênicos que ativam, cada um, um clone diferente, e uma bactéria invasora carrega alguns antígenos. Assim, uma espécie particular de bactéria que invade o corpo ativa alguns clones de linfócitos.

O primeiro encontro com qualquer antígeno causa a resposta imune primária a este antígeno. Depois de alguns dias, os clones de linfócitos selecionados pelo antígeno se multiplicam e se diferenciam, tornando-se células B e T efetoras. Passados mais alguns dias, anticorpos específicos das células B surgem no sangue, como ilustrado na Figura 13.5. Durante o intervalo de tempo, é possível que organismos patogênicos entrem e se multipliquem no corpo, atingindo números suficientes para causar doença.

Uma segunda exposição ao mesmo antígeno (até mesmo após vários anos) produz uma resposta secundária muito mais rápida, forte e duradoura. Esta resposta depende de células de memória, produzidas de modo concomitante com as células efetoras durante a resposta primária. As células efetoras em geral duram apenas alguns dias, enquanto as células de memória podem durar décadas. Quando ocorre uma segunda exposição a um antígeno, as células de memória rapidamente se multiplicam e se diferenciam, criando um grande número de células efetoras e uma grande quantidade de anticorpos destinados a atacar o antígeno. Esta resposta intensificada de anticorpos normalmente evita o desenvolvimento dos sintomas de infecção (i. e., houve aquisição de imunidade ao antígeno).

Resposta imune celular

Muitos patógenos, incluindo todos os vírus, são parasitas capazes de se reproduzir apenas no interior das células do corpo do hospedeiro. A resposta imune celular combate os patógenos que já entraram nas células. Os linfócitos T ativados incluem células de memória e

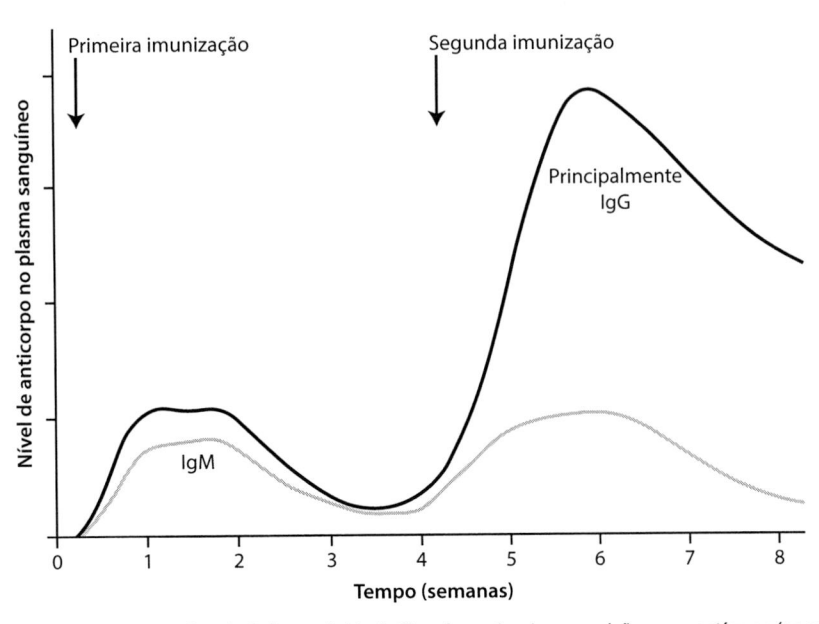

FIGURA 13.5 Produção de anticorpo específico (subclasses IgM e IgG) após a primeira exposição a um antígeno (na semana 0) e em exposição subsequente ao mesmo antígeno (em quatro semanas). Observar a resposta de IgG acentuadamente maior e mais rápida após a segunda exposição.

células T citotóxicas (células *killer*) que atacam células do hospedeiro infectadas ou células estranhas. Células T auxiliares e células T supressoras também são importantes na mobilização e regulação da resposta imune como um todo.

Quando células T auxiliares se ligam a determinantes antigênicos específicos exibidos com proteínas do MHC na superfície celular de macrófagos, o macrófago é estimulado a liberar uma citocina chamada **interleucina-1** (IL-1), que faz as células T crescerem e se dividirem. As células T ativadas liberam outra citocina, a IL-2, que estimula adicionalmente a proliferação e o crescimento de células T auxiliares e células T citotóxicas (ver Fig. 13.6). A IL-2 e outras citocinas das células T auxiliares também estimulam as células B a responderem a antígenos específicos diferenciando-se em plasmócitos formadores de anticorpo. As células T citotóxicas reconhecem e se fixam às células que exibem determinantes antigênicos apropriados na superfície acoplados ao complexo MHC. As células T citotóxicas, então, liberam perforina, uma proteína que causa perfuração na membrana celular, de modo a permitir que um coquetel letal de enzimas digestivas passe da célula T para dentro da célula infectada, com consequente necrose (morte) e lise (ruptura) da célula hospedeira infectada. As células NK exercem atividade citotóxica de um modo semelhante. Os fragmentos da célula lisada são então ingeridos e digeridos pelos **fagócitos**.

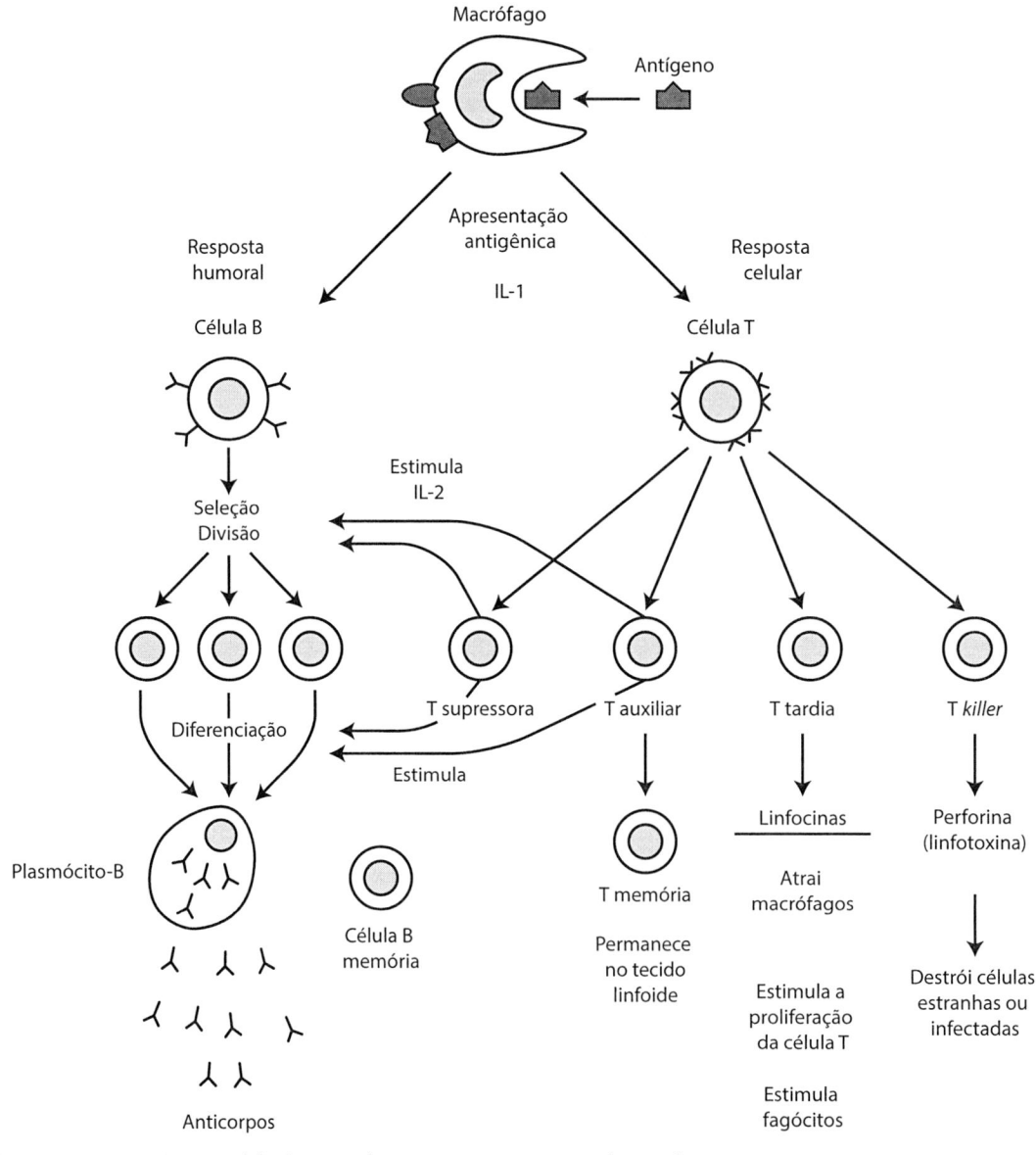

FIGURA 13.6 A resposta imune celular (mostrando interação com a resposta humoral).

Resposta imune humoral (fluido)

Os linfócitos B também são cobertos com receptores específicos para determinantes antigênicos particulares. A maioria dos antígenos ativa as células B somente quando estas são estimuladas por citocinas oriundas das células T auxiliares; são antígenos dependentes da célula T. Alguns antígenos são independentes da célula T. Em geral, têm uma estrutura repetitiva e se ligam ao mesmo tempo a vários receptores (*capping* ou cobertura) presentes na superfície da célula B. Como mostrado na Figura 13.7, o antígeno é captado para dentro da célula e a ativa. A exposição a um antígeno faz com que clones apropriados de células B proliferem e se diferenciem em células de memória e plasmócitos. Os plasmócitos são as células efetoras da imunidade **humoral** e podem secretar uma grande quantidade de anticorpo durante sua breve existência (4-5 dias).

Os anticorpos circulam no sangue e na linfa, ligam-se ao antígeno e contribuem para a destruição do organismo no qual estão contidos. Os anticorpos pertencem à classe de proteínas chamadas imunoglobulinas. Cada molécula de anticorpo pode se ligar a um antígeno específico e auxiliar em sua destruição. Cada anticorpo tem regiões separadas para cada uma destas duas funções. As regiões que se ligam ao antígeno diferem de uma molécula para outra e são chamadas regiões variáveis. Existem apenas alguns mecanismos efetores humorais para a destruição de antígenos, por isso apenas alguns tipos de regiões – as regiões constantes – estão envolvidas. Uma molécula de anticorpo consiste em dois pares de cadeias polipeptídicas: duas ca-

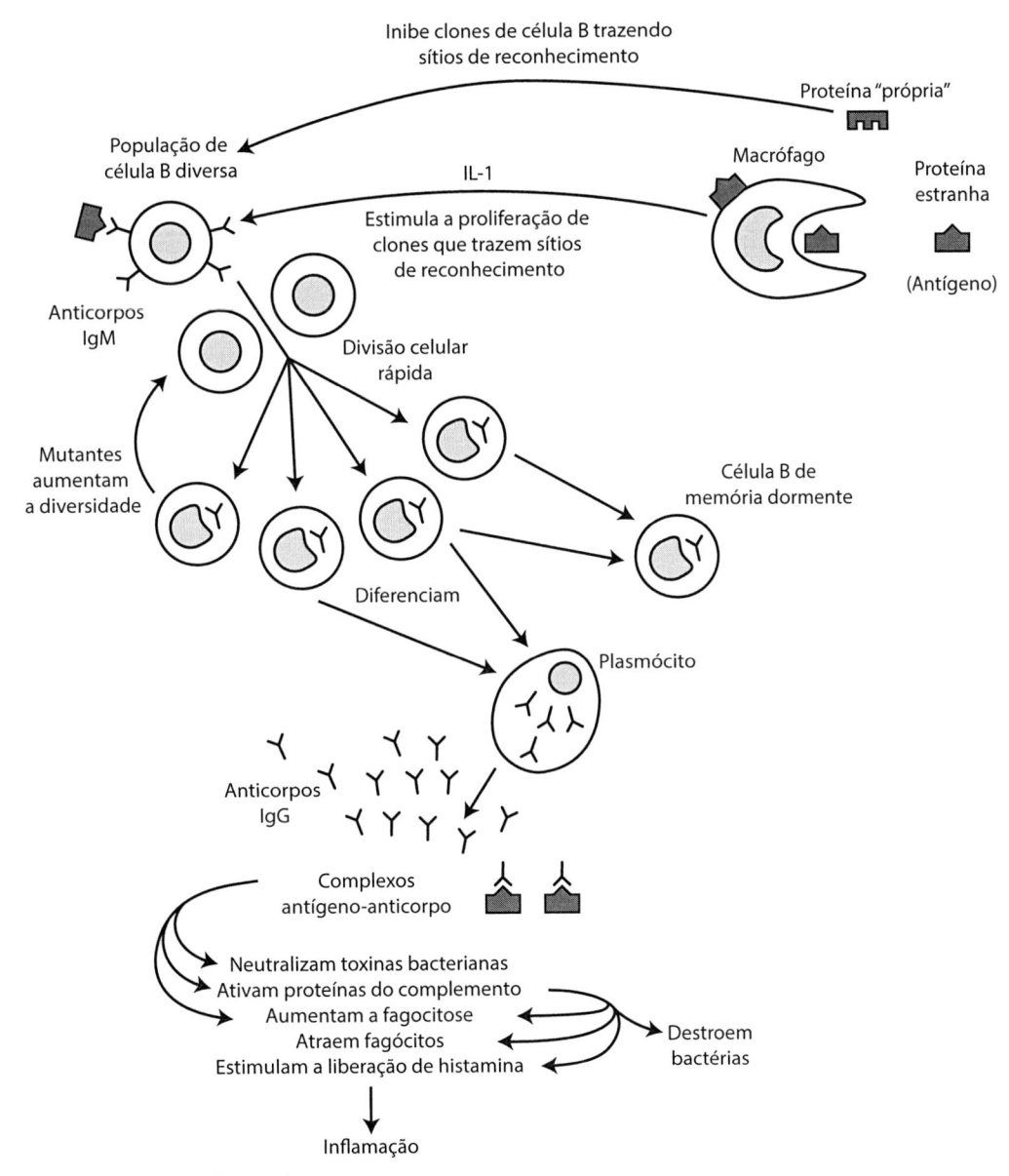

FIGURA 13.7 A resposta imune humoral.

deias curtas (L) idênticas e duas cadeias longas (H) idênticas. As cadeias são unidas para formar uma molécula em forma de Y (ver Fig. 13.8). As regiões variáveis das cadeias H e das cadeias L estão localizadas nas extremidades dos braços do Y, onde formam os sítios de ligação ao antígeno. Portanto, cada molécula de anticorpo tem dois sítios de ligação ao antígeno, um em cada ponta dos dois braços do anticorpo. O restante da molécula de anticorpo, que consiste nas regiões constantes das cadeias H e L, determina a função efetora do anticorpo. Junto com os cinco tipos de região constante estão as cinco classes principais de anticorpos chamadas IgM, IgG, IgA, IgD e IgE. Seus diferentes papéis na resposta imune são descritos na Tabela 13.5. Em cada classe há uma multitude de subpopulações de anticorpos, cada uma específica para um antígeno particular.

Os anticorpos não podem destruir diretamente os invasores contendo antígeno. Em vez disso, eles identificam células e moléculas estranhas para destruição por meio de diversos mecanismos efetores. Cada mecanismo é deflagrado pela ligação seletiva de antígenos a anticorpos para formar complexos antígeno-anticorpo. Os anticorpos podem simplesmente bloquear as potenciais ações tóxicas de alguns antígenos (neutralização), ou podem promover a aglomeração de antígenos e células estranhas (aglutinação); estas podem então ser ingeridas por fagócitos (ver Fig. 13.9). A precipitação é um mecanismo similar, em que moléculas de antígeno solúveis fazem ligação cruzada para formar precipitados inativos e imóveis que são capturados pelos fagócitos. Complexos anticorpo-antígeno nas superfícies de microrganismos invasores geralmente causam ativação do complemento. As proteínas do complemento, então, atacam a membrana do invasor ou, por meio da cobertura da superfície do material estranho, o tornam atraente para os fagócitos (opsonização).

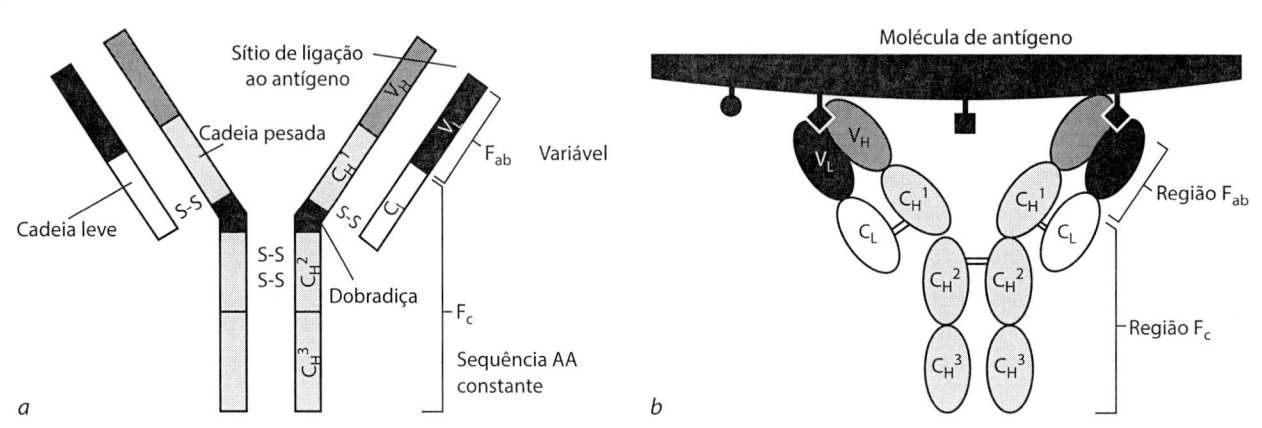

FIGURA 13.8 A estrutura de imunoglobulinas ou anticorpos. *(a)* Anticorpos são compostos por duas cadeias polipeptídicas pesadas (H) e duas cadeias polipeptídicas leves (L). *(b)* Regiões variável (V) e constante (C) nas cadeias pesada e leve. Os antígenos se combinam com as regiões variáveis como mostrado em *(b)*. Cada molécula de anticorpo é dividida em um fragmento F_{ab} (de ligação ao antígeno) e um fragmento F_c (constante).

TABELA 13.5 Propriedades fisiológicas das cinco classes de Ig no líquido extracelular

Classe	Níveis médios no soro do adulto (g/L)	Meia-vida no soro (dias)	Função fisiológica
IgM	1,0	5	Fixação do complemento Resposta imune inicial Estimulação da ingestão pelos macrófagos
IgG	12	25	Fixação do complemento Transferência placentária Estimulação da ingestão pelos macrófagos
IgA	1,8	6	Proteção localizada em secreções externas (p. ex., saliva)
IgD	0,03	3	Função desconhecida
IgE	0,0003	2	Estimulação dos mastócitos Expulsão de parasita

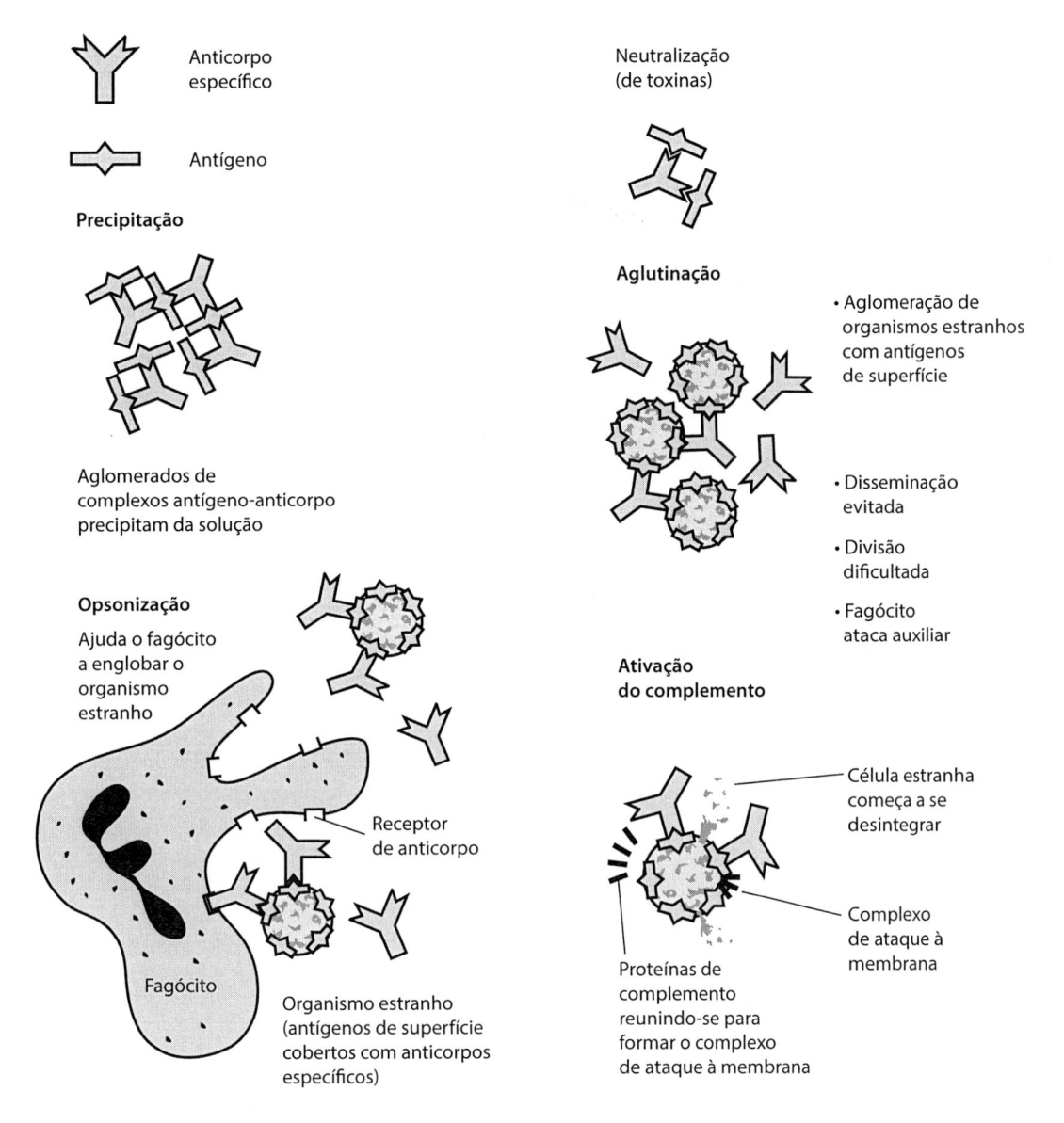

FIGURA 13.9   Tipos de reações antígeno-anticorpo.

Causas de doença em atletas

Infecções do trato respiratório superior causadas por vírus (i. e., resfriado comum e influenza) são as doenças mais comuns em atletas e na população em geral. Os adultos tipicamente passam por 2-4 episódios de doença respiratória por ano, e estas doenças infecciosas são mais frequentes durante o inverno. Sintomas semelhantes (p. ex., dor de garganta, coriza, tosse seca) podem se desenvolver em função de **alergia** ou inflamação, afetando o revestimento de mucosa do trato respiratório superior. Esta inflamação não infecciosa das vias respiratórias pode ser provocada pela inalação de ar frio, seco ou poluído (Bermon, 2007). Em geral os sintomas não são graves, mas quer os sintomas e a inflamação sejam causados por

infecção, alergia ou alguma reação adversa, eles podem fazem o atleta perder treinos, apresentar desempenho ruim ou não conseguir participar de competições importantes. Estudos que examinaram a incidência de doenças relatadas entre atletas que participavam de competições importantes, como os Jogos Olímpicos e os Mundiais de Atletismo, indicam que tipicamente as doenças que afetam o trato respiratório superior representam 40-50% de todas as doenças relatadas, com infecção confirmada em cerca de 20% dos casos de doença respiratória (Alonso et al., 2012). As outras causas de doença relatadas com maior frequência estão associadas à desidratação e à gastrenterite ou diarreia induzidas pelo exercício.

Foi demonstrado que a execução de séries prolongadas de exercício extenuante (em geral por mais de

90 minutos e de natureza contínua, em vez de intermitente) resulta na depressão transiente das funções dos leucócitos (células brancas do sangue), o pode consequentemente comprometer a defesa contra patógenos infecciosos, incluindo vírus e bactérias. Foi sugerido que tais alterações criam uma janela de proteção diminuída no hospedeiro, durante a qual os patógenos podem conseguir se estabelecer, aumentando assim o risco de desenvolvimento de uma infecção (Walsh, Gleeson, Shephard et al., 2011). Outros fatores, como nutrição inadequada (em particular as deficiências de proteína e micronutrientes essenciais), estresse psicológico e falta de sono, também podem deprimir a imunidade (Walsh, Gleeson, Pyne et al., 2011) e levar a um risco aumentado de infecção. Também existem certas situações, como a proximidade de grandes multidões, o contato direto com pessoas infectadas e a exposição a ambientes com más condições de higiene, em que a exposição do atleta a agentes infecciosos pode ser maior. Portanto, o grau de exposição aos patógenos no ambiente do atleta e o estado do sistema imune do atleta são os dois determinantes importantes do risco de infecção. Várias estratégias, inclusive comportamentais e nutricionais, podem ser empregadas para diminuir estes fatores de risco. Sem dúvida, em muitos esportes profissionais que atraem grande números de expectadores, a exposição dos competidores a grandes multidões é inevitável. Viagens aéreas para o exterior também podem aumentar o risco de contrair infecções. Há pouco tempo, foi demonstrado que as viagens internacionais estavam associadas a significativamente mais sintomas de doenças do trato respiratório superior (SDTRS) em jogadores de rúgbi profissionais que viajavam por meio de múltiplos fusos horários (Fowler, Duffield e Lu, 2016; Schwellnus et al., 2012). As viagens internacionais foram um fator de risco independente para doença em outro estudo prospectivo entre esquiadores *cross-country* (Svendsen et al., 2016).

Durante o exercício dinâmico, aumenta a exposição dos pulmões às bactérias e vírus carregados pelo ar devido ao aumento da frequência e da profundidade das respirações. Contudo, os SDTRS também podem surgir por causa de alergia e inflamação das vias respiratórias decorrentes da respiração de ar frio, seco ou poluído; os SDTRS disto resultantes são indistinguíveis dos SDTRS resultantes de uma infecção respiratória. Assim, a causa da incidência aumentada de sintomas de doenças respiratórias em atletas é mais provavelmente multifatorial (Fig. 13.10).

A frequência da doença aguda em atletas de elite durante competições internacionais foi estudada em vários contextos, como as Olimpíadas de Verão e de Inverno, as Olimpíadas de Inverno Juvenis, as Paralimpíadas de Verão e de Inverno, entre outras competições esportivas aquáticas e atléticas internacionais (Schwellnus et al., 2016). Esses dados indicam que em jogos internacionais importantes com duração de 9-18 dias, 6-17% dos atletas registrados tendem a sofrer um episódio de doença. É interessante o fato de que a doença parece ser consistentemente mais comum em atletas do sexo feminino, em comparação com seus pares do sexo masculino, o que é o contrário do observado na população adulta geral. Além disso, a incidência de doenças parece ser maior nas Olimpíadas de Inverno do que nas Olimpíadas de Verão, e dados de um estudo indicam que a incidência de doenças é maior entre os atletas participantes dos Jogos Paralímpicos do que entre aqueles que competem nas Olimpíadas (Derman et al., 2016).

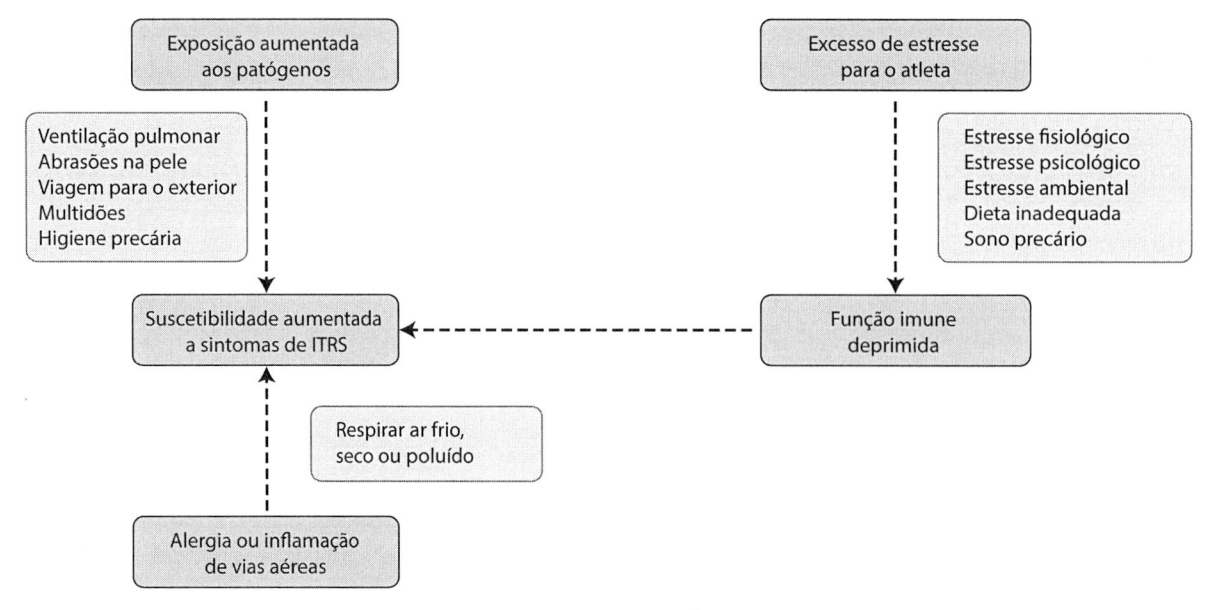

FIGURA 13.10   Fatores que contribuem para a incidência de sintomas de doença respiratória em atletas.

Vários sistemas orgânicos do corpo podem ser afetados de modo detrimental por infecções, e isto pode resultar em comprometimento do desempenho no exercício por meio de uma variedade de mecanismos, tais como coordenação motora comprometida, força muscular diminuída, capacidade aeróbica diminuída e alterações na função metabólica (Schwellnus et al., 2016). Além disso, a presença de elevação da temperatura corporal central em repouso associada à infecção (comumente conhecida como febre) compromete a capacidade do corpo de regular a temperatura corporal e aumenta as perdas de líquido, comprometendo assim o desempenho de resistência. De modo típico, pode demorar 2-4 dias para que o desempenho no exercício seja totalmente restaurado após a cessação dos sintomas de doença respiratória, tendo sido relatado que os corredores que iniciam uma corrida longa apresentando sintomas de doença sistêmica são 2-3 vezes menos propensos a concluir a corrida (Van Tonder et al., 2016). Também foi relatado que em 33% dos casos uma infecção (mais comumente do trato respiratório) foi o motivo da falta nas sessões de treino de atletas de elite da Grã-Bretanha de 30 modalidades de esportes olímpicos diferentes. Talvez seja ainda mais importante o fato de que algumas formas de doença infecciosa também podem aumentar o risco de desenvolvimento de complicações médicas graves durante o exercício intensivo prolongado, podendo até mesmo aumentar o risco de morte súbita.

Outras doenças comuns em atletas são as doenças que afetam a pele, o trato digestivo e o sistema geniturinário. As infecções de ouvido são mais frequentes em esportes aquáticos. Nos esportes de contato, podem ocorrer abrasões cutâneas, o que aumenta o risco de infecções transdérmicas. Em certas situações, a higiene dos alimentos pode ser um problema, o que aumenta o risco de infecções gastrintestinais.

Formas de doenças não infecciosas bastante comuns em atletas são a desidratação e a intermação. Um aumento na permeabilidade intestinal pode permitir a entrada de endotoxinas bacterianas intestinais na circulação, em particular durante o exercício prolongado sob calor, o que pode aumentar o risco de intermação. Outras formas de doença não infecciosa incluem alergias envolvendo o trato respiratório, a pele ou o sistema digestivo, causadas por uma hipersensibilidade do sistema imune a certas moléculas (com frequência, proteínas) que são inaladas (p. ex., pólen), entram em contato com a pele (p. ex., látex) ou são ingeridas (p. ex., glúten do trigo). Todas essas alergias envolvem a ativação inadequada do sistema imune contra um composto que normalmente é bem tolerado pela maioria das pessoas. A inflamação causada por esta hipersensibilidade é a principal causa dos sintomas de doença. Sintomas semelhantes podem surgir com a intolerância a certos itens alimentícios, embora isto não envolva diretamente a ativação do sistema imune, conforme explicado na próxima seção.

Alergias e intolerância

Quando o termo *alergia* foi introduzido, em 1906, era usado em referência a uma reação adversa a um alimento ou outra substância não tipicamente considerada prejudicial ou incômoda. Para a maioria das pessoas, este continua sendo o significado de alergia, embora os médicos usem a palavra com uma conotação diferente, e isto pode provocar erro e confusão. Os médicos usam a palavra alergia para se referir a uma reação adversa do sistema imune a uma substância não identificada como prejudicial pelo sistema imunológico da maioria das pessoas. Alergias verdadeiras (p. ex., a pólen, ácaros, peixes, frutos do mar, oleaginosas) tipicamente estão associadas à formação de anticorpos. Alguns indivíduos (referidos pelos médicos como *atópicos*) apresentam uma tendência hereditária a este tipo de alergia, e também tendem a ser suscetíveis a asma, eczema e febre do feno; esta condição é conhecida como atopia. Em certas circunstâncias, e sobretudo durante os primeiros anos de vida, os indivíduos atópicos podem desenvolver anticorpos IgE ao se exporem a uma proteína indutora de alergia em um processo chamado sensibilização. Uma vez ocorrida a sensibilização, a proteína indutora de alergia é referida como alérgeno e o anticorpo resultante (também uma proteína) como IgE alérgeno-específica. Embora os médicos usem o termo "alergia" para se referir a uma reação adversa envolvendo o sistema imune, o termo *intolerância* é preferido quando uma reação adversa não evidencia nenhum envolvimento do sistema imune. O termo científico para intolerância é *hipersensibilidade não alérgica*.

Alergia alimentar

Uma alergia verdadeira ao glúten – que não deve ser confundida com sensibilidade ao glúten ou doença celíaca – é causada pela gliadina, uma glicoproteína que, junto com outra proteína chamada glutenina, ajuda a formar a proteína do glúten. O glúten é encontrado no trigo e em outros grãos similares como cevada, aveia e centeio. Os sintomas de alergia ao glúten são similares aos da intolerância ao glúten, mas podem ser mais graves. A gliadina também é um dos principais alérgenos associados a alergias ao trigo, além de ser um conhecido desencadeador de doença celíaca, que é um grave distúrbio autoimune do intestino delgado. Em um indivíduo com alergia ao glúten, pequenas quantidades de glúten podem ser toleradas, ao passo que um indivíduo com doença celíaca é absolutamente intolerante ao glúten. Quando um indivíduo com doença celíaca ingere glúten, o sistema imune inicia uma resposta inflamatória desnecessária que acaba danificando o revestimento do intestino delgado. A doença celíaca restringe a absorção de nutrientes e pode levar à desnutrição e à perda de peso. Como a doença celíaca compartilha sintomas com algumas outras doenças, entre as quais a alergia ao glúten, é importante fazer um teste para confirmar a condição. As alergias ao glúten e à doença celíaca são importantes questões de saúde pública. Estima-se que nos Estados Unidos 0,6% das crianças e 0,9% dos adultos tenham alergia ao glúten e outro 1% sofra de doença celíaca.

Uma alergia menos comum, embora perigosa, é a alergia à proteína contida nas oleaginosas. A cada ano, são relatados vários casos de fatalidades decorrentes de choques anafiláticos rápidos e graves após a ingestão de oleaginosas ou, de modo geral, ao consumo inadvertido de alimentos (p. ex., caril, bolos, doces, biscoitos) contendo oleaginosas ou extrato de oleaginosas por indivíduos com alergia a oleaginosas.

Intolerância alimentar

A **intolerância alimentar** pode ocorrer quando o corpo falha em produzir uma quantidade suficiente de uma enzima particular necessária para a digestão de um componente alimentar antes que este possa ser absorvido. Por exemplo, se uma pessoa apresenta desconforto abdominal com flatulência e distensão abdominal ou diarreia toda vez que consome leite ou derivados do leite (p. ex., creme de leite, iogurte, queijo), ela pode estar sofrendo de intolerância à lactose, uma condição causada pela falta de lactase (enzima que digere o principal açúcar contido no leite, que é um dissacarídeo chamado lactose). Esta condição se deve à lactose não ser absorvida e sim fermentada pelos microrganismos presentes no intestino. As intolerâncias alimentares normalmente estão relacionadas com a dose, implicando que quanto mais se come, pior tende a ser a reação. Outra possibilidade é que exista uma quantidade limiar que deve ser consumida para que os sintomas se manifestem, o que pode dificultar a determinação de uma causa específica.

Um indivíduo que manifesta sintomas relativos ao sistema nervoso em razão do consumo de uma certa quantidade de cafeína contida em uma caneca de café forte (que normalmente seria tolerada pela maioria das pessoas) deve estar sofrendo de intolerância alimentar farmacológica ou do tipo medicamentosa. Isto pode ocorrer devido a uma intolerância a compostos químicos naturalmente presentes nos alimentos (como a teobromina contida no chocolate ou a tiramina presente em queijos envelhecidos), ou a uma intolerância a aditivos alimentícios como os sulfitos ou benzoatos.

Embora as reações de intolerância alimentar enzimática e farmacológica afetem somente algumas pessoas, as reações alimentares tóxicas podem afetar qualquer indivíduo quando uma quantidade excessiva de um constituinte alimentar é ingerida. Um bom exemplo é a reação que pode acontecer quando quantidades suficientes de histamina se acumulam na carne de atum estragada (conhecida como reação escombroide). Como a histamina também é o agente natural do corpo humano envolvido em reações alérgicas, a intoxicação alimentar escombroide costuma ser confundida com alergia alimentar.

O nome desta condição provém da família de peixes *Scombridae*, que inclui as espécies atum, cavala e bonito, porque as descrições iniciais da doença observavam uma associação com estas espécies de peixes; entretanto, sabe-se que outros peixes não escombroides, entre os quais o dourado-do-mar e o olho-de-boi, também são causadores deste problema. O cozimento do peixe não previne a doença, porque a histamina não é destruída nas temperaturas de cozimento normais.

Conforme já mencionado, alguns indivíduos têm sensibilidade ao glúten (também conhecida como intolerância ao glúten) e apresentam sintomas como distensão abdominal, cólicas ou diarreia. Entretanto, como não há envolvimento de sintomas imunes e autoimunes, a condição não é considerada tão séria quanto a doença celíaca ou a alergia ao glúten. Até 6% da população dos Estados Unidos tem sensibilidade ao glúten.

Deve-se observar que esses exemplos de intolerância alimentar envolvem o sistema imune. Por isso, nenhum deles pode resultar em anafilaxia ou em alergia potencialmente fatal, mas podem resultar em um intenso desconforto abdominal.

Com exceção da intolerância à lactose, não existem formas confiáveis de testar a intolerância alimentar. Contudo, estudos científicos recentes apontam uma alergia alimentar de tipo tardio em que há envolvimento do sistema imune, apesar da ausência de IgE alérgeno-específica. Por este motivo, é possível que a visão controversa de que certos sintomas sem explicação médica possam estar relacionados a uma forma tardia de alergia alimentar, e não a um mecanismo inexplicável ou psicossomático, venha a demonstrar algum valor científico. Estudos que usaram exclusão de alimentos seguida de desafios cegos e placebo-controlados com itens alimentícios sugeriram que este tipo de mecanismo pode se aplicar em alguns casos de enxaqueca, artrite e síndrome do intestino irritável. Com exceção da exclusão alimentar e dos desafios com itens alimentícios sob supervisão do nutricionista, nenhum teste validado para este tipo de alergia alimentar emergiu até agora.

Alergias em atletas

Existem alegações de que os atletas podem ser mais suscetíveis a sintomas de sensibilidades alimentares porque o estresse dos treinos constantes sobrecarrega o sistema imune. Em outras palavras, um corpo estressado será menos capaz de lidar com alimentos que causam inflamação. Atualmente, porém, não há evidência científica convincente para comprovar isso. Embora exista alguma crença entre os atletas de que a intolerância ao glúten é maior em indivíduos com alto nível de atividade física, grande parte disto talvez advenha da tendência recente de realizar testes de intolerância alimentar usando métodos não validados, como o teste de IgG no sangue ou a análise capilar mencionados anteriormente. Intolerâncias não identificadas a alimentos ou suplementos consumidos durante o exercício poderiam levar a um risco aumentado de problemas gastrintestinais e poderiam ser uma potencial causa de comprometimento do desempenho em certos esportes e, particularmente, em eventos de resistência.

Foi estabelecido que atletas de alto nível – em especial aqueles que participam de esportes de resistência, como nadadores ou corredores, bem como de esportes de inverno – apresentam risco aumentado de asma e alergias que afetam o trato respiratório (Sliva e Moreira, 2015). Os mecanismos clássicos postulados subjacentes à asma ou à broncoconstrição induzidas pelo exercício incluem a hipótese osmótica ou hipótese do ressecamento das vias aéreas. A hiperventilação leva à evaporação de água e o líquido na superfície da mucosa das vias aéreas se torna hiperosmolar, o que fornece um estímulo para a água se deslocar por osmose a partir de qualquer célula adjacente. Isto resulta em encolhimento de células e consequente liberação de mediadores inflamatórios causadores de

COMO VOCÊ SABE SE É ALÉRGICO?

A única forma de descobrir se você tem alergia é fazendo um teste. Um dos testes mais comuns consiste em uma dieta de eliminação. Em uma dieta de eliminação, a pessoa retira todos os alimentos contendo glúten de sua dieta durante um determinado período para observar se os sintomas são resolvidos. Entretanto, uma dieta de eliminação não excluirá a doença celíaca nem a sensibilidade ao glúten.

Os testes de alergia convencionais usados pelos médicos para detectar outras alergias dependem da presença de anticorpos IgE alérgeno-específicos. Os dois mais usados são o teste da picada e o teste sanguíneo de IgE específica (previamente chamado, teste RAST). No entanto, é muito importante perceber que, embora a alergia seja improvável na ausência de IgE alérgeno-específica, a presença deste anticorpo somente indica que houve sensibilização, mas não diagnostica a alergia. Quando indivíduos completamente saudáveis e assintomáticos são testados para alergias, é comum encontrar resultados positivos. Estes resultados são chamados resultados falso-positivos. Por isso, um diagnóstico confiável de alergia depende de um histórico focado na alergia. Um bom especialista em alergia costuma conseguir identificar o(s) provável(is) alérgeno(s) com base apenas no histórico, dispensando os testes de alergia. Entretanto, como um teste de alergia negativo pode indicar uma alergia diferente, ainda não conhecida, ou mesmo uma explicação totalmente diferente, os testes de alergia são muito úteis para confirmar o diagnóstico. Isto é especialmente importante no caso de suspeita de alergia alimentar, quando um diagnóstico incorreto pode levar o paciente a se comprometer desnecessariamente por toda a vida com a evitação de um alimento. Testes de alergia também são úteis se houver qualquer tipo de confusão quanto aos sintomas serem decorrentes de uma alergia verdadeira ou se há envolvimento de alguma outra condição. É por isso que os testes de alergia precisam ser interpretados por um profissional médico qualificado especializado em alergia e que interpretará os resultados à luz de um histórico focado na alergia. Isto também explica por que é importante não submeter todo mundo a testes para todos os alérgenos conhecidos, o que inevitavelmente levaria a diagnósticos equivocados.

Ocasionalmente, os clínicos podem enfrentar situações em que o histórico de alergia aponta fortemente em uma direção, porém o teste de alergia aponta fortemente em outra direção. É nestes momentos em que um teste de provocação com desafio pode ser útil. O teste somente é realizado sob a supervisão de um especialista e no hospital. O paciente é exposto a quantidades mínimas, porém gradativamente crescentes, da fonte do alérgeno suspeito (tipicamente um alimento como amendoim ou cereal), até que haja a mínima indicação de uma erupção cutânea, inchaço, dificuldade respiratória ou queda na pressão arterial (os sinais iniciais de uma reação anafilática). Este é o padrão-ouro dentre todos os testes de alergia.

Outro teste de alergia disponível é o teste cutâneo de contato (ou teste do adesivo), usado por dermatologistas em casos de dermatite de contato. O teste diagnostica um tipo de alergia tardio, ou mediado por células (e não por anticorpos), que afeta principalmente a pele. Testes de alergia não convencionais considerados irrelevantes são os testes cutâneos de titulação de ponto final (em que quantidades crescentes de uma solução de alérgeno diluída são injetadas na pele até que ocorra uma reação), cinesiologia aplicada (baseado em medidas da força muscular, com base na ideia de que o enfraquecimento muscular pode ficar evidente quando o indivíduo é exposto ao alérgeno suspeito), reflexo cardíaco auricular (baseado em medidas da pulsação no punho), analise capilar (baseada em um conceito pseudocientífico chamado biorressonância), testes citotóxicos sanguíneos (baseados em um exame dos leucócitos quando da exposição a um alérgeno suspeito) e o teste Vega (baseado na teoria da acupuntura e no eletromagnetismo).

Outro teste comum que se tornou popular também entre atletas é o teste de IgG no sangue. No teste de IgG, o sangue é testado quanto à presença de anticorpos IgG e não IgE (i. e., os anticorpos tipicamente associados às alergias alimentares). Alguns profissionais (em particular os não convencionais) alegam que a presença no soro de anticorpos IgG dirigidos a itens alimentícios específicos é uma ferramenta efetiva para diagnosticar intolerância ou alergia alimentar. O problema com esta técnica é que a IgG é um anticorpo de memória, o que significa que a presença de IgG aponta a exposição prévia a um alimento e não uma alergia real a esse alimento. Como um sistema imune com função normal deve produzir anticorpos IgG contra proteínas estranhas, um teste de IgG positivo para um alimento é sinal de um sistema imune funcionalmente normal. De fato, um resultado positivo pode indicar tolerância ao alimento em vez de intolerância. Portanto, não há boas evidências científicas para sustentar o uso do teste de IgG no diagnóstico de alergias alimentares.

constrição da musculatura lisa das vias aéreas. Em atletas, o modelo explicativo de broncoconstrição ou asma induzidas pelo exercício provavelmente envolve também a interação entre fatores ambientais relacionados ao treino, como exposição aumentada dos pulmões a poluentes e alérgenos existentes no ar; condições ambientais, como temperatura, umidade e qualidade do ar; e os fatores de risco pessoais do atleta, como determinantes genéticos e neuroimunoendócrinos.

Efeitos do exercício sobre o sistema imune

Atletas engajados em programas de treino pesado, em particular eventos de resistência, parecem ser mais suscetíveis a infecções do que a população geral. Por exemplo, dor de garganta e sintomas semelhantes aos da gripe são mais comuns nestes atletas (Gleeson et al., 2013). O atleta moderno que participa de esportes de elite é exposto a altas cargas de treino e a um calendário de competições cada vez mais saturado. Evidências emergentes (Schwellnus et al., 2016) indicam que o manejo inapropriado da carga é um fator de risco significativo para o desenvolvimento de doença aguda e da síndrome do treino excessivo. Recentemente, o COI reuniu um grupo de especialistas para revisar as evidências científicas da relação entre carga (p. ex., alterações rápidas na carga de treino e competição, congestionamento do calendário de competições, carga psicológica, viagens) e desfechos de saúde no esporte. Os especialistas concluíram que algumas evidências indicam que alterações na carga de treino externa (aumento do volume e da intensidade do treino) e na carga de treino interna (respostas fisiológicas e psicológicas à carga externa em cada indivíduo) estão associadas a um risco aumentado de doença e que a participação em competições (isolada ou múltipla) está associada a um risco aumentado de doença (Schwellnus et al., 2016). Eles afirmaram, no entanto, que ainda não é possível determinar qual aumento na quantidade de carga de treino está relacionado a um risco aumentado de uma doença específica, nem identificar quais esportes estão relacionados a um risco aumentado de doença. Disseram ainda que os fatores responsáveis pelo risco aumentado de doença em consequência dos treinos e competições intensivos provavelmente são multifatoriais e também precisam ser explorados em estudos futuros. Algumas evidências convincentes sugerem que esta suscetibilidade aumentada à infecção surge devido a uma depressão da função do sistema imune (ver revisões detalhadas em Gleeson, Bishop e Walsh, 2013; Walsh, Gleeson, Pyne, et al. 2011).

O principal componente do sistema imune são as células brancas do sangue ou leucócitos. Os números circulantes e capacidades funcionais dos leucócitos podem ser diminuídos por séries repetidas de exercício intenso e prolongado. A causa pode ser níveis aumentados de hormônios do estresse (p. ex., epinefrina e cortisol) e de citocinas anti-inflamatórias (p. ex., IL-6, IL-10) durante o exercício, e a entrada de menos leucócitos maduros oriundos da medula óssea na circulação. A produção aumentada de radicais livres durante o exercício é outro potencial inibidor de várias funções celulares imunes. Também foi sugerido que as quedas na concentração sanguínea de glutamina são uma possível causa de imunodepressão associada ao treino intenso, embora as evidências disto sejam menos convincentes. Inflamações causadas por danos musculares podem ser outro fator.

A relação entre exercício e suscetibilidade à infecção foi modelada em uma curva J (Nieman, 1994). Este modelo sugere que, embora o engajamento em atividade moderada possa intensificar a função imune acima dos níveis sedentários, quantidades excessivas de exercício de alta intensidade por tempo prolongado podem induzir efeitos prejudiciais sobre a função imune. Embora a literatura forneça evidências sólidas que sustentam esta última alegação, há relativamente poucas evidências disponíveis para sugerir quaisquer diferenças clinicamente significativas na função imune entre indivíduos sedentários e moderadamente ativos. Assim, a parte da curva J que representa esta parte da relação talvez devesse ser achatada, como mostrado na Figura 13.11. Matthews et al. (2002) relataram que desempenhar regularmente cerca de 2 horas de exercício moderado a cada dia estava associado a uma redução de 29% no risco de ITRS em comparação com um estilo de vida sedentário. De modo similar, em um estudo envolvendo mais de 1.000 participantes, Nieman et al. (2011) observaram que a prática de exercício moderado cinco dias por semana ou mais estava associada a um risco 30% menor de ITRS do que o

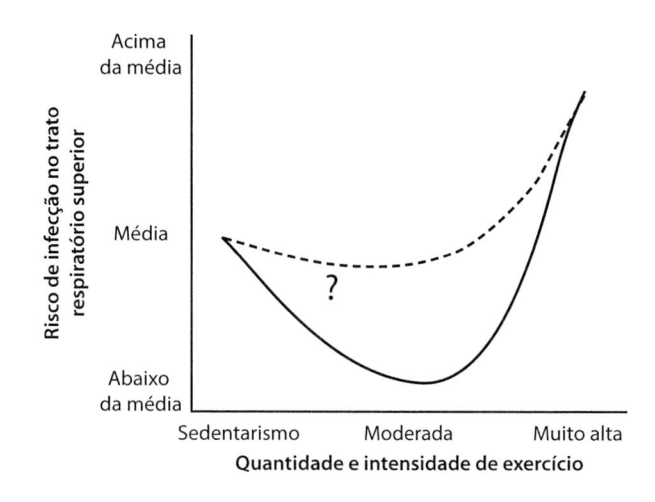

FIGURA 13.11 O modelo da curva J implica que o risco de ITRS é reduzido pela atividade moderada, mas aumenta progressivamente com cargas de treino mais pesadas. A linha pontilhada entre os dois níveis de exercício pode ser uma representação mais adequada da relação entre carga de treino e risco de ITRS.

observado com uma frequência de um dia de exercício ou menos por semana. Este achado enfatiza que o benefício do exercício moderado e regular para a melhora da resistência à infecção é bem pequeno; um estilo de vida mais ativo, porém, propicia benefícios substanciais em termos de saúde cardiovascular e metabólica.

Efeitos agudos do exercício na função imune

O exercício extenuante prolongado produz um efeito depressivo temporário sobre a função imune, e este efeito foi associado à incidência aumentada de infecção. Por exemplo, Peters e Bateman (1983) e Nieman et al. (1990) descreveram uma frequência substancialmente maior (2-6 vezes) de sintomas autorrelatados de ITRS em atletas que concluíram corridas de longa distância em comparação aos corredores do grupo de controle que não competiram nos eventos.

O exercício intensivo prolongado exerce um efeito negativo transiente sobre a função imune. A extensão da depressão na função imune em seguida ao exercício é mais pronunciada quando o exercício é prolongado (> 1,5 h), de intensidade moderada a alta (55-75% da capacidade aeróbica), contínuo em vez de intermitente, e realizado sem qualquer ingestão de carboidrato (Gleeson, 2013). Numerosos aspectos da imunidade inata, incluindo quimiotaxia de neutrófilos, fagocitose, atividade de explosão oxidativa e desgranulação (Fig. 13.12), aliados à expressão de TLR em monócitos e à atividade citotóxica da célula *natural killer*, são deprimidos pelo exercício extenuante prolongado. Além disso, após uma série de exercício de intensidade moderada a alta e longa duração, há redução de muitas funções celulares imunes adquiridas (específicas), tais como apresentação de antígeno por monócitos e macrófagos, produção de imunoglobulina por linfócitos B, produção de citocinas pelo linfócito T (p. ex., interferon-gama) e proliferação do linfócito T (Fig. 13.13). A proteção imune nas mucosas também pode ser temporariamente comprometida; muitos estudos com atletas de resistência relataram quedas nas taxas de concentração e secreção de imunoglobulina A secretora salivar (SIgA) após séries muito longas de exercícios como uma maratona (Walsh et al., 2011b). O aumento nos níveis circulantes de hormônios do estresse (p. ex., epinefrina e cortisol) constitui um provável fator causal de imunodepressão após o exercício prolongado. Considera-se que outro importante fator contribuidor seja uma alteração no balanço de citocinas pró-/anti-inflamatórias devido sobretudo aos elevados níveis circulantes de IL-6, IL-10, antagonista do receptor de IL-1 (IL-1ra) e receptores solúveis de fator de necrose tumoral (sTNFr) com ações inibitórias sobre as ações de citocinas pró-inflamatórias e na imunoativação.

Estudos que examinaram a alteração na expressão gênica leucocitária após o exercício prolongado indicam que há aumento na expressão de muitos genes codificadores

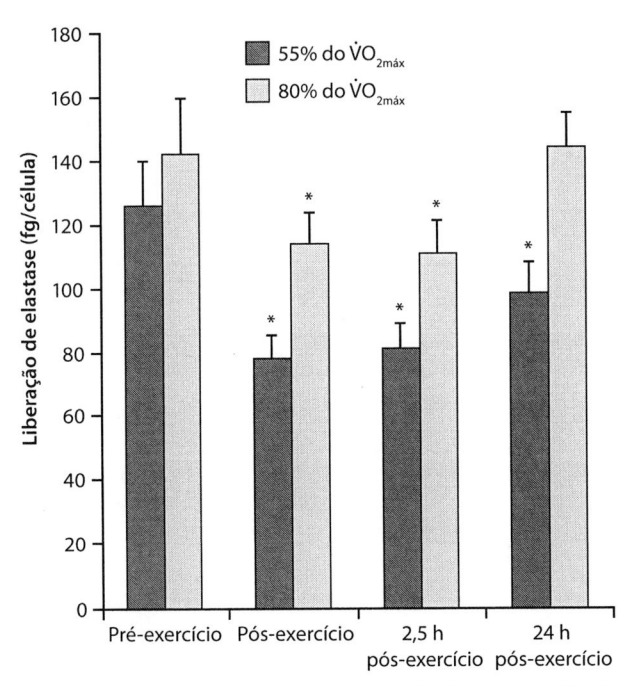

FIGURA 13.12 Alterações na resposta de desgranulação do neutrófilo lipopolissacarídeo-estimulada *in vitro* (liberação de elastase/célula) após 3 horas de ciclismo a 55% do $\dot{V}O_{2máx}$ e após uma prática de ciclismo até a fadiga a 80% do $\dot{V}O_{2máx}$ (duração média do exercício: 38 minutos) em 10 ciclistas bem treinados. Os dados são médias e EPM. *$P < 0,05$ em comparação com o pré-exercício. $P < 0,05$: 55% do $\dot{V}O_{2máx}$ *versus* 80% do $\dot{V}O_{2máx}$. *International Journal of Sports Medicine:* De P.J. Robson et al., "Effects of Exercise Intensity, Duration, and Recovery on in Vitro Neutrophil Function in Male Athletes", 1999; 20: 128-135. Reproduzida com permissão.

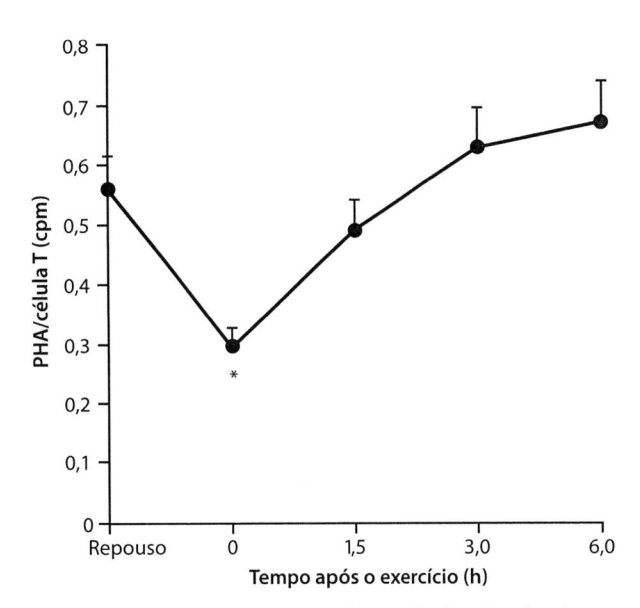

FIGURA 13.13 Alteração na proliferação linfocitária fito-hemaglutinina (PHA)-estimulada após 2,5 horas de corrida. *International Journal of Sports Medicine:* De P.J. Robson et al., "Effects of Exercise Intensity, Duration, and Recovery on in Vitro Neutrophil Function in Male Athletes", 1999; 20: 128-135. Reproduzida com permissão.

de proteínas envolvidas em ações anti-inflamatórias. Além disso, os genes da via de sinalização do receptor TLR que levam à produção de citocinas pró-inflamatórias e à ativação do sistema imune são reduzidos após o exercício prolongado (Abbasi et al., 2013, 2014). Os fatores responsáveis por este padrão alterado de expressão gênica após o exercício podem incluir cortisol, epinefrina, hormônio do crescimento, proteínas do choque térmico e IL-6 derivada dos músculos (Gleeson et al., 2011). Cortisol e IL-6 são provavelmente os dois orquestradores principais desta ampla reação anti-inflamatória. Durante o exercício prolongado, a IL-6 é liberada das fibras musculares em contração e causa liberação de outros mediadores anti-inflamatórios, incluindo IL-10, IL-1ra, sTNFr, hormônio adrenocorticotrófico e cortisol, além de reagentes de fase aguda de hepatócitos (p. ex., alfa-1-glicoproteína ácida e proteína C reativa). A resposta de citocina anti-inflamatória ao exercício difere bastante da resposta envolvida na sepse, dado que aparentemente não existe uma resposta pró-inflamatória inicial com o exercício. Na sepse, por outro lado, a resposta primária de citocinas consiste em um grande aumento na concentração circulante de algumas citocinas pró-inflamatórias, como TNF-alfa e IFN-gama, que mais tarde é seguida de uma secreção contrarreguladora de citocinas anti-inflamatórias, como IL-6 e IL-10.

Com o exercício, além dos efeitos anti-inflamatórios induzidos pela IL-6, pode haver mecanismos adicionais que atuam na promoção de reações anti-inflamatórias. Foi sugerido que um destes mecanismos é a rápida indução de microRNA (Tonevitsky et al., 2013) durante a em seguida ao exercício. Alguns microRNA são capazes de interferir com os TLR e a sinalização inibitória, e isto seria uma maneira eficaz de induzir a resposta anti-inflamatória ao exercício (Abbasi et al., 2014). Os vários eventos que contribuem para os efeitos anti-inflamatórios do exercício e a imunodepressão associada são resumidos na Figura 13.14.

Durante a recuperação após o exercício, o número e a atividade das células NK caem abaixo dos níveis pré-exercício (ver Fig. 13.15), e se a série de exercícios tiver sido de alta intensidade ou prolongada, o número de linfócitos circulantes pode cair abaixo dos níveis pré-exercício e aí permanecer por várias horas, com diminuição da razão de linfócitos T CD4+:CD8+ (auxiliar:supressor). Após o exercício extenuante prolongado, a produção de imunoglobulinas pelos linfócitos B é inibida. A concentração plasmática de glutamina sofre uma queda aproximada de 20% e pode permanecer deprimida por algum tempo. Estas alterações durante a recuperação inicial do exercício parecem enfraquecer a potencial resposta imune a patógenos e, possivelmente, propiciam uma oportunidade para

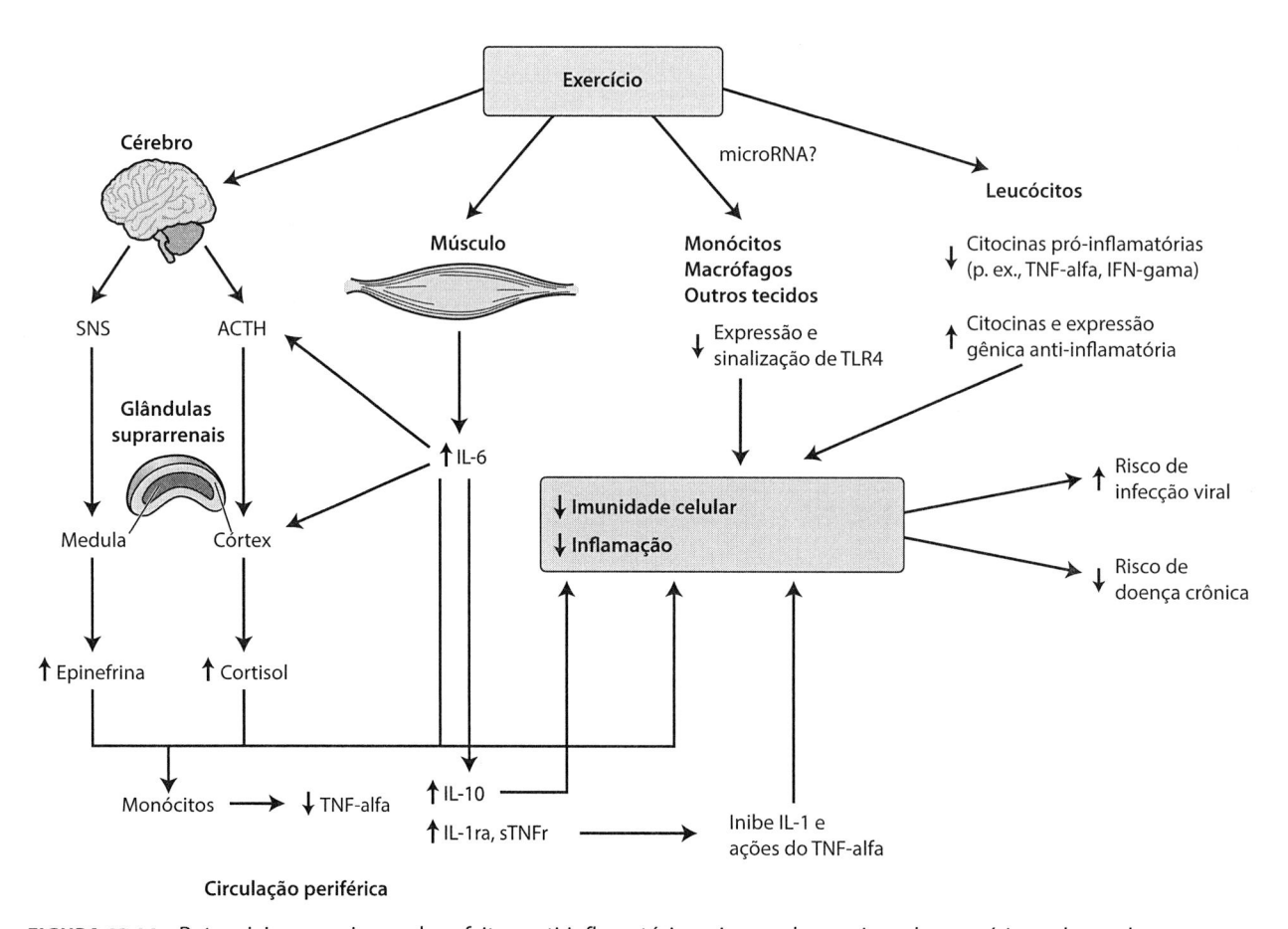

FIGURA 13.14 Potenciais mecanismos dos efeitos anti-inflamatórios e imunodepressivos do exercício prolongado.

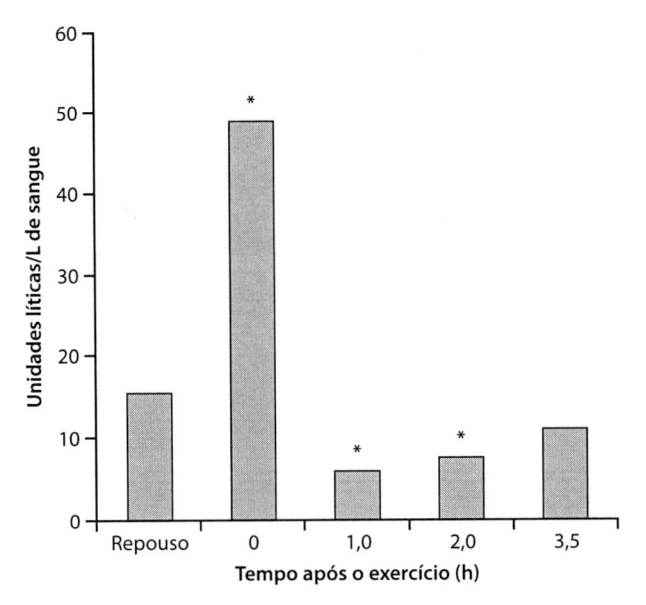

FIGURA 13.15 Alteração na atividade citotóxica da célula *natural killer* (NKCA, expressa em unidades líticas/L de sangue) após 2,5 horas de corrida. *Significativamente diferente do repouso, $P < 0,05$.
Baseada em Nieman et al. (1993).

infecções (Pedersen e Bruunsgard, 1995). Ocorre nesse momento uma redução temporária em vários aspectos da função imune inata, e os atletas devem ser incentivados a adotar práticas capazes de minimizar o risco de infecção, como descrito adiante, neste mesmo capítulo.

Efeitos crônicos do treino com exercício na função imune

As concentrações circulantes de leucócitos geralmente são mais baixas em atletas em repouso do que em indivíduos sedentários (ver Tab. 13.6). Uma baixa contagem de leucócitos no sangue pode resultar da hemodiluição (expansão do volume do plasma) associada ao treino, ou pode representar uma cinética leucocitária alterada, incluindo uma diminuição da liberação a partir da medula óssea. De fato, o amplo aumento dos números de neutrófilos circulantes que acompanha uma série de exercícios prolongados poderia, ao longo de meses ou anos de treinamento pesado, depletar as reservas destas células importantes na medula óssea. A população sanguínea destas células parece ser menos madura do que em indivíduos sedentários, tendo sido relatado que a atividade fagocítica dos neutrófilos sanguíneos é acentuadamente menor em ciclistas bem treinados do que em indivíduos sedentários de controle compatíveis em idade e peso. Entretanto, a maioria dos índices de função imune medidos em atletas em estado de repouso verdadeiro (i. e., pelo menos 24 horas após a última série de exercícios) geralmente não difere dos observados em indivíduos sedentários compa-

tíveis. Uma exceção a esta regra geral é quando os atletas estão engajados em períodos de treino intensificado. Nesta situação, a função imune pode não se recuperar completamente após a última sessão de treino e uma depressão mais crônica da imunidade pode se desenvolver em 1-2 semanas (Gleeson, Bishop e Walsh, 2013). Por exemplo, quando atletas bem treinados se submetem a um período de treino intensificado, ocorrem quedas na síntese de imunoglobulina pela célula B estimulada, bem como nos níveis de SIgA. Além disso, há quedas nos números circulantes de células T de tipo 1, diminuição das respostas proliferativas da célula T a mitógenos, e inibição da produção de citocinas pela célula T de tipo 1. Entretanto, a única variável imune que foi consistentemente associada com uma incidência aumentada de infecção é a SIgA; baixas concentrações de SIgA e quedas transientes substanciais na SIgA estão associadas a um risco aumentado de episódios de SDTRS (Neville et al., 2008). Em contraste, após algumas semanas de treino com exercício moderado e regular em indivíduos previamente sedentários, foi relatado que os níveis de SIgA aumentam e poderiam, pelo menos em parte, contribuir para a aparente suscetibilidade reduzida à SDTRS associada ao exercício moderado regular, em comparação com um estilo de vida sedentário (Walsh et al., 2011).

Uma baixa taxa de secreção de SIgA e uma produção aumentada de IL-10 em hemoculturas com sangue total expostas a um desafio com antígeno *in vitro* (Gleeson e Bishop, 2013) foram relatadas em atletas com propensão a doenças. Outros fatores associados à suscetibilidade aumentada à SDTRS em atletas incluem um estado deprimido de vitamina D, altas cargas de treino e ausência de infecção prévia por citomegalovírus e vírus Epstein-Barr (He et al., 2013).

Infecções recorrentes podem ser debilitantes para alguns atletas, além de catastróficas quando ocorrem pouco antes ou durante uma competição importante. Um estudo conduzido por Neville et al. (2008) oferece algum encorajamento para o uso de medidas de SIgA como ferramenta de monitoramento e fator preditivo do risco de infecção iminente. Em uma análise retrospectiva de amostras de saliva coletadas de 38 atletas da Copa América, obtidas uma vez por semana durante um período de cinquenta semanas, este estudo demonstrou que quedas de 40% ou mais nos valores de SIgA estavam associadas a uma probabilidade de 50% de os atletas contraírem infecção no trato respiratório superior dentro de três semanas. No futuro próximo, o desenvolvimento de novos dispositivos portáteis provavelmente possibilitará a rápida realização de análises salivares em campo, o que proporcionará para a equipe de ciência do esporte e para os técnicos dados úteis de apoio, capazes de informá-los quando seus atletas estão mais vulneráveis à infecção para que possam evitar problemas associados a cargas de treino maiores.

TABELA 13.6 Números de leucócitos circulantes em homens praticantes de treino de resistência e homens sedentários

Contagem celular sanguínea (× 10⁹/L)	Sedentários (n = 8)	Treinados* (n = 8)
Leucócitos totais	6,62 (0,87)	4,36 (1,15)
Neutrófilos	3,83 (0,86)	2,46 (0,87)
Linfócitos	2,02 (0,27)	1,36 (0,20)

*$P < 0,01$; indivíduos treinados *versus* sedentários.
Os indivíduos foram compatibilizados por idade e massa corporal.
Dados de Blannin et al. (1996).

Em geral, considera-se que a exposição ao frio e à umidade aumenta a probabilidade de contrair uma infecção respiratória, como um resfriado comum, porém as evidências científicas disponíveis não indicam que isto aconteça quer com os atletas ou com a população geral. Embora a inalação de ar frio e seco possa diminuir o movimento ciliar nas vias aéreas superiores e diminuir o fluxo de muco, parece que os atletas que treinam e competem em condições de frio não sofrem uma queda maior na função imune, em comparação ao observado sob condições de treino termoneutras (Walsh et al., 2011). De fato, não há dados que sustentem infecções mais frequentes, mais graves ou mais duradouras em atletas que treinam e competem com regularidade em condições de frio. Outros extremos ambientais, como altitude elevada e clima quente, não parecem exercer efeito marcante sobre as respostas imunes ao exercício (Walsh et al., 2011). Além disso, níveis moderados de desidratação não têm nenhuma influência evidente sobre as defesas imunes, apenas uma redução transiente na taxa de secreção de saliva, a qual é rapidamente restaurada com a ingestão de líquido.

Manipulações nutricionais para diminuir a imunossupressão em atletas

Práticas nutricionais precárias podem contribuir para a imunidade comprometida em atletas. Alguns atletas adotam dietas extremamente ricas em teor de carboidrato às custas de proteína e gordura. Evitando alimentos ricos em gordura animal, os atletas diminuem sua ingestão de vitaminas lipossolúveis e AG essenciais. Muitos esportes têm categorias de peso rigorosas e levam alguns competidores a seguirem dietas de restrição calórica muitas vezes não balanceadas e que os expõem ao risco de desenvolver diversas deficiências nutricionais.

Relatos duvidosos e midiáticos promovem os supostos benefícios de desempenho propiciados por certas vitaminas e minerais, porém a maioria dos atletas não percebe que a suplementação com micronutrientes somente é benéfica quando corrige uma deficiência e que a ingestão excessiva de micronutrientes individuais pode ser tóxica ou limitar a absorção de outros oligoelementos essenciais. Deficiências ou excessos de vários componentes dietéticos produzem efeito substancial sobre a função imune e podem exacerbar a imunodepressão associada a cargas de treino pesado.

Mecanismos das influências nutricionais sobre a função imune em atletas

A disponibilidade de nutrientes afeta potencialmente quase todos os aspectos do sistema imune, porque muitos nutrientes estão envolvidos no metabolismo energético e na síntese proteica. A maioria das respostas envolvem replicação celular e produção de proteínas com funções específicas (p. ex., citocinas, anticorpos, proteínas de fase aguda). As funções do sistema imune que podem ser comprometidas incluem a produção de anticorpos humoral e secretora, imunidade celular, capacidade bactericida dos fagócitos, formação de complemento e resposta proliferativa de linfócitos T a mitógenos.

Diz-se que uma deficiência nutricional tem um efeito direto quando o fator nutricional exerce atividade primária junto ao sistema linfoide e que tem um efeito indireto quando a atividade primária afeta todo o material celular ou um sistema orgânico que atue como imunorregulador. Por exemplo, a disponibilidade de carboidrato afeta diretamente algumas funções do leucócito, mas também afeta de maneira indireta o sistema linfoide por meio de sua influência sobre os níveis circulantes de catecolaminas, ACTH e cortisol. Alterações nos níveis plasmáticos destes hormônios de estresse são provavelmente responsáveis sobretudo pelas alterações observadas na função imune após uma série aguda de exercícios (Fig. 13.16).

Os efeitos de uma deficiência nutricional sobre o sistema imune dependem da duração da deficiência, bem como do estado nutricional do atleta como um todo. A gravidade da deficiência também é um fator, embora até mesmo uma deficiência leve de um único nutriente possa alterar a resposta imune. Como a disponibilidade de um nutriente pode melhorar ou comprometer a ação de outro e dado que as deficiências nutricionais muitas vezes ocorrem ao mesmo tempo, as interações nutriente-nutriente sobre a função imune também são uma consideração importante. Atletas que treinam duro se alimentam para satisfazer suas demandas energéticas e consomem mais macronutrientes (carboidrato, proteína e gordura) e micronutrientes (vita-

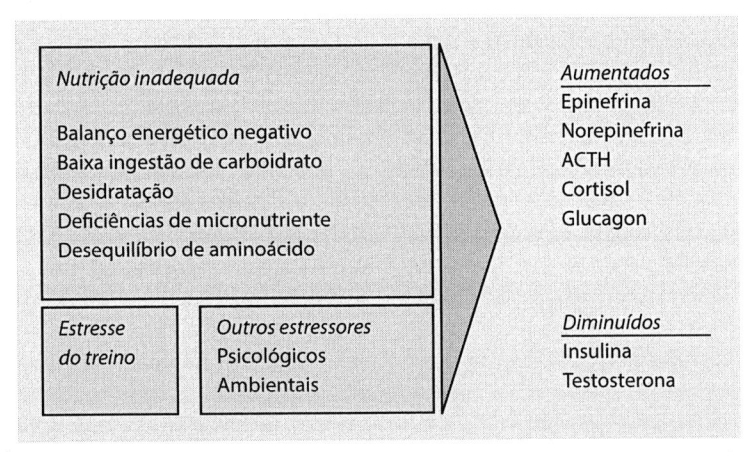

FIGURA 13.16   Vários fatores que podem influenciar a resposta de hormônio do estresse ao exercício.
Reproduzida de M. Gleeson and N. C. Bishop, "Modification of Immune Responses to Exercise by Carbohydrate, Glutamine and Anti-oxidant Supplements", *Immunology and Cell Biology* 78, (2000): 554-561.

minas e minerais) do que suas contrapartes sedentárias. Portanto, podem ingerir quantidades excessivas de alguns nutrientes. Quantidades excessivas de nutrientes específicos (p. ex., AG poli-insaturados ômega-3, ferro, zinco) podem ter efeitos prejudiciais sobre a função imune.

Na Consensus Conference on Foods, Nutrition, and Sports Performance de 1991 (Williams e Devlin, 1992), foi feita a seguinte recomendação dietética: "na dieta ideal para a maioria dos esportes, o carboidrato tende a contribuir com cerca de 60-70% da ingestão calórica total, enquanto a proteína fornece cerca de 12% e o restante é fornecido pela gordura".

Os atletas em geral são aconselhados a consumir dietas bem equilibradas, que consistem em uma variedade de alimentos em quantidade suficiente para cobrir seus gastos energéticos. Muitos atletas, porém, seguem dietas ricas em proteína, ricas em carboidrato ou ricas em gordura, ou ainda dietas de muito pouca caloria; jejuam; ou consomem megadoses de vitaminas e minerais. Tais extremos dietéticos podem comprometer a função imune. Por exemplo, dietas excessivamente ricas em carboidrato, as quais são favorecidas por muitos atletas com o objetivo de manter as reservas de glicogênio altas, geralmente são pobres em derivados de carne e, portanto, contêm baixo teor de proteína (um nutriente importante para a função imune) e vitamina B_{12} (essencial para a síntese de DNA e RNA). Muitos atletas evitam laticínios para minimizar a ingestão de gordura saturada, porém esta prática exclui fontes importantes de vitamina D, vitaminas do grupo B e cálcio, que têm papéis de diversos graus de relevância na manutenção da função imune. Se a ingestão de gordura é uma preocupação, os atletas devem selecionar laticínios com zero teor de gordura ou com baixo teor de gordura que forneçam os mesmos níveis (ou níveis maiores) de cálcio, vitamina D e vitamina B_{12} que os laticínios integrais. Apenas o leite (seja qual for o conteúdo de gordura) tende a ser enriquecido com vitamina D.

Dietas de restrição calórica não são incomuns em esportes nos quais a magreza ou uma baixa massa corporal confere vantagem de desempenho (p. ex., ginástica, patinação artística, corrida de resistência) ou é necessária para atender a certos critérios de peso corporal (p. ex., boxe, artes marciais, halterofilismo, remo). De fato, tais demandas levaram à identificação de um novo transtorno alimentar subclínico, a *anorexia atlética*, que está associada a uma suscetibilidade aumentada à infecção (Cap. 16). Até mesmo uma dieta de curta duração pode influenciar a função do sistema imune em atletas. Por exemplo, uma perda de 2 kg de massa corporal ao longo de um período de duas semanas tem efeitos adversos sobre a função fagocítica do macrófago.

Carboidrato

A importância da disponibilidade adequada de carboidratos para a manutenção de esquemas de treino intensos e para um desempenho atlético bem-sucedido é inquestionável (Cap. 6). Durante os períodos de treino intenso, os atletas devem consumir carboidrato em quantidade suficiente para cobrir cerca de 60% de seus gastos energéticos. A ingestão diária recomendada é 8-10 g de carboidrato por quilograma de peso corporal para os atletas que treinam mais de 2 horas diárias (Cap. 6). Estas recomendações são destinadas principalmente a restaurar as reservas de glicogênio musculares e hepáticas, a fim de garantir disponibilidade de carboidrato suficiente para as contrações musculoesqueléticas nos treinos em dias sucessivos.

A glicose também é um combustível importante para as células do sistema imune, incluindo linfócitos, neutrófilos e macrófagos. Os fagócitos usam glicose a uma taxa 10 vezes maior do que a taxa de utilização de glutamina, quando ambos os substratos estão presentes em um meio de cultura em concentrações fisiológicas normais. A importância da glicose para o funcionamento adequado de linfócitos e macrófagos foi também enfatizada em um estudo que constatou que a proliferação estimulada por mitógeno destas células *in vitro* foi dependente de uma concentração de glicose acima da faixa fisiológica. As células do sistema imune apresentam taxas metabólicas extremamente altas, e este achado realça a importância da nutrição adequada para o fornecimento de combustíveis a fim de manter a imunocompetência.

Como os níveis elevados de hormônios do estresse parecem ser responsáveis por muitos dos aspectos do comprometimento da função imune induzido por exercício, é de se esperar que estratégias nutricionais promotoras de redução efetiva da resposta de hormônios do estresse ao exercício limitem o grau de imunodisfunção induzida pelo exercício. O tamanho das reservas de glicogênio nos músculos e no fígado no início do exercício influencia as respostas hormonais e imunes ao exercício. A quantidade de glicogênio armazenado no corpo é limitada (em geral, menos de 500 g) e é afetada pela atividade física recente e pela quantidade de ingestão dietética de carboidrato. Quando as pessoas se exercitam por tempo prolongado após alguns dias de dieta muito pobre em carboidrato (tipicamente < 50 g de carboidrato/dia), a magnitude da resposta de hormônios do estresse (p. ex., adrenalina, cortisol) e citocinas (p. ex., IL-6, IL-1ra, IL-10) é acentuadamente maior do que com uma dieta normal ou rica em carboidrato, como ilustrado na Figura 13.17 (Gleeson et al., 1998; Mitchell et al., 1998). Além disso, a queda pós-exercício na concentração plasmática de glutamina é maior do que com as dietas normais e ricas em carboidrato. Foi especulado que atletas deficientes em carboidrato colocam a si mesmos em situação de risco de desenvolvimento dos efeitos imunossupressores do cortisol e da disponibilidade diminuída de glutamina, incluindo supressão da produção de anticorpo, da proliferação linfocitária e da atividade citotóxica das células NK. No estudo conduzido por Mitchell et al. (1998), observou-se que se exercitar (por 1 hora a 75% do $\dot{V}O_{2máx}$) em um estado depletado de glicogênio (induzido com exercício prévio e dois dias de dieta pobre em carboidrato) resultou em uma queda mais acentuada dos números de linfócitos circulantes em 2 horas após o exercício em comparação ao observado quando o mesmo exercício foi realizado após dois dias de dieta rica em carboidrato. Neste estudo, a manipulação do estado de carboidrato não afetou a queda da proliferação linfocitária estimulada por mitógeno que ocorreu após o exercício. Entretanto, um estudo conduzido por Bishop e Walker et al. (2005) mostrou que as respostas de proliferação linfocitária ao mitógeno e ao influenza foram menores 24 horas após uma série de exercícios de alta intensidade intermitentes com duração de 90 minutos quando os indivíduos consumiram uma bebida placebo, em comparação ao observado com o consumo de uma bebida contendo carboidrato antes, durante e após a série de exercícios (Fig. 13.18).

Estas diferenças foram independentes da ocorrência de alterações na concentração plasmática de cortisol, o que implica que estes efeitos do carboidrato foram mediados por um mecanismo distinto.

O consumo de carboidrato durante o exercício prolongado atenua elevações nos níveis plasmáticos de epinefrina, cortisol e citocinas (Nehlsen-Cannarella et al., 1997); atenua o trânsito da maioria dos subconjuntos de leucócitos e linfócitos, incluindo a elevação da razão neutrófilos:linfócitos (Fig. 13.19); previne a queda induzida pelo exercício na função do neutrófilo (Fig. 13.20); e reduz a extensão da diminuição da proliferação estimulada por mitógeno de linfócitos T (de modo célula-célula) após o exercício prolongado (Henson et al., 1998) (Fig. 13.21). Foi demonstrado que consumir 30-60 g de carboidrato por hora durante 2,5 horas de uma atividade de ciclismo extenuante preveniu tanto a diminuição no número e no percentual de linfócitos T positivos para interferon-gama (IFN-gama) como a supressão da produção de IFN-gama por linfócitos T estimulados (Fig. 13.22) observadas na triagem com controle placebo (Lancaster et al., 2005). A produção de IFN-gama é decisiva para a defesa antiviral, tendo sido sugerido que a supressão da produção de IFN-gama pode ser um importante mecanismo que leva a um risco aumentado de infecção após séries de exercícios prolongadas (Konig et al., 1997).

O consumo de carboidrato em bebidas durante o exercício pode trazer o benefício adicional de ajudar a manter a taxa do fluxo de saliva durante o exercício. A saliva contém várias proteínas dotadas de propriedades antimicrobianas, incluindo IgA, lisozima e beta-amilase. Durante os períodos de treino pesado, os atletas apresentam níveis menores de IgA na saliva, e esta condição pode contribuir para a aumentada incidência de ITRS observada nessa população (Mackinnon, 1999; Neville, Gleeson e Folland, 2008). A secreção de saliva está sob o controle neural. A estimulação do sistema nervoso simpático que ocorre durante o exercício causa vasoconstrição dos vasos sanguíneos para as glândulas salivares e resulta em diminuição na secreção de saliva. A ingestão regular de líquido durante o exercício previne este efeito, e um estudo (Bishop, Blannin e Gleeson, 2000) confirmou que o consumo regular de bebidas contendo carboidrato ajuda a manter a taxa do fluxo de saliva e, portanto, a taxa de secreção de IgA salivar durante o exercício prolongado. Embora o consumo de carboidrato durante o exercício pareça ser efetivo na minimização de algumas perturbações imunológicas associadas ao exercício extenuante prolongado, não impede a queda da concentração plasmática de glutamina e parece ser menos efetivo para exercícios menos exigentes como os treinos de futebol (Bishop et al., 1999) ou remo (Nieman et al., 1999). O consumo de carboidrato não é tão efetivo na redução do trânsito das células imunes e na depressão funcional quando o exercício é realizado até o ponto de fadiga (Bishop et al., 2001).

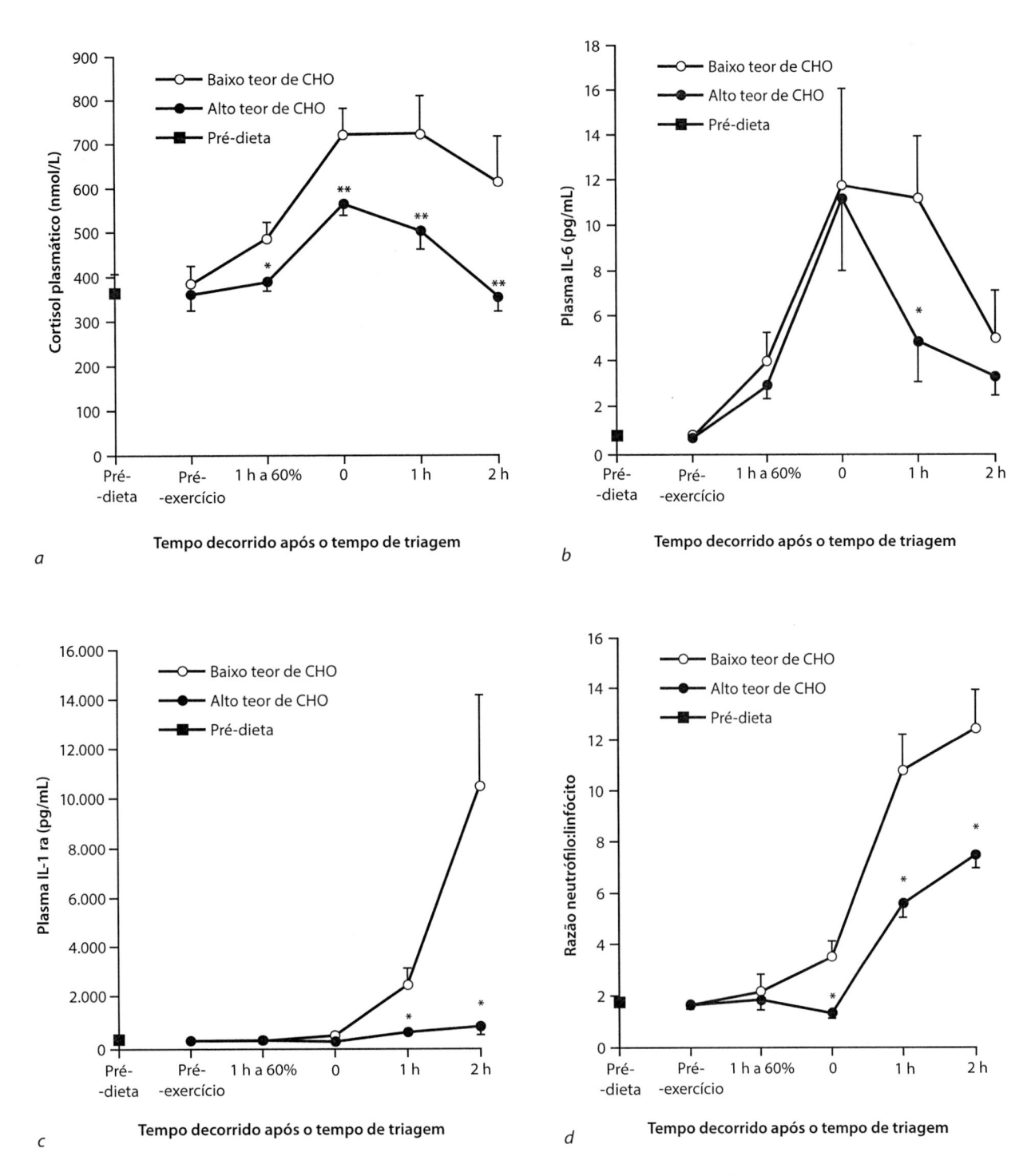

FIGURA 13.17   Alterações nas concentrações de *(a)* cortisol plasmático, *(b)* interleucina-6 (IL-6) plasmática, *(c)* IL-1ra plasmático e *(d)* razão neutrófilo:linfócito no sangue após 1 hora de ciclismo a 60% do $\dot{V}O_{2máx}$ seguida imediatamente de uma triagem de 30 minutos (taxa de trabalho em torno de 80% do $\dot{V}O_{2máx}$). Durante os três dias anteriores à triagem com exercício, os indivíduos ($n = 12$) consumiram uma dieta com alto teor de carboidrato (CHO) ou uma dieta com baixo teor de carboidrato. Os dados são apresentados como média e EPM. *Significativamente diferente do observado com baixo teor de carboidrato, $P < 0,05$. **Significativamente diferente do observado com baixo teor de carboidrato, $P < 0,01$.

Reproduzida de M. Gleeson and N. C. Bishop, "Modification of Immune Responses to Exercise by Carbohydrate, Glutamine and Anti-oxidant Supplements", *Immunology and Cell Biology* 78, (2000): 554-561.

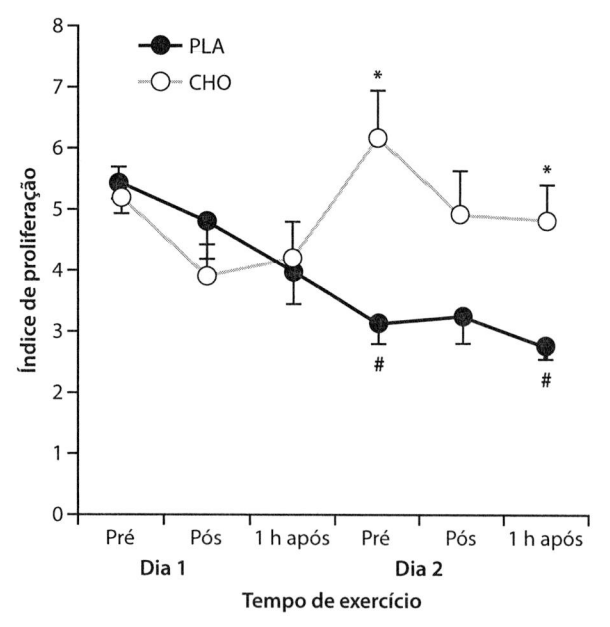

FIGURA 13.18 Resposta proliferativa mitógeno (fito-hemagluti-nina)-estimulada do linfócito T (aumento em relação às células não estimuladas) antes e após duas séries de exercício intermitente de alta intensidade realizadas em dias consecutivos com ingestão de bebida à base de carboidrato (6,4% de CHO, peso/volume) ou placebo (PLA) antes, durante e após a série de exercício. *Significativamente maior que com PLA, $P < 0,05$. **Significativamente menor do que no pré-exercício no dia 1 (apenas PLA), $P < 0,05$. Baseada em Bishop et al. (1999b).

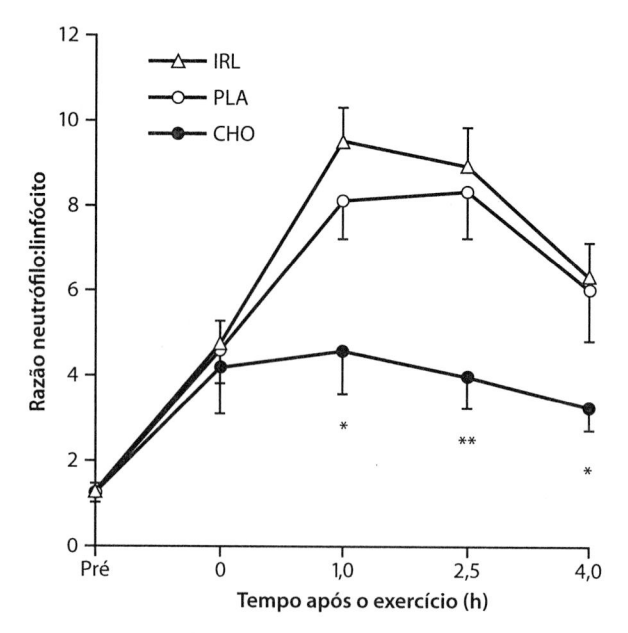

FIGURA 13.19 Alterações na razão neutrófilo:linfócito após 2 horas de ciclismo a 60% do $\dot{V}O_{2máx}$ com fornecimento de uma solução contendo 6% de carboidrato (CHO) peso/volume, o mesmo volume de uma solução placebo (PLA) adoçada artificialmente, ou uma ingestão restrita de líquidos (IRL). *Significativamente diferente do estudo com placebo, $P < 0,05$. **Significativamente diferente do estudo com placebo, $P < 0,01$.
Reproduzida de M. Gleeson e N. C. Bishop, "Modification of Immune Responses to Exercise by Carbohydrate, Glutamine and Anti-oxidant Supplements", *Immunology and Cell Biology* 78, (2000): 554-561; dados de Bishop, Blannin, Rand, Johnson, e Gleeson (1999).

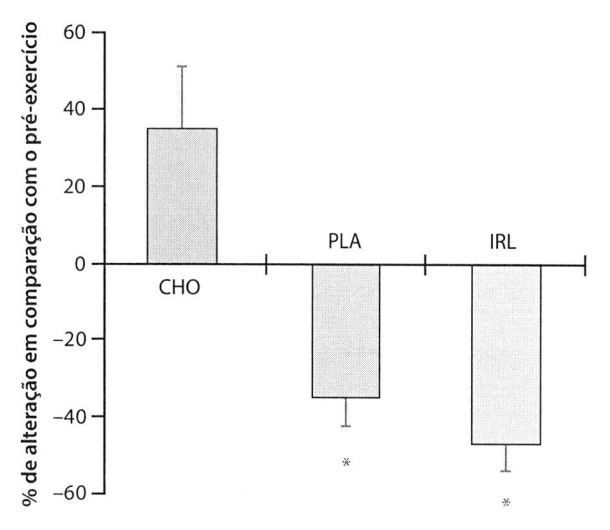

FIGURA 13.20 Alteração percentual (em comparação com o pré-exercício) na resposta de desgranulação neutrofílica li-popolissacarídeo-estimulada imediatamente após 2 horas de ciclismo a 60% do $\dot{V}O_{2máx}$ com fornecimento de uma solução contendo 6% de carboidrato (CHO), o mesmo volume de uma solução de placebo artificialmente adoçada (PLA), ou uma in-gestão com restrição de líquido (IRL). *Alteração significativa em relação ao pré-exercício, $P < 0,05$.
Reproduzida de M. Gleeson e N. C. Bishop, "Modification of Immune Responses to Exercise by Carbohydrate, Glutamine and Anti-oxidant Supplements", *Immunology and Cell Biology* 78, (2000): 554-561; dados de Bishop, Blannin, Rand, Johnson, and Gleeson (1999).

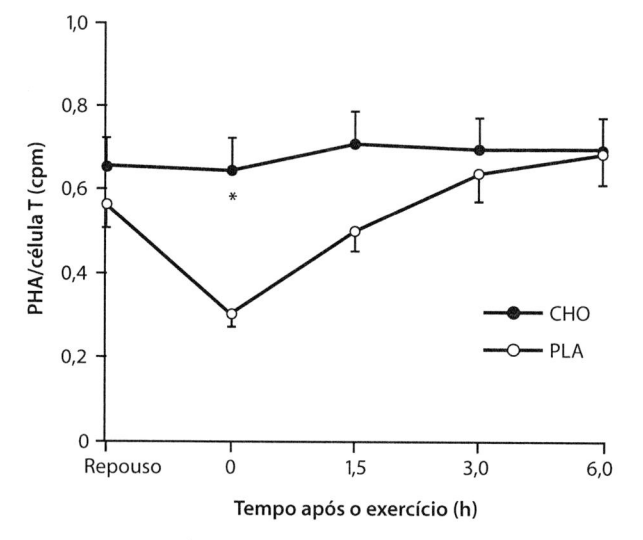

FIGURA 13.21 Alteração na linfoproliferação fito-hemagluti-nina (PHA)-estimulada após 2,5 horas de corrida com forneci-mento de uma solução contendo 6% de carboidrato (CHO) ou o mesmo volume de uma solução de placebo artificialmente adoçada (PLA). *Significativamente diferente do PLA, $P < 0,05$.
Reproduzida de M. Gleeson e N. C. Bishop, "Modification of Immune Responses to Exercise by Carbohydrate, Glutamine and Anti-oxidant Supplements", *Immunology and Cell Biology* 78, (2000): 554-561; dados de Heson et al. (1998).

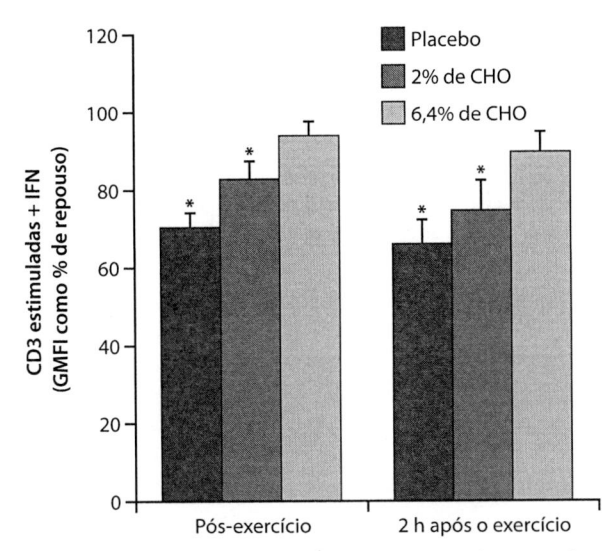

FIGURA 13.22 Consumo de 30-60 g de carboidrato por hora na forma de uma bebida a 6,4% peso/volume, durante 2,5 horas de exercício de ciclismo extenuante, previne a supressão da produção de IFN-gama por linfócitos T estimulados observada no estudo com controle placebo. Observar que a ingestão de uma pequena quantidade de carboidrato na forma de uma bebida a 2% peso/volume não é tão efetiva. O volume das bebidas consumidas foi de 500 mL no pré-exercício imediato e 200 mL a cada 20 minutos no decorrer do exercício. *Significativamente menor do que no pré-exercício, $P < 0,05$.
Dados de Lancaster et al. (2005).

O consumo pré-exercício de carboidrato não é efetivo em limitar as alterações induzidas pelo exercício no trânsito leucocitário ou na depressão da função do neutrófilo. Em um estudo que investigou o efeito da ingestão de carboidrato durante a corrida na esteira por 2 horas sobre a imunidade celular *in vivo* (usando teste cutâneo de hipersensibilidade de contato experimental com o novo antígeno difenilciclopropenona), não houve diferença em relação ao placebo (ambos os tratamentos exibiram uma queda de 46% na resposta de dobra cutânea em comparação com os controles em repouso) (Davison et al., 2016). Atualmente, falta evidência de que qualquer efeito benéfico do consumo de carboidrato sobre as respostas imunes ao exercício se traduza em incidência reduzida de ITRS após o exercício prolongado (p. ex., maratonas). Apesar de uma tendência a um efeito benéfico da ingestão de carboidrato sobre a incidência de ITRS pós-corrida ter sido relatada em um estudo envolvendo 98 maratonistas (Nieman, Henson, Fagoaga et al., 2002), este achado não alcançou significância estatística. Estudos em escala mais ampla se fazem necessários para investigar esta possibilidade.

Gordura

A International Consensus Conference on Foods, Nutrition, and Sports Performance recomendou aos atletas que 20% da ingestão calórica deve ser fornecida por gorduras, enquanto a *Dietary Guidelines for Americans* (U.S. Department of Agriculture, 2005) recomendou que a ingestão total de gorduras deve representar algo entre 20% e 35% da ingestão calórica total. Mais recentemente, ao menos para os atletas, reconhece-se que as recomendações para ingestão de macronutrientes, especificamente carboidrato e proteína, devem ser dadas na forma de quantidades necessárias em gramas por dia ou gramas por quilograma de massa corporal por dia (como descrito nos Caps. 6 e 8), e que a gordura compõe o restante para atender à necessidade calórica total diária geral. Portanto, a ingestão de gordura costuma representar 20-35% das calorias da dieta, embora isto na verdade não seja uma recomendação. O tipo de gordura dietética consumida, porém, é relevante. Em 1994, o Department of Health do Reino Unido recomendou que a contribuição das gorduras saturadas não excedesse 10% da ingestão calórica diária, enquanto a *Dietary Guidelines for Americans* (U.S. Department of Agriculture, 2005) fez uma recomendação idêntica e aconselha ainda que o restante da ingestão de gorduras seja fornecida por AGMI (15%), AGPI (6%), ácido linoleico (1%), ácido linolênico (0,2%) e AG *trans* (< 2%). Dois grupos de AGPI são essenciais ao corpo: a série ômega-6 (*n*-6) derivada do ácido linoleico e a série ômega-3 (*n*-3) derivada do ácido linolênico. As ingestões adequadas de AG ômega-6 para adultos do sexo masculino e do sexo feminino são, respectivamente, 17 e 12 g/dia, enquanto as IA para AG ômega-3 são 1,6 e 1,1 g/dia (U.S. Department of Agriculture, 2005). Estes AG não podem ser sintetizados no corpo e, portanto, devem ser derivados da dieta. Dietas ricas em qualquer um destes AGPI melhoram as condições de pacientes que sofrem de doenças caracterizadas por um sistema imune hiperativo, como a artrite reumatoide, e também há evidência de que suplementos de AG ômega-3 de óleo de peixe podem ajudar a minimizar sintomas respiratórios em indivíduos suscetíveis à broncoconstrição induzida pelo exercício (Mickleborough, Head e Lindley, 2011). Portanto, estes AGPI têm funções imunomoduladoras.

Embora os AG sejam usados como combustíveis pelos linfócitos, sua oxidação não parece ser essencial para a função linfocitária, uma vez que a inibição da oxidação de AG não afeta a capacidade dos linfócitos de proliferar em resposta aos mitógenos. Os AG exercem efeitos diretos (alterando a fluidez da membrana celular) ou indiretos (como precursores de moléculas de sinalização celular chamadas eicosanoides) sobre a função imune, o que geralmente resulta na produção diminuída de IL-2 e na supressão da proliferação linfocitária induzida por mitógeno. Entretanto, a suplementação com vitamina E ou C parece conferir proteção parcial contra alguns destes efeitos imunossupressores.

Relativamente pouco se sabe sobre a potencial contribuição dos AG para a regulação da modificação induzida por exercício da função imune. Embora nenhum estudo tenha sido feito com atletas, a ingestão excessiva de AGPI possivelmente poderia potencializar ainda mais a supressão induzida por exercício da produção de IL-2 e da proliferação linfocitária. Altas ingestões de ácido araquidônico em relação às ingestões de AG ômega-3 também podem ter influência indesejável sobre a inflamação e a função imune durante e após o exercício. A alteração da distribuição de AG essenciais por meio de alterações dietéticas ou suplementação nutricional já está sendo aplicada no tratamento de doenças inflamatórias crônicas. Mais pesquisas são necessárias sobre os efeitos da alteração da ingestão de AG essenciais sobre a função imune após o exercício e durante os períodos de treino pesado. Um estudo que investigou os efeitos do treino de resistência durante sete semanas com dietas ricas em carboidrato (65% das calorias da dieta) ou em gordura (62% das calorias da dieta) concluiu que a dieta consumida durante o treino pode influenciar a imunidade natural, uma vez que a atividade da célula NK aumentou com a dieta rica em carboidrato em comparação ao observado com a dieta rica em gordura (Pedersen et al., 2000). Os resultados deste estudo sugerem que uma dieta rica em gordura é prejudicial para a função imune em comparação com uma dieta rica em carboidrato, mas não esclarecem se este efeito resulta da falta de carboidrato na dieta ou do excesso de um componente específico de gordura na dieta.

Proteína e aminoácidos

A necessidade diária de proteína dos atletas é aproximadamente o dobro da necessidade diária de proteína da população sedentária. Uma ingestão abaixo de 1,6 g de proteína por quilograma de peso corporal por dia provavelmente está associada a um balanço de nitrogênio negativo em atletas que treinam pesado (em particular os atletas de resistência). Quando os atletas consomem dietas bem equilibradas que atendem às suas necessidades de energia, a necessidade aumentada de proteína é atendida. Aqueles com maior risco de deficiência proteica são os atletas que se submetem a programas de restrição alimentar para perda de peso, atletas vegetarianos e atletas que consomem dietas não balanceadas (p. ex., com excesso de carboidrato às custas de proteína).

A ingestão inadequada de proteína compromete a imunidade do hospedeiro e tem efeitos particularmente prejudiciais sobre o sistema da célula T, o que resulta em aumento da incidência de infecções oportunistas. Uma das manifestações mais drásticas desta evolução é a atrofia disseminada do tecido linfoide. Em seres humanos, a desnutrição proteico-energética (DPE) deprime o número de linfócitos T maduros e totalmente diferenciados, assim como a resposta *in vitro* aos mitógenos de linfócito T, embora esta última seja reversível com repleção nutricional. Além disso, a proporção de linfócitos T CD4+:CD8+ sofre uma acentuada diminuição na DPE.

Essencialmente, todas as formas de imunidade são afetadas pela DPE em seres humanos, dependendo da gravidade da deficiência proteica em relação à ingestão de proteína. Estes efeitos incluem o comprometimento da função celular fagocítica, a diminuição da produção de citocina e a formação reduzida de complemento. Embora seja improvável que atletas atinjam um estado de desnutrição extrema, a menos que estejam seguindo uma dieta muito rigorosa, observa-se algum grau de comprometimento dos mecanismos de defesa do hospedeiro mesmo com uma deficiência proteica moderada.

O excesso de proteína na dieta também pode ser prejudicial para a função imune. Uma dieta rica em proteína (24% de proteína, 72% de gordura e 3% de carboidrato) consumida por quatro dias causou uma redução de 25% nos níveis de glutamina na musculatura e no plasma. Este declínio foi atribuído à captação renal aumentada de glutamina para reestabelecimento do equilíbrio acidobásico normal, uma vez que uma ingestão elevada de proteína combinada a uma baixa ingestão de carboidrato induz acidose metabólica crônica. Além disso, as quedas na concentração plasmática de glutamina após o exercício extenuante prolongado são maiores com o consumo de uma dieta pobre em carboidrato do que com uma dieta normal. A ingestão de carboidrato durante o exercício, porém, não previne a queda pós-exercício nos níveis plasmáticos de glutamina.

A ingestão de proteína estimula a síntese proteica, e isto pode ser particularmente importante no período pós-exercício para a promoção de reparo muscular e de adaptação ao treino (Cap. 8). Também foi demonstrado que a ingestão pós-exercício de cerca de 20 g de proteína (0,3 g/kg de peso corporal) pode ajudar a restaurar alguns aspectos da função imune durante o período de recuperação (Papacosta et al., 2015; Witard et al., 2013) e a diminuir a incidência de infecção respiratória em atletas submetidos ao esforço excessivo, o que enfatiza a importância de incentivar os atletas a desenvolverem estratégias de alimentação focadas no período pós-exercício como parte de seus planos nutricionais gerais.

A glutamina é o aminoácido livre mais abundante na musculatura e no plasma humanos, e é usada a taxas extremamente altas pelos leucócitos para a obtenção de energia e condições ótimas para a biossíntese de nucleotídeos. De fato, a glutamina é importante (se não essencial) para linfócitos e outras células de divisão rápida, entre as quais as células da **mucosa intestinal** e as células-tronco da medula óssea. A glutamina também é necessária para uma atividade fagocítica ótima do macrófago. O exercício prolongado está associado a uma queda na concentração plasmática de glutamina, e foi proposto que esta diminuição compromete a função imune. A síndrome do treino excessivo está associada a uma redução crônica dos níveis plasmáticos de glutamina, que pode ser parcialmente responsável pela imunodepressão evidente nesta condição. Curiosamente, evidências indicam que uma ingestão adicional de 20-30 g de proteína/dia é capaz de restaurar os níveis plasmáticos de glutamina deprimidos em atletas com a síndrome do treino excessivo.

Vários cientistas sugeriram que o fornecimento exógeno de suplementos de glutamina pode ser benéfico por prevenir o comprometimento da função imune após o exercício prolongado. Há evidência limitada de que os suplementos orais de glutamina diminuem a incidência de ITRS após eventos de resistência (Castell e Newsholme, 1996). Diversos estudos que investigaram o efeito da suplementação de glutamina durante e após o exercício sobre vários índices de função imune falharam em demonstrar qualquer efeito benéfico. Uma solução de glutamina (0,1 g/kg de peso corporal) fornecida em 0, 30, 60 e 90 minutos após uma maratona preveniu a queda da concentração plasmática de glutamina, mas não evitou a queda na proliferação linfocitária induzida por mitógeno e na atividade de célula NK ativada por linfócito (Rohde et al., 1998). De modo similar, a manutenção da concentração plasmática de glutamina por meio do consumo de glutamina na forma de bebidas ingeridas durante e após 2 horas de uma atividade de ciclismo a 60% do $\dot{V}O_{2máx}$ não afetou o trânsito do subconjunto leucocitário nem preveniu a queda induzida por exercício na função do neutrófilo (Walsh et al., 2000). Diferente do carboidrato consumido durante o exercício, os suplementos de glutamina não parecem afetar as perturbações na função imune, e um artigo de revisão (Hiscock e Pedersen, 2002) concluiu que as quedas na glutamina plasmática não são responsáveis pela imunodepressão induzida pelo exercício. Entretanto, dois estudos forneceram evidência de que a glutamina pode ajudar a reduzir a imunodepressão induzida pelo exercício após o exercício. Caris et al. (2014) observaram um efeito positivo da glutamina e do carboidrato na modulação do balanço Th1-Th2 (células auxiliares) após o exercício; além disso, foi relatado que a razão pós-exercício entre células auxiliares CD4+ e células supressoras/citotóxicas CD8+ era maior em atletas que receberam glutamina do que naqueles que receberam placebo após um treino com carga pesada (Song et al., 2015).

Bassit et al. (2002) relataram que a suplementação de AACR (6 g/dia por quinze dias) antes de uma prova de triatlo ou de uma corrida de 30 km preveniu o declínio de cerca de 40% na proliferação linfocitária induzida por mitógeno observado no grupo de controle placebo após o exercício. Os AACR são precursores da glutamina, e a suplementação de AACR preveniu a queda pós-exercício na concentração plasmática de glutamina, além de estar associada ao aumento na produção de IL-2 e IFN. Pesquisas adicionais são necessárias para resolver estas descobertas conflitantes acerca da suplementação de AACR e glutamina sobre as respostas imunes ao exercício.

Álcool e cafeína

Evidências crescentes sugerem que o consumo de quantidades leves a moderadas de bebidas alcoólicas ricas em polifenóis, como vinho ou cerveja, poderia ter efeitos benéficos para a saúde. Cientistas discutem há muito tempo os efeitos do álcool sobre a função imune. Por um lado, o consumo de doses altas de álcool pode suprimir diretamente uma ampla gama de respostas imunes, e o consumo abusivo de álcool está associado à incidência aumentada de algumas doenças infecciosas. Por outro lado, o consumo moderado de álcool parece ter efeito benéfico sobre o sistema imune em comparação com o uso abusivo ou com a abstinência de álcool, e estudos epidemiológicos indicaram que o consumo moderado de álcool está associado a uma morbidade menor (Romeo et al., 2007). Isto talvez se deva ao fato de o etanol contido nas bebidas alcoólicas produzir efeitos significativamente prejudiciais, enquanto alguns compostos polifenólicos contidos no vinho e na cerveja podem ser antioxidantes, anti-inflamatórios ou produzir efeitos imunomoduladores benéficos. Atualmente, a ligação entre consumo de álcool, resposta imune e processos infecciosos e inflamatórios não é completamente conhecida. Sem dúvida, outros fatores não relacionados ou relacionados de modo indireto com a função imune, como os padrões de consumo de bebidas, o tipo de bebida, a quantidade de álcool ou ainda diferenças de sexo, podem afetar a influência que o consumo de álcool tem sobre o sistema imune. Entretanto, está claro que o consumo excessivo de álcool deprime a função imune por várias horas (Afshar et al., 2015) e que os atletas devem evitar essa prática, em particular após sessões de treino pesado ou competição. No consumo de bebida alcoólica, mais não é melhor, e todas as pessoas devem atentar para os graves riscos à saúde associados ao consumo de mais de duas bebidas por dia.

A cafeína é a droga mais amplamente consumida na Europa e nos Estados Unidos (Curatolo e Robertson, 1983), e há muito tempo os atletas a usam com base na crença de que a cafeína melhora o desempenho (Cap. 11). A cafeína é um antagonista do receptor de adenosina, e vários tipos celulares imunes, entre os quais os neutrófilos e linfócitos, expressam receptores de adenosina. Além disso, a ingestão de cafeína resulta em elevada concentração de epinefrina (adrenalina) circulante em repouso e durante o exercício, de modo a poder afetar indiretamente as funções celulares imunes por meio de ações sobre os adrenorreceptores. No momento, há pouca informação disponível acerca dos efeitos da cafeína sobre a função imune durante o repouso. A adição de doses farmacológicas de cafeína ao meio de cultura celular foi associada à supressão dose-dependente das respostas linfoproliferativas estimuladas por mitógeno *in vitro* em seres humanos (Rosenthal et al., 1992). No entanto, a administração *in vivo* de 18 mg de cafeína/kg de peso corporal/dia em ratos foi associada a um aumento significativo na proliferação estimulada por mitógeno da célula T (Kantamala, Vongsakul e Satayavivad, 1990). No mesmo estudo, as respostas proliferativas da célula B ao mitógeno diminuíram significativamente após a administração de 6 mg de cafeína/kg de peso corporal/dia.

Vários estudos sobre o exercício demonstraram que a ingestão de cafeína (em comparação com placebo) 1 hora antes do início de uma série de exercícios de resistência intensivos estava associada a perturbações mais significativas nos números de linfócitos circulantes, células CD4+ e células CD8+. Além disso, a ingestão de cafeína foi associada a um percentual aumentado de linfócitos T auxiliares (CD4+) e T citotóxicos (CD8+) expressando o marcador de ativação inicial CD69 *in vivo* antes e após o exercício (Bishop e Fitzgerald et al., 2005). Ademais, a queda pós-exercício nas respostas estimuladas de explosão oxidativa do neutrófilo foi atenuada pela ingestão de cafeína (Walker et al., 2006). Considera-se que estes efeitos podem ser mediados em grande parte pela ação da cafeína como antagonista do receptor de adenosina.

Vitaminas

Vitaminas são moléculas orgânicas essenciais que não podem ser sintetizadas no corpo e, portanto, devem ser obtidas a partir dos alimentos (Cap. 10). Algumas vitaminas são essenciais para a função imune normal: as vitaminas lipossolúveis A e E, e as vitaminas hidrossolúveis B_{12} e C. Outras vitaminas (p. ex., B_6 e ácido fólico) também têm papéis importantes na função imune, porém deficiências dietéticas destas vitaminas são extremamente raras em seres humanos.

Na literatura, não há indicação sugerindo que a ingestão de vitamina entre atletas em geral seja insuficiente, exceto no caso da vitamina D. Os atletas tendem a ingerir quantidades acima da média da maioria dos micronutrientes, e isto pode satisfazer qualquer aumento na necessidade. A vitamina D é uma exceção por ser derivada principalmente por síntese endógena, o que requer ação da luz solar sobre a pele; somente uma pequena quantidade é obtida a partir de fontes dietéticas. A necessidade para a maioria das vitaminas não é considerada maior em atletas em comparação com a população geral. Por exemplo, a perda de vitamina pelo suor durante o exercício é negligível, e o metabolismo de vitamina em grande parte não é afetado pelo exercício.

Vitaminas antioxidantes

As vitaminas com propriedades antioxidantes, incluindo as vitaminas C, E e betacaroteno (pró-vitamina A), podem ser necessárias em quantidades aumentadas em atletas para inativar os produtos da peroxidação lipídica induzida pelo exercício (Packer, 1997). A formação de radicais livres de oxigênio que acompanha o drástico aumento no metabolismo oxidativo durante o exercício (Cap. 10) poderia potencialmente inibir as respostas imunes.

As ERO inibem a atividade locomotora e bactericida dos neutrófilos, diminuem a proliferação de linfócitos T e B, e inibem a NKCA. O treino de resistência sustentado parece estar associado a uma suprarregulação adaptativa do sistema de defesa antioxidante. Entretanto, tais adaptações podem ser insuficientes para proteger os atletas que treinam extensivamente, e estes indivíduos devem considerar aumentar sua ingestão de antioxidantes nutricionais, como as vitaminas C, E e betacaroteno, para minimizar os danos causados pelos radicais livres.

A vitamina C (ácido ascórbico) ocorre em alta concentração nos leucócitos e está implicada em diversas funções anti-infecciosas, incluindo a promoção da proliferação de linfócitos T, prevenção da supressão induzida por corticosteroide da atividade do neutrófilo, produção de interferon e inibição da replicação viral. A vitamina C também é um importante antioxidante hidrossolúvel efetivo como varredor de ERO nos fluidos intra e extracelular. Pode atuar diretamente como antioxidante (p. ex., na prevenção de disfunção auto-oxidativa da atividade bactericida do neutrófilo), e também de modo indireto, regenerando a vitamina E reduzida (alfa-tocoferol). A vitamina C ocorre em alta concentração nas glândulas suprarrenais e é necessária à produção de vários hormônios secretados em resposta ao estresse, como epinefrina, norepinefrina e cortisol.

Estudos relatam que a suplementação diária com doses altas de vitamina C diminuiu a incidência de sintomas de ITRS em atletas após a participação destes em corridas de ultramaratona (Peters et al., 1993, 1996). Os resultados de um destes estudos são ilustrados na Figura 13.23, que também mostra que a suplementação adicional de antioxidantes dietéticos (vitamina E e betacaroteno) não confere nenhum efeito benéfico extra. As doses de vitamina C usadas nestes estudos (600-1.000 mg/dia) são consideravelmente maiores do que a dose diária de 200 mg associada à melhora clínica acelerada em pacientes idosos hospitalizados com infecção respiratória aguda após quatro semanas de suplementação diária (Hunt et al., 1994). Em um estudo randomizado mais recente, duplo-cego e controlado com placebo, a ingestão de 1.500 mg de vitamina C/dia durante sete dias antes de uma corrida de ultramaratona, bem como o consumo de vitamina C em uma bebida à base de carboidrato no decorrer da corrida (os indivíduos no grupo placebo consumiram a mesma bebida à base de carboidrato sem adição de vitamina C), não afetou as medidas de estresse oxidativo, citocina ou função imune durante e após a corrida (Nieman, Henson, McAnulty et al., 2002). Em contraste, foi relatado (Fischer et al., 2004) que quatro semanas de suplementação combinada de vitamina C (500 mg/dia) e vitamina E (400 UI/dia) antes da aplicação de um protocolo de exercícios de extensão do joelho com duração

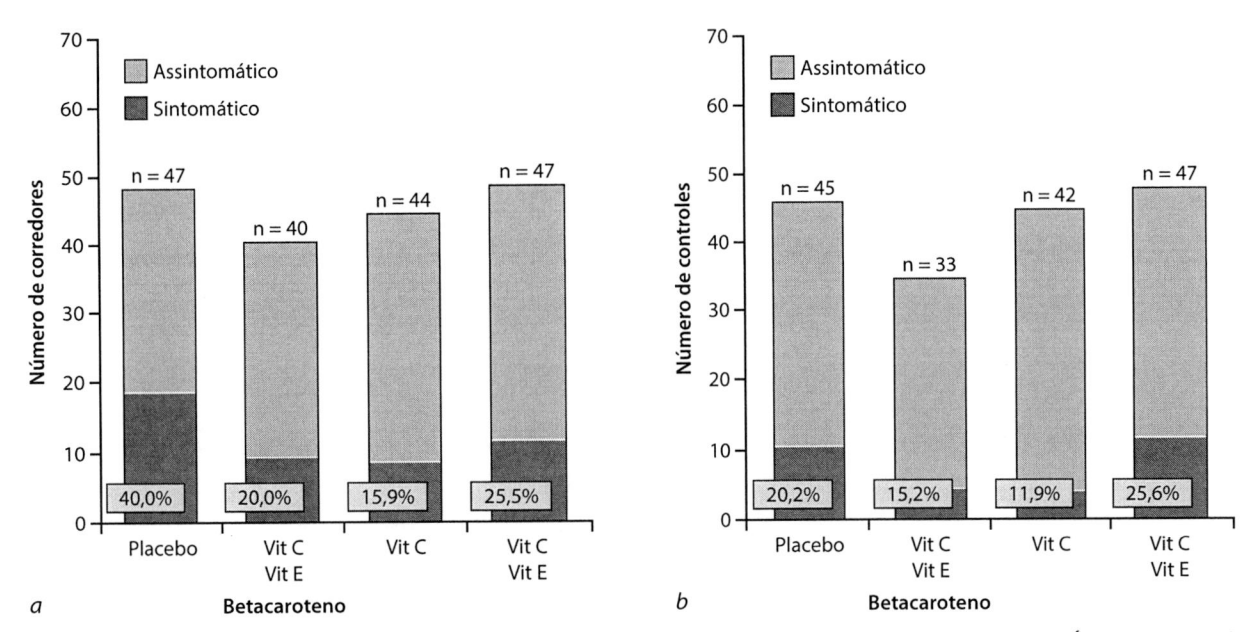

FIGURA 13.23 Incidência de ITRS na semana subsequente à *Comrades Ultramarathon* (90 km) de 1993, na África do Sul. Diferentes grupos de corredores *(a)* ou indivíduos controle *(b)* receberam diferentes combinações de suplementos antioxidantes ou placebo durante três semanas antes da ultramaratona.
Adaptada de E. M. Peters et al., "Vitamin C as Effective As Combinations of Anti-Oxidant Nutrients In Reducing Symptoms of Upper Respiratory Tract Infections in Ultramarathon Runners", *South African Journal of Sports Medicine* 11, (1996): 23-27.

de 3 horas diminuiu a liberação de IL-6 no músculo e reduziu a elevação sistêmica dos níveis circulantes de IL-6 e cortisol (Fig. 13.24). Algum grau de embotamento da resposta de cortisol plasmático ao exercício e uma manutenção melhorada da função neutrofílica após o exercício foram relatados em um estudo controlado com placebo que usou a mesma dose diária de suplementos de vitamina C e E e investigou respostas imunoendócrinas a uma prática de ciclismo de 2,5 horas após quatro semanas de suplementação (Davison, Gleeson e Phillips, 2007). Além disso, a administração do antioxidante N-acetil-L-cisteína (um precursor da glutationa) em camundongos preveniu a redução induzida pelo exercício na concentração de glutationa intracelular, bem como diminuiu acentuadamente a apoptose pós-exercício de linfócitos intestinais (Quadrilatero e Hoffman-Goetz, 2004). Portanto, embora algumas inconsistências sejam encontradas na literatura acerca da suplementação antioxidante e das respostas imunes ao exercício, existe uma base para crer que essa suplementação poderia ter efeitos benéficos no sentido de aliviar a imunossupressão induzida pelo exercício por meio dos mecanismos resumidos na Figura 13.25.

A metanálise Cochrane mais recente examinou evidências de que doses diárias superiores a 200 mg de vitamina C seriam mais efetivas do que o placebo na prevenção ou tratamento do resfriado comum (Douglas et al., 2007). Comparações de 29 estudos envolvendo 11.077 participantes contribuíram para esta metanálise quanto o risco relativo (RR) de desenvolver um resfriado durante o uso profilático de vitamina C. O RR agrupado foi 0,96 (IC 95% = 0,92-1,00).

Um subgrupo de 6 estudos envolvendo indivíduos fisicamente ativos (um total de 642 maratonistas, esquiadores e soldados em exercício subártico) relatou um RR agrupado de 0,50 (IC 95% = 0,38-0,66). Trinta comparações envolvendo 9.676 episódios respiratórios contribuíram para a

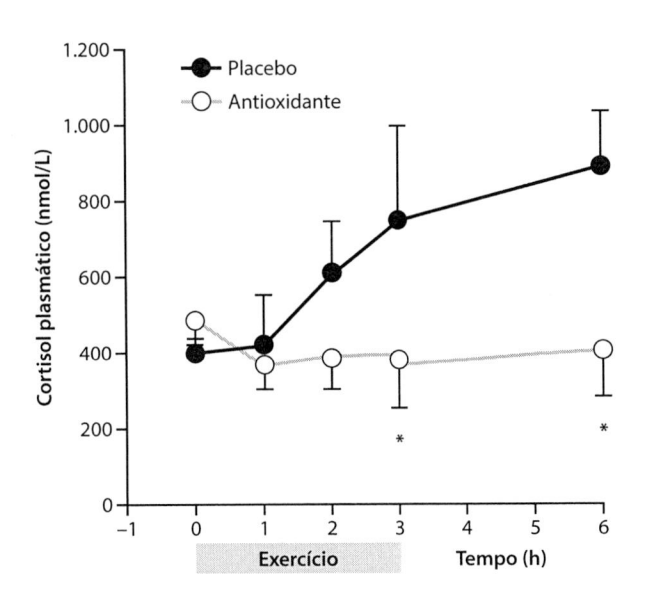

FIGURA 13.24 Efeito de quatro semanas de suplementação antioxidante (500 mg/dia de vitamina C e 400 UI/dia de vitamina E) em comparação com um placebo sobre as respostas de cortisol plasmático a 3 horas de exercício dinâmico de extensão do joelho. *Significativamente diferente do placebo, *P* < 0,05.
Baseada em Fischer et al. (2004).

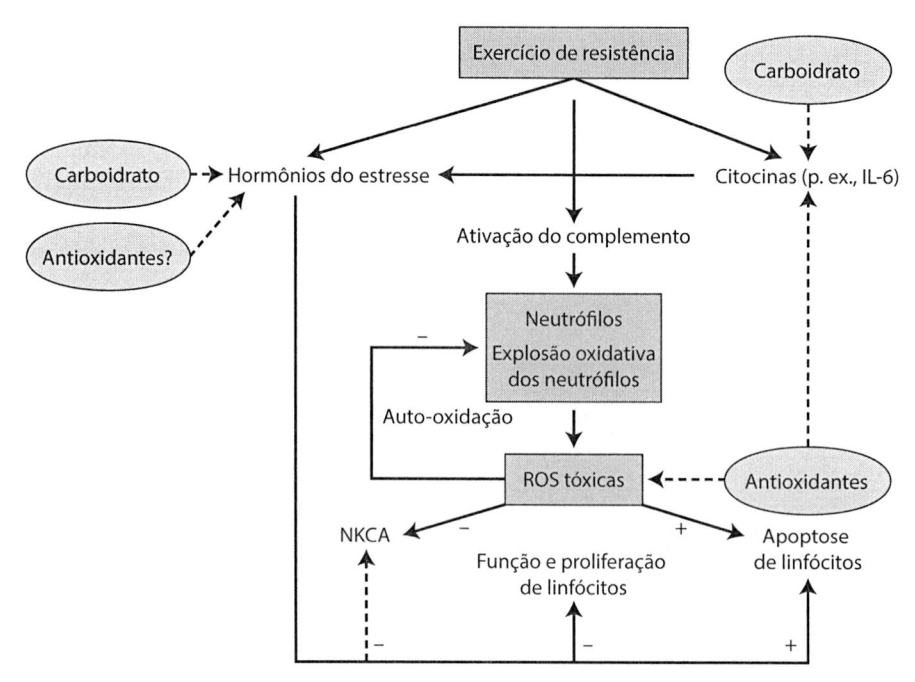

FIGURA 13.25   Possíveis mecanismos da redução da imunodepressão induzida por estresse ou induzida por exercício pela suplementação antioxidante dietética.

metanálise sobre a duração do resfriado comum durante a suplementação com vitamina C ou placebo. Um benefício consistente da vitamina C foi observado, representando uma redução de 8% (IC 95% = 0,03-0,13) na duração do resfriado entre os participantes adultos do estudo e de 13,5% (IC 95% = 0,0-0,21) entre as crianças incluídas no estudo. Quinze comparações envolvendo 7.045 episódios respiratórios contribuíram para a metanálise da gravidade dos episódios experimentados durante a profilaxia, e os resultados revelaram um benefício da vitamina C quando o número de dias de confinamento em casa e ausência do trabalho ou da escola foi considerado como medida da gravidade. Um número limitado de estudos havia examinado a duração e a gravidade do resfriado durante a terapia com vitamina C iniciada após o aparecimento dos sintomas de resfriado, e nenhuma diferença significativa em relação ao placebo foi observada. Os autores concluíram que a falha da suplementação de vitamina C em reduzir a incidência de resfriados na população normal indica que a profilaxia rotineira com megadoses não se justifica de modo geral, mas que os indivíduos submetidos a breves períodos de exercício físico intenso ou ambientes frios podem obter algum benefício.

Mesmo que a suplementação com doses altas de antioxidante confira algum efeito protetor em relação ao risco de infecção, os atletas precisam considerar os riscos, que podem incluir o embotamento de algumas adaptações ao treino. O Capítulo 12 discute esta questão em detalhes.

Estudos realizados com animais mostram uma oxidação aumentada da vitamina E durante o exercício que poderia resultar em diminuição da proteção antioxidan-

te. A vitamina E obtida com a dieta estimula a produção de IL-1-beta por células mononucleares, ao influenciar as vias metabólicas do ácido araquidônico, e a produção de citocina é adicionalmente favorecida por uma inibição influenciada pela vitamina E da produção de prostaglandina E2 (PGE2). A deficiência grave de vitamina E resulta em comprometimento da imunidade celular e diminuição da síntese de anticorpo.

A vitamina A também é essencial para a imunocompetência. A deficiência de vitamina A em animais e seres humanos resulta em atrofia do timo, diminuição da proliferação de linfócitos em resposta a mitógenos, aumento da ligação bacteriana às células epiteliais do trato respiratório e comprometimento da produção de IgA secretora. Em consequência, indivíduos com deficiência de vitamina A apresentam incidência aumentada de infecção espontânea. Animais deficientes em vitamina A usados em experimentos também apresentam diminuição de NKCA, produção diminuída de interferon e anticorpos, comprometimento da hipersensibilidade cutânea tardia e efetividade diminuída da atividade dos macrófagos.

O betacaroteno atua como um imunoestimulante; ele promoveu um aumento do número de células T auxiliares CD4+ em voluntários humanos saudáveis e estimulou NKCA quando adicionado a culturas linfáticas humanas *in vitro*. Além disso, foi relatado que homens idosos que tomaram suplementos de betacaroteno (50 mg em dias alternados) por 10-12 anos apresentaram aumento significativo de NKCA em comparação aos homens idosos do grupo placebo. O betacaroteno também atua como antioxidante; portanto, a necessidade pode aumentar em atletas envolvidos em esquemas de treino intenso, que estimula a produção aumentada de ERO. Entretanto, a suplementação de corredores de ultramaratona com betacaroteno teve efeito insignificante sobre a incidência de ITRS após os 90 km da *Comrades Ultramarathon*, na África do Sul (Fig. 13.23).

Dada a escassez de evidências de qualquer tipo de benefício imune decorrente da suplementação excessiva com vitaminas antioxidantes (com a possível exceção da vitamina C), esta prática não pode ser recomendada. De fato, a suplementação exagerada pode diminuir o sistema de defesa antioxidante natural do corpo e atenuar algumas adaptações ao treino de resistência, como a biogênese mitocondrial (Ristow et al., 2009; Yfanti et al., 2010). A melhor opção é provavelmente garantir que a dieta seja abundante em frutas e hortaliças frescas.

Vitamina B_{12} e ácido fólico

As deficiências de vitamina B_{12} e de ácido fólico têm efeitos profundos sobre a função imune. Estas duas vitaminas são essenciais para a síntese de ácidos nucleicos e, por isso, são necessárias para a produção normal de eritrócitos e leucócitos sanguíneos na medula óssea. A vitamina B_{12} pode ser absorvida a partir do intestino somente na presença de uma glicoproteína denominada fator intrínseco. A falta deste fator ou a deficiência de vitamina B_{12} acarretam anemia perniciosa, que tem efeitos prejudiciais sobre o sistema imune. Por exemplo, foram relatados o comprometimento das respostas linfoproliferativas a mitógenos e uma redução modesta na capacidade fagocítica e bactericida dos neutrófilos em indivíduos com anemia perniciosa primária. As únicas fontes naturais de vitamina B_{12} são de origem animal. Assim, os atletas vegetarianos e aqueles que evitam laticínios para minimizar a ingestão de gordura saturada apresentam alto risco de deficiência desta vitamina. Os atletas que se preocupam com a ingestão de gorduras devem selecionar laticínios com zero teor de gordura ou com baixo teor de gordura, que fornecem níveis iguais ou até maiores de B_{12} que os laticínios integrais.

Vitamina D

Como mencionado, a maioria dos atletas que consomem uma dieta variada o suficiente para atender às suas necessidades calóricas deve satisfazer suas necessidades de micronutrientes; a vitamina D, porém, é uma exceção (He et al., 2013; Owens et al., 2015). Foi estabelecido que a vitamina D é importante não só para a homeostasia do cálcio e a saúde óssea como também para a função ótima do músculo esquelético e do sistema imune, além de outros desfechos de saúde (Bendik et al., 2014; Bischoff-Ferrari, 2014; Owens et al., 2015; Prietl et al., 2013; Shuler et al., 2012). Estes aspectos são abrangidos no Capítulo 10. A seguir, enfocamos a importância da vitamina D para a função imune.

A vitamina D não é realmente uma vitamina, e sim um hormônio esteroide produzido principalmente na pele a partir do 7-desidrocolesterol após a exposição à radiação UVB da luz solar. Duas formas de vitamina D podem ser obtidas a partir de fontes dietéticas: a vitamina D_3 (colecalciferol) e a vitamina D_2 (ergocalciferol). A vitamina D_3 sintetizada endogenamente e as vitaminas D_2 e D_3 derivadas da dieta precisam ser primeiro hidroxiladas no fígado em 25-hidróxi-vitamina D (25(OH)D), a principal forma de armazenamento. Na segunda hidroxilação, a 25(OH)D é convertida na forma biologicamente ativa, a 1,25-di-hidróxi-vitamina D (1,25(OH)$_2$D), pela 1-alfa-hidroxilase no rim ou em algumas células em compartimentos extrarrenais, como as células do sistema imune, incluindo as células T, células B, macrófagos e células dendríticas (Aranow, 2011).

Novas hipóteses indicam que uma quantidade suficiente de vitamina D é necessária para a produção de proteínas antimicrobianas, como catelicidina e defensinas, em seguida à estimulação de receptores do tipo *Toll*; assim, acredita-se que a vitamina D tem um papel central nas defesas antibacterianas que caracterizam a resposta imune inata (Laaksi, 2012). Estas proteínas antimicrobianas responsivas à vitamina D são produzidas por monócitos, macrófagos e células epiteliais. Nos pulmões, são secretadas na fina camada de líquido que cobre a superfície interna das vias respiratórias, criando assim uma barreira quimicamente letal aos microrganismos. Além de seus efeitos sobre as proteínas antimicrobianas, a forma biologicamente ativa da vitamina D (1,25(OH)$_2$D) fortalece as funções da barreira epitelial suprarregulando os genes codificadores das proteínas necessárias nas junções impermeáveis (p. ex., ocludina), junções comunicantes (p. ex., conexina 43) e junções aderentes (p. ex., E-caderina) nas células epiteliais, fibroblastos e queratinócitos (Clairmont et al., 1996; Gniadecki et al., 1997; Palmer et al., 2001). Além disso, a 1,25(OH)$_2$D melhora a efetividade dos monócitos e macrófagos na destruição de microrganismos ao promover a geração de ERO e a expressão de óxido nítrico sintase induzida nestas células fagocíticas (Sly et al., 2001), bem como aumentando a secreção de IL-1-beta e suprarregulando a expressão de CD14, o receptor de lipopolissacarídeo (LPS). Estudos recentes sobre a função da célula *natural killer* indicam que a 1,25(OH)$_2$D suprarregula a expressão dos receptores de citotoxicidade de superfície da célula NK, inibe a expressão do receptor *killer* inibitório CD158 e aumenta a atividade citolítica da célula NK (Al-Jaderi & Maghazachi, 2013). Também é reconhecido que a vitamina D é essencial na ativação e no controle do receptor de antígeno da célula T, aumentando, portanto, o reconhecimento de antígenos pelos linfócitos T (Kongsbak et al., 2013; von Essen et al., 2010), o que leva à ativação da resposta imune celular em resposta à exposição ao patógeno. Estes achados indicam que a vitamina D é essencial para a ativação do sistema imune adquirido e é, portanto, muito importante para a eliminação efetiva das infecções virais. A vitamina D também pode modular a secreção de citocinas por linfócitos e monócitos, o que aumenta a produção de citocinas pró-inflamatórias subsequente à exposição ao antígeno (He et al., 2013) e promove a produção de IL-10 anti-inflamatória para resolver a inflamação e acelerar a recuperação de uma doença ou lesão. Embora as ações da vitamina D não alterem os números de leucócitos, neutrófilos, monócitos ou linfócitos circulantes, as proporções de subconjuntos de linfócitos, em particular junto ao compartimento da célula T, podem ser modificadas, assim como as funções de várias células imunes associadas à imunidade inata e adquirida. As ações da 1,25(OH)$_2$D sobre o sistema imune humano são resumidas na Tabela 13.7.

De modo geral, aceita-se que a melhor medida do estado da vitamina D é a concentração sérica de 25-hidróxi-vitamina D (25(OH)D), a qual é formada no fígado. A deficiência de vitamina D (concentração sérica de 25(OH)D < 40 nmol/L) não é incomum entre atletas e a população geral, em particular quando a exposição à luz solar é limitada durante os meses de inverno. Devido à séria preocupação com a deficiência de vitamina D na Finlândia, o Ministério de Assuntos Sociais e Saúde instigou a fortificação do leite (0,5 micrograma ou 400 UI/100 mL) e da margarina (10 microgramas ou 400 UI/100 g) com vitamina D a partir de 2003, e o estado da vitamina D na população geral melhorou substancialmente, desde então, naquele país (Laaksi, 2012).

Um estudo com atletas universitários relatou um nível mais alto de catelicidina plasmática e de secreção de SIgA salivar naqueles com níveis plasmáticos de 25(OH)D acima de 120 nmol/L em comparação com aqueles com estado de vitamina D inferior (He et al., 2013). Além disso, um estado de vitamina D baixo (25(OH)D < 30 nmol/L) foi associado a uma produção *in vitro* estimulada por antígeno substancialmente menor de citocinas pró-inflamatórias (IL-6, IFN-gama e TNF-alfa) em hemocultura com sangue total em comparação ao observado para atletas com um estado de vitamina D alto (25(OH)D >

TABELA 13.7   Principais efeitos da 1,25-di-hidróxi-vitamina D sobre o sistema imune

Sítio tecidual de ação e função	Ações da 1,25(OH)$_2$D
Células apresentadoras de antígeno (monócitos, macrófagos e células dendríticas, que são iniciadores de respostas imunes contra patógenos)	Aumentam a produção de proteínas antimicrobianas e peptídeos (p. ex., catelicidina, betadefensinas), bem como a geração de ERO e a atividade de NO sintase Aumentam a fagocitose por macrófagos e suprarregulam a expressão de CD14 Inibem CD40 (requerido para ativação da célula B), CD80/86 (requerido para ativação da célula T), e expressão do complexo principal de histocompatibilidade II (MHC II) Aumentam a produção de IL-10 e inibem a produção de citocinas pró-inflamatórias
Glândulas salivares (produzem saliva com propriedades antimicrobianas)	Aumentam o fluxo de saliva e a secreção de proteínas antimicrobianas
Células epiteliais (revestimentos de mucosa protetores das vias aéreas, intestinos e assim por diante)	Suprarregulam genes codificadores de proteínas de junções comunicantes, aderentes e impermeáveis, fortalecendo a função de barreira
Células *natural killer* (importantes na imunidade inata; matam células infectadas por vírus)	Inibem a produção de IFN Estimulam a expressão de receptores de citotoxicidade NK e promovem citólise ativada por IL-2
Células T (coordenam as respostas imunes; responsáveis pela imunidade celular)	Aumentam a expressão do receptor de vitamina D Inibem a produção de citocinas pró-inflamatórias IL-2 e IFN-gama pelas células Th1, e aumentam a produção de IL-4 pelas células Th2 Suprimem o desenvolvimento de células Th17 e inibem a produção de citocinas por estas células Induzem células *Treg* e aumentam sua produção de IL-10 Aumentam de modo geral a ativação e proliferação de células T antígeno-específicas
Células B (responsáveis pela imunidade humoral)	Aumentam a expressão do receptor de vitamina D Suprimem a proliferação da célula B e a produção de imunoglobulina Inibem a diferenciação de células B em plasmócitos

90 nmol/L). Uma produção mais alta de citocinas pró-inflamatórias em resposta a um desafio com antígeno com um estado melhor de vitamina D poderia ser vista como benéfica para a defesa do hospedeiro contra microrganismos patogênicos; no estudo conduzido por He et al. (2013), os atletas com um estado de vitamina D relativamente alto apresentaram menos episódios de ITRS durante os quatro meses do inverno do que aqueles com níveis inadequados de vitamina D. Além disso, naqueles que passaram por pelo menos um episódio de ITRS, a gravidade e a duração dos sintomas estiveram negativamente associadas com o estado da vitamina D.

A maior parte da vitamina D presente no corpo de um humano adulto (~80-90%) é proveniente da exposição da pele à luz solar; a vitamina D da dieta tipicamente contribui com cerca de 10-20%. As principais fontes dietéticas de vitamina D_3 são encontradas em alimentos de origem animal, como gema de ovo, óleo de fígado de bacalhau e salmão, enquanto a vitamina D_2 está presente em algumas plantas e fungos. Alguns cerais matinais, laticínios e margarinas também podem ser fortificados com vitamina D. Devido à limitação da luz solar e à fraca intensidade dos raios UVB durante os meses de inverno nas regiões de latitude norte, a vitamina D oriunda da dieta ou de suplementos se torna cada vez mais importante para a manutenção do estado da vitamina D (Laaksi et al., 2010). A quantidade de exposição à luz solar necessária para evitar a deficiência de vitamina D é de aproximadamente 15 minutos no meio do dia algumas vezes por semana (Powers et al., 2011). Atualmente, a ingestão diária recomendada de vitamina D, nos Estados Unidos, é de 15 microgramas/dia (600 UI/dia) para a manutenção da saúde óssea, mas parece provável que esta quantidade deva ser maior para a manutenção ou otimização da função imune; pesquisas adicionais sobre este assunto são necessárias (Ross et al., 2011; He et al., 2016).

Foi relatado que a insuficiência de vitamina D é comum em atletas no Reino Unido, em especial durante o treino nos meses de inverno (Close et al., 2013; He et al., 2013; Morton et al., 2012). Um estudo que avaliou o estado da vitamina D em atletas profissionais que residiam no Reino Unido (latitude 53° Norte) relatou que 62% dos atletas ($n = 61$), incluindo jogadores de rúgbi, jogadores de futebol e jóqueis profissionais, apresentavam concentrações séricas inadequadas de 25(OH)D (< 50 nmol/L) durante os meses de inverno (Close et al., 2013). Em um estudo com jogadores de futebol de elite na English Premier League, um total de 65% ($n = 20$) dos jogadores apresentaram concentração sérica total de 25(OH)D abaixo de 50 nmol/L no mês de dezembro (Morton et al., 2012). Outro estudo envolvendo uma ampla coorte universitária de atletas de resistência e jogadores relatou que 55% ($n = 181$) apresentavam concentrações séricas totais de 25(OH)D abaixo de 50 nmol/L ao final do período de quatro meses dos treinos de inverno (He et al., 2013).

Assim, parece provável que a suplementação de vitamina D poderia ser desejável para elevar as concentrações de vitamina D aos níveis normalmente observados durante os meses de verão. Na teoria, isto deveria estimular a expressão de proteínas antimicrobianas e, possivelmente, diminuir o risco de infecções respiratórias, contudo mais estudos sobre suplementação, de larga escala e controlados com placebo, são necessários para confirmar esta hipótese. Os atletas particularmente suscetíveis à deficiência de vitamina D são aqueles que vivem em regiões de latitudes acima de 35° Norte durante os meses de inverno, treinam em ambientes internos ou usam roupas que cobrem a maior parte da pele. Outro fator de risco para um estado de vitamina D precário é a pele mais escura, devido à relação existente entre a pigmentação da pele e a síntese de vitamina D (Powers et al., 2011).

Em resumo, a evidência esmagadora aponta os benefícios de se evitar a deficiência de vitamina D para a manutenção da imunidade e a prevenção de infecções respiratórias em atletas (ver revisão de He et al., 2016). Embora o Instituto de Medicina descreva a suficiência de vitamina D (para a saúde óssea) como níveis circulantes de 25(OH)D acima de 50 nmol/L, evidências recentes recomendam com alguma hesitação níveis acima de 75 nmol/L para prevenir infecções do trato respiratório superior (He et al., 2016). A recomendação prática é conseguir uma exposição adequada (e ao mesmo tempo segura) à luz solar durante o verão. Durante os meses de inverno, uma suplementação diária com 25 microgramas ou 1.000 UI de vitamina D_3 é capaz de manter a suficiência de vitamina D. Em indivíduos com deficiência, uma suplementação diária de 100 microgramas ou 4.000 UI de vitamina D_3 pode otimizar seu estado da vitamina D em dois meses (He et al., 2016). Estudos adicionais são necessários em atletas para determinar os efeitos destas recomendações sobre a função imune e o risco de infecção respiratória.

Suplementos vitamínicos e megadoses

Em geral, a suplementação com vitaminas individuais ou o consumo de grandes doses de misturas antioxidantes simples não é recomendado. Os atletas devem obter misturas complexas de compostos antioxidantes a partir do consumo de frutas e hortaliças. Uma alternativa conveniente são cápsulas comercializadas contendo frutas desidratadas e sucos de vegetais.

O consumo de megadoses de vitaminas individuais tende a causar mais prejuízo do que benefício. Como a maioria das vitaminas atua principalmente como coenzimas no corpo, após a saturação dos sistemas enzimáticos, as vitaminas na forma livre podem ter efeitos tóxicos. Por exemplo, 300 mg de vitamina E (na forma de acetato de alfa-tocoferol) fornecidas diariamente para dezoito homens durante três semanas produziram uma depressão significativa na atividade bactericida de leucócitos do sangue periférico e na proliferação linfocitária induzida por mitógeno. Algumas pessoas apresentam diarreia após a ingestão de altas doses de vitamina C, e a ingestão prolongada de doses muito altas (> 1.000 mg/dia) de vitamina C está associada à formação de cálculos renais de oxalato, comprometimento da absorção de cobre e, em indivíduos suscetíveis, absorção excessiva de ferro e predisposição à gota. Estes efeitos colaterais, porém, parecem ser raros. O consumo de megadoses de vitamina A pode comprometer a resposta inflamatória e a formação de complemento, além de produzir outros efeitos patológicos (p. ex., causar anomalias fetais quando consumidas por gestantes, reduzir a densidade mineral óssea). A vitamina D_3 em doses de até 100 microgramas ou 4.000 UI/dia é comprovadamente segura, porém a toxicidade se torna um risco (p. ex., hipercalcemia, cálculos renais) com doses diárias acima de 250 microgramas ou 10.000 UI.

Minerais

Os minerais são classificados como macrominerais ou microminerais (oligoelementos) com base na extensão de sua ocorrência no corpo (Cap. 10). Os oligoelementos constituem menos de 0,01% da massa corporal total, e 14 são comprovadamente essenciais para a manutenção da saúde. Alguns, entre os quais zinco, ferro, selênio e cobre, exercem efeitos moduladores comprovados sobre a função imune (Tab. 13.8), porém, com exceção do zinco e do ferro, deficiências isoladas são raras. A deficiência de ferro é descrita como a deficiência de nutriente mais amplamente disseminada em todo o mundo e está consistentemente associada com uma maior morbidade por doença infecciosa.

Zinco

O zinco tem papel essencial como cofator de mais de 100 metaloenzimas e é necessário para o desenvolvimento do sistema imune, bem como para as funções imunocelulares normais. Células de divisão rápida, como as células-tronco da medula óssea e os linfócitos, precisam de zinco por ser este um cofator de várias enzimas envolvidas na transcrição do DNA e na síntese proteica. Por exemplo, o zinco é um cofator para a enzima desoxinucleotidil terminal transferase, necessária para a proliferação, diferenciação e funcionamento das células T imaturas. A deficiência dietética de zinco em seres humanos resulta em atrofia linfoide, diminuição das respostas de hipersensibilidade cutânea tardia, diminuição da produção de IL-2, comprometimento das respostas linfoproliferativas estimuladas por mitógeno e diminuição de NKCA. O zinco também é um cofator para a superóxido dismutase, que é uma enzima importante na defesa antioxidante. As consequências de uma deficiência de zinco contínua são o comprometimento do crescimento, o retardo da cicatrização de feridas e o aumento de infecções.

Atletas vegetarianos e aqueles que consomem dietas de muito baixa caloria para perda de peso apresentam risco de desenvolver deficiência de zinco, uma vez que a carne e os frutos do mar são as fontes dietéticas mais ricas (Tab. 10.9). Embora grãos integrais, germe de trigo, aspargo, espinafre, oleaginosas e leguminosas (feijão, lentilha, amendoim e ervilha) sejam fontes de zinco potencialmente boas, os altos níveis de fibras normalmente encontrados nestes alimentos podem diminuir a absorção do zinco. Por isso, a deficiência de zinco é mais comum em atletas que competem em esportes nos quais uma

TABELA 13.8   Papéis dos minerais na função imune e efeitos de sua deficiência ou excesso na dieta

Mineral	Papel na função imune	Efeito da deficiência	Efeito do excesso
Ferro	Transporte de oxigênio e cofator de metaloenzimas	Anemia e aumento de infecções	Hemocromatose, cirrose hepática, cardiopatia e aumento das infecções
Zinco	Cofator de metaloenzimas, síntese proteica e enzimas antioxidantes como a superóxido dismutase	Comprometimento do crescimento e da cicatrização, aumento das infecções e anorexia	Comprometimento da absorção de ferro e cobre; aumento da proporção de colesteróis HDL:LDL, anemia, náusea, vômito e comprometimento do sistema imune
Selênio	Cofator da glutationa peroxidase (antioxidante)	Miocardiopatia, câncer, cardiopatia, comprometimento da função imune e fragilidade eritrocitária	Náusea, vômito, fadiga e perda de cabelo
Cobre	Promove absorção normal do ferro e atua como cofator da superóxido dismutase (antioxidante)	Anemia e comprometimento da função imune	Náusea e vômito
Magnésio	Síntese proteica e cofator de metaloenzimas	Enfraquecimento muscular, fadiga, apatia, tremor muscular e câimbra	Náusea, vômito e diarreia

De M. Gleeson, "Minerals and Exercise Immunology", em *Nutrition and Exercise Immunology,* editado por D.C. Nieman e B. Klarlund Pedersen (Danver, MA: CRC Press, 2000), 137-154.

baixa massa corporal confere vantagem de desempenho. O zinco é perdido do corpo principalmente pelo suor e pela urina (Tab. 10.10), de modo que o treino intenso sob condições de calor pode induzir uma deficiência de zinco nos atletas. A excreção urinária de zinco é aumentada pelo exercício e constitui outra rota significativa de perda de zinco em atletas. Pesquisas sobre a perda urinária de zinco em atletas demonstraram que mulheres altamente treinadas apresentam uma excreção urinária de zinco significativamente maior do que indivíduos controle não treinados. Em jogadores bem treinados, uma série aguda de exercícios de alta intensidade aumenta a excreção urinária de zinco diária em 34% em comparação à observada em um dia de repouso.

Embora atletas de ambos os sexos apresentem concentrações plasmáticas de zinco mais baixas do que pessoas não treinadas, há pouquíssimos estudos sobre a relação entre função imune, exercício e estado do zinco em atletas. Um estudo com corredores do sexo masculino constatou que seis dias de suplementação de zinco (25 mg de zinco e 1,5 mg de cobre fornecidos 2 vezes/dia) inibiram o aumento associado ao exercício na formação de radical livre superóxido por neutrófilos ativados (como mostrado na Fig. 13.26), bem como intensificaram a supressão induzida pelo exercício da proliferação de linfócitos T em resposta a mitógenos. Estes efeitos podem levar à predisposição temporária dos atletas a infecções oportunistas. Embora a suplementação de zinco possa ser justificada para alguns atletas, é importante saber que megadoses de zinco têm efeitos prejudiciais sobre a função imune. Por exemplo, homens saudáveis que ingeriram uma grande quantidade de suplemento de zinco (150 mg, 2 vezes/dia) durante seis semanas exibiram redução das respostas proliferativas de linfócitos T à estimulação com mitógeno, além de comprometimento da atividade fagocítica de neutrófilos. Portanto, megadoses de zinco devem ser evitadas, exceto quando recomendadas por um médico especialista. Os atletas devem ser incentivados a consumir alimentos ricos em zinco (p. ex., aves, carne bovina, peixes, laticínios), que podem formar parte de uma dieta saudável e bem equilibrada. Recomenda-se aos vegetarianos consumir 10-20 mg de suplementos de zinco por dia (RDA = 10 mg e 12 mg, respectivamente, para mulheres e homens); entretanto, em vista dos achados que acabamos de discutir, os suplementos incluídos no extremo inferior desta faixa podem ser mais convenientes.

A eficácia da suplementação de zinco como tratamento para o resfriado comum foi investigada em mais de uma dúzia de estudos publicados a partir de 1984. Os achados foram contraditórios, e algumas revisões sobre este tópico concluíram que pesquisas adicionais são necessárias para que seja possível recomendar o uso de suplementos de zinco no tratamento do resfriado comum (Macknin, 1999; Marshall, 2000). Embora apenas evidências limitadas sugiram que usar suplementos de zinco diminui a incidência

de ITRS (McElroy e Miller, 2002; Veverka et al., 2009), nos estudos que relataram um efeito benéfico do zinco no tratamento do resfriado comum (i. e., redução da duração ou da gravidade dos sintomas, ou ambas), pastilhas de zinco com alto conteúdo de zinco iônico (> 75 mg/dia) tiveram que ser tomadas em até 24 horas após o aparecimento dos sintomas para que pudessem promover algum benefício (Hemila, 2011). Os potenciais problemas associados à suplementação de zinco incluem náusea, reações desfavoráveis de paladar, diminuição do HDL colesterol, depressão de algumas funções celulares imunes (p. ex., explosão oxidativa dos neutrófilos) e interferência na absorção de cobre (Gleeson, 2000).

Ferro

A deficiência de ferro é prevalente no mundo inteiro. Segundo algumas estimativas, até 25% da população mundial tem deficiência de ferro. Os atletas de resistência apresentam risco de uma potencial deficiência de ferro devido às perdas aumentadas de ferro através do suor, urina e fezes. A incidência de depleção de ferro entre os atletas, porém, não é maior do que na população geral, uma vez que as ingestões dietéticas de ferro dos atletas tendem a ser maiores por causa de suas ingestões calóricas aumentadas. Mesmo assim, o exercício pode contribuir para um estado de depleção de ferro. A resposta de fase aguda do hospedeiro ao estresse (inclusive ao exercício) envolve a depressão dos níveis circulantes de ferro livre. A elevação estresse-induzida da IL-1 faz os granulócitos liberarem na circulação uma proteína ligante de ferro chamada lactoferrina. Considera-se, então, que a lactoferrina se liga ao (quela) ferro oriundo da transferrina

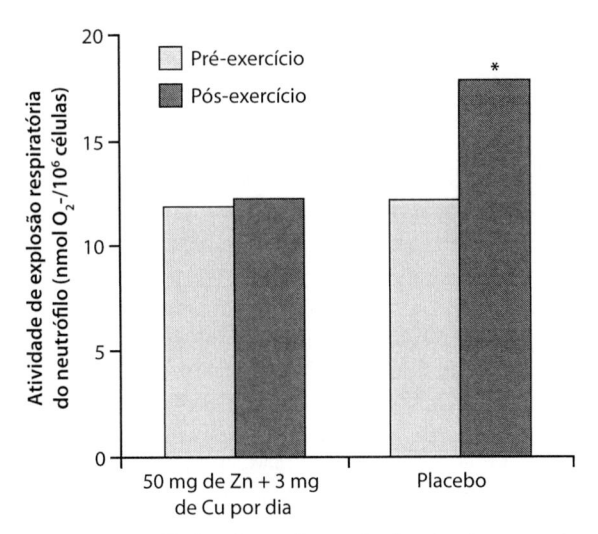

FIGURA 13.26 Efeito da suplementação de zinco e cobre *versus* placebo sobre a alteração induzida pelo exercício na atividade de explosão respiratória do neutrófilo. *Diferença significativa entre placebo e suplementação de zinco-cobre após o exercício, $P < 0,05$.
Dados de Singh, Failla e Deuster (1994).

formando complexos de lactoferrina-ferro, o que leva a uma depressão na concentração plasmática de ferro que independe das alterações no volume plasmático.

O sistema imune parece ser particularmente sensível à disponibilidade de ferro, embora a deficiência de ferro não tenha efeitos totalmente prejudiciais nem melhoradores sobre a função imune. Por um lado, o ferro livre é necessário ao crescimento bacteriano. A remoção do ferro com o auxílio de agentes quelantes como a lactoferrina diminui a multiplicação bacteriana, especialmente na presença de um anticorpo específico. Um estudo relatou que camundongos com deficiência de ferro apresentaram menor mortalidade após a infecção com *Salmonella* em comparação com camundongos repletos de ferro. Assim, a deficiência de ferro pode proteger um indivíduo contra infecções, enquanto a suplementação pode predispor um indivíduo a uma doença infecciosa, porque o ferro catalisa a produção de radicais livres hidroxil, e uma alta ingestão de ferro pode comprometer a absorção gastrintestinal de zinco. Por outro lado, a deficiência de ferro deprime vários aspectos da função imune, incluindo a produção de IL-1 pelos macrófagos, a resposta linfoproliferativa aos mitógenos, NKCA, a atividade fagocítica dos neutrófilos e a hipersensibilidade cutânea tardia (um índice da função imunocelular).

Foram sugeridas algumas causas de deficiência de ferro em atletas de resistência envolvidos em treinos intensos. O exercício pode acarretar quedas na absorção gastrintestinal de ferro, e o ferro é perdido no suor, o qual contém 0,3 mg/L de ferro (ver Tab. 10.10). Este processo pode causar perdas de até 1 mg de ferro/dia em atletas que treinam de maneira extensiva. Como apenas cerca de 10% do ferro da dieta é absorvido, tais perdas aumentam a necessidade dietética em cerca de 10 mg/dia, o que é aproximadamente o dobro da necessidade de ferro diária normal (RDA = 15 mg para mulheres e 10 mg para homens). Além disso, dada a possibilidade de ocorrer algum dano aos eritrócitos (hemólise) em corredores e jogadores (em decorrência dos golpes com o pé), bem como em nadadores (devido ao atrito do corpo se movendo na água), haverá perda de hemoglobina na urina; contudo, esta perda é considerada negligível para as reservas de ferro. Alguns atletas também são suscetíveis ao sangramento gastrintestinal durante o exercício, o que pode aumentar as perdas fecais de ferro.

A biodisponibilidade do ferro é menor nas dietas vegetarianas devido à falta de ferro-heme, que é mais facilmente absorvido. Todos os atletas devem incluir alimentos ricos em ferro-heme, como carnes vermelhas magras, aves e peixes, na dieta diária. Necessidades aumentadas de ferro para atletas de resistência podem ser atendidas por meio da dieta (ver Tab. 10.9), sem precisar recorrer a suplementos artificiais. Atletas vegetarianos devem garantir que os alimentos vegetais escolhidos sejam densos em ferro (p. ex., verduras, leguminosas, massas e pães feitos com grãos integrais, produtos enriquecidos com ferro). Alguns cereais matinais, barras de cereais e pães são enriquecidos com ferro, mas em geral com quantidades inferiores à RDA. Megadoses de ferro não são recomendadas, e os suplementos orais de ferro de rotina somente devem ser usados se houver recomendação médica.

Selênio

A deficiência de selênio pode afetar todos os componentes do sistema imune. O selênio é um cofator da glutationa peroxidase e da glutationa redutase, razão pela qual influencia a extinção das ERO. Assim, a necessidade de selênio pode aumentar em atletas envolvidos em programas regulares de treino intenso. Suplementos de selênio não devem exceder a RDA pelas razões explicadas no Capítulo 10.

Cobre

Os efeitos da deficiência de cobre sobre a função imune incluem o comprometimento da formação de anticorpos, da resposta inflamatória, da fagocitose dos neutrófilos, de NKCA e das respostas à estimulação linfocitária. Os resultados das alterações no estado do cobre decorrentes do exercício e do treino são controversos e talvez reflitam a inadequação das técnicas usadas para medir o estado do cobre. Pode haver alguma redistribuição do cobre entre os compartimentos corporais durante o exercício, tendo sido relatado que os atletas perdem cobre no suor coletado após o exercício. Embora a deficiência de cobre seja rara em seres humanos, os atletas que tomam suplementos de zinco podem comprometer a absorção gastrintestinal de cobre devido às propriedades físico-químicas similares destes dois minerais.

Magnésio

O magnésio é um cofator essencial para muitas enzimas envolvidas em processos biossintéticos, entre os quais a síntese proteica. Portanto, é particularmente necessário para a rápida proliferação celular linfocitária e para a produção de anticorpos. Os detalhes sobre as necessidades de magnésio, fontes alimentícias e efeitos da deficiência podem ser encontrados no Capítulo 10.

Outros oligoelementos

O manganês é importante como cofator da enzima superóxido dismutase, que auxilia na proteção contra radicais livres e pode comprometer algumas funções celulares. O cobalto é importante como um componente da vitamina B_{12} e é necessário para a produção normal de leucócitos na medula óssea. As deficiências estão associadas com anemia perniciosa, diminuição das contagens de leucócitos no sangue, comprometimento da proliferação linfocitária e comprometimento da capacidade bactericida dos neutrófilos. O flúor, embora não seja diretamente necessário para a função imune normal, é necessário para a formação normal de ossos e dentes saudáveis, e confere proteção contra as cáries dentais (deterioração do dente pela ação de bactérias orais). Detalhes sobre o manganês, o cobalto e o flúor, as fontes alimentares e os efeitos da deficiência podem ser encontrados no Capítulo 10.

Estimulantes dietéticos

Alguns suplementos podem reforçar a função imunológica e diminuir o risco de infecção em indivíduos imunocomprometidos, incluindo os atletas engajados em treinos intensos e competições. Existem no mercado muitos suplementos nutricionais (além daqueles já mencionados) que alegam reforçar a imunidade. Estes incluem as betaglucanas, colostro bovino, probióticos e plantas medicinais como equinácea, Kaloba (nome comercial de um extrato do gerânio *Pelargonium sidoides*), *ginseng* e curcumina. As alegações relativas a muitos destes suplementos frequentemente se baseiam em evidências seletivas da eficácia em animais, experimentos *in vitro*, crianças, idosos ou paciente clínicos em estados catabólicos graves. Em geral, falta evidência direta de sua eficácia na prevenção da imunodepressão induzida por exercício ou na promoção da melhora do estado do sistema imune em atletas. Nos últimos anos, porém, os efeitos de alguns destes suplementos sobre a função imune ou sobre a incidência de infecções foram avaliados em populações fisicamente ativas. Alguns dos que se mostraram mais promissores são discutidos nas próximas seções. A Tabela 13.9 fornece um resumo de alguns dos suplementos mais comumente usados, e sua eficácia na melhora da imunidade e na redução do risco de infecção em atletas é avaliada com base na evidência científica disponível.

Equinácea e outras plantas medicinais

Diversas preparações de plantas medicinais têm a reputação de produzir efeitos imunoestimulatórios, e o consumo de produtos contendo *Echinacea purpurea* é disseminado entre os atletas. Em um estudo duplo-cego controlado com placebo, o efeito de um pré-tratamento oral diário por 28 dias com suco de *Echinacea purpurea* prensada foi investigado em 42 triatletas antes e após uma corrida de triatlo (Berg, Northoff e Konig, 1998). Uma subpopulação de atletas também foi tratada com magnésio como referência para suplementação com um micronutriente importante para a função muscular ótima. Durante o período de pré-tratamento de 28 dias, nenhum atleta do grupo da equinácea adoeceu, em comparação com três indivíduos no grupo do magnésio e quatro indivíduos no grupo placebo. O pré-tratamento com equinácea pareceu diminuir a liberação de receptor solúvel de IL-2 antes e após a corrida e aumentou a elevação induzida pelo exercício na IL-6.

Numerosos experimentos demonstraram que extratos de *Echinacea purpurea* produzem efeitos imunomoduladores significativos *in vitro*. Considera-se que os ingredientes ativos dos extratos de equinácea incluem alcamidas, ácido chicórico e polissacarídeos. Os efeitos imunomoduladores incluem a ativação de macrófagos, neutrófilos e células *natural killer* (Barrett, 2003), e existem alguns poucos relatos sobre alterações nos números e atividades de células T e B. Entretanto, evidências dos efeitos positivos sobre as atividades leucocitárias *in vitro* não significam que tais efeitos também ocorrem *in vivo*. Algumas dúzias de experimentos realizados com seres humanos, incluindo alguns estudos cegos randomizados, relatam benefícios modestos para a saúde (em particular aqueles que investigaram os efeitos dos extratos de *Echinacea purpurea* no tratamento de ITRS agudas). No entanto, a maioria destes estudos apresentava limitações de tamanho e qualidade metodológica. Em um estudo randomizado, duplo-cego, controlado com placebo, a administração de equinácea não refinada no início do aparecimento dos sintomas de ITRS em 148 estudantes universitários não promoveu nenhum benefício ou prejuízo detectável em comparação com o placebo (Barrett et al., 2002).

Em uma metanálise de 22 estudos bem controlados (Linde et al., 2006), três estudos investigaram a prevenção de resfriados e 19 estudos testaram o tratamento de resfriados. Diversas preparações de equinácea foram usadas. Nenhuma das comparações nos estudos de prevenção mostrou qualquer benefício da equinácea em relação ao placebo. Nos estudos que investigaram a efetividade da equinácea *versus* placebo no tratamento de resfriados, foi relatado um efeito benéfico significativo em 9 comparações, uma tendência em uma comparação e nenhuma diferença em 6. A principal conclusão a que os autores chegaram foi que algumas evidências indicaram que preparações baseadas nas partes aéreas da equinácea possivelmente seriam efetivas para o tratamento precoce dos resfriados em adultos, embora os resultados não tenham se mostrado totalmente consistentes. Um número relativamente pequeno de estudos em larga escala randomizados e bem controlados mostraram ausência de efeitos benéficos da equinácea. Assim, continua havendo incerteza quanto à equinácea ter qualquer valor na prevenção ou no tratamento das ITRS na população geral, enquanto apenas pouquíssimos estudos envolvendo poucos participantes tentaram examinar sua efetividade na redução dos SDTRS em atletas.

Alega-se também que outras plantas medicinais apresentam diversas ações antivirais, antibacterianas e imunomoduladoras, e muitas agiriam ainda como antioxidantes (ver detalhes em Roxas e Jurenka, 2007). Alguns dos exemplos mais comuns incluem extratos de sabugueiros (*Sambucus nigra*), Kaloba (nome comercial de um extrato das raízes de *Pelargonium sidoides*), *ginseng* (*Panax quinquefolium*), astrágalo (*Astragalus membranaceus*) e folhas de oliveira (*Olea europaea*). Foram realizados pouquíssimos estudos em larga escala e bem controlados sobre a eficácia clínica destes extratos, e a maior parte das evidências de seu uso advêm de estu-

TABELA 13.9 Suplementos nutricionais que alegam reforçar a imunidade e diminuir a incidência de SDTRS em atletas

Suplemento	Tipo de composto	Modo de ação proposto	Classificação da eficácia*
Betaglucanas	Polissacarídeos derivados das paredes celulares de levedura, fungos e aveia	Estimula a imunidade inata	●●○○○
Colostro bovino	Primeiro leite da vaca que contém anticorpos, fatores de crescimento e citocinas	Reforça a imunidade da mucosa, o que aumenta a resistência à infecção	●●●○○
Carboidrato	Macronutriente	Mantém a glicemia durante o exercício, diminui as respostas de hormônio do estresse e citocinas anti-inflamatórias, combatendo, assim, a imunodisfunção	●●●○○
Equinácea	Extrato de planta	Tem efeitos estimulatórios sobre os macrófagos	●○○○○
Glutamina	Aminoácido não essencial (mas condicionalmente essencial em certas situações)	É um precursor da síntese de ácidos nucleicos e é importante para células de divisão rápida; também é um combustível importante para células imunes	●○○○○
Kaloba	Medicamento à base de planta	Tem efeitos estimulatórios sobre os macrófagos	●○○○○
Ácidos graxos poli-insaturados ômega-3	Ácidos graxos contendo mais de uma ligação dupla	Tem efeitos anti-inflamatórios	○○○○○
Probióticos	Bactérias vivas administradas por via oral	Aumentam as bactérias benéficas no intestino e modulam as funções imunes sistêmicas e associadas ao intestino	●●●○○
Quercetina	Flavonoide vegetal	Efeitos anti-inflamatórios, antioxidantes e antipatogênicos	●●●○○
Quercetina com EGCG	Mistura de flavonoides	Tem efeitos anti-inflamatórios e antioxidantes; alega-se que é mais benéfico para a função imune do que a quercetina isolada	●●●○○
Vitamina C	Vitamina hidrossolúvel antioxidante essencial	Extingue espécies reativas de oxigênio e reduz as respostas de IL-6 e cortisol ao exercício	●●○○○
Vitamina D_3	Vitamina lipossolúvel produzida principalmente por ação da luz solar sobre a pele	Induz produção de proteínas antimicrobianas, aumenta a atividade citolítica da célula *natural killer*, aumenta a geração de ERO em fagócitos e modifica a secreção de citocinas leucocitárias	●●●●○
Vitamina E	Vitamina lipossolúvel antioxidante essencial	Extingue ERO induzidas por exercício e comprovadamente reforça a imunidade em idosos	●○○○○
Zinco	Mineral essencial	É cofator de muitas enzimas e é necessário à imunidade normal	●○○○○

*Os itens são classificados com base em evidência científica. ●●●●● indica evidência muito forte; ○○○○○ indica evidência limitada a nula da eficácia do suplemento na intensificação da imunidade ou redução do risco de infecção em atletas.
Adaptada de Gleeson (2013).

dos *in vitro* que demonstraram efeitos estimulatórios imunocelulares ou ações antivirais diretas (prevenindo a invasão viral das células hospedeiras ou a replicação viral). Diversas preparações, como Kaloba e equinácea, são classificadas como plantas medicinais usadas para diminuir a gravidade e a duração dos sintomas de resfriado e não para prevenir infecções. É discutível se estas preparações são mais efetivas do que o uso de medicações antivirais ou remédios para resfriado vendidos sem prescrição médica para aliviar os sintomas da doença do trato respiratório superior.

Curcumina

A curcumina (diferuloilmetano) é um componente do açafrão-da-terra (condimento encontrado com frequência no *curry* em pó e em molhos). Tradicionalmente, a curcumina é conhecida por seus efeitos anti-inflamatórios, e vários estudos demonstraram que a curcumina é um potente agente imunomodulador, capaz de modular a ativação das células T, células B, células NK, neutrófilos, macrófagos e células dendríticas (Jagetia e Aggarwal, 2007). A curcumina também inibe a expressão de várias citocinas pró-inflamatórias (incluindo TNF, IL-1 e IL-2), mais provavelmente por meio da inativação do fator de transcrição NFKB. Em doses baixas, porém, a curcumina também pode intensificar as respostas de anticorpo (Jagetia e Aggarwal, 2007).

Polifenóis

O reino vegetal usa dezenas de milhares de metabólitos secundários (em geral, referidos como fitonutrientes), incluindo terpenos, alcaloides e fenólicos, na defesa contra infecções fúngicas, bacterianas e virais, para atrair insetos polinizadores e para conferir proteção contra o estresse oxidativo e a luz solar intensa. Os compostos fenólicos ou polifenóis exercem papéis essenciais no crescimento, regulação e estrutura de vegetais, e estão agrupados em quatro classes principais: flavonoides (~50% de todos os polifenóis), ácidos fenólicos, lignanas e estilbenos. Os flavonoides são adicionalmente classificados em seis subgrupos de flavonoides simples (flavan-3-óis, flavanonas, flavonas, isoflavonas, flavonóis e antocianinas) e dois subgrupos de flavonoides complexos (taninos condensados e derivados). Nos alimentos, os flavonoides, lignanas e estilbenos geralmente são encontrados como glicosídeos, enquanto os ácidos fenólicos são encontrados na forma de ésteres com vários polióis, sendo que as variações estruturais influenciam sua absorção e biodisponibilidade. A maioria dos flavonoides são compostos antioxidantes potentes e muitos exercem efeitos antivirais, modulam as atividades da célula NK e as propriedades da célula T reguladora, e influenciam as respostas inflamatórias dos macrófagos (Kim et al., 2015). Uma recente revisão sistemática e metanálise mostrou que a suplementação de flavonoide (0,2-1,2 g/dia em 14 estudos selecionados) diminuiu em 33% a incidência de episódios de SDTRS agudos em comparação com os tratamentos controle e placebo (Somerville, Braakhuis e Hopkins, 2016).

Um flavonoide em particular, a quercetina, tem recebido bastante atenção nos últimos anos por seus possíveis efeitos sobre o desempenho no exercício, adaptação ao treino e função imune. A quercetina é encontrada em várias frutas e hortaliças, e está presente em quantidades relativamente altas na maçã, mirtilo, brócolis, couve crespa, pimenta, cebola e chá. Em geral, a quercetina fornece cerca de 75% da ingestão diária total de flavonóis (que varia de 13-64 mg, dependendo da população estudada). A biodisponibilidade da quercetina a partir dos alimentos ou de suplementos é boa, e sua eliminação do corpo é bastante lenta (a meia-vida relatada varia de 11-28 horas).

Estudos realizados com camundongos indicam que sete dias de fornecimento de quercetina melhoraram a sobrevida em seguida à inoculação do vírus influenza (Davis et al., 2008). Alguns estudos em pequena escala realizados com seres humanos foram conduzidos, e um estudo duplo-cego e controlado com placebo envolvendo 40 ciclistas demonstrou que a ingestão de uma dose diária de 1.000 mg de quercetina durante três semanas aumentou de modo significativo a concentração de quercetina circulante e diminuiu a incidência de ITRS durante as duas semanas subsequentes a um período de três dias consecutivos de treino de ciclismo exaustivo (Nieman et al., 2007). Neste estudo, uma proporção inusitadamente alta de indivíduos no grupo placebo (9 de 20) relatou sintomas de ITRS no período de duas semanas subsequente ao treino, enquanto apenas um dentre os vinte indivíduos no grupo da quercetina foi afetado de maneira similar. Apesar da diferença evidente na suscetibilidade à ITRS induzida por estresse, nenhum dos marcadores medidos de imunodisfunção, inflamação e estresse oxidativo diferiu entre os grupos, e os autores sugeriram que a quercetina pode ter exercido efeitos antivirais diretos. Alguns estudos sustentam a noção de que a coingestão de quercetina com outros flavonoides e componentes alimentares é capaz de melhorar e prolongar a biodisponibilidade e os efeitos bioativos da quercetina. Os compostos examinados neste contexto incluíram o flavonoide galato de epigalocatequina (EGCG) do chá; isoquercetina, que é a forma glicosilada da quercetina presente na cebola e outros alimentos; AGPI ômega-3, como EPA e DHA; vitamina C; e ácido fólico. Em um estudo com 39 ciclistas treinados, uma combinação de suplementos incorporando quercetina, EGCG, isoquercetina e AGPI ômega-3 foi mais efetiva do que a quercetina isolada para compensar parcialmente o estresse oxidativo induzido pelo exercício (Nieman et al., 2009); entretanto, atualmente não há dados sobre os marcadores relevantes de função imune e incidência de ITRS em seres humanos.

Outros compostos polifenólicos de ocorrência natural estão presentes em alimentos como verduras, cebola, maçã, pera, frutas cítricas e uvas vermelhas, bem como em certas bebidas à base de vegetais como sucos de frutas, chá-verde, vinho tinto e cerveja. Um estudo de grande escala envolvendo mais de 1.000 homens e mulheres fisicamente ativos revelou que uma alta ingestão de frutas estava associada a uma menor incidência de doenças respiratórias autorrelatadas (Nieman et al., 2011). Dietas contendo grandes quantidades de frutas e hortaliças tendem a ser volumosas, e isto pode ser problemático para atletas que necessitam ingerir quantidades relativamente grandes de carboidrato (e proteína) para atender a suas necessidades energéticas. Uma alternativa conveniente para garantir uma alta ingestão de polifenóis consiste em ingerir concentrados de extratos de fruta disponíveis no mercado, formulados na forma de pó, comprimidos ou cápsulas.

Em um estudo que investigou os efeitos da ingestão regular de polifenóis de cerveja não alcoólica antes e após uma maratona (Scherr et al., 2012) (Fig. 13.27), constatou-se que corredores do sexo masculino que beberam 1-1,5 L/dia de cerveja não alcoólica apresentaram menos marcadores sanguíneos de inflamação imediatamente após a corrida e após 24 horas, além de terem uma incidência 3,25 vezes menor de ITRS em comparação com o observado no grupo da bebida placebo durante o período de duas semanas pós-maratona. Em contraste, outro estudo que examinou os efeitos da ingestão regular de polifenóis do cacau na forma de chocolate amargo antes de uma série exaustiva de ciclismo (Allgrove et al., 2011) relatou diminuição dos marcadores de estresse oxidativo, embora nenhuma das respostas hormonais ou imunes ao exercício fossem diferentes das observadas no controle placebo (chocolate sem licor de cacau).

Betaglucanas

As betaglucanas estão presentes como principais componentes estruturais das paredes celulares de leveduras, fungos e algumas bactérias, e estão presentes na dieta como parte da parede celular do endosperma em cereais como cevada e aveia. As betaglucanas são carboidratos que consistem em moléculas de glicose ligadas e diferem quanto à estrutura macromolecular dependendo da fonte. Betaglucanas bacterianas são resíduos de glicopiranosil 1,3-beta-ligados não ramificados. Betaglucanas da parede celular de leveduras e fungos consistem em resíduos de glicopiranosil 1,3-beta-ligados contendo pequenos números de ramos 1,6-beta-ligados, enquanto as paredes celulares da aveia e da cevada contêm betaglucanas não ramificadas com resíduos de glicopiranosil 1,3 e 1,4-beta-ligados. As características específicas das várias betaglucanas podem influenciar seus efeitos imunomoduladores. Por exemplo, Brown e Gordon (2003) sugeriram que betaglucanas de alto peso molecular ou particuladas oriundas de fungos ativam diretamente os leucócitos, enquanto betaglucanas de baixo peso molecular também oriundas de fungos apenas modulam a resposta das células imunes quando são estimuladas (p. ex., com citocinas). Isto implica que a adição de betaglucanas à dieta pode ser usada para modular a função imune, e é possível que elas melhorem a resistência contra patógenos invasores em seres humanos.

Até hoje, há evidências limitadas dos efeitos imunopromotores das betaglucanas da aveia administradas por via oral tanto em animais como em seres humanos. A administração intragástrica de betaglucanas da aveia em camundongos aumentou a resistência a infecções bacterianas e parasíticas (revisado por Volman, Ramakers e Plat, 2008). Além disso, Davis et al. (2004) demonstraram que a ingestão diária de betaglucanas da aveia combateu a queda na resistência antiviral do macrófago induzida

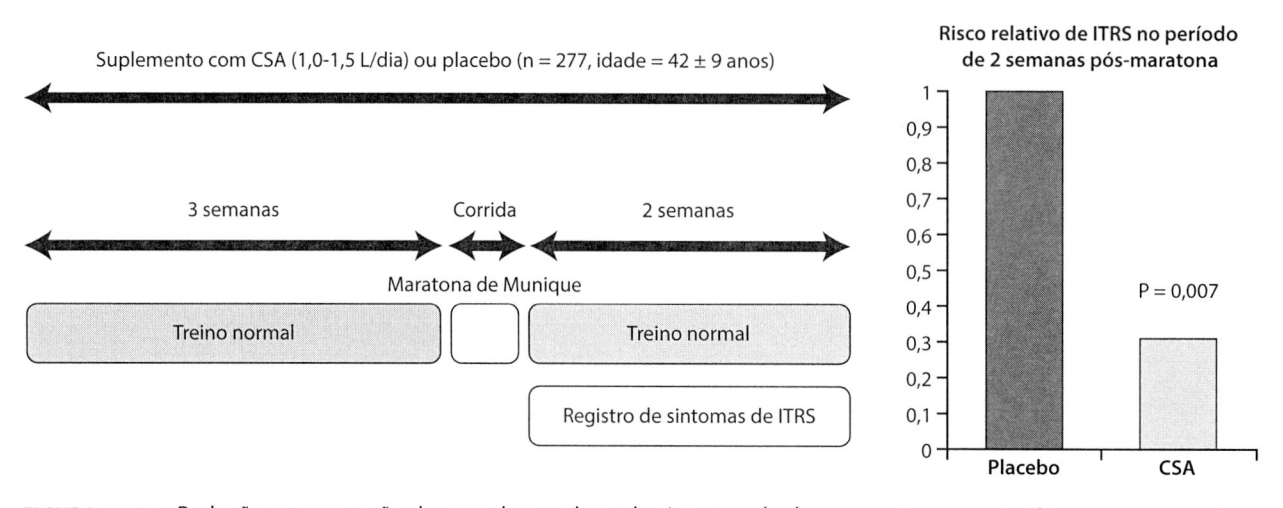

FIGURA 13.27 Redução na proporção de corredores relatando sintomas de doença no trato respiratório superior nas duas semanas após uma maratona, com fornecimento diário de cerveja sem álcool (CSA) *versus* bebida placebo.
Dados de Scherr et al. (2012).

pelo estresse do exercício em camundongos. Resultados de estudos *in vitro* a partir de animais tratados com betaglucanas sugerem que as betaglucanas melhoram a resposta imune em leucócitos e células epiteliais. Na situação *in vivo*, há agora evidência substancial de que estes efeitos acabam por ser traduzidos em aumento da sobrevida após a infecção por patógenos (Volman, Ramakers e Plat, 2008). Com relação a isto, efeitos são observados independentemente da fonte de betaglucana ou da via de administração. Foi sugerido que os efeitos protetores das 1,3-beta-glucanas administradas por via oral são mediados pelas interações receptor-mediadas com as células M (ou células micropregueadas, que são células epiteliais especializadas para o transporte de macromoléculas nas placas de Peyer), levando à produção aumentada de citocina e ao aumento da resistência à infecção. Portanto, talvez seja possível modular a função imune aumentando a ingestão de betaglucana dietética, por exemplo, por meio do desenvolvimento de alimentos funcionais. Isto pode propiciar benefícios para populações-alvo específicas, como idosos ou pacientes com diabetes tipo 2, bem como para atletas envolvidos em treinos intensos; todas estas populações são caracterizadas por uma resposta imune suprimida (Th1) (Gleeson, 2006). Um estudo realizado com seres humanos não observou nenhum efeito da suplementação com betaglucanas da aveia por três semanas sobre as respostas imunes ao exercício nem sobre a incidência de infecção durante o período de duas semanas subsequente a um treino exaustivo de três dias (Nieman et al., 2008). Mais recentemente, porém, outro estudo realizado com seres humanos relatou uma queda de 37% no número de SDTRS após uma maratona com o uso de suplementos de betaglucana de levedura em comparação ao observado com placebo; os autores desse estudo atribuíram a queda observada à um aumento pós-exercício na IgA salivar (McFarlin et al., 2013).

Probióticos

Probióticos são suplementos alimentares contendo microrganismos vivos que, quando administrados em quantidades adequadas, conferem benefício à saúde do hospedeiro. Atualmente, existe um conjunto razoável de evidências indicando que o consumo regular de probióticos pode modificar a população de bactérias residentes nos intestinos (microbiota) e influenciar a função imune (Matsuzaki, 1998; Mengheri, 2008; Borchers et al., 2009; Minocha, 2009), embora deva ser notado que tais efeitos são específicos à cepa utilizada de microrganismos. Os probióticos sobrevivem ao trânsito através das condições ácidas do estômago até o intestino, onde podem modificar a microbiota intestinal de modo que o número de bactérias benéficas aumente e o números das espécies consideradas prejudiciais geralmente diminua. Tais efeitos foram associados a uma gama de potenciais benefícios para a saúde e o funcionamento do sistema digestivo,

bem como para a modulação da função imune. Os probióticos possuem numerosos mecanismos de ação. Com seu crescimento e metabolismo, ajudam a inibir o crescimento e a reduzir quaisquer efeitos danosos de outras bactérias, antígenos, toxinas e carcinógenos no intestino. Ademais, os probióticos são conhecidos por interagir com o tecido linfoide associado ao intestino, o que leva a efeitos positivos sobre o sistema imune inato e adquirido. Isto é possível porque o intestino, na condição de maior área de superfície do corpo, tem papel significativo na imunidade; a cada dia o intestino tem que lidar com três tipos diferentes de imunodesafios. Primeiro, tem que diferenciar e tolerar a ampla microbiota comensal; caso contrário, ocorre inflamação. Em segundo lugar, deve tolerar os antígenos alimentares. Em terceiro, deve ser capaz de montar uma defesa contra quaisquer potenciais patógenos, de acordo com a necessidade. Isto explica por que 85% dos linfonodos do corpo estão localizados no intestino e por que os probióticos, como alimentos funcionais cujo alvo é o intestino, conseguem afetam a saúde do corpo inteiro.

Estudos demonstraram que a ingestão de probióticos pode melhorar as taxas de recuperação da diarreia causada por rotavírus, aumentar a resistência a patógenos entéricos e promover atividade antitumoral (Kopp-Hoolihan, 2001). Algumas evidências chegam a sugerir que os probióticos podem ser efetivos para aliviar alguns distúrbios alérgicos e respiratórios em crianças pequenas (Kopp-Hoolihan, 2001). Embora até o presente existam poucos estudos publicados sobre a efetividade do uso de probióticos em atletas, tem havido um interesse crescente, sobretudo em examinar seu potencial para auxiliar a manutenção do estado de saúde geral, na intensificação da função imune, ou na redução da incidência de ITRS e minimização da gravidade ou da duração dos sintomas (Gleeson et al., 2012; West et al., 2009).

Em um estudo cruzado duplo-cego e controlado com placebo, no qual 20 corredores de elite saudáveis receberam o probiótico *Lactobacillus (L.) fermentum* ou um placebo diariamente por 28 dias, com um período de *washout* de 28 dias entre o tratamento inicial e o segundo tratamento, os atletas que tomaram probiótico diariamente relataram menos dias de sofrimento com doença respiratória e menor gravidade dos sintomas da doença respiratória (Cox et al., 2010; Fig. 13.28). O tratamento com probiótico deflagrou uma alteração 2 vezes maior na produção de IFN-gama em hemocultura de sangue total em comparação à observada com placebo, o que pode representar um mecanismo subjacente aos desfechos clínicos positivos. Em outro estudo, um curso de um mês de ingestão diária de probióticos (*L. acidophilus*) por atletas que apresentavam fadiga e comprometimento do desempenho restaurou um déficit aparente na produção de IFN-gama por células T auxiliares no sague (Clancy et al., 2006). Outro estudo pequeno constatou que o consumo de uma bebida à base de iogurte com o probiótico *L. casei* por um período de um mês limitou a diminuição observada na atividade da célula *natural killer* após um teste de estresse com exercício (Pujol et al., 2000).

Em um estudo de intervenção, duplo-cego, randomizado e de escala um pouco mais ampla, 141 maratonistas receberam *L. rhamnosus* GG (LGG) ou placebo diariamente por um período de treino de três meses, ao fim do qual participaram de uma maratona com seguimento dos sintomas da doença por duas semanas (Kekkonen et al., 2007). Embora não tenha havido diferenças quanto ao número de infecções respiratórias ou episódios de sintomas gastrintestinais, a duração dos episódios de sintomas gastrintestinais no grupo LGG foi menor do que no grupo placebo durante o período de treino (2,9 *versus* 4,3 dias), bem como durante as duas semanas subsequentes à maratona (1 *versus* 2,3 dias). Em um estudo com soldados que participaram de um treinamento de comando com duração de três semanas seguido de um curso de combate de cinco dias, nenhuma diferença na incidência de infecção respiratória foi observada entre aqueles que tomaram um suplemento probiótico de *L. casei* diariamente e os que receberam placebo (Tiollier et al., 2007). Entretanto, uma diminuição significativa na concentração de IgA salivar foi observada após o curso de combate nos indivíduos do grupo placebo, enquanto nenhuma alteração foi observada no grupo probiótico ao longo do tempo. Um estudo randomizado e controlado com placebo com 64 atletas universitários relatou uma incidência diminuída de episódios de ITRS durante um período de treino de inverno de quatro meses em indivíduos que receberam duas doses diárias de suplemento de *L. casei* em comparação aos que receberam placebo. Este estudo também relatou uma melhor manutenção da IgA salivar no grupo probiótico (Gleeson et al., 2011). Outros relataram ainda níveis aumentados de IgA salivar (O'Connell et al., 2009) e função da célula *natural killer* (Nagao et al., 2000) em indivíduos não atletas saudáveis após algumas semanas de ingestão diária de *L. casei*. Outro estudo, que usou *L. fermentum*, relatou diminuição da incidência de ITRS em atletas do sexo masculino, mas não em atletas

do sexo feminino, durante um período de onze semanas de treino (West et al., 2011). Um recente estudo em larga escala, randomizado e controlado com placebo com 465 homens e mulheres fisicamente ativos relatou menos episódios de ITRS (razão de risco relativo = 0,73) naqueles que ingeriram diariamente as subespécies *lactis* B1-04 de *Bifidobacterium animalis* em comparação com os que ingeriram placebo ao longo de um período de 150 dias de intervenção (West et al., 2014). Embora a maioria dos estudos já conduzidos tenha examinado os efeitos dos probióticos em indivíduos recreacionalmente ativos ou em atletas praticantes de esportes de resistência, um estudo recente envolvendo jogadores de rúgbi de elite fornece evidência de que os efeitos benéficos dos probióticos na redução da incidência de ITRS, mas não da gravidade, podem ser estendidos a jogadores (Haywood et al., 2014).

Com base nas pesquisas revisadas, não se pode ter certeza quanto ao benefício proporcionado à saúde pela ingestão regular de probióticos por atletas; contudo, há conhecimento suficiente acerca do mecanismo de ação de algumas cepas de probióticos, além de bastante evidência fornecida por estudos realizados com atletas, para significar que esta é uma área de pesquisa promissora com indicações majoritariamente positivas no presente. Uma metanálise usando dados de estudos realizados com atletas e não atletas, envolvendo 3.451 participantes, concluiu que existe um provável benefício em termos de redução da incidência de ITRS (Hao et al., 2011). Outro potencial benefício dos probióticos poderia ser um risco diminuído de infecções gastrintestinais, as quais são particularmente preocupantes nas viagens para o exterior. Mais estudos de larga escala são necessários para confirmar que o consumo de probióticos pode reduzir o número de dias de treino perdidos por causa de infecções, bem como para determinar os probióticos mais efetivos, uma vez que os efeitos são específicos às cepas. Os estudos realizados até hoje que mostraram uma incidência diminuída de SDTRS em atletas usaram principalmente as espécies *Lactobacillus* e *Bifidobacterium* em doses diárias de cerca de 10^{10} bactérias vivas. Como alguns probióticos parecem proporcionar algum benefício sem evidência de prejuízo

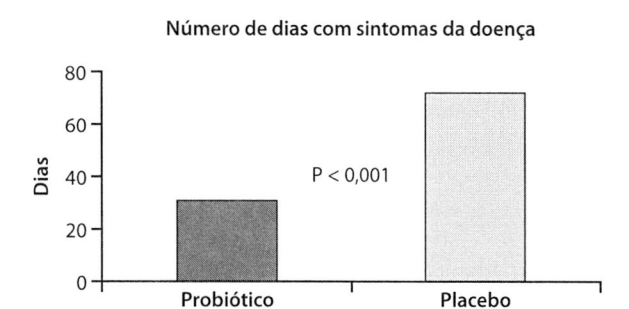

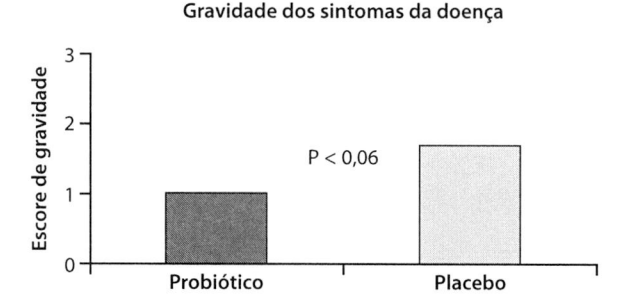

FIGURA 13.28   Redução no número de dias com sintomas de SDTRS e na gravidade dos sintomas com o uso diário de suplemento de probiótico em corredores do sexo masculino.
Dados de Cox et al. (2010).

e a um baixo custo, não há motivo para que os atletas não usem probióticos, sobretudo em viagens para o exterior ou quando estiverem propensos a doenças.

Colostro

O colostro bovino consiste na primeira coleta de um líquido amarelo-creme espesso produzido pela glândula mamária de uma vaca em lactação pouco após o nascimento de seu bezerro (em geral, dentro das primeiras 36 horas). O colostro contém anticorpos, fatores de crescimento, enzimas, glangliosídeos (glicoesfingolipídios ácidos), vitaminas e minerais, e é comercializado nas formas líquida e em pó. Foram feitas numerosas alegações sobre o colostro relacionadas com a saúde, desde a melhora do desempenho até a prevenção de infecções, mas são raros os estudos bem controlados sobre o assunto realizados com atletas. Os glangliosídeos contidos no colostro podem modificar a microbiota intestinal e atuar como alvos-isca para a adesão bacteriana, bem como apresentar algumas propriedades imunoestimulatórias diretas (Rueda, 2007). Alguns poucos estudos sugerem que várias semanas de suplementação com colostro bovino podem elevar os níveis de anticorpos na circulação e na saliva. Em um estudo com 35 corredores de meia-idade que consumiram suplemento de colostro bovino ou placebo durante doze semanas, os níveis médios de IgA salivar aumentaram em 79% no grupo do colostro após a intervenção de doze semanas, enquanto nenhuma alteração foi observada no grupo placebo (Crooks et al., 2006). Embora este resultado seja estatisticamente significativo, sua interpretação fisiológica deve ser vista com cautela, devido aos números pequenos neste estudo e à grande variabilidade nos níveis de IgA salivar. Davison e Diment (2010) relataram que quatro semanas de suplementação diária com colostro bovino preveniram quedas induzidas pelo exercício na lisozima salivar e aceleraram a recuperação da função neutrofílica após 2 horas de ciclismo extenuante em homens saudáveis, em comparação ao observado com placebo. Estudos adicionais são necessários para confirmar e estender estas observações acerca dos efeitos sobre as respostas imunes ao exercício, bem como para estabelecer se o colostro bovino é capaz de diminuir a incidência de ITRS em atletas. A ingestão regular de colostro bovino também pode limitar o aumento na permeabilidade intestinal causado pelo exercício extenuante prolongado e diminuir o risco de desenvolvimento de insolação (Marchbank et al., 2011). Vários estudos também relataram que a suplementação diária com colostro bovino por via oral diminui o número total de dias autorrelatados com SDTRS (Crooks et al., 2006, 2010; Jones et al., 2014; Shing et al., 2013), a incidência de episódios de SDTRS (Crooks et al., 2006; Jones et al., 2014; Shing et al., 2007, 2013) e a duração dos episódios de SDTRS autorrelatados (Jones et al., 2014; Shing et al., 2013) em adultos envolvidos no treino com exercícios.

Conclusões e recomendações

O exercício intenso e a nutrição exercem influências isoladas sobre a função imune; estas influências parecem ser maiores quando o estresse do exercício e a desnutrição atuam de modo sinérgico. O treino com exercícios aumenta a necessidade corporal da maioria dos nutrientes e, em muitos casos, essas necessidades aumentadas são compensadas com o consumo aumentado de alimentos. Alguns atletas, porém, adotam regimes dietéticos não balanceados, e muitos levantamentos indicam que são poucos os atletas que seguem os melhores padrões dietéticos de uma nutrição esportiva ideal. Certamente, os estados nutricionais precários de alguns atletas podem predispô-los à imunodepressão e aumentar o risco de infecção. Apesar da abundância de estudos investigando os efeitos da nutrição sobre a função imune e os efeitos da nutrição sobre o desempenho físico, relativamente poucos investigaram as inter-relações existentes entre nutrição, desempenho e função imune ao mesmo tempo. Assim, algumas das conclusões tiradas neste capítulo continuam sendo especulativas, por se basearem em generalizações acerca de populações sedentárias aplicadas a populações atléticas. Embora seja impossível combater os efeitos de todos os fatores que contribuem para a imunodepressão induzida pelo exercício, é possível minimizar muitos desses efeitos. Os atletas podem se autoajudar consumindo dietas bem equilibradas que incluam carboidratos, proteínas e micronutrientes adequados.

O consumo de bebidas à base de carboidrato durante os treinos e competições é recomendado porque esta prática parece atenuar alguns efeitos imunossupressores do exercício prolongado. É improvável que a ingestão de aminoácidos individuais, equinácea, vitamina E e zinco traga algum benefício clínico significativo para a prevenção de infecções comuns, como as ITRS. Os perigos da suplementação excessiva de vitaminas e minerais são enfatizados porque muitos micronutrientes fornecidos em quantidades acima de um determinado limiar diminuem as respostas imunes e também colocam a saúde em risco.

A seguir, são listadas as recomendações atuais de suporte imunonutricional para atletas (Bermon et al., 2017; Gleeson, 2016), as quais tendem a ser mais benéficas para os indivíduos particularmente propensos a doenças:

- A ingestão calórica diária total deve corresponder às necessidades energéticas, e mais de 50% deve ser proveniente de carboidratos.
- Ingerir 30-60 g de carboidrato por hora durante as sessões de treino extenuante.
- Ingerir quantidades adequadas de proteína (1,2-1,6 g/kg de peso corpora/dia). Deste total, 0,3 g/kg de peso corporal/dia deve ser ingerida em refeições após sessões de treino.

- Ingerir quantidades adequadas de micronutrientes (isso pode ser garantido com um suplemento multivitamínico diário que atenda às RDA).
- Tomar um suplemento oral de 25 microgramas ou 1.000 UI de vitamina D_3, diariamente, do início do outono até o início da primavera.
- Tomar um suplemento diário de probiótico contendo pelo menos 10 bilhões de bactérias vivas.
- Incluir frutas e hortaliças variadas como parte da dieta normal pelo menos cinco dias/semana. Isto pode ser suplementado com suplementos de polifenóis vegetais ou bebidas (p. ex., chá-verde, cerveja sem álcool), ou ainda extratos de hortaliças e frutas concentrados.
- Considerar a ingestão de 10-20 g de colostro bovino em pó/dia como suplemento.

- Considerar a ingestão de suplementos de zinco e Kaloba nos dias que antecedem competições importantes, caso surjam sintomas de resfriado neste período.

É importante lembrar que a nutrição é apenas um dos fatores a serem considerados com relação ao risco de infecção. Existem várias outras estratégias capazes de minimizar o risco de desenvolvimento de depressão da função imune ou reduzir o grau de exposição a patógenos e, assim, limitar o risco de infecção, como reduzir outros estresses da vida, manter uma boa higiene oral e cutânea, repousar o suficiente e espaçar ao máximo sessões de treino prolongadas e competições (Schwellnus et al., 2016). As práticas listadas no quadro "Estratégias práticas para minimizar os riscos de infecção" são recomendadas.

ESTRATÉGIAS PRÁTICAS PARA MINIMIZAR OS RISCOS DE INFECÇÃO

- Esperar tempo suficiente entre as sessões de treino para possibilitar a recuperação. Incluir 1 ou 2 dias de recuperação em repouso no programa de treino semanal; mais treino nem sempre é melhor.
- Evitar sessões de treino extremamente longas. Restringir a atividade contínua a menos de 2 h/sessão. Por exemplo, uma sessão de 3 horas pode ser mais bem realizada como duas sessões de 1,5 hora (uma de manhã e outra à noite).
- Evitar a monotonia no treino variando a carga de treino diariamente. Alternar um dia de treino pesado com um dia de treino leve.
- Ao aumentar a carga de treino, fazer isso nos dias de treino intenso. Não eliminar dias de recuperação.
- Quando estiver se recuperando do treino excessivo ou de uma doença, começar com um treino bem leve e aumentar a intensidade gradativamente.
- Monitorar e registrar o humor, sensações de fadiga e dor muscular durante o treino; diminuir a carga de treino se a sessão normal parecer mais difícil do que de costume.
- Manter outros estresses da vida, sociais e psicológicos reduzidos ao mínimo possível.
- Evitar a perda de peso rápida.
- Dormir pelo menos 6 horas de sono de boa qualidade por noite.
- Evitar contato com pessoas que tenham sintomas de infecção e usar máscara descartável sempre que necessário.
- Minimizar o contato com animais e crianças pequenas, que comumente são portadores de agentes infecciosos.
- Adotar boas práticas de higiene pessoal e oral. Lavar as mãos com água e sabão de maneira efetiva e aplicar gel antimicrobiano regularmente nas mãos. Escovar os dentes regularmente e usar enxaguatório bucal antibacteriano.
- Jamais compartilhar garrafas de bebida, copos, talheres, toalhas, e assim por diante, com outras pessoas.
- Aumentar o período de descanso conforme necessário após cruzar zonas de fuso horário para permitir que os ritmos circadianos se ajustem.
- Evitar tocar superfícies manipuladas com frequência pelo público, como maçanetas de porta, corrimão e aparelhos de telefone.
- Evitar áreas lotadas e cumprimentos de mão.
- Isolar rapidamente uma pessoa que apresentar sintomas de infecção.
- Usar toalhas de papel descartáveis e limitar os contatos mão-boca, mão-nariz e mão-olho quando estiver com SDTRS ou doença gastrintestinal (estas são as principais vias de autoinoculação viral).
- Evitar o ressecamento da boca durante a competição e durante o repouso, bebendo líquidos a intervalos regulares e mantendo o estado de hidratação.
- Usar água devidamente tratada para consumo e natação.
- Evitar o uso compartilhado de saunas, chuveiros e banheiras de hidromassagem.
- Ter cuidado com a alta vulnerabilidade subsequente ao treino ou competição.
- Discutir a vacinação com seu técnico ou médico. Vacinas contra influenza demoram 5-7 semanas para produzir efeito. Vacinas intramusculares podem produzir pequenos efeitos colaterais, por isso é melhor tomar vacinas fora da temporada. Não tomar vacina antes de uma competição ou se sintomas de doença estiverem presentes.

Pontos-chave

- O sistema imune protege o corpo contra microrganismos potencialmente danosos.
- Atletas engajados em programas de treino de resistência intenso frequentemente apresentam depressão da função imune e sofrem com a incidência aumentada de ITRS. Os treinos e o ambiente competitivo podem aumentar a exposição do atleta a patógenos e fornecer condições ideais para a transmissão destes.
- Doenças alérgicas ou infecciosas agudas podem causar um declínio no desempenho nos exercícios por diversos mecanismos, incluindo comprometimento da coordenação motora, diminuição da força muscular, diminuição da capacidade aeróbica e alterações na função metabólica. Além disso, a presença de febre causa diminuição na capacidade do corpo de regular a temperatura corporal e aumenta as perdas de líquido, comprometendo assim o desempenho de resistência.
- O esforço intenso e prolongado está associado a numerosas alterações hormonais e bioquímicas, muitas das quais podem ter efeitos prejudiciais sobre a função imune. A nutrição inadequada pode reforçar a influência negativa do esforço intenso sobre a imunocompetência.
- Um atleta que se exercita em estado depletado de carboidrato experimenta aumentos maiores nos níveis circulantes de hormônios do estresse e uma perturbação maior de vários índices da função imune.
- Consumir carboidrato (mas não glutamina) durante o exercício atenua as elevações nos hormônios do estresse, como cortisol, e parece limitar o grau de imunodepressão induzida pelo exercício.
- O estado nutricional precário de alguns atletas pode predispô-los à imunodepressão. Por exemplo, deficiências dietéticas de proteína e micronutrientes específicos estão associadas à imunodisfunção.
- Ingestões adequadas de ferro, zinco e vitaminas B são particularmente importantes, mas os perigos da suplementação excessiva também devem ser considerados. Muitos micronutrientes fornecidos em quantidades acima de determinado limiar reduzem as respostas imunes e podem ter outros efeitos tóxicos.
- O treino de resistência sustentado parece estar associado a uma suprarregulação adaptativa do sistema de defesa antioxidante. Tais adaptações podem ser insuficientes para proteger os atletas que treinam extensivamente, e estes indivíduos devem considerar aumentar sua ingestão de antioxidantes nutricionais.
- De modo geral, a suplementação de micronutrientes individuais ou o consumo de doses altas de misturas de antioxidantes simples não são recomendados. Os atletas devem obter misturas complexas de compostos antioxidantes a partir do consumo de frutas e hortaliças.
- O consumo de megadoses de vitaminas individuais tende a ser mais prejudicial do que benéfico. A suplementação de vitamina D é uma exceção, porque muitos atletas não exibem um estado adequado de vitamina D durante os meses de inverno.
- Alguns suplementos, incluindo probióticos, polifenóis vegetais e colostro bovino, podem beneficiar a imunidade e diminuir os riscos de infecção se tomados regularmente em doses suficientes.
- É impossível combater os efeitos de todos os fatores que contribuem para a imunodepressão induzida pelo exercício, mas é possível minimizar muitos deles. Os atletas podem ajudar a si mesmos consumindo dietas bem equilibradas que incluam proteínas e carboidratos em quantidades suficientes para atender a suas necessidades energéticas. Estas dietas garantem ingestões adequadas de oligoelementos sem suplementos especiais.
- Adotando práticas nutricionais sólidas, minimizando os estresses da vida, mantendo uma boa higiene, garantindo repouso adequado e espaçando ao máximo as sessões de treino prolongado e competições, os atletas conseguem diminuir o risco de infecções.

Leituras recomendadas

Bermon, S., L.M. Castell, P.C. Calder, N.C. Bishop, E. Blomstrand, F.C. Mooren, K. Krüger, A.N. Kavazis, J.C. Quindry, D.S. Senchina, D.C. Nieman, M. Gleeson, D.B. Pyne, C.M. Kitic, G.L. Close, D.E. Larson-Meyer, A. Marcos, S.N. Meydani, D. Wu, N.P. Walsh, and R. Nagatomi. 2017. Consensus statement: Immunonutrition and exercise. *Exercise Immunology Review* 23:8-50.

Calder, P.C., C.J. Field, and H.S. Gill. 2002. *Nutrition and immune function*. Oxford: CABI.

Chandra, R.K. 1997. Nutrition and the immune system: An introduction. *American Journal of Clinical Nutrition* 66:460S-463S.

Douglas R.M., H. Hemila, E. Chalker, and B. Treacy. 2007. Vitamin C for preventing and treating the common cold. *Cochrane Database of Systematic Reviews* 3:CD000980.

Gleeson, M. 2013. Exercise, nutrition and immunity. In *Diet, immunity and inflammation*, edited by P.C. Calder and P. Yaqoob, 652-685. Cambridge: Woodhead Publishing.

Gleeson, M. 2016. Immunological aspects of sport nutrition. *Immunology and Cell Biology* 94:117-123.

Gleeson, M., N.C. Bishop, and N.P. Walsh, eds. 2013. *Exercise immunology*. Abingdon: Routledge.

He, C.-S., X.H. Aw Yong, N.P. Walsh, and M. Gleeson. 2016. Is there an optimal vitamin D status for immunity in athletes and military personnel? *Exercise Immunology Review* 22:42-64.

Konig, D., A. Berg, C. Weinstock, J. Keul, and H. Northoff. 1997. Essential fatty acids, immune function and exercise. *Exercise and Immunology Review* 3:1-31.

Nieman, D.C., and B.K. Pedersen, eds. 2000. Nutrition and exercise immunology. Boca Raton, FL: CRC Press.

Pedersen B.K., K. Ostrowski, T. Rohde, and H. Bruunsgaard. 1998. Nutrition, exercise and the immune system. *Proceedings of the Nutrition Society* 57:43-47.

Peters, E.M. 1997. Exercise, immunology and upper respiratory tract infections. *International Journal of Sports Medicine* 18 (Suppl 1): S69-S77.

Pyne, D.B., N.P. West, A.J. Cox, and A.W. Cripps. 2015. Probiotics supplementation for athletes – clinical and physiological effects. *European Journal of Sport Science* 15:63-72.

Scrimshaw, N.S., and J.P. SanGiovanni. 1997. Synergism of nutrition, infection and immunity: An overview. *American Journal of Clinical Nutrition* 66:464S–477S.

Walsh, N.P., M. Gleeson, D.B. Pyne, D.C. Nieman, F.S. Dhabhar, R.J. Shephard, S.J. Oliver, S. Bermon, and A. Kajėnienė. 2011. Position statement part two: Maintaining immune health. *Exercise Immunology Review* 17:64-103.

Walsh, N.P., M. Gleeson, R.J. Shephard, M. Gleeson, J.A. Woods, N.C. Bishop, M. Fleshner, C. Green, B. K. Pedersen, L. Hoffman-Goetz, C.J. Rogers, H. Northoff, A. Abbasi, and P. Simon. 2011. Position statement part one: Immune function and exercise. *Exercise Immunology Review* 17:6-63.

14

Composição corporal

Objetivos

Após estudar este capítulo, o leitor deve ser capaz de:

- Descrever as faixas normais de peso corporal e gordura corporal para adultos e diversas populações de atletas.
- Descrever os princípios dos métodos disponíveis para medir a composição corporal.

- Comparar diferentes técnicas para medir a gordura corporal e discutir suas vantagens e limitações.

O peso corporal e a composição corporal são determinantes importantes do desempenho em muitos esportes. Quantificar a composição do corpo humano tem papel importante no monitoramento da eficácia do treino atlético e dos regimes dietéticos, em especial nos esportes gravitacionais, de categorias de peso e estéticos, nos quais a constituição tecidual do corpo pode ter um efeito profundo sobre o desempenho (Ackland et al., 2012). Alguns atletas tentam ganhar peso, enquanto outros tentam perder peso. Em alguns esportes é importante reduzir a gordura corporal, enquanto em outros o objetivo é aumentar a massa magra corporal. Na maioria das atividades envolvendo sustentação do peso, como corrida e salto, o peso extra é uma desvantagem, embora possa ser vantajoso em certos esportes de contato, como futebol americano e rúgbi. Cada esporte tem um físico ideal, e em alguns esportes uma posição ou modalidade específica requer um tipo corporal específico. Para dança e ginástica, a magreza é importante principalmente por questões estéticas.

O desejo de perder ou ganhar peso não se limita aos atletas competitivos; também é comum entre atletas recreativos e indivíduos sedentários que desejam modificar sua aparência física. Embora a obesidade seja um problema cada vez maior, as imagens circuladas pela mídia geram uma pressão contínua para ser magro e ter certos padrões de proporção. O estereótipo do atleta é particularmente magro e tonificado. Muitos atletas tentam perder peso com dieta ou exercícios, ou ambos. Este capítulo discute como a composição corporal pode ser avaliada e como se relaciona com o desempenho em vários esportes. No próximo capítulo, os problemas associados com a perda e o ganho de peso, bem como as aplicações em diversas categorias de esportes, serão discutidos.

Peso corporal e constituição ideais

O tamanho, a estrutura e a composição do corpo são aspectos corporais isolados (ainda que inter-relacionados) que constituem o físico. O tamanho corporal refere-se ao volume, massa, comprimento e área de superfície do corpo; a estrutura corporal refere-se à distribuição ou arranjo das partes do corpo, como esqueleto, músculo e gordura; enquanto a composição corporal diz respeito às quantidades de constituintes no corpo. O tamanho, a estrutura e a composição contribuem, todos, para o desempenho ótimo nos esportes. Evidências de participantes esportivos de diversas faixas etárias demonstram uma relação inversa entre massa adiposa e desempenho em atividades físicas que exigem translocação de peso corporal, seja vertical (p. ex., salto) ou horizontalmente (p. ex., corrida). O excesso de gordura é prejudicial para o desempenho nestes tipos de atividades, porque adiciona massa ao corpo sem adicionar capacidade de produzir força. Além disso, a aceleração é diretamente proporcional à força, mas inversamente proporcional à massa, razão pela qual, em um dado nível de aplicação de força, o excesso de gordura resulta em alterações mais lentas na velocidade e na direção. O excesso de gordura também aumenta o gasto metabólico das atividades físicas que exigem movimento da massa corporal total. Portanto, na maioria dos desempenhos envolvendo movimento da massa corporal, um percentual relativamente baixo de gordura corporal é vantajoso do ponto de vista mecânico e metabólico.

Estudando a **antropometria** de atletas de alto nível, pode-se reunir algumas noções dos ideais de tamanho, estrutura e composição corporal para vários esportes. Alguns esportes exigem um baixo percentual de gordura corporal. De modo geral, a composição corporal dos atletas pode ser usada de três maneiras:

1. Para rastrear alterações na composição corporal com o objetivo de monitorar a efetividade de um programa de treino ou regime dietético.
2. Para estimar o peso corporal ideal ou o peso de competição em esportes com categorias de peso, como boxe, remo leve e luta livre.
3. Para fazer triagem e monitorar o estado de saúde dos atletas, com o intuito de prevenir distúrbios associados a níveis extremamente baixos de gordura corporal.

Atletas do sexo masculino com as menores estimativas de gordura corporal (< 6%) incluem corredores de média e longa distância, além de fisiculturistas. Jogadores de basquete, ciclistas, ginastas, velocistas, saltadores, triatletas e lutadores, todos do sexo masculino, têm em média 6-15% de gordura corporal. Maratonistas olímpicos do sexo masculino têm 3-4% de gordura corporal, e os ciclistas do *Tour de France*, 4-6% de gordura corporal. Atletas do sexo masculino envolvidos em esportes de potência, como futebol, rúgbi e hóquei no gelo/hóquei de campo, apresentam níveis ligeiramente mais variáveis de gordura corporal (6-19%). No futebol americano, os *linebackers* têm 12-15% de gordura corporal, enquanto os *linemen* defensivos têm pelo menos 16% de gordura corporal. Atletas do sexo feminino com as menores estimativas de gordura corporal (6-15%) são praticantes de fisiculturismo, ciclismo, triatlo e corrida; níveis mais altos de gordura (10-20%) são encontrados em atletas do sexo feminino que praticam jogos de raquete, esqui, futebol, natação, tênis e vôlei. O nível mínimo estimado de gordura corporal compatível com saúde é 5% para homens e 12% para mulheres, embora os percentuais ótimos de gordura corporal para um dado atleta em particular possam ser muito mais altos do que estes valores mínimos e devam ser determinados individualmente.

A massa corporal também pode ser drasticamente diferente em esportes diferentes. Corredoras de longa distância podem pesar 50-55 kg, enquanto arremessadoras de peso chegam a pesar 75-85 kg. Dançarinas de *ballet* podem pesar não mais que 45 kg. Estas avaliações de composição corporal revelam que os atletas em geral têm características físicas típicas dos esportes e modalidades que praticam.

Atletas que lutam para manter um peso corporal ou níveis de gordura corporal inadequados, ou que apresentam percentuais de gordura corporal abaixo dos níveis mínimos, podem correr o risco de desenvolver transtorno alimentar ou outros problemas de saúde relacionados a ingestas calóricas e nutricionais precárias. Este assunto será discutido em detalhes no Capítulo 16.

O corpo humano é feito por vários componentes. É possível analisar esses componentes em diferentes níveis. Na pesquisa sobre composição corporal, distinguimos, em geral, cinco níveis: atômico, molecular, celular, tecidual ou orgânico, e corpo total. Ao nível atômico, por exemplo, o corpo é constituído principalmente por quatro elementos: carbono, hidrogênio, oxigênio e nitrogênio. Juntos, estes elementos representam cerca de 96% do peso. Os 4% restantes advêm sobretudo de minerais (especialmente o cálcio no ossos).

A maioria das técnicas disponíveis para medir a composição corporal ajudam a quantificar os componentes estruturais mais importantes do corpo: músculo, osso e gordura. As medidas da composição corporal em geral são obtidas em momentos significativos no decorrer da temporada atlética. Muitas vezes, atletas e técnicos discutem as medidas com um especialista em nutrição esportiva, médico do esporte ou cientista do esporte. Medições regulares (uma vez a cada três meses) são importantes para observar tendências na composição corporal. Alterações na composição corporal não ocorrem de um dia para outro, e é necessário esperar um intervalo de tempo suficiente entre as medições para que as alterações se tornem evidentes. Algumas técnicas sofrem mais variação do que outras, e demonstrar alterações por meio dessas medidas é ainda mais difícil. Uma forma simples de rastrear alterações na composição corporal é considerar a gordura corporal, a massa magra corporal ou a massa livre de gordura (MLG) dividida pela massa de gordura (MG). Isto costuma ser referido como razão MLG/MG.

Modelos de composição corporal

Para entender a ciência da avaliação da composição corporal, é importante conhecer os modelos teóricos subjacentes a estas medidas da composição corporal humana. Informações sobre a composição do corpo humano foram obtidas a partir da análise de cadáveres humanos, principalmente na década de 1950, com a quantificação dos conteúdos corporais totais de gordura, proteína, água e minerais. Estes estudos formaram a base dos modelos de composição corporal que dividem o corpo em dois ou mais componentes.

Modelo de dois componentes

O modelo de dois componentes reparte a massa corporal em seus compartimentos magro (MLG) e gordo (MG):

$$massa\ corporal = MLG + MG$$

O termo *massa magra corporal* é às vezes usado, porém o termo *massa livre de gordura* é provavelmente mais apropriado. Massa magra corporal é um conceito mais anatômico que inclui alguns lipídios essenciais, enquanto MLG é um conceito bioquímico. Este modelo tem tido a mais ampla aplicação no estudo da composição corporal, inclusive em muitos estudos envolvendo atletas. MG é o mais lábil dos dois compartimentos; é prontamente influenciada pela dieta e pelo treino. Uma desvantagem do modelo de dois componentes é a composição heterogênea da MLG, que inclui água, proteína, minerais (dos ossos e tecidos moles) e glicogênio.

Modelo de três componentes

Para levar em conta as diferenças interindividuais na hidratação, foi desenvolvido um modelo de três componentes que inclui MG e as partições de MLG em água corporal total (ACT) e massa seca livre de gordura (MSLG):

$$massa\ corporal = ACT + MSLG + MG$$

A água é o maior componente da massa corporal e está localizada principalmente nos tecidos magros. A MSLG inclui proteína, glicogênio e minerais nos ossos e tecidos moles. O uso de absorciometria por feixe duplo de raios X (DXA) se baseia neste modelo de três componentes (ver seção adiante sobre DXA).

Modelo de quatro componentes

Com o desenvolvimento de técnicas para medir os minerais ósseos, o modelo de quatro componentes é uma extensão lógica do modelo anterior. A MSLG é repartida em minerais ósseos (MO) e resíduo:

$$massa\ corporal = ACT + MO + MG + resíduo$$

O modelo de quatro componentes é mais preciso do que o modelo de dois componentes, mas também requer mais medições. Todos os modelos medem a MG, e este componente é de particular interesse neste capítulo.

Faixas normais de peso corporal e gordura corporal

A gordura corporal consiste em gordura corporal essencial e reserva de gordura. A gordura corporal essencial está presente nos tecidos nervosos, medula óssea e órgãos (todas as membranas), e não podemos perder esta gordura sem comprometer a função fisiológica. A reserva de gordura representa uma reserva energética que se acumula quando energia excessiva é ingerida e diminui quando o gasto de energia supera o consumo. A gordura corporal essencial representa cerca de 3% da massa corporal em homens e 12% da massa corporal em mulheres. Acredita-se que as mulheres têm mais gordura corporal essencial do que os homens devido às funções reprodutivas e hormonais. Em geral, o percentual de gordura corporal total (gordura essencial + reserva de gordura) gira em torno de 12-15% para homens jovens e de 25-28% para mulheres jovens (Lohman e Going, 1993) (ver também Tab. 14.1). Os percentuais médios de gordura corporal para a população geral e para diversos atletas são apresentados nas Tabelas 14.2 e 14.3.

Esportes diferentes têm necessidades diferentes de composição corporal. Em alguns esportes de contato, como futebol americano e rúgbi, um peso corporal maior geralmente é visto como uma vantagem. Em esportes como ginástica, maratona e outras atividades envolvendo sustentação do peso, um peso corporal menor e uma razão potência:peso maior são fatores extremamente importantes. Portanto, nestes esportes, é necessário ter baixa gordura corporal e baixo peso corporal. Em esportes como fisiculturismo, é desejável aumentar a massa corporal magra e o peso corporal sem aumentar a gordura

TABELA 14.1 Percentuais de gordura corporal para homens e mulheres e sua classificação

Homens	Mulheres	Classificação
5-10	8-15	Atlético
11-14	16-23	Bom
15-20	24-30	Aceitável
21-24	31-36	Sobrepeso
> 24	> 36	Obeso

Estes valores são estimativas grosseiras. O termo *atlético*, neste contexto, refere-se aos esportes em que a gordura corporal baixa constitui uma vantagem.

TABELA 14.2 Percentuais de gordura corporal para a população média

	< 30 anos	30-50 anos	> 50 anos
Mulheres	14-21	15-23	16-25
Homens	9-15	11-17	12-19

TABELA 14.3   Percentuais de gordura corporal para atletas

Esporte	Masculino	Feminino	Esporte	Masculino	Feminino
Beisebol	12-15	12-18	Remo	6-14	12-18
Basquete	6-12	20-27	Arremesso de peso	16-20	20-28
Fisiculturismo	5-8	10-15	Esqui (cross-country)	7-12	16-22
Ciclismo	5-15	15-20	Corrida (sprint)	8-10	12-20
Futebol americano (backs)	9-12	Sem dados	Futebol	10-18	13-18
Futebol americano (lineman)	15-19	Sem dados	Natação	9-12	14-24
Ginástica	5-12	10-16	Tênis	12-16	16-24
Salto em altura e a distância	7-12	10-18	Triatlo	5-12	10-15
Hóquei no gelo e de campo	8-15	12-18	Vôlei	11-14	16-25
Maratona	5-11	10-15	Halterofilismo	9-16	Sem dados
Raquete	8-13	15-22	Luta livre	5-16	Sem dados

corporal. Não existem padrões aceitos de percentual de gordura corporal para atletas. A composição corporal ideal depende em grande parte do esporte ou da modalidade, e os atletas devem discutir este assunto com o técnico, um fisiologista e um nutricionista ou especialista em dieta. O peso corporal e a composição corporal devem ser discutidos em relação à capacidade funcional e ao desempenho no exercício.

Técnicas de medição da composição corporal

Métodos de medição da composição corporal são continuamente desenvolvidos e aperfeiçoados. Os métodos variam de antropometria manual simples a métodos que exigem equipamentos complexos e caros. Estes últimos incluem análise de impedância bioelétrica multissegmentar e multifrequência; ressonância magnética quantitativa para medidas do conteúdo corporal total de água, gordura e tecido magro; e imagens para definição adicional de depósitos de gordura ectópicos (Lemos e Gallagher, 2017). Os métodos disponíveis permitem medir a MG, o tecido adiposo total e seus subdepósitos (visceral, subcutâneo e intermuscular), gordura ectópica (i. e., gordura presente em outros tecidos que não o tecido adiposo, normalmente contendo apenas pequenas quantidades de gordura, como fígado, músculo esquelético e coração), massa magra (livre de gordura), massa óssea e conteúdo mineral, água corporal total, água extracelular e músculo esquelético.

Várias técnicas foram desenvolvidas para medir a composição corporal (Tab. 14.4). Tais medidas são mais significativas do que a relação peso/altura tradicional. Todos os métodos, incluindo as medidas antropométricas simples, serão discutidas em detalhes nas próximas seções.

Antropometria

A antropometria envolve a medida sistemática das propriedades físicas do corpo humano, primariamente dos descritores dimensionais de tamanho e forma corporais. Os mais óbvios são a altura corporal e o peso corporal, além de valores derivados, como o **índice de massa corporal (IMC)**. As medidas antropométricas também podem incluir circunferências de segmentos corporais, como as circunferências do tórax, da cintura e do quadril. Gráficos de altura-peso, como o mostrado na Figura 14.1, fornecem uma faixa normal de pesos corporais para uma dada altura. Todavia, estes gráficos têm limitações, em especial quando aplicados à população atlética. Por exemplo, um fisiculturista (1,80 m e 100 kg) pode ter um conteúdo de gordura corporal muito baixo, mas pode ser classificado na condição de sobrepeso. Evidentemente, o peso "extra" é músculo e não gordura corporal, o que levaria a uma classificação incorreta e, possivelmente, a um aconselhamento errado.

Índice de massa corporal

Uma medida grosseira, porém mais adequada do que o gráfico de altura-peso, é o índice de massa corporal (IMC), também mostrado na Figura 14.1. O IMC, também conhecido como índice Quetelet, é derivado da massa e da altura corporal e é calculado do seguinte modo:

$$IMC = massa\ corporal\ em\ kg\ /\ (altura\ em\ m^2)$$

Uma pessoa cuja altura seja 1,76 m e que pese 72 kg tem IMC igual a $(72/[1,76]^2) = 23,2$. A faixa normal está entre 18,5 e 25 kg/m², Indivíduos com IMC acima de 25 kg/m² são classificados como indivíduos com sobrepeso, e aqueles com IMC acima de 30 kg/m² são classificados como obesos.

TABELA 14.4 Técnicas para medir a composição corporal

Método	Descrição
Antropometria	Medidas de altura corporal, peso corporal e circunferências de segmento corporal para prever a gordura corporal.
Densitometria	Pesagem feita embaixo da água, com base no princípio de Arquimedes, para estimar a massa magra corporal e a massa adiposa.
Espessura da dobra cutânea	Medida da gordura subcutânea com auxílio de um adipômetro ou plicômetro, que fornece uma estimativa da massa magra corporal e da massa adiposa.
Análise de impedância bioelétrica (AIB)	Medida de resistência a uma corrente elétrica para estimar a água corporal total, a massa magra corporal e a massa adiposa.
Absorciometria por raio X de dupla energia (DXA ou DEXA)	Varredura de raio X em duas intensidades para medir a água corporal total, a massa magra corporal, a massa adiposa e a densidade mineral óssea.
Tomografia computadorizada (TC)	Varredura com raio X assistida por computador para obter imagens dos tecidos corporais e medir a massa óssea.
Imagem de ressonância magnética quantitativa	Semelhante à TC, porém usa radiação eletromagnética em vez de radiação ionizante para obter imagens de tecidos e órgãos do corpo.
Pletismografia por deslocamento de ar (Bod Pod)	Medida do deslocamento de ar para estimar a massa magra corporal e a massa adiposa.

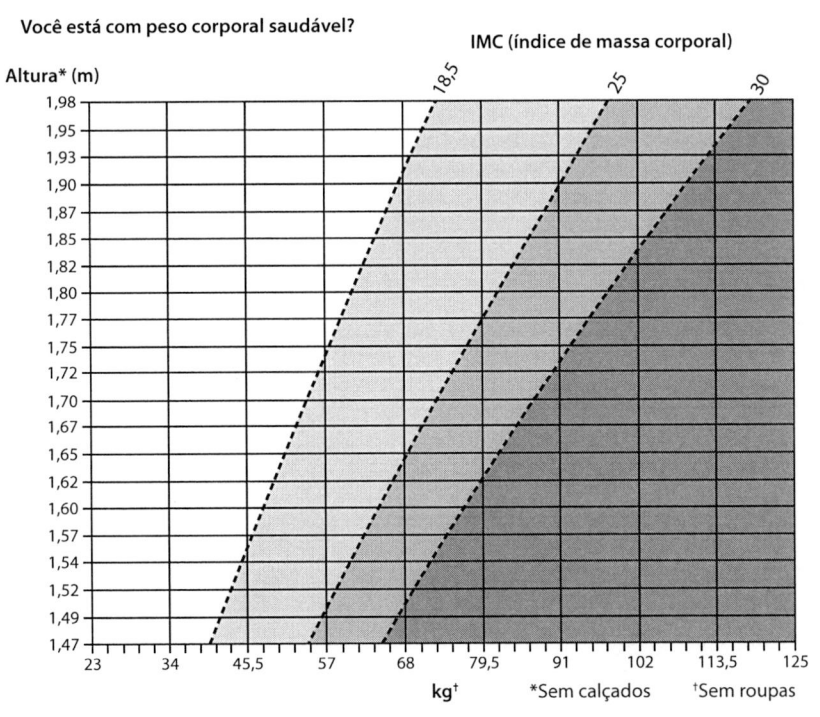

O IMC mede o peso em relação à altura. As faixas de IMC mostradas no gráfico são aplicáveis a adultos. Não são faixas exatas de pesos saudáveis e não saudáveis. Entretanto, mostram que o risco para a saúde aumenta nos níveis mais altos de sobrepeso e obesidade. Mesmo na faixa de IMC saudável, ganhos de peso podem trazer riscos para a saúde em adultos.

Instruções: encontre o seu peso na parte inferior do gráfico. A partir deste ponto, siga em linha reta para cima até encontrar a linha que corresponde a sua altura. Então, procure a sua categoria de peso.

☐ Peso saudável – IMC de 18,5 a 25 refere-se a um peso saudável.

▨ Sobrepeso – IMC de 25 a 30 refere-se o sobrepeso.

▨ Obesidade – IMC maior ou igual a 30 refere-se a obesidade. Indivíduos obesos também estão com sobrepeso.

FIGURA 14.1 Relação entre altura, peso e índice de massa corporal (IMC) e critérios para um IMC saudável, IMC de sobrepeso e IMC de obesidade.
Adaptada de U.S. Department of Agriculture (2000).

Classificações do índice de massa corporal

- < 18,5 – subpeso
- 18,5-24,9 – peso normal
- 25,0-29,9 – sobrepeso
- 30,0-34,9 – obesidade classe I
- 35,0-39,9 – obesidade classe II
- 40,0 – obesidade classe III (obesidade extrema)

Mesmo ao usar o IMC, o fisiculturista anteriormente mencionado seria classificado na condição de sobrepeso ou até mesmo como obeso, porque a equação não considera a composição corporal (IMC = 100 / [1,80]^2 = 30,9). Conforme ilustrado na Figura 14.2, é possível que duas pessoas tenham o mesmo IMC (no exemplo mostrado, um IMC = 28 kg/m^2) e, todavia, sejam completamente diferentes quanto à composição corporal. Um indivíduo poderia atingir seu peso corporal primariamente com massa muscular, como resultado de treino intenso; por outro lado, outro indivíduo poderia atingir seu peso corporal pela deposição de gordura, como resultado de um estilo de vida sedentário. Na ausência de informação sobre a composição corporal, ambos poderiam ser classificados como obesos. Em crianças e indivíduos de idade avançada, é difícil interpretar o IMC, porque os pesos dos músculos e ossos estão mudando em relação à altura.

Entretanto, o IMC fornece informação útil sobre os riscos de várias doenças e é usado em numerosos estudos epidemiológicos e clínicos. Por exemplo, o IMC tem correlação com a incidência de complicações cardiovasculares (hipertensão e acidente vascular encefálico), certos cânceres, diabetes tipo 2, cálculos biliares, osteoartrite e doença renal (Calle et al., 1999). O IMC, no entanto, se aplica melhor às populações do que aos indivíduos. Na avaliação individual, o IMC precisa ser usado de forma coordenada com outras medidas, como circunferência da cintura, composição corporal, e assim por diante.

Circunferência da cintura ou razão cintura:quadril

A medida da razão cintura:quadril (RCQ) fornece um índice de distribuição da gordura corporal (Fig. 14.3) e pode ser usada para ajudar a determinar a obesidade. A distribuição de gordura é avaliada dividindo o tamanho da cintura pelo tamanho do quadril. Um indivíduo com 75 cm de cintura e 100 cm de quadril teria uma razão igual a 0,75; alguém com 82 cm de cintura e 78 cm de quadril teria uma razão igual a 1,05. Quanto maior a razão, maior o risco de cardiopatia e outros distúrbios relacionados à obesidade. Mulheres e homens com RCQ maior que 0,8 e 0,91, respectivamente, apresentam maior risco de desenvolver doença cardiovascular, diabetes, hipertensão e certos cânceres. Uma RCQ menor que 0,73 para mulheres e 0,85 para homens indica um risco baixo. A RCQ também é melhor como fator preditivo de mortalidade entre idosos do que a circunferência da cintura ou o IMC. Outros estudos constataram que a circunferência da cintura (e não a RCQ), é um bom indicador de fatores de risco cardiovascular, distribuição da gordura corporal e hipertensão no diabetes tipo 2. Embora a RCQ e a circunferência da cintura sejam medidas simples, sua utilidade para os atletas é limitada.

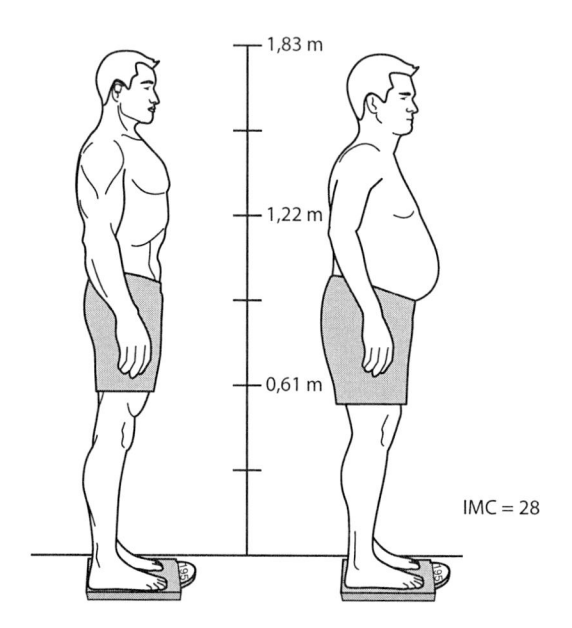

1,83 m
1,22 m
0,61 m
IMC = 28

FIGURA 14.2 Duas pessoas com a mesma altura, o mesmo peso e o mesmo IMC, porém com composições corporais muito diferentes.

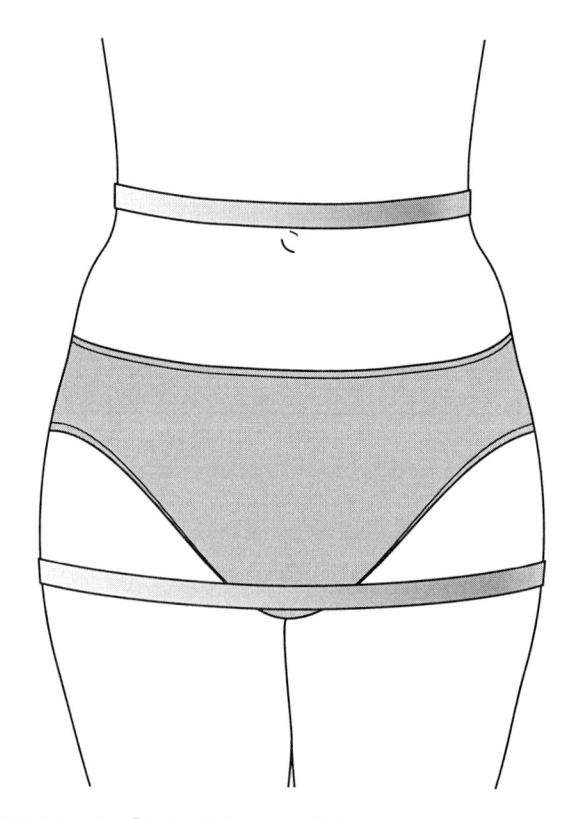

FIGURA 14.3 Razão cintura:quadril.

Densitometria

Várias técnicas de **densitometria** foram desenvolvidas para medir a composição corporal e distinguir os componentes mais importantes: carboidrato (tipicamente < 1% da massa corporal), minerais (~4%), gordura (~15%), proteína (~20%) e água (~60%). Cada um destes componentes tem uma densidade diferente. Densidade é a massa dividida pelo volume, e geralmente é expressa em gramas por cm³ (g/cm³). A densidade do osso, por exemplo, é igual a 1,3-1,4 g/cm³; a densidade da gordura é 0,9 g/cm³; e a densidade do tecido livre de gordura (magro) é 1,1 g/cm³. Um valor menor de densidade corporal total representa uma MG maior.

O inventor grego Arquimedes (287-212 a.C.) descobriu um princípio fundamental para avaliar a constituição do corpo humano. O rei Heron II de Siracusa contratou um ourives para fazer uma coroa de ouro puro. Quando o ourives entregou a coroa, o rei percebeu que a cor do ouro era discretamente mais clara do que o habitual. Suspeitando que uma parte do ouro tinha sido substituída por prata, o rei pediu a Arquimedes para inventar uma forma de medir o conteúdo de ouro da coroa sem precisar derretê-la. Arquimedes refletiu bastante sobre este problema por algumas semanas. Então, ao entrar em uma banheira cheia de água até a borda e vê-la transbordar, percebeu que tinha descoberto um modo de medir a densidade de um objeto. Arquimedes saltou da banheira e correu nu pelas ruas, gritando suas famosas palavras "Eureca! Eureca!". Arquimedes havia encontrado uma forma de resolver o mistério da coroa do rei. Segundo seu raciocínio, uma substância deve ter um volume proporcional a sua massa, e medir o volume de um objeto de formato irregular exige submergi-lo em água e coletar a água que transborda. Arquimedes constatou que o ouro puro com a mesma massa da coroa deslocava menos água do que a coroa, enquanto a prata deslocava mais água. Então, concluiu que a coroa fora feita com uma mistura de ouro e prata, e assim confirmou a suspeita do rei.

Considere que uma coroa pesando 1.000 g seja uma liga de 70% de ouro e 30% de prata. Como seu volume é 64,6 cm³, a coroa desloca 64,6 g de água (a água tem densidade de 1,00 g/cm³). Portanto, a massa aparente da coroa na água é: 1.000 g – 64,6 g = 935,4 g. As 1.000 g de ouro puro têm um volume de 51,8 cm³, por isso a massa aparente em água é: 1.000 g – 51,8 g = 948,2 g. Se as duas coroas fossem suspendidas nos extremos opostos de uma balança imersa em água, a massa aparente seria 935,4 g em um extremo e 948,2 g no outro extremo — um desequilíbrio de 12,8 g. As balanças do tempo de Arquimedes eram capazes de detectar facilmente esse tipo de desequilíbrio na massa.

O mesmo princípio pode ser usado para distinguir entre MG e MLG no corpo humano (ver Fig. 14.4). Com a pesagem embaixo da água ou pesagem hidrostática, uma pessoa é mergulhada em água e o peso corporal é medido com precisão antes e após a submersão. Considere que um indivíduo pesando 75 kg é submergido em água e pesa 3 kg na água. De acordo com o princípio de Arquimedes, a perda de 72 kg de peso na água é igual ao peso da água deslocada.

O volume da água deslocada deve ser corrigido para a temperatura da água no momento da pesagem, porque a densidade da água muda com a temperatura. A densidade é 1,00 g/cm³ a 4°C, porém as medidas geralmente são realizadas em água mais aquecida. Sem correção, a densidade corporal em nosso exemplo seria 75.000 / 72.000 = 1,0417 g/cm³.

Siri (1956) desenvolveu um método para estimar o percentual de gordura corporal a partir destas medidas. O método considera uma densidade de 0,90 g/cm³ para a densidade da gordura e 1,10 g/cm³ para a densidade dos tecidos livres de gordura. A equação para calcular o percentual de gordura corporal, frequentemente referida como equação de Siri, é a seguinte:

% gordura corporal = (495 / densidade corporal) – 450

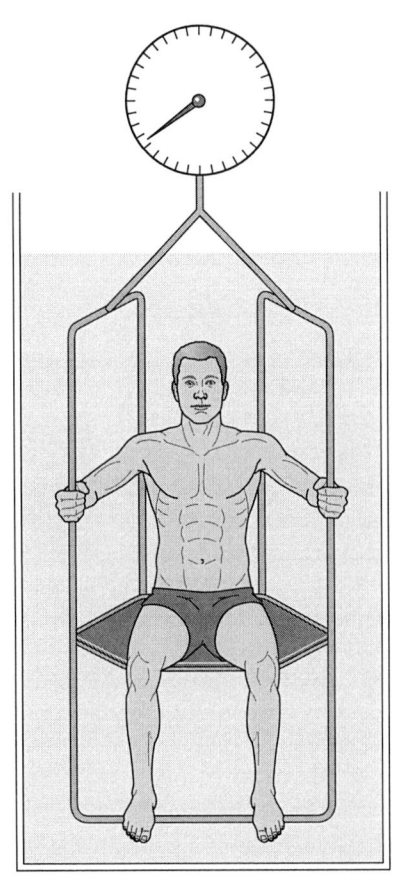

FIGURA 14.4 Com a técnica de pesagem embaixo da água ou hidrostática, a densidade corporal de uma pessoa é determinada aplicando-se o princípio de Arquimedes.

Usando o mesmo exemplo de um indivíduo pesando 75 kg, o percentual de gordura corporal é (495 / 1,0417) – 450 = 25,2%. A MG pode então ser calculada como 25,2% de 75 kg = 18,9 kg; e a MLG é igual a (75 kg – 18,9 kg) = 56,1 Kg.

Embora esta técnica geralmente funcione bem e seja considerada por alguns o melhor método atualmente disponível para avaliar o percentual de gordura corporal, ela tem algumas limitações. Os cálculos são baseados em um modelo de dois compartimentos (MG e MLG). A composição da MLG pode mudar de forma considerável após o treino com sustentação do peso. Em indivíduos muito musculosos, a equação de Siri irá superestimar a gordura corporal e subestimar a MLG (Modlesky et al., 1996). Uma equação levemente modificada pode fornecer resultados mais precisos nesta população:

% gordura corporal = (521 / densidade corporal) – 478

As medidas em geral são obtidas depois de o indivíduo realizar uma exalação máxima e prender a respiração embaixo da água por 5-10 segundos. Esta exalação máxima é realizada para diminuir a quantidade de ar que permanece nos pulmões e que, de outro modo, exerceria um efeito de flutuação. Entretanto, mesmo com a exalação máxima, um volume residual permanece nos pulmões. Portanto, o volume pulmonar residual deve ser medido e corrigido. A falha em corrigir o volume pulmonar residual subestima a densidade de corpo total e, assim, superestima a MG. A ingestão de alimentos, em especial a ingestão de bebidas carbonatadas, também pode afetar a medição e deve ser evitada nas horas que antecedem à medição.

Espessura da dobra cutânea

A técnica usada com mais frequência para estimar a gordura corporal consiste em medir a espessura das dobras cutâneas. Estas medidas são baseadas nas inter-relações entre a gordura localizada sob a pele (gordura subcutânea), gordura interna e densidade corporal total. As dobras cutâneas podem ser medidas usando um adipômetro ou plicômetro, que geralmente indica a espessura em milímetros (mm) (Fig. 14.5). A dobra cutânea deve ser mentida entre o polegar e o dedo indicador do operador, como ilustrado na Figura 14.5, colocada entre os dois braços do paquímetro, e a leitura da medição deve ser feita em 2 segundos, para evitar a compressão da dobra. Uma considerável experiência é necessária para produzir medidas precisas da dobra cutânea. Ao comparar espessuras de dobra cutânea, as medições sempre devem ser feitas pelo mesmo operador, a fim de garantir consistência.

Alguns sítios anatômicos podem ser usados para as medições de dobra cutânea. Os quatro sítios mais comuns são bíceps, tríceps, subescapular e abdominal. Estes sítios são mostrados na Figura 14.6. Às vezes, são usados

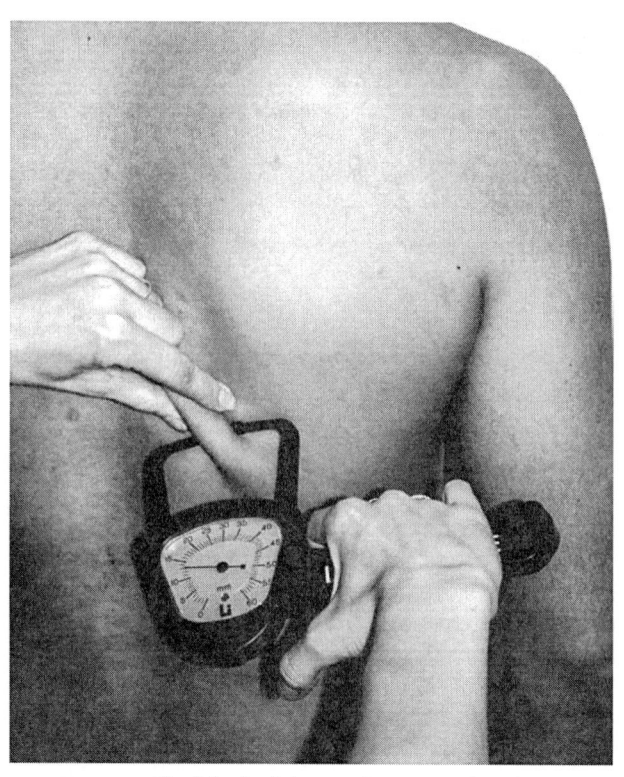

FIGURA 14.5 Medida da dobra cutânea usando adipômetro (sítio subescapular).
© Asker Jeunkendrup.

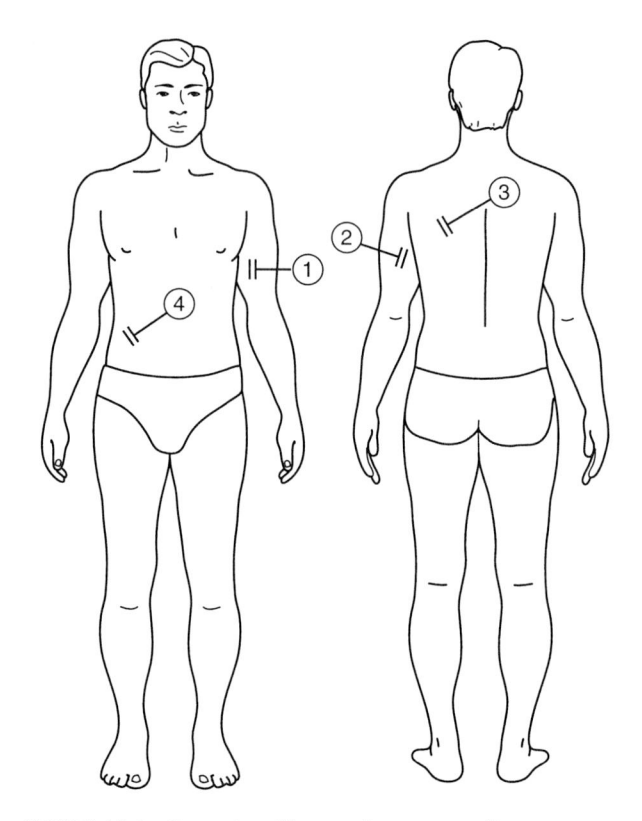

FIGURA 14.6 Os quatro sítios usados para medir a espessura da dobra cutânea.
Baseada em Jackson e Pollock (1978).

outros sítios, localizados na parte superior da coxa e tórax. Muitas vezes, escolhe-se a soma de quatro dobras cutâneas, porém outros métodos adotam a soma de 7 ou até 10 dobras cutâneas.

A soma das dobras cutâneas pode então ser usada para predizer a densidade corporal e o percentual de gordura corporal. Esta predição geralmente se baseia em pesquisas anteriores, nas quais as medidas de dobra cutânea foram comparadas aos resultados da pesagem embaixo da água. Vários pesquisadores apresentaram equações que são usadas tanto de forma isolada com a espessura da dobra cutânea ou em conjunto com outras medidas, como a circunferência corporal ou os comprimentos dos membros. Dois dos conjuntos de equações mais comumente usados são atribuíveis a Durnin e Womersley (1974) (apenas dobras cutâneas) e a Jackson e Pollock (1978) (dobras cutâneas e medidas corporais).

Uma vez medida a espessura da dobra cutânea usando a soma de quatro medidas de dobra cutânea, é possível calcular a densidade corporal com base na equação e nos valores mostrados na Tabela 14.5 (Durnin e Womersley, 1974). Os valores apropriados de C e M podem ser encontrados na tabela, e a equação pode ser resolvida para determinar a densidade corporal (g/cm³) de acordo com o sexo, a idade e a soma das quatro dobras cutâneas (em mm).

O percentual de gordura corporal é calculado usando a equação de Siri. Para facilitar o acesso a referências, foram criadas tabelas de valores de percentual de gordura corporal para homens (Tab. 14.6) e mulheres (Tab. 14.7) baseadas na soma de quatro medidas de dobra cutânea. Os resultados são mostrados para cada 2 mm de incremento da espessura da dobra cutânea.

Medições realizadas em três sítios de dobra cutânea (diferentes para homens e mulheres, conforme ilustrado nas Figs. 14.7 e 14.8, respectivamente) também podem ser usadas para estimar o percentual de gordura corporal. Ao usar três medidas de dobra cutânea, são empregadas as equações de densidade corporal de Jackson e Pollock:

$$\text{densidade corporal masculina} = 1,0990750 - 0,0008209 (X2)$$

$$+ 0,0000026 (X2)^2 - 0,0002017 (X3)$$

$$- 0,005675 (X4) + 0,018586 (X5)$$

em que $X2$ é a soma das dobras cutâneas do tórax, abdômen e coxa em milímetros; $X3$ é a idade em anos; $X4$ é a circunferência da cintura em centímetros; e $X5$ é a circunferência do antebraço em centímetros.

$$\text{densidade corporal feminina} = 1,1470292 - 0,0009376 (X3)$$

$$+ 0,0000030 (X3)^2 - 0,0001156 (X4) - 0,0005839 (X5)$$

em que $X3$ é a soma das dobras cutâneas do tríceps, coxa e suprailíacas em milímetros; $X4$ é a idade em anos; e $X5$ é a circunferência glútea em centímetros.

Novamente, o percentual de gordura corporal é calculado, então, usando a equação de Siri. Devem ser usadas as tabelas corretas, porque a relação entre espessura de dobra cutânea e gordura corporal pode variar de acordo com o sexo, idade e etnia do indivíduo. Estimar o percentual de gordura corporal para outras populações que não aquelas nas quais as equações se basearam pode resultar em erros significativos. As medidas de dobra cutânea, quando obtidas de forma correta, correlacionam-se fortemente ($r = 0,83$-$0,89$) com a pesagem hidrostática com um erro padrão de apenas cerca de 3 ou 4%. É preciso ter este erro sempre em mente ao usar tabelas ou equações para converter a espessura da dobra cutânea em um percentual de gordura corporal. Os cientistas do esporte costumam adotar a medida da espessura da dobra cutânea e não a convertem em percentual de gordura corporal. A medida da dobra cutânea é especialmente útil quando medidas repetidas e regulares são obtidas de um mesmo atleta.

Análise de impedância bioelétrica

A **análise de impedância bioelétrica (AIB)** baseia-se no princípio de que tecidos e substâncias diferentes têm impedâncias (resistências) distintas a uma corrente elétrica. Por exemplo, a impedância ou condutividade é bastante diferente para o tecido adiposo e a água (Fig. 14.9).

Eletrodos são colocados em diferentes partes do corpo, frequentemente em mãos e pés, e uma corrente aplicada a um destes eletrodos pode ser medida no outro eletrodo. Quanto menor for a resistência medida, maior é o conteúdo de água corporal. O tecido adiposo tem alta resistência (ou impedância), enquanto o músculo

TABELA 14.5 Equações de regressão linear para o cálculo da densidade corporal

	17-19 anos	20-29 anos	30-39 anos	40-49 anos	≥ 50 anos
C	1,1620 (masculino)	1,1631 (masculino)	1,1422 (masculino)	1,1620 (masculino)	1,1715 (masculino)
	1,1549 (feminino)	1,1599 (feminino)	1,1423 (feminino)	1,1333 (feminino)	1,1339 (feminino)
M	0,0630 (masculino)	0,0632 (masculino)	0,0544 (masculino)	0,0700 (masculino)	0,0779 (masculino)
	0,0678 (feminino)	0,0717 (feminino)	0,0632 (feminino)	0,0612 (feminino)	0,0645 (feminino)

Densidade corporal = C − [M(log$_{10}$ soma de todas as quatro dobras cutâneas)]
Baseada em Durnin e Womersley (1974).

TABELA 14.6 Percentual de gordura corporal para indivíduos do sexo masculino por idade e espessura da dobra cutânea

Espessura da dobra cutânea*	Idade (anos)				
	17-19	20-29	30-39	40-49	≥ 50
10 mm	0,41	0,40	5,05	3,30	2,63
12 mm	2,46	2,10	6,86	5,61	5,20
14 mm	4,21	3,85	8,40	7,58	7,39
16 mm	5,74	5,38	9,74	9,31	9,31
18 mm	7,10	6,74	10,93	10,84	11,02
20 mm	8,32	7,96	12,00	12,22	12,55
22 mm	9,43	9,07	12,98	13,47	13,95
24 mm	10,45	10,09	13,87	14,62	15,23
26 mm	11,39	11,03	14,69	15,68	16,42
28 mm	12,26	11,91	15,46	16,67	17,53
30 mm	13,07	12,73	16,17	17,60	18,56
32 mm	13,84	13,49	16,84	18,47	19,53
34 mm	14,56	14,22	17,47	19,28	20,44
36 mm	15,25	14,90	18,07	20,06	21,31
38 mm	15,89	15,55	18,63	20,79	22,13
40 mm	16,51	16,17	19,17	21,49	22,92
42 mm	17,10	16,76	19,69	22,16	23,66
44 mm	17,66	17,32	20,18	22,80	24,38
46 mm	18,20	17,86	20,65	23,41	25,06
48 mm	18,71	18,37	21,10	24,00	25,72
50 mm	19,21	18,87	21,53	24,56	26,35
52 mm	19,69	19,35	21,95	25,10	26,96
54 mm	20,15	19,81	22,35	25,63	27,55
56 mm	20,59	20,26	20,73	26,13	28,11
58 mm	21,02	20,69	23,11	26,62	28,66
60 mm	21,44	21,11	23,47	27,09	29,20
62 mm	21,84	21,51	23,82	27,55	29,71
64 mm	22,23	21,90	24,16	28,00	30,21
66 mm	22,61	22,28	24,49	28,43	30,70
68 mm	22,98	22,65	24,81	28,85	31,17
70 mm	23,34	23,01	25,13	29,26	31,63
72 mm	23,69	23,36	25,43	29,66	32,07
74 mm	24,03	23,70	25,73	30,04	32,51
76 mm	24,36	24,03	26,01	30,42	32,93
78 mm	24,68	24,36	26,30	30,79	33,35
80 mm	25,00	24,67	26,57	31,15	33,75

*Soma de todas as quatro dobras cutâneas.

TABELA 14.7   Percentual de gordura corporal para indivíduos do sexo feminino por idade e espessura da dobra cutânea

Espessura da dobra cutânea*	Idade (anos)				
	17-19	20-29	30-39	40-49	≥ 50
10 mm	5,34	4,88	8,72	11,71	12,88
12 mm	7,60	7,27	10,85	13,81	15,10
14 mm	9,53	9,30	12,68	15,59	16,99
16 mm	11,21	11,08	14,27	17,15	18,65
18 mm	12,71	12,66	15,68	18,54	20,11
20 mm	14,05	14,08	16,95	19,78	21,44
22 mm	15,28	15,38	18,10	20,92	22,64
24 mm	16,40	16,57	19,16	21,95	23,74
26 mm	17,44	17,67	20,14	22,91	24,76
28 mm	18,40	18,69	21,05	23,80	25,71
30 mm	19,30	19,64	21,90	24,64	26,59
32 mm	20,15	20,54	22,70	25,42	27,42
34 mm	20,95	21,39	23,45	26,16	28,21
36 mm	21,71	22,19	24,16	26,85	28,95
38 mm	22,42	22,95	24,84	27,51	29,65
40 mm	23,10	23,67	25,48	28,14	30,32
42 mm	23,76	24,36	26,09	28,74	30,96
44 mm	24,38	25,02	26,68	29,32	31,57
46 mm	24,97	25,65	27,24	29,87	32,15
48 mm	25,54	26,26	27,78	30,39	32,71
50 mm	26,09	26,84	28,30	30,90	33,25
52 mm	26,62	27,40	28,79	31,39	33,77
54 mm	27,13	27,94	29,27	31,86	34,27
56 mm	27,63	28,47	29,74	32,31	34,75
58 mm	28,10	28,97	30,19	32,75	35,22
60 mm	28,57	29,46	30,62	33,17	35,67
62 mm	29,01	29,94	31,04	33,58	36,11
64 mm	29,45	30,40	31,45	33,98	36,53
66 mm	29,87	30,84	31,84	34,37	36,95
68 mm	30,28	31,28	32,23	34,75	37,35
70 mm	30,67	31,70	32,60	35,11	37,74
72 mm	31,06	32,11	32,97	35,47	38,12
74 mm	31,44	32,51	33,32	35,82	38,49
76 mm	31,81	32,91	33,67	36,15	38,85
78 mm	32,17	33,29	34,00	36,48	39,20
80 mm	32,52	33,66	34,33	36,81	39,54

*Soma de todas as quatro dobras cutâneas.

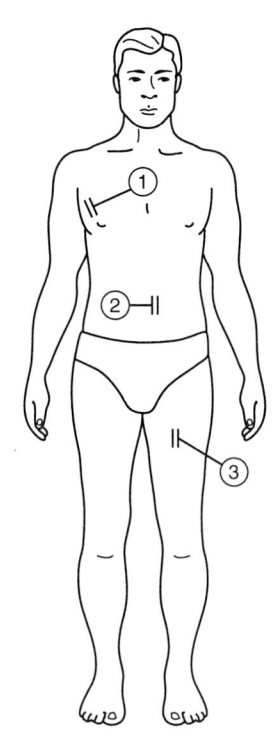
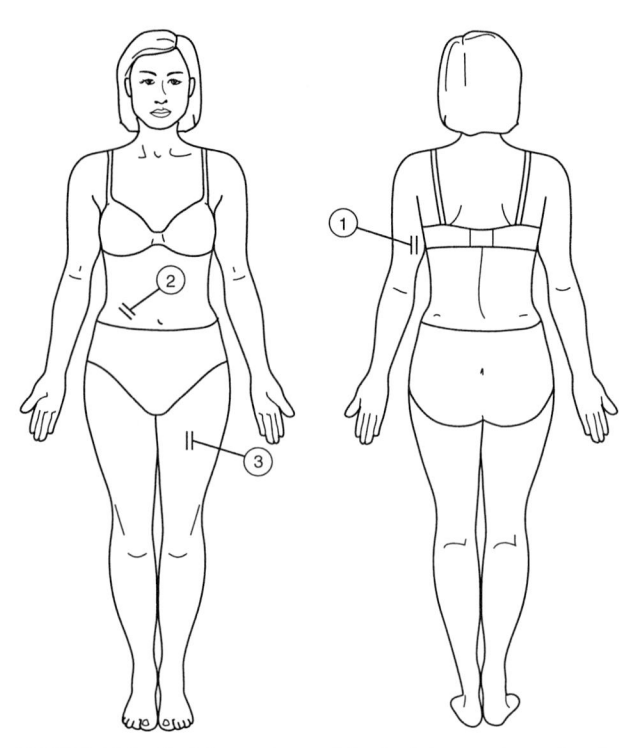

FIGURA 14.7   O sistema de medida de dobra cutânea de três sítios para indivíduos do sexo masculino.
Baseada em Jackson e Pollock (1978).

FIGURA 14.8   O sistema de medida de dobra cutânea de três sítios para indivíduos do sexo feminino.
Baseada em Jackson e Pollock (1978).

(que contém 75% de água) tem baixa resistência. Com base nestes efeitos diferenciais da corrente elétrica aplicada, a AIB pode ser usada para estimar o percentual de gordura corporal, o percentual de massa magra corporal e o percentual de água corporal. A AIB é usada com frequência para mensurar a composição corporal, mas também pode ser usada para estimar os níveis de líquido em diferentes segmentos do corpo.

Um exemplo simples de um dispositivo usado para medir a impedância é um tubo contendo uma solução de sal altamente condutiva, com eletrodos inseridos em cada extremidade (Fig. 14.9*a*). Uma corrente elétrica é enviada por um dos eletrodos, e a resistência (Z) é medida entre os dois eletrodos. Se o comprimento do tubo (L) e a resistividade específica (ρ) da solução de sal forem conhecidos, o volume (V) pode ser calculado:

$$V = \rho \times L^2 / Z$$

Se uma parte da solução de sal for substituída por óleo, a resistência medida aumenta e o novo volume da solução de sal é calculado. Por dedução, o percentual de óleo na solução pode ser determinado (Fig. 14.9*b*). O princípio é o mesmo quando se mede a impedância corporal e se calcula a composição corporal. Para este propósito, são usadas a impedância corporal medida e a altura do indivíduo.

A maioria dos dispositivos de AIB são tetrapolares, o que significa que têm quatro eletrodos: dois eletrodos aplicadores de corrente e dois eletrodos receptores de sinal. O dispositivo aplica uma corrente de 500-800 µA a uma única frequência de pelo menos 50 kHz, que é fraca demais para ser sentida pelo indivíduo.

O indivíduo se deita sobre uma superfície não condutora, com os braços separados a uma distância mínima de 20 cm, sem tocar o tronco nem as pernas. Calçados, meias e objetos metálicos (joias) são removidos. As superfícies de contato na mão e no tornozelo devem ser limpas com álcool. A resistência medida pode então ser usada em várias fórmulas, de modo similar aos exemplos com tubo. O corpo pode ser visto como cinco tubos: dois braços, duas pernas e um tronco (Fig. 14.9*c*).

O exemplo dos tubos é uma supersimplificação. Na realidade, vários fatores podem afetar a impedância e invalidar as considerações. Um tubo maior aumenta a condutividade. O aquecimento do tubo também aumenta a condutividade. Alterações na temperatura da pele alteram a condutividade do corpo total e exercem efeito profundo sobre a medida. Uma temperatura cutânea mais alta resulta em subestimação do conteúdo de gordura corporal (Baumgartner, Chumlea e Roche, 1990). Muitas vezes, quando as medições são realizadas, o indivíduo pode suar mais; uma superfície úmida também diminui a impedância e subestima o conteúdo de gordura corporal.

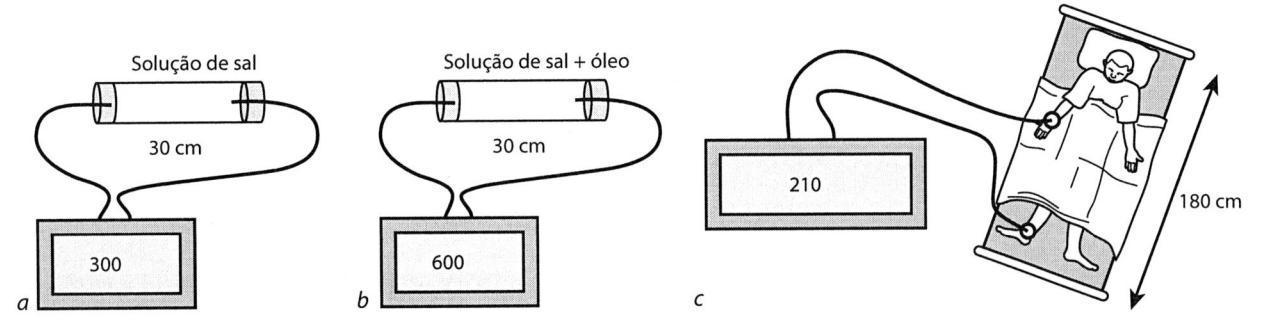

FIGURA 14.9 Análise de impedância bioelétrica. (*a*) Se for medida a resistência a uma corrente conhecida em um tubo de comprimento conhecido (30 cm) contendo solução salina, é possível calcular o volume. (*b*) Se o mesmo tubo contém óleo além da solução salina, a resistência muda e um novo cálculo de volume é obtido. (*c*) O mesmo princípio pode ser aplicado ao corpo humano, o qual pode ser visto como um conjunto de cinco tubos (dois braços, duas pernas e um tronco).

Fatores como o estado de hidratação e a distribuição de água também podem afetar a impedância. Até mesmo pequenas alterações no nível de hidratação podem ter efeito significativo sobre a precisão da medida e influenciar o conteúdo de gordura corporal calculado (Koulmann et al., 2000; Saunders, Blevins e Broeder, 1998). Se uma pessoa estiver desidratada, a impedância diminui, ao passo que se ingerir uma grande quantidade de líquido antes da realização da medição, a impedância pode aumentar. Assim, perder água corporal por meio de exercício prévio ou de restrição voluntária de líquido resultará em superestimação do conteúdo de gordura corporal. A hiper-hidratação exerce o efeito oposto e resultará em subestimação do teor de gordura corporal.

A posição do corpo é importante, e os desvios de líquido que ocorrem podem afetar a impedância. A orientação dos tecidos também pode afetar a impedância. Por exemplo, a corrente é mais facilmente transportada ao longo das fibras musculares do que contra as fibras de músculo. As condições de teste em que a AIB é realizada devem ser extremamente bem controladas. De modo geral, as seguintes recomendações são feitas aos indivíduos analisados:

- Abster-se do consumo de bebida alcoólica por 8-12 horas, antes da medição.
- Evitar exercício vigoroso por 8-12 horas antes da medição.
- As medições são realizadas decorridas pelo menos 2 horas da última refeição (ou ingestão de bebida).
- As medições são realizadas em 5 minutos após o indivíduo se deitar.

A AIB parece ser uma técnica conveniente, mas exige níveis consideráveis de experiência, conhecimento e controle sobre as condições do teste. Quando a AIB é realizada nas melhores condições possíveis, os resultados são extremamente confiáveis, mas podem não ser tão precisos quanto às medidas de dobra cutânea (Broeder et al., 1997; Stolarczyk et al., 1997).

Absorciometria por feixe duplo de raios X

A **absorciometria por feixe duplo de raios X (DXA ou DEXA)** tornou-se o padrão clínico para medição da densidade óssea. O princípio se baseia na absorção de raios X de baixa energia. A curta duração da exposição fornece apenas uma dose mínima de radiação.

Durante a medição, o indivíduo deita-se em supinação sobre uma mesa. Uma fonte e uma sonda de detecção atravessam o corpo a uma velocidade relativamente baixa (cerca de 60 cm/min; uma varredura de corpo inteiro pode demorar 6-15 minutos). O indivíduo é exposto aos raios X de baixa energia, e a perda de sinal em várias partes do tecido é registrada. A medição é realizada em duas intensidades, para que o *software* possa distinguir não só entre tecidos moles e conteúdo mineral ósseo como também entre MLG e MG. A derivação de gordura e tecido mole livre de gordura a partir das varreduras de DXA é baseada na razão entre a atenuação dos feixes de fótons de baixa energia e de alta energia no tecido mole durante sua passagem pelo corpo. A atenuação dos tecidos moles de baixa energia e de alta energia é conhecida com base nas varreduras de gordura pura e tecido mole livre de gordura e em cálculos teóricos. O instrumento de DXA é ligado a algoritmos computadorizados apropriados a fim de derivar estimativas do conteúdo mineral ósseo, do tecido mole livre de gordura e do conteúdo de tecido adiposo do corpo total. Os algoritmos também permitem a divisão do corpo em segmentos anatômicos – braços, pernas, tronco e cabeça – para permitir estimativas da composição corporal regional.

A DXA parece ser uma técnica precisa, que mostra excelente concordância com outras técnicas independentes na medição do conteúdo mineral ósseo (Going et al., 1993; Heymsfield et al., 1990). Além disso, este método permite detectar pequenas alterações na composição corporal (Going et al., 1993).

A DXA pode subestimar um pouco o conteúdo de gordura corporal, em comparação com a pesagem embaixo da água. Ademais, com a DXA, as condições de teste devem ser padronizadas (Kohrt, 1995), porque fatores como o estado de hidratação podem influenciar os resultados (Elowsson et al., 1998). O *software* e o *hardware* de vários escaneadores de DXA comercializados são diferentes, o que também é uma fonte de erros (Van Loan et al., 1995). Embora a DXA tenha limitações, parece ser uma das melhores formas de medir a composição corporal, além de ter vantagens em relação a outros métodos por ser capaz de distinguir entre MLG (i. e., massa magra corporal) e MG, bem como de avaliar a densidade óssea. Com esta técnica, é importante controlar o estado de hidratação e padronizar as medidas tanto quanto possível.

Tomografia computadorizada

A **tomografia computadorizada (TC)** usa radiação ionizante por meio de um feixe de raios X para criar imagens de segmentos corporais. A varredura de TC produz informação qualitativa e quantitativa acerca da área total do tecido investigado, bem como a espessura e o volume dos tecidos em um órgão. Este método permite medir a gordura ao redor de um tecido e também a gordura em um tecido.

Imagem de ressonância magnética quantitativa

Com as **imagens de ressonância magnética (IRM)**, é possível obter imagens de tecidos e compartimentos corporais. Os resultados são algo similares àqueles obtidos por varredura de TC, entretanto, com a IRM, usa-se radiação eletromagnética em vez de radiação ionizante potencialmente danosa. O próprio escaneador de IRM é um aparelho cilíndrico, aberto nas extremidades, no qual o indivíduo deita-se de costas. A IRM emprega campos magnéticos e ondas de rádio para produzir uma imagem do corpo. A passagem destas ondas intensas pelo corpo afeta os átomos do corpo. O núcleo de cada átomo é forçado a ir para uma posição diferente e, ao retornar para sua posição normal, isto produz uma segunda onda de rádio. O aparelho capta isso e traduz a informação em uma imagem. Todos os tecidos em nossos corpos contêm água, e a água contém átomos de hidrogênio que são em grande parte responsáveis pelo modo como a imagem aparece. As estruturas com uma alta proporção de átomos de hidrogênio aparecem muito mais brilhantes do que aquelas com uma menor proporção. Por isso, o tecido adiposo aparece muito mais luminoso do que o osso. Em geral, para a estimativa da massa de gordura corporal, a IRM mostra uma boa concordância com outros métodos. Um estudo encontrou uma excelente concordância entre a IRM e as estimativas da pesagem embaixo da água em mulheres com e sem sobrepeso, o que sugere que a IRM pode ser um substituto satisfatório para os métodos mais estabelecidos de estimação de gordura corporal em mulheres adultas. De fato, a IRM mostrou a menor variação dia a dia na medição em um mesmo indivíduo (Fig. 14.10). Os cálculos de gordura corporal a partir das varreduras de IRM são, todavia, altamente dependentes de *software*, e esta dependência pode introduzir erros. A IRM produz imagens muito mais detalhadas do que as varreduras de raio X ou TC, por isso é usada com frequência pelos clínicos para detectar condições como tumores cerebrais, acidentes vasculares encefálicos e defeitos cardíacos. Lesões esportivas, como rupturas de menisco e de ligamento cruzado anterior, costumam ser escaneadas por IRM para confirmação do diagnóstico antes da cirurgia.

Pletismografia por deslocamento de ar

Um método relativamente novo e promissor para estimar o volume corporal total consiste em uma pequena câmara no interior da qual é medido o deslocamento de ar. A técnica é chamada pletismografia por deslocamento de ar, e é comercializada como Bod Pod. As vantagens desta técnica são a conveniência para o indivíduo, que permanece sentado dentro de uma pequena câmara du-

---

CONSIDERAÇÕES SOBRE A AVALIAÇÃO DA COMPOSIÇÃO CORPORAL DE ATLETAS

Todos os métodos de avaliação da composição corporal apresentam alguns problemas inerentes em sua metodologia de medição ou em suas pressuposições. Até hoje, não há critérios universalmente aplicáveis ou metodologia padrão-ouro para a avaliação da composição corporal de atletas (Ackland et al., 2012), embora a pesagem embaixo da água e a DXA sejam provavelmente os dois métodos mais usados como padrão-ouro. Em geral, os modelos mais complexos são mais precisos, mas frequentemente são inconvenientes para condições externas a um contexto laboratorial ou clínico. Os melhores métodos disponíveis para medição do percentual de gordura corporal são a pesagem embaixo da água e a DXA, embora o método mais acessível ao usuário provavelmente seja a medida da dobra cutânea. Medições periódicas com as melhores técnicas disponíveis são recomendadas para a obtenção de informações precisas acerca da composição corporal. Para rastrear atletas em condições de campo, o mesmo indivíduo deve coletar as medidas de dobra cutânea, e a soma das medidas de diferentes dobras deve ser usada como medida de desfecho em vez da conversão para percentual de gordura corporal, que pode ser imprecisa e acarretar variação desnecessária.

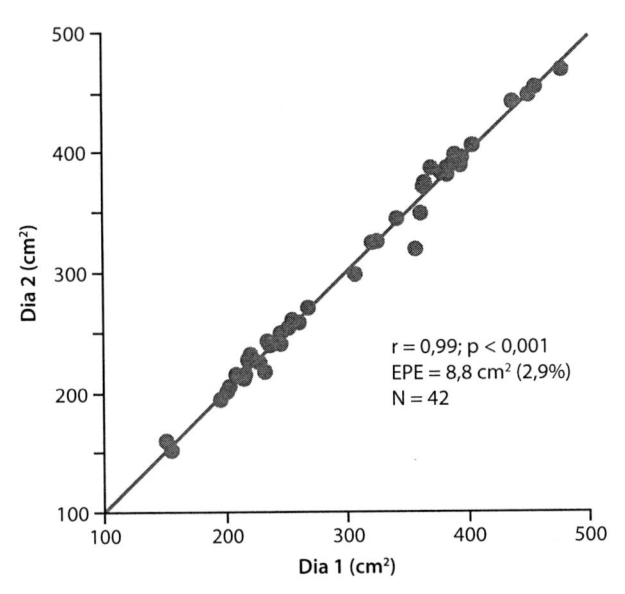

FIGURA 14.10 Comparação de imagens típicas de ressonância magnética *in vivo* obtidas em dois dias diferentes, sempre do mesmo indivíduo e de madrugada. A regressão entre as áreas de corte transversal de músculo esquelético livre de tecido adiposo de 42 pares de imagens de ressonância magnética (6 indivíduos e 7 imagens de cada).
EPE: erro padrão da estimativa; N: número de imagens. A linha sólida é a linha de regressão.

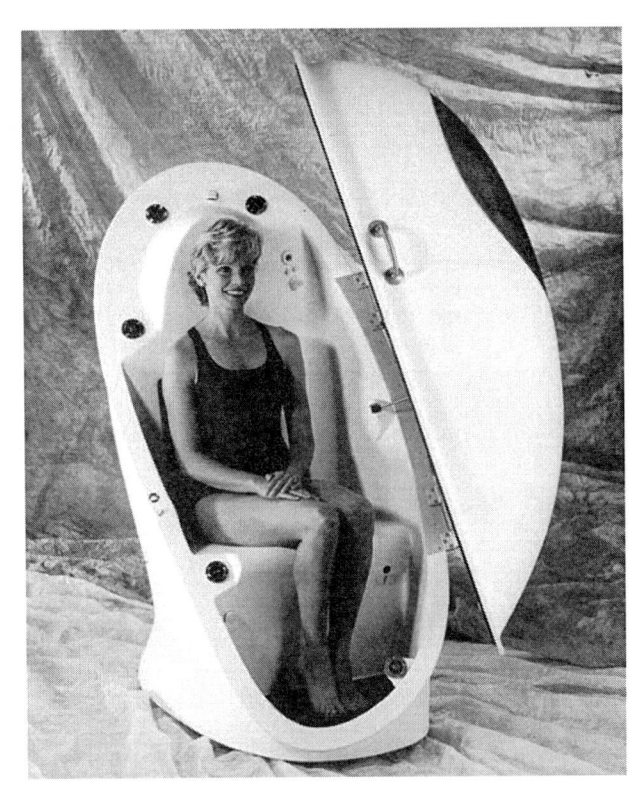

FIGURA 14.11 O Bod Pod.
De Life Measurement, Inc.

rante a realização da medição; a breve duração (apenas 3-5 minutos) das medições; e a boa reprodutibilidade.

Primeiramente, o indivíduo passa por uma pesagem precisa fora do Bod Pod. Em seguida, o indivíduo senta-se no Bod Pod de 750 L, que consiste em uma câmara dupla feita de fibra de vidro (Fig. 14.11). O volume do indivíduo é o volume original na câmara menos o ar deslocado com o indivíduo no interior da câmara. Este respira dentro de um circuito de ar, para avaliação do volume de gases pulmonares, o qual, uma vez subtraído do volume corporal medido, fornece o volume corporal verdadeiro. A densidade corporal pode então ser calculada a partir da massa corporal e do volume corporal. Embora esta técnica tenha boa reprodutibilidade, geralmente fornece percentuais de gordura corporal menores do que a pesagem hidrostática e a DXA (Collins et al., 1999; Wagner, Heyward e Gibson, 2000; Weyers et al., 2002).

Modelos multicomponentes

Os modelos multicomponentes usam uma combinação de métodos, como pesagem hidrostática, AIB e DXA, com o intuito de minimizar os erros associados ao uso de um único método (Wagner, Heyward e Gibson, 2000). Embora o modelo de dois componentes tradicional seja baseado na separação entre MG e MLG para determinar a composição corporal, estes modelos assumem que a densidade da MLG é de 1,1 g/cm³ e que os componentes da MLG (água, proteína e minerais) são constantes para todos os indivíduos. É possível que estas considerações nem sempre sejam verdadeiras, de modo que a precisão pode ser melhorada por meio da medida destes componentes. Modelos multicomponentes podem combinar medidas da densidade de corpo total com medidas da água corporal e da densidade mineral óssea. De modo geral, acredita-se que esta abordagem forneça os resultados mais precisos.

Pontos-chave

- Tabelas padrão de altura-peso não fornecem informação sobre a composição corporal, e podem conduzir ao erro quando aplicadas a atletas.
- O índice de massa corporal é usado com frequência como uma medida grosseira da composição corporal. Embora o IMC possa ser útil em estudos epidemiológicos e clínicos, não faz distinção entre massa muscular e massa adiposa.
- A técnica da densitometria se baseia no princípio de Arquimedes de que a perda de peso na água equivale ao volume de água deslocado. O mesmo princípio pode ser usado para determinar a densidade do corpo humano, submergindo uma pessoa na água e medindo seu peso corporal antes e após a submersão. Após correção para o volume residual, o percentual de gordura corporal pode ser calculado com base no peso embaixo da água.
- A soma das medidas de dobra cutânea pode ser usada para estimar o percentual de gordura corporal. Por uma questão de precisão, devem ser usados os valores das tabelas estabelecidos para populações específicas (p. ex., mesmo sexo, mesma faixa etária).
- A análise de impedância bioelétrica é uma técnica conveniente que requer níveis consideráveis de experiência, conhecimento e controle das condições ambientais para que sejam obtidos resultados confiáveis. Quando a AIB é realizada nas melhores condições possíveis, os resultados podem ser confiáveis, porém podem continuar sendo menos precisos do que as medidas de dobra cutânea.
- A absorciometria por feixe duplo de raio X de dupla energia se baseia no princípio de que compartimentos com densidades diferentes absorvem quantidades diferentes de raios X de baixa energia. A vantagem da DXA está na capacidade de distinguir entre MG e MLG, bem como de avaliar a densidade óssea. A DXA se tornou o padrão clínico para medir a densidade óssea.
- Tecnologias de imagem, como a tomografia computadorizada (TC) e a imagem de ressonância magnética (IRM), podem fornecer imagens da gordura corporal em diferentes partes do corpo.

Leituras recomendadas

Ackland, T.R., T.G. Lohman, J. Sundgot-Borgen, R.J. Maughan, N.L. Meyer, A.D. Stewart, and W. Müller. 2012. Current status of body composition assessment in sport: Review and position statement on behalf of the ad hoc research working group on body composition health and performance, under the auspices of the I.O.C. Medical Commission. *Sports Medicine* 42 (3): 227-249.

Bouchard, C. 1994. Genetics of obesity: Overview and research directions. In *The genetics of obesity*, edited by C. Bouchard, 223-233. Boca Raton, FL: CRC Press.

Bouchard, C., A. Tremblay, J.P. Despres, A. Nadeau, P.J. Lupien, G. Theriault, J. Dussault, S. Flatt, J.-P. 1995. Use and storage of carbohydrate and fat. *American Journal of Clinical Nutrition* 61:952S-959S.

Heymsfield, S.B., T.G. Lohman, Z. Wang, and S.B. Going. 2005. *Human body composition*. Champaign, IL: Human Kinetics.

Heyward, V.H., and D.R. Wagner. 2004. *Applied body composition assessment*. Champaign, IL: Human Kinetics.

Lemos, T., and D. Gallagher. 2017. Current body composition measurement techniques. *Current Opinion in Endocrinology Diabetes and Obesity* 24 (5): 310-314.

Moorjani, S. Pinault, and G. Fournier. 1990. The response to long-term overfeeding in identical twins. *New England Journal of Medicine* 322:1477-1482.

Roche, A.F., S.B. Heymsfield, and T.G. Lohman. 1996. *Human body composition*. Champaign, IL: Human Kinetics.

15

Controle do peso

Objetivos

Após estudar este capítulo, o leitor deve ser capaz de:

- Entender os fatores que controlam o apetite.
- Descrever formas de perder gordura corporal e peso corporal por meio da dieta.

- Descrever o papel do exercício na perda de gordura corporal e de peso corporal.
- Descrever os benefícios e os riscos do ganho de peso e discutir formas de minimizar os riscos.

A manutenção de uma composição e peso corporais ideais é importante para o desempenho em muitos esportes. Fora da temporada, podem ocorrer alterações sazonais no peso corporal dos atletas (p. ex., jogadores). Em geral, qualquer peso ganho durante o período fora da temporada de competições terá que ser perdido quando os jogadores retomarem os treinos pré-temporada, antes do início das competições. Muitos atletas tentam perder peso corporal (em particular gordura corporal) mesmo que não estejam com sobrepeso. Para alguns, esta perda de peso lhes confere vantagem por aumentar a razão potência:peso (algo particularmente importante nos eventos de salto). Para outros, perda de peso significa uma redução no gasto energético durante a competição (como em uma corrida). A redução do peso também é comum em esportes que envolvem categorias de peso, em que os atletas muitas vezes competem bem abaixo de seu peso normal. Outro motivo que leva os atletas a quererem se livrar da gordura corporal é simplesmente melhorar a aparência física e fazer jus ao estereótipo do atleta magro, tonificado e forte. Os atletas podem tentar perder peso diminuindo a ingestão dietética de calorias, aumentando o gasto energético com a prática de mais exercícios, ou ambos.

Perder peso nem sempre é uma boa ideia e pode, às vezes, ser prejudicial para o desempenho. Uma redução na massa corporal geralmente é acompanhada de uma redução na massa muscular, podendo também acarretar diminuição das reservas de glicogênio muscular. A perda excessiva de peso também foi associada à fadiga crônica e a um risco aumentado de lesões. A ênfase exagerada na perda de peso pode levar ao desenvolvimento de transtornos alimentares, os quais são discutidos no Capítulo 16.

Existem ainda situações em que um atleta pode desejar ganhar peso. Isto em geral é um desejo de aumentar a massa muscular magra para melhorar a força e a potência. Trata-se de algo comum em esportes como lançamento de martelo, lançamento de disco, arremesso de peso, halterofilismo, futebol americano e rúgbi. Outra possibilidade é que alguns atletas podem necessitar restaurar a massa muscular perdida durante um período de imobilização ou repouso decorrente de lesão ou doença. O segredo para ganhar peso é fazer a ingestão calórica exceder o gasto energético. Para aumentar a massa magra em vez da massa gorda, o foco principal será aumentar a ingestão proteica e praticar algum treino de força. Este capítulo discute os fatores genéticos envolvidos na perda e no ganho de peso, o modo como o **apetite** é controlado e as diversas estratégias de dieta e exercício que podem ser empregadas para modificar o peso e a composição corporal, assim como os problemas associados a alcançar as alterações de peso desejadas e, ao mesmo tempo, minimizar os riscos à saúde e ao desempenho.

Genética

Uma parte significativa da variação nos níveis individuais de gordura corporal é geneticamente determinada. Talvez 25-40% da adiposidade sejam resultado de nossos genes (Bouchard, 1994). Evidências de estudos de epidemiologia genética e de epidemiologia molecular sugerem que fatores genéticos determinam a suscetibilidade a ganhar ou perder gordura corporal em resposta à ingestão dietética de calorias (Perusse e Bouchard, 2000). Para estudar a influência da genética sobre os efeitos da alimentação excessiva, gêmeos idênticos foram investigados. Em um estudo, gêmeos homozigóticos foram submetidos a um excedente calórico de 4,2 kJ/dia (1.000 kcal/dia) 6 dias/semana durante 100 dias (Bouchard et al., 1990). A ingestão calórica excessiva no decorrer de todo o período foi igual a 353 MJ (84.369 kcal). O ganho médio de massa corporal foi de 8,1 kg, porém os participantes apresentam variação considerável. A variação entre pares foi mais de três vezes a variação observada nos pares, o que sugere a existência de um componente genético importante. A variação entre os pares foi ainda maior em termos de alterações na gordura visceral abdominal, o que indica que o sítio de armazenamento também é geneticamente determinado.

De modo similar, quando gêmeos idênticos concluíram um protocolo de balanço energético negativo que consistia em se exercitar por um período de 93 dias sem aumentar a ingestão calórica, houve mais variação entre os pares do que nos pares (Bouchard et al., 1990). Este déficit energético foi estimado em 244 MJ (58.317 kcal), e a perda média de peso corporal foi de 5 kg. A faixa de perda de peso, contudo, foi de 1-8 kg (Fig. 15.1).

Estes clássicos estudos iniciais demonstram a existência de um fator genético no desenvolvimento da obesidade. Esta ligação foi confirmada por estudos de epidemiologia molecular, e, hoje, acredita-se que mais de 250 genes tenham o potencial de influenciar a gordura corporal (Rankinen et al., 2002). Vários fatores de risco associados ao ganho de peso, como uma baixa taxa metabólica em repouso, alta dependência do metabolismo de carboidrato e menor nível de atividade espontânea, quase certamente têm base genética, embora a contribuição relativa de fatores genéticos *versus* fatores ambientais continue sendo tema de discussão.

Energia e ingestão de macronutrientes

A perda de peso requer um balanço energético negativo, o qual pode ser induzido diminuindo a ingestão calórica, aumentando o gasto energético, ou combinando estas duas ações. Tais alterações no balanço enérgico são apenas parte do quadro geral. A ingestão e o gasto de macronutrientes (carboidrato, gordura e proteína) também devem ser considerados. Uma ingestão excessiva de carboidrato e proteína pode ser convertida em gordura, embora esse processo necessite de energia. Por muitos anos, acreditou-se que, embora a lipogênese *de novo* (o processo bioquímico de sintetizar ácidos graxos a partir de subunidades de acetil-CoA produzidas através de algumas vias distintas na célula, mais comumente o catabolismo

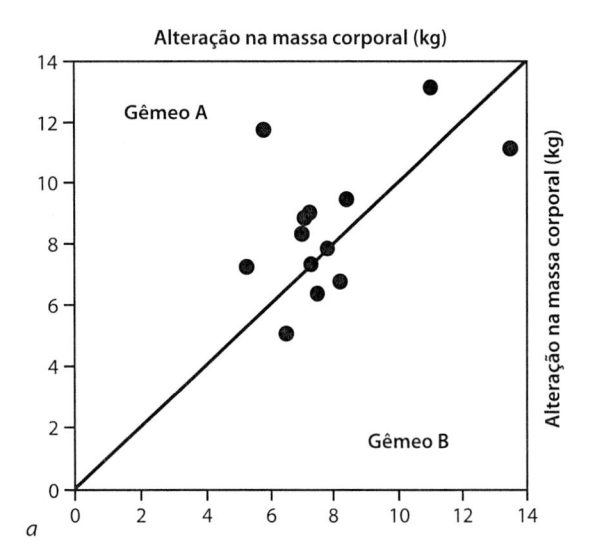
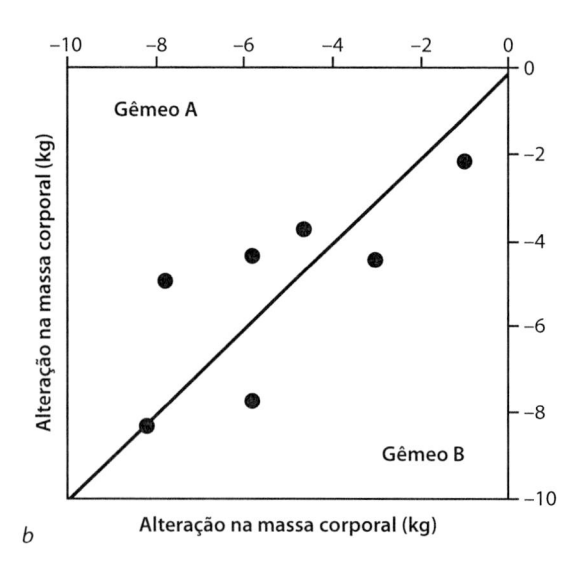

FIGURA 15.1 Alterações na massa corporal em gêmeos idênticos (*a*) após superalimentação e (*b*) após serem submetidos a um balanço energético negativo por exercício. Houve uma variação consideravelmente maior entre os pares do que nos pares, o que sugere fortemente um componente genético na regulação da massa corporal.
Baseada em Bouchard et al. (1990).

de carboidrato) de fato existisse, ela não tinha um papel importante no metabolismo humano. As evidências hoje mostram que a alimentação exagerada com carboidratos pode aumentar a lipogênese *de novo* (Aarsland, Chinkes e Wolfe, 1997). O fígado exerce apenas um papel minoritário neste processo, e a maior parte da lipogênese *de novo* provavelmente ocorre no tecido adiposo. Os indivíduos incluídos no estudo de Aarsland et al. (1997) foram superalimentados e receberam uma grande quantidade de calorias em excesso (2,5 vezes maior que a necessidade deles). Assim, seria possível questionar se a lipogênese *de novo* poderia ocorrer em atletas em estado de balanço energético. Jeukendrup e colaboradores (não publicado) realizam um estudo em que atletas submetidos a treinamento de resistência se exercitaram 2 horas/dia em intensidade moderada e mantendo o balanço energético, de modo a mimetizar a situação do treino normal. Os indivíduos ficaram dentro de uma câmara de respiração, o que permitiu monitorar com precisão a ingestão e o gasto de calorias. Os indivíduos receberam duas dietas. Uma delas era uma dieta normal, enquanto a outra era uma dieta pobre em gordura e rica em carboidrato, praticamente sem gordura e com uma grande quantidade de carboidrato. Os indivíduos se exercitaram diariamente por dez dias, e seu uso de substrato foi medido durante as sessões de exercício e durante o restante do dia. Na dieta pobre em gordura e rica em carboidrato, a oxidação de gordura em 24 horas excedeu a ingestão de gordura; em consequência, os indivíduos apresentaram balanço de gordura negativo e balanço de carboidrato positivo. Ao longo do período de dez dias, a composição corporal teria que mudar ou o carboidrato teria que ser transformado em gordura. Nenhuma alteração foi observada na composição corporal após os dez dias, o que sugeriu que o carboidrato foi convertido em gordura. Esta noção foi confirmada com isótopos estáveis; o traçador ^{13}C ingerido com carboidrato foi encontrado em ácidos graxos no tecido adiposo e no plasma. O traçador foi encontrado somente nas gorduras produzidas por lipogênese *de novo*. Nenhuma destas alterações foi observada com a dieta controle. Estes dados mostram que pode ocorrer lipogênese *de novo* até mesmo em uma situação de balanço energético e que esta via pode se tornar quantitativamente importante.

O corpo aumenta a taxa de oxidação de carboidrato e proteína imediatamente quando quantidades excessivas são ingeridas, porém com a gordura é diferente. Em geral, a gordura não é convertida em proteína ou carboidrato. Além disso, quando quantidades excessivas de gordura são ingeridas, as taxas de oxidação não aumentam de imediato, o que torna mais provável que a gordura venha a ser estocada no tecido adiposo (Abbott et al., 1988; Westerterp, 1993).

A composição de macronutrientes da dieta, portanto, tem papel importante na ingestão e gasto calórico diários (Westerterp et al., 1995). Estes balanços de substrato são influenciados por vários fatores genéticos, ambientais, culturais e socioeconômicos (Flatt, 1995). Por exemplo, a ingestão dietética é diferente nas diversas classes socioeconômicas. As classes socioeconômicas inferiores tipicamente têm uma ingestão de gordura maior e uma ingestão de carboidrato menor que as classes socioeconômicas mais altas. Também existem diferenças culturais nas dietas e quanto à aceitabilidade do exercício. Povos de certos países africanos, por exemplo, têm uma ingestão de carboidrato muito alta (> 70%), porém a ingestão de carboidrato entre os povos ocidentais é tipicamente em torno de 40-50%.

Um exemplo simples ilustra a importância dos balanços de substrato e as adaptações e ineficiências metabólicas que limitam, até certo grau, as consequências do consumo excessivo de calorias da dieta. Alguém que come 50 g de açúcar (p. ex., bebendo meio litro de refrigerante) diariamente, em adição à dieta normal, está em balanço energético positivo em cerca de 800 kJ/dia (191 kcal/dia). Este nível de ingestão equivale a 292.000 kJ/ano (69.789 kcal/ano), que, no decorrer de 30 anos, representam 8.760 MJ (2.093.690 kcal). Considerando uma densidade energética de tecido adiposo de 19 kJ/g (4,5 kcal/g), este indivíduo deve ganhar 284 kg durante esses 30 anos. Nitidamente, esta quantidade de ganho de peso não ocorre; esse indivíduo provavelmente somente ganhará alguns quilogramas. Peso corporal aumentado resulta em taxa metabólica aumentada e em oxidação aumentada de substratos energéticos. Ainda, uma parte da energia ingerida como carboidrato é perdida na conversão para gordura. Estes efeitos limitam a quantidade de gordura acumulada e o peso ganho. O exemplo anterior é teórico; na vida real, a ingestão de alimentos ou bebidas adicionais também irá provavelmente afetar o apetite.

Regulação do apetite

Está bem estabelecido que a região hipotalâmica do cérebro tem papel decisivo na regulação central do comportamento alimentar em seres humanos (Fig. 15.2). O hipotálamo, em particular o núcleo arqueado, constantemente recebe e processa sinais neurais, metabólicos e endócrinos vindos da periferia. Isto lhe permite manter a homeostasia energética por meio do ajuste da ingestão calórica e também do gasto de energia. Os sinais periféricos são gerados principalmente pelo trato gastrintestinal, mas também por outros órgãos como o pâncreas e o tecido adiposo. Em resposta à alimentação, o trato gastrintestinal produz vários hormônios reguladores do apetite, tais como colecistoquinina (CCK), peptídeo glucagon-símile-1 (GLP-1) e o peptídeo YY (PYY). A grelina, produzida principalmente pelo estômago, exerce papel importante estimulando o apetite. As concentrações de grelina aumentam antes das refeições e estimulam a sensação consciente de fome que nos faz querer ingerir alimentos. Depois das refeições, os níveis de grelina voltam à concentração basal. O tamanho e a composição da refeição influenciam a secreção destes hormônios e contribuem para a sensação de saciedade (repleção), conforme os alimentos consumidos são digeridos e absorvidos (ver Cap. 5). Sinais de adiposidade como a insulina e a leptina atuam nos núcleos arqueados fornecendo o tônus de fundo, e esse tônus, por sua vez, determina a sensibilidade do cérebro aos sinais de saciedade que influenciam a quantidade de alimento comida em um dado momento. Note que estes mecanismos homeostáticos fornecem no máximo uma influência de fundo, influenciando apenas minimamente a ingestão durante uma refeição qualquer. Fatores sociais, palatabilidade, hábitos, estresse e muitos outros fatores estão sempre atuantes e influenciam não só o momento em que as refeições são feitas como também a quantidade de alimento consumida. Os efeitos destes sinais homeostáticos se tornam evidentes somente quando fatores estranhos são firmemente controlados em experimentos realizados com animais de laboratório, ou quando a ingestão é monitorada e quantificada com precisão no decorrer de dias ou semanas em seres humanos que se alimentam livremente. A fisiologia do apetite

será discutida na próxima seção, mas é importante ter em mente que, embora fatores fisiológicos contribuam para o apetite e para o comportamento alimentar, é amplamente aceito que influências sociais e ambientais fortes podem suplantar facilmente a fisiologia normal.

Reguladores e circuitos de controle da alimentação

Para proteger a espécie humana da extinção durante períodos de fome, mecanismos protetores evoluíram para resistir à perda de gordura e manter o peso corporal. Conforme as necessidades metabólicas, alguns circuitos cerebrais homeostáticos, em especial no hipotálamo e no tronco encefálico, regulam o comportamento alimentar promovendo ingestão de alimentos ou suprimindo o apetite em resposta aos sinais neurais e hormonais periféricos. Um resumo destes é descrito nas próximas seções; consulte as revisões de Wynne et al. (2005) e de Perry e Wang (2012) para obter mais detalhes. O comportamento alimentar também é influenciado pelos sistemas de recompensa cerebrais. O hipotálamo tem papel central no monitoramento, processamento e resposta aos sinais

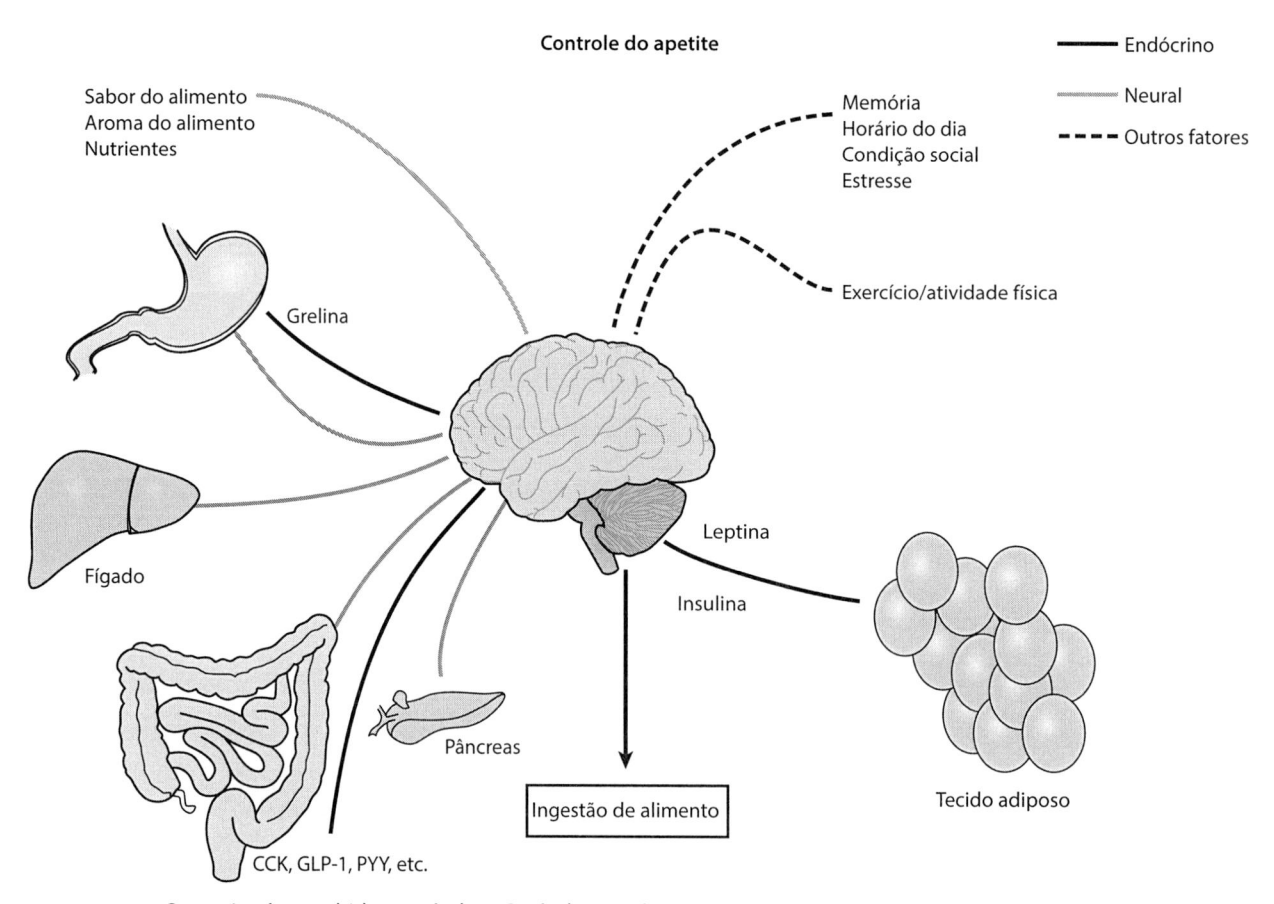

FIGURA 15.2 O apetite é percebido no cérebro. O cérebro está constantemente recebendo e processando sinais neurais (linhas cinza), metabólicos e endócrinos (linhas pretas) oriundos da periferia. Além disso, numerosos fatores (linhas pontilhadas) influenciam o desfecho final (ingestão de alimento).

periféricos. A grelina ou alimentos muito calóricos e atraentes impulsionam as pessoas a comer. Hormônios da saciedade como leptina, insulina e os chamados peptídeos cérebro-intestinais podem inibir o comportamento alimentar. Além disso, estruturas cognitivas envolvidas neste processo, como as emoções, podem influenciar o comportamento alimentar humano.

As principais partes do hipotálamo são o núcleo arqueado (NA), o núcleo paraventricular, o núcleo ventromedial, o núcleo dorsomedial e a área hipotalâmica lateral, e todas estão envolvidas na regulação da homeostase energética. Sinais periféricos contatam o cérebro para regular a homeostase energética. No trato gastrintestinal, hormônios intestinais comunicam informação e a transferem para os centros reguladores do apetite baseados no cérebro, através do chamado eixo intestino-cérebro. Existem duas formas de comunicação: a sinalização pelo nervo aferente e a circulação sanguínea. O NA é adjacente ao terceiro ventrículo e à eminência mediana, onde uma delgada barreira hematoencefálica permite que os sinais de hormônios e nutrientes se difundam diretamente para o líquido extracelular. Isto significa que a regulação neural e a regulação humoral afetam o NA de modo a lhe conferir um importante papel nos circuitos de controle da alimentação.

Fibras aferentes vagais conseguem perceber os sinais de nutrientes e transferi-los ao cérebro. A maioria das fibras aferentes vagais que inerva as vísceras e o trato gastrintestinal se projetam para as regiões cerebrais que controlam a ingestão de alimentos por meio de ações sobre a sinalização da dopamina nas áreas relacionadas com a motivação e a recompensa. O prazer propiciado pelo alimento e também os aspectos emocionais e cognitivos do comportamento alimentar são determinados no sistema de recompensa do cérebro. Este sistema é constituído por algumas áreas límbicas e corticais que se comunicam umas com as outras e com o hipotálamo principalmente via neurotransmissão de dopamina, opioides e endocanabinoides. Alimentos reconfortantes altamente aromatizados e densos em caloria podem superar mecanismos normais de controle do peso e alimentação, e gerar níveis paradoxalmente altos, porém ineficazes, de hormônios supressores do apetite.

Peptídeos cérebro-intestinais como reguladores do controle da alimentação

O trato gastrintestinal é o maior órgão endócrino, no qual muitos tipos de peptídeos são produzidos e liberados, produzindo diversos efeitos. Indícios externos entram em contato com o sistema nervoso central para controlar a alimentação e se coordenar com os sinais cerebrais internos, e assim transferir mensagens sobre a presença e a composição de alimentos no intestino. Estes peptídeos gastrintestinais são orexígenos (promotores do apetite) ou anorexígenos (supressores do apetite),

relacionados com a ingestão de alimentos, e são chamados peptídeos cérebro-intestinais. Existem dois tipos de peptídeos cérebro-intestinais: (1) sinais de curto prazo, que acompanham cada episódio de alimentação; estes incluem a grelina, CCK, PYY, polipeptídeo pancreático, neuropeptídeo Y, GLP-1, nesfatina-1, oxintomodulina, glucagon, polipeptídeo inibitório gástrico (GIP) e amilina; e (2) sinais de longo prazo, que refletem o estado metabólico do tecido adiposo; incluem a insulina e a leptina. Os sinais de curto e longo prazo interagem entre si para determinar o comportamento alimentar.

Sinais de curto prazo

A grelina é secretada principalmente pelo estômago na circulação sanguínea e exerce seu efeito orexígeno via receptor do secretagogo do hormônio do crescimento, localizado no núcleo ventromedial hipotalâmico e no núcleo do NA, para aumentar a ingestão de alimentos. Durante o jejum, a concentração plasmática de grelina aumenta; após a alimentação, a concentração de grelina cai para estimular a fome. Atualmente, a grelina é o único hormônio intestinal conhecido com efeitos orexígenos. Os níveis plasmáticos de grelina são regulados principalmente pelos nutrientes e não pela água. Foi demonstrado que a grelina estimula o apetite e promove a ingestão de alimento, podendo favorecer o ganho de peso. Os níveis circulantes de grelina seguem um padrão cíclico, aumentando antes das refeições e diminuindo logo em seguida. A redução pós-prandial é influenciada pela proporção relativa de macronutrientes em uma refeição; há uma diminuição maior após a ingestão de proteína e carboidrato do que após a ingestão de gordura. A grelina também é produzida no hipotálamo, onde atua como neurotransmissor para ajustar o apetite. A grelina também pode influenciar o sistema de recompensa no cérebro, com um aumento do querer emocional ou valor da recompensa por alimentos altamente desejáveis.

A CCK foi o primeiro hormônio intestinal que se descobriu que afetava a alimentação e o apetite. A CCK é secretada a partir de células localizadas predominantemente na parede do intestino delgado proximal, sobretudo em resposta aos ácidos graxos. Os níveis plasmáticos de CCK aumentam em 15 minutos após uma refeição, mas sua meia-vida na circulação é de apenas alguns minutos. O nervo vago e o hipotálamo expressam receptores de CCK que podem levar ao término precoce da refeição e diminuir a ingestão alimentar quando a CCK se liga a eles.

Vários peptídeos PP (polipeptídeo pancreático)-dobra, que compartilham um PP-dobra (dobra semelhante a um grampo) em sua estrutura de cadeia polipeptídica, incluindo o neuropeptídeo Y, polipeptídeo pancreático, e PYY, são secretados em seguida à alimentação e atuam inibindo o apetite e a ingestão de comida. O polipeptídeo pancreático é liberado do pâncreas de modo proporcional ao número de calorias ingeridas e atua via tronco encefálico e hipotálamo como supressor do apetite. O PYY é secretado de modo proporcional aos nutrientes (em particular, a gordura) ingeridos, mas não é afetado pela distensão gástrica. Partes do rombencéfalo podem produzir GLP-1, cuja liberação é proporcional ao número de calorias ingeridas. Carboidratos e gorduras estimulam a secreção de GLP-1 que, por sua vez, ativa neurônios hipotalâmicos, levando à saciação e diminuição da fome.

Sinais de longo prazo

Os sinais de longo prazo dos reguladores da alimentação são a leptina e a insulina. A liberação da leptina do tecido adiposo é proporcional ao conteúdo de gordura corporal. A leptina atua diretamente sobre os centros de controle da alimentação no cérebro para diminuir a ingestão de alimentos e aumentar o gasto energético. Portanto, atua na prevenção da obesidade por meio da inibição do apetite. A falta de leptina ou uma disfunção do receptor de leptina podem levar ao consumo exagerado de alimentos e à obesidade. A insulina, que é secretada na circulação a partir das ilhotas pancreáticas em resposta à glicemia, também atua na inibição do apetite mediante suas ações nos núcleos hipotalâmicos.

MACRONUTRIENTES E SACIEDADE

O termo *saciedade* se refere à inibição da ingestão de alimento em seguida a uma refeição, e sua medida é dada pelo intervalo entre as refeições e pela quantidade consumida na refeição seguinte. Diferentes macronutrientes produzem efeitos diferentes sobre a saciedade. Foi demonstrado que a proteína tem um efeito muito mais forte sobre a saciedade do que a gordura e o carboidrato. Os efeitos de dietas muito ricas em proteína sobre a saciedade e a perda de peso serão discutidos adiante, neste capítulo.

Nutrientes como reguladores do controle da alimentação

Os nutrientes também podem transferir sinais de saciedade ao hipotálamo. Receptores específicos ou transportadores detectam os sinais enviados pelos macronutrientes. Estes receptores estão localizados principalmente nas células enteroendócrinas do epitélio intestinal e podem deflagrar a liberação de peptídeos reguladores gastrintestinais como CCK, grelina, GLP-1 e outros. Níveis aumentados de glicose no sangue também podem ser detectados pelo cérebro e diminuir as sensações de fome. Receptores presentes no intestino delgado podem detectar a presença de ácidos graxos não esterificados, de modo comprimento-dependente. Após a digestão, as proteínas são degradadas em aminoácidos e peptídeos pequenos. Estes últimos são detectados por receptores de opioide μ nos neurônios das paredes da veia porta, que comprovadamente influenciam a ingestão de alimento ao nível cerebral via sinais enviados pelos nervos vago e espinhal ascendente. O aumento relativamente mais amplo nas concentrações plasmáticas de aminoácidos após a ingestão de proteínas específicas (p. ex., soro do leite *versus* caseína) parece ter um efeito estimulatório maior sobre hormônios gastrintestinais como CCK e GLP-1, e estes efeitos provavelmente são responsáveis pela saciedade aumentada após a ingestão de proteína em comparação com o observado na ingestão de carboidrato e gordura. Também deve ser lembrado que comer um alimento devagar propiciará mais tempo para os nutrientes serem digeridos e absorvidos, e para os sinais de saciedade entrarem em ação, o que significa que é possível comer porções menores ou perder a vontade de comer a sobremesa após fazer a refeição principal.

Os produtos da digestão de macronutrientes e seus metabólitos circulantes comprovadamente atuam como sinais para estimular e iniciar a ingestão de alimento, determinando assim a frequência da alimentação, os sinais para parar de comer e, com isso, controlar o tamanho da refeição, e os sinais que ativam os sistemas de recompensa cerebrais que podem, até certo ponto, desregular a alimentação saudável. Com o passar do tempo, foram propostas várias dietas para acentuar ou minimizar cada macronutriente com o intuito de conseguir um efeito desejado sobre o apetite ou a ingestão calórica; no entanto, nenhuma delas foi amplamente bem-sucedida. Isto provavelmente se deve à falha destas dietas em abordar de forma adequada e concomitante os efeitos sobre a frequência da alimentação e o tamanho da refeição, bem como à falha em abordar o fato de o comportamento alimentar ser fortemente influenciado por muitos fatores cognitivos e ambientais, além do apelo sensorial, apetite e sinais metabólicos, endócrinos e neurais que surgem como resultado da ingestão, digestão e metabolização de alimento. Podem existir motivos relacionados com a saúde, adaptação ao treino ou desempenho esportivo para enfatizar um macronutriente em detrimento de outro na dieta. Entretanto, da perspectiva do balanço energético, a ingestão calórica total, e não a sua fonte, é o fator mais importante a ser considerado.

Efeito do exercício sobre o apetite

O apetite e a ingestão calórica pós-exercício dependem de numerosos fatores, incluindo a intensidade, duração e modo de exercício. Estudos conduzidos por King, Burley e Blundell (1994) mostraram que o exercício de alta intensidade suprimiu o apetite por um breve período, contudo sem que houvesse qualquer diferença na ingestão de alimento medida ao longo de dois dias. A fome somente é suprimida quando o exercício é longo o suficiente (pelo menos 60 minutos) e intenso o bastante (mais de 70% do

INFLUÊNCIAS SOCIAIS E COMPORTAMENTAIS SOBRE O COMPORTAMENTO ALIMENTAR

O comportamento alimentar é decisivo para a manutenção do peso corporal, e este comportamento é facilmente influenciado pelo estilo de vida de um atleta. Muitos esportes têm uma cultura de alimentação específica, e em certos esportes os atletas são expostos com frequência aos alimentos encontrados em uma cafeteria, onde as opções disponíveis podem ser limitadas (p. ex., pizza, peixe frito, hambúrguer e batatas fritas podem ser oferecidos, mas não saladas ou carnes magras grelhadas). Em alguns esportes, o consumo de álcool é parte da cultura (como uma experiência de união da equipe), e o consumo muitas vezes excessivo de álcool pode ter efeitos drásticos sobre o peso e a composição corporal. Alguns esportes são caracterizados pela pressão para alcançar um dado peso corporal baixo ou um baixo percentual de gordura corporal, e a luta para atingir essa meta pode resultar em transtorno alimentar (Cap. 16).

$\dot{V}O_{2máx}$). Poucos estudos investigaram os efeitos do modo de exercício sobre o apetite. Blundell et al. (1995) compararam o exercício em esteira ao ciclismo e não observaram nenhuma diferença no apetite. Embora evidências duvidosas indiquem que a natação aumenta mais o apetite do que outras atividades, nenhuma evidência científica comprova isso. Um estudo comparou o ciclismo submerso em água fria (20°C) ao ciclismo em água à temperatura neutra (33°C), e observou um aumento do apetite sob condições de frio, sugerindo assim um efeito da temperatura da água e, consequentemente, da temperatura da pele ou do corpo sobre a sensação de fome.

Evidências sugerem que no curto a médio prazo (até dezesseis dias), o exercício é capaz de produzir um balanço energético negativo sem respostas compensatórias substanciais na ingestão calórica. No longo prazo (mais de dezesseis dias), contudo, é provável que um aumento na ingestão calórica seja observado. Esta compensação geralmente é parcial e incompleta, contribuindo apenas com 30% do gasto energético associado ao exercício e, desta forma, permitindo alcançar um balanço energético negativo e algum grau de perda de peso (Blundell et al., 2003). No curto prazo, o exercício pode de fato ser mais efetivo do que fazer dieta para a produção de um balanço energético negativo. Esta noção é sustentada pelo achado de que um déficit energético agudo criado pela restrição dietética (café da manhã de baixa caloria *versus* alta caloria) induziu um aumento significativo na fome subjetiva, subsequente ingestão calórica e desejos por comida ao longo do dia. Por outro lado, um déficit energético similar criado pelo exercício falhou em induzir qualquer alteração significativa nestas variáveis, permitindo assim alcançar um balanço energético negativo no curto prazo (Hubert, King e Blundell, 1998). Tem sido reconhecido que as principais influências sobre a expressão do apetite surgem não só das alterações na secreção episódica de peptídeos intestinais, entre os quais grelina, CCK e GLP-1, e de outros hormônios como a insulina, mas também de influências de longo prazo de peptídeos, como a leptina, e de outros fatores, incluindo MLG, MG e TMR. Também está claro que o exercício pode influenciar todos estes fatores, o que influencia o impulso para comer mediante modulação da fome e ajustes na saciedade pós-prandial via interação com a composição do alimento (Blundell et al., 2015). O efeito do exercício sobre cada um dos fatores mencionados irá variar em intensidade de um indivíduo para outro, bem como em função da intensidade e da duração do exercício. Portanto, as respostas de apetite individuais ao exercício serão altamente variáveis e difíceis de prever.

Atividade física e gasto de energia

A taxa metabólica em repouso é um componente importante do gasto energético diário. Foi sugerido que o exercício pode aumentar a TMR e, deste modo, aumentar o gasto energético durante o resto do dia. O aumento na TMR pós-exercício costuma ser medido como consumo de oxigênio pós-exercício (COPE) (Borsheim e Bahr, 2003). É bem estabelecido que imediatamente após o exercício, o COPE pode estar elevado, embora isso somente possa ocorrer se o exercício for prolongado o suficiente (pelo menos 30 minutos) e vigoroso o suficiente (pelo menos equivalente a 60% da capacidade aeróbica). Quanto mais longo e intenso for o exercício, maior será o COPE. Mesmo que o exercício atenda a esses critérios, o aumento pós-exercício na TMR parece ser apenas temporário e relativamente pequeno. Após várias horas, a TMR retornará aos valores basais. As sugestões de que a TMR está cronicamente aumentada foram refutadas e, embora alguns estudos tenham relatado uma TMR aumentada, vários outros estudos observaram uma diminuição na TMR após o treino.

O treino com exercício, e em especial o treino com exercícios aeróbicos, resulta em uma mudança do metabolismo de carboidrato para o metabolismo de gordura. A densidade mitocondrial aumentada e a capilarização aumentada do músculo garantem um aumento do suprimento de substratos e oxigênio para o músculo, bem como na capacidade de captar oxigênio e substratos. Estudos observaram de forma consistente uma diminuição na dependência de carboidrato como combustível e uma capacidade aumentada de oxidação de gordura em resposta a períodos de treino com exercício a partir de quatro semanas. Esta capacidade aumentada de oxidação de gorduras pode ajudar a diminuir a massa gorda em uma situação de restrição calórica.

Métodos dietéticos de perda de peso

Os métodos de perda de peso corporal incluem procedimentos farmacológicos e cirúrgicos, bem como métodos de dieta e exercício (ver o quadro "Métodos para alcançar a perda de peso"); aqui, porém, enfocamos apenas as estratégias de perda de peso que envolvem dieta, exercício, ou uma combinação de ambas. Existem várias dietas diferentes, algumas das quais são comercializadas. Algumas dietas são efetivas, enquanto outras consistem em uma lista de considerações e alegações incorretas. Para o atleta, geralmente é difícil distinguir entre fatos e falácias. Esta seção revisa alguns dos regimes dietéticos mais comuns e métodos de perda de peso mais comuns.

Restrição calórica e ingestão reduzida de gordura

É importante considerar que algumas calorias de alimentos não são iguais a outras. Diferentes fontes alimentares são metabolizadas por diferentes vias no corpo, e o custo energético deste metabolismo é maior para certos alimentos do que para outros. Além disso, calorias oriundas de diferentes fontes de alimento produzem efeitos notavelmente diversos sobre a fome, os hormônios e as regiões cerebrais que controlam a ingestão de alimento. Neste sentido, nem todas as calorias oriundas dos alimentos são iguais (ver o quadro "Métodos para alcançar a perda de peso"). Apesar de as calorias serem importantes, em muitos casos, alterações simples na seleção de alimentos podem levar a resultados idênticos (ou melhores) na perda peso do que a restrição calórica.

Ainda é discutido se é possível alcançar a perda de peso por meio da redução da ingestão calórica ou diminuindo apenas a ingestão de gordura. Para diminuir o peso corporal, as evidências epidemiológicas sugerem que reduzir o percentual de gordura na dieta é mais efetivo do que reduzir a quantidade absoluta de gordura (Sheppard, Kristal e Kushi, 1991). Entretanto, o fator mais importante é a redução na ingestão calórica. Embora a restrição calórica e a ingestão de alimentos pobres em gordura resultem em perda de peso, a restrição calórica geralmente resulta em uma redução maior na ingestão calórica do que o consumo de alimentos pobres em gordura *ad libitum* (à vontade). Portanto, a restrição calórica poderá resultar inicialmente em uma perda de peso maior, embora estudos mostrem que ambas as dietas são efetivas no longo prazo (Jeffery et al., 1995; Schlundt et al., 1993).

A vantagem de uma ingestão reduzida de gordura é que o conteúdo relativamente alto de carboidrato pode ser mantido, o que resulta em reservas de glicogênio razoáveis e uma melhor recuperação. Muitos atletas adotam dietas pobres em gordura com uma pequena redução na ingestão calórica, de modo a ainda poderem repor suas reservas de carboidrato. Este tipo de dieta parece ser um modo sensato de redução de peso, embora uma ingestão

---

MÉTODOS PARA ALCANÇAR A PERDA DE PESO

Métodos dietéticos

- Jejum
- Restrição calórica
- Dieta pobre em gordura
- Dieta rica em proteína
- Dieta rica em carboidrato
- Dieta pobre em carboidrato (p. ex., Atkins, Sugar Busters)

- Dieta cetogênica
- Dieta da zona
- Dieta de combinação de alimentos
- Dieta de baixo índice glicêmico
- Dieta de baixa densidade calórica
- Consumo de cálcio e laticínios

Exercício

- Atividade física aumentada
- Exercício regular

- Exercício de resistência
- Exercício intervalado de alta intensidade

Procedimentos cirúrgicos

- Grampeamento do estômago
- Remoção de uma seção do intestino delgado

- Lipossucção

Métodos farmacológicos

- Estimulantes
- Supressores do apetite

- Fármacos redutores da absorção de gordura

subótima de carboidrato ainda possa interferir no treino normal. Portanto, a redução do peso deve se dar lentamente e fora da temporada de competições.

A adaptação metabólica ou termogênese adaptativa ocorre em resposta à ingestão calórica reduzida, que resulta em diminuição na taxa metabólica em repouso (i. e., gasto energético). Além disso, qualquer massa magra corporal perdida ao longo do tempo diminuirá ainda mais o gasto energético em repouso. A falha comumente observada em perder mais peso conforme as dietas avançam ao longo do tempo é explicada por tais adaptações (Weck, Bornstein e Blüher, 2012). Entretanto, a questão sobre a magnitude do gasto energético em repouso reduzido ser de fato grande o suficiente para superar o déficit calórico original prescrito para a perda de peso continua sendo controversa (Westertep, 2013). Em resumo, durante os períodos de restrição calórica, a equivalência comumente citada de uma perda de 0,46 kg de gordura a partir de um déficit dietético de 15 MJ (3.585 kcal) não mais se aplica à extensão da inter-relação entre ingestão calórica, gasto e peso corporal. Mesmo assim, esta continua sendo uma aproximação útil, com a condição de que a discrepância representa adaptação metabólica (Howell e Kones, 2017).

Dietas de muito baixa caloria

As dietas de muito baixa caloria (DMBC) ou dietas de muito baixa energia (DMBE) são usadas para conseguir uma perda rápida de peso em indivíduos obesos. Estas dietas tendem a consistir principalmente em refeições líquidas que contêm a quantidade recomendada de micronutrientes, mas apenas 1.600-3.200 kJ/dia (400-800 kcal/dia). Estas refeições líquidas contêm quantidades relativamente grandes de proteína, para minimizar o desgaste muscular, e quantidades relativamente pequenas de carboidrato (menos de 100 g/dia). Tais dietas são extremamente efetivas na redução rápida de peso corporal. Na primeira semana, a perda de peso consiste predominantemente em glicogênio e água. Gordura e proteína também são perdidas durante a fase inicial, mas tais perdas são uma proporção relativamente pequena da perda de peso total. Após a rápida perda de peso inicial, a redução do peso vem principalmente de tecido adiposo, embora também haja certa perda de proteína corporal. A oxidação aumentada de gordura resulta em cetose (formação de corpos cetônicos, acetoacetato e beta-hidroxibutirato).

Como a ingestão de carboidrato é baixa, a concentração de glicose no sangue é mantida pela neoglicogênese a partir de vários precursores (glicerol e alanina). Embora a atividade física aumentada também seja incentivada quando dietas de muito baixa caloria são prescritas, as dietas são efetivas sem o componente exercício. Devido à depleção crônica de glicogênio, a capacidade de exercício é gravemente comprometida. Por isso, tais dietas não são recomendadas para atletas, que provavelmente ficariam incapacitados de concluir suas sessões de treino normais. Mesmo fora da temporada, estas dietas não são recomendadas, porque a perda de proteína corporal pode ser significativa. Os efeitos colaterais destas dietas incluem náusea, halitose (mau hálito), fome (que pode diminuir após a iniciação da cetose), "cabeça leve" e hipotensão. A desidratação também é comum com estas dietas, e podem ocorrer desequilíbrios eletrolíticos.

Dietas de jejum intermitente

As diversas dietas de jejum intermitente (DJI) tornaram-se populares nos últimos anos, em parte devido à cobertura da mídia e ao apoio das celebridades. Há evidência razoável de que essas dietas podem ser efetivas, porque promovem certo grau de redução da ingestão calórica semanal. É possível que não sejam tão benéficas para mulheres quanto o são para os homens, e também podem ser uma má escolha para indivíduos propensos a transtornos alimentares. As pessoas devem consumir alimentos saudáveis enquanto seguem essas dietas.

Uma DJI envolve jejuar em dias alternados. Algumas versões desta dieta permitem ingerir até 500 calorias nos dias de jejum. Um jejum total em dias alternados parece ser extremo e poderia levar a uma ingestão proteica insuficiente, com consequências negativas para a massa muscular, não sendo, por isso, recomendada para atletas. Uma versão menos extrema desta DJI é a dieta 5:2 (também conhecida como Dieta do Jejum), que foi popularizada por um médico da TV, o dr. Michael Mosley (Mosley e Spencer, 2014). Esta dieta consiste em se alimentar normalmente por cinco dias da semana e restringir as calorias a 500 para as mulheres ou a 600 para os homens nos dois dias restantes da semana (estes, em geral, separados por 2-3 dias; p. ex., jejuar nas segundas-feiras e nas quintas-feiras). Para os dias de restrição de calorias, a sugestão é fazer duas pequenas refeições ricas em proteína (para conseguir mais saciedade e manter a massa muscular).

Outra DJI envolve fazer jejuns de 24 horas (que começam com a refeição da noite) em dois dias da semana. A refeição da noite, antes do jejum, deve ter o mesmo tamanho de uma refeição habitual; ademais, comer devagar e fazer uma refeição rica em proteína irá ajudar na saciedade. Outra DJI simples consiste em pular uma refeição (em geral, o almoço) durante o dia. Isso é conveniente para os atletas que treinam de manhã e de tarde e que desejam fazer a segunda sessão do dia em estado de depleção de glicogênio, com o objetivo de melhorar a adaptação ao treino (como discutido no Cap. 12). Outra DJI, a dieta do guerreiro, foi popularizada por um ex-especialista em condicionamento do exército, Ori Hofmekler, e envolve consumir pequenas quantidades de frutas e hortaliças cruas ao longo do dia e, então, fazer uma grande refeição à noite. A dieta também enfatiza as escolhas alimentares

UMA CALORIA É UMA CALORIA, MAS...

Em termos estritos, uma caloria é, evidentemente, uma caloria. A primeira lei da termodinâmica estabelece que a energia não pode ser criada nem destruída, mas apenas transformada. Portanto, o corpo humano está constantemente transformando energia (neste caso, as calorias) por meio da combustão de itens alimentícios para produzir calor e processos metabólicos. Sem dúvida, seja qual for a fonte alimentar, uma quilocaloria dietética (ou Caloria, com "C" maiúsculo) contém 4.184 Joules de energia e representa a quantidade de energia necessária para elevar a temperatura de um litro de água em 1°C. Embora seja verdade que em termos absolutos todas as calorias têm a mesma quantidade de energia, quando se trata do corpo humano as coisas não são tão simples.

O corpo humano é um sistema bioquímico altamente complexo, com processos elaborados que regulam o balanço energético. Diferentes alimentos passam por vias bioquímicas diferentes, como digestão, absorção e metabolismo, incluindo a biossíntese de macromoléculas (p. ex., glicogênio a partir da glicose, proteína a partir de aminoácidos), e estas vias têm custos energéticos diferentes. Algumas são mais ineficientes do que outras e fazem com que uma parte da energia oriunda dos alimentos seja perdida na forma de calor.

Além disso, diferentes alimentos e macronutrientes exercem efeito importante sobre os hormônios e centros cerebrais que controlam a nossa fome e o comportamento alimentar, podendo afetar os processos biológicos que governam quando, o que e quanto comer. A seguir, são listados cinco exemplos baseados em evidências que explicam por que uma caloria não é simplesmente uma caloria:

1. *As vias metabólicas para proteína são menos eficientes do que as vias metabólicas para carboidrato e gordura.* A proteína contém 17 kJ/g (4 kcal/g), contudo uma grande parte das calorias da proteína é perdida como calor durante seu metabolismo. O efeito térmico do alimento (Cap. 4) é uma medida do quanto diferentes alimentos aumentam o gasto energético devido à energia necessária para digerir, absorver e metabolizar os nutrientes. O efeito térmico da gordura é 1-3%, enquanto para o carboidrato é 5-10%, entretanto para a proteína é 20-30% (Tappy, 1996). O efeito térmico relativamente forte da proteína pode ser mediado pelos altos custos de ATP da síntese proteica pós-prandial. Assim, a proteína requer mais energia para ser metabolizada do que a gordura e o carboidrato. Isto significa que 418 kJ (100 kcal) de proteína dietética acabariam como 293-335 kJ (70-80 kcal) de energia armazenada, mas 418 kJ (100 kcal) de gordura acabariam como 406-414 kJ (97 a 99 kcal). Portanto, as calorias de proteína podem ser menos engordantes (i. e., causam menos ganho de peso) do que as calorias de carboidrato e de gordura, porque a proteína consome mais energia para ser metabolizada. Alimentos integrais também requerem mais energia para a digestão do que os alimentos processados.
2. *A proteína diminui o apetite de forma mais eficiente, o que resulta em diminuição da ingestão calórica.* Estudos mostram que a proteína é de longe o macronutriente mais replementar. Aumentar a ingestão proteica dietética como percentual da ingestão caloria total diária (i. e., substituir uma parte da gordura e do carboidrato por proteína extra) resulta em perda de peso sem contagem de calorias.
3. *Diferentes açúcares simples são metabolizados diferentemente e produzem efeitos distintos sobre o apetite.* Os dois açúcares simples principais na dieta são a glicose e a frutose. Embora tenham a mesma fórmula química ($C_6H_{12}O_6$), a glicose pode ser metabolizada por todos os tecidos do corpo, entretanto a frutose somente pode ser metabolizada pelo fígado em qualquer quantidade significativa. Em seguida à alimentação, a frutose não diminui os níveis do hormônio estimulador do apetite, a grelina, tanto quanto a glicose, o que significa que existe uma tendência a querer comer mais calorias quando se consome frutose. Além disso, a frutose não estimula os centros de saciedade no cérebro do mesmo modo que a glicose, o que leva a uma saciedade menor.
4. *Estudos mostram que os carboidratos refinados levam a picos mais rápidos e amplos de glicemia, o que acarreta desejo de comer e aumento da ingestão de alimento.* Os carboidratos refinados têm um alto índice glicêmico, tendem a ser pobres em fibra e são mais rapidamente digeridos e absorvidos, o que leva a picos de glicemia mais rápidos e maiores. Dentro de 1-2 horas da ingestão de um alimento que causa um pico rápido de glicemia, os níveis de açúcar no sangue caem abaixo do normal (Cap. 6). Quando a glicemia cai, isto estimula o centro do apetite no cérebro e resulta no desejo por lanches extras contendo alto teor de carboidrato. Estudos mostram que os indivíduos consomem até 80% a mais de calorias quando têm acesso *ad libitum* a uma refeição de alto índice glicêmico, em comparação a uma refeição de baixo índice glicêmico.
5. *Alimentos diferentes produzem efeitos diferentes sobre a saciedade.* Alguns alimentos afetam a saciedade mais do que outros, e isto influencia a quantidade de calorias consumidas nas refeições subsequentes. O índice de saciedade é uma medida da capacidade dos alimentos de diminuir a fome, aumentar as sensações de repleção e reduzir a ingestão calórica nas horas subsequentes a uma refeição. Ao comer alimentos de baixo índice de saciedade, um indivíduo sentirá mais fome e acabará comendo mais. Se escolher alimentos com índice de saciedade alto, o indivíduo acabará comendo menos e perdendo peso. Alguns exemplos de alimentos com um alto índice de saciedade são carnes vermelhas, ovos, batatas fervidas, feijão e frutas, e os alimentos com baixo índice de saciedade incluem roscas, bolachas e bolo.

A mensagem final é a de que as calorias oriundas de diferentes fontes alimentares podem ter efeitos acentuadamente distintos sobre a fome, hormônios, gastos calóricos e as regiões cerebrais que controlam a ingestão alimentar. Ainda que as calorias sejam importantes, em muitos casos, alterações simples na seleção dos alimentos podem levar a resultados iguais (ou até um pouco melhores) aos obtidos com a restrição calórica limitada, em termos de perda de peso. No entanto, não há como escapar do fato de que uma perda de peso significativa (i. e., mais do que alguns quilogramas) somente pode ser alcançada com reduções mais substanciais na ingestão calórica, podendo ser melhorada com um gasto energético aumentado.

(alimentos integrais e não processados) que são bastante similares a uma dieta Paleo, que incentiva o consumo de qualquer coisa que pudesse ser caçada ou coletada na era Paleolítica (também conhecida como Idade da Pedra), incluindo alimentos como carnes vermelhas, peixe, oleaginosas, verduras, hortaliças regionais e sementes, bem como a evitação de alimentos processados como refeições prontas, macarrão, pão, cereais e doces.

A maior base de evidência da eficácia das DJI é dada por estudos que usaram algumas das formas mais extremas, como jejuar em dias alternados (Johnstone, 2007). De acordo com uma revisão (Barnosky et al., 2014), as DJI podem levar a uma perda de 3-8% do peso corporal em um período de 3-24 semanas. Com o jejum em dias alternados, a taxa de perda de peso chega, em média, a cerca de 0,75 kg/semana; com outras DJI, a taxa de perda de peso é menor, ficando em cerca de 0,25 kg/semana (Johnstone, 2007). Estudos comparando o jejum intermitente à restrição calórica contínua não mostram diferença em termos de perda de peso quando se estabelece uma correspondência de calorias entre os grupos (Barnosky et al., 2014). Dada a dificuldade para combinar essas dietas ao treino de qualidade, a sua adoção não é recomendada para a maioria dos atletas.

Dietas pobres em gordura

A redução da ingestão de gordura da dieta pode ser uma forma efetiva de diminuir a ingestão calórica e promover perda de peso, porque:

- A gordura é densa em energia. Contém mais do que o dobro da quantidade de energia contida no mesmo peso de carboidrato ou proteína.
- Alimentos com alto teor de gordura geralmente são saborosos, e isso leva à tendência de comer mais. Estudos mostram que aumentar o conteúdo de gordura da dieta aumenta a ingestão espontânea de alimento.
- Um grande conjunto de evidências mostra que a gordura é menos saciante do que a proteína ou o carboidrato (de Castro, 1987; de Castro e Elmore, 1988).
- A gordura é estocada de maneira eficiente e requer pouca energia para ser digerida.
- A ingestão de gordura não resulta em aumento imediato da oxidação de gordura.

A redução da gordura da dieta é mais bem atingida cortando-se alimentos com alto teor de gordura, como carnes gordas, molhos, queijos, cremes, pizza, bolo e bolachas, e substituindo-os por alimentos ou bebidas com alternativas de baixa caloria (p. ex., leite desnatado, iogurte desnatado, salada de repolho de baixa caloria). Perdas de peso corporal e de gordura corporal em uma dieta de baixa caloria dependerão principalmente do tamanho da redução da caloria ingerida. Veja a seção

sobre dietas pobres em carboidrato para uma comparação da eficácia dessas dietas com as dietas pobres em gordura na perda de peso.

Dietas de combinação de alimento

As dietas de combinação de alimento são baseadas na filosofia de que certos alimentos não devem ser combinados. Embora existam muitos tipos de dietas de combinação de alimento, a maioria adverte contra a combinação de alimentos à base de proteína e carboidrato. Tais combinações supostamente causam acúmulo de toxinas que produzem efeitos colaterais negativos, entre os quais o ganho de peso. Estas dietas costumam ser tentadoras, porque prometem uma perda de peso fácil e rápida, além de terem dado certo para muitas pessoas. Quando essas dietas são seguidas rigidamente, a ingestão de calorias e gordura tende a ser reduzida, em comparação com a dieta normal. Estas reduções em calorias e gorduras, e não o fato de certos alimentos não terem sido combinados, é o que leva à perda de peso. Como as ingestões de caloria e carboidrato são menores, as reservas de glicogênio diminuem, enquanto o desempenho e a recuperação podem ser comprometidos.

Dietas ricas em proteína

A proteína fornece cerca de 10-15% das calorias, na maioria das dietas. Entretanto, com uma dieta rica em proteína, isto aumenta para cerca de 30%. As recomendações para o consumo aumentado de proteína estão entre as abordagens mais comuns de dietas populares ou da moda. Alguns argumentam que as dietas ricas em proteína suprimem o apetite, o que pode ser um mecanismo para a perda de peso facilitada. A proteína também exerce um efeito térmico maior e tem um coeficiente de digestibilidade relativamente baixo, em comparação com uma refeição mista equicalórica (isoenergética). Vários estudos demonstraram que o conteúdo proteico aumentado da dieta, em particular quando combinado ao treino com exercício, pode melhorar a perda de peso e reduzir a perda de massa magra corporal em indivíduos com sobrepeso e obesidade durante um regime dietético de baixa caloria (veja uma revisão em Layman e Walker, 2006). Além disso, o ganho de peso é menor após o término do período de restrição calórica quando a ingestão proteica é alta em comparação às composições dietéticas mais normais (Paddon-Jones et al., 2008).

Parte do efeito da proteína é visível somente em condições de vida livre, quando a ingestão calórica não é controlada. Essa circunstância aponta para um efeito da proteína sobre a saciedade. Em uma dieta isoenergética e rica em proteína (30% de proteína, 20% de gordura e 50% de carboidrato), houve aumento da saciedade em comparação ao observado com um dieta de manutenção do peso normal

(15% de proteína, 35% de gordura e 50% de carboidrato). Quando os indivíduos consumiram uma dieta rica em proteína *ad libitum* por doze semanas, sua ingestão calórica diária espontânea média caiu em 1.845 kJ (441 kcal) e houve uma perda média de peso corporal de 4,9 kg, com uma diminuição média da massa gorda de 3,7 kg (Weigle et al., 2005). Por ter um efeito mais significativo sobre a saciedade do que outros macronutrientes, a proteína pode ser útil em uma situação de perda de peso. Note que o aumento da proporção de proteína na dieta também propicia uma redução simultânea na proporção de gordura.

Como mencionado antes, a proteína tem um efeito termogênico maior do que o carboidrato ou a gordura. Em um estudo, o aumento na quantidade de proteína na dieta de 10% para 20% da ingestão calórica total resultou em um aumento de 63-95% na oxidação proteica, dependendo da fonte de proteínas (Pannemans et al., 1998). Por exemplo, Mikkelsen, Toubro e Astrup (2000) observaram uma maior termogênese induzida pela dieta com o consumo de carne de porco do que com proteína da soja.

Outro possível mecanismo pelo qual a proteína pode ajudar a perder peso é mantendo a massa muscular em uma situação de restrição energética. Apesar da pouca evidência disponível, a proteína parece ser capaz de prevenir uma parte da perda de massa muscular que é inevitável com restrição calórica. Isto significa que uma massa muscular maior pode ser mantida, e, como o músculo é o tecido mais metabolicamente ativo, a TMR pode aumentar, auxiliando, assim, a perda de peso.

A maioria dos estudos sobre efetividade de dietas ricas em proteína para perda de peso foram conduzidos com populações de indivíduos não atletas e inativos, incluindo idosos e obesos. A relevância destes achados para atletas em treinamento é questionável. Os poucos estudos realizados com atletas parecem fornecer dados conflitantes quanto ao efeito do aumento da ingestão proteica durante a perda de peso. Um estudo que usou o balanço nitrogenado sustenta a ideia de que a ingestão aumentada de proteína preserva o músculo durante as dietas de baixa caloria em fisiculturistas (Walberg et al., 1988). Por outro lado, um estudo mais recente não encontrou nenhum efeito da ingestão aumentada de proteína ou de AACR sobre a perda de massa corporal magra durante a perda de peso em atletas (Mourier et al., 1997). De modo geral, evidências crescentes indicam que o conteúdo de proteína de uma dieta pode ser uma ferramenta valiosa no controle do peso.

A dieta da zona

A dieta da zona foi proposta por Barry Sears em seu livro *The Zone: A Dietary Road Map* (Sears, 1995). A dieta se opõe às recomendações tradicionais de uma dieta rica em carboidrato e pobre em gordura para atletas. Com a diminuição da ingestão de carboidrato, a resposta de in-sulina diminui e uma razão insulina:glucagon favorável é estabelecida. Os benefícios são a lipólise aumentada e a regulação melhorada de eicosanoides, os quais são derivados de AG similares a hormônios presentes no corpo que atuam como moléculas de sinalização célula-célula. A dieta aumenta os eicosanoides "bons" e diminui os eicosanoides "ruins".

Os eicosanoides bons melhoram o fluxo sanguíneo para o músculo em trabalho, bem como aumentam a distribuição de oxigênio e nutrientes, o que por fim resulta em melhora do desempenho. Para entrar na zona, a dieta deve consistir em 40% de carboidrato, 30% de gordura e 30% de proteína, divididos em um regime de três refeições e dois lanches por dia. A dieta também é referida como dieta 40:30:30.

Embora alguns argumentos de Sears sejam cientificamente embasados, o livro tem problemas, armadilhas e erros em suas considerações, além de conter informações contraditórias. Muitos dos benefícios prometidos pela dieta da zona são baseados em informações seletivas a respeito das influências hormonais sobre o metabolismo de eicosanoides. Evidências contraditórias são convenientemente ignoradas.

O metabolismo de eicosanoides é extremamente complexo e imprevisível. Estudos anteriores sobre manipulação da dieta falharam em estimular a síntese de eicosanoides bons em relação a de eicosanoides ruins. Alterações muito pequenas na concentração de insulina são suficientes para promover uma diminuição significativa na lipólise, e tais efeitos persistem por até 6 horas após uma refeição. Para evitar reduções na lipólise após uma refeição, a ingestão de carboidrato deve ser extremamente baixa (ainda mais baixa do que a proposta pela dieta da zona). Refeições que incluem a combinação de 40:30:30 são difíceis de compor, a menos que o indivíduo que adota a dieta compre as barras energéticas comercializadas por Sears.

A PROTEÍNA NA PERDA E NA MANUTENÇÃO DO PESO

A proteína pode ser uma maneira efetiva e saudável de sustentar a perda e a manutenção do peso devido aos seguintes fatores:

1. A proteína exerce um efeito maior sobre a saciedade do que o carboidrato e a gordura.
2. A proteína tem um efeito termogênico maior do que aquele do carboidrato ou da gordura.
3. A proteína pode atuar na manutenção da massa muscular em situações de restrição calórica, preservando assim o tecido metabolicamente ativo.
4. As dietas ricas em proteína estão associadas a níveis mais baixos de grelina (o hormônio da fome).
5. A proteína sustenta a neoglicogênese e diminui as concentrações plasmáticas de triacilglicerol.

Mesmo assim, a dieta da zona parece funcionar para alguns e, segundo indicam evidências duvidosas, há perda de peso com essa dieta. Os êxitos são esperados porque a dieta da zona é pobre em calorias (4.200-8.400 kJ/dia [1.000/2.000 kcal/dia]). Até mesmo para atletas que treinam duro, a ingestão calórica não aumenta de modo significativo, e esses indivíduos apresentam um déficit energético relativamente grande.

O princípio da vasodilatação das arteríolas musculares por meio da alteração da produção de eicosanoides é teoricamente correto, mas as poucas evidências disponíveis fornecidas por estudos realizados com seres humanos não sustentam qualquer contribuição significativa dos eicosanoides para a vasodilatação muscular ativa. De fato, o eicosanoide essencial supostamente produzido na dieta da zona e responsável pela oxigenação muscular melhorada não é encontrado na musculatura esquelética. A melhor evidência científica disponível sugere que a dieta da zona é mais ergolítica do que ergogênica para o desempenho.

Dietas pobres em carboidrato

Algumas das dietas pobres em carboidrato mais bem conhecidas são a dieta Atkins (Atkins, 1992) e a Sugar Busters (Andrews et al., 1998). Estas dietas são baseadas na premissa de que a redução da ingestão de carboidrato resulta em aumento na oxidação de gordura. Quando as formas mais extremas das dietas são usadas, em que a ingestão de carboidrato é restringida a menos de 20 g/dia, a produção de corpos cetônicos irá aumentar (do mesmo modo como no jejum), e isso pode suprimir o apetite. As cetonas também podem estar presentes na urina, o que pode resultar em perda de calorias através da urina. Embora tudo que foi dito até aqui possa ser verdade, as perdas alcançadas com esta dieta são extremamente pequenas. A excreção de corpos cetônicos na urina é pequena, atingindo no máximo 400-600 kJ/dia (95-143 kcal/dia). Estas dietas podem ser efetivas, embora não mais efetivas do que uma dieta bem equilibrada de restrição calórica. Embora estas dietas possam propiciar uma maior saciedade do que as dietas ricas em carboidrato, a maior parte de seu efeito pode ser atribuída ao conteúdo relativamente alto de proteína. Para os atletas, estas dietas cetogênicas ou muito pobres em carboidrato tendem a ser prejudiciais, devido às reservas diminuídas de glicogênio e à capacidade de exercício reduzida (como discutido no Cap. 7).

A premissa principal da dieta Atkins é que a restrição rigorosa de carboidratos confere uma vantagem metabólica substancial que permite que quantidades maiores de gordura sejam consumidas na ausência de ganho de peso significativo. A baixa ingestão de carboidrato diminui os níveis circulantes de insulina, o que promove lipólise e oxidação de gordura, além de aumentar o gasto energético (conforme se alega, para algo na faixa de 1.673 a 2.510 kJ/dia [400-600 kcal/dia]), por isso deve resultar em perda de gordura corporal com o passar do tempo. Isto se tornou conhecido como a hipótese do carboidrato-insulina, rigorosamente investigada em dois estudos bem controlados (Hall et al., 2015; 2016). Os achados essenciais foram que as premissas de secreção diminuída de insulina e oxidação aumentada de gordura foram observadas, mas a premissa de que disto resultariam o gasto energético aumentado e a perda de gordura corporal não foi confirmada. De fato, ambos os estudos relataram menor perda de gordura com dietas pobres em carboidrato do que com dietas isocalóricas, quando a ingestão de proteína foi igualada.

Alguns cientistas acreditam que as dietas pobres em carboidrato e ricas em gordura produzem alguns efeitos benéficos para a saúde, uma vez que estudos mostram que tais dietas melhoram diversos marcadores de risco cardiovascular, incluindo a redução de concentrações elevadas de glicemia, insulina, triglicérides e LDL colesterol, ao mesmo tempo que aumentam a concentração de HDL colesterol e diminuem a pressão arterial e o peso corporal (Noakes e Windt, 2017). Uma metanálise da eficácia das dietas populares atuais (sem metas de ingestão calórica específicas) para a redução do peso corporal em adultos com sobrepeso concluiu que a dieta Atkins foi a que passou pelo maior número de triagens clínicas e a que apresentou maior evidência de promoção de perda de peso significativa no longo prazo (Anton et al., 2017). Entretanto, esta revisão usou somente a perda de peso corporal como medida do desfecho e não considerou os efeitos da dieta sobre a composição corporal. Outra metanálise e revisão sistemática abrangente (Hall e Guo, 2017) não sustenta o uso de dietas pobres em carboidrato para perda de peso. A metanálise incluiu 32 estudos de alimentação controlada ($n = 562$) com substituição isocalórica do carboidrato da dieta por gordura, todavia com o mesmo conteúdo de proteína dietética. Conforme a proporção de carboidrato:gordura da dieta era alterada, o gasto energético diário e as alterações na gordura corporal eram registrados, permitindo uma comparação direta da eficácia das dietas de baixo teor de gordura e alto teor de carboidrato ao longo de uma ampla gama de condições de estudo. Os principais achados foram uma diferença média ponderada agrupada no gasto energético que foi 109 kJ/dia (26 kcal/dia) maior com as dietas pobres em gordura, e a taxa de perda de gordura corporal foi 16 g/dia maior com as dietas mais pobres em gordura. De fato, apenas três dos estudos mostraram uma melhora na perda de gordura corporal com a dieta pobre em carboidrato, enquanto a maioria esmagadora mostrou uma perda maior de gordura corporal com a dieta pobre em gordura. Estes resultados não sustentam a hipótese do carboidrato-insulina e refutam qualquer assim chamada "vantagem metabólica" conferida pelas dietas pobres em carboidrato.

Em sua revisão sobre os efeitos das dietas com alto teor de gordura e baixo teor de carboidrato ou baixo teor de gordura e alto teor de carboidrato sobre a perda de peso, Howell e Kones (2017) concluíram que as alterações de peso não são primariamente determinadas pelas proporções variáveis de carboidrato e gordura na dieta, mas pelo número de calorias ingeridas. Alterações no gasto energético, quais vias metabólicas são usadas e outras considerações são bastante modestas em comparação com a ingestão calórica real. A Tabela 15.1 fornece um resumo das perdas esperadas de gordura corporal com diferentes dietas.

Manipulação da densidade energética

A **densidade de energia** de uma dieta pode ter papel importante na manutenção do peso. Uma pequena quantidade de alimento rico em gordura tem um conteúdo calórico muito alto; assim, os indícios visuais podem não prevenir uma grande ingestão de energia com uma dieta de alto teor de gordura. Alguns estudos demonstraram que as pessoas tendem a consumir pesos semelhantes de alimento, independentemente da composição de macronutrientes (Stubbs et al., 1995a, 1995b, 1996). Como uma refeição de 500 g consistindo principalmente em carboidrato irá conter uma quantidade muito menor de energia do que 500 g de uma refeição rica em gordura, o resultado será automaticamente uma menor ingestão calórica.

Em uma elegante série de estudos, Stubbs e colaboradores (Stubbs, Habron et al., 1995; Stubbs, Ritz et al., 1995; Stubbs, Harbron e Prentice, 1996) demonstraram

que, quando os indivíduos recebiam uma dieta contendo 20%, 40% ou 60% de gordura e podiam comer *ad libitum*, o peso do alimento consumido era o mesmo. Devido às diferenças na densidade energética, porém, a quantidade total de energia consumida com as dietas mais ricas em gordura foi maior e, portanto, o ganho de peso foi maior. Este resultado foi observado tanto nas condições controladas de laboratório como em condições de vida livre. Quando o conteúdo de gordura da dieta era alterado, porém a densidade energética era mantida, os indivíduos continuavam consumindo o mesmo peso de alimento, só que agora a ingestão calórica era a mesma, independentemente do conteúdo de gordura da dieta. A Figura 15.3 resume os resultados destes estudos. A Figura 15.3*a* mostra os efeitos da ingestão calórica *ad libitum*, enquanto a Figura 15.3*b* mostra o peso de alimento consumido pelos indivíduos que consumiram dietas contendo 20%, 40% e 60% da energia oriunda de gordura. A coluna esquerda em cada painel representa os achados obtidos sob condições cuidadosamente controladas, em que os indivíduos foram mantidos dentro de um calorímetro de laboratório, enquanto a coluna do meio representa as condições de vida livre. Nestes dois projetos, a densidade de energia (DE) entre as dietas era diferente. No terceiro estudo (coluna direita), também sob condições de vida livre, a DE permaneceu a mesma, apesar das diferenças na composição. Note que os indivíduos consumiram um peso constante de alimento em todas as três condições, independentemente da energia, e que a DE das refeições é um dos principais determinantes da ingestão calórica.

TABELA 15.1   Resumo da eficácia de diferentes dietas para perda de gordura corporal em adultos com leve sobrepeso

Dieta	O que envolve	Déficit energético semanal	Perda semanal de gordura corporal
Muito baixa caloria	3,4 MJ (800 kcal) em refeições líquidas ricas em proteína	49,8 MJ (11.900 kcal)	1,3 kg
Jejum em dias alternados	Jejum total em dias alternados	36,6 MJ (8.750 kcal)	1,0 kg
5:2	Ingestão de 2,1 MJ (500 kcal) em dois dias da semana	16,7 MJ (4.000 kcal)	0,4 kg
Pular o almoço	Não almoçar (2,1 MJ [500 kcal]) em três dias da semana	6,3 MJ (1.500 kcal)	0,15 kg
Pobre em carboidrato (Atkins)	8,4 MJ (2.000 kcal/dia) com < 20 g de carboidrato/dia nas primeiras duas semanas e, subsequentemente, até 50 g/dia	14,7 MJ (3.500 kcal)	0,4 kg
Zona	6,3 MJ/dia (1.500 kcal/dia) com 40% de carboidrato, 30% de gordura, e 30% de proteína	29,3 MJ (7.000 kcal)	0,7 kg
Pobre em gordura	8,4 MJ/dia (2.000 kcal/dia) com < 10% de gordura	14,7 MJ (3.500 kcal)	0,4 kg
Rica em proteína	8,4 MJ/dia (2.000 kcal/dia) com 30% de proteína	17,6 MJ (4.200 kcal)	0,5 kg

Considera (1) uma ingestão calórica normal igual a 10,5 MJ/dia (2.500 kcal/dia) com 15% oriundos de proteína; (2) algumas dietas irão diminuir o apetite em comparação ao normal, devido ao conteúdo maior de proteína ou à densidade energética menor; (3) as perdas de gordura corporal consistem em perdas semanais médias em um período de dez semanas em cada dieta; e (4) cerca de 0,46 kg de gordura corporal é perdida para cada 14,7 MJ (3.500 kcal) de déficit de ingestão calórica nas primeiras cinco semanas e, subsequentemente, há uma perda de 0,30 kg para cada 14,7 MJ (3.500 kcal) de déficit de ingestão calórica (considerando a adaptação metabólica à restrição calórica). Note que as perdas de peso corporal serão maiores do que as perdas de gordura corporal mostradas aqui, porque algumas dietas também causarão certa perda de água, glicogênio e tecido magro corporal.

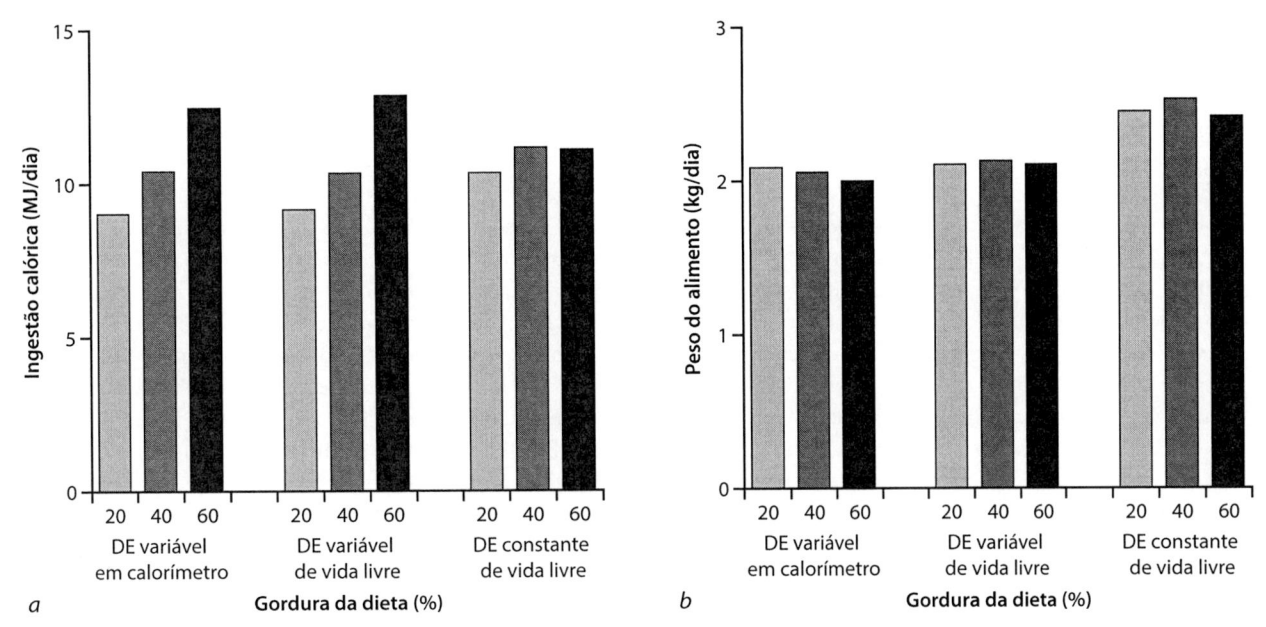

FIGURA 15.3 Ingestão calórica *ad libitum (a)* e peso do alimento consumido *(b)* em indivíduos que consomem dietas contendo 20%, 40% e 60% de suas calorias na forma de gordura. A DE é o conteúdo energético das dietas consumidas. Baseada em Stubbs et al. (1995a); Stubbs et al. (1996).

Vários estudos transversais e longitudinais em larga escala, envolvendo milhares de participantes, além de alguns artigos de revisão, demonstraram de forma clara que um aumento na DE resulta em aumento na ingestão calórica, enquanto uma diminuição na DE resulta em diminuição na ingestão (Poppitt e Prentice, 1996; Ledikwe et al., 2006), conforme ilustrado na Figura 15.4. Estes estudos também indicam que indivíduos de peso normal consomem dietas com DE menor do que indivíduos obesos, e que os indivíduos que apresentam altas ingestões de frutas e hortaliças mostram os menores valores de DE e menor prevalência de obesidade. Isto não é surpreendente, uma vez que frutas e hortaliças geralmente têm altos conteúdos de água e fibras que conferem volume, porém menos energia do que a maioria das outras fontes de alimento.

Bastam apenas modificações sutis na dieta para que sua DE seja alterada. Por exemplo, a DE de muitos alimentos populares, tais como tortas, pizza, sanduíches e ensopados, pode ser diminuída sem afetar de modo perceptível a palatabilidade ou o tamanho da porção, por meio da redução do conteúdo de gordura e adição de hortaliças e frutas. Além disso, modificar a seleção dos alimentos pode levar a padrões de alimentação mais saudáveis que são consistentes com a versão mais recente da *Dietary Guidelines for Americans* (U.S. Department of Agriculture, 2015), como explicado no Capítulo 2. Estes estudos demonstram claramente o importante papel da DE da dieta e sugerem que a sua manipulação é uma ferramenta eficiente no controle do peso.

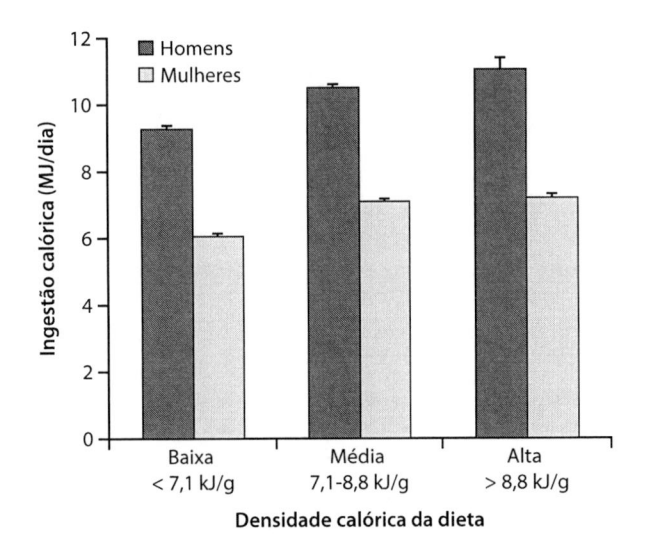

FIGURA 15.4 Ingestões calóricas de homens e mulheres que consumiram dietas de densidade energética baixa, média ou alta.
Dados de Ledikwe et al. (2006).

Cálcio e laticínios

O possível efeito redutor de peso dos laticínios foi observado pela primeira vez acidentalmente, em um estudo que investigava os efeitos de laticínios sobre a hipertensão. Como proposto, uma ingestão aumentada de laticínios fornecendo 1.000 mg de cálcio por dia diminuiu a hipertensão, quando comparada a uma dieta controle que fornecia 400 mg de cálcio por dia. Entretanto, os autores desse estudo se surpreenderam ao constatar que os indivíduos do grupo suplementado haviam perdido 4,9 kg de gordura corporal (Zemel et al., 2000). Tendências similares foram observadas em vários grandes estudos baseados em populações, os quais foram resumidos por Zemel (2004). Além disso, uma metanálise de 37 estudos controlados randomizados, envolvendo 184.802 participantes adultos, que investigou o impacto do consumo de laticínios sobre o peso e a composição corporal (Geng et al., 2018) concluiu que, no geral, a intervenção rica em laticínios aumentou o peso corporal e a massa magra e diminuiu a gordura corporal e a circunferência da cintura. Entre os participantes sem restrição calórica dietética, o consumo de laticínios aumentou o peso corporal, mas entre os participantes sob restrição calórica, o consumo de laticínios diminuiu o peso corporal, a gordura corporal e a circunferência da cintura. Esta metanálise sugere um efeito redutor benéfico do consumo de laticínios sobre o peso e a gordura corporal, todavia somente para os participantes engajados em restrição calórica.

Um mecanismo sugerido é que o cálcio dietético modula o calcitriol $1,25(OH)_2D$ circulante, o qual regula o cálcio intracelular. Este cálcio intracelular tem papel essencial no metabolismo de gordura nos adipócitos. Foi sugerido que a redução do calcitriol por meio do aumento da ingestão de cálcio da dieta resulta em diminuição da gordura corporal na ausência de restrição calórica. Quando combinada à restrição calórica, pode resultar em aumento da perda de gordura e de peso corporal.

O cálcio da dieta parece ser mais efetivo do que o cálcio isolado, uma vez que a proteína e os aminoácidos contidos nos laticínios podem propiciar benefícios adicionais. Estes talvez possam estar relacionados aos efeitos da proteína sobre a saciedade e aos efeitos sobre a enzima conversora de angiotensina (ECA), que atua no metabolismo de gordura no tecido adiposo.

Embora até hoje vários mecanismos possíveis tenham sido propostos e alguns estudos forneçam evidência de um efeito positivo dos laticínios sobre o controle do peso, essa questão continua sendo discutida. Em uma revisão abrangente, um grande número de estudos clínicos foram comparados (Lanou e Barnard, 2008). Dentre os 49 estudos randomizados que avaliaram o efeito de laticínios ou da suplementação de cálcio sobre o peso corporal, um total de 41 não mostraram nenhum efeito, enquanto dois demonstraram ganho de peso, um mostrou uma taxa menor de ganho de peso e cinco mostraram perda de peso. Quatro de um total de 24 estudos relataram uma perda diferencial de gordura. Outra metanálise de estudos controlados randomizados avaliou o efeito sobre o peso corporal e sobre a composição corporal do cálcio fornecido como suplementação ou por meio do aumento da ingestão de laticínios (Booth et al., 2015). Dentre os 41 estudos que atenderam aos critérios de inclusão, a ingestão de cálcio foi cerca de 900 mg/dia maior nos grupos suplementados

do que nos grupos de controle. No grupo de ingestão aumentada de laticínios, a ingestão de cálcio foi de cerca de 1.300 mg/dia. A conclusão geral foi a de que nem a suplementação de cálcio, nem a ingestão aumentada de laticínios afetaram de forma significativa o peso corporal ou a gordura corporal em comparação ao observado no controle. Entretanto, subanálises revelaram que na presença de restrição calórica dietética, a suplementação diária não resultou em alteração do peso corporal, mas promoveu 1 kg a mais de redução da gordura corporal ao longo de um período médio de quatro meses em comparação ao observado no grupo de controle. Esta metanálise sugere fortemente que o aumento da ingestão de cálcio dietético com o uso de suplementos ou aumentando a ingestão de laticínios não constitui uma estratégia efetiva de redução de peso em adultos, embora o consumo de cerca de três porções de laticínio possa facilitar a perda de gordura na vigência das dietas de redução de peso no curto prazo. Em consequência, a maioria das evidências atuais oriundas de estudos clínicos não sustenta a hipótese de que o cálcio ou o consumo de laticínios auxiliam na perda de peso.

A discussão sobre um papel para os laticínios e o cálcio persistirá. Uma discussão mais detalhada pode ser encontrada em várias revisões (Lanou e Barnard, 2008; Thorning et al., 2016; Zemel, 2004; Zemel et al., 2005).

Adoçantes não nutritivos

Os adoçantes não nutritivos ou artificiais são compostos sinalizadores quimiossensoriais ecologicamente novos que influenciam o comportamento e os processos de ingestão (ver quadro "Adoçantes não nutritivos"). Cinco adoçantes não nutritivos com intenso poder adoçante foram aprovados pela FDA (acesulfame-K, aspartame, neotame, sacarina e sucralose). Estes adoçantes, alguns dos quais praticamente sem caloria, têm o potencial de moderar as ingestões calóricas e, ao mesmo tempo, preservar a palatabilidade da dieta. Uma revisão crítica da literatura sugere que a adição de adoçantes não nutritivos a produtos que não geram energia pode aumentar o apetite, contudo este resultado não é observado sob a condição em que os adoçantes não nutritivos normalmente são ingeridos junto com outras fontes de caloria. A substituição de um adoçante não nutritivo por um adoçante nutritivo geralmente resulta em maior ingestão calórica no curto prazo, mas faltam evidências da eficácia em longo prazo no controle do peso. A adição de adoçantes não nutritivos à dieta não propicia nenhum benefício em termos de perda de peso ou diminuição do ganho de peso na ausência de restrição calórica. Existem preocupações antigas e recentes com a possibilidade de que a inclusão de adoçantes não nutritivos à dieta promova ingestão calórica e contribua para o problema da obesidade. Pesquisas adicionais são necessárias para entender os mecanismos subjacentes e os efeitos precisos dos adoçantes não nutritivos.

ADOÇANTES NÃO NUTRITIVOS

Substitutos naturais do açúcar

Brazína – proteína, 800 × a doçura da sucrose (por peso)
Curculina – proteína, adoça 550 × (por peso)
Eritritol – adoça 0,7 × (por peso), 14 × a doçura da sucrose (por energia de alimento)
Frutose – adoça 1,7 × (por peso e por energia de alimento)
Glicirrizina – adoça 50 × (por peso)
Isomalte – adoça 0,45-0,65 × (por peso), adoça 0,9-1,3 × (por energia de alimento)
Lactitol – adoça 0,4 × (por peso), adoça 0,8 × (por energia de alimento)
Lo Han Guo – adoça 300 × (por peso)
Mabinlin – proteína, adoça 100 × (por peso)
Maltitol – adoça 0,9 × (por peso), adoça 1,7 × (por energia de alimento), E965*
Manitol – adoça 0,5 × (por peso), adoça 1,2 × (por energia de alimento), E421
Monelina – proteína, adoça 3.000 × (por peso)
Pentadina – proteína, adoça 500 × (por peso)
Sorbitol – adoça 0,6 × (por peso), adoça 0,9 × (por energia de alimento), E420
Estévia – adoça 250 × (por peso)
Tagatose – adoça 0,92 × (por peso), adoça 2,4 × (por energia de alimento)
Taumatina – proteína, adoça 2.000 × (por peso), E957
Xilitol – adoça 1 × (por peso), adoça 1,7 × (por energia de alimento), E967

Substitutos artificiais do açúcar

Acesulfame de potássio – adoça 200 × (por peso), Nutrinova, E950, aprovado pela FDA em 1988
Aspartame – adoça 160-200 × (por peso), NutraSweet, E951, aprovado pela FDA em 1981
Dulcin – adoça 250 × (por peso), aprovado pela FDA em 1950
Neotame – adoça 8.000 × (por peso), NutraSweet, aprovado pela FDA em 2002
P-4000 – adoça 4.000 × (por peso), banido pela FDA em 1950
Sacarina – adoça 300 × (por peso), E954, aprovado pela FDA em 1958
Sucralose – adoça 600 × (por peso), Splenda, Tate & Lyle, E955, aprovado pela FDA em 1998

*Os números acompanhados da letra "E" dos adoçantes em alimentos empacotados são usados comumente para substituir o nome químico ou o nome genérico de determinados adoçantes em particular. Essa designação de número acompanhado da letra "E" também foi atribuída a outros aditivos alimentícios usados para intensificar a cor, o sabor e a textura, ou para prevenir a deterioração do alimento.

Exercício para perder peso

O exercício é outra forma de criar um balanço energético negativo. Em indivíduos obesos, a efetividade dos programas de exercício para alcançar a perda de peso foi questionada, devido aos problemas com motivação, obediência e redução da capacidade de se exercitar. Em atletas, é improvável que estes fatores sejam problemáticos. A maioria dos atletas é capaz de incluir sessões de exercício com o objetivo específico de aumentar o gasto energético, e todos conseguem se exercitar a uma intensidade alta o suficiente para causar aumento significativo do gasto energético. No entanto, os atletas podem apresentar problemas diferentes. Por exemplo, os técnicos dos atletas que competem em eventos explosivos (p. ex., corridas rasas e saltos) costumam relutar quanto à inclusão de exercício aeróbico em seus programas de treino. Os atletas podem ter dificuldade para encontrar tempo para se exercitar além das sessões de treino normal sem comprometer a recuperação.

Em geral, porém, a adição de exercício a um programa de perda de peso resulta em uma perda de peso que consiste em perda de gordura (Ballor e Keesey, 1991; Kraemer et al., 1995; McMurray et al., 1985). A combinação de exercício e dieta é a forma mais efetiva de manter um peso corporal baixo após a redução do peso.

Intensidade do exercício

Alguns argumentam que a intensidade ideal do exercício para perder peso e gordura está relacionada à oxidação de gordura e, portanto, deveria ser a intensidade em que as taxas de oxidação de gordura são as mais altas. Como discutido no Capítulo 7, a oxidação de gordura aumenta conforme a intensidade do exercício aumenta de baixa para moderada, ainda que a contribuição percentual de gordura possa diminuir (Fig.7.8). A oxidação aumentada de gordura é um resultado direto do gasto energético aumentado quando a intensidade do exercício muda de leve para moderada. A intensidades de exercício elevadas (> 75% do $\dot{V}O_{2máx}$), a oxidação de gordura é inibida, e tanto a taxa relativa como a taxa absoluta de oxidação de gordura caem a valores negligíveis (Achten, Gleeson e Jeukendrup, 2002). A taxa máxima de oxidação de gordura (tipicamente em torno de 0,5-1,0 g/min, dependendo da capacidade aeróbica) geralmente ocorre entre 55-65% do $\dot{V}O_{2máx}$ e foi referida como intensidade *Fatmax*. Em indivíduos submetidos ao treino de resistência, a Fatmax tende a ser maior (62-65% do $\dot{V}O_{2máx}$) do que em indivíduos menos condicionados (50-55% do $\dot{V}O_{2máx}$). Isto não surpreende, porque é sabido que o treino regular com exercícios aeróbicos causa adaptações que permitem ao corpo queimar a gordura de modo mais efetivo a intensidades de exercício mais altas. Ainda não foi determinado se o exercício regular nesta intensidade é mais efetivo do que o exercício a outras intensidades em termos de perda de peso corporal e de gordura corporal.

Modo de exercício

O modo de exercício também afeta as taxas máximas de oxidação de gordura. Por exemplo, a oxidação de gordura é significativamente maior durante uma corrida e caminhada ladeira acima do que com o ciclismo (Achten, Venables e Jeukendrup, 2003; Arkinstall et al., 2001; Houmard et al., 1990; Nieman et al., 1998a, 1998b). Não foram realizados estudos de longo prazo para comparar diferentes tipos de exercício e sua efetividade em alcançar ou manter a perda de peso. Além disso, ainda não foi determinado se os exercícios que otimizam a oxidação de gordura são de fato uma forma efetiva de reduzir a gordura corporal.

Comparações do treino de força com o treino de resistência demonstraram efeitos favoráveis sobre a composição corporal (Broeder et al., 1997; Van Etten, Verstappen e Westerterp, 1994) ou efeitos similares na facilitação da perda de gordura corporal (Ballor e Keesey, 1991). O treino de força parece ser mais efetivo em preservar ou aumentar a MLG. Por sua vez, a quantidade de tecido metabolicamente ativo também aumenta, tendo sido sugerido que esse aumento é um dos mecanismos pelos quais o exercício auxilia na manutenção do peso reduzido após a perda de peso por restrição calórica. O exercício preserva (ou até aumenta) a massa muscular, resultando em uma menor redução da TMR.

Evidências atuais indicam que o treino de força é no mínimo tão efetivo quanto o exercício aeróbico na redução de gordura corporal. Um fator importante, sem dúvida, é a duração do exercício, que determina em grande parte o gasto energético. Os atletas que conseguem passar mais tempo se exercitando a intensidades relativamente altas têm maiores oportunidades de alcançar um balanço energético negativo e, assim, perder peso corporal.

Treino intervalado de alta intensidade (HIIT)

A maioria dos protocolos de exercício projetados para induzir perda de gordura enfocam a prática regular de exercícios aeróbicos por tempo relativamente prolongado, como caminhada e corrida a intensidades moderadas. Para a maioria das pessoas, na ausência de restrição calórica dietética, estes tipos de protocolos levam a perdas pequenas e lentas de gordura e de peso corporal. Isto não deveria causar espanto, uma vez que até o exercício a uma intensidade que promova oxidação máxima de gordura (i. e., 60-65% do $\dot{V}O_{2máx}$ para um indivíduo condicionado) somente resulta em uma oxidação de gordura da ordem de 0,5-1,0 g/min (30-60 g/h). Alguns cientistas e gurus *fitness* alegam que o exercício intermitente de alta intensidade (HIIE, do inglês *high-intensity intermittent exercise*) tem o potencial de ser um protocolo de exercício econômico e efetivo para redução da gordura em indivíduos com sobrepeso (Boutcher, 2011). Os protocolos de HIIE tipicamente envolvem séries repetidas de tiros de curta duração a uma intensidade máxima (ou, pelo menos, a intensidades de exercício que excedam 90% do $\dot{V}O_{2máx}$), seguidas imediatamente por exercício de baixa intensidade ou repouso. As durações dos tiros e dos períodos de recuperação variam de 6 segundos a 4 minutos. Um protocolo comumente usado é o teste Wingate, que consiste em 30 segundos de tiro em velocidade máxima contra uma resistência intensa, com 4-6 repetições intercaladas por 2-4 minutos de recuperação. Este protocolo equivale a 3-4 minutos de exercício real por sessão, com cada sessão tipicamente realizada 3-7 vezes por semana. Outros protocolos de HIIE menos exigentes também têm sido usados, com tiros mais curtos ou intensidades de exercício da ordem de 90-150% do $\dot{V}O_{2máx}$, porém com períodos de recuperação mais breves. Assim, uma das características do HIIE regular é envolver um volume de treinos acentuadamente menor, que o torna uma estratégia eficiente em termos de tempo para acumular adaptações ao treino e possíveis benefícios à saúde, em comparação aos programas tradicionais de exercício aeróbico. Foi demonstrado que estes benefícios incluem o aumento do condicionamento aeróbico e anaeróbico, a diminuição da resistência à insulina e o aumento da capacidade de oxidação de ácidos graxos e do conteúdo de enzimas glicolíticas da musculatura esquelética (Gibala e McGee, 2008). Embora isto seja favorável do ponto de vista do condicionamento e da saúde, há evidências limitadas de que a prática regular de HIIE resulta em perda significativa de gordura e peso corporal.

Estudos que realizaram intervenções de HIIE relativamente breves (2-6 semanas) em adultos jovens normais quanto à massa corporal e ao IMC relataram uma perda de peso negligível (Burgomaster et al., 2008; Perry et al., 2008). Pesquisas que investigaram os efeitos do HIIE em prazo mais longo sobre a perda de peso e de gordura corporal em indivíduos com leve sobrepeso forneceram evidências que sugerem que a prática regular de HIIE pode resultar em diminuições modestas na gordura corporal subcutânea e abdominal (Trappe et al., 2008; Boutcher, 2011). Estudos envolvendo indivíduos com sobrepeso (IMC > 29 kg/m²) e diabetes tipo 2 apresentaram maiores reduções na gordura subcutânea e abdominal (Boudou et al., 2003; Mourier et al., 1997). Os mecanismos subjacentes à diminuição da gordura induzida pelo HIIE parecem incluir uma elevada oxidação de gordura no período pós-exercício, além de supressão do apetite. Entretanto, o gasto energético real do HIIE é bastante baixo; apesar de a intensidade dos exercícios ser alta, a duração é tão curta que o gasto real de energia em geral não excede 418 kJ (100 kcal). Mesmo levando em consideração o COPE (digamos, na situação extrema, um aumento de 10% na TMR ao longo de 12 horas), isto apenas adiciona no máximo outros 418 kJ, o que faz com que o gasto energético diário geral de uma sessão de HIIE não exceda 837 kJ (200 kcal). Quando praticado 5 vezes por semana, isso corresponde a um déficit energético total de 4.185 kJ (1.000 kcal). Esta quantidade de perda de energia pode ser conseguida com uma única corrida de 16 km. Portanto, como já mencionado, é mais recomendável para o atleta que deseja perder peso corporal de forma relativa-

mente rápida (i. e., em questão de semanas ou meses) que se exercite a intensidades relativamente altas, porém submáximas, por períodos mais longos, incorporando algum grau de restrição calórica dietética e, talvez, aumentando a proporção de proteína na dieta também.

Taxa metabólica de repouso diminuída com perda de peso

Segundo relatos pouco confiáveis, perder peso corporal se torna cada vez mais difícil à medida que a perda de peso avança, provavelmente porque o corpo responde à perda de peso tornando-se mais eficiente. Há relatos conflitantes quanto à TMR se adaptar ou diminuir além dos valores esperados com base nas alterações da composição corporal em resposta à restrição calórica e à perda de peso. Se a TMR apresentar adaptação metabólica, isto seria uma evidência de que as alterações metabólicas defendem certo peso corporal (ponto de ajuste), o que explicaria em parte por que as pessoas têm dificuldade para manter a perda de peso. Vários estudos relataram que a TMR diminui em resposta à perda de peso (Dulloo e Jacquet, 1998). A maioria dos estudos foram conduzidos com indivíduos obesos. Em um estudo, três grupos de indivíduos não obesos (embora com sobrepeso) foram sub-

QUAL É O MELHOR EXERCÍCIO PARA PERDER GORDURA CORPORAL?

Tomadas em conjunto, as evidências sugerem que, para obter uma queima de gordura máxima durante o exercício, é preciso realizar exercícios aeróbicos a uma intensidade próxima daquela que promove a taxa de oxidação de gordura máxima do indivíduo. Dependendo do condicionamento físico, esta taxa será em torno de 55-65% do $\dot{V}O_{2máx}$ (ou 60-80% da frequência cardíaca máxima [FCM]). Quanto à duração e frequência das sessões de exercício, o fator mais importante é o gasto energético total ao longo de um dado período de tempo. Por exemplo, seis sessões semanais de 1 hora de treino com exercício dinâmico (p. ex., ciclismo, corrida) a 75% da FCM seriam equivalentes a três sessões de 2 horas de exercício na mesma intensidade relativa. A meta é aumentar o seu volume total (dentro de limites razoáveis), de modo a queimar mais gordura. Um número menor de sessões mais longas pode ser mais vantajoso, uma vez que a oxidação de gordura passa a ser um combustível cada vez mais importante conforme a duração do exercício aumenta. Um benefício extra propiciado por esse modo de estruturar as sessões é a possibilidade de ter períodos maiores de recuperação entre cada série de exercício, sendo que uma parte desse tempo de recuperação poderia ser usado para fazer sessões de HIIE que devem aumentar o $\dot{V}O_{2máx}$ e também a capacidade de oxidação de gordura.

Além disso, qualquer programa de perda de gordura deve, idealmente, incluir algum treino de força, porque isto aumenta a massa muscular e a massa magra corporal. Isto é desejável porque o tecido magro é metabolicamente muito mais ativo do que o tecido adiposo. Aumentar a massa muscular por meio da inclusão de algum treino de força implica um possível aumento de pequeno grau na TMR, o que ajudará o indivíduo a alcançar mais facilmente o balanço energético negativo. Duas sessões curtas (~30 minutos) de treino de força por semana, consistindo em 8-12 exercícios projetados para trabalhar todos os grupos musculares principais (1-2 séries de 10-15 repetições por exercício, com carga suficiente para permitir que as repetições sejam concluídas) devem produzir resultados satisfatórios em indivíduos inexperientes no treino de força.

Essas recomendações devem ser consideradas à luz da situação de treino vigente. Em muitas equipes esportivas, como as de futebol e rúgbi, a massa corporal pode aumentar no período fora da temporada, e os jogadores retornam para os treinos de pré-temporada com um pequeno peso extra. Nestes esportes, os treinos de pré-temporada são geralmente mais intensos do que os treinos durante a temporada, e pode ser inviável adicionar sessões de exercício extras nesta situação, sob pena de aumentar o risco de lesão e de doença (Cap. 13). Em vez disso, o treino usual acrescido de um pequeno grau de restrição calórica dietética deve ser suficiente para permitir uma adaptação normal ao treino, bem como uma perda simultânea, porém gradual, de gordura.

metidos à restrição calórica durante 6 meses (Martin et al., 2007). Um grupo foi submetido a uma restrição calórica que consistia na restrição da ingestão de alimento em 25%; para outro grupo, a restrição calórica foi de 12,5% aliada a um aumento de 12,5% na atividade física com exercícios estruturados; e o terceiro grupo foi estabelecido como controle. A perda de peso foi similar nos dois grupos submetidos à restrição calórica (perda de 10% do peso corporal inicial). A TMR sofreu adaptação ou caiu a valores além do esperado, a partir das alterações no peso e na composição corporal em função do déficit energético alcançado com a dieta à base de alimentos, após 3 meses, e com uma dieta à base de alimentos aliada ao exercício estruturado após 6 meses (Martin et al., 2007). O grupo de controle não experimentou diminuição na TMR. No sexto mês, os dados combinados dos grupos submetidos às dietas mostraram que a TMR foi menor do que o esperado, resultando em 381 kJ/dia (91 kcal/dia) a menos de gasto energético em comparação ao observado nos participantes do grupo de controle, mesmo após consideradas as diferenças na MLG.

Esta diminuição no metabolismo em repouso é um mecanismo de *feedback* regulatório com o qual o corpo tenta preservar energia. Esta "eficiência alimentar" pode ocorrer independentemente da massa corporal do indivíduo ou de sua história dietética. Em geral, seu efeito é causar um platô na perda de peso, sendo uma fonte de frustração comum para as pessoas que fazem dieta.

Em um estudo bem delineado conduzido por Leibel, Rosenbaum e Hirsch (1995), a manutenção de uma redução de 10% no peso corporal foi associada a uma redução no gasto energético total de 25 kJ (6 kcal) por quilo-

grama de MLG em indivíduos não obesos (Fig. 15.5). O gasto energético em repouso e o gasto energético fora do repouso diminuíram, cada um, 13-17 kJ (3-4 kcal) por quilograma de MLG ao dia. A manutenção de um peso corporal 10% maior foi associada a um aumento no gasto energético total de 38 kJ (9 kcal) por quilograma de MLG ao dia. A manutenção de um peso corporal reduzido ou aumentado está associada a alterações compensatórias no gasto energético que se opõem à manutenção de um peso corporal diferente do peso corporal usual. Este estudo mostra que o corpo dispõe de mecanismos compensatórios para tentar manter um peso corporal normal.

Atletas do sexo feminino, em especial corredoras, às vezes apresentam ingestões calóricas extremamente baixas. Apesar de sua carga de treino (30-90 km de corrida por semana), podem apresentar ingestões calóricas semelhantes às de suas contrapartes sedentárias (Drinkwater et al., 1984; Myerson et al., 1991). Corredoras amenorreicas (cujos ciclos menstruais estão ausentes) apresentavam TMR significativamente menores do que as corredoras eumenorreicas (aquelas com ciclos menstruais mensais normais), e sua ingestão calórica era similar, apesar dos níveis mais altos de atividade (Lebenstedt, Platte e Pirke, 1999; Myerson et al., 1991). Estes achados sugerem que a eficiência energética ou eficiência alimentar de fato existem. Outros motivos podem ser responsáveis pelo balanço energético negativo ou pela baixa ingestão calórica e baixo gasto energético observado nestas atletas. Nem todos os estudos realizados com estas atletas encontraram uma TMR diminuída (Beidleman, Puhl e De Souza, 1995; Wilmore et al., 1992). Entre as explicações alternativas estão a falta de precisão e precariedade dos relatos

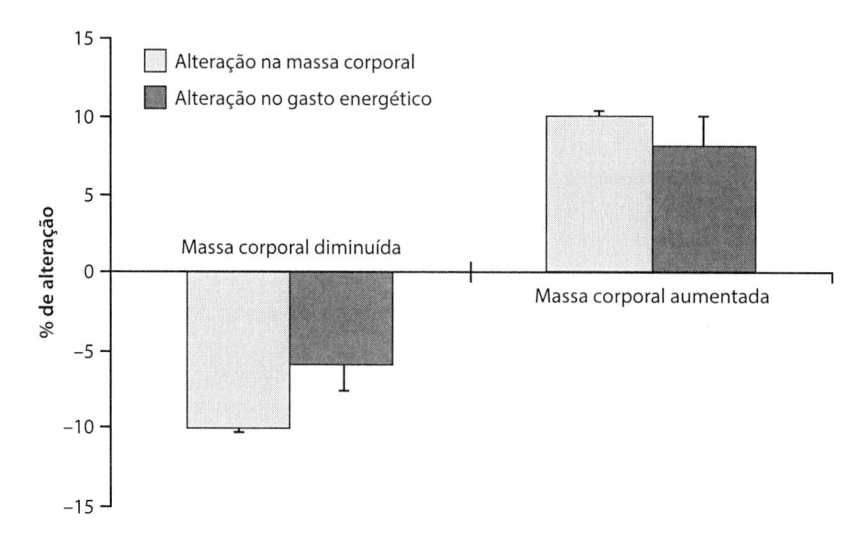

FIGURA 15.5   Alterações no gasto energético diário em resposta à perda de peso ou ao ganho de peso. Uma redução de 10% no peso corporal resultou em uma diminuição de 6% no gasto energético, enquanto um ganho de 10% no peso corporal resultou em um aumento de 8% no gasto energético. Este achado mostra que o corpo tem mecanismos compensatórios que tentam manter um peso corporal normal.
Baseada em Leibel, Rosenbaum e Hirsch (1995).

de ingestão alimentar destas atletas, ou a atividade física diminuída nas horas em que não estão treinando.

O conceito de eficiência alimentar se ajusta à teoria de que o corpo tem um ponto de ajuste do peso. Embora diferenças interindividuais de peso corporal sejam amplas, o peso corporal de um indivíduo é, em geral, bastante constante e tipicamente sofre uma variação de apenas 0,5% ao longo de períodos de 6-10 semanas (350 g para um indivíduo com massa corporal de 70 kg). Se ratos receberem uma dieta com restrição calórica durante várias semanas, sofrerão uma rápida perda de massa corporal. Quando se permite que os ratos voltem a se alimentar livremente, a sua massa corporal é restaurada em semanas e seu peso se torna idêntico ao de suas contrapartes que tiveram acesso livre ao alimento durante todo o período analisado. Uma alteração similar ocorre quando os ratos são superalimentados. Há também evidência da existência de um ponto de ajuste para o peso corporal em seres humanos (Keesey e Hirvonen, 1997).

Ciclos de peso

Muitas vezes, o esforço considerável feito para alcançar a perda de peso é excedido pelo esforço necessário para manter o novo peso corporal diminuído. Depois de ser perdido, o peso é recuperado dentro de um período relativamente curto. Este efeito costuma ser referido como efeito ioiô. Estudos realizados com animais documentaram este padrão de **ciclos de peso**. Após um período de restrição alimentar e redução do peso, os animais tendem a recuperar o peso rapidamente se tiverem acesso livre ao alimento.

Vários estudos prospectivos demonstraram que a flutuação do peso ou a variabilidade do peso está associada a uma mortalidade aumentada, independente da direção da alteração do peso. Ao considerar de maneira limitada doenças preexistentes, porém, os estudos mostraram pouca evidência de efeitos colaterais negativos dos ciclos de peso (Field et al., 1999; Wannamethee, Shaper e Walker, 2002). De uma perspectiva de saúde pública, os riscos associados à condição de sobrepeso e à obesidade superam de longe os potenciais riscos dos ciclos de peso.

Diferenças de sexo na perda de peso

Metanálises de estudos sobre perda de peso após o treino com exercício aeróbico mostraram que a perda de peso, apesar de modesta, foi maior nos homens (Ballor e Keesey, 1991). Estes achados confirmam pesquisas anteriores realizadas com homens, relacionadas com os efeitos do treino com exercício sobre a massa e a composição corporal, estendendo-as às mulheres e a uma gama maior de tipos de exercício. Estas diferenças relacionadas ao sexo foram associadas a diferenças na distribuição da gordura corporal. As mulheres estocam mais gordura na região glútea-femoral, enquanto os homens estocam mais gordura nos depósitos viscerais (abdominais). A gordura localizada na parte superior do corpo e na região abdominal (gordura central) é mais metabolicamente ativa e, portanto, apresenta taxas maiores de lipólise em resposta à estimulação adrenérgica. Durante o exercício, os AG são mobilizados de modo preferencial a partir dessas regiões (Wahrenberg, Bolinder e Arner, 1991). Além disso, o armazenamento de gordura pós-prandial pode ser maior no tecido adiposo subcutâneo em mulheres do que nos homens. Todas essas diferenças podem ter algum papel na variação no armazenamento líquido de gordura observada entre homens e mulheres (Blaak, 2001), e também na maior resistência feminina à perda de peso.

Aspectos práticos da perda de peso para atletas

Discutimos os fatores que influenciam o peso e a composição corporal, bem como as pesquisas e mitos que cercam a perda de peso. Entretanto, ainda não discutimos como esta informação pode ser usada para alcançar a perda de peso em atletas. Os estudos discutidos na seção anterior envolveram de modo predominante indivíduos obesos, e poucas evidências foram obtidas sobre os atletas. Estes estudos se preocuparam com a perda de peso de prazo mais longo. Há alguma informação disponível sobre as populações de atletas, mas ela em geral enfoca os programas de perda de peso no curto prazo, destinados a atletas praticantes de esportes com categorias de peso. Este tópico será discutido em detalhes em uma seção subsequente. Embora a informação sobre perda de peso de prazo mais longo obtida a partir de pesquisas sobre obesidade possa ser instrutiva, é difícil tirar conclusões e estabelecer diretrizes claras para atletas. A primeira etapa no processo sempre deve ser definir as metas: a perda de peso realmente é necessária? Se for, de quanto seria e em quanto tempo? Uma vez estabelecidas as metas, diversas estratégias podem ser implementadas para alcançar a perda de peso. No controle do peso em atletas, é possível cometer muitos erros, os quais também serão discutidos aqui.

Definição das metas

As metas de perda de peso devem ser estabelecidas em conjunto com o técnico e com um nutricionista. Estas metas devem ser cuidadosamente pensadas e bem definidas. Para verificar se a meta é ou não uma boa ideia, é preciso considerar primariamente o percentual de gordura corporal vigente. Embora existam diferenças individuais, não é recomendado um percentual de gordura corporal inferior a 5% para homens e 12% para mulheres. Como discutido antes, alguma gordura é essencial, e as pessoas somente podem perder uma parte da gordura estocada sem que a função fisiológica seja afetada.

As metas também têm que ser definidas tendo em mente uma perspectiva temporal. Quanto peso deve ser perdido e em quanto tempo? Uma perda de peso realista é de cerca de 1 kg a cada duas semanas, de modo que, para perder 3 kg, são necessárias ao menos seis semanas. Alcançar essa meta significa diminuir a ingestão calórica em cerca de 2.000 kJ/dia (478 kcal/dia). Uma perda de peso mais rápida irá dificultar ou impossibilitar o treino.

Definição da estratégia

O próximo passo é estabelecer uma estratégia que ajudará o atleta a perder peso. A seguir são listadas as diretrizes que ajudam os atletas a conseguir perder peso:

- Determinar uma meta de perda de peso corporal realista. É provável que a ajuda de um nutricionista esportivo seja necessária a fim de identificar um peso-alvo realista.
- Não tentar perder mais do que cerca de 0,5 kg/semana, nem restringir a ingestão calórica em mais de 2-3 MJ (500-750 kcal/dia).
- Consumir mais frutas e hortaliças.
- Escolher lanches pobres em gordura.
- Estudar os rótulos dos alimentos e tentar encontrar substitutos para os alimentos com alto teor de gordura. Olhar não só o conteúdo de gordura como também o conteúdo de calorias por porção.
- Limitar tudo que acrescenta gordura, como molhos, creme azedo e molhos para saladas com alto teor de gordura, ou escolher as versões com baixo teor de gordura destes produtos.
- Tentar estruturar a alimentação em cinco ou seis refeições menores.
- Evitar fazer refeições extremamente grandes.
- Garantir uma alta ingestão de carboidrato e consumir carboidrato imediatamente após o treino.
- Um suplemento multivitamínico e de minerais pode ser útil durante os períodos de restrição calórica. Procurar aconselhamento junto a um nutricionista ou especialista em dietas.
- Medir o peso corporal diariamente e obter a medida da gordura corporal regularmente (a cada 2 meses). Manter um registro das mudanças.

Erros comuns

Ao tentar perder peso, os atletas cometem os seguintes erros comuns:

- *Tentar perder peso rápido demais.* Como a maioria das pessoas, os atletas são impacientes com relação à perda de peso. Querem ver resultados em algumas semanas, mas infelizmente essa expectativa não é realista. Embora uma perda de peso rápida seja possível, essa redução é principalmente desidratação, o que diminui o desempenho e a capacidade de treinar. A perda de peso sem perda de desempenho deve ocorrer lentamente.
- *Tentar perder peso durante a temporada de competições.* Os atletas frequentemente tentam perder peso durante a temporada de competições, e esse esforço pode resultar em queda no desempenho. Como é difícil treinar duro quando a ingestão calórica está diminuída, o período fora da temporada é melhor para perder peso.
- *Pular o café da manhã ou o almoço.* Outra abordagem para perder peso que os atletas têm experimentado é pular o café da manhã e, às vezes, o almoço. Embora essa abordagem funcione para alguns, aumenta as sensações de fome posteriormente, no decorrer do dia, e uma grande refeição noturna pode compensar facilmente a redução na ingestão de alimento feita durante o dia. Além disso, a capacidade de exercício e a capacidade de treinar podem diminuir sem o café da amanhã, porque as reservas de glicogênio podem estar baixas (Cap. 5).
- *Consumir uma quantidade pequena demais de carboidrato.* Ao perder peso corporal (estando em balanço energético negativo), os atletas também correm o risco de perder massa muscular. Esse risco pode ser minimizado com o consumo de quantidades relativamente grandes de carboidrato. A ingestão de carboidrato tem efeito poupador de proteína.

Composição de peso e estratégias de perda rápida de peso

Os esportes em que **compor o peso** é importante são aqueles que apresentam categorias de peso, como judô, luta livre, remo e boxe. No hipismo, os jóqueis são pesados antes e após a competição, para garantir que cada cavalo carregue o peso precisamente designado. Nestes esportes, as classes de peso são definidas de forma clara, e, para competir em uma dada classe de peso em particular, exige-se que o peso corporal esteja dentro dos limites especificados para a categoria no momento da pesagem. O remo, por exemplo, tem as divisões peso leve e peso pesado. Na divisão peso leve, os atletas do sexo masculino não podem passar de 72,5 kg e o peso médio da equipe deve ser 70 kg. Para as mulheres, o peso individual máximo é 59 kg, enquanto a equipe deve pesar, em média, 57 kg. As pesagens podem ser feitas 30 minutos a 20 horas antes da competição, embora às vezes a pesagem seja realizada no dia anterior ao da competição. Os atletas comumente competem pesando 2-6 kg abaixo de seu peso normal, o que implica que devem perder peso rapidamente nos dias ou semanas que antecedem a competição.

A perda de peso mais rápida se dá por desidratação, e os atletas usam diversas técnicas para consegui-la. Os métodos mais usados são a restrição calórica ou líquida; a desidratação por exercício, sauna, salas quentes ou salas de vapor; e os diuréticos, estimulantes e laxantes. O exercício frequentemente é realizado em uma sala quente, usando vestuário de plástico ou borracha. Esta perda de peso rápida afeta principalmente a água corporal, o conteúdo de glicogênio e a massa magra corporal, e há pouca ou nenhuma perda de gordura corporal (Kelly, Gorney e Kalm, 1978; Oppliger et al., 1991).

A perda de peso rápida por desidratação pode resultar em reduções no volume de plasma, volume sanguíneo central e fluxo sanguíneo para tecidos ativos, bem como no aumento da temperatura central e da frequência cardíaca. Alterações cardiovasculares podem ser observadas com uma perda de peso equivalente a cerca de 2% do peso corporal (Cap. 9). Também foi relatado que estas estratégias de perda de peso rápida alteram o estado hormonal, impedem o crescimento e desenvolvimento normais, afetam o estado psicológico, comprometem o desempenho acadêmico, e afetam a função imunológica. A desidratação grave pode resultar em intermação e até em morte. As estratégias de perda rápida de peso usando desidratação combinada com restrição de alimentos e de líquidos são prática comum entre lutadores, que passam por breves períodos de perda de peso rápida aproximadamente 7-15 vezes por ano, e cerca de 100 vezes ao longo de toda a carreira (Tipton e Oppliger, 1993).

Em 1997, três lutadores universitários dos Estados Unidos previamente sadios morreram enquanto se engajavam em programas de perda de peso rápida para se qualificarem para competição (Centers for Disease Control and Prevention, 1998). Nas horas que precederam a pesagem oficial, todos os três lutadores estavam engajados em regimes similares de perda rápida de peso que promoveram desidratação por meio de transpiração e resultaram em hipertermia. Os lutadores também haviam restringido a ingestão de alimentos e líquidos, e tentaram maximizar as perdas de suor vestindo roupas impermeáveis ao vapor por baixo de vestimentas quentes de algodão, enquanto se exercitavam vigorosamente em ambientes quentes. Em resposta a estas mortes, as regras da National Collegiate Athletic Association (NCAA) foram modificadas, e um programa de certificação de peso para lutas tornou-se obrigatório, com o intuito de criar um ambiente competitivo mais seguro (Davis et al., 2002). Outras mudanças incluíram o estabelecimento de um sistema de classificação de peso que refletisse melhor a população de lutadores, a realização das pesagens pró-

ximo das competições (1 hora antes) e a cada dia de uma turnê de múltiplos dias, e a proibição do uso de ferramentas que promovam desidratação acelerada (Davis et al., 2002). As regras atuais da NCAA estão alinhadas com as recomendações do ACSM (Oppliger et al., 1996).

Outra técnica de perda de peso rápida recentemente popularizada é a "carga de água". Esta técnica envolve a ingestão de grandes quantidades de água (7-10 L/dia) durante alguns dias, seguida de restrição de líquidos. A ideia é alvejar os hormônios renais e o débito urinário. Um estudo recente investigou os efeitos da ingestão de 100 mL de água/kg de m.c. durante três dias, seguida de um dia de restrição de água (Reale et al., 2017). Foi demonstrado que, de fato, as perdas de líquido foram maiores em comparação com a restrição de líquidos isolada. Houve uma queda pequena (mas potencialmente significativa do ponto de vista fisiológico) do sódio plasmático, que pode ter suprimido a liberação de vasopressina. Esta técnica, portanto, é efetiva, mas não deve ser realizada sem uma extensiva supervisão médica, dado que a ingestão de grandes quantidades de água pode resultar em hiponatremia potencialmente fatal (conforme discutido no Cap. 9).

Ganho de peso

O ganho de peso é uma preocupação para os atletas que praticam esportes em que o peso corporal aumentado e uma maior massa muscular são vantajosos, como arremesso de martelo, arremesso de disco, arremesso de peso, halterofilismo, futebol americano e rúgbi. A chave para ganhar peso é fazer a ingestão calórica exceder o gasto energético. Para aumentar a massa magra corporal e não a massa gorda, um indivíduo deve aumentar a ingestão de proteína e carboidrato, sem aumentar a ingestão de gordura. Embora o corpo se oponha à diminuição no peso corporal que ocorre com a restrição calórica e diminua o gasto energético durante o repouso, o corpo também aumenta o gasto energético quando a ingestão calórica aumenta além do gasto. Assim como esperar grandes perdas de peso em um curto período é ilusório, esperar amplos ganhos de peso em questão de dias também está fora da realidade. Os ganhos de peso realistas estão entre 0,2 e 1,0 kg/semana, dependendo do aumento na ingestão calórica. A síntese proteica é um processo lento, e mesmo com a ingestão de proteína em excesso a síntese de proteína muscular é bastante demorada, e somente ocorre quando combinada a um programa de treino adequado. Veja nos Capítulos 8 e 17 mais informação sobre síntese proteica e ganho de massa muscular.

Pontos-chave

- Em média, o percentual de gordura corporal para adultos jovens está entre 12% e 15% para homens, e entre 25% e 28% para mulheres. A gordura corporal essencial representa cerca de 3% da massa corporal em indivíduos do sexo masculino e 12% da massa corporal em indivíduos do sexo feminino.
- O apetite é percebido no cérebro, que constantemente recebe e processa sinais neurais, metabólicos e endócrinos oriundos da periferia. Além disso, um grande número de fatores externos influencia a ingestão final de alimentos.
- As calorias fornecidas por diferentes fontes alimentícias podem ter efeitos acentuadamente diferentes sobre a fome, hormônios, gasto energético e regiões cerebrais que controlam a ingestão de alimento. Embora as calorias sejam importantes, em muitos casos, alterações simples na seleção dos alimentos podem levar aos mesmos resultados (ou até a resultados melhores) na perda de peso do que a restrição calórica.
- O balanço energético negativo é necessário para haver perda de peso. Além disso, o balanço de gordura negativo promoverá perda de gordura. Entretanto, a TMR diminui em resposta à perda de peso. Este efeito, referido como eficiência alimentar, torna a perda de peso mais difícil. Um problema comum é o conhecido efeito ioiô, ou os ciclos de peso. Uma vez alcançada a perda de peso, o peso perdido frequentemente é recuperado em um espaço de tempo relativamente pequeno.
- Estudos mostram claramente o importante papel da densidade energética da dieta para a ingestão alimentar voluntária, e sugerem que sua manipulação é uma ferramenta útil no controle do peso.
- Estratégias dietéticas comumente usadas para perder peso incluem as dietas de muito baixa caloria, dietas de jejum intermitente, dietas pobres em carboidrato, dietas de combinação de alimentos e dietas ricas em proteína. Para atletas que buscam perder peso, é recomendada a restrição calórica e a ingestão diminuída de gordura, com manutenção ou aumento concomitante da proteína na dieta. Esta estratégia propicia uma ingestão razoável de carboidrato, o que possibilita que os atletas realizem treinos de alta intensidade sem que haja reduções significativas na massa magra corporal.
- O exercício pode ajudar a criar um balanço energético negativo, manter a massa muscular e compensar as reduções na TMR observadas após a perda de peso.
- Em esportes envolvendo categoria de peso, como judô, luta livre, remo e boxe, a necessidade de compor o peso incentiva os atletas a tentar perder peso em um período de tempo relativamente curto. Os atletas devem estar cientes dos riscos de uma perda rápida de peso. A perda de peso acelerada (principalmente desidratação) pode afetar a saúde e o desempenho.
- O método recomendado para ganhar peso consiste em manter um balanço energético positivo sem aumentar a ingestão de gordura. A maior parte da ingestão calórica excessiva devem ser proveniente de carboidrato.

Leituras recomendadas

Barnosky, A.R., K.K. Hoddy, T.G. Unterman, and K.A. Varady. 2014. Intermittent fasting vs daily calorie restriction for type 2 diabetes prevention: A review of human findings. *Translational Research* 164 (4): 302-311.

Blundell, J.E., C. Gibbons, P. Caudwell, G. Finlayson, and M. Hopkins. 2015. Appetite control and energy balance: Impact of exercise. *Obesity Reviews* 16 (Suppl 1):67-76.

Blundell, J.E., R.J. Stubbs, D.A. Hughes, S. Whybrow, and N.A. King. 2003. Cross talk between physical activity and appetite control: Does physical activity stimulate appetite? *Proceedings of the Nutrition Society* 62:651-661.

Bouchard, C. 1994. Genetics of obesity: Overview and research directions. In *The genetics of obesity*, edited by C. Bouchard, 223-233. Boca Raton, FL: CRC Press.

Bouchard, C., A. Tremblay, J.P. Despres, A. Nadeau, P.J. Lupien, G. Theriault, J. Dussault, S. Moorjani, S. Pinault, and G. Fournier. 1990. The response to long-term overfeeding in identical twins. *New England Journal of Medicine* 322:1477-1482.

Flatt, J.-P. 1995. Use and storage of carbohydrate and fat. American Journal of Clinical Nutrition 61:952S-959S.

Hall, K.D., and J. Guo. 2017. Obesity energetics: Body weight regulation and the effects of diet composition. *Gastroenterology* 152 (7): 1718-1727.

Howell, S., and R. Kones. 2017. "Calories in, calories out" and macronutrient intake: The hope, hype, and science of calories. *American Journal of Physiology: Endocrinology and Metabolism*. 313(5):E608-E612.

Johnstone, A.M. 2007. Fasting: The ultimate diet? *Obesity Reveiws* 8:211-222.

Lanou, A.J., and N.D. Barnard. 2008. Dairy and weight loss hypothesis: An evaluation of the clinical trials. *Nutrition Reviews* 66:272-279.

Paddon-Jones, D., E. Westman, R.D. Mattes, R.R. Wolfe, A. Astrup, and M. Westerterp-Plantenga. 2008. Protein, weight management, and satiety. *American Journal of Clinical Nutrition* 87:1558S-1561S.

Poppitt, S.D., and A.M. Prentice. 1996. Energy density and its role in the control of food intake: Evidence from metabolic and community studies. *Appetite* 26:153-174.

Zemel, M.B. 2004. Role of calcium and dairy products in energy partitioning and weight management. *American Journal of Clinical Nutrition* 79:907S-912S.

16

Transtornos alimentares em atletas

Objetivos

Após estudar este capítulo, o leitor deve ser capaz de:

- Descrever os transtornos alimentares que afetam atletas.
- Descrever as características da anorexia nervosa, bulimia nervosa e transtornos alimentares não especificados.
- Descrever a prevalência dos transtornos alimentares em atletas.
- Descrever os fatores de risco de transtornos alimentares.

- Descrever os efeitos dos transtornos alimentares sobre o desempenho nos esportes.
- Descrever os efeitos dos transtornos alimentares sobre a saúde dos atletas.
- Descrever algumas estratégias efetivas para o tratamento e a prevenção de transtornos alimentares.

Para indivíduos que consomem 8-12 MJ (1.912-2.868 kcal) de calorias na dieta por dia, um padrão típico de alimentação poderia ser duas ou três refeições principais (p. ex., café da manhã, almoço e jantar) com um lanche ocasional (p. ex., biscoito ou barra de chocolate) entre as refeições. Para atletas de resistência com ingestões calóricas maiores (tipicamente 15-20 MJ/dia [3.585-4.780 kcal/dia]), um padrão de alimentação com muitos lanches é comum, com uma proporção substancial da ingestão calórica diária consumida entre as refeições. Na maioria dos casos, os atletas estão no balanço energético, implicando que, ao longo de vários dias ou semanas, a ingestão calórica geralmente corresponde ao gasto energético. Entretanto, alguns atletas (e não atletas) desenvolvem **transtornos alimentares** caracterizados por perturbações grosseiras de comportamentos alimentares. Os principais transtornos estão associados a uma ingestão alimentar anormalmente baixa ou a crises de compulsão alimentar seguidas de purga do conteúdo estomacal, resultando em baixa disponibilidade energética. Quando não diagnosticados e não tratados, os transtornos alimentares podem ter efeitos prejudiciais sobre o desempenho esportivo, bem como efeitos danosos e duradouros sobre a saúde, podendo até ser fatais.

As consequências potencialmente irreversíveis destas condições enfatizam a necessidade crítica de prevenção, diagnóstico antecipado e tratamento.

Evidências sugerem que os transtornos alimentares são mais comuns em certos grupos de atletas do que na população geral, e o papel do nutricionista ou especialista em nutrição esportiva que trabalha com atletas suscetíveis a transtornos alimentares é fundamental para a prevenção. Embora estas condições tenham sido identificadas primeiro em atletas do sexo feminino, pesquisas demonstraram que atletas do sexo masculino também podem ser suscetíveis aos mesmos tipos de problemas (Glazer, 2008; Martinsen et al., 2010; Torstveit e Sundgot-Borgen, 2014). Muitas vezes, o melhor tratamento é educar os atletas sobre os riscos impostos à saúde pelos transtornos alimentares e aconselhá-los sobre a escolha sensata de alimentos e bons hábitos alimentares. Este capítulo revisa as características de vários transtornos alimentares, a prevalência dos transtornos alimentares em vários esportes, fatores de risco de transtornos alimentares e os efeitos dos transtornos alimentares sobre o desempenho esportivo e a saúde. Algumas diretrizes práticas sobre diagnóstico, tratamento e prevenção de transtornos alimentares também são fornecidas.

Tipos de transtornos alimentares

Entre os atletas, há vários tipos de comportamentos alimentares desordenados, como a preocupação excessiva com a boa forma e o peso corporal, a restrição da ingestão de alimentos específicos, fazer dietas, compulsão alimentar seguida de vômito, abuso de fármacos diuréticos e o uso de laxantes e das chamadas pílulas emagrecedoras. O principal propósito do comportamento alimentar desordenado é, geralmente, alcançar um peso corporal e um conteúdo de gordura corporal reduzidos para compensar a forte insatisfação com a imagem corporal. Aquilo que pode começar com uma redução temporária da ingestão calórica diária normal pode escalar para um comportamento mais extremo (p. ex., fazer dieta rigorosa e aumentar o volume de exercícios) até o ponto em que o atleta atende aos critérios de transtorno alimentar clínico. O comportamento alimentar pode ser considerado como um espectro que varia da alimentação saudável à alimentação exagerada, em um dos polos, aos transtornos alimentares clínicos, no outro (Fig. 16.1). Os principais transtornos alimentares classificados incluem anorexia nervosa, bulimia nervosa e **transtornos alimentares não especificados (TANE)** (American Psychiatric Association, 1994). As características dos três transtornos alimentares clínicos principais são descritas nas próximas seções, e os critérios atuais para o seu diagnóstico podem ser encontrados na 5ª edição do *Diagnostic and Statistical Manual of Mental Disorders*, produzido pela American Psychiatric Association (2013). Para atletas que apresentam sintomas significativos de transtornos alimentares, sem, contudo, atender a esses critérios, foi proposto um transtorno alimentar subclínico classificado à parte como **anorexia atlética** (Sundgot-Borgen, 1994a).

A **anorexia nervosa** é caracterizada por uma ingestão alimentar anormalmente pequena e pela incapacidade (intencional ou não) de manter um peso corporal normal (conforme o esperado para o sexo, idade e altura). Os indivíduos afetados têm uma visão distorcida da imagem corporal e um medo intenso de estarem gordos ou com sobrepeso e de ganhar peso. Costumam "sentir-se gordos" mesmo que estejam pelo menos 15% abaixo do peso normal para a idade e a altura (o que pode estar associado a uma baixa autoestima), e também negam frequentemente a gravidade de seu reduzido peso corporal atual. A ausência de pelo menos três ciclos menstruais sucessivos (**amenorreia**) é bastante comum em mulheres anoréxicas e foi um dos critérios diagnósticos para anorexia nervosa; no entanto, esse item foi excluído em 2013 por não se aplicar aos homens ou a mulheres na pré-menarca ou na pós-menopausa, nem àquelas que usam anticoncepcionais orais. A anorexia nervosa afeta primariamente meninas adolescentes e mulheres jovens. Existem dois tipos principais de anorexia nervosa: o tipo restritivo, em que a pessoa não se engaja regularmente no comportamento de compulsão alimentar seguida de purga (i. e., vômito autoinduzido ou uso indevido de fármacos que ajudam a perder peso, como laxantes, diuréticos e enemas), e o tipo compulsão alimentar e purga, em que a pessoa se engaja regularmente em comportamentos de compulsão alimentar e purga.

Os sintomas físicos daqueles que sofrem de anorexia nervosa ou anorexia atlética são os seguintes (Thompson e Trattner-Sherman, 1993; Sundgot-Borgen, 1994b):

- Perda de peso além daquilo que normalmente é exigido para um desempenho esportivo adequado.
- Amenorreia ou alguma manifestação de disfunção menstrual.
- Desidratação.
- Alto nível de fadiga (além daquilo que normalmente é esperado após o treino ou competição).
- Problemas gastrintestinais (p. ex., constipação, diarreia ou sofrimento após uma refeição).
- Hiperatividade.
- **Hipotermia** (temperatura corporal menor que o normal).
- Baixa frequência cardíaca em repouso.
- Enfraquecimento muscular.
- Suscetibilidade a lesões por uso excessivo.
- Densidade mineral óssea diminuída e suscetibilidade a fraturas por estresse.
- Infecções frequentes, úlceras cutâneas e má cicatrização de feridas.
- Valores diminuídos de hemoglobina no sangue, **hematócrito**, albumina sérica, ferritina sérica, glicose, HDL colesterol e estradiol.

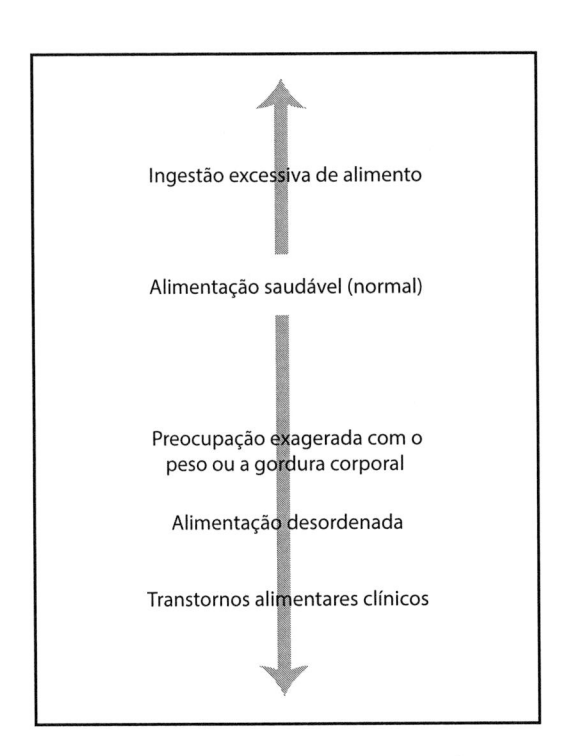

Ingestão excessiva de alimento

Alimentação saudável (normal)

Preocupação exagerada com o peso ou a gordura corporal

Alimentação desordenada

Transtornos alimentares clínicos

FIGURA 16.1 O espectro do comportamento alimentar.

As características psicológicas daqueles que sofrem de anorexia nervosa ou anorexia atlética são as seguintes (Thompson e Trattner-Sherman, 1993):

- Ansiedade geral.
- Evitação da alimentação e ausência nas situações de refeição.
- Queixas de estar gordo(a) ou sentir-se gordo(a), mesmo estando magro e abaixo do peso.
- Resistência às recomendações para ganhar peso.
- Comportamentos incomuns de pesagem (p. ex., pesar-se excessivamente, evitar se pesar, reação negativa a ter que se pesar, recusar-se a ser pesado).
- Treinar excessivamente, além daquilo que é necessário para um esporte, ou exercitar-se estando lesionado ou quando proibido pelo técnico e pela equipe médica.
- Obsessão com a imagem corporal.
- Comportamentos compulsivos relacionados à alimentação e à atividade física.
- Agitação e incapacidade ou indisposição para relaxar.
- Isolamento social.
- Depressão.
- Cansaço e irritabilidade.
- **Insônia** (dificuldade para dormir).

A maioria das pessoas que experimenta a anorexia aparentemente não se dá conta de que tem um problema e, portanto, não tende a buscar tratamento. Assim, para o atleta suscetível, o técnico, a equipe médica, o fisiologista, o psicólogo do esporte ou o nutricionista/especialista em nutrição esportiva, é fundamental identificar o problema e convencer o atleta a procurar um médico. Em muitos casos, os atletas anoréxicos somente consideram a possibilidade de buscar ajuda médica quando seu desempenho no esporte declina.

A **bulimia nervosa** é um transtorno alimentar em que os indivíduos afetados repetem ciclos de compulsão alimentar (consumo de grandes quantidades de alimentos em geral densos em calorias) seguidos imediatamente de purga dos conteúdos estomacais (vômito), antes que grande parte dos nutrientes contidos na refeição pesada possam ser absorvidos. O indivíduo frequentemente come o alimento escondido e costuma desaparecer de vista pouco após uma refeição, para purgar os conteúdos estomacais. Os atletas com bulimia não costumam falar espontaneamente sobre seu comportamento anormal, até pensarem que a situação está fugindo do controle ou que seu hábito está prejudicando seu desempenho esportivo. Além da purga, podem ser adotados outros comportamentos compensatórios, como jejum prolongado ou exercício em excesso. A compulsão alimentar e os comportamentos compensatórios inadequados ocorrem, ambos, pelo menos uma vez por semana. Indivíduos com bulimia podem também usar **laxantes** (fármacos promotores de defecação) e **diuréticos** (fármacos promotores de formação de urina) para conseguir perder peso no curto prazo. Alguns também podem usar enemas para perder peso; um enema envolve a injeção de líquido dentro do reto, através do ânus, para estimular a evacuação intestinal.

Essas características dos indivíduos bulímicos são bastante semelhantes às do tipo de anorexia purgativa. O principal critério de diferenciação envolve o peso, uma vez que um anoréxico deve ser classificado como estando abaixo do peso. Para aqueles com anorexia do tipo compulsivo-purgativo, aquilo que fazem resulta em uma ingestão calórica líquida menor do que o gasto energético por um tempo prolongado o suficiente para adquirir ou manter um peso corporal abaixo do normal. Para aqueles com bulimia, a ingestão calórica é suficiente para manter ou ganhar peso. Indivíduos com bulimia podem lutar com pensamentos relacionados ao peso tanto quanto os indivíduos com anorexia, mas a diferença é o efeito de seu comportamento sobre seus corpos. Em geral, o anoréxico não se engaja em sessões regulares de compulsão e purga, embora possa fazê-lo ocasionalmente. De modo característico, aqueles com bulimia nervosa sentem mais vergonha e sentem-se mais sem controle sobre seu comportamento, enquanto os anoréxicos controlam meticulosamente a ingestão, sem perceber, ingenuamente, que de fato é a ingestão que os está controlando. Por isso, é mais provável que os bulímicos admitam que estão com um problema, já que não se sentem no controle de seu comportamento. Os anoréxicos tendem mais a acreditar que estão no controle de sua alimentação, e são bem menos propensos a admitir que um problema de fato existe.

Existem dois tipos principais de bulimia nervosa: o tipo purgativo, em que o indivíduo se engaja regularmente na autoindução de vômito ou faz uso inadequado de laxantes, diuréticos ou enemas; e o tipo não purgativo, em que o indivíduo não vomita nem usa fármacos para evitar o ganho de peso, mas, em vez disso, exibe outros comportamentos compensatórios inadequados, como jejuar entre episódios de compulsão alimentar ou se engajar na prática exagerada de exercícios. Diferente dos atletas com anorexia, muitos atletas com bulimia estão dentro da faixa de peso normal. Portanto, a equipe de apoio do atleta deve conhecer os sintomas físicos e as características psicológicas associadas à bulimia nervosa. Os sintomas físicos são os seguintes (Thompson e Trattner-Sherman, 1993):

- Calos, úlceras ou abrasões nos dedos das mãos ou no dorso da mão usada para induzir o vômito.
- Desidratação.
- Problemas dentais ou gengivais.
- Edema, queixas de distensão abdominal, ou ambas.
- Anormalidades de eletrólitos séricos.
- Problemas gastrintestinais.
- Peso baixo, apesar da ingestão evidente de grandes quantidades de alimento.
- Flutuações de peso frequentes e muitas vezes extremas.

- Câimbras musculares, enfraquecimento muscular, ou ambos.
- Glândulas salivares parótidas inchadas.
- Irregularidades menstruais.

As características psicológicas associadas à bulimia nervosa são as seguintes (Thompson e Trattner-Sherman, 1993):

- Compulsão alimentar.
- Comer escondido e agitação quando há interrupção da compulsão.
- Desaparecer após as refeições.
- Evidência de vômito não relacionado com doença.
- Fazer dietas.
- Exercitar-se de modo exagerado, além do exigido pelo esporte.
- Depressão.
- Autocrítica, sobretudo em relação à imagem corporal, peso corporal e desempenho esportivo.
- Abuso de substância.
- Uso de laxantes, diuréticos ou ambos, sem prescrição da equipe de apoio técnico ou médico.

Um indivíduo que não atende a todos os critérios para anorexia nervosa ou bulimia nervosa é classificado como portador de TANE. Por exemplo, alguém pode atender a todos os critérios para anorexia nervosa, exceto pelo fato de que, apesar da perda de peso significativa, o peso corporal atual está dentro da faixa normal para o sexo, idade e altura; ou um indivíduo pode atender a todos os critérios para bulimia nervosa, exceto pelo fato de o comportamento de compulsão alimentar e purga ocorrer menos do que uma vez por semana. Outros exemplos de TANE são o comportamento de purga que ocorre após a ingestão de pequenas quantidades de alimento e a mastigação repetida de grandes quantidades de alimento que são cuspidas, em vez de deglutidas.

O transtorno de compulsão alimentar foi incluído na última versão do *Diagnostic and Statistical Manual of Mental Disorders* (2013). Um indivíduo que tem esse distúrbio ingere grandes quantidades de alimento em um curto período de tempo e, em seguida, tem sensações de ansiedade, angústia, culpa ou desgosto. Em média, esse comportamento ocorre pelo menos uma vez por semana durante um período de meses, e está associado a problemas psicológicos significativos. Trata-se de algo mais extremo e bem menos comum do que o comportamento de comer em excesso, o que atualmente é comum em muitos países desenvolvidos. Na maioria dos esportes, este transtorno levaria os atletas a um rápido ganho de peso e à deterioração do desempenho.

Uma forma cada vez mais comum de transtorno alimentar é a **ortorexia nervosa** (Michalska et al., 2016). A ortorexia é descrita como uma preocupação extrema com a ingestão de uma dieta saudável. A condição afeta cerca de 7% da população geral e é mais frequente entre homens do que entre mulheres (Donini et al., 2004). O termo foi introduzido por Bratman, em 1997, e a condição é diagnosticada quando a pessoa dedica uma grande parte de suas atividades diárias ao planejamento da dieta e do estilo de vida saudável, muitas vezes às custas da vida social e das responsabilidades no trabalho. A prevalência relativamente alta da ortorexia é uma consequência direta das tendências ocidentais de se concentrar na aparência e da preocupação crescente com a saúde. Embora a concentração na saúde individual possa ser considerada uma tendência positiva, a dedicação extrema à pesquisa de dietas saudáveis e a restrição das escolhas alimentares apenas às opções consideradas saudáveis ou puras pode resultar em problemas de saúde. Por exemplo, aqueles que sofrem de ortorexia frequentemente evitam grupos inteiros de alimentos (p. ex., laticínios, carne, tudo que contenha gordura), e isso pode levar a déficits nutricionais e problemas sociais. Em alguns casos, indivíduos com ortorexia consomem uma dieta vegana para ajudar a justificar ou mascarar a restrição alimentar. Em alguns casos, a ortorexia pode se desenvolver em indivíduos que adotaram uma dieta vegana, contudo os veganos normalmente não são mais propensos à ortorexia do que as outras pessoas. Um dos principais motivos que leva à escolha de uma dieta vegana é a compaixão pelos animais e não a restrição alimentar. Uma dieta vegana não demanda uma obsessão pela saúde nem restringe outros alimentos que não os de origem animal. Criar e seguir regras alimentares restritivas que inibem o consumo de nutrientes adequados é uma forma de comportamento alimentar perturbado. Tentar eliminar todos os alimentos processados, evitar cada grama de gordura ou seguir uma dieta estritamente "alcalinizante" ou "detox" e consumir pouquíssima caloria são alguns dos traços característicos do comportamento ortoréxico que podem coincidir com uma dieta vegana. A ortorexia comumente acarreta problemas sociais, porque esse estilo de vida costuma incluir a maior parte do período de vigília dedicada ao planejamento e à pesquisa de alimentos considerados aceitáveis. Isto pode limitar as reuniões e conexões sociais, levando à perda de relacionamentos. Os critérios diagnósticos da ortorexia não estão bem estabelecidos, embora outros novos tenham sido propostos (Dunn e Bratman, 2016). As características mais importantes são os traços obsessivos-compulsivos, hábitos alimentares fanáticos por saúde, um padrão duradouro de comportamento anormal e efeitos negativos sobre a qualidade de vida do indivíduo como resultado dos padrões alimentares inadequados.

Há semelhanças entre a ortorexia e a anorexia nervosa, tais como rituais relacionados com a alimentação, foco no alimento, hábitos dietéticos rigorosos e uma relação muito estreita entre alimentação e autoestima. Uma das principais diferenças, no entanto, é a ingestão calórica:

enquanto os anoréxicos praticam uma rigorosa restrição da ingestão alimentar em geral, aqueles com ortorexia podem aderir a ingestões normais ou apenas discretamente subnormais. Um exemplo disso é a prevalência significativamente menor de indivíduos ortoréxicos apresentando IMC muito baixo. Até o presente, há pouquíssimos estudos publicados sobre ortorexia em atletas, mas um estudo que comparou 577 atletas com 217 controles compatíveis relatou resultados positivos mais altos em um questionário sobre tendência ortoréxica e em um teste de comportamento alimentar entre os atletas do que entre os indivíduos do grupo de controle (Segura-García et al., 2012).

Também existem outros transtornos alimentares, menos comuns, encontrados em certos grupos de atletas. Há relatos de atletas envolvidos em fisiculturismo, por exemplo, que se preocupam de uma forma não saudável em aumentar sua massa muscular e diminuir sua massa gorda para ter uma aparência mais tonificada e magra. Essas pessoas implementam restrições dietéticas especiais (seleção de alimentos ricos em proteína e pobres em gordura, bem como suplementos proteicos), dedicam-se aos esportes (em particular relacionados com fisiculturismo) e usam substâncias anabolizantes ou queimadoras de gordura para alcançar uma massa corporal adequada. Este problema por vezes é referido como dismorfia muscular, uma variante do transtorno dismórfico corporal, em que o indivíduo se preocupa com a ideia de ter um corpo insuficientemente musculoso (Mosley, 2009). Também é conhecido como **bigorexia**. Acredita-se que este problema afeta cerca de 10% dos fisiculturistas e é, no mínimo, tão comum em homens quanto em mulheres (Pope et al., 2000).

Prevalência de transtornos alimentares em atletas

Atualmente, os dados sobre a prevalência dos transtornos alimentares em atletas são limitados e ambíguos. Isto se deve principalmente ao fato de serem poucos os estudos que aplicaram critérios classificatórios rigorosos (como os critérios do *Diagnostic and Statistical Manual of Mental Disorders* [American Psychiatric Association 1994, 2013]) para atletas e não atletas (indivíduos controle). Em vez disso, a maioria dos estudos se voltaram para um número limitado de sintomas de transtornos alimentares, como uma preocupação com o peso corporal, imagem corporal e ingestão alimentar, ou o uso de formas patogênicas de controle do peso.

Algumas populações de atletas mostram uma preocupação significativamente maior com o peso corporal do que as populações de não atletas, em particular nos esportes que enfatizam a forma corporal, a magreza ou o peso corporal (Davis, 1992). Alguns estudos se basearam exclusivamente no uso de questionários, o que tende a resultar em casos não relatados de uso de métodos de purga como vômitos, laxantes e diuréticos (Sundgot-Borgen,

1994a, 2000). Os questionários também tendem a resultar em relatos exagerados sobre a incidência de compulsão alimentar em comparação com a avaliação clínica por meio de entrevistas estruturadas (Sundgot-Borgen, 1994a, 2000). As estimativas da prevalência dos transtornos alimentares entre atletas do sexo feminino variam de menos de 1% a até 75% (Burckes-Miller e Black, 1988; Gadpalle, Sandborn e Wagner, 1987; Sundgot-Borgen, 1994a, 1994b; Warren, Stanton e Blessing, 1990); enquanto entre atletas do sexo masculino, as estimativas variam de 0 a 57% (Burckes-Miller e Black, 1988; Dummer, Rosen e Heusner, 1987; Rosen e Hough, 1988; Rucinski, 1989).

Em geral, os estudos indicam uma incidência substancialmente maior de transtornos alimentares entre atletas, em comparação ao observado entre não atletas, e uma prevalência maior entre mulheres do que entre homens. Alguns estudos relatam que os transtornos alimentares são pelo menos 10 vezes mais prevalentes entre as mulheres do que entre os homens (Andersen, 1995), embora nos últimos anos um número crescente de homens tenha sido diagnosticado com anorexia e bulimia entre maratonistas, jóqueis e remadores peso leve. A anorexia nervosa classicamente definida não parece ser muito mais prevalente (1,3%) na população atlética feminina do que na população feminina geral (Andersen, 1990), enquanto a bulimia nervosa (8,2%) e os transtornos alimentares subclínicos (8%) parecem ser mais prevalentes entre atletas do sexo feminino do que em não atletas do sexo feminino. A prevalência dos transtornos alimentares parece ser maior entre atletas do sexo feminino que competem em esportes de resistência e com categorias de peso. E, como mostra a Tabela 16.1, essa prevalência é especialmente alta entre aquelas que participam de esportes estéticos (p. ex., ginástica e dança), em comparação com aquelas que competem em esportes de equipes, esportes de potência e esportes técnicos. Isto provavelmente resulta da relativa importância da magreza para o sucesso em certos esportes, ou de uma vantagem percebida a ser conquistada ao competir em uma categoria de peso inferior.

Embora as causas exatas dos transtornos alimentares sejam desconhecidas, vários fatores que aumentam o risco de transtorno alimentar podem ser identificados. Entre esses fatores estão o sexo, o estilo de vida, a dieta, certos traços de personalidade e a dependência do exercício.

Sexo (gênero) e atletismo

Em comparação aos homens, as mulheres apresentam um risco 10 vezes maior de desenvolverem transtorno alimentar (Andersen, 1995). Entretanto, há evidências de que a incidência de transtornos alimentares no sexo masculino está em ascensão (Byrne e McLean, 2002). Os atletas, em particular os de elite, parecem ser mais suscetíveis aos transtornos alimentares do que a população em geral (Thompson e Sherman, 2010), e isto pode se

TABELA 16.1 Prevalência dos transtornos alimentares entre atletas do sexo feminino em vários esportes

Tipo de esporte	n	Presença de transtorno alimentar (%) e IC 95%
Estético	64	34 (24-43)
Dependente do peso	41	27 (13-39)
Resistência	119	21 (14-28)
Técnico	98	14 (8-20)
Jogos de bola	183	11 (6-15)
Potência	17	6 (5-11)
Não atletas	522	5 (3-7)

Os dados são mostrados como percentual médio de indivíduos com transtorno alimentar em cada tipo de esporte e o IC 95%.
Dados de Sundgot-Borgen (2000).

dever ao estresse adicional associado ao ambiente atlético de elite e ao incentivo por parte dos técnicos para perder peso ou gordura corporal, às vezes em um período de tempo relativamente curto, o que requer um balanço energético negativo mais extremo do que fazer uma dieta gradativa. Atletas de ambos os sexos que competem em esportes que enfatizam um corpo magro ou um peso corporal diminuído apresentam uma prevalência significativamente maior de transtornos alimentares e sintomas de transtorno alimentar do que outros atletas ou não atletas (Krentz e Warschburger, 2011). Contudo, ser atleta não necessariamente aumenta o risco de desenvolvimento de transtorno alimentar. Os atletas particularmente vulneráveis são aqueles que competem em esportes nos quais ser magro é considerado essencial ou em esportes nos quais o sucesso exige um baixo peso corporal (Byrne e McLean, 2002). Esta vulnerabilidade pode ser resultado de estresses físicos, psicológicos e sociais adicionais associados ao ambiente e ao estilo de vida atléticos.

Estudos sugerem que uma alta carga de treino pode induzir um balanço energético negativo em atletas de resistência, o que, por sua vez, pode deflagrar reforços fisiológicos e sociais que levam aos transtornos alimentares. Garner et al. (1987) relataram uma prevalência aumentada de transtornos alimentares entre dançarinos de alto nível do que entre dançarinos de níveis competitivos inferiores. Entretanto, cargas de treino pesadas não podem ser a causa principal dos transtornos alimentares, porque ciclistas, maratonistas e triatletas do sexo feminino gastam mais energia em seu treino do que os dançarinos e ginastas. Mesmo assim, não há evidência sugestiva de que os atletas de resistência sejam mais propensos ao desenvolvimento de transtornos alimentares do que dançarinos ou ginastas. Outra possibilidade é a de que atletas jovens que se engajam seriamente com um esporte ainda durante a puberdade podem não escolher o esporte mais conveniente para o seu tipo corporal adulto e, por isso, ficam sujeitos a uma pressão maior para manter um tipo corporal diferente (i. e., mais magro, menor) do que aquele que seria natural para eles. De fato, Sundgot-Bor-

gen (1994b) constatou que os atletas com transtorno alimentar começam a praticar treinos esportivos específicos mais cedo do que os atletas sem transtorno alimentar.

Dietas

Um grande estudo prospectivo randomizado, envolvendo 1.700 adolescentes de ambos os sexos, constatou que dietas e morbidade psiquiátrica foram os fatores preditivos independentes mais sensíveis de transtornos alimentares clínicos recém-diagnosticados (Patton et al., 1999). As garotas que faziam dieta em níveis moderado e grave eram 5 e 18 vezes mais propensas, respectivamente, a serem diagnosticadas com transtorno alimentar clínico após seis meses. As garotas classificadas na primeira e na segunda categorias mais altas de quatro categorias de morbidade psiquiátrica foram 7 e 3 vezes mais propensas, respectivamente, a serem diagnosticadas com transtorno alimentar clínico após seis meses. Fazer dieta é um fator de risco estabelecido de transtorno alimentar (Polivy e Herman, 1995). Períodos súbitos de inatividade forçada (p. ex., em consequência de lesão) ou períodos mais prolongados de balanço energético positivo (p. ex., fora das temporadas) podem resultar em um ganho de peso que o atleta, então, será obrigado a perder. O atleta pode começar a fazer dietas exageradas ou pode desenvolver um medo irracional de ganhar peso adicional. Quando isso ocorre, é importante orientar os atletas sobre a melhor forma de perder peso. Em alguns casos, é possível que se peça aos atletas que percam peso rapidamente para continuarem na equipe. Como resultado, podem se submeter a períodos de restrição alimentar e ciclos de peso. Foi sugerido que esse tipo de comportamento é um importante fator deflagrador de transtorno alimentar em atletas (Brownell, Steen e Wilmore, 1987; Sundgot-Borgen, 1994b, 2000). O aconselhamento nutricional também é essencial para prevenir uma disponibilidade energética inadvertidamente baixa, uma vez que os déficits energéticos causados pelo exercício exagerado e não pela restrição dietética não necessariamente aumentam o apetite por comida (Hubert, King e Blundell, 1998). Portanto, em algumas situações, uma baixa disponibilidade energética pode ocorrer inadvertidamente na ausência de transtornos alimentares clínicos, comportamentos alimentares desordenados ou mesmo restrição dietética.

Traços de personalidade

Certos traços de personalidade podem predispor as pessoas a transtornos alimentares. Relata-se que a maioria dos indivíduos afetados tem baixa autoestima e é excessivamente autocrítica, em particular sobre a imagem corporal (Sundgot-Borgen, 2000). Aqueles com bulimia mostram de forma consistente níveis elevados de impulsividade (DaCosta e Halmi, 1992), e seus escores de dependência são semelhantes aos escores de viciados em drogas (DeSilva e Eysenck, 1987). Atletas (pelo menos os mais bem-sucedidos) são naturalmente compulsivos e focados. Os mesmos traços que estimulam um bom desempenho esportivo em muitos atletas – perfeccionismo, dedicação e disposição para trabalhar duro e resistir ao desconforto – podem levar à preocupação com a imagem corporal e a gordura corporal.

Dependência de exercício

A prática excessiva de exercício é amplamente descrita em coexistência com transtornos alimentares, particularmente entre os adeptos de restrição dietética (Brewerton et al., 1995). Muitas das características relatadas de dependência de exercício são evidentes em atletas com transtornos alimentares (Touyz, Beumont e Hook, 1987). Um estudo descreveu 28% dos pacientes do sexo feminino com transtorno alimentar como "compulsivos para exercício" (Brewerton et al., 1995), enquanto outro estudo relatou que a prevalência da prática excessiva de exercícios entre estas pacientes chegava a 78% (Davis et al., 1994).

O excesso de atividade entre indivíduos com transtornos alimentares é visto ou como a prática deliberada de exercício para aumentar o gasto energético e promover perda de gordura, ou como uma agitação involuntária e persistente frequentemente associada com perturbação do sono (Beumont, 1995). Nos casos em que se observa a primeira manifestação, o exercício é considerado um sintoma secundário do transtorno, e entre os atletas pode ser impossível distinguir entre essa motivação para se exercitar e a necessidade de treinar para um esporte. A hiperatividade da agitação, por outro lado, pode ser uma característica central do transtorno alimentar (Kron et al., 1978). Esta noção é sustentada por evidências de consumo reduzido de ração em ratos forçados a se exercitar excessivamente, e aumento da corrida voluntária na roda em ratos privados de alimento (Epling e Pierce, 1988). Do mesmo modo, uma combinação de exercício excessivo e restrição alimentar pode ser um ciclo autoperpetuador e mutuamente re-

forçador, com consequências potencialmente sérias. Hoje, o papel exato do exercício na etiologia dos transtornos alimentares ainda não está claro. As dietas constituem um fator de risco estabelecido para o desenvolvimento de transtornos alimentares (Polivy e Herman, 1995), embora altos níveis de atividade física possam ter papel importante na perpetuação de um transtorno alimentar. Davis et al. (1994) constataram que 75% dos pacientes com transtorno alimentar eram mais ativos durante o período de menor ingestão de alimento e maior perda de peso.

Efeitos dos transtornos alimentares sobre o desempenho esportivo

O efeito de um transtorno alimentar sobre o desempenho no exercício é determinado pela duração da manifestação e pela gravidade do transtorno. O efeito de um transtorno alimentar sobre o desempenho em um esporte específico também é determinado pela natureza do esporte (i. e., se a necessidade predominante do esporte é potência, força, resistência ou habilidades motoras). Assim como nos estágios iniciais de uma dieta, o corpo se adapta e usa a gordura armazenada, certos minerais (p. ex., ferro) e vitaminas. É possível que não haja diminuição do desempenho por algum tempo, e o atleta pode se enganar, acreditando que o comportamento alimentar perturbado não é prejudicial. Nos estágios iniciais da perda de peso, pode haver melhora transiente do desempenho, porém o desempenho de resistência tende a deteriorar se os níveis hepáticos e musculares de glicogênio estiverem baixos, ou se o atleta sofrer desidratação ou desenvolver anemia (i. e., a concentração de hemoglobina no sangue cair abaixo do normal).

A desidratação é comum na anorexia nervosa e na bulimia nervosa (Sundgot-Borgen, 2000); a desidratação aguda tem outras consequências para o desempenho esportivo, como a perda de habilidades motoras e coordenação (Fogelholm, 1994b). O volume plasmático reduzido no estado desidratado compromete a capacidade de termorregulação durante o exercício, o que também pode contribuir para o comprometimento do desempenho no exercício, particularmente sob condições de calor (ver detalhes adicionais no Cap. 9). Perturbações eletrolíticas também tendem a ser prejudiciais à função muscular e, com o passar do tempo, uma perda de massa magra corporal (músculo) levará à diminuição da força e da potência. O desempenho anaeróbico no curto prazo e a força muscular são comprometidos após a perda rápida de peso, e a restauração do desempenho exige 5-24 horas de reidratação (Fogelholm, Koskinen e Lasko, 1993). Possíveis consequências dos transtornos alimentares no desempenho de atletas são as seguintes:

- Diminuição da velocidade de condução nervosa.
- Diminuição do tempo de reação.
- Diminuição da concentração.

- "Cabeça leve".
- Diminuição da autoestima e aumento do medo do fracasso.
- Diminuição da velocidade da contração muscular.
- Atrofia muscular e perda de massa magra corporal.
- Diminuição da força e da potência.
- Diminuição da resistência no exercício estático e no dinâmico.
- Diminuição do fluxo sanguíneo para o músculo esquelético.
- Diminuição da capacidade de transporte de oxigênio do sangue, resultando em diminuição da distribuição de oxigênio para o músculo.
- Comprometimento do metabolismo oxidativo no músculo esquelético.
- Aparecimento precoce de fadiga durante o exercício ou desenvolvimento de fadiga crônica, ou ainda sintomas de esforço excessivo.
- Aumento do tempo de recuperação em seguida ao exercício.
- Aumento do número de dias de treino perdidos devido a lesões musculoesqueléticas ou infecções.

Efeitos dos transtornos alimentares sobre a saúde

Os problemas de saúde que podem surgir a partir de transtornos alimentares crônicos são os efeitos da reduzida disponibilidade energética e das deficiências de micronutrientes que são prejudiciais para a saúde do atleta. Um dos principais problemas associados aos transtornos alimentares é a baixa disponibilidade de energia, que é definida não só como uma baixa ingestão calórica dietética, mas sim como o resultado da ingestão calórica dietética menos o gasto energético do exercício. A disponibilidade de energia, portanto, é a quantidade de caloria da dieta disponível para a realização de outras funções corporais após o treino com exercício. Quando a disponibilidade energética está baixa demais, mecanismos fisiológicos diminuem a quantidade de energia usada para manutenção celular, termorregulação, crescimento, desenvolvimento ósseo e reprodução. Embora os mecanismos compensatórios tendam a restaurar o balanço energético e promover a sobrevivência, a saúde fica comprometida. Em particular para atletas do sexo feminino, ingestões inadequadas de cálcio, ferro e vitaminas do complexo B são uma séria preocupação. Deficiências de energia e de macronutrientes podem afetar o humor, o crescimento e o amadurecimento, a função endócrina e reprodutora, a saúde óssea e a mortalidade.

Humor

A depressão é um sintoma comum dos transtornos alimentares (Thompson e Trattner-Sherman, 1993). O aumento na fadiga, ansiedade, raiva e irritabilidade está associado a níveis baixos de ingestão de calorias e carboidrato durante os períodos de dieta para conseguir uma perda rápida de peso. Atualmente, faltam estudos sobre os efeitos dos transtornos alimentares sobre o estado de humor em atletas.

Crescimento e amadurecimento

Pode ocorrer atrofia do crescimento em atletas adolescentes durante períodos prolongados de ingestão inadequada de calorias, proteínas e micronutrientes. O início da puberdade pode ser retardado em atletas crianças, e um desenvolvimento ósseo precário pode levar a uma suscetibilidade aumentada a fraturas e problemas nas fases tardias da vida, em particular nas meninas.

Função endócrina e reprodutora

A função reprodutora feminina é afetada pelo balanço energético negativo resultante da alimentação desordenada aliada ao treino intenso. O estresse psicológico e o baixo conteúdo de gordura corporal são outros fatores contribuintes que podem levar à amenorreia.

A produção pulsátil de **hormônios gonadotróficos** (hormônio folículo-estimulante [FSH] e hormônio luteinizante [LH]) a partir da glândula hipófise anterior é inibida durante os déficits energéticos prolongados, e a produção ovariana dos hormônios esteroides estrógeno e progesterona cai a níveis extremamente baixos (Fig. 16.2). Estudos realizados em laboratório mostraram que a pulsatilidade do LH é perturbada em cinco dias quando a disponibilidade energética de uma mulher jovem é reduzida em mais de um terço, de 190 kJ (45 kcal) para 125 kJ (30 kcal) por kg de massa livre de gordura por dia (Loucks e Thuma, 2003). A irregularidade menstrual se instala, podendo ser seguida de amenorreia e ausência de **ovulação**. Neste estado, a pessoa é infértil, e sua condição endócrina é semelhante à de uma mulher em fase de pós-menopausa. A pulsatilidade do LH reflete a secreção em pulsos de hormônio liberador de gonadotrofina (GnRH) a partir do hipotálamo, e o gerador de pulsos de GnRH é influenciado direta ou indiretamente pelos níveis de certos substratos combustíveis (glicose, ácidos graxos livres e cetonas) e hormônios (insulina, cortisol, hormônio do crescimento e leptina). Considera-se que um ou mais destes elementos constituem o sinal que perturba a pulsatilidade do GnRH em condições de baixa disponibilidade de energia. Dentre eles, o mais importante pode ser a **leptina**, um hormônio proteico derivado do adipócito e que transmite para o sistema nervoso central um sinal indicativo da quantidade de reservas energéticas no tecido adiposo. Avanços recentes na fisiologia da leptina estabeleceram que o principal papel deste hormônio é sinalizar a disponibilidade energética em estados de deficiência de energia. A leptina também tem papel importante na regulação da função neuroendócrina. A importância da leptina no sistema reprodutor foi sugerida pela disfunção reprodutiva associada à deficiência e à resistência à leptina tanto em modelos experimentais com animais como em seres humanos, assim como sua capacidade de acelerar o aparecimento da função reprodutora em animais. Mulheres normais apresentam um padrão pulsátil de liberação de leptina que está associado de modo significativo com as variações nos níveis de LH e estradiol. Estudos realizados com animais e seres humanos mostraram que con-

centrações baixas de leptina são parcial ou totalmente responsáveis por alterações induzidas pela inanição nos hormônios reprodutivos, tireoidianos e IGF. A anorexia nervosa e a amenorreia induzida pelo exercício estão associadas a baixas concentrações de leptina e a um espectro similar de anormalidades neuroendócrinas. Foi demonstrado que a leptina é capaz de restaurar os ciclos menstruais ovulatórios e melhorar marcadores de hormônios reprodutivos, tireoidianos e IGF, bem como os marcadores ósseos, na amenorreia hipotalâmica (Chan e Mantzoros, 2005).

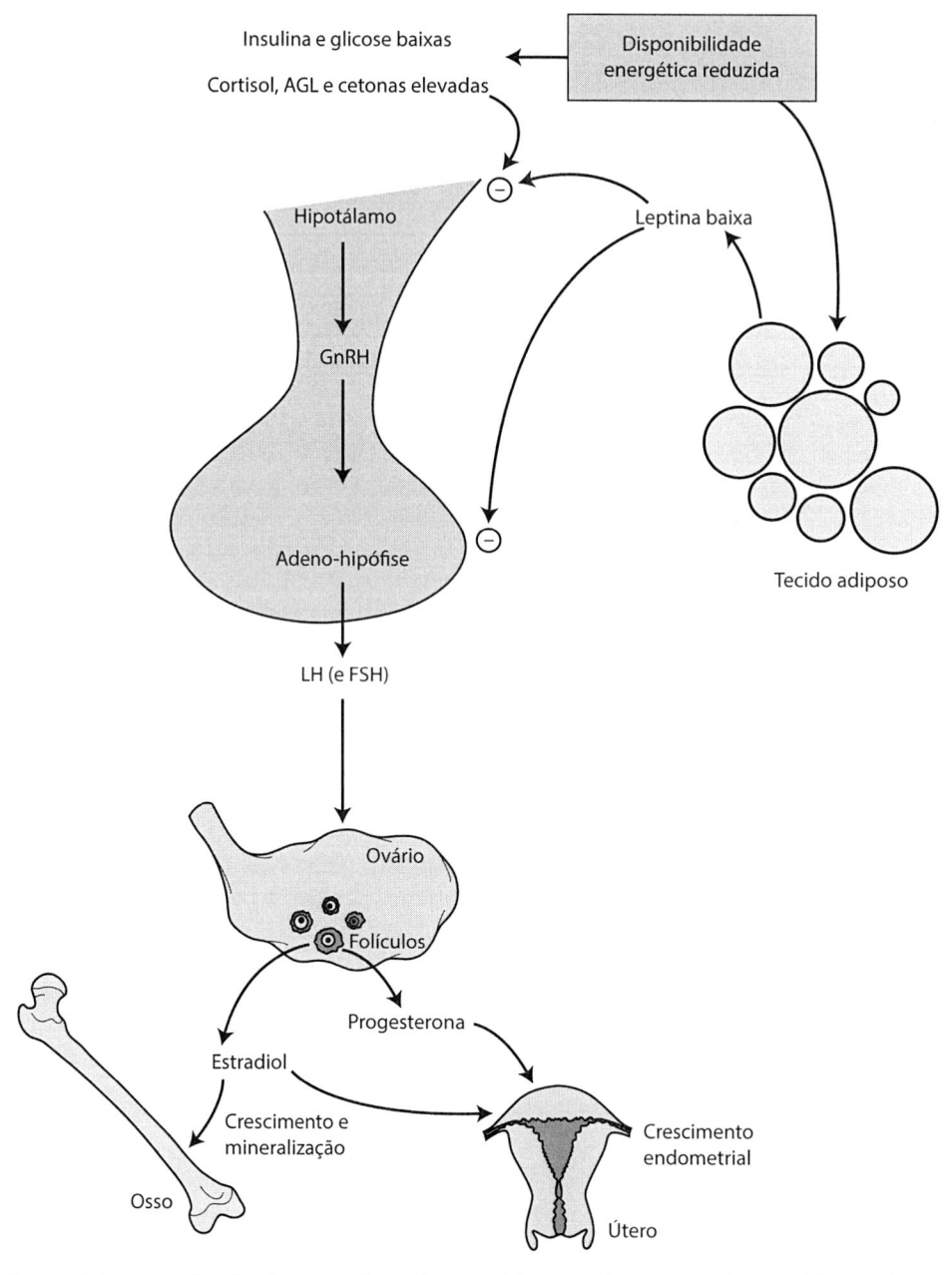

FIGURA 16.2 O papel das perturbações hormonais no desenvolvimento de amenorreia e problemas de saúde associados, como a osteoporose. As setas indicam os efeitos da disponibilidade energética reduzida que leva à inibição (-) da pulsatilidade do GnRH e do LH.

Os efeitos de longo prazo da amenorreia atlética sobre a fertilidade ainda são desconhecidos, embora algumas evidências sugiram que as deficiências reprodutivas associadas à amenorreia são reversíveis quando o problema é tratado (Mishell, 1993). Embora níveis baixos de gordura corporal por si só não tenham sido implicados como causa específica de disfunção menstrual, evidências sugerem que a baixa disponibilidade de energia é o principal fator causal (Loucks, 2006). Estudos mostram que restringir a ingestão calórica abaixo de uma quantidade limiar crítica provoca adaptações metabólicas e hormonais. Estas alterações podem ser mediadas, pelo menos em parte, pelo hormônio leptina.

A amenorreia atlética é uma forma extrema de disfunção menstrual. Perturbações menos graves do ciclo menstrual, incluindo frequência reduzida dos períodos (oligomenorreia) e deficiência da fase lútea, podem resultar em níveis deprimidos de estrógeno. Além disso, em atletas adolescentes do sexo feminino, o início da puberdade e a **menarca** podem ser retardados (Manore, 2002).

Saúde dos ossos

Os hormônios esteroides ovarianos, em particular o estradiol, favorecem a captação de cálcio para o osso (Fig. 16.2) e inibem a reabsorção óssea; portanto, a amenorreia pode predispor as atletas do sexo feminino ao desenvolvimento de osteoporose, que é uma perda óssea qualitativa e quantitativa precoce. Esta condição pode ocorrer apesar do fato de a atividade física com carga induzir uma densidade mineral óssea (DMO) maior. O exercício com sustentação do peso, de alto impacto e com movimentos rápidos empregando uma ampla gama de grupos musculares e excedendo 70% da capacidade aeróbica ou 70% do levantamento de peso máximo com repetição única parece ser mais efetivo para o desenvolvimento ósseo. Este efeito, porém, é específico para os ossos que recebem o estresse de maior impacto durante o exercício, e até mesmo esse grau de proteção pode ser insuficiente para prevenir a desmineralização líquida do osso em face da secreção inadequada de estrógeno. De fato, parece haver um limiar de ingestão de cálcio dietética abaixo do qual a atividade física pode ter efeito mínimo sobre o aumento da massa óssea (Bloomfield, 2001). Atletas com transtorno alimentar apresentam DMO diminuída nas vértebras espinhais em comparação com os valores normais, mas têm densidades maiores do que os não atletas com transtorno alimentar. Assim, o treino com exercício pode diminuir a quantidade de perda óssea, mas o exercício isoladamente não é capaz de proteger o atleta contra a osteoporose. Comportamentos alimentares anormais e restritivos parecem estar relacionados a uma maior probabilidade de fraturas (Bennell, Matheson e Heevwisse, 1999; Golden, 2002). A força óssea e o risco de fratura dependem da densidade e da estrutura interna do mineral ósseo, bem como da qualidade da proteína óssea, o que pode explicar por que algumas pessoas sofrem fraturas enquanto outras que têm a mesma DMO não sofrem.

A privação de estrógenos em qualquer idade está associada à perda óssea e a uma DMO reduzida que, quando prolongada, poderia levar à osteoporose, além de ser mais crítica do que níveis baixos de progesterona para o início da desmineralização óssea (Cumming, 1996). A ausência de ciclos menstruais e os baixos níveis plasmáticos de estradiol associados podem diminuir a DMO a tal ponto que as fraturas passam a ocorrer com cargas de impacto mínimas (Snow-Harter, 1994; Cumming, 1996).

O pico de massa óssea é atingido durante as primeiras três décadas da vida. As mulheres atingem 95% da densidade máxima por volta dos 18 anos de idade, e todas as mulheres apresentam perda óssea associada ao envelhecimento após alcançarem o pico. Portanto, a maximização do pico de massa óssea durante os anos de formação é de fundamental importância. Como os 2-3 anos que constituem o surto de crescimento da puberdade são acompanhados da deposição de 60% da massa óssea final, quaisquer inadequações dietéticas e perturbações do ciclo menstrual normal podem comprometer a formação óssea mais seriamente nesse período do que em qualquer outro (Golden, 2002; Sabatini, 2001; Snow-Harter, 1994). A DMO de uma atleta do sexo feminino reflete sua história cumulativa de disponibilidade energética e estado menstrual, bem como seu legado genético e exposição a outros fatores nutricionais, comportamentais e ambientais. Como ocorre com aqueles que sofrem de anorexia nervosa, as atletas com deficiência de estrógeno decorrente de uma baixa disponibilidade energética estão, de modo geral, cronicamente subnutridas e têm ingestões inadequadas de proteína e micronutrientes, o que reduz ainda mais a taxa de formação óssea. A baixa disponibilidade energética também pode suprimir a formação óssea por meio de efeitos em outros hormônios, incluindo cortisol e leptina.

Como mostrado na Figura 16.3, a perda óssea é acelerada nas mulheres após os 40-50 anos de idade, quando ocorre a menopausa e os ovários param de produzir estrógeno. Atletas crianças e adolescentes do sexo feminino que apresentam transtornos alimentares têm risco aumentado de osteoporose, uma vez que a cessação precoce da produção de estrógeno resultante das alterações hormonais associadas à disponibilidade energética reduzida significa que seu pico de massa óssea não será tão alto como seria em outras circunstâncias. Todas as mulheres fisicamente ativas que perdem seus períodos menstruais em razão de treino intenso ou por causa de transtornos alimentares são fortes candidatas à perda óssea prematura. Tipicamente, sofrem uma perda óssea de 2-6% a cada ano, o que possivelmente resulta na perda de 25% da massa óssea total (Snow-Harter, 1994). O resultado é que alcançam o limiar de fratura mais cedo do que as mulheres que menstruam normalmente até a menopausa.

Estudos relatam que o número total de anos de ciclos menstruais regulares é um fator preditivo mais preciso da DMO na coluna espinhal lombar do que qualquer outro fator relacionado ao treino, dieta ou menstruação (Montagnani, Arena e Maffulli, 1992; Myburgh, Bachrach e Lewis, 1993). Ao longo dos últimos 15 anos, numerosos estudos relataram que mulheres com irregularidades de ciclo menstrual têm valores de DMO significativamente menores do que os valores de DMO de mulheres atletas e não atletas com menstruação normal (Kazis e Iglesias, 2003). Em consequência, a preocupação atual é que muitas atletas do sexo feminino cujos esquemas rigorosos de treino e práticas dietéticas restritas levaram a períodos prolongados de amenorreia podem ter sofrido perda óssea irreversível.

O desenvolvimento de osteoporose também é acelerado pela ingestão dietética inadequada de vitamina D ou cálcio (Cap. 10), o que representa uma preocupação adicional para os atletas com transtorno alimentar (Manore, 2002). Quando a amenorreia está presente, aumentar o consumo de cálcio para 120% da RDA aparentemente ajuda os ossos a manterem a densidade e a se desenvolverem de modo normal. Essa diretriz nutricional deve ser dada às mulheres com baixo peso corporal que apresentam amenorreia.

As três condições prevalentes em atletas do sexo feminino – amenorreia, alimentação desordenada e osteoporose – são coletivamente conhecidas como **síndrome da tríade da mulher atleta** (Fig. 16.4) (Nattiv et al., 2007). Esta condição foi recentemente introduzida como deficiência energética relativa do esporte (RED-S) (Mountjoy et al., 2014) com ou sem alimentação desordenada ou transtornos alimentares. O problema subjacente da RED-S é uma inadequação energética para sustentar a gama de funções corporais envolvidas em um estado de saúde e desempenho ótimos (Mountjoy et al., 2014). A alimentação desordenada está na base de uma ampla proporção dos casos de baixa disponibilidade energética, embora outras situações, como um programa mal administrado para diminuição rápida da massa corporal ou da gordura corporal, ou a incapacidade de fazer a ingestão calórica corresponder a um alto gasto energético decorrente do comprometimento extremo com a prática de exercícios, possam ocorrer sem que haja problemas psicológicos associados à maioria dos transtornos alimentares (Loucks, 2004). O risco se aplica a toda atleta do sexo feminino, porém as mulheres que participam de esportes em que um baixo peso corporal é vantajoso (p. ex., corrida de resistência e ginástica) ou exigido (i. e., esportes com categorias de peso como remo e artes marciais) são as que apresentam maior risco. Alguns estudos indicam que o risco de lesões musculoesqueléticas é maior naquelas que sofrem da síndrome (Thein-Nissenbaum et al., 2011).

Tem havido certo grau de especulação quanto à existência de uma síndrome da tríade do homem atleta, sobretudo depois que dois estudos encontraram valores de DMO menores em ciclistas do sexo masculino em comparação aos valores observados nos controles (Rector et al., 2008; Smathers, Bemben e Bemben, 2009). Smathers, Bemben e Bemben (2009) relataram que 9% dos ciclistas do sexo masculino competidores *versus* apenas 3% dos controles compatíveis quanto à idade e à massa corporal foram classificados como osteoporóticos (i. e., DMO > 2,5 DP abaixo do normal), e até 25% dos ciclistas *versus* 10% dos controles foram classificados como osteopênicos (i. e., com densidade óssea entre 1,0 e 2,5 DP abaixo do pico de densidade normal, porém não suficientemente baixa para ser classificada como osteoporóticos). Rector et al. (2008) constataram que 63% de sua coorte de praticantes de ciclismo recreativo do sexo masculino tinham osteopenia

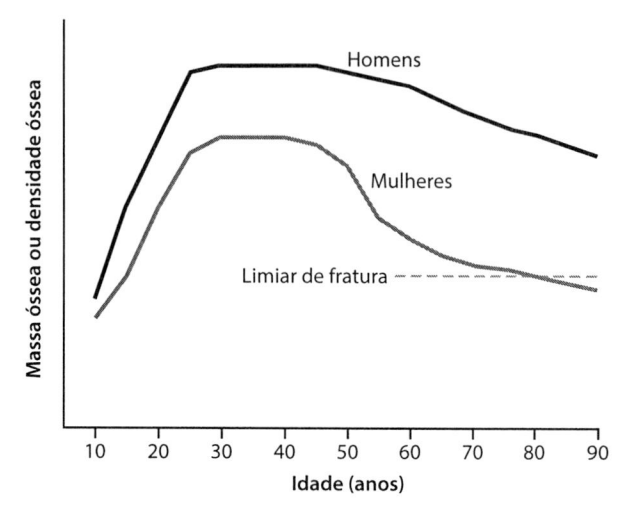

FIGURA 16.3 Alterações na massa óssea total ou na densidade óssea com o avanço da idade em homens e mulheres. O pico de massa óssea é atingido pouco depois dos 20 anos de idade, e todas as mulheres apresentam perda óssea relacionada ao avanço da idade a partir de então. É importante observar a queda drástica na massa óssea que ocorre após a idade em que a menopausa ocorre (40-50 anos). Para os homens, a massa óssea é maior e relativamente bem mantida, sofrendo apenas uma queda gradativa em anos posteriores. Indivíduos (em particular as mulheres) com um pico de massa óssea abaixo da média atingem o limiar crítico para fraturas em idades menos avançadas.

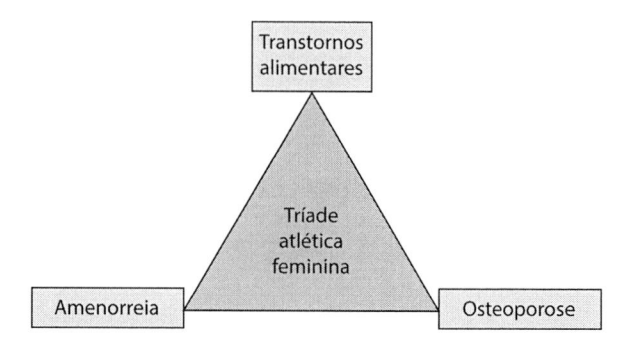

FIGURA 16.4 Síndrome da tríade da mulher atleta (também conhecida como deficiência energética relativa no esporte, RED-S).

da coluna espinhal ou do quadril, em comparação aos 19% encontrados em um grupo comparativo de corredores. Os autores concluíram que, após estabelecer o controle para idade, peso corporal e história de carga óssea, os ciclistas se mostraram 7 vezes mais propensos a terem osteopenia da coluna espinhal do que os corredores. Estes efeitos podem estar mais relacionados ao esporte (ciclismo) em si (que consiste em uma forma de exercício sem carga) e ao baixo conteúdo de gordura corporal dos ciclistas profissionais do sexo masculino (Cap. 14) do que à tríade atlética masculina. Todavia, uma revisão da literatura feita por Tenforde et al. (2016) apresentou evidência de que um processo análogo à tríade atlética feminina pode ocorrer em atletas do sexo masculino. A revisão indicou que alguns atletas do sexo masculino podem apresentar aspectos adversos de saúde paralelos àqueles associados à tríade atlética feminina, incluindo baixa disponibilidade energética (com ou sem alimentação desordenada), baixa secreção de hormônio gonadotrófico e hipogonadismo associado, e DMO baixa. Como resultado, os atletas do sexo masculino que apresentam estes aspectos podem estar predispostos ao desenvolvimento de lesões ósseas por estresse, e essas lesões tendem a ser a primeira manifestação de condições associadas à tríade atlética masculina.

Mortalidade

As taxas de mortalidade por transtorno alimentar entre atletas são desconhecidas; contudo entre os pacientes com anorexia nervosa na população geral, foi relatada uma mortalidade aumentada que varia de menos de 1% a até 18% (Thompson e Trattner-Sherman, 1993). Em pacientes com anorexia nervosa, a morte geralmente é causada por uma excessiva perturbação hídrica e eletrolítica, ou resulta de suicídio. Não há informação disponível sobre mortalidade na bulimia nervosa, mas está claro que algumas mortes ocorrem em razão de complicações do comportamento de indução de vômito ou por suicídio. O uso abusivo de substâncias como diuréticos, laxantes, **eméticos** (promotores de vômito) e pílulas de emagrecimento que comumente contêm estimulantes (p. ex., anfetaminas) é relatado com frequência entre atletas com transtornos alimentares (Sundgot-Borgen e Larsen, 1993), e o uso exagerado ou inadequado de algumas destas substâncias pode contribuir para o desenvolvimento de problemas de saúde e para a mortalidade em alguns casos. Havendo desidratação ou perturbações eletrolíticas decorrentes de transtorno alimentar, o atleta corre risco de sofrer parada cardíaca durante o exercício.

Tratamento e prevenção de transtornos alimentares

A educação talvez seja o modo mais efetivo de prevenir ou tratar os transtornos alimentares em atletas. Embora a educação de atletas acerca dos riscos de transtorno alimentar seja apenas um elemento de um programa abrangente projetado para prevenir e tratar a alimentação desordenada em atletas, numerosos transtornos alimentares podem persistir, devido à falta de compreensão sobre os efeitos que esses distúrbios podem ter sobre a saúde. Muitas pessoas com transtorno alimentar aparentemente desconhecem o que constitui uma refeição balanceada ou um padrão alimentar normal. Devido aos conceitos equivocados e à falta de compreensão dos princípios nutricionais, os atletas podem ter um medo irracional de admitir (até mesmo para si próprios) que têm um problema. Por isso, o diagnóstico antecipado é fundamental, uma vez que os transtornos alimentares se tornam mais difíceis de tratar à medida que progridem. Os transtornos alimentares também podem persistir mesmo após o indivíduo receber educação e aconselhamento adequados.

Os transtornos alimentares são exemplos extremamente complexos de disfunção psicológica. A coexistência de dependência do exercício e depressão é comum entre atletas com transtorno alimentar. Evidências sugerem que uma coincidência de transtorno alimentar com depressão é tratada de modo mais efetivo abordando-se a doença depressiva primeiro com uma combinação de terapia e medicação antidepressiva (Roth e Fonagy, 1998). O tratamento da depressão é a preocupação imediata, por ser a maior ameaça à vida. O tratamento do transtorno alimentar é feito em seguida, geralmente na forma de terapia cognitivo-comportamental para bulimia nervosa ou terapia interpessoal para anorexia nervosa (Roth e Fonagy, 1998). Para os atletas que sofrem de condições de longa duração, a prontidão para ouvir e aceitar aconselhamento deve ser avaliada junto com um profissional de saúde mental.

Uma vez obtida a cooperação do atleta, é possível iniciar o aconselhamento nutricional. O peso corporal e o percentual de gordura corporal devem ser medidos para estabelecer metas realistas, o que também depende da natureza do esporte praticado pelo atleta. Um atleta que concorda em cooperar com todos os regimes de tratamento pode continuar a treinar e competir, mas deve ser monitorado de perto. O tratamento efetivo sempre tem precedência ao esporte.

A prática exagerada de exercício pode agravar as complicações médicas dos transtornos alimentares (p. ex., piora das perturbações eletrolíticas com a sudorese) (Pomeroy e Mitchell, 1992). O exercício é empregado no tratamento da depressão e dos transtornos alimentares em indivíduos não atletas (Beumont et al., 1994; Byrne e Byrne, 1993), por isso um nível contínuo de exercício moderado é preferível a impedir o atleta de se exercitar completamente. Mesmo assim, é preciso ponderar os benefícios do exercício contínuo *versus* os potenciais riscos envolvidos em cada caso. Além disso, o exercício deve ser supervisionado, e os sinais de dependência do exercício devem ser monitorados atentamente.

O tratamento de um atleta com transtorno alimentar deve seguir uma abordagem de equipe e incorporar um médico, um nutricionista, um profissional de saúde mental, o fisiologista e um psicólogo. Todos estes profissionais incentivam o atleta a aderir a hábitos alimentares saudáveis e reforçam a mensagem de que as consequências da condição são a deterioração da saúde e do desempenho esportivo. De acordo com Thompson e Trattner-Sherman (1993), os atletas devem manter um peso corporal mínimo que não seja inferior a 90% do peso corporal "ideal" para a saúde.

As atletas com amenorreia por mais de seis meses devem ser avaliadas quanto à DMO e consideradas para uma terapia de reposição hormonal. As atletas afetadas devem ser encaminhadas ao nutricionista para receber aconselhamento nutricional e para estimação de sua disponibilidade energética. São necessárias quantidades adequadas de nutrientes que atuam na constituição dos ossos, como o cálcio (1.000-1.300 mg/dia), vitamina D (400-1.000 UI/dia) e vitamina K (60-90 mg/dia). Uma ingestão proteica adequada é outra preocupação. A disponibilidade energética aumentada deve continuar até que as menstruações voltem a ocorrer, e é mantida durante os treinos e competições.

Os técnicos devem compreender a influência que podem exercer sobre os comportamentos de alimentação e controle do peso de seus atletas. Embora as causas exatas dos transtornos alimentares continuem desconhecidas, a pressão sobre atletas jovens e altamente motivados, porém desinformados, para ter êxito e satisfazer as demandas do técnico pode resultar primeiramente na adesão a dietas, seguida de comportamentos alimentares não saudáveis. Se tal comportamento for reforçado pelo sucesso e pelos elogios do técnico, pode levar a um transtorno alimentar plenamente estabelecido. Os técnicos não devem fazer comentários sobre o tamanho, o peso ou o percentual de gordura corporal do atleta. Estes comentários devem ser deixados a cargo do nutricionista, que pode aconselhar o atleta sobre alimentação saudável e implementar um programa de perda de peso estruturado e supervisionado, quando este for visto como necessário. Uma discussão mais detalhada sobre prevenção, manejo e tratamento dos transtornos alimentares entre atletas é disponibilizada na revisão abrangente de Torstveit e Sundgot-Borgen (2014).

Pontos-chave

- Os transtornos alimentares são caracterizados por perturbações gerais do comportamento alimentar. Os principais transtornos estão associados a uma ingestão alimentar anormalmente reduzida (anorexia nervosa) e a crises de compulsão alimentar seguidas de vômito (bulimia nervosa). Quando não diagnosticados e não tratados, os transtornos alimentares podem ter efeitos prejudiciais sobre o desempenho esportivo, bem como efeitos lesivos duradouros sobre a saúde.
- Parece haver uma incidência maior de transtornos alimentares entre atletas do que entre não atletas, e as atletas do sexo feminino têm maior prevalência em comparação aos atletas do sexo masculino. A anorexia nervosa classicamente definida não parece ser muito mais prevalente na população atlética feminina do que na população geral, contudo a bulimia nervosa e os transtornos alimentares subclínicos parecem ser mais prevalentes entre as atletas do sexo feminino do que entre as mulheres não atletas.
- A prevalência dos transtornos alimentares parece ser maior entre atletas do sexo feminino que competem em esportes de resistência e esportes com categorias de peso, e é especialmente alta entre aquelas que praticam esportes estéticos, como ginástica e dança, em comparação com aquelas que competem em equipes esportivas, esportes de potência e esportes técnicos. Provavelmente, a maior prevalência está relacionada à relevância de um corpo magro nestes esportes ou à vantagem percebida de competir em uma categoria de peso inferior.
- Fatores de risco para distúrbio alimentar incluem o sexo, as dietas, um estilo de vida atlético e certos traços da personalidade.
- Transtornos alimentares comumente estão associados à dependência do exercício e à depressão.
- As causas exatas dos transtornos alimentares são desconhecidas, e um transtorno alimentar pode evoluir de um desejo inicial ou exigência de perda de peso para um medo patológico de ganhar peso. Atletas do sexo feminino jovens e altamente motivadas, porém desinformadas, são provavelmente as que apresentam maior risco.
- O principal problema dos transtornos alimentares é a baixa disponibilidade energética, definida como a ingestão calórica dietética menos o gasto energético. Quando a disponibilidade energética é baixa demais, mecanismos fisiológicos diminuem a quantidade de energia usada para a manutenção celular, termorregulação, crescimento, desenvolvimento ósseo e reprodução. Embora os mecanismos compensatórios tendam a restaurar o balanço energético e promover a sobrevida, a saúde é comprometida.

- Transtornos alimentares tendem a ser prejudiciais para o desempenho esportivo, embora essa consequência dependa da gravidade e da duração do transtorno, bem como da natureza do esporte. Atletas que apresentam transtorno alimentar podem ter reservas diminuídas de glicogênio, desidratação ou perturbações eletrolíticas, por isso é possível que o desempenho em exercícios de alta intensidade e resistência seja afetado.

- Episódios prolongados de balanço energético negativo ou de compulsão e purga tendem a resultar em deficiências de micronutrientes que são prejudiciais à saúde do atleta. Para as atletas do sexo feminino em particular, ingestões inadequadas de cálcio, ferro e vitaminas do complexo B representam uma séria preocupação. Deficiências de energia e de macronutrientes tendem a afetar humor, estado endócrino, crescimento, função reprodutora e saúde óssea.

- A amenorreia atlética pode predispor as atletas do sexo feminino à osteoporose prematura, devido à falha dos ovários em produzir estrógeno. Isto pode ocorrer apesar do fato de a atividade física com carga induzir uma densidade mineral óssea aumentada.

- A amenorreia, a alimentação desordenada e a osteoporose são conjuntamente conhecidas como síndrome da tríade da mulher atleta. Toda atleta do sexo feminino está exposta ao risco, mas as que apresentam maior risco são as praticantes de esportes em que uma baixa gordura corporal é vantajosa ou exigida.

Leituras recomendadas

Beals, K.A. 2004. *Disordered eating among athletes*. Champaign, IL: Human Kinetics.

Beumont, P.J.V., J.D. Russell, and S.W. Touyz. 1993. Treatment of anorexia nervosa. *Lancet* 26:1635-1640.

Brownell, K.D., and J. Rodin. 1992. Prevalence of eating disorders in athletes. In *Eating, body weight and performance in athletes: Disorders of modern society*, edited by K.D. Brownell, J. Rodin, and J.H. Wilmore, 128-143. Philadelphia: Lea and Febiger.

Byrne, S., and N. McLean. 2001. Eating disorders in athletes: A review of the literature. *Journal of Science and Medicine in Spo*rt 4:145-159.

Clark, N. 1993. How to help the athlete with bulimia: Practical tips and case study. *International Journal of Sport Nutrition* 3:450-460.

Garner, D.M., L.W. Rosen, and D. Barry. 1998. Eating disorders among athletes: Research and recommendations. *Child and Adolescent Psychiatric Clinics of North America* 7:839-857.

Mountjoy, M., J. Sundgot-Borgen, L. Burke, S. Carter, N. Constantini, C. Lebrun, N. Meyer, R. Sherman, K. Steffen, R. Budgett, and A. Ljungqvist. 2014. The IOC consensus statement: beyond the Female Athlete Triad–Relative Energy Deficiency in Sport (RED-S). *British Journal of Sports Medicine* 48 (7): 491-497.

Nattiv, A., A.B. Loucks, M.M. Manore, C.F. Sanborn, J. Sundgot-Borgen, M.P. Warren, and American College of Sports Medicine. American College of Sports Medicine position stand: The female athlete triad. 2007. *Medicine and Science in Sports and Exercise* 39 (10): 1867-1882.

Redman, L.M, and A.B. Loucks. 2005. Menstrual disorders in athletes. *Sports Medicine* 35:747-755.

Sundgot-Borgen J. 1993. Prevalence of eating disorders in female elite athletes. *International Journal of Sport Nutrition* 3:29-40.

Tenforde, A.S., M.T. Barrack, A. Nattiv, and M. Fredericson. 2016. Parallels with the female athlete triad in male athletes. *Sports Medicine* 46 (2): 171-182.

Thompson, R.A., and R.T. Sherman. 2010. *Eating disorders in sport*. New York: Routledge.

Torstveit, M.K., and J. Sundgot-Borgen. 2014. Eating disorders in male and female athletes. In *Sports nutrition*, edited by R.J. Maughan, 513-525. Oxford: Blackwell Science.

Wilmore, J.H. 1991. Eating and weight disorders in female athletes. *International Journal of Sport Nutrition* 1:104-117.

17

Nutrição personalizada

Objetivos

Após estudar este capítulo, o leitor deve ser capaz de:

- Descrever nutrição personalizada.
- Descrever nutrição periodizada.
- Discutir a utilidade da nutrigenômica no esporte.
- Descrever algumas diferenças nas diretrizes dietéticas para atletas de diferentes faixas etárias.
- Descrever algumas diferenças nas diretrizes dietéticas para atletas do sexo feminino.
- Descrever algumas diretrizes nutricionais para esportes e situações específicos.

Os produtos concebidos para atender a necessidades pessoais específicas são cada vez mais comuns. É possível projetar nossos próprios sapatos de acordo com nossas preferências, comprar uma camisa personalizada com o próprio nome e assim por diante. Também vemos essa tendência na medicina. O termo *medicina de precisão* foi introduzido nos Estados Unidos para descrever soluções médicas personalizadas com base em testes genéticos. A justificativa é a de que ter informação genética possibilita fornecer medicações melhores aos pacientes. Em nutrição e nutrição esportiva, vemos uma tendência similar em relação à personalização.

Não existe uma abordagem "universal" para a nutrição esportiva, mas continua havendo a questão sobre como desenvolver um **plano nutricional personalizado**. Neste livro, discutimos principalmente a ciência da nutrição, todavia, com algumas exceções, não discutimos de fato como a ciência deve ser traduzida em aplicação prática. Grande parte das recomendações deste livro são baseadas em estudos científicos laboratoriais e expressas em unidades de componentes dietéticos (p. ex., g/kg de carboidrato) e não de alimentos. Traduzir conceitos teóricos em aplicações práticas geralmente é tarefa de um profissional (p. ex., nutricionista esportivo, especialista em nutrição, equipe de apoio, técnico), entretanto, os atletas às vezes têm que descobrir isso por conta própria. Não é fácil extrapolar a infor-

mação a partir de estudos e aplicá-la às situações da vida real, e um complicador adicional é o fato de os profissionais muitas vezes precisarem tomar decisões rapidamente (minutos a horas) e a ciência se desenvolver devagar (meses a anos). O profissional em geral não pode pedir para os atletas esperarem até um projeto de pesquisa mais relevante ser concluído. Em capítulos anteriores, discutimos isoladamente os carboidratos, gorduras, proteínas, líquidos, vitaminas e minerais. Entretanto, os profissionais que trabalham com atletas terão que adotar uma abordagem mais holística, capaz de traduzir as necessidades individuais de um atleta de carboidratos, gordura, proteína, líquidos e micronutrientes em escolhas alimentares e tamanhos de porções apropriados. Atletas comem alimentos, não nutrientes. Essa abordagem holística é parte importante da nutrição personalizada. Muitas pessoas, incluindo nós mesmos, acreditam que a nutrição personalizada é o futuro da nutrição esportiva, mas ainda não há consenso quanto ao significado de "nutrição personalizada".

Os planos de nutrição personalizados fornecem recomendações para dieta e suplementos ajustadas para atender a necessidades nutricionais específicas com base no fenótipo, genótipo, sexo, idade e metas do indivíduo. As regras e restrições relacionadas à disponibilidade de alimento diferem para cada esporte, e as pessoas têm preferências e tolerâncias diferentes. Há demandas fisiológicas diferentes para os diferentes esportes e posições. Entretanto, de modo geral, diferenças em fatores específicos de cada esporte (p. ex., intensidade, duração, metas) são muito maiores do que as diferenças fisiológicas. Por isso, a nutrição especializada no esporte costuma enfocar estes fatores.

Neste capítulo, enfocamos as aplicações práticas da informação fornecida nos capítulos anteriores, bem como as dificuldades para converter ciência em recomendação significativa. Primeiramente, discutiremos evidências que podem fornecer informação útil para planos nutricionais personalizados. A nutrição personalizada deve começar com a identificação dos fatores que influenciam as necessidades nutricionais pessoais e as contribuições relativas destes fatores, para então identificar os componentes mais importantes de um plano dietético que atenderão às necessidades do atleta. A seguir, são listados os fatores que devem ser considerados ao elaborar um plano nutricional personalizado:

Metas

- Vitória
- Recordes pessoais
- Desempenho ótimo
- Finalização
- Perda de peso
- Manutenção de boas condições de saúde
- Ganho de músculo

Evento

- Duração do exercício
- Intensidade do exercício
- Posição de jogo (na equipe esportiva)
- Tipo de esporte (p. ex., pista de atletismo)
- Modalidade (p. ex., corrida de meia distância)
- Atividade (p. ex., competição)
- Distância da corrida (p. ex., 1.500 m)
- Carga de treino

Individual

- Genética
- Massa corporal
- Condicionamento
- Taxa de suor
- Metabolismo
- Preferências
- Tolerâncias

Ambiente

- Clima
- Altitude

Influências genéticas

Sem dúvida, existe um componente genético significativo para o impacto da nutrição sobre a saúde e a capacidade de adaptação ao treino, bem como no desempenho nos exercícios, e não surpreende que a mídia tenha um forte interesse nisto. Numerosas empresas oferecem testes genéticos que fornecem informação sobre o seu genoma e diversos desfechos relacionados com a saúde. O Projeto Genoma Humano e os avanços nas tecnologias de sequenciamento do DNA revolucionaram a identificação dos distúrbios genéticos. Os aprimoramentos tecnológicos em contínuo desenvolvimento transformaram radicalmente os testes genéticos, que passaram de testes caros e complicados a testes rápidos, mais econômicos e que atendem a múltiplos propósitos. A utilidade do sequenciamento de última geração estabeleceu os diagnósticos de centenas de distúrbios genéticos. A disponibilidade da informação genômica levou ao questionamento sobre o possível benefício clínico do sequenciamento de genomas de indivíduos que não buscam diagnósticos (i. e., pessoas em bom estado de saúde geral), para fazer previsões relativas à assistência médica. Estes métodos também foram criticados porque há poucas evidências que sirvam de base para conclusões e recomendações. Vimos estas técnicas serem ofertadas a atletas preocupados com questões relacionadas ao desempenho, mas quase não há estudos nessa área, por isso é difícil tirar conclusões confiáveis. Para fornecer recomendações significativas para um atleta com base em testes genéticos, precisamos conhecer as interações gene-nutriente-exercício (conhecidas como **nutrigenômica**), porém os estudos nesta área são bastante limitados. A nutrigenômica é uma linha de pesquisa exigente, devido à necessidade de controles rigoroso para todos os aspectos de uma intervenção; tamanhos amostrais grandes (a expectativa é de um efeito de pequenas proporções); e alto custo da pesquisa. Na nutrição esportiva personalizada, somente pode haver progresso se houver compromisso com um planejamento cuidadoso e com a pesquisa humana bem executada no futuro.

Vejamos um exemplo. As atuais recomendações para ingestão de carboidrato estão entre 0 e 90 g por hora de exercício, dependendo das metas, do nível do atleta e da duração do exercício. Esta faixa é muito ampla. A partir de estudos científicos, sabemos que existe uma relação de dose-resposta durante o exercício prolongado (p. ex., 60 g/h resultaria em um desempenho melhor do que 30 g/h). É possível que diferenças genéticas afetem as respostas das pessoas ao consumo de carboidratos. Há quem se beneficie mais que outros, todavia isso é pura especulação, porque não temos dados que sustentem esta hipótese. Poderíamos supor que os genes talvez sejam responsáveis pelas possíveis diferenças na resposta a um mesmo consumo de carboidrato. Nos estudos, porém, as respostas têm sido bastante semelhantes, e mesmo quando há diferenças genéticas, estas seriam pequenas. As diferenças no desempenho em exercícios aeróbicos com ingestões de carboidrato de 30 g/h *versus* 90 g/h seriam várias ordens de magnitude maiores do que as influências genéticas. Portanto, é razoável concluir que, pelo menos neste exemplo, os fatores externos provavelmente superariam a influência de um componente genético. Uma exceção é a sensibilidade à cafeína. Está claro que as respostas à cafeína diferem entre os indivíduos e acontece que isto está relacionado com certos genes. No Capítulo 11, discutimos que *CYP1A2* é um gene que regula a quebra de cafeína e determina a taxa de metabolização da cafeína de um indivíduo, sendo que a sensibilidade à cafeína é determinada principalmente pelo gene *ADORA2A*. Assim, a medida destes genes dará uma noção sobre como um indivíduo irá responder à cafeína. Este exemplo, contudo, é singular, e não temos muitos outros genes únicos que sejam preditivos de desfechos relevantes para atletas relacionados ao desempenho.

Transformando ciência em prática

Nos capítulos anteriores, discutimos ciência, mecanismos, fisiologia e bioquímica em algum grau de detalhe. Usamos estudos como exemplos e fornecemos recomendações com base em evidências. Entretanto, certo grau de tradução se faz necessário para transformar estas recomendações em aconselhamento prático. Por exemplo, precisamos converter as recomendações nutricionais em alimentos e bebidas que possam ser consumidos pelo atleta, e temos que considerar a relevância das condições em um estudo conduzido em laboratório para o evento esportivo real do atleta, bem como o modo como a nutrição pode ser usada para sustentar as metas particulares do atleta em um dado dia.

Conversão de recomendações nutricionais em alimentos

As recomendações para um nutriente específico podem ser feitas em gramas por dia ou em gramas por refeição, mas isso precisa ser traduzido em quanto de certo alimento deve ser ingerido para fornecer a quantidade recomendada do nutriente. Por exemplo, considere que a recomendação seja consumir 20 g de proteína de alta qualidade por refeição. Isso pode não significar nada para um atleta, que consome alimentos e não proteína. O que significa 20 g em termos de alimento? Os nutricionistas são treinados para fazer estas conversões, mas para um atleta nem sempre é fácil fazer isso. A Tabela 17.1 traz exemplos de diferentes alimentos em quantidades diferentes contendo 20 g de proteína (os conteúdos de leucina e aminoácido essencial também são indicados nesta tabela). No Capítulo 8, discutimos a importância da leucina e dos aminoácidos essenciais na condução de uma síntese proteica ótima em seguida ao treino com exercício de resistência. A Figura 17.1 traz exemplos de produtos que podem fornecer 3 g de leucina. A Tabela 17.2 fornece os conteúdos de leucina e AGCR de diferentes fontes de proteína.

Muitos estudos foram realizados com ingredientes únicos, para que seja possível tirar conclusões acerca desses ingredientes; se alimentos contendo numerosos ingredientes fossem usados, seria impossível tirar conclusões sobre a importância relativa de ingredientes individuais. Por exemplo, as recomendações proteicas são baseadas principalmente em estudos nos quais uma proteína específica (p. ex., soro do leite) é fornecida a um atleta e as taxas de síntese proteica são medidas ao longo das 4-5 horas seguintes. São então tiradas conclusões sobre a proteína, as quais são usadas para esboçar algumas diretrizes. Na realidade, porém, os atletas nem sempre ingerem proteína de soro do leite, e sim proteína com outros ingredientes (p. ex., proteína de soro do leite + carboidrato), ou consomem alimentos que contêm proteína, carboidrato, gordura e, talvez, fibras. É altamente improvável que as respostas a estes alimentos sejam similares às respostas às proteínas isoladas. Todos estes ingredientes podem afetar as taxas de absorção e a entrega de aminoácidos para o músculo. É preciso ter isso em mente. Futuramente, os pesquisadores devem enfocar o estudo dos alimentos em adição aos ingredientes isolados, para auxiliar a tradução dos achados de um estudo em recomendações práticas.

Os nutricionistas esportivos são treinados para converter as recomendações teóricas de ingestões de macro e micronutrientes em alimentos, e estas muitas vezes são fornecidas em gramas por quilograma de peso corporal ao dia ou em gramas por minuto. Por exemplo, no Capítulo 6, indicamos que a ingestão de carboidrato recomendada durante o exercício é 30-90 g/hora, dependendo da duração e da intensidade da atividade. A Figura 17.2 mostra o que um atleta precisa ingerir para atingir esse alvo.

Em capítulos anteriores, discutimos principalmente os macro e micronutrientes isoladamente, para que cada um fosse examinado em detalhes. Por outro lado, contudo, aconselhar um atleta exige que o conhecimento de cada um destes componentes seja traduzido em recomendações significativas. Por exemplo, no Capítulo 6, aprendemos que a ingestão de carboidrato pode ser importante para o desempenho e as recomendações de ingestão de carboidrato aumentam com o aumento da duração do exercício. No Capítulo 9, aprendemos que o balanço hídrico pode ter papel importante no desempenho em exercícios prolongados, sobretudo em condições de calor. Foi sugerido que, para uma distribuição efetiva dos líquidos, a adição de carboidrato a uma bebida poderia ser benéfica; entretanto, se uma quantidade exagerada de carboidrato for ingerida, o esvaziamento gástrico (e, portanto, a absorção de líquido no intestino) será retardado. Portanto, parece haver conflito na recomendação: uma alta ingestão

TABELA 17.1 Alimentos que fornecem 20 g de proteína

Alimento	Tamanho da porção típica (g)	Quantidade (g) necessária para 20 g de proteína	Conteúdo calórico na quantidade necessária para 20 g de proteína	Total de aminoácidos essenciais (AAE) (g)	Leucina na quantidade necessária para 20 g de proteína (g)
Pão (branco)	75	238	2.385 kJ (570 kcal)	6,48	1,48
Espaguete (cozido)	50	667	2.435 kJ (582 kcal)	10,11	2,20
Leite (semidesnatado)	195	606	1.182 kJ (283 kcal)	10,27	2,03
Ovo (cru)	60	160	979 kJ (234 kcal)	9,58	1,63
Carne em bife, ensopado (crua)	175	99	729 kJ (174 kcal)	9,16	1,60
Frango (assado)	85	75	449 kJ (107 kcal)	8,52	1,49
Lentilhas (cozidas)	155	263	1.115 kJ (266 kcal)	7,91	1,55
Batata (cozida)	150	1.333	3.972 kJ (949 kcal)	7,58	1,27

Note as quantidades muito diferentes de alimento e os diferentes conteúdos calóricos para a mesma quantidade de proteína total e para quantidades similares de AAE.

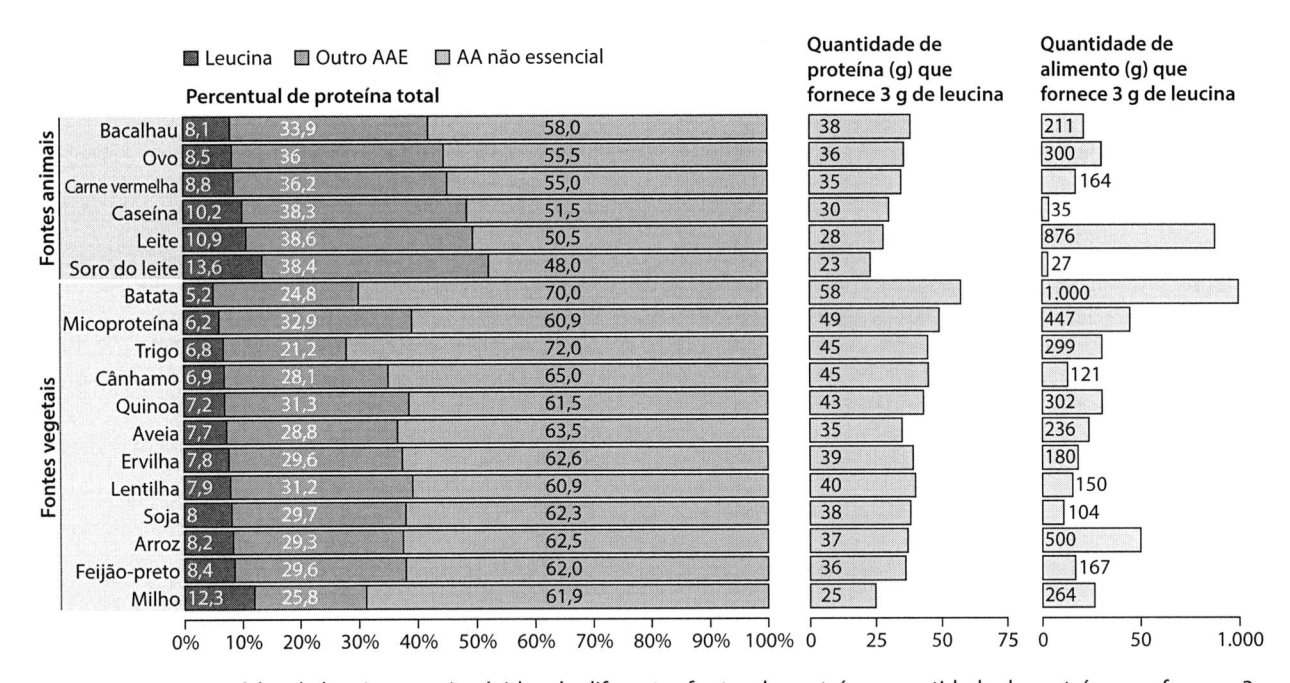

FIGURA 17.1 Conteúdos de leucina e aminoácidos de diferentes fontes de proteína, quantidade de proteína que fornece 3 g de leucina, e quantidade de alimento que fornece 3 g de leucina.
Baseada em dados de van Vliet, Burd e van Loon (2015).

TABELA 17.2 Conteúdos de leucina e AGCR de várias fontes de proteína

Fonte de proteína	Leucina, g/100 g de proteína	AGCR, g/100 g de proteína
Proteína do soro do leite isolada	14	26
Proteína do leite	10	21
Proteína do ovo	8,5	20
Proteína do músculo (carne)	8	18
Proteína da soja isolada	8	18
Proteína do trigo	7	15

USDA Food Composition Databases. Disponível em: www.https://ndb.nal.usda.gov/ndb/.

Fontes de carboidrato		Conteúdo de carboidrato	Quantidade que fornecerá 30 g
Bebida esportiva	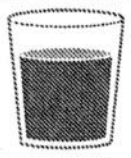	6-8 g/100 mL	400-500 mL
Banana	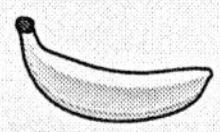	24-30 g	1-1,5
Gel	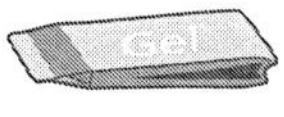	24-30 g	1-1,5
Barra energética	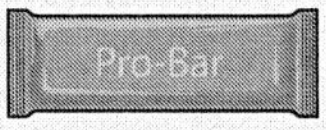	20-40 g	0.7-1,5
Gomas de mascar	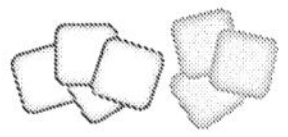	80 g/100 g	40 g (8 gomas)
Balas de goma	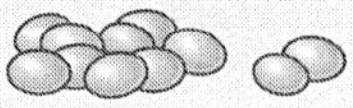	94 g/100 g	35 g (15 balas)

FIGURA 17.2 Produtos alimentícios comuns que contêm 30 g de carboidrato.

de carboidrato pode ser benéfica para a hidratação, mas também pode retardar a distribuição de líquido, o que é indesejado nas situações em que se esperam altas perdas por sudorese. Uma solução parcial para este problema seria ingerir uma bebida à base de carboidrato-eletrólito contendo menos de 6 g de carboidrato por 100 mL, com a maior parte dos carboidratos na forma de maltodextrina, para que a bebida seja hipotônica em relação ao plasma sanguíneo. Mesmo assim, isto não irá resolver totalmente o problema, porque a concentração de carboidrato parece ser mais importante do que a osmolalidade para o esvaziamento gástrico (ver no Cap. 5 mais informação sobre a regulação do esvaziamento gástrico).

Estudos *versus* competição na vida real

Muitos estudos são realizados em condições de laboratório que nem sempre se traduzem efetivamente nas condições da vida real. Por exemplo, há casos em que os experimentos são conduzidos em câmaras de calor. A temperatura e a umidade ambientais são cuidadosamente controladas, e o indivíduo pedala uma bicicleta ergométrica estacionária com um pequeno ventilador que propicia refrigeração. Entretanto, a refrigeração proveniente do ventilador não é comparável à refrigeração experimentada por um ciclista na pista. Quando se pedala a altas velocidades, a refrigeração decorrente da velocidade do vento é muito maior do que a refrigeração obtida com os ventiladores usados na maioria dos laboratórios. Além disso, a maioria das câmaras ambientais não simula o calor da radiação, que pode ter papel relevante nas condições da vida real. Quando os resultados são extrapolados dos estudos de laboratório, temos que ter essas coisas em mente, para assim não subestimar nem exagerar os efeitos reais.

Muitos estudos também são conduzidos com os participantes em estado de jejum, uma vez que a alimentação antes do teste com exercícios pode somar complexidade e aumentar a variação nos resultados. Os participantes são cuidadosamente orientados a não se alimentar após as 10 horas da noite anterior ao dia do teste, e também não tomam café da manhã antes das triagens com exercícios. Com certeza, é improvável que isto reflita uma situação de competição, em que o atleta seria aconselhado a tomar um bom café da manhã.

Nutrição para sustentar as metas do atleta

A nutrição deve sustentar as metas do treino, por isso, ao aconselhar um atleta, é importante saber quais são suas metas. Por exemplo, se a meta principal de um atleta de resistência é aumentar a capacidade oxidativa do músculo, a recomendação poderia ser treinar em estado de jejum (i. e., sem tomar o café da manhã) e limitar a ingestão de carboidrato durante o treino. Por outro lado, se a meta é alcançar um bom desempenho em uma corrida longa, a recomendação poderia ser ingerir carboidrato o suficiente antes e durante o exercício.

Cada sessão de treino terá metas específicas que precisam ser sustentadas com a nutrição. Em algumas fases de uma temporada esportiva, um atleta pode ter que se concentrar na composição corporal, enquanto em outras fases talvez precise focar mais o desempenho e a recuperação. Por exemplo, se um jogador de futebol está na fase de preparação para a temporada, quando a meta é desenvolver capacidade aeróbica, o uso de suplementação antioxidante em doses altas seria desaconselhado. Entretanto, durante a fase de competição da temporada, a suplementação antioxidante poderia diminuir a sensação dolorosa e, talvez, melhorar o desempenho.

A **nutrição periodizada** consiste no uso planejado, proposital e estratégico de intervenções nutricionais específicas para melhorar as adaptações-alvo de cada sessão de exercícios, ou para obter outros benefícios ou efeitos não agudos que irão melhorar o desempenho no longo prazo. Os métodos de **treino nutricional** que poderiam ser usados em um plano de nutrição periodizado (Jeukendrup, 2017a,b) são mostrados no quadro "Métodos de treino nutricional em um plano de nutrição periodizado".

Para atletas de elite, uma abordagem de longo prazo para interações de nutrição e treino precisa ser cuidadosamente planejada e monitorada pelo técnico, pelo atleta e pelo especialista em nutrição. Apesar de termos pouquíssimos dados concretos sobre os efeitos e benefícios da nutrição periodizada, avanços futuros no suporte nutricional esportivo dos atletas deverão buscar a integração entre nutrição prática e recomendações de treino em uma abordagem periodizada e personalizada para cada atleta. A integração de métodos de nutrição e treino, como um treino em condições de glicogênio baixo ou jejum, irá enfatizar mais a periodização inteligente das interações entre treino e nutrição, o que é específico para a série de treino e para a adaptação fisiológica desejada (Cap. 12).

Nem todos os métodos listados no quadro "Métodos de treino nutricional em um plano de nutrição periodizado" são apropriados para todos os atletas de todos os esportes. Por exemplo, o treino intestinal não tem valor para um velocista, e um treino com baixo carboidrato pode ser prejudicial para atletas de equipes esportivas durante uma temporada competitiva.

Considere um ciclista profissional que tenha estabelecido um dos clássicos da primavera como a sua corrida mais importante (comumente referida como "a corrida A"). Esta corrida acontece em abril e cobre 240 km. Durante esta prova, o abastecimento será fundamental para o sucesso. Na preparação (dezembro-janeiro), o ciclismo pode incluir algumas formas de treino com baixo carboidrato em seu esquema regular. Como estas sessões de treino geralmente são um pouco mais difíceis de concluir, torna-se necessário estabelecer um período de recuperação maior. O planejamento cuidadoso das cargas de treino e das técnicas de treino deve possibilitar uma adaptação ótima sem acarretar sintomas de esforço excessivo e sem comprometer o sistema imune. Tipicamente, os corredores conseguem tolerar 1-2 dias de treino com baixo carboidrato por semana durante o período de preparação. Se optarem pelo **treino com baixo carboidrato** com uma frequência maior, terão que se esforçar para garantir a recuperação, caso contrário a qualidade do treino piorará. Um pouco mais próximo do início da temporada (março), a intensidade do treino será aumentada, e o treino com baixo carboidrato, embora continue tendo algum papel, irá se tornar menos importante (talvez uma vez por semana). O treino intestinal pode ser usado durante as semanas que antecedem a corrida A, e o plano nutri-cional para a corrida pode ser colocado em prática nas outras corridas ou nas sessões de treino. Isto é feito 1-2 vezes por semana. Como mostrado neste exemplo, certos métodos são selecionados para alcançar determinadas metas durante períodos específicos do ano. Estes métodos de treino nutricional são incorporados ao esquema semanal que sustenta a máxima adaptação e minimiza o risco de doença ou treino excessivo. Uma integração efetiva da ingestão nutricional e do *timing* (momento) da ingestão, por um lado, e do treino com exercício, de outro lado, é decisiva para o sucesso.

Populações específicas

A personalização é baseada em muitos fatores. Nas seções anteriores, a idade e o sexo não foram mencionados, porque quando as recomendações nutricionais baseiam-se em metas, intensidade do exercício e outros fatores relacionados ao evento, ao indivíduo e ao ambiente, a idade e o sexo em geral são fatores menos importantes. A maioria das diferenças nas respostas a estratégias nutricionais específicas devidas à idade ou ao sexo são relativamente pequenas de um ponto de vista prático, e certamente são pequenas em relação a alguns dos outros fatores. Na literatura científica sobre nutrição esportiva, a vasta maioria dos estudos evolve homens na faixa etária de 18-30 anos. Nesta seção, discutimos como algumas necessidades nutricionais específicas podem diferir para atletas jovens, atletas mais velhos e atletas do sexo feminino.

Atletas jovens

Atletas jovens (aqui definidos como atletas na faixa etária de 8-17 anos) têm necessidades nutricionais diferentes por estarem em fase de crescimento, e por diferirem dos adultos quanto à fisiologia e ao metabolismo. O crescimento de crianças na fase pré-puberdade, entre 2 e 10 anos de idade, ocorre a uma velocidade média de 6 cm por ano. As médias de altura e de peso para meninos e meninas são similares: 87 cm e 12 kg aos 2 anos; 137 cm e 32 kg aos 10 anos. A idade em que se dá o início da puberdade varia entre indivíduos. De modo geral, a puberdade ocorre nos meninos entre 12 e 16 anos de idade, enquanto nas meninas ocorre entre 11 e 14 anos de idade. Em algumas meninas afro-americanas, a puberdade começa por volta dos 9 anos. Durante a puberdade, são observadas amplas diferenças interindividuais no desenvolvimento.

Crianças e adolescentes precisam de uma ingestão adequada de calorias que assegure crescimento, desenvolvimento e amadurecimento adequados. Para crianças ou adolescentes atletas ou fisicamente muito ativos, os VDR terão que ser ajustados de acordo com o nível de atividade física. O início do surto de crescimento que ocorre na adolescência, e que demanda uma ingestão calórica aumentada, é imprevisível, sendo muito difícil estimar

MÉTODOS DE TREINO NUTRICIONAL EM UM PLANO DE NUTRIÇÃO PERIODIZADO

Treino de alto nível

Treino com glicogênio muscular e hepático alto. A ingestão de carboidrato é alta antes do treino, quando o glicogênio é importante. Também se enfoca a reposição de glicogênio no pós-exercício.

Treino com uma dieta rica em carboidrato. A ingestão diária de carboidrato é alta, independentemente do treino, mas pode ser especialmente alta durante e após as sessões de treino.

Treino de baixo nível

Treino 2 vezes por dia. A primeira sessão de treino diminuirá o glicogênio muscular, de maneira que a segunda sessão será realizada em um estado depletado de glicogênio. A ingestão de carboidrato é limitada ou nula entre as duas sessões. Isto pode aumentar a expressão de genes relevantes para a adaptação ao treino.

Treino em jejum. O treino é realizado após o jejum de um dia para o outro. O glicogênio muscular pode estar normal ou até alto, porém o glicogênio hepático está baixo. O treino no estado de jejum pode induzir adaptações mais profundas do que o treino em estado alimentado (p. ex., com café da manhã rico em carboidrato).

Treino com baixo carboidrato exógeno. Durante o exercício prolongado, nenhum ou muito pouco carboidrato é ingerido. Isto pode exagerar a resposta de estresse.

Baixa disponibilidade de carboidrato durante a recuperação. Nenhum ou muito pouco carboidrato é ingerido no pós-exercício. Isto pode prolongar a resposta de estresse.

Dormir pouco. O treino acontece em horários mais tardios do dia, e há restrição da ingestão de carboidrato antes do sono. Dois estudos mostraram melhoras na adaptação (oxidação de gordura) e no desempenho com essa prática (veja uma revisão sobre este assunto em Jeukendrup, 2017a).

Dietas pobres em carboidrato, ricas em gordura ou cetogênicas. O treino associado a uma dieta com baixo teor de carboidrato resultará em reservas de glicogênio cronicamente baixas.

Treino intestinal

Treino de conforto estomacal. Envolve a ingestão de grandes volumes de líquido (p. ex., uma bebida à base de carboidrato-eletrólito) em estado de repouso, para acostumar o atleta a ter um grande volume de líquido em seu estômago, de modo que a percepção de repleção diminua com o passar do tempo.

Treino de esvaziamento gástrico. Refeições e líquidos (em geral, com um alto conteúdo de carboidrato) são ingeridos para aumentar ou melhorar o esvaziamento gástrico de líquidos e nutrientes (sobretudo carboidratos) e reduzir o desconforto estomacal.

Treino da absorção. A ingestão diária de carboidrato ou a ingestão de carboidrato durante o exercício é aumentada para melhorar a capacidade absortiva do intestino e minimizar o desconforto.

Treino de nutrição para competição. O plano de nutrição do dia da competição é praticado durante as sessões de treino nas semanas que antecedem à competição. Isto pode incluir a prática de todos os aspectos da estratégia nutricional, como se fosse o dia da competição, para simular qualquer coisa com que o atleta possa se deparar (p. ex., ter que beber em um copo, ingerir carboidrato em gel, ou outro auxílio ergogênico).

Treino desidratado

Treino em estado de desidratação. O treino é realizado sem ingestão de líquido ou com ingestão limitada de líquido, de modo a permitir o desenvolvimento de desidratação e assim familiarizar o atleta com as sensações associadas à hipo-hidratação.

Treino com suplementos

Uso de suplementos para intensificar o treino. Os suplementos podem permitir que o atleta treine mais (p. ex., cafeína, creatina, beta-alanina, bicarbonato).

Uso de suplementos para aumentar a massa muscular. Os suplementos podem iniciar ou aumentar a síntese proteica, ou aumentar a síntese de proteína miofibrilar (p. ex., proteína isolada do soro do leite, mistura de aminoácidos essenciais, leucina, HMB).

Uso de suplementos para aumentar a capacidade oxidativa. Os suplementos podem aumentar a biogênese mitocondrial (p. ex., resveratrol, quercetina, ácido linoleico conjugado).

Ver detalhes adicionais em Jeukendrup (2017a, b).

as necessidades energéticas. Está estabelecido que uma ingestão calórica inadequada por tempo prolongado resulta em estatura diminuída, retardo da puberdade, saúde precária dos ossos, risco aumentado de lesões e irregularidades ou ausência de menstruação (Bass e Inge, 2006).

As crianças são metabolicamente menos eficientes durante a execução de atividades motoras, e isso acarreta necessidades energéticas maiores por quilograma de massa corporal em comparação aos adultos durante a execução da maioria das formas de exercício. Por exemplo, foi relatado que as crianças necessitam de 30% mais energia durante uma corrida (Krahenbuhl e Williams, 1992). Portanto, as estimativas de gasto energético para crianças não podem ser baseadas em dados de adultos. Existem diversas explicações para os gastos energéticos maiores das crianças durante uma corrida, como taxas metabólicas em repouso peso-específicas maiores e desvantagens de comprimento e velocidade das passadas (devido aos membros mais curtos) em comparação aos adultos, o que significa que as crianças têm que contrair os músculos das pernas com maior frequência para cobrir uma dada distância do que os adultos. Se a intensidade relativa do exercício for calculada ajustando-se a velocidade de uma esteira de modo a corresponder à frequência das passadas, as diferenças entre os gastos energéticos e economias no exercício de adultos e crianças desaparecem (Maliszewski e Freedson, 1996).

É importante educar as crianças para que consumam dietas saudáveis e balanceadas, bem como incentivar bons hábitos alimentares. Jovens atletas aspirantes também devem receber orientação nutricional esportiva específica, incluindo metas de desempenho e metas de saúde. Isto pode reforçar hábitos alimentares duradouros que contribuam para o bem-estar geral e que possam melhorar o desempenho nos esportes. Quaisquer hábitos ruins desenvolvidos durante a infância e a adolescência podem ser difíceis de erradicar em fases posteriores da carreira esportiva de um atleta, devendo por isso ser evitados. Os pais, técnicos e a equipe de apoio devem incentivar comportamentos alimentares apropriados, mas também devem evitar uma atenção demasiada para com a forma corporal e o peso corporal.

Metabolismo no exercício

Em adultos, a densidade de mitocôndrias no músculo esquelético é um dos principais determinantes do metabolismo de carboidrato e gordura. Em geral, quanto maior é o número e o tamanho das mitocôndrias, maiores são as taxas de oxidação de gordura durante o exercício. Também parece haver uma associação entre o tipo de fibra muscular e o metabolismo de substrato; um percentual maior de fibras de tipo I favorece o metabolismo de gordura. Pouquíssimos estudos investigaram a composição da fibra muscular ou a densidade mitocondrial em crianças. Um estudo relatou uma proporção similar de volumes mitocondrial:miofibrilar em crianças e adultos (Bell et al., 1980), indicando que, com o crescimento e a maturação, os amplos aumentos na massa muscular ocorrem em paralelo com aumentos na quantidade de mitocôndria junto a essas fibras.

Parece haver algumas diferenças quanto ao uso de substrato entre adultos e crianças. As crianças têm capacidades glicolíticas menores, capacidades oxidativas maiores e taxas mais altas de oxidação de gordura (ver detalhes adicionais em Riddell, 2008). Durante o exercício intenso, os níveis de lactato no músculo e no sangue são mais baixos em crianças do que nos adultos, além de haver uma maior dependência de gordura como combustível. Em adição, os adolescentes em fase pré-puberdade apresentam taxas relativamente maiores de oxidação de glicose exógena, o que pode se dever ao fato de os adolescentes terem reservas de carboidrato endógeno menores. Estas diferenças, porém, parecem diminuir no decorrer da adolescência, em especial nos meninos (Ridell, 2008), sugerindo que os hormônios associados à puberdade (i. e., hormônio do crescimento, IGF, testosterona e catecolaminas) atuam na regulação do metabolismo energético em crianças (Boisseau e Delamarche, 2000).

Proteína

Para sustentar seu crescimento e desenvolvimento, as crianças e adolescentes têm necessidades relativamente altas de proteína em comparação aos adultos. Nos Estados Unidos e no Canadá, as RDA para proteína estão entre 0,80 e 1,05 g/kg de peso corporal, dependendo da idade; as recomendações mais altas são para crianças de 1-3 anos de idade, enquanto as menores são para jovens de 18 anos. As necessidades de proteína para atletas jovens de elite tendem a ser ainda maiores. Em um estudo sobre jogadores de futebol de 14 anos de idade que jogavam por 10-12 horas semanais, as medidas do balanço de nitrogênio revelaram que a necessidade proteica diária estimada para manter o balanço de nitrogênio era de 1,04 g/kg de peso corporal/dia (Boisseau et al., 2007). Os autores do estudo sugeriram que a ingestão proteica diária recomendada deveria ser 1,40 g/kg de peso corporal/dia (ou 75 g/dia para estes jogadores de futebol), o que estaria muito acima da RDA de 0,8 g/kg de massa corporal/dia (52 g/dia) para jovens de 14 anos de idade da população geral. Como ocorre no caso dos atletas adultos (Cap. 8), esta necessidade é muito facilmente atendida, devido às ingestões calóricas diárias aumentadas dos jovens ativos. Este estudo foi conduzido na França, e a RDA sugerida ainda está muito abaixo da ingestão proteica média das crianças francesas nesta faixa etária (2,07 g/kg de peso corporal/dia). Nos Estados Unidos e na Austrália, as ingestões proteicas em crianças e adolescentes geralmente equivalem a 2-3 vezes a RDA. Mesmo nos esportes em que atletas jovens relatam restrição das ingestões de caloria, as ingestões proteicas ainda estavam entre 1,5 e 2 g/kg de peso corporal/dia. No geral, as necessidades proteicas não parecem ser particularmente preocupantes para atletas jovens, mas é preciso ter em mente que alguns jovens apresentam ingestões proteicas bem abaixo das quantidades recomendadas, talvez devido a uma restrição calórica intencional para perda de peso ou por causa de dietas vegetarianas.

Carboidrato

Está bem estabelecido que a ingestão de carboidrato em adultos antes e durante o exercício pode retardar a fadiga e melhorar o desempenho de resistência. As recomendações para ingestão de carboidrato são altamente dependentes da intensidade, duração e tipo de exercício realizado pelos atletas jovens. A carga de carboidrato para aumentar os níveis musculares de glicogênio não é recomendada em crianças (Meyer, O'Connor e Shirreffs, 2007). Uma dieta relativamente rica em carboidrato é recomendada, mas é desnecessário seguir um regime de carga de glicogênio exclusivo.

Numerosos estudos indicam que as crianças se beneficiam da ingestão de carboidrato durante o exercício, contudo, assim como nos adultos, é possível que esse efeito somente seja evidente durante o exercício prolongado de intensidade suficientemente alta. Muitas crianças podem ser fisicamente ativas ou engajadas no treino regular, porém sem atingir o nível de atividade física que justificaria o uso de bebidas à base de carboidrato. Entretanto, atletas jovens que treinam de forma intensa e por tempo prolongado o bastante (p. ex., a uma intensidade média superior a 60% de sua capacidade aeróbica por 90 minutos diários ou mais) provavelmente serão beneficiados. Embora crianças com menos de 5 anos de idade tenham uma absorção de carboidrato menos eficiente, o exercício nesta idade não será longo o suficiente nem terá uma intensidade alta o bastante para demandar a ingestão de carboidrato durante o exercício.

Até o momento, nenhum estudo investigou os efeitos do carboidrato sobre o desempenho ou a taxa de oxidação de carboidrato em atletas jovens de elite altamente treinados. Em razão dessa escassez de informação, nos baseamos nesta seção em estudos conduzidos com meninos e meninas fisicamente saudáveis e ativos.

Gordura

Pouquíssimos estudos investigaram a ingestão de gordura ou as necessidades de gordura em crianças fisicamente ativas. Embora certas gorduras sejam importantes para o crescimento e desenvolvimento, sua ligação com o desempenho é menos clara. A recomendação geral usual tanto para crianças como para adultos é que 25-30% da energia deve ser proveniente da gordura oriunda da dieta, porém as ingestões absolutas de gordura em gramas por dia são altamente dependentes do gasto energético. Como em adultos, as principais prioridades são ingestões adequadas de proteína e carboidrato; a gordura pode compor as necessidades energéticas remanescentes. Foi sugerido que a restrição da ingestão de gordura em crianças não obesas compromete o crescimento e o desenvolvimento, embora não esteja claro se isso é um efeito direto da baixa ingestão de gordura ou de uma baixa ingestão calórica (Butte, 2000). Se a perda de peso for necessária para crianças envolvidas no treino físico relativamente intenso, parece sensato reduzir as ingestões de gordura em vez das ingestões de proteína ou carboidrato (ver também a seção sobre controle do peso).

Termorregulação e necessidades de líquido

Uma das principais formas de as pessoas perderem calor é pela evaporação de suor e pela convecção associada do calor corporal a partir da superfície da pele. Como as crianças exibem uma razão área de superfície corporal:massa corporal aumentada (aos 8 anos de idade, é cerca de 50% maior do que no adulto) (Rowland, 2008), foi sugerido que as crianças que praticam exercício devem ser capazes de dissipar o calor mais rapidamente do que os adultos. Isto deveria conferir às crianças uma vantagem em termos de homeostasia térmica, a ponto de a temperatura ambiente exceder a temperatura da pele, após o que essa vantagem supostamente é revertida. Na prática, porém, adultos e crianças ativas parecem apresentar temperaturas centrais similares mesmo quando se exercitam a altas temperaturas ambientais (Inbar et al., 2004). Ainda precisa ser determinado se o mesmo achado ocorreria em atletas jovens em comparação com estas crianças ativas (porém, não competitivas).

Altas taxas de sudorese sob condições quentes podem resultar em grandes perdas de líquido e eletrólitos. Em adultos, foi demonstrado que a desidratação causada por essa perda de líquido compromete o controle motor e o desempenho físico (Armstrong, Costill e Fink, 1985), razão pela qual se recomenda aos adultos equilibrar quaisquer perdas hídricas por sudorese com ingestão de líquido ou limitar as perdas a no máximo 2% da massa corporal.

Existem grandes diferenças nas taxas de sudorese entre crianças e adultos; meninos de 9 anos de idade expostos a condições de calor e umidade (45°C e 97% de umidade relativa) apresentaram uma taxa média de sudorese equivalente a apenas metade da taxa observada em homens. Esta resposta silenciada (que também foi observada em meninas jovens e mulheres adultas) provavelmente é devida a mecanismos subdesenvolvidos de sudorese periférica nas crianças pequenas. Quando a produção de hormônio sexual masculino começa a aumentar durante a puberdade, a taxa de sudorese aumenta rapidamente.

Parece tentador especular que o risco de um jovem atleta se tornar desidratado durante o exercício sob condições de calor também será diminuído. Como o suor é a principal forma de dissipar calor durante o exercício, é possível que a termorregulação nas crianças seja na verdade menos efetiva, e que suas temperaturas corporais centrais possam aumentar de modo mais rápido do que nos adultos. Entretanto, estudos indicam que a taxa reduzida de sudorese não compromete a capacidade das crianças de perder calor durante o exercício (Inbar et al., 2004). Em vez disso, parece que as crianças usam mecanismos termorreguladores diferentes, mas igualmente efetivos (Inbar et al., 2004; Falk e Dotan, 2008), que são discutidos em mais detalhes por Falk e Dotan (2011). Como a extensão da desidratação e o risco de desenvolvimento de doença relacionada ao calor parecem ser similares entre adultos e atletas mais jovens, as recomendações para a reposição de líquidos provavelmente também são similares.

Há relatos de que os atletas jovens subestimam a quantidade de líquido que necessitam consumir durante o exercício prolongado para se manterem hidratados, em especial sob condições quentes e úmidas, e particularmente quando o único líquido disponível é a água. Como a sede geralmente é um indicador ruim das necessidades hídricas, é importante estimular a ingestão de líquido antes, durante e após o exercício para prevenir a desidratação. A hipo-hidratação involuntária pode chegar a 1-2% da perda de massa corporal em meninos não aclimatados e não treinados ou aclimatados e treinados. Embora a educação dos pais, técnicos, professores e atletas jovens possa melhorar a ingestão de líquido, estudos também mostram que há outras formas de promover sede e, portanto, estimular a ingestão de líquido. Uma dessas formas é adicionar pequenas quantidades de cloreto de sódio à água, porque isto sensibiliza o mecanismo da sede para a manutenção da osmolalidade plasmática e diminui o efeito diurético da água ingerida, ao mesmo tempo que repõe os eletrólitos perdidos (Bar-Or, 2001; Rivera-Brown et al., 1999; Manore, 2000). Outra forma é adicionar carboidrato à bebida, porque isso aumenta a palatabilidade da bebida. A adição de aroma é outra opção; em um estudo, a adição de aroma a uma bebida à base de carboidratos e eletrólitos ajudou a minimizar a desidratação voluntária em 32% em meninos treinados e aclimatados ao calor, o que foi suficiente para manter uma eu-hidratação por um período de 3 horas de exercícios de ciclismo intermitentes de intensidade moderada sob condições de calor (30ºC) e umidade (53-62% de umidade relativa) (Rivera-Brown et al., 1999).

Recomendações atuais para reposição de líquido em crianças são escassas. A declaração de posicionamento da ACSM de 2007, intitulada *Exercise and Fluid Replacement* ["Exercício e reposição de líquido"] somente fez referência ao fato de que crianças em fase pré-puberdade têm uma taxa de sudorese menor que a dos adultos (Sawka et al., 2007). As declarações de posicionamento da ACSM de 2009 e 2016, intituladas *Nutrition and Athletic Performance* ["Nutrição e desempenho atlético"], não comentam as necessidades de crianças ou adolescentes. Por outro lado, a declaração de política reafirmada pela American Academy of Pediatrics (2000) sobre as diretrizes de reposição

de líquido para crianças durante o exercício em estado de aquecimento afirma que uma criança pesando 40 kg deve beber 150 mL de água gelada ou de uma bebida aromatizada salgada a cada 20 minutos, enquanto um adolescente pesando 60 kg deve ingerir 250 mL a cada 20 minutos, mesmo que a criança não sinta sede. Em contraste com as diretrizes para adultos, estas são bem mais gerais, porque desconsideram fatores importantes como as condições ambientais, a intensidade do exercício, a aclimatização e as diferenças individuais. Dada a atual falta de estudos que investiguem os efeitos da desidratação sobre o desempenho das crianças, é muito difícil fornecer diretrizes equilibradas e objetivas. Em um nível de elite, parece sensato desenvolver uma estratégia individualizada voltada para a diminuição de perdas hídricas acima de 2-3% da massa corporal. Isto pode ser feito medindo o peso corporal antes e após o treino e corrigindo a ingestão de líquidos, para assim obter uma estimativa das taxas de sudorese em diferentes condições ambientais. Isto permitiria finalmente ao técnico ou à equipe de apoio prever as taxas de sudorese de atletas jovens sob seus cuidados em condições similares, bem como fornecer uma base sólida para a prescrição de ingestão de líquido.

Suplementos nutricionais

O uso de suplemento entre atletas jovens é comum. Em um estudo envolvendo 32 atletas juniores de atletismo selecionados para a equipe da Grã-Bretanha que foi para o World Junior Championships, constatou-se que 62% estavam usando suplementos (Nieper, 2005). Um percentual maior de meninas (75%) do que de meninos (55%) usavam suplementos, embora esta diferença não fosse estatisticamente significativa. Esta tendência pode ser atribuída a uma consciência maior entre as meninas, a uma necessidade maior genuína de suplementação (p. ex., em razão das perdas menstruais) ou a possíveis campanhas de propaganda que tiveram maior influência sobre as meninas (Nieper, 2005). Os suplementos mais comumente usados eram aqueles relacionados com a saúde, tais como multivitamínicos, vitamina C e ferro, e não aqueles relacionados à melhora do desempenho (Nieper, 2005). Em uma revisão, McDowall (2007) concluiu que a prevalência do uso de suplementos era de 22-71% entre atletas jovens (na faixa etária de 13-19 anos). As causas citadas com mais frequência para o uso de suplementos foram os benefícios para a saúde, prevenção de doença, melhora do desempenho, paladar, retificação de uma dieta percebida como precária e aumento da energia, motivos semelhantes aos relatados pelos atletas adultos.

Em um estudo envolvendo 403 atletas de elite jovens do Reino Unido (média de idade de 18 anos) que investigaram a prevalência do uso de suplementos (incluindo bebidas esportivas), o uso de um suplemento único foi relatado por 48,1% (Petroczi et al., 2008). Os suplementos mais populares foram as bebidas esportivas, consumidas por 41,7% de todos os atletas e 86,6% dos usuários de suplemento. Outros suplementos populares incluíram vitamina C (22,8%), multivitaminas (22,8%), proteína do soro do leite (21,3%), creatina (13,4%), equinácea (7,7%), cafeína (5,7%) e ferro (4,7%). Poucos atletas também relataram o uso de *ginseng* (1,7%) ou melatonina (1%). Entre os desfechos desejados resultantes do uso de suplemento, a manutenção da força foi a causa citada com mais frequência entre todos os atletas na amostra (34,7%) e entre os usuários de suplemento (72,2%), seguida pela prevenção de doenças (56,1% dos usuários) e melhora da resistência (55,2% dos usuários). Um terço dos usuários de suplemento listaram a capacidade de treinar por mais tempo (30,4%) e se recuperar rápido (32,5%) entre os motivos, enquanto 23,2% tomavam suplemento para remediar uma dieta desequilibrada. Os atletas de elite jovens aparentemente tinham menos consciência sobre sua saúde e estavam mais focados no desempenho do que seus pares adultos.

A fonte de aconselhamento sobre o uso de suplementos era variável e diferente para diferentes suplementos. Aparentemente, muitos atletas jovens decidiam quais suplementos nutricionais tomar sem nenhum aconselhamento. Entretanto, havia uma considerável sobreposição entre suplementação autocontrolada e recomendação médica. Um papel do técnico no aconselhamento dos atletas sobre os suplementos, em especial sobre as bebidas energéticas e proteínas, também era evidente. Entre os profissionais de saúde, os atletas indicaram buscar aconselhamento junto aos nutricionistas ou fisioterapeutas. A única exceção era a suplementação de ferro, que era tomada segundo a recomendação de um clínico geral.

Está claro que os atletas de elite jovens percebem a necessidade de suplementação nutricional. Entretanto, deve haver certas reservas acerca do uso prolongado, combinações e doses apropriadas para esses atletas. Estas reservas dizem respeito ao potencial de riscos aumentados à saúde para uma população saudável, e a possibilidade de testes de *doping* positivos em razão de suplementos contendo substâncias banidas. Para minimizar estes potenciais riscos de uso inadequado de suplemento, é desejável um maior envolvimento dos nutricionistas e profissionais de saúde.

Recentemente, um suplemento que tem recebido atenção substancial é a cafeína. A cafeína é uma das substâncias mais amplamente usadas, e as bebidas energéticas contendo cafeína hoje são comercializadas de maneira específica para adultos jovens e crianças. Portanto, é importante conhecer os efeitos da cafeína nesta população. Bebidas energéticas com altas concentrações de açúcares e cafeína são o segmento que mais cresce na indústria das bebidas. Pouquíssimos estudos examinaram os efeitos fisiológicos e cognitivos da cafeína em crianças; portanto, é difícil dar conselhos seguros sobre o uso da cafeína por atletas jovens. Entretanto, há evidência de que crianças e adolescentes podem ser particularmente vulneráveis aos efeitos negativos da cafeína (ainda que sejam beneficia-

dos de modo semelhante aos adultos). Assim, a cafeína deve ser usada com cautela. De modo geral, devido às preocupações com a saúde e à falta de evidência de eficácia, os suplementos não são recomendados para atletas mais jovens (Meyer, O'Connor e Shirreffs, 2007).

Controle do peso e perigos associados

Talvez uma das maiores ameaças em potencial para a saúde das crianças é o controle de peso inadequado em atletas jovens, que poderia levar ao desenvolvimento de um transtorno alimentar (Cap. 16) ou ao comprometimento do crescimento e do desenvolvimento. Quando se deseja uma redução da massa corporal, isto deve ser feito de maneira gradual e limitada a no máximo 1,5% da massa corporal por semana, e sob supervisão de um profissional da saúde. Uma velocidade de perda de peso mais acelerada provavelmente resultará em quebra de proteína muscular, e isto pode interferir no crescimento e no desenvolvimento. Para perder cerca de 0,5 kg de gordura em uma semana, é preciso gastar 14.700 kJ (3.513 kcal) a mais do que aquilo que é consumido. Sugere-se com frequência que a forma preferida de fazer isso é consumir 7.350 kJ (1.757 kcal) a menos por semana e gastar 7.350 kJ (1.757 kcal) a mais por semana praticando exercícios, embora isto possa ser inviável se a carga de treino já for alta. Quando possível, atletas jovens devem ser aconselhados por um nutricionista registrado com experiência em trabalhar com atletas jovens e suas famílias. Um físico magro e leve é frequentemente desejado em certos esportes, sobretudo em esportes de resistência, como corridas de fundo, e em esportes estéticos, como a ginástica. Embora em certos casos existam ligações claras com um desempenho melhor, é importante estar ciente de que também há riscos de deficiência de energia, deficiência de micronutrientes, irregularidades menstruais em meninas em fase pós-puberdade, comprometimento do desenvolvimento ósseo e transtornos alimentares.

Atletas mais velhos

Um número crescente de adultos mais velhos (digamos, aqueles com idade acima de 40 anos) opta por conquistar condicionamento físico, saúde ou bem-estar participando de esportes recreativos ou competitivos. Nesta subpopulação de atletas, o desempenho também costuma ser uma meta. Devido à ligação entre nutrição e metas de saúde e desempenho, atletas mais velhos costumam ser bastante interessados no tópico nutrição. Entretanto, há pouquíssimos estudos e pouquíssimas diretrizes nutricionais para atletas mais velhos que buscam melhorar seu desempenho.

Alterações no metabolismo com o envelhecimento

Uma das principais alterações que ocorrem com o envelhecimento é a perda de massa muscular. A sarcopenia, que é caracterizada por perdas de massa muscular, força e resistência, afeta o desempenho e contribui para outras consequências funcionais do envelhecimento. Com o avanço da idade, são observadas alterações nas fibras musculares, síntese proteica e função mitocondrial. Mesmo em pessoas saudáveis a força e a potência muscular começam a declinar por volta dos 25 anos de idade, em particular nos membros inferiores, porém esse declínio pode ser prevenido com o treino de exercícios. Por volta dos 65 anos, um indivíduo mediano terá perdido 25% da força que tinha no pico da juventude. Por volta dos 80 anos, até 50% do pico de massa musculoesquelética pode ser perdido, o que provavelmente está mais relacionado à perda de fibras musculares do que à atrofia das fibras. O treino pode retardar significativamente este processo, e é possível que a nutrição tenha algum papel.

O desempenho em esportes de força declina mais cedo (provavelmente ao redor dos 25 anos de idade), contudo o pico do desempenho em esportes de resistência pode ser visto por volta dos 40 anos de idade. No triatlo, por exemplo, o desempenho é mantido até os 40 anos; a isto seguem-se declínios modestos até os 50 anos. Após os 50 anos de idade, os tempos de desempenho declinam progressivamente a uma velocidade mais íngreme (Bernard et al., 2010; Lepers, Knechtle e Stapley, 2013). Também foi relatado que, após os 55 anos, este declínio no desempenho de resistência é mais pronunciado em mulheres do que em homens (Ransdell, Vener e Huberty, 2009).

Energia, carboidrato e líquidos

O gasto energético é determinado principalmente pela taxa metabólica em repouso e pela energia gasta durante o exercício. Como o músculo é o tecido mais metabolicamente ativo, uma perda de massa muscular também resultará em diminuição no gasto energético. Isto significa que a ingestão calórica diária terá que ser reduzida para evitar o ganho de peso. A perda de massa muscular é um processo lento e gradativo, por isso estas alterações não ocorrerão de um dia para outro, mas, a menos que um alto nível de atividade física seja mantido ou haja redução na ingestão calórica, o ganho de peso será a consequência lógica. Há exemplos abundantes de atletas que lutam com isso, mas também há muitos exemplos de atletas mais velhos muito magros.

Não há motivo para que as diretrizes de ingestão de carboidrato ou de líquido sejam diferentes para adultos mais velhos, se estes se exercitarem a intensidades similares a dos adultos jovens. As necessidades de carboidrato são determinadas primariamente pelas metas, intensidade e duração do exercício. Atletas mais velhos podem exercitar-se a intensidades absolutas menores, o que reduzirá as necessidades de carboidrato, porém isto precisa ser estabelecido individualmente. Em muitos eventos de maratona com participação em massa, muitos corredores mais velhos na verdade são bem mais rápidos do que o corredor mediano, que é mais jovem. Um ritmo de corrida mais rápido implica uma intensidade de exercício maior, assim as necessidades de carboidrato do corredor mais velho são maiores do que aquelas do corredor mediano nesta situação. Não há evidência de que a absorção de carboidrato é diferente em atletas mais velhos, por isso as recomendações para ingestão diária de carboidrato e ingestão para competição em esportes de resistência são similares às recomendações gerais discutidas neste livro. A história é similar para os líquidos. As perdas de líquido resultam da taxa metabólica (intensidade); portanto, a mesma recomendação dada em outras partes deste livro (Cap. 9) é apropriada. Recomendamos medir a perda de peso durante o treino ou competição e ingerir líquidos para prevenir uma desidratação significativa. A perda de peso deve ser mantida em 2% da massa corporal (Cap. 9).

Proteína

Os atletas mais velhos podem apresentar necessidades aumentadas de proteína. Uma observação comum é que muitas pessoas mais velhas parecem perder massa muscular e não respondem tão bem ao treino de força. As diferentes respostas aos exercícios de força podem se dever ao fato de os atletas idosos geralmente levantarem volumes de peso menores do que aqueles levantados por atletas mais jovens. Também foi sugerido que uma responsividade anabólica diminuída ao exercício hipertrófico pode ser um fator essencial na mediação do remodelamento adaptativo muscular em atletas de idade avançada. Se a mesma quantidade de proteína (p. ex., 20 g) for ingerida por um idoso (mais de 60 anos) e um adulto jovem, as taxas de síntese proteica são um pouco menos estimuladas no idoso, e isto ocorrerá em todas as refeições ao longo do dia. Isto pode explicar por que a massa muscular diminui com o passar do tempo (Fig. 17.3) apesar do fato de a taxa de quebra proteica aparentemente não diferir entre adultos mais jovens e mais velhos. Foi demonstrado (sobretudo a partir dos 70 anos) que a síntese proteica é menor e que há certo grau de **resistência anabólica**. Isto é especialmente válido com ingestões proteicas reduzidas (Fig. 17.4). Com uma ingestão de 10 g/minuto, os adultos jovens respondem com uma síntese proteica significativamente aumentada, porém o idoso não responde tão bem. Quando a ingestão proteica (incluindo leucina) é aumentada, a diferença se torna menor, enquanto a ingestões muito altas a diferença pode ser negligível. Isto significa que as recomendações de ingestão proteica para atletas idosos devem ser maiores do que as recomendações destinadas aos atletas jovens. Entretanto, existem algumas perguntas sem resposta. Por exemplo, com qual idade essas necessidades aumentadas surgem? A maioria dos estudos conduzidos envolve atletas com mais de 70 anos que, em geral, são frágeis, e isto significa que apresentam níveis baixos de atividade física. Diminuições na massa muscular podem ser observadas muito antes no curso da vida.

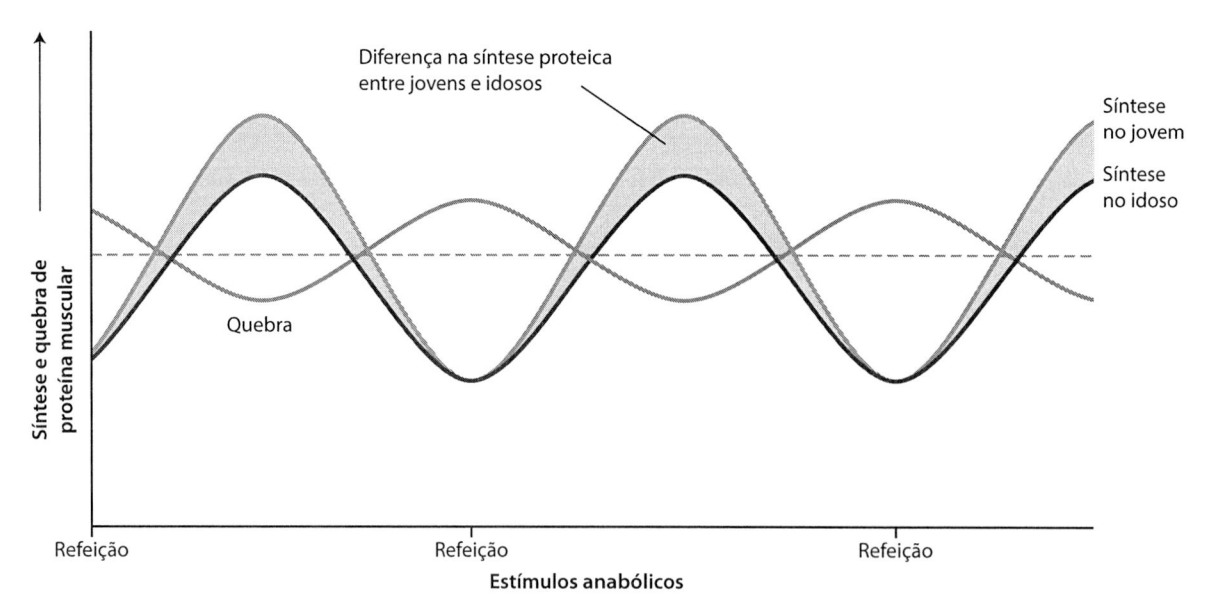

FIGURA 17.3 Resistência anabólica no idoso.

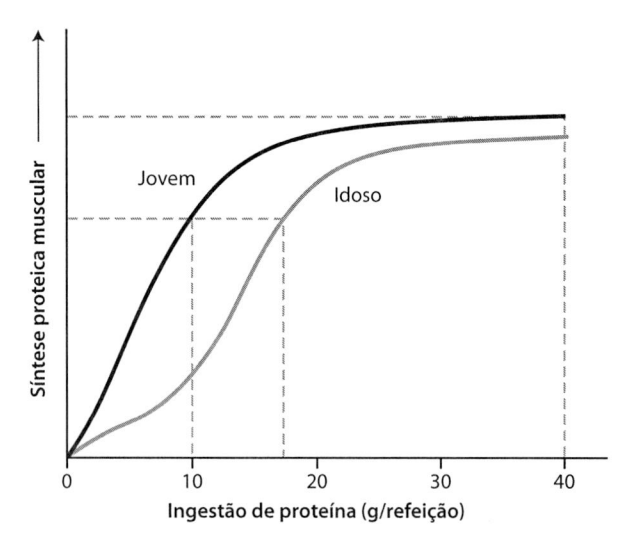

FIGURA 17.4 Representação esquemática do conceito de resistência anabólica em idosos. Com baixas ingestões proteicas, a síntese proteica muscular é menos estimulada no idoso. Para obter efeitos similares de síntese proteica, quantidades maiores de proteína precisam ser ingeridas. Com ingestões proteicas muito altas por refeição (40 g), as diferenças entre jovens e idosos se tornam negligíveis.

Atletas femininas

Numerosas publicações sobre atletas do sexo feminino parecem focar os transtornos alimentares. Trata-se de condições graves e importantes, com consequências significativas. Contudo, a maioria das atletas femininas não tem transtorno alimentar. A questão continua sendo se as recomendações nutricionais atuais podem ser extrapoladas para as mulheres, já que se baseiam principalmente na pesquisa com homens. Muitas diferenças nas fisiologias e metabolismos de homens e mulheres foram relatadas de maneira consistente. Por exemplo, a maioria dos estudos constatou a existência de uma área relativamente maior de fibras de tipos I e II em mulheres do que em homens (Simoneau e Bouchard, 1989; Staron et al., 2000). As mulheres também apresentam níveis circulantes maiores de 17-beta-estradiol, o que pode influenciar o metabolismo de gordura, carboidrato e proteína.

Foi sugerido que as mulheres têm maior capacidade de oxidar gordura, que a síntese de glicogênio pode ser pior nas mulheres e que as mulheres têm necessidades de hidratação distintas. Do mesmo modo, as necessidades de micronutrientes também podem ser diferentes para as mulheres. Esta seção avaliará as evidências para identificar se estas diferenças justificam diretrizes distintas para atletas femininas.

Energia

As atletas do sexo feminino geralmente são menores e têm gastos energéticos menores do que os homens. Portanto, suas taxas metabólicas em repouso costumam ser mais baixas, e também suas ingestões calóricas diárias devem ser menores. O fator que mais contribui para o gasto energético em muitas situações esportivas é o efeito térmico do exercício; portanto, este é o componente primário que determina o gasto energético real. Muitos atletas de ambos os sexos estão tentando diminuir a gordura corporal para melhorar suas razões potência:peso. Para atletas do sexo feminino, isto muitas vezes implica desafiar os limites da predisposição biológica. Quando a gordura corporal em mulheres cai a menos de 10%, várias funções corporais podem ser comprometidas e a menstruação pode cessar. Se isto for sustentado por um período prolongado, resultará em outras complicações de saúde, incluindo osteoporose (Cap. 16). A partir de um ponto de vista prático, é muito difícil determinar o gasto energético de forma precisa para calcular a ingestão calórica. No ciclismo, esta tarefa pode ser mais fácil, graças à possibilidade de usar medidores de potência, enquanto na corrida é possível fazer estimativas bastante precisas; na maioria dos outros esportes, porém, tais estimativas são relativamente imprecisas. Mesmo assim, vale a pena tentar estimar a disponibilidade energética da forma mais precisa possível, subtraindo da ingestão calórica o gasto energético durante o exercício. A energia remanescente é aquilo que fica disponível para realização das funções corporais básicas. A ingestão-alvo para uma atleta do sexo feminino deve ser em torno de 188 kJ (45 kcal) por kg de MGL. Por exemplo, para uma atleta feminina pesando 60 kg com 20% de gordura corporal e uma MLG de 48 kg, a disponibilidade de energia deve ser superior a 188 × 48 = 9.024 kJ (2.156 kcal). Qualquer gasto calórico ocorrido durante o treino deve ser adicionado a esse número para obter a ingestão calórica diária.

Gordura e carboidrato

Embora alguns estudos mostrem que as atletas do sexo feminino oxidam mais gordura durante o exercício do que seus pares do sexo masculino, estas conclusões são sobretudo acadêmicas. Na maioria dos estudos, as conclusões são baseadas em dados expressos por quilograma de MLG para determinar se o músculo é diferente quanto a sua capacidade de oxidar gordura em homens e mulheres. Expressas desta forma, diferenças muito pequenas podem ser encontradas em alguns estudos, mas não em outros. Por exemplo, em uma amostra muito grande de 300 indivíduos (metade do sexo masculino e metade do sexo feminino), observamos que a oxidação de gordura foi maior nas mulheres quando expressa em quilograma de MLG. Esta diferença, todavia, foi pequena (Fig. 17.5) e provavelmente negligível em relação à recomendação dietética. Quando um grupo de ciclistas de ambos os sexos foi cuidadosamente compatibilizado quanto ao estado de treinamento, os ciclistas do sexo masculino apresentaram débitos de potência maiores e, portanto, gastos energéticos mais altos. Como resultado lógico, as taxas de oxidação de carboidrato e de gordura dos homens foram maiores na mesma intensidade relativa de exercício. Portanto, os homens oxidam mais gordura, ainda que a capacidade oxidativa do músculo possa favorecer a oxidação de gordura de forma discretamente mais significativa nas mulheres.

Carga de carboidrato

Foi demonstrado que a carga de carboidrato resulta em altas concentrações de glicogênio muscular, além de auxiliar o desempenho em algumas situações. A maio-

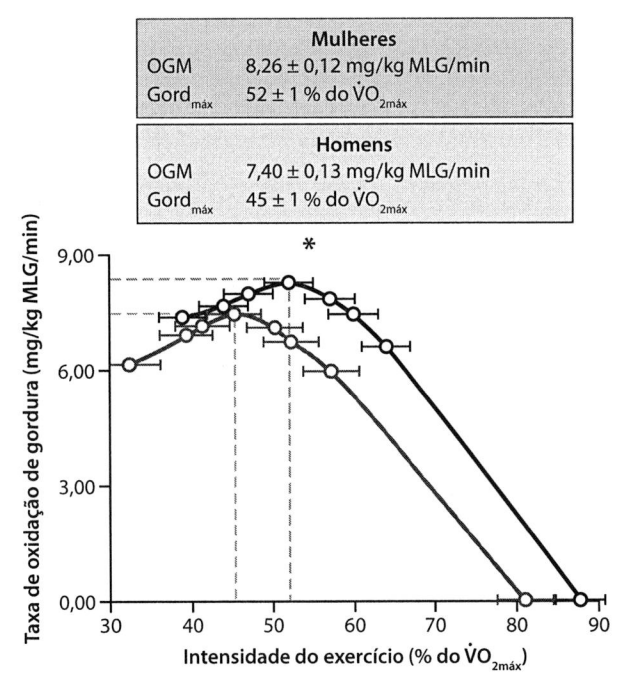

FIGURA 17.5 Oxidação de gordura em homens e mulheres em função da intensidade do exercício. A oxidação de gordura é expressa em miligramas por quilograma de MLG. Quando a expressão é feita dessa forma, as mulheres tendem a apresentar taxas de oxidação de gordura máximas (OGM) maiores a intensidades de exercício mais altas (Gord$_{máx}$). O asterisco na figura indica taxas de oxidação de gordura máxima significativamente mais altas nas mulheres que nos homens ($P < 0,01$).

ria dos estudos que examinou a resposta do glicogênio muscular a um aumento no consumo de carboidratos da dieta, porém, envolveu predominantemente indivíduos do sexo masculino. Dada a atenuação no uso de glicogênio durante o exercício observada em roedores com a administração de 17-beta-estradiol, bem como a atenuação observada durante o exercício pelo método de biópsia muscular, foi sugerido que as mulheres seriam incapazes de supercompensar tão bem quanto os homens.

Em um estudo, a concentração muscular de glicogênio foi medida em resposta a um protocolo de carga de carboidrato modificado, no qual a intensidade do exercício foi gradualmente reduzida por quatro dias e a ingestão de carboidrato da dieta era de 57% ou 75% da ingestão calórica total (Tarnopolsky et al., 1995). Após a maior ingestão de carboidrato, os indivíduos do sexo masculino apresentaram 41% de aumento no glicogênio muscular e 45% de melhora no tempo de desempenho em uma série de exercícios exaustivos em seguida a 1 hora de ciclismo a 75% do $\dot{V}O_{2máx}$, enquanto as mulheres não apresentaram aumento no glicogênio muscular nem qualquer efeito sobre o desempenho. Foi sugerido que a incapacidade das mulheres em relação à carga de carboidrato pode ser decorrência de uma diferença nas capacidades enzimática e de transporte para ressíntese de glicogênio e captação de glicose, respectivamente. A explicação para a diferença, entretanto, é provavelmente muito mais direta: os homens receberam uma quantidade maior de carboidrato do que as mulheres. A ingestão de carboidrato era de 4,8 g e 6,4 g por kg de peso corporal por dia para as mulheres, e de 6,6 g e 8,2 g por kg de peso corporal por dia para os homens, nas dietas pobre e rica em carboidrato, respectivamente. Na maioria dos estudos anteriores sobre carga de carboidrato em homens, a ingestão de carboidrato da dieta foi superior a 8 g por kg de peso corporal por dia. Quando outro estudo foi conduzido e homens e mulheres receberam quantidades iguais de carboidrato por quilograma de peso corporal ao dia, não houve diferença na síntese de glicogênio entre homens e mulheres. Portanto, não há diferença fisiológica, mas pode haver uma diferença prática, conforme ilustrado no exemplo descrito a seguir.

Considere uma atleta do sexo feminino pesando 50 kg que consome 8.400 kJ/dia (2.007 kcal/dia). Esta atleta pode consumir cerca de 250 g de carboidrato por dia (ou 5 g/kg de peso corporal/dia), mas teria que aumentar sua ingestão em cerca de 60% para trazê-la para 8 g/kg de peso corporal/dia. O carboidrato então seria responsável por 6.700 kJ (1.601 kcal) da ingestão calórica diária total da atleta, o que deixa apenas 1.700 kJ (406 kcal) para proteína e gordura. Embora isso seja possível, não é um cenário prático. Na realidade, a atleta do sexo feminino provavelmente aumentará discretamente a ingestão de carboidrato, mas não para 8 g/kg de peso corporal/dia (como nos estudos realizados com homens), e assim a síntese de glicogênio pode não ser tão ótima.

Ingestão de carboidrato durante o exercício

Os efeitos da ingestão de carboidrato durante o exercício foram estudados principalmente em homens. Existem alguns estudos, porém, que compararam especificamente atletas dos sexos feminino e masculino, e não observaram nenhuma diferença. Em um estudo, foram incluídos 8 homens com nível moderado de treino de resistência e 8 mulheres cuidadosamente compatibilizadas, e os participantes realizaram 2 horas de ciclismo a 67% do $\dot{V}O_{2máx}$ e ingeriram carboidrato a intervalos regulares (Wallis et al., 2006). A quantidade total de carboidrato em homens e mulheres foi a mesma (e chegou a 90 g/h). O carboidrato ingerido foi oxidado a taxas similares em homens e mulheres durante o exercício (Fig. 17.6). Como discutido no Capítulo 6, o principal fator limitante para a oxidação de carboidrato exógeno é a absorção, e não há motivo para esperar que mulheres que consomem dietas semelhantes àquelas consumidas por homens tenham capacidades de absorção intestinal diferentes. Por isso, as recomendações de ingestão de carboidrato durante o exercício não diferem para as mulheres.

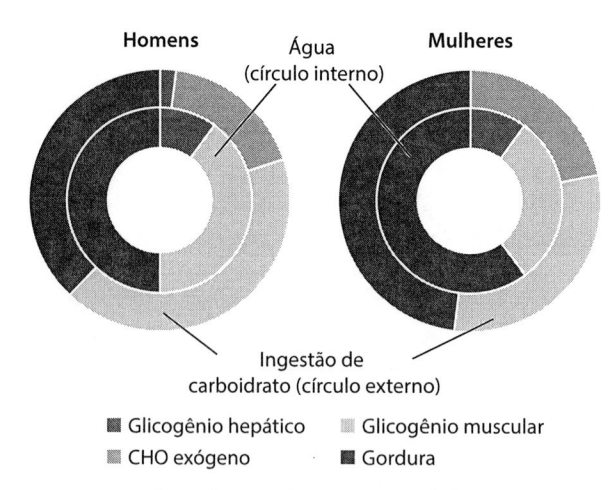

FIGURA 17.6 Contribuição (em percentual do gasto energético total) de diferentes substratos para o gasto energético em homens e mulheres com ingestão de água ou carboidrato durante o exercício. De modo geral, não há diferença quanto ao uso de substrato entre homens e mulheres.

Proteína

Poucos estudos investigaram as necessidades de proteína para atletas do sexo feminino, e as diretrizes de ingestão proteica normalmente não fazem menção específica às atletas do sexo feminino. De modo geral, considera-se que estas necessidades são similares às necessidades dos homens. Um estudo mediu a renovação de nitrogênio em atletas de resistência do sexo feminino e concluiu que uma ingestão de 1,63 g de proteína/kg de peso corporal/dia era necessária para manter o balanço de nitrogênio (Houltham e Rowlands, 2014). Isto é 25-30% acima do que se pensava anteriormente (Tarnopolsky, 2004), mas é similar ao que seria esperado para os atletas do sexo masculino com treino semelhante. Apesar de ainda haver muito mais pesquisas a serem conduzidas, estes dados sugerem que as necessidades de ingestão proteica podem aumentar com o treino com exercícios de modo similar às necessidades nos homens.

Ferro

As recomendações para a população geral são significativamente maiores para mulheres em pré-menopausa do que para homens (18 mg/dia *versus* 8 mg/dia), principalmente devido às perdas regulares de ferro através do sangramento menstrual. As atletas do sexo feminino também podem ter dificuldades para ingerir uma quantidade adequada de ferro, caso suas ingestões calóricas sejam baixas ou se forem vegetarianas (Cap. 10). Portanto, é importante dar atenção extra à ingestão de ferro e monitorar o estado do ferro. A suplementação pode ser apropriada em alguns casos, mas somente deve ser feita com a supervisão de um profissional. Devem ser usadas as fontes de ferro cuja biodisponibilidade seja relativamente boa, como sulfato de ferro, gliconato de ferro e fumarato de ferro.

Aplicação da nutrição em diferentes situações esportivas e populações

As recomendações nutricionais em geral são altamente específicas para um esporte, mas também são influenciadas por outros fatores (p. ex., condições ambientais, idade, sexo, tamanho do corpo, posição em que joga na equipe esportiva) e pelas metas (p. ex., adaptação ao treino, desempenho na competição, recuperação do exercício, perda de peso, ganho de massa muscular, recuperação da lesão). Além disso, algumas recomendações são ditadas pelas regras do esporte. Por exemplo, em certos esportes (p. ex., basquete) há o acesso constante a bebidas, enquanto em outros (p. ex., futebol), o acesso a bebidas é majoritariamente limitado a antes do início do jogo e no intervalo; isto afeta os padrões de ingestão e a recomendação de ingestão específica. Como outro exemplo, a carga de carboidrato é usada em maratonistas que têm tempo para se preparar bem para uma prova de maratona, enquanto nos esportes de equipe com esquemas de competição concorridos simplesmente não há tempo suficiente para empregar essas técnicas. Nas próximas seções, discutiremos estratégias de nutrição específicas que podem ser usadas em certas situações (p. ex., preparação para competição, durante a competição) ou por certas populações (p. ex., o jogador lesionado, o jogador com **diabetes tipo 1**) em alguns esportes. Certamente, não podemos discutir todos os esportes, e não abordamos todos os aspectos da nutrição nos esportes que discutimos. Fornecemos alguns exemplos de esportes populares e discutimos alguns dos principais aspectos nutricionais e questões práticas nestes esportes. Não incluímos citações nesta parte do capítulo, porque a informação foi extraída de centenas de artigos. Em vez disso, listamos artigos recomendados para aqueles que desejam aprender mais sobre esses aspectos.

Nutrição no dia da partida no futebol

Um jogador de elite de futebol tipicamente percorre no mínimo 10 km em uma partida de 90 minutos; e cerca de 600 m disto são percorridos em velocidade máxima. A frequência cardíaca é mantida em cerca de 85% do máximo, a intensidade média relativa do exercício é de cerca de 70% do $\dot{V}O_{2máx}$ no decorrer da partida, e a quantidade total de energia gasta pelos jogadores que completam os 90 minutos é de aproximadamente 6.700 kJ (1.601 kcal). O desempenho é determinado não só pela capacidade de correr como também pelo percentual de posse de bola; as ações do jogo, como saltos, ataques, passes, chutes e dribles; e o funcionamento cognitivo (*timing*, tempo de reação e tomada de decisão). Tudo isso é afetado pela fadiga. A minimização da fadiga em relação à equipe adversária é uma estratégia importante, porque a maioria dos gols são concedidos nos últimos minutos de cada tempo e atribuídos à fadiga. De modo geral, as equipes com os maiores percentuais de posse de bola correm distâncias menores e gastam menos energia. Uma nutrição apropriada nos dias de partida é capaz de abordar dois dos principais fatores que contribuem para o desenvolvimento de fadiga: depleção de carboidrato e desidratação. Entretanto, os aspectos práticos e as regras da Fédération Internationale de Football Association (FIFA) limitam as oportunidades de hidratação e ingestão de carboidrato durante uma partida, por isso as oportunidades antes da partida e no intervalo são mais importantes do que em muitos outros esportes de equipe.

Nutrição pré-partida

A preparação para uma partida de futebol frequentemente começa com a recuperação de uma partida anterior ou de uma sessão de treino; entretanto, formas extremas de carga de carboidrato nos dias que antecedem uma partida são impraticáveis. No dia da partida, geralmente recomenda-se que os jogadores consumam uma refeição rica em carboidrato 3-4 horas antes do aquecimento, de modo a poder começar o jogo com reservas adequadas de glicogênio no fígado e nos músculos. Exemplificando os benefícios desta abordagem, uma velocidade de drible aumentada foi observada quando os jogadores de futebol consumiram um café da manhã maior (2.092 *versus* 1.046 kJ [500 *versus* 250 kcal], 60% de carboidrato) 135 minutos antes de uma partida.

Dados de muitos estudos sugerem que ingestões mais altas de carboidrato antes e durante as partidas retardam a fadiga e aumentam a capacidade de exercício intermitente de alta intensidade. A ingestão de carboidrato também parece melhorar os passes, velocidade de drible e desempenho nos chutes, porém os efeitos sobre as corridas, saltos e função cognitiva são menos consistentes. Os jogadores também devem ter como meta iniciar a partida em um bom estado de hidratação. Isto normalmente pode ser conseguido com a ingestão de 0,5-1 L de água 1,5-2 horas antes do chute inicial. Alguns clubes incentivam os jogadores a ingerirem um suplemento ergogênico pré-partida; uma estratégia é beber uma dose de suco de beterraba concentrado (70 mL contém cerca de 6 mmol de nitrato) 2,5 horas antes do pontapé inicial, e uma segunda dose com adição de cafeína (dose de 3 mg/kg de peso corporal) 1 hora antes do pontapé inicial. Tanto o nitrato como a cafeína comprovadamente melhoram a resistência agindo por diferentes mecanismos, por isso a combinação de ambos pode produzir efeitos aditivos. A cafeína também pode melhorar a função cognitiva.

Nutrição durante o jogo

Estudos empregando protocolos que simulam partidas de futebol relataram benefícios de desempenho quando o carboidrato é consumido durante o exercício a taxas aproximadas de 30-60 g/h; além disso, os efeitos podem ser maiores com ingestões de carboidrato maiores (> 75 g/h). Aparentemente, as quantidades consumidas pelos jogadores estão no limite inferior desta faixa; por exemplo, jogadores da English Premier League relatam uma ingestão de 32 g/h pouco antes e durante uma partida. Isto pode ser atribuído às regras da partida, o que limita a ingestão ao aquecimento e intervalo (um intervalo de 15 minutos no vestiário após 45 minutos de partida), bem como ao temor ou à experiência real de problemas gastrintestinais durante o exercício de alta intensidade.

O carboidrato consumido durante o exercício afeta receptores presentes na cavidade oral que detectam a ingestão de carboidrato, e altera de maneira favorável a percepção do esforço. As implicações para o futebol ainda não estão claras, mas soluções práticas que possibilitam o uso de enxaguatórios bucais à base de carboidrato durante a partida (p. ex., protetores bucais que atuam como sistemas distribuidores de carboidrato) poderiam potencialmente melhorar o desempenho em situações nas quais o consumo de carboidrato é limitado pelas regras do jogo e pelas preocupações gastrintestinais.

A desidratação é comumente relatada após uma partida de futebol, porque as perdas pelo suor (regidas pela intensidade e duração do jogo, bem como pelas condições ambientais) excedem a ingestão de líquido (regidas pelas oportunidades de hidratação e práticas individuais de hidratação). Em condições de frio, as perdas totais de líquido são bastante reduzidas, tipicamente de 1-2% da massa corporal, sem consequências significativas em termos de efeitos sobre o desempenho de resistência e cognitivo. Desde que a desidratação se limite a níveis moderados (até 2,5% de perda de massa corporal), as práticas atuais de ingestão de líquidos (i. e., garantir que os jogadores iniciem uma partida em um bom estado de hidratação e consumam algum líquido durante o intervalo) não parecem representar uma preocupação relevante para o desempenho sob condições temperadas.

Em condições de calor, perdas maiores de líquido (p. ex., taxas de sudorese na partida de 2-3 L/h) poderiam afetar de forma negativa os desempenhos dos jogadores. Por exemplo, em uma partida de futebol com jogadores de elite disputada em um ambiente quente, os jogadores exibiram desempenho diminuído em atividades de corridas e saltos repetidos, além de apresentarem uma queda acentuada na corrida de alta intensidade até o final da partida; isto foi atribuído principalmente à hipertermia e à desidratação. É possível que beber mais líquido e de forma mais frequente possa prevenir alguns dos efeitos mais significativos sobre o desempenho em ambientes quentes. Há diferenças interindividuais nas perdas de líquido, de maneira que a hidratação exige uma abordagem individualizada, a fim de prevenir uma desidratação excessiva em indivíduos que transpiram intensamente.

Nutrição no intervalo

Os jogadores podem se reidratar conforme a sede ou a perda de massa corporal prevista no meio-tempo. Provavelmente, uma bebida contendo 4-8% peso/volume de carboidrato-eletrólitos é a melhor escolha. Também pode ser considerada a opção de tomar um suplemento de cafeína no intervalo, em particular se não houve ingestão de cafeína antes da partida. Mascar chiclete contendo 100 mg de cafeína é uma opção prontamente acessível e conveniente, porque permite uma rápida absorção da cafeína, em comparação aos comprimidos ou bebidas.

A hidratação e a ingestão de carboidrato podem requerer atenção especial em partidas com prorrogação (30 minutos). Todas as estratégias nutricionais da partida, incluindo o uso de suplementos, devem ser colocadas em prática durante o treino e nas partidas menos importantes, para permitir o desenvolvimento de protocolos individualizados. Nas sessões de treino, as taxas de sudorese de cada jogador podem ser determinadas sob diferentes condições ambientais (i. e., clima frio, temperado ou quente), de modo a possibilitar a previsão razoavelmente precisa das necessidades de reposição durante a partida. Pesar os jogadores durante as partidas ou no intervalo não é uma opção realista.

Nutrição pós-partida

Além da energia gasta e da perda de líquido pelo suor, os jogadores usarão cerca de 60-80% de suas reservas de glicogênio muscular durante uma partida. A perda de energia, líquido e carboidrato pode ser facilmente reposta nas refeições realizadas após a partida. Estas perdas não são relevantes, porque a próxima sessão de treino ou partida provavelmente ocorrerá depois de pelo menos 2-3 dias.

Os jogadores frequentemente apresentam dores decorrentes de lesões musculares induzidas por exercício excêntrico, bem como lesões no tecido mole causadas por colisões e ataques durante treinos ou jogos. O dano muscular estrutural é difícil de prever, porém a dor muscular e a magnitude das reduções na força e na potência poderiam ser reduzidos com a aplicação de estratégias nutricionais durante o período pós-exercício. Essas estratégias incluem a ingestão de proteína e alimentos ricos em fitoquímicos anti-inflamatórios e antioxidantes. Embora a ingestão proteica pós-exercício comprovadamente aumente a taxa de síntese de proteína muscular e diminua a quebra de proteína com um pequeno grau de acréscimo líquido de proteína, trata-se de um processo relativamente lento, e há pouca evidência de que isto resulte em perda diminuída da função muscular. Alguns estudos relataram reduções da dor muscular com a ingestão de proteína, AGCR ou leite em seguida a um exercício lesivo, como corrida ladeira abaixo (*downhill running*) ou corrida de ir e vir (*shuttle running*), porém os efeitos gerais são menores. O uso de grandes doses de vitaminas antioxidantes individuais permite alcançar certo grau de inibição da inflamação muscular induzida pelo exercício, bem como de extinção da atividade dos radicais livres, considerados envolvidos em um dano secundário subsequente à lesão muscular. Entretanto, existe a preocupação de que isso possa interferir nos processos adaptativos que ocorrem no músculo. Existem alternativas, como os compostos antioxidantes encontrados em alimentos e bebidas naturais como frutas vermelhas (*berries*), cereja, suco de cereja, chocolate amargo e chá-verde, que são capazes de reduzir o dano e as dores musculares. Estes itens alimentícios são ricos em fitoquímicos, muitos dos quais são polifenóis, como flavonoides, flavonóis, antocianinas, catequinas e estilbenos. Vários destes compostos são antioxidantes mais potentes do que as vitaminas C e E. Alguns podem ser obtidos na forma isolada, como a quercetina; entretanto, até que haja evidências maiores para orientar as práticas pós-exercício, parece sensato escolher fontes de alimentos naturais que contenham misturas de polifenóis e usá-las ocasionalmente, quando a prioridade for minimizar as dores e acelerar a recuperação antes de uma partida que esteja próxima. Em outras situações, como durante os treinos na pré-temporada, em que a adaptação é a meta primária, uma alta ingestão de antioxidantes deve ser evitada.

Durante os períodos em que as partidas ocorrem 2-3 vezes por semana ou requerem viagens a longas distâncias, o momento, a qualidade e a quantidade apropriados das refeições pós-partida têm papéis decisivos na recuperação. Para otimizar a síntese proteica para fins de reparo e recuperação, as refeições e lanches devem ser programados para ingestões-alvo de 20-25 g de proteína de alta qualidade a intervalos de 3-4 horas. Além disso, consumir uma refeição rica em proteína contendo 30-60 g de proteína antes de dormir pode intensificar a síntese proteica ao longo da madrugada. Também existe a necessidade de restaurar o glicogênio hepático e muscular com a ingestão de carboidrato, e de iniciar isso ainda no estágio inicial da recuperação, uma vez que a síntese de glicogênio muscular é comprometida na presença de dano muscular, o que retarda a recuperação no pós-partida. Para repor rapidamente as reservas de glicogênio, as refeições pós-partida devem ter como alvo uma ingestão de carboidrato de cerca de 1 g/kg de peso corporal/h por 4 horas. Além disso, quando a meta é otimizar as reservas de glicogênio muscular, a ingestão diária de carboidrato deve ser aumentada de 5 g/kg de peso corporal/dia (ingestão típica de um jogador de futebol) para cerca de 7 g/kg de peso corporal/dia. A necessidade de reposição de líquido para repor as perdas pelo suor também deve ser abordada durante as primeiras horas da recuperação pós-partida.

Nutrição em maratonas

A maioria dos maratonistas sabe o que significa "bater na parede"; trata-se de um fenômeno conhecido durante as maratonas. Para a maioria dos corredores que passa por isso, o fenômeno ocorre por volta da marca dos 32 km. A falta repentina de potência e a fadiga esmagadora podem resultar de uma combinação de fatores, porém é provável que a depleção de carboidrato e a desidratação tenham algum papel. Em uma maratona, a nutrição pode representar a diferença entre vencer a corrida e não terminar a corrida.

Evitar a parede

Existem algumas estratégias simples que podem retardar ou evitar totalmente que os corredores batam contra a parede. Os corredores devem iniciar a corrida com as reservas de glicogênio muscular e hepático em nível ótimo, e devem se abastecer no decorrer da prova (usando bebidas, géis ou alimentos sólidos).

Para começar uma corrida com as reservas de glicogênio em estado ótimo, os corredores devem comer alimentos ricos em carboidrato no(s) dia(s) que antecede(m) a corrida (em geral reduzindo também os treinos, que consomem as reservas de glicogênio). Consumir um pouco mais de carboidrato do que o normal às custas de alguma proteína e gordura garantirá que o maratonista preencha as reservas de glicogênio muscular sem ganhar peso. (A carga de carboidrato às vezes é confundida com o excesso de alimentação.) Entre as fontes eficientes de carboidrato estão massas, arroz, batatas e pães. As dietas extremas de supercompensação de glicogênio, como aquelas usadas nos anos 1970 (Cap. 6), também são desnecessárias.

A próxima oportunidade de garantir que as reservas de glicogênio estejam cheias é durante o café da manhã do dia da corrida. Como discutido no Capítulo 6, um bom café da manhã pré-corrida inclui 100-200 g de carboidrato nas 3-4 horas que antecedem o início da corrida. Muitos atletas, porém, acham difícil comer antes de uma corrida, e a ansiedade no dia da prova comumente elimina qualquer sensação de fome. Mesmo assim, é importante ingerir pelo menos 100 g de carboidrato; se comer está fora de cogitação, é possível consumir carboidrato na forma líquida. Os atletas que costumam ter problemas estomacais devem evitar cafés da manhã ricos em fibras, gordura e proteína, e podem desejar evitar laticínios (ou usar produtos sem lactose). Entre as fontes eficientes de carboidrato para o dia da corrida estão grãos refinados (p. ex., arroz branco), cereais cozidos, cereais à base de milho e arroz, pão branco, *bagel* (sem grãos/sementes), panquecas, hortaliças cozidas (sem sementes), batatas cozidas, bananas maduras, frutas cozidas, molho de maçã ou misturas de frutas, carne magra, bolo de arroz, mel, xarope e suco sem polpa. Os corredores devem planejar com antecedência o café da manhã do dia da corrida para garantir a disponibilidade dos alimentos necessários (p. ex., em um hotel). Se a corrida começar mais de 4 horas após o café da manhã, a última refeição antes da prova deverá ser leve e com baixo conteúdo de fibras (que deixam resquícios e água no intestino).

A corrida

A nutrição para a maratona exige um pouco de planejamento. Os corredores devem estudar o que está disponível no percurso e desenvolver um plano. O plano nutricional para uma maratona deve ser testado várias vezes durante o treino. Os corredores também devem observar as condições do tempo no dia da corrida e ter uma noção de suas taxas de transpiração em tais condições. Com base em seus tempos previstos, os corredores podem calcular metas de ingestão de carboidrato e líquido.

Os corredores devem planejar fazer a ingestão de carboidrato e líquido necessária em 10-15 minutos antes do início da corrida. O alimento e a bebida passarão pelo estômago, e a absorção irá demorar alguns minutos. A maior parte do carboidrato ingerido neste momento será disponibilizada para o músculo durante a primeira parte da corrida. Decidir quais os melhores alimentos é uma questão de preferência pessoal, contudo géis e gomas de mascar são usados com frequência. A meta pode ser alcançada com muitas combinações diferentes de água, bebidas esportivas, géis, gomas de mascar, barras e alimentos regulares.

As recomendações para ingestão de carboidrato durante uma maratona estão entre 30-90 g/h, e dependem de vários fatores, como ritmo, preferências pessoais, tolerância, conteúdo de carboidrato da dieta habitual, número de vezes em que o plano nutricional da corrida foi bem-sucedido, e assim por diante. Em geral, uma ingestão aumentada de carboidrato (que não cause desconforto gastrintestinal) é a melhor.

Ingestão das recomendações de carboidrato

Estudos mostram que há pouca diferença na oxidação de carboidratos provenientes de bebidas, géis ou barras, o que levou os pesquisadores a concluir que os corredores podem mesclar essas opções como desejarem. A exata combinação de alimentos sólidos, gomas de mascar, géis ou bebidas usados para fornecer carboidrato depende das preferências pessoais. Os alimentos sólidos geralmente fornecem mais carboidratos por unidade de peso e são fontes de energia muito efetivas para se carregar; entretanto, requerem mastigação, e nem todo corredor consegue fazer isso durante uma maratona. As barras tipicamente fornecem 30-60 g de carboidrato e são disponibilizadas em vários sabores. Os corredores devem escolher barras energéticas com baixo teor de gordura, fibras e proteína, porque esses ingredientes retardam o esvaziamento gástrico e podem contribuir para problemas estomacais. As gomas de mascar também são sólidas, mas geralmente são mais fáceis de mascar e não contêm muito mais do que carboidrato. Se for difícil mascar, os géis podem ser a solução. Os géis são uma forma compacta de energia e contêm um pequeno volume de líquido e uma quantidade relativamente grande (20-25 g) de carboidrato. São comercializados em muitos sabores diferentes e, às vezes, também contêm cafeína.

Quando os sólidos e os géis não funcionam, os corredores ainda podem contar com as bebidas à base de carboidrato. Entretanto, quando as metas de carboidrato são maiores (~60 g/h), pode ser difícil atingir essas metas somente com bebidas. Outra desvantagem das bebidas é serem difíceis de carregar durante a maratona. Embora algumas pessoas corram com garrafas ou pequenos frascos, continuam tendo que contar com líquidos fornecidos no decorrer da corrida. Bebidas à base de carboidrato tipicamente contêm 60-70 g de carboidrato/L de líquido. Uma garrafa de bebida esportiva de 600 mL, portanto, fornecerá mais ou menos 35 g de carboidrato.

Desidratação

Como discutido no Capítulo 9, é improvável que uma desidratação leve cause problema. Entretanto, a partir do momento em que se perde 3% do peso corporal ou mais, o desempenho pode ser afetado, sobretudo em condições quentes. Para evitar uma desidratação significativa, os corredores devem iniciar a corrida hidratados e manter uma hidratação adequada no decorrer de toda a corrida. Cerca de 2 horas antes da corrida, os corredores devem beber ao menos 500 mL; o excesso de líquido será eliminado através da urina. Os atletas podem garantir que a cor de sua urina seja clara, o que indica uma hidratação adequada. Durante a corrida, a meta de ingestão de líquido deve garantir que o corredor perca no máximo 3% do peso corporal. Isto implica sempre ingerir líquido a uma taxa que seja inferior à taxa de transpiração (quanto mais prolongada for a corrida, mais próxima da taxa de transpiração deverá ser a taxa de ingestão de líquido). Beber líquido conforme a sede funciona bem para a maioria dos atletas mais lentos, porém os atletas mais rápidos devem desenvolver um plano. Conhecer a taxa de transpiração pode fornecer uma orientação efetiva sobre a quantidade de líquido a ser consumida durante a maratona. Embora um plano bem concebido seja recomendado, é importante fazer adaptações quando houver necessidade. Por exemplo, quando certos sintomas gastrintestinais se manifestam, é melhor não ignorá-los (p. ex., diminuir a ingestão de líquido ou, se possível, diminuir um pouco o ritmo para melhorar o esvaziamento gástrico e a absorção).

Treino

Um dos aspectos mais importantes da preparação é o treino com a nutrição de corrida. A preparação nutricional deve ser iniciada pelo menos 6-10 semanas antes do dia da corrida, e os corredores devem usar os mesmos produtos no decorrer do treino. O dia da corrida não é o momento para experimentar novos produtos.

O treino sempre envolve uma mistura de sessões difíceis e leves; o mesmo é válido para a nutrição. Nos dias fáceis, quando a qualidade do treino é menos importante e o corredor pode desejar treinar o corpo para usar a gordura como combustível, pouco ou nenhum carboidrato é consumido (i. e., treino leve). Nos dias difíceis, quando a qualidade é importante e o corredor deseja treinar o corpo para obter o mesmo desempenho de uma corrida, então o plano de corrida deve ser seguido.

Nutrição no tênis de competição

O jogo de tênis envolve pequenas séries repetidas de exercício de alta intensidade. Manter o desempenho ao longo de toda a duração das partidas é importante para o êxito e dependerá em grande parte da capacidade dos músculos de se recuperar do último esforço de corrida. No tênis, os jogadores realizam numerosas corridas muito curtas intercaladas com períodos variáveis de exercício de menor intensidade (p. ex., mover-se lateralmente, para a frente ou para trás para alcançar a bola; correr devagar; andar) ou repouso. Os ciclos de atividade e repouso são amplamente imprevisíveis, já que são impostos pelo padrão de jogo e irão variar enormemente de um jogador para outro e de uma partida para outra.

A maioria das partidas de tênis (mínimo de dois *sets*) dura pelo menos 60 minutos, e é comum as partidas masculinas terem duração superior a 3 horas (ainda que sejam feitos intervalos de 30 segundos nas trocas de campo, após cada *game* ímpar). Em partidas de jogadores individuais, para cada hora de jogo de tênis concluída, cada jogador percorre cerca de 1,5 km realizando numerosas séries discretas de ações que incorporam alterações frequentes de ritmo e direção e também a execução de serviços, devoluções, voleios e ataques.

O gasto energético típico é de 44 kJ/minuto (10 kcal/min), e os jogadores se exercitam a uma intensidade média relativa próxima a 50% do $\dot{V}O_{2máx}$. Assim, para uma típica partida de jogadores individuais com duração de 2 horas, o jogador mediano gastará cerca de 5.000 kJ (1.195 kcal). Nas partidas em duplas, o gasto energético tipicamente equivale a dois terços do gasto registrado em uma partida de jogadores individuais.

Nas competições de padrão elevado, os jogadores sofrem de uma fadiga notável durante o *set* final, que se reflete em uma queda na taxa de trabalho (menor distância percorrida e menos corridas) e em um aumento na incidência de erros não forçados. É comum ver mais lances perdidos e erros nos últimos estágios dos jogos, conforme os jogadores vão ficando cansados. O desenvolvimento de fadiga durante o jogo provavelmente está relacionado à depleção das reservas musculares de glicogênio, bem como ao desenvolvimento de desidratação e à elevação da temperatura corporal central, em especial sob condições ambientais de calor. Os jogadores que iniciam as partidas com baixas reservas de glicogênio nos músculos das pernas tenderão a se aproximar de uma total depleção de glicogênio ao final do segundo *set*, e isto tem implicações importantes para o treino e para a preparação nutricional dos jogadores. A concentração de glicose no sangue permanece relativamente estável nas primeiras 2 horas do jogo de tênis, mas pode cair se a duração da partida ultrapassar 3 horas. Assim, quando há previsão de partidas longas, bebidas contendo carboidrato devem ser consumidas a intervalos regulares durante as pausas do jogo (p. ex., trocas de campo). É importante garantir um estado de hidratação adequado antes do início de uma partida, assim como é essencial estar atento às necessidades de líquido durante a partida, a fim de obter um desempenho ótimo e minimizar o risco de câimbras, sobretudo em condições quentes de jogo. O volume, a frequência e a composição do líquido ingerido são, todos, fatores importantes a serem considerados.

Ingestão de líquido

Além de reporem os líquidos perdidos, as bebidas podem fornecer um suprimento adicional de combustível (em geral, carboidrato) que pode ser usado pelos músculos em trabalho e pelo cérebro. A ingestão de água e de carboidrato produz efeitos independentes e aditivos sobre o desempenho de resistência. Como recomendação geral, tomar alguns goles (cerca de 100 mL) de uma bebida esportiva a cada troca de campo durante uma partida de tênis ajudará a prevenir a desidratação e a fornecer uma fonte adicional de energia. Estes fatores podem ser cruciais caso a vitória tenha que ser decidida no último *set* da partida ou no *set* de desempate.

Exatamente quanto os jogadores devem consumir de líquidos durante uma partida irá depender das taxas de transpiração individuais e das condições do jogo. As taxas de transpiração variam conforme os níveis de condicionamento e aclimatação, intensidade do exercício e condições ambientais. Alguns jogadores chegam a perder até 3 L de suor por hora durante um jogo extenuante sob condições ambientais quentes (p. ex., 30°C), e até mesmo a baixas temperaturas ambientes, de cerca de 12°C, a perda de suor pode exceder 1 L/h. É recomendável beber 500 mL de água cerca de 2 horas antes do início de uma partida, o que dá tempo suficiente para a água ser absorvida e para que todo o excesso seja eliminado pela urina. Os jogadores devem ir ao banheiro cerca de 10 minutos antes do início da partida, para esvaziar a bexiga, e então beber mais 250 mL de água ou bebida esportiva pouco antes de entrar na quadra. Durante a partida, os jogadores devem ingerir líquido seguindo um plano e não conforme a sede, dado que alguns litros de líquido podem ser perdidos até surgir a sensação de sede. É possível criar um plano com base nas perdas de suor individuais conhecidas (que podem ser medidas conforme já discutido).

A bebida ideal para reposição de líquido durante o tênis deve ter sabor agradável ao jogador, não causar desconforto gastrintestinal ao ser consumida em grandes volumes (o que exclui todas as bebidas gaseificadas), promover um rápido esvaziamento gástrico e absorção de líquido para ajudar a manter o volume de líquido extracelular, e fornecer alguma energia na forma de carboidrato para os músculos em trabalho. A reposição dos eletrólitos perdidos no suor normalmente pode esperar até o período de recuperação pós-partida.

Um ponto frequentemente negligenciado é a importância da ingestão de líquido durante a prática de tênis ou nos amistosos, para que o jogador se acostume com a sensação de se exercitar com líquido no estômago. Isto também dá ao jogador a oportunidade de experimentar diferentes bebidas e volumes para determinar quais formulações funcionam melhor e a quantidade de líquido ingerido que pode ser tolerada.

Ingestão de alimento

O carboidrato reforça o desempenho no tênis e em outras formas de exercício prolongado. A ingestão de gordura ou proteína durante o exercício prolongado não melhora a resistência. Os jogadores devem ter como meta uma ingestão de carboidrato de cerca de 60-70 g/h para um fornecimento ótimo de carboidrato. Esta é a quantidade de carboidrato presente em cerca de 1 L de bebida esportiva; no entanto, é provável que um jogador se sinta desconfortável em beber tudo isso a cada hora de jogo. Uma estratégia mais prática seria consumir 600 mL de uma bebida esportiva e comer 1,5 banana de hora em hora. Bananas maduras são preferíveis, porque a maior parte de seus carboidratos está em uma forma de fácil digestão (enquanto as bananas verdes contêm a mesma quantidade de carboidrato, só que principalmente na forma de amido indigerível). São alternativas às bananas uvas, manga (madura, em fatias ou picada, e dentro de um frasco que a mantenha fresca), barras energéticas, géis ou confeitos moles (p. ex., balas de goma). Tenha em mente, entretanto, que o risco de desconforto gastrintestinal é maior com alimentos sólidos, uma vez que eles passam pelo estômago mais lentamente que os líquidos.

Estratégias nutricionais para diminuir a perda muscular em jogadores de futebol americano lesionados

O jogo de futebol americano consiste primariamente em séries de exercícios curtos, repetidos e de máxima intensidade. Cada posição de jogo no campo tem responsabilidades específicas que podem alterar as demandas físicas de cada jogador. Por exemplo, o atacante de bloqueio geralmente faz mais contato do que os jogadores em posição de habilidade (i. e., *wide receivers* e *running backs*), que muitas vezes tentam evitar contato. Quando os jogadores em posição de habilidade fazem contato, porém, o potencial impacto pode ser muito maior do que para o atacante, porque tende a ocorrer a uma velocidade de movimento maior. Espera-se que todos os jogadores concentrem 100% de seus esforços em cada jogo, independentemente de suas posições. A duração de cada jogada pode variar de 2 a 13

segundos, com uma duração média de jogada de 5 segundos nos jogos da NCAA e da National Football League (NFL). O tempo médio de intervalo de repouso entre as jogadas na NFL varia de 27 a 37 segundos.

As lesões são um aspecto inevitável da participação no esporte, e são mais comuns em esportes como futebol americano e rúgbi, em que os frequentes contatos físicos, bloqueios, ataques, quedas e colisões são comuns nos treinos e nas partidas competitivas. O risco de lesão aumenta quando os jogadores se tornam fadigados, quando as cargas de treino ou competição aumentam, e quando o tempo de recuperação entre as partidas é reduzido. A incidência geral de lesões no futebol da NCAA é de 8,1 a cada 1.000 exposições do atleta (jogos e práticas combinados), e os jogadores de futebol são quase 7 vezes mais propensos a sofrer lesão durante um jogo do que em um treino.

Muitas lesões resultam em períodos prolongados de imobilização do membro para redução de potenciais danos adicionais e para possibilitar o reparo de ossos ou da musculatura esquelética e do tecido conjuntivo. A imobilização resulta em desuso muscular e perda de massa muscular em razão de períodos aumentados de balanço proteico muscular negativo, em resultado de uma síntese proteica muscular basal diminuída e do desenvolvimento de resistência anabólica à ingestão de proteínas da dieta. A perda de músculo é mais profunda durante as primeiras 1-2 semanas de imobilização do membro. A extensão da perda muscular durante a lesão influencia fortemente o nível e a duração da reabilitação requerida.

As estratégias nutricionais podem limitar a perda de músculo e o declínio da capacidade funcional que ocorrem nos jogadores de futebol lesionados. Durante a reabilitação e a recuperação, as necessidades nutricionais são muito parecidas com as de qualquer atleta que busque hipertrofia muscular para aumentar a força e a potência. As deficiências de nutrientes e de energia devem ser evitadas. Ingestões de proteína diárias da ordem de 1,6-2,5 g/kg de massa corporal são recomendadas para sustentar a manutenção da massa muscular durante o desuso. Isto pode ser conseguido por meio do consumo regular de refeições (4-6 vezes por dia a cada 3-4 horas) contendo 20-35 g de proteínas de digestão rápida com alto teor de leucina (2,5-3 g). Qualquer outra proteína consumida ao longo do dia deve ser principalmente proteína magra de boa qualidade, que contenha todos os aminoácidos essenciais em proporções aproximadamente iguais (p. ex., carne bovina, presunto, cordeiro, aves, peixes). Considerando que o atleta lesionado apresenta uma redução significativa dos níveis de atividade física, manter a massa muscular e ao mesmo tempo evitar ganhos de massa gorda pode ser um desafio, por isso selecionar fontes de proteína com conteúdo relativamente baixo de gordura, evitar outros alimentos gordurosos e diminuir a ingestão de carboidrato comparativamente às ingestões durante o treino normal são outras considerações importantes.

Também existe uma justificativa teórica para a suplementação de vitamina D_3 (1.000-4.000 UI/dia) e de ácidos graxos ômega-3 (1-2 g/dia) para ajudar a reduzir a atrofia muscular. Outros suplementos, incluindo leucina, creatinina e HMB, também podem sustentar a manutenção das taxas de síntese proteica muscular durante a recuperação.

Estimulação elétrica neuromuscular pode ser aplicada para induzir contrações musculares involuntárias e sustentar a manutenção da massa muscular em atletas com lesão. O exercício de força para os músculos distantes do sítio da lesão também deve ser empregado para sustentar um estímulo anabólico. Durante a subsequente reabilitação e recuperação da imobilização, a atividade aumentada, em particular o exercício de força, aumentará a síntese proteica muscular e restaurará a sensibilidade aos estímulos anabólicos.

Nutrição para ganho de massa muscular em jogadores

Muitos atletas e jogadores podem decidir que desejam aumentar sua força e potência muscular, e isto somente pode ser conseguido aumentando a massa muscular dos membros usados para o esporte. Para jogadores de futebol, isto implicaria ter como alvo as coxas e panturrilhas; para jogadores de basquete, isso pode significar focar os músculos da parte superior do braço ou do antebraço; e para os jogadores de futebol americano e rúgbi, pode implicar aumentar a massa muscular nos braços, pernas e dorso. Muitas vezes, é o técnico quem percebe que o jogador poderá se beneficiar com um aumento da massa muscular, por isso jogadores jovens e aqueles com físicos naturalmente mais esguios são os alvos frequentes. Apesar de existirem estratégias de treino para desenvolver músculos, enfocaremos aqui as estratégias nutricionais que maximizam a adaptação do treino de força.

Estratégias nutricionais para maximizar a adaptação ao treino

A hipertrofia muscular é alcançada principalmente via geração de mais miofibrilas, as quais são constituídas de proteína. O balanço proteico muscular positivo (i. e., ganho líquido de proteína tecidual) somente é alcançado quando a taxa de síntese de novas proteínas musculares excede a taxa de quebra das proteínas musculares existentes. Portanto, aumentos na massa muscular somente podem ser alcançados com o efeito sinérgico de um treino de força apropriado e com uma ingestão adequada de proteínas. Conforme discutido em detalhes no Capítulo 8, o *timing*, a quantidade e a composição das proteínas ingeridas podem ser manipulados para otimizar a adaptação ao treino de força. O *timing* de ingestão de proteínas também é uma variável importante a ser considerada na otimização da recuperação da musculatura esquelética e da hipertrofia. A opção ótima parece ser ingerir proteína durante o pós-exercício imediato, em quantidades aproximadas de 0,4 g/kg de peso corporal (tipicamente, 20-25 g). Esta dose é suficiente para promover um aumento na síntese proteica muscular. A proteína de escolha é a prontamente digerível e que tem um alto teor de leucina, uma vez que esse aminoácido essencial é fundamental para aumentar a síntese proteica. A proteína do soro do leite é considerada ideal, contudo o leite desnatado ou os ovos são substitutos convenientes. As Tabelas 8.4 e 8.5 listam algumas escolhas alimentares que podem ser combinadas para conseguir as quantidades desejadas de proteína e leucina.

Se o atleta praticar a sessão de exercícios de força pela manhã, deve consumir até outras três refeições ao longo do dia (cada uma contendo uma dose de proteína de 0,4 g/kg de peso corporal) com o objetivo de alcançar uma ingestão proteica dietética total aproximada de 1,6 g/kg de peso corporal/dia. Consumir menos refeições contendo mais proteína não é tão bom quanto consumir essa dose ideal. Consumir muito mais que 1,6 g/kg de peso corporal/dia é desnecessário, porque isso não produzirá maiores ganhos diários de massa muscular. Caso o atleta esteja praticando a sessão de exercícios de força no fim da tarde ou à noite, deve ingerir um pouco de proteína imediatamente antes da hora de dormir, a fim de maximizar a resposta anabólica durante o sono, no decorrer da madrugada. A ingestão de uma dose maior de proteína (0,6 g/kg de peso corporal) antes da hora de dormir parece aumentar a síntese de proteína muscular aguda ao longo da madrugada, bem como adaptações musculoesqueléticas crônicas. Níveis adequados de energia também são necessários para sustentar esses processos, por isso os jogadores devem ter como objetivo a manutenção do balanço energético diário. As outras proteínas consumidas ao longo do dia devem ser principalmente proteínas magras de alta qualidade, contendo proporções aproximadamente iguais de todos os aminoácidos essenciais. A proteína oriunda de fontes animais (p. ex., carne bovina, presunto, cordeiro, aves e peixes) pode ser suplementada com soja, feijão, queijo, oleaginosas e pão. Se fontes de proteína ricas em leucina não estiverem disponíveis, o atleta pode adicionar um suplemento de 3 g de leucina à refeição pós-exercício. A adição de qualquer outro aminoácido específico é inefetiva na promoção de anabolismo induzido por exercício de força. Suplementos de creatina também podem ser considerados.

Em atletas, a falta de sono contribui para um balanço proteico negativo via redução dos mecanismos promotores de síntese proteica muscular e estimulação da quebra da proteína. Portanto, é importante assegurar um sono adequado (mínimo de 7 horas) durante a noite.

Nutrição para atletas com diabetes tipo 1

O diabetes melito é uma síndrome metabólica que se manifesta como dois tipos distintos, 1 e 2, caracterizados por uma deficiência absoluta ou relativa de insulina ou por resistência à insulina, respectivamente. Cerca de 90% das pessoas com diabetes têm o tipo 2. O diabetes tipo 1 resulta de uma destruição imunomediada altamente específica das células beta das ilhotas pancreáticas, o que resulta em elevação crônica da glicemia (conhecida como hiperglicemia), em razão da ausência de produção de insulina. A condição geralmente ocorre no início da infância e é uma doença crônica que pode levar a numerosas complicações sérias se não for devidamente tratada. O paciente e o médico devem trabalhar juntos para otimizar o controle glicêmico por meio da administração de insulina e da ingestão calórica.

Vários estudos confirmaram o papel benéfico da atividade física na alteração favorável do prognóstico do diabetes. Em comparação com pares saudáveis, atletas diabéticos usufruem praticamente dos mesmos benefícios relacionados à saúde propiciados pelo exercício. Indivíduos com diabetes participam de atividades físicas para promoção da saúde e tratamento de doenças, e também podem participar de esportes recreativos ou competitivos. A competição de nível mais alto também é possível; entre os exemplos de atletas notáveis com diabetes estão Gary Hall Jr. e Sir Steven Redgrave. Hall era um nadador norte-americano que competiu representando os Estados Unidos nas Olimpíadas de 1996, 2000 e 2004, tendo conquistado dez medalhas olímpicas. É um ex-recordista mundial em dois eventos de revezamento. Redgrave é um remador britânico aposentado, que conquistou medalhas de ouro em cinco Jogos Olímpicos consecutivos, de 1984 a 2000. Ele também ganhou três medalhas de ouro nos Commonwealth Games e nove ouros em campeonatos de remo mundiais. É o remador masculino mais bem-sucedido na história das Olimpíadas, além de ser o único homem a conquistar medalhas de ouro em cinco Jogos Olímpicos em um esporte de resistência.

Desafios metabólicos com o exercício

Para indivíduos com diabetes tipo 1, injetar insulina em excesso, pular refeições, comer menos do que o normal ou se exercitar mais do que o habitual pode levar a uma baixa glicemia (hipoglicemia). O exercício utiliza energia e há um aumento rápido e amplo na captação de glicose pelo músculo em trabalho, o qual independe da ação da insulina. O leitor deve se lembrar, do exposto no Capítulo 3, que, durante o exercício de resistência, a secreção de insulina cai em indivíduos saudáveis (sem diabetes), apesar de a captação de glicose aumentar pelo fato de o exercício em si (via mecanismos mediados por cálcio) estimular a translocação de receptores GLUT4 para a superfície celular. Portanto, se o diabético não se alimentar corretamente de antemão, o exercício pode levar a uma rápida diminuição na glicemia. Para os diabéticos, o principal risco associado ao exercício prolongado é a possível queda na glicemia a níveis abaixo da faixa normal de 4-6 mM. Se a queda for drástica demais

(abaixo de 3 mM) e sustentada, pode levar à fadiga, palidez da pele e incapacidade de se concentrar ou pensar com clareza, seguida de desmaio, perda da consciência, convulsão e coma. Quando não é corrigida, pode ser fatal. Os sintomas iniciais da hipoglicemia são tremedeira, tontura, transpiração, fome, irritabilidade ou mau humor, ansiedade ou nervosismo, e cefaleia.

Com breves períodos de exercício de intensidade muito alta, como corridas rasas, treino intervalado de alta intensidade e exercícios de resistência intensos, indivíduos com diabetes tipo 1 podem desenvolver hiperglicemia. A resposta hormonal ao exercício predominantemente anaeróbico é a mesma observada em indivíduos não diabéticos. As catecolaminas elevadas promovem liberação de glicose do fígado, e isto, na presença de insulina baixa, resulta em uma leve hiperglicemia durante o exercício. Todavia, os níveis de insulina não sofrem elevação em um indivíduo diabético do modo como se elevariam após o exercício em indivíduos não diabéticos, o que significa, então, que há o problema da hiperglicemia sustentada pós-exercício.

Um problema comum ao exercício intenso de curta duração e ao exercício de resistência mais prolongado é o desenvolvimento de hipoglicemia tardia, que pode ocorrer em 6-15 horas no pós-exercício. Isto pode se dever ao recrutamento de transportadores de glicose GLUT4 para a superfície celular, que favorece a captação de glicose no músculo para ressíntese de glicogênio. Embora isto seja importante para a reposição das reservas depletadas de glicogênio e para o desempenho em exercícios subsequentes, em um indivíduo com diabetes, acarreta hipoglicemia e pode ocorrer durante o sono (em particular se o exercício tiver sido realizado à tarde), quando o seu reconhecimento é bem menos provável.

Estratégias nutricionais para prevenção de hipoglicemia

Para minimizar o risco de hipoglicemia durante o exercício prolongado, recomenda-se consumir uma refeição pobre em gordura e rica em carboidrato (pelo menos 1 g/kg) 1-3 horas antes do exercício, bem como reduzir em 30-50% a dose usual de insulina pós-refeição. O alimento escolhido deve ter um baixo índice glicêmico. O atleta deve checar o nível de glicemia cerca de 1 hora antes do exercício, para garantir que esteja dentro da faixa-alvo usual, antes de se engajar no exercício. Caso esteja baixa demais, recomenda-se consumir uma refeição ou lanche que contenha 15-20 g de carboidrato antes de iniciar o exercício. Entre os lanches convenientes estão barras de granola, frutas frescas ou desidratadas, suco de fruta, *pretzels* e biscoitos; alternativamente, pode ser ingerido um comprimido de 15-20 g de glicose. Se o exercício durar 1 hora ou mais, carboidrato extra deve ser ingerido durante a sessão, a uma taxa de 30-60 g/h (ou mais, se a dose de insulina não tiver sido reduzida após a última refeição antes do exercício). Durante o exercício, géis, bebidas esportivas, barras de granola e torrones podem fornecer ao corpo uma fonte de rápida disponibilização de glicose no decorrer do exercício.

Após o exercício prolongado, é importante restaurar as reservas de glicogênio no fígado e no músculo, para diminuir o risco de hipoglicemia subsequente. Carboidratos devem estar sempre disponíveis durante as sessões de treino e no período de recuperação subsequente. Podem ser seguidas as diretrizes de nutrição esportiva usuais para recuperação pós-exercício. A refeição pós-exercício deve ser seguida da administração apropriada de insulina para manter o controle glicêmico. O atleta deve considerar diminuir o bolo de insulina em cerca de 50% para minimizar o risco de hipoglicemia noturna. O exercício de intensidade moderada ou alta pode levar à queda de glicemia por até 24 horas após o exercício; portanto, a concentração de glicose no sangue deve ser checada imediatamente após o exercício e, subsequentemente, a cada 2-3 horas até a hora de dormir. Se a glicemia estiver baixa, recomenda-se consumir um lanche à base de carboidrato. É recomendado evitar o exercício intenso imediatamente antes da hora de ir dormir. Além disso, reduzir a dose de insulina noturna em cerca de 20% ou consumir um lanche sem insulina na hora de ir dormir pode ajudar a prevenir a hipoglicemia noturna após o exercício.

Atletas com diabetes devem ser aconselhados sobre a dieta apropriada que irá maximizar o desempenho e diminuir a fadiga. As necessidades de energia e macronutrientes, sobretudo de carboidrato e proteína, devem ser atendidas para possibilitar o treino intenso, promover adaptação e manter a saúde. As diretrizes atuais recomendam a ingestão de 5-10 g de carboidrato e 1,5-1,7 g de proteína/kg de peso corporal/dia.

Pontos-chave

- O plano de nutrição personalizado fornece recomendações sobre dieta e suplementos ajustados para atender às necessidades nutricionais específicas com base no fenótipo, genótipo, sexo, idade e metas particulares.
- Ao aconselhar um atleta, é sempre importante compreender suas metas. A nutrição deve sustentar as metas do treino.
- A nutrição periodizada consiste no uso planejado, proposital e estratégico de intervenções nutricionais específicas para intensificar as adaptações-alvo de cada sessão de exercício, ou para obter outros efeitos não agudos ou benefícios que irão intensificar o desempenho no longo prazo.
- Atletas jovens podem ter diferentes necessidades nutricionais por estarem em fase de crescimento, além de terem fisiologias e metabolismos diferentes daqueles dos adultos. As crianças são menos metabolicamente eficientes durante as atividades motoras, e isto resulta em altas necessidades energéticas por quilograma de massa corporal durante a maioria das formas de exercício. As crianças têm capacidades glicolíticas menores, capacidades oxidativas maiores e taxas mais altas de oxidação de gordura em comparação aos adultos.
- Uma das maiores ameaças em potencial à saúde dos atletas jovens é o controle inadequado do peso, que pode levar ao desenvolvimento de transtornos alimentares ou ao comprometimento do crescimento e do desenvolvimento. Suplementos nutricionais são provavelmente desnecessários e não são recomendados para atletas jovens.
- Uma das principais alterações que ocorrem com o envelhecimento é a perda de massa muscular. A sarcopenia, caracterizada por perdas de massa muscular, força e resistência, afeta o desempenho e contribui para outras consequências funcionais do envelhecimento.
- Em pessoas mais velhas (sobretudo com 70 anos ou mais), a síntese proteica é menor e parece haver certa resistência anabólica. As recomendações de ingestão proteica para atletas mais velhos devem ser mais altas do que as recomendações para atletas jovens.
- Quando a gordura corporal em atletas do sexo feminino cai a níveis abaixo de 10%, pode haver comprometimento de várias funções corporais e a menstruação pode cessar. Se isto persistir por tempo prolongado, resultará em outras complicações de saúde, inclusive osteoporose.
- As atletas do sexo feminino podem ter dificuldades para manter uma ingestão adequada de ferro, em especial se as suas ingestões calóricas forem baixas ou se forem vegetarianas. Atletas do sexo feminino devem prestar atenção extra à ingestão de ferro e monitorar o estado do ferro. Em alguns casos, a suplementação pode ser apropriada.
- As recomendações nutricionais em geral são altamente específicas para um esporte, mas também são influenciadas por outros fatores (p. ex., condições ambientais, idade, sexo, tamanho do corpo, posição em que joga na equipe esportiva) e pelas metas (p. ex., adaptação ao treino, desempenho nas competições, recuperação do exercício, perda de peso, ganho de massa muscular, reabilitação de lesão).

Leituras recomendadas

Anderson, L., P. Orme, R.J. Naughton, et al. 2017. Energy intake and expenditure of professional soccer players of the English premier league: Evidence of carbohydrate periodization. *Int J Sport Nutr Exerc Metab* 27 (3):228-338.

Baar, K., and L.E. Heaton. 2015. In-season recovery nutrition for American football. *Sports Sci Exch* 28 (144):1-6.

Bangsbo, J., M. Mohr, and P. Krustrup. 2006. Physical and metabolic demands of training and match-play in the elite football player. J *Sports Sci* 24 (7):665-674.

Bell, P.G., E. Stevenson, G.W. Davison, and G. Howatson. 2016. The effects of montmorency tart cherry concentrate supplementation on recovery following prolonged, intermittent exercise. *Nutrients* 8 (7):E441.

Bhogal, G., and N. Peirce. 2014. The diabetic athlete. In *Nutrition in sport*, edited by R.J.Maughan, 490-502. Oxford: Blackwell Science.

Briggs, M.A., L.D. Harper, G. McNamee, E. Cockburn, P.L.S. Rumbold, E.J. Stevenson, and M. Russell. 2017. The effects of an increased calorie breakfast consumed prior to simulated match-play in Academy soccer players. *Eur J Sport Sci* 17 (7):858-866.

Brink-Elfegoun, T., S. Ratel, P.M. Leprêtre, L. Metz, G. Ennequin, E. Doré, V. Martin, D. Bishop, N. Aubineau, J.F. Lescuyer, M. Duclos, P. Sirvent, and S.L. Peltier. 2014. Effects of sports drinks on the maintenance of physical performance during 3 tennis matches: a randomized controlled study. *J Int Soc Sports Nutr* 11:46.

Burke, L.M., J.A. Hawley, S.H. Wong, and A.E. Jeukendrup. 2011. Carbohydrates for training and competi- tion. *J Sports Sci* 29 Suppl 1:S17-27.

Burke, L.M., L.J.C. van Loon, and J.A. Hawley. 2017. Postexercise muscle glycogen resynthesis in humans. *J Appl Physiol* 122 (5):1055-1067.

Cockburn, E., E. Stevenson, P.R. Hayes, P. Robson-Ansley, and G. Howatson. 2010. Effect of milk-based carbohydrate-protein supplement timing on the attenuation of exercise-induced muscle damage. *Appl Physiol Nutr Metab* 35 (3):270-277.

Currell, K., S. Conway, and A.E. Jeukendrup. 2009. Carbohydrate ingestion improves performance of a new reliable test of soccer performance. *Int J Sport Nutr Exerc Metab* 19 (1):34-46.

Damas, F., S. Phillips, F.C. Vechin, and C. Ugrinowitsch. 2015. A review of resistance training-induced changes in skeletal muscle protein synthesis and their contribution to hypertrophy. *Sports Med* 45: 801–807.

Dirks, M.L., B.T. Wall, and L.J.C. van Loon. 2017. Interventional strategies to combat muscle disuse atrophy in humans: focus on neuromuscular electrical stimulation and dietary protein. *J Appl Physiol* doi: 10.1152/ japplphysiol.00985.2016. [Epub ahead of print].

Doyle, J.A., W.M. Sherman, and R.L. Strauss. 1993. Effects of eccentric and concentric exercise on muscle glycogen replenishment. *J Appl Physiol* 74 (4):1848-1855.

Fahey, P.J., E.T. Stallkamp, and S. Kwatra. 1996. The athlete with type I diabetes: managing insulin, diet and exercise. *Am Fam Physician* 53 (5):1611-1624.

Gallen, I.W., C. Hume, and A. Lumb. 2011. Fuelling the athlete with type 1 diabetes. *Diabetes Obes Metab* 13 (2):130-136.

Gomes, R.V., A. Moreira, A.J. Coutts, C.D. Capitani, and M.S. Aoki. 2014. Effect of carbohydrate supplementation on the physiological and perceptual responses to prolonged tennis match play. J Strength *Cond Res* 28 (3):735-741.

Hoffman, J.R. 2015. Physiological demands of American football. *Sports Sci Exch* 28 (143):1-6.

Holway, F.E., and L.L. Spriet. 2011. Sport-specific nutrition: practical strategies for team sports. *J Sports Sci* 29 Suppl 1:S115-125.

Horton, W.B., and J.S. Subauste. 2016. Care of the athlete with type 1 diabetes mellitus: A clinical review. *Int J Endocrinol Metab* 14 (2):e36091. eCollection.

Jackman, S.R., O.C. Witard, A.E. Jeukendrup, et al. 2010. Branched-chain amino acid ingestion can ameliorate soreness from eccentric exercise. *Med Sci Sports Exerc* 42 (5):962-970.

Jensen, J. 2004. Nutritional concerns in the diabetic athlete. *Curr Sports Med Rep* 3 (4):192-197. Jeukendrup, A.E. 2011. Nutrition for endurance sports: marathon, triathlon, and road cycling. *J Sports Sci* 29 Suppl 1:S91-99.

Jeukendrup, A. 2014. A step towards personalized sports nutrition: carbohydrate intake during exercise. *Sports Med* 44 Suppl 1:S25-33.

Jeukendrup, A.E. 2017a. Periodized nutrition for athletes. *Sports Med* 47 (Suppl 1):51-63.

Lumb, A.N., and I.W. Gallen. 2009. Diabetes management for intense exercise. *Curr Opin Endocrinol Diabetes Obes* 16: 150-155.

Magne, H., I. Savary-Auzeloux, D. Rémond, and D. Dardevet. 2013. Nutritional strategies to counteract muscle atrophy caused by disuse and to improve recovery. *Nutr Res Rev* 26 (2): 149-165.

Mohr, M., I. Mujika, J. Santisteban, M.B. Randers, R. Bischoff, R. Solano, A. Hewitt, A. Zubillaga, E. Peltola, and P. Krustrup. 2010. Examination of fatigue development in elite soccer in a hot environment: a multi-experimental approach. *Scand J Med Sci Sports* 20 Suppl 3:125-132.

Morton, R.W., C. McGlory, and S.M. Phillips. 2015. Nutritional interventions to augment resistance training-induced skeletal muscle hypertrophy. *Front Physiol* 6 (245): 1- 9.

NCAA injury surveillance program at www.datalyscenter.org.

Olson, D., R.S. Sikka, A. Labounty, and T. Christensen. 2013. Injuries in professional football: current concepts. *Curr Sports Med Rep* 12 (6): 381-390.

Pasiakos, S.M., H.R. Lieberman, and T.M. McLellan. 2014. Effects of protein supplements on muscle damage, soreness and recovery of muscle function and physical performance: a systematic review. *Sports Med* 44 (5): 655-670.

Phillips, S.M. 2013. Protein consumption and resistance exercise: Maximizing anabolic potential. *Sport Sci Exch* 26 (107): 1-5.

Phillips, S.M. 2016. The impact of protein quality on the promotion of resistance exercise-induced changes in muscle mass. *Nutr Metab* 13:64.

Phillips, S.M., J. Sproule, and A.P. Turner. 2011. Carbohydrate ingestion during team games exercise: current knowledge and areas for future investigation. *Sports Med* 41 (7): 559-585.

Pluim, B.M. 2014. The evolution and impact of science in tennis: eight advances for performance and health. *Br J Sports Med* 48 Suppl 1:i3-5.

Ranchordas, K., J.T. Dawson, and M. Russell. 2017. Practical nutritional recovery strategies for elite soccer players when limited time separates repeated matches. *J Int Soc Sports Nutr* 14:35.

Riddell, M.C., I.W. Gallen, C.E. Smart, C.E. Taplin, P. Adolfsson, A.N. Lumb, A. Kowalski, R. Rabasa-Lhoret, R.J. McCrimmon, C. Hume, F. Annan, P.A. Fournier, C. Graham, B. Bode, P. Galassetti, T.W. Jones, I.S. Millán, T. Heise, A.L. Peters, A. Petz, and L.M. Laffel. 2017. Exercise management in type 1 diabetes: a consensus statement. *Lancet Diabetes Endocrinol* 5 (5): 377-390.

Rothenberg, P., L. Grau, L. Kaplan, and M.G. Baraga. 2016. Knee injuries in American football: An epidemiological review. *Am J Orthop* 45 (6): 368-373.

Russell, M., and M. Kingsley. 2014. The efficacy of acute nutritional interventions on soccer skill performance. *Sports Med* 44 (7): 957-970.

Shirreffs, S.M. 2010. Hydration: special issues for playing football in warm and hot environments. *Scand J Med Sci Sports* 20 Suppl 3: 90-94.

Tipton, K.D. 2013. Dietary strategies to attenuate muscle loss during recovery from injury. *Nestle Nutr Inst Workshop Ser* 75: 51-61.

Tipton, K.D., and A.A. Ferrando. 2008. Improving muscle mass: response of muscle metabolism to exercise, nutrition and anabolic agents. *Essays Biochem* 44: 85-98.

Tipton, K.D., and O.C. Witard. 2007. Protein requirements and recommendations for athletes: relevance of ivory tower arguments for practical recommendations. *Clinics Sports Med* 26: 17-36.

Trommelen, J., and L.J. van Loon. 2016. Pre-sleep protein ingestion to improve the skeletal muscle adaptive response to exercise training. *Nutrients* 8 (12): E763.

van Loon, L.J. 2013. Role of dietary protein in post-exercise muscle reconditioning. *Nestle Nutr Inst Workshop Ser* 75: 73-83.

Wall, B.T., J.P. Morton, and L.J. van Loon. 2015. Strategies to maintain skeletal muscle mass in the injured athlete: nutritional considerations and exercise mimetics. *Eur J Sport Sci* 15 (1): 53-62.

Apêndice A

Conceitos-chave em bioquímica relevantes para a nutrição esportiva

O estudo de nutrição esportiva requer alguns conhecimentos básicos de bioquímica e fisiologia. Os principais componentes constituintes do corpo e da dieta – carboidratos, lipídios, proteínas e ácidos nucleicos – são eles mesmos compostos por unidades constituintes menores. Este apêndice traz uma breve revisão de conceitos químicos, interações e processos importantes envolvendo biomoléculas, além de um resumo simplificado dos mecanismos de transporte de membrana, ação enzimática, estrutura e função de diversas organelas celulares, e também características dos quatro tipos teciduais principais encontrados no corpo humano. Este apêndice pode ser usado como referência, todavia, conhecer aquilo que é abordado é fundamental para a maioria dos princípios e mecanismos discutidos em outras partes do livro. Este apêndice pode ser particularmente útil para aqueles com pouca experiência em biologia e química. Começamos com a menor unidade em que qualquer substância pode ser quebrada: o átomo.

Matéria, energia, átomos e moléculas

O corpo humano consiste apenas em matéria e energia em suas diversas formas. De fato, é possível dizer o mesmo sobre todo o universo. A matéria ocupa espaço e tem uma massa que representa a quantidade de matéria que está presente. Frequentemente, equiparamos massa com peso, que é a força exercida pela gravidade sobre a massa, entretanto, ambos são tecnicamente diferentes. A quantidade ou massa de um objeto não muda, seja qual for a sua localização, porém seu peso irá variar de acordo com a atração da gravidade. Por exemplo, uma rocha que pesa 6 kg sobre a Terra pesa somente cerca de 1 kg na superfície da Lua porque a força gravitacional exercida pela Lua equivale apenas a cerca de um sexto da força gravitacional terrestre. Certamente, a matéria em si continua sendo matéria, seja na Terra ou na Lua.

Existem muitos milhares de tipos de matéria, e todas podem ser reduzidas em unidades menores. As menores unidades em que uma substância pode ser quimicamente quebrada são os elementos, cada um dos quais tem propriedades diferentes e exclusivas. Atualmente, sabe-se que existem 92 elementos, mas apenas doze são comuns em organismos vivos. Os elementos mais abundantes são oxigênio, carbono, hidrogênio e nitrogênio (nessa ordem). Esses quatro elementos compõem 96% da massa de um ser humano.

Energia é a capacidade de qualquer sistema, inclusive o corpo vivo, de realizar trabalho (i. e., produzir alteração de algum tipo na matéria). A energia pode existir em várias formas, incluindo luz, calor, energia elétrica, energia mecânica e energia química. A energia pode ser transformada de uma forma em outra. No corpo, a energia química potencial armazenada em itens alimentícios é transformada para a realização de várias formas de trabalho, como movimento ou síntese de moléculas grandes a partir de moléculas pequenas. Matéria e energia são inter-relacionadas pela famosa equação de Einstein:

$$E = mc^2$$

em que E é energia, m é massa e c é a velocidade da luz (cerca de 299.744 km/s). Nada é capaz de se mover mais rápido do que a luz. A equação de Einstein pode, em princípio, seguir em qualquer direção. Portanto, a energia pode ser transformada matéria e vice-versa.

Os átomos constituem a menor unidade de um elemento que retém todas as propriedades do elemento. Os átomos de todos os elementos podem ser fisicamente quebrados nas mesmas partículas subatômicas: prótons, nêutrons e elétrons. Portanto, os átomos de vários elementos diferem apenas quanto aos números de prótons, nêutrons e elétrons que contêm. Os prótons, que têm carga positiva, e os nêutrons, que são eletricamente neutros, são mantidos juntos para formar o núcleo de um átomo. Os elétrons, que têm massa insignificante (apenas cerca de 1/8.000 da massa de um próton ou de um nêutron) e uma carga negativa, giram ao redor do núcleo atômico em orbitais discretos que podem ser esféricos ou ter forma de haltere. Alguns elétrons se movem em orbitais próximos ao núcleo; outros movem-se em orbitais mais distantes. Os elétrons que estão mais distantes do núcleo têm mais energia do que aqueles que estão perto do núcleo; assim, os orbitais podem ser considerados como níveis de energia. Os elétrons normalmente permanecem em seu nível de energia específico, mas ao ganhar ou perder energia, saltam de um nível de energia para outro. Embora os orbitais dos elétrons possam variar quanto ao formato, os elétrons em cada nível de energia geralmente são representados, em diagrama, movendo-se em órbitas concêntricas e circulares, ou camadas, ao redor do núcleo. No máximo dois elétrons podem ser mantidos na camada mais interna. A 2ª e a 3ª camadas podem manter, cada uma, oito elétrons. A 4ª camada pode manter até dezoito elétrons.

O número de elétrons é igual ao número de prótons no núcleo, resultando em um átomo eletricamente neutro. O menor átomo é o de hidrogênio, que é composto por um próton e um elétron (Fig. A.1*a*). O átomo de carbono consiste em seis prótons, seis nêutrons e seis elétrons, enquanto um átomo de oxigênio é constituído por oito prótons, oito nêutrons e oito elétrons. Ambos, oxigênio e carbono, têm dois elétrons em suas camadas internas, porém diferem quanto ao número de elétrons na 2ª camada. O oxigênio tem 6 elétrons na 2ª camada, enquanto o carbono tem 4 (Fig. A.1, *b* e *c*).

As propriedades químicas de um elemento e o modo como este reage com outros elementos dependem do número de elétrons em sua camada externa. Se essa camada estiver lotada, o elemento não reage com outros e é dito inerte. O hélio, que contém dois elétrons em sua camada externa, e o neon, contendo dezoito elétrons em sua camada externa, são exemplos de elementos inertes. Átomos cujas camadas externas não estão lotadas tendem a se mover para uma configuração mais estável, por meio da perda ou do ganho de elétrons, ou ainda pelo compartilhamento de elétrons com outros átomos. Os átomos são unidos por forças de atração chamadas ligações químicas. Essas ligações são fonte de energia química potencial. A quebra das ligações químicas libera alguma energia que pode ser usada para produzir trabalho.

Quase toda a massa de um átomo está em seus prótons e nêutrons, por isso o número combinado dessas partículas é a massa atômica do elemento. A massa de um elemento é indicada por um número sobrescrito localizado na frente do elemento (p. ex., ^{1}H, ^{12}C, ^{16}O). O número de prótons em um átomo é seu número atômico, o que é indicado como um número subscrito na frente do símbolo do átomo (p. ex., $_{1}^{1}$H, $_{6}^{12}$C, $_{8}^{16}$O).

Todos os átomos de um dado elemento contêm o mesmo número de prótons e elétrons (o que determina as propriedades químicas do elemento), contudo, em alguns elementos o número de nêutrons no núcleo e, portanto, a massa atômica (e não o número atômico) variam. Os átomos de um elemento com um número diferente de nêutrons são chamados isótopos. Alguns isótopos são instáveis e emitem radiação na forma de raios gama, elétrons ou um núcleo de hélio (dois prótons, dois nêutrons). Essa radiação pode ser medida, e alguns isótopos instáveis se mostraram úteis como traçadores. Por exemplo, o carbono normal tem uma massa atômica igual a doze, porém o isótopo radioativo de carbono tem massa igual a catorze. A glicose, um açúcar simples, pode ser preparada usando $_{6}^{14}$C, e seu metabolismo no corpo pode ser seguido pela identificação da presença de $_{6}^{14}$C em compostos intermediários e no dióxido de carbono expirado. Atualmente, é possível detectar a presença e a quantidade de isótopos estáveis (aqueles que não sofrem decaimento por emissão de radiação) como $_{6}^{13}$C, e esses isótopos são cada vez mais usados como substitutos de isótopos radioativos mais perigosos em estudos sobre o metabolismo humano.

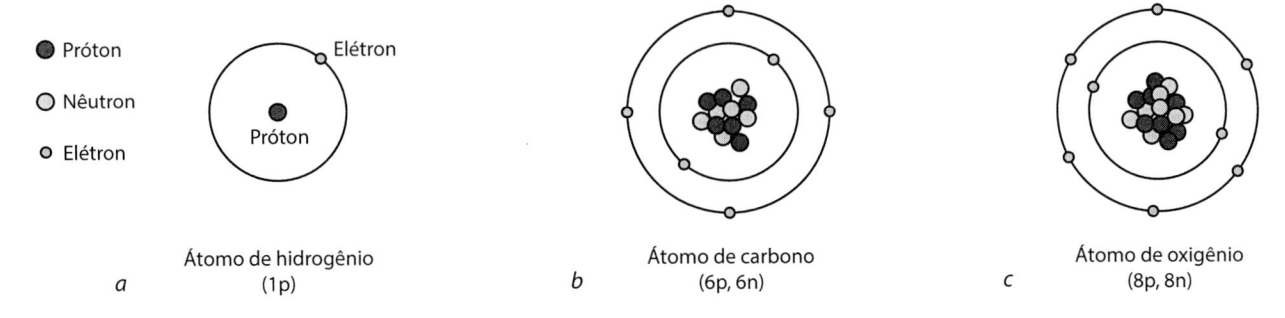

FIGURA A.1 Átomos de (*a*) hidrogênio, (*b*) carbono e (*c*) oxigênio.

No corpo, a maioria dos elementos não está presente na forma de átomos livres, e sim combinados com outros átomos para formar moléculas. Por exemplo, uma molécula de água contém um átomo de oxigênio ligado a dois átomos de hidrogênio, o que é simbolizado como H_2O (Fig. A.2). Mesmo o oxigênio presente no ar que respiramos é feito de oxigênio molecular, o qual consiste em dois átomos de oxigênio ligados e é simbolizado como O_2. Uma molécula de açúcar hexose simples, glicose, contém 24 átomos: seis de carbono, doze de hidrogênio e seis de oxigênio. Esta fórmula pode ser expressa como $C_6H_{12}O_6$, que é conhecida como a fórmula química empírica da glicose. A massa molecular é obtida somando-se as massas atômicas presentes na molécula. Portanto, para a glicose, temos:

$$6 \times {}^{12}C + 12 \times {}^{1}H + 6 \times {}^{16}O$$
$$= 72 + 12 + 96 = 180$$

A massa molecular de uma substância em gramas é igual a 1 mol dessa substância, e o número de moléculas em um mol de qualquer substância é o mesmo, sendo conhecido como número de Avogadro (igual a $6,022 \times 10^{23}$).

Um mol de uma substância dissolvida em água o suficiente para fazer 1 L de solução é chamada solução 1 molar (M). Os bioquímicos geralmente lidam com concentrações menores, como milimoles por litro ($1\ mM = 1 \times 10^{-3}\ M$), porque muitas substâncias que estão dissolvidas nos líquidos corporais são encontradas nessa faixa de concentração. Por exemplo, a concentração da glicose no sangue é de cerca de 5 mM.

Ligações químicas, energia livre e ATP

Esta seção traz uma breve revisão sobre as ligações químicas e enfatiza as ligações entre os seis elementos principais encontrados no corpo vivo: hidrogênio (H), carbono (C), nitrogênio (N), oxigênio (O), fósforo (P) e enxofre (S).

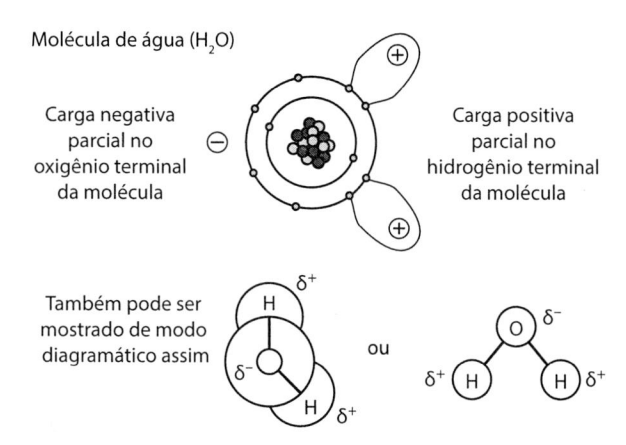

Molécula de água (H_2O)

Carga negativa parcial no oxigênio terminal da molécula

Carga positiva parcial no hidrogênio terminal da molécula

Também pode ser mostrado de modo diagramático assim

FIGURA A.2 Molécula de água indicando a distribuição de cargas parciais.

- As ligações covalentes unem dois ou mais átomos por meio da interação de seus elétrons externos. As ligações covalentes são as ligações químicas mais fortes. A energia de uma ligação covalente típica é de cerca de 330 kJ/mol (79 kcal/mol), porém essa energia pode variar de 210 kJ/mol a 460 kJ/mol (50-110 kcal/mol), dependendo dos elementos envolvidos. Uma vez formadas, as ligações covalentes raramente se quebram de maneira espontânea, porque a energia térmica de uma molécula à temperatura ambiente (20ºC) é de apenas 2,5 kJ/mol (0,6 kcal/mol), o que é muito abaixo da energia requerida para quebrar uma ligação covalente. As ligações covalentes podem ser simples, duplas ou triplas (Tab. A.1).
- As ligações carbono-carbono são ligações covalentes particularmente fortes e estáveis. Os principais elementos orgânicos têm capacidades de ligação padrão: C, N e P podem formar até quatro ligações covalentes com outros átomos; O e S podem formar duas ligações covalentes; e H pode formar apenas uma ligação covalente. Em solução, O e S podem perder um próton (ou íon hidrogênio, H^+), deixando assim o O ou S com uma carga negativa (Fig. A.3). As ligações covalentes têm cargas parciais quando os átomos envolvidos têm eletronegatividades diferentes. A água é um exemplo de uma molécula com cargas parciais. Os símbolos δ^+ e δ^- são usados para indicar cargas parciais (Fig. A.2). O oxigênio, em virtude da sua alta eletronegatividade, atrai os elétrons para fora dos átomos de hidrogênio, resultando em uma carga negativa parcial no oxigênio e uma carga positiva parcial em cada hidrogênio. A possibilidade de haver ligações de hidrogênio é consequência dessas cargas parciais.
- As ligações de hidrogênio (ligações H) são atrações intra ou intermoleculares fracas entre um átomo de hidrogênio e um átomo eletronegativo contendo um único par de elétrons (p. ex., átomos de oxigênio ou nitrogênio). As ligações de hidrogênio são formadas quando um átomo de hidrogênio é compartilhado entre duas moléculas (Fig. A.4). As ligações de hidrogênio têm polaridade. Um átomo de hidrogênio ligado de forma covalente a um átomo muito eletronegativo (N, O ou P) compartilha sua carga positiva parcial com um segundo átomo eletronegativo (N, O ou P). As ligações de hidrogênio têm força de 21 kJ/mol (5 kcal/mol). Essas ligações são encontradas com frequência em proteínas e ácidos nucleicos, e, reforçando uma à outra, mantêm a estrutura da proteína (ou ácido nucleico) segura. Como os átomos de hidrogênio na proteína também podem fazer ligação de hidrogênio com a água circundante, a força relativa das ligações de hidrogênio proteína-proteína *versus* ligações proteína-H_2O é menor que 21 kJ/mol.

TABELA A.1 Ligações covalentes simples, duplas e triplas

Número de ligações	Exemplo	Energia/mol
Simples	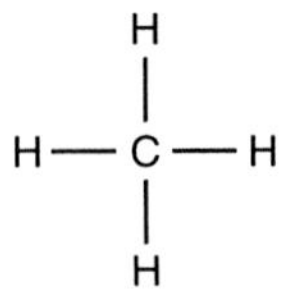	330 kJ (79 kcal)
Dupla	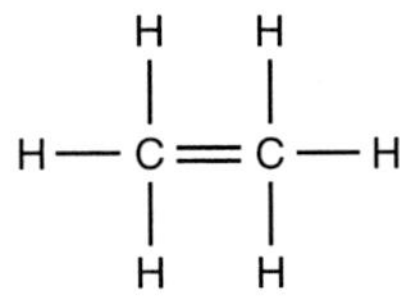	630 kJ (150 kcal)
Tripla		840 kJ (200 kcal)

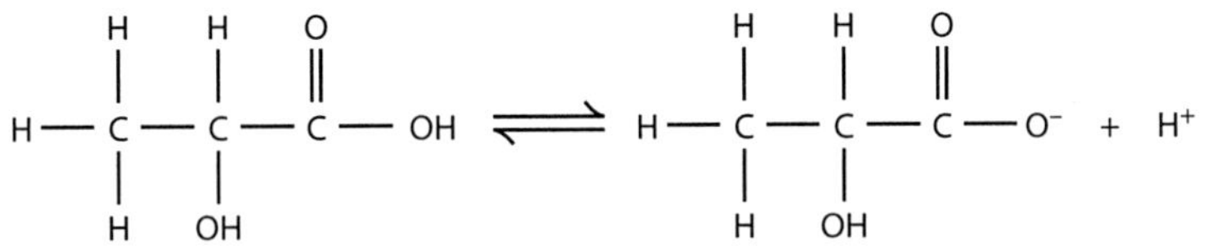

Ácido láctico ⇌ Ânion lactato + Íon hidrogênio (próton)

FIGURA A.3 Dissociação de um próton (H^+) do ácido láctico, deixando um oxigênio (O) com carga negativa.

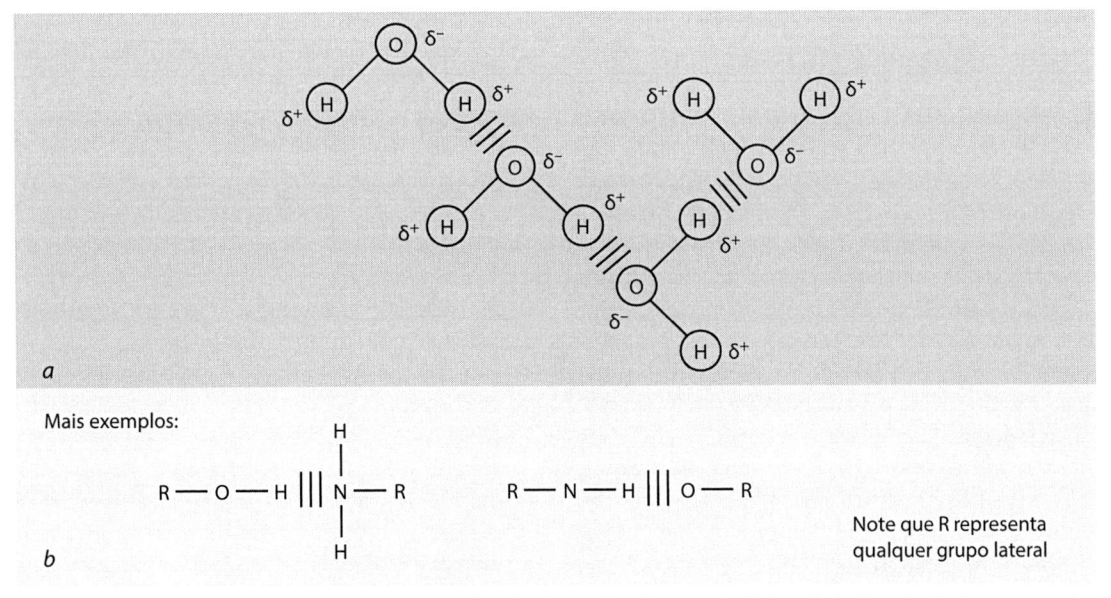

Mais exemplos:

Note que R representa qualquer grupo lateral

FIGURA A.4 (*a*) Ligação de hidrogênio entre moléculas de água. Um átomo de hidrogênio ligado de forma covalente a um átomo muito eletronegativo (N, O ou P) compartilha sua carga positiva parcial com um segundo átomo eletronegativo (N, O ou P). (*b*) Mais exemplos de ligação de hidrogênio.

- As ligações iônicas são formadas quando ocorre uma transferência completa de elétrons de um átomo para outro. Os elétrons de valência (camada externa) são perdidos ou ganhos, e isso resulta em dois íons: um com carga positiva e outro com carga negativa. Os íons com cargas opostas são unidos por forças eletrostáticas. Por exemplo, quando um átomo de sódio (Na) doa o único elétron que está em sua camada de valência externa para um átomo de cloreto (Cl), que precisa de um elétron para preencher sua camada de valência externa, o resultado é o NaCl (sal). O símbolo para o cloreto de sódio é Na^+Cl^-. As ligações iônicas têm uma força de 17-30 kJ/mol (4-7 kcal/mol).

- As moléculas não polares não podem formar ligações de H com a água e, portanto, são fracamente solúveis em água. Essas moléculas são chamadas moléculas hidrofóbicas (não gostam de água). As moléculas hidrofílicas (gostam de água) podem formar ligações de H com a água. As moléculas hidrofóbicas tendem a se agregar, evitando as moléculas de água, como ocorre quando uma gota de óleo é colocada em água. O óleo forma uma camada delgada sobre a superfície da água. Se for misturado de maneira vigorosa, o óleo forma pequenos glóbulos, mas não se dissolve na água. Para entender a energética que governa essa interação, visualize as moléculas de água circundando uma única molécula "dissolvida", tentando formar o maior número de ligações de H entre si. A melhor solução energética envolve forçar todas as moléculas não polares a se juntar, reduzindo assim a área de superfície total que quebra a matriz de ligação de H da água.

Durante as reações bioquímicas que envolvem a quebra de ligações químicas, há liberação de energia, e uma parte dessa energia é disponibilizada para o trabalho. Um pouco de energia também é liberada na forma de calor, o qual não pode ser usado para realização de trabalho no corpo porque a temperatura corporal é regulada dentro de uma faixa estreita. A energia livre liberada durante a quebra das ligações, em geral representada pelo símbolo "G", pode ser usada na realização de trabalho, porque uma parte dela é armazenada no composto adenosina trifosfato (ATP). A energia livre liberada quando um grupo de fosfato inorgânico (P_i) é quebrado da ATP para formar adenosina difosfato (ADP) é usada para conduzir diversos processos que demandam energia no corpo, incluindo a síntese de macromoléculas a partir de moléculas menores (p. ex., síntese de proteínas a partir de aminoácidos livres), trabalho de transporte de membrana (p. ex., movimento de íons sódio para fora da célula contra o gradiente de concentração prevalente) e trabalho mecânico (p. ex., contração muscular). As reações envolvendo a quebra de ligações fosfato e a liberação de P_i são catalisadas por enzimas chamadas quinases. No caso da quebra de ATP, essas quinases costumam ser abreviadas como ATPases.

A ATP é a única forma de energia química que é conversível em outras formas de energia usadas pelas células vivas. Essencialmente, a ATP é a moeda energética da célula. As gorduras e os carboidratos são as principais formas de armazenamento de energia no corpo e, ao serem quebradas por reações de oxidação em dióxido de carbono e água, a energia liberada é usada para ressintetizar ATP a partir de ADP e P_i.

Todas as reações bioquímicas são ineficientes, o que implica que nem toda energia liberada pode ser conservada ou usada para produzir trabalho. Uma parte da energia sempre é perdida na forma de calor. Essa liberação de calor ajuda a manter a temperatura corporal em torno de $37°C$. Durante o exercício, quando a taxa de reações catalíticas é acentuadamente aumentada nos músculos ativos para fornecer energia para contração, a taxa de produção de calor também aumenta de modo substancial, enquanto a temperatura no músculo aumenta $1-5°C$.

Embora a ATP seja considerada a moeda energética da célula, não pode ser acumulada em grandes quantidades, e a concentração intramuscular de ATP é de apenas cerca de 5 mmol/kg de tecido muscular. Durante o exercício máximo, a ATP é suficiente para abastecer cerca de 2 segundos de geração de força muscular. Experimentos demonstraram que a reserva de ATP muscular nunca é totalmente depletada, porque é ressintetizada de maneira eficiente a partir de ADP e P_i na mesma taxa a que é degradada. Durante o exercício submáximo em estado estável, a ressíntese de ATP é alcançada por oxidação mitocondrial de carboidratos e lipídios. Esse processo comumente é referido como metabolismo aeróbio porque requer oxigênio. Por outro lado, no início do exercício e no exercício de alta intensidade, a ressíntese de ATP é principalmente anaeróbia (sem o uso de oxigênio). Detalhes adicionais sobre as vias metabólicas envolvidas podem ser encontrados no Capítulo 3.

Reações químicas no corpo

Várias reações químicas ocorrem no corpo. Essas reações são definidas aqui e representadas por alguns exemplos ilustrativos.

- A oxidação é uma reação que envolve a perda de elétrons de um átomo. É sempre acompanhada de redução (reação em que uma molécula ganha elétrons). Por exemplo, o piruvato é reduzido usando hidrogênio doado da forma reduzida da coenzima nicotinamida adenina dinucleotídeo (NADH) para formar lactato. Na reação reversa, o lactato é oxidado pela NAD^+ (a forma oxidada da coenzima) quando o piruvato é reformado. Essa reação também é conhecida como desidrogenação, por ser uma forma de oxidação que envolve a perda de átomos de hidrogênio:

$$piruvato\ CH_3\text{-}CO\text{-}COOH + NADH + H^+ \leftrightarrow lactato\ CH_3\text{-}CHOH\text{-}COOH + NAD^+$$

- A hidrólise é uma reação em que um composto orgânico é partido, pela interação com a água, em compostos mais simples. Um exemplo é a hidrólise de fosfocreatina (PCr) em creatina (Cr) e fosfato, que é acoplada à ressíntese de ATP a partir de ADP usando o grupo fosfato liberado da fosfocreatina:

$$PCr + H_2O \rightarrow Cr + P$$

$$P + ADP + H^+ \rightarrow ATP + H_2O$$

- A fosforilação é a adição de um grupo fosfato (PO_3^{2-}) a uma molécula. Muitas enzimas são ativadas pela ligação covalente de um grupo fosfato. A fosforilação de ADP forma ATP:

$$ADP + P_i \rightarrow ATP + H_2O$$

- A condensação consiste na união de duas ou mais moléculas com a eliminação de um grupo mais simples, como H_2O. Um exemplo é a união de duas moléculas de aminoácido para formar um dipeptídeo.
- A hidroxilação é a adição de um grupo hidroxila (OH) a uma molécula.
- A carboxilação é a adição de dióxido de carbono catalisada por uma enzima usando biotina como grupo prostético.
- A deaminação é a perda de um grupo amino (NH_2) que libera amônia livre (NH_3). É importante no metabolismo de aminoácidos como a alanina:

$$alanina \rightarrow piruvato + NH_3$$

- A transaminação é a transferência de um grupo amino (NH_2) de um aminoácido para um cetoácido. Um exemplo é a transferência de um grupo amino do aminoácido glutamato para o cetoácido piruvato, formando um novo aminoácido alanina e outro cetoácido o alfacetoglutarato:

$$glutamato + piruvato \rightarrow alanina + alfacetoglutarato$$

- A desnaturação consiste na alteração das propriedades físicas e na estrutura tridimensional de uma proteína por ação de um tratamento químico ou físico que não desorganiza a estrutura primária, mas em geral resulta na inativação da proteína (p. ex., inativação de uma enzima pela adição de um ácido forte ou do calor excessivo).

Concentrações e tampões de íons hidrogênio

Íons hidrogênio livres são produzidos em muitas reações químicas que ocorrem no corpo. Problemas como atividade diminuída ou até a completa inativação de enzimas e a inibição de vários processos biológicos, incluindo a contração muscular, podem surgir quando há acúmulo de íons hidrogênio livres dentro das células. Assim, o corpo dispõe de vários mecanismos que ajudam a limitar as alterações na concentração de íons hidrogênio livres nos líquidos dentro e fora das células.

Um ácido é um composto capaz de doar um íon hidrogênio (H^+); entre os exemplos estão o ácido hidroclorídrico (HCl), ácido carbônico (H_2CO_3) e o ácido láctico (CH_3-CHOH-COOH). Uma base é um composto capaz de aceitar um íon hidrogênio; são exemplo os íons hidroxila (OH^-) e os íons bicarbonato (HCO_3^-). O pH é uma medida da concentração de íons hidrogênio. Esses valores são derivados, por exemplo, da dissociação de um ácido (p. ex., ácido hidroclorídrico) quando dissolvido na água (HCl $\rightarrow$ H^+ + Cl^-). O valor do pH é definido como logaritmo decimal negativo da concentração de H^+ livre ou [H^+]; ou seja, pH = $-\log_{10}$[H^+], em que [H^+] é expressa em moles por litro (mol/L ou M) (os colchetes contendo H^+ significam concentração; essa nomenclatura é usada comumente em química), portanto a concentração de H^+ livre aumenta 10 vezes para cada diminuição de 1 unidade de pH. A [H^+] na água pura é 10^{-7} mol/L. Portanto, o pH da água pura é:

$$pH = -\log_{10}(10^{-7}) = -(-7) = 7$$

Um pH igual a 7 costuma ser referido como pH neutro. Tudo que está abaixo do pH 7 tem concentração maior de H^+ e é considerado ácido. Tudo que está acima do pH 7 tem concentração menor de H^+ e é considerado básico (outro modo de pensar é que aquilo que é básico tem concentração maior de OH^-). A maioria dos líquidos corporais tem pH quase neutro. Por exemplo, o plasma sanguíneo tem pH igual a 7,4 e o líquido intracelular do músculo em repouso (sarcoplasma) tem pH igual a 7,0. O pH dos líquidos corporais é rigorosamente regulado, e até mesmo durante as perturbações metabólicas mais rigorosas, como no exercício de alta intensidade, o pH do sangue não muda em mais que aproximadamente 0,3. Até mesmo no músculo em exercício, onde os íons hidrogênio adicionais aparecem primeiro em virtude da produção aumentada de ácido láctico, o pH não cai abaixo de 6,5. Como já mencionado, essa estabilidade é importante, visto que, se o pH cair demais, a atividade das enzimas pode ser inibida e isso pode ter consequências fatais para a célula.

Os tampões atuam como reservatório para íons hidrogênio e, assim, limitam, ou tamponam, as alterações na concentração de H^+ livre. O tamponamento é passivo e quase instantâneo. Um tampão consiste em um ácido fraco e sua base conjugada. Em solução, algumas (mas não todas) moléculas de ácido fraco se dissociam na base conjugada e íons hidrogênio:

$$BH \leftrightarrow B^- + H^+$$

em que BH é o ácido fraco e B⁻ é a sua base conjugada. A relação entre as concentrações de ácido fraco, base e íons hidrogênio pode ser expressa como uma equação:

$$K_a.[BH] = [H^+] \times [B^-]$$

em que K_a é a constante de dissociação do ácido, ou seja, a concentração de H^+ em que as concentrações da base e do ácido são iguais. A equação pode ser rearranjada para fornecer a equação de Henderson:

$$[H^+] = K_a \times [BH] / [B^-]$$

Alternativamente, tomando o logaritmo negativo de cada lado da equação, esta se transforma na equação de Henderson-Hasselbalch:

$$-\log_{10}[H^+] = -\log_{10}K_a + \log_{10}[B^-] / [BH]$$

Essa equação é o mesmo que:

$$pH = pK_a + \log_{10}[B^-] / [BH]$$

Isso nos diz que o tamponamento ótimo (alteração mínima no pH quando íons H^+ são adicionados) ocorre quando $pH = pK_a$, e também que esse efeito ocorre quando as concentrações de ácido fraco (BH) e base (B⁻) são iguais.

O ácido carbônico/bicarbonato (H_2CO_3/HCO_3^-) é o tampão extracelular mais importante e tem um pK_a de 6,1. A hemoglobina e outras proteínas e peptídeos contendo o aminoácido histidina (pK_a normalmente igual a 6,0-8,0) e fosfatos ($HPO_4^{2-}/H_2PO_4^-$), para os quais o pK_a vale 6,8, são tampões intracelulares importantes. Como o pH da maioria dos líquidos é de cerca de 7,4, tampões com pK_a entre 6-8 são os mais efetivos.

No músculo em exercício, grandes quantidades de íons hidrogênio são produzidas a partir da dissociação de ácido láctico em H^+ e ânion lactato (Fig. A.3). O pH intracelular em repouso do músculo é igual a 7,0. Uma grande queda no pH é indesejável porque isso causaria desnaturação enzimática, e é evitada pela presença de tampões intracelulares, entre os quais a carnosina (um dipeptídeo composto por alanina e histidina), fosfocreatina, fosfatos e proteínas contendo histidina. Conforme os íons hidrogênio se difundem para fora do músculo e caem no sangue, são tamponados por bicarbonato (no plasma) e hemoglobina (nos eritrócitos). Um aumento na concentração sanguínea de ácido láctico da ordem de 10 mmol/L promove uma alteração no pH do sangue de apenas 0,1. Essa concentração de ácido láctico dissolvida somente em água faz o pH cair de 7,0 para 2,0. Nitidamente, os sistemas de tamponamento do corpo são bastante efetivos.

Enzimas

As enzimas atuam como catalisadores controláveis. Essas proteínas aceleram a velocidade de reações químicas específicas e permitem que essas reações sejam reguladas de maneiras que possibilitem ao corpo controlar as interações entre diferentes vias metabólicas. A direção em que as reações ocorrem e o ponto de equilíbrio que é alcançado em um sistema não biológico são governados pelas leis da termodinâmica. As características das enzimas que lhes permitem atuar como catalisadores são descritas resumidamente a seguir.

Mecanismos de ação e cinética das enzimas

As leis da termodinâmica nos dizem que as reações químicas ocorrem de maneira espontânea somente na direção que resulta nos produtos da reação com estado energético mais baixo que o dos substratos (Fig. A.5). As enzimas atuam como catalisadores reutilizáveis, o que envolve a formação de um complexo de enzima-substrato como uma etapa intermediária na reação. A formação desse substrato diminui a energia de ativação. Como agora a necessidade de energia é menor, é mais provável que a reação prossiga. Embora a enzima participe na reação, não é consumida e, portanto, somente é requerida em pequenas quantidades.

A energética da formação do complexo enzima-substrato é pouco conhecida, mas está claro que algum tipo de ligação fraca se forma entre o substrato e a enzima.

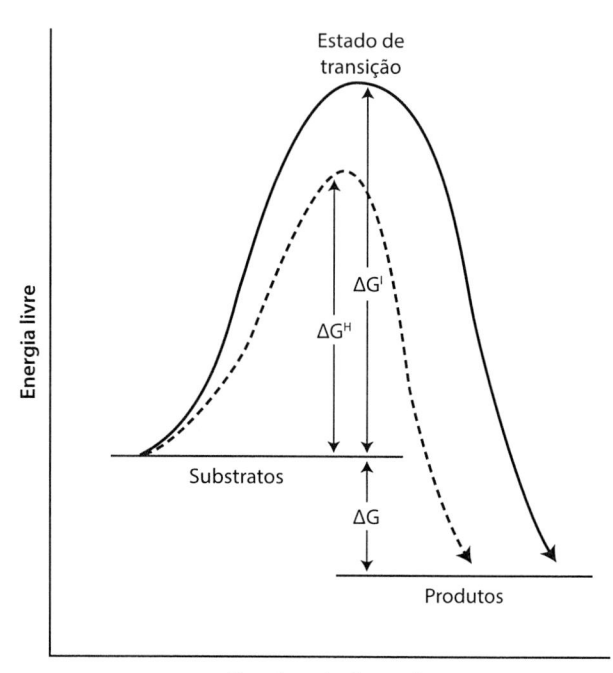

FIGURA A.5 Estado energético de substratos e produtos.

Essa ligação envolve um ou mais sítios ativos na enzima, e esses sítios têm um formato particular e uma distribuição de carga que lhes permite interagir com o substrato. Essas características permitem que as enzimas promovam as taxas de reação específica de várias formas. Onde dois ou mais substratos estão envolvidos, a fixação aos sítios de ligação existentes na enzima permite que os substratos sejam estreitamente aproximados na orientação correta, aumentando assim a probabilidade de que a reação venha a ocorrer. Alternativamente, a ligação à enzima pode causar alterações no formato da molécula de substrato que aumentam sua suscetibilidade à reação.

Cinética da enzima

A cinética da enzima é a medida da alteração na concentração de substrato ou produto em função do tempo. O primeiro estágio em uma reação catalisada por enzima é a ligação do substrato (S) ao sítio ativo da enzima (E) para formar um complexo enzima-substrato (ES). O substrato então reage para formar o produto (P), que é liberado. A liberação do produto restaura a enzima à sua forma livre original:

$$E + S \leftrightarrow ES \rightarrow E + P$$

Parte-se do princípio de que o primeiro estágio do processo é reversível, enquanto o segundo estágio é irreversível. Em quase todas as reações, a concentração de substrato excede bastante a concentração de enzima. Essa diferença implica que a formação do complexo ES não resulta em alteração significativa na concentração de substrato, mas diminui a concentração da enzima livre.

A curva de progresso da reação é inicialmente linear, diminuindo de inclinação conforme a reação prossegue

e o substrato é usado, como mostrado na Figura A.6. A velocidade inicial durante a parte linear da curva é chamada V_0. A relação entre V_0 e a concentração de substrato ([S]) é descrita pela equação de Michaelis-Menten:

$$V_0 = V_{máx} [S] / K_m + [S]$$

em que $V_{máx}$ é a velocidade máxima da reação com [S] infinito e K_m é a constante de Michaelis equivalente à concentração do substrato em que a velocidade de reação inicial (V_0) é igual à metade da velocidade máxima (i. e., $K_m = [S]$, em que $V_0 = V_{máx}/2$). Essa relação é graficamente representada na Figura A.7 e mostra claramente que, a baixas concentrações de substrato, a velocidade de reação inicial aumenta de modo linear em resposta à concentração crescente de substrato, no entanto a velocidade se aproxima de um limite acima do qual se torna constante e independente da concentração de substrato. Nesse ponto, todas as moléculas de enzima estão efetivamente saturadas com substrato. A $V_{máx}$, portanto, é dependente da quantidade de enzima presente.

Quando a concentração de substrato é igual ao K_m, a velocidade da reação é igual à metade da $V_{máx}$. O valor de K_m, portanto, é igual à concentração de substrato que resultará na reação prosseguindo a metade da velocidade máxima. Um valor de K_m alto, portanto, é uma indicação da baixa afinidade da enzima por seu substrato. Uma alta concentração de substrato é necessária para atingir uma velocidade de reação igual à metade da velocidade máxima. Altas velocidades de reação somente são alcançadas quando a concentração de substrato é relativamente alta. Se [S] for igual a 10 vezes o valor de K_m, a substituição desses valores na equação de Michaelis-Menten nos indicará

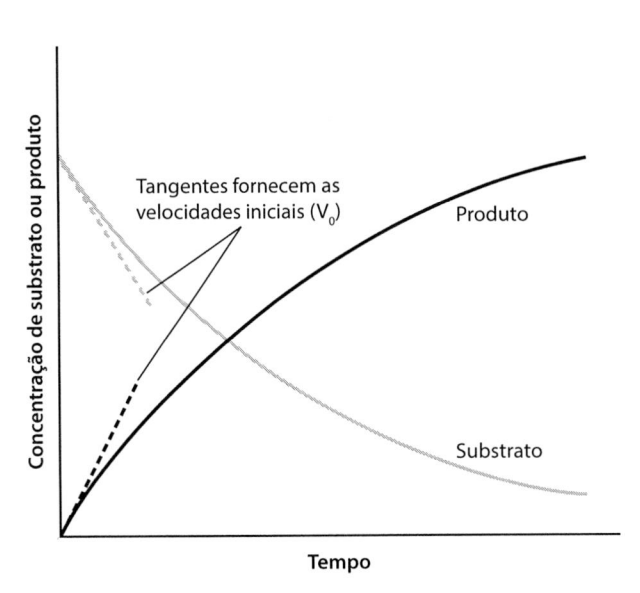

FIGURA A.6 Progresso de uma reação catalisada por enzima.

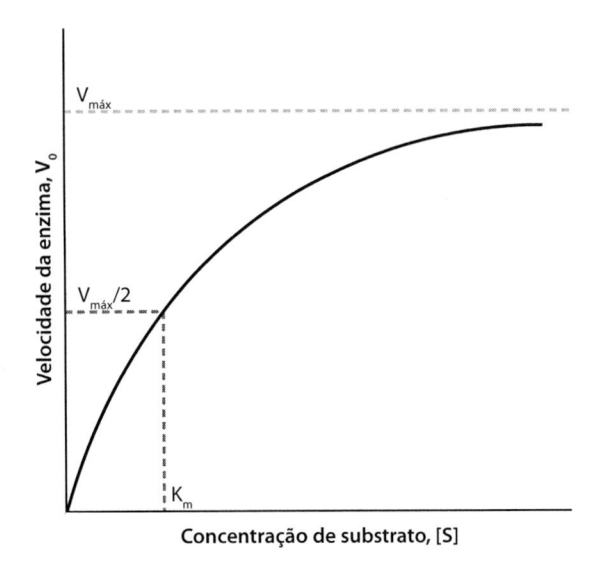

FIGURA A.7 Relação entre a velocidade de reação inicial e a concentração de substrato para uma reação catalisada por enzima.

que a velocidade da reação equivale a 91% de $V_{máx}$, e 99% da velocidade máxima será atingida somente quando a concentração de substrato for 100 vezes o K_m.

Fatores que influenciam a atividade da enzima

A atividade das enzimas pode ser avaliada pela taxa de uso do substrato ou de formação de produto em condições padronizadas. A unidade de medida mais comum é a Unidade Internacional (UI). Essa medida é a quantidade de enzima que converte 1 micromol de substrato em produto em 1 minuto, nas condições especificadas para essa reação. Embora essa medida geralmente seja usada entre os fisiologistas, a UI apropriada deve ser usada. Essa unidade é o katal (kat), que é a quantidade de enzima que converte 1 mol de substrato em produto em 1 segundo em condições ideais. Ao menos parte da causa da persistência da UI está na dificuldade em definir as condições ideais para a atividade de enzimas individuais.

Efeitos da temperatura e do pH

A atividade enzimática é particularmente sensível à temperatura e aumenta conforme a temperatura sobe. Uma expressão das atividades enzimáticas deve, portanto, especificar a temperatura em que as medidas são realizadas. Temperaturas de 25°C e 37°C normalmente são usadas como padrões. A temperaturas elevadas, entretanto, a atividade enzimática sofre uma queda aguda e irreversível, em virtude das alterações estruturais decorrentes da desnaturação proteica, como mostrado na Figura A.8. Embora a temperatura corporal central normalmente seja de cerca de 37°C, a temperatura do tecido muscular pode chegar a 30°C em um indivíduo em repouso durante um dia frio, e subir até 42°C durante o exercício de alta intensidade. Assim, o aquecimento antes de um evento tem implicações

importantes para a maximização das velocidades de reação e para a otimização do desempenho muscular. Exceto nos casos extremos de doença por aquecimento, a temperatura corporal central raramente ultrapassa 41°C, contudo essa temperatura se aproxima do nível em que algumas enzimas e outras proteínas são afetadas.

Alterações no estado de ionização de uma enzima causadas por uma mudança do pH celular afetam sua afinidade por seu substrato, em razão de alterações que ocorrem na estrutura ou na distribuição de carga no sítio ativo, como ilustrado na Figura A.9. O pH local também pode afetar o estado de ionização do substrato. Todas as enzimas têm um pH ótimo (em que a atividade enzimática é a maior, como na Fig. A.10), no entanto o pH ótimo difere entre enzimas diferentes e também pode ser influenciado pela presença de outros ativadores e inibidores. As variações no pH geralmente são pequenas na maioria dos tecidos, e o músculo esquelético apresenta as maiores alterações em resposta ao exercício de intensidade muito alta; o pH pode cair de um valor de repouso em torno

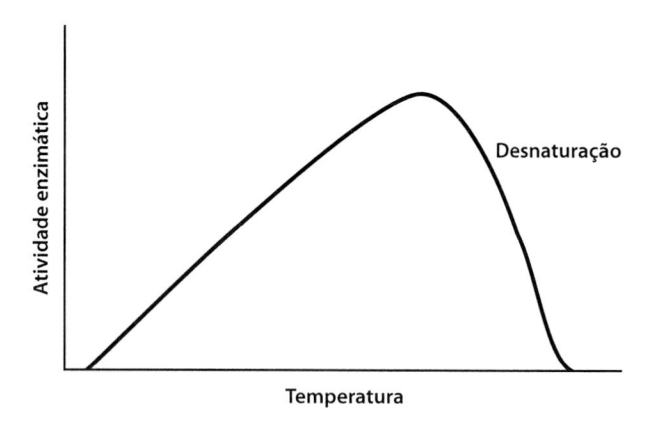

FIGURA A.8 Efeito da temperatura sobre a atividade enzimática.

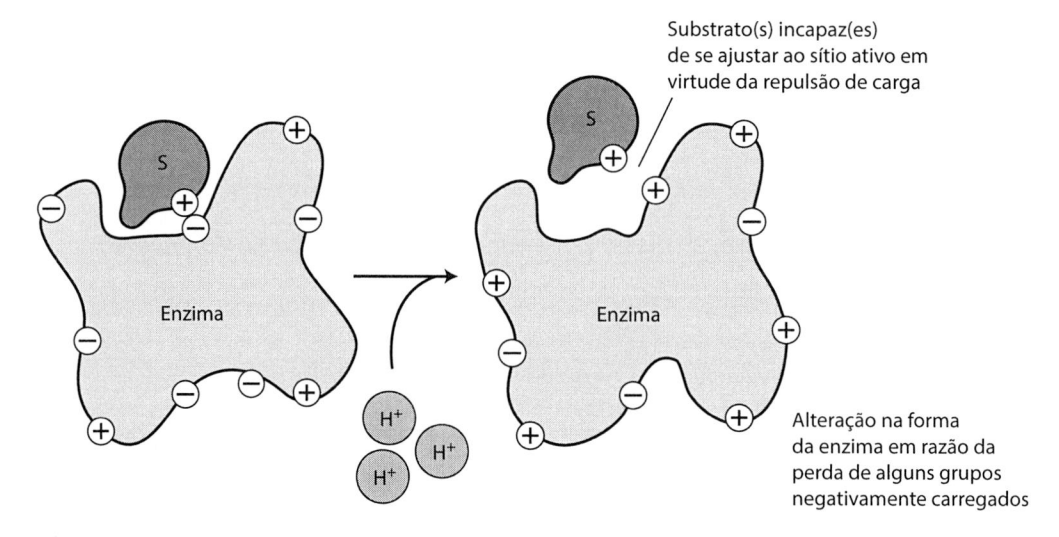

FIGURA A.9 Alteração na distribuição de carga de moléculas de enzima causada pela modificação do pH.

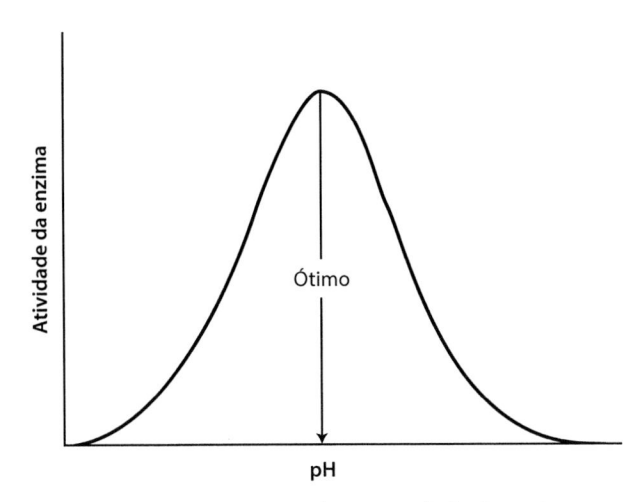

FIGURA A.10   Efeito do pH sobre a atividade da enzima.

de 7,0 para 6,5 ou menos. Muitas enzimas normalmente funcionam em um ambiente cujo pH é próximo de seu pH ótimo. Por exemplo, a pepsina, cujo pH ótimo é em torno de 2, parece estar bem adaptada às condições ácidas do estômago, onde hidrolisa as proteínas em fragmentos menores (peptídeos) e aminoácidos que podem ser absorvidos no intestino delgado. Algumas enzimas, porém, têm um pH ótimo (ao menos em sua forma isolada e purificada) muito diferente de seu ambiente normal. A glicerol quinase tem atividade máxima a um pH de 9,8, que é uma condição jamais alcançada na célula.

Coenzimas, grupos prostéticos, cofatores e ativadores

Muitas enzimas requerem a presença de uma ou mais coenzimas para que uma dada reação aconteça. Por exemplo, a conversão de lactato em piruvato envolve a remoção de dois átomos de hidrogênio do lactato e é catalisada pela lactato desidrogenase, que requer a participação da coenzima nicotinamida adenina dinucleotídeo (NAD^+) na reação. As coenzimas são quimicamente modificadas pela participação na reação (neste caso, pela conversão de NAD^+ em sua forma reduzida NADH). Portanto, a coenzima é essencialmente um substrato ou um produto da reação, mas uma característica das coenzimas é serem prontamente regeneradas por outras reações na célula. Algumas coenzimas, como a NAD^+, estão fracamente ligadas à enzima, enquanto outras (p. ex., biotina) estão firmemente ligadas e são referidas como grupos prostéticos.

Muitas enzimas têm baixas atividades na ausência de cofatores, e a presença de um ou outro íon metálico, em especial dos metais bivalentes cálcio, magnésio, manganês e zinco, é essencial para a ativação de muitas enzimas. A ligação a esses íons altera a distribuição da carga e o formato do sítio ativo da enzima. Por exemplo, a liberação de cálcio no citoplasma em resposta ao impulso nervoso é importante na ativação da fosforilase, o que permite a aceleração da via glicolítica.

Inibição competitiva e não competitiva

Substâncias com estrutura química similar à do substrato normal também podem se ligar ao sítio ativo na enzima e, desse modo, interferir na função enzimática via redução do número de sítios ativos disponíveis para o substrato apropriado. Essas substâncias competem com o substrato pelo acesso ao sítio ativo e, portanto, são conhecidas como inibidores competitivos. O efeito da inibição competitiva é aumentar o K_m. Aumentar a concentração de substrato a um nível suficiente, porém, sufoca os efeitos do inibidor, e a $V_{máx}$ não é afetada pela inibição competitiva.

Os inibidores não competitivos se ligam à enzima em outros sítios, disponibilizando o sítio ativo da enzima para o substrato, mas produzem o efeito de alterar a conformação da proteína e, assim, diminuir a atividade catalítica do sítio ativo. A $V_{máx}$ é reduzida, porém a mesma concentração de substrato continua produzindo metade da nova atividade máxima (i. e., o K_m permanece inalterado).

Modulação alostérica e covalente

A modulação alostérica da atividade enzimática consiste na ligação reversível de moléculas pequenas à enzima em outros sítios diferentes do sítio ativo, produzindo uma alteração conformacional na estrutura da molécula da enzima. Essa alteração no formato e na distribuição da carga resulta em alteração (seja aumento ou diminuição) na afinidade da enzima por seus substratos ou produtos e, portanto, em sua atividade (Fig. A.11*a*). O efeito pode ser tanto um aumento na atividade da enzima e uma aceleração da velocidade da reação catalisada pela enzima como uma inibição da atividade, essencialmente impedindo a ocorrência da reação catalisada pela enzima. A modulação covalente envolve fosforilação ou desfosforilação (i. e., adição ou remoção de um grupo fosfato, respectivamente) de uma enzima, o que em geral afeta o grupo hidroxila (-OH) de um resíduo de serina na cadeia polipeptídica (Fig. A.11*b*). Assim como com os efeitos alostéricos, a modulação covalente pode ativar ou inibir a atividade enzimática. Um bom exemplo é a atividade da glicogênio fosforilase, que catalisa a quebra do glicogênio muscular. Essa enzima precisa ser ativada no início do exercício para permitir que a reserva de glicogênio muscular seja usada como fonte de energia, e esse aumento na atividade enzimática é alcançado pela fixação covalente de um grupo fosfato por uma proteína quinase previamente ativada por uma elevação na concentração intracelular de íons cálcio (ver detalhes adicionais no Cap. 3).

Isoformas enzimáticas

Algumas enzimas existem em mais de uma forma. Essas isoformas catalisam a mesma reação, porém geralmente são encontradas em diferentes tecidos e podem ter diferentes especificidades ou capacidades catalíticas. A lactato desidrogenase existe em duas formas que são

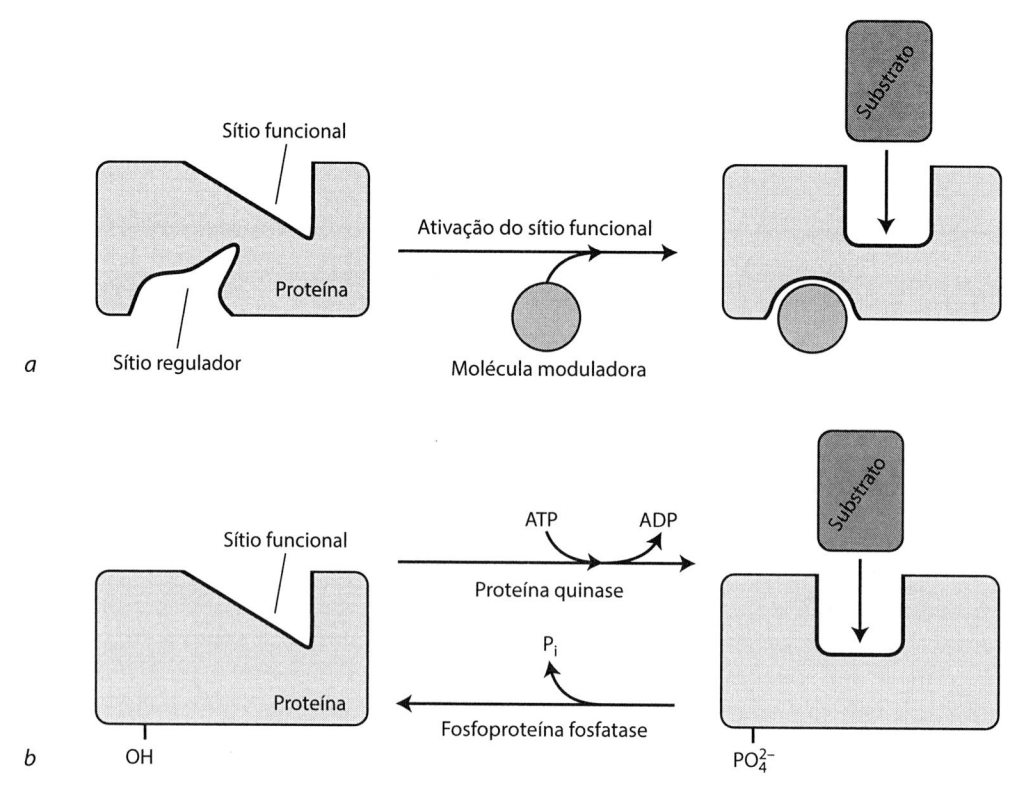

FIGURA A.11 (*a*) Modulação alostérica da atividade enzimática e (*b*) modulação covalente da atividade enzimática.

constituídas, cada uma, por quatro subunidades. As subunidades ocorrem em uma de duas formas possíveis: a forma H, que predomina no miocárdio, e a forma M, que predomina no músculo esquelético. Existem cinco combinações distintas dessas subunidades. No músculo, a forma H está associada aos tecidos com alta capacidade de metabolismo oxidativo e que, portanto, têm alta capacidade de oxidação de lactato, enquanto a forma M está associada aos tecidos que têm uma alta capacidade anaeróbia em relação à sua capacidade oxidativa. A forma M favorece a conversão de piruvato em lactato, enquanto a forma H favorece a conversão de lactato em piruvato. Muitas outras enzimas existem em diversas isoformas, contudo sua importância funcional não é bem compreendida.

Estrutura e transporte na membrana

As membranas delimitam o espaço da célula. Para entrar em uma célula a partir do líquido extracelular, uma substância deve atravessar a membrana celular. Por exemplo, a única forma de os açúcares simples formados a partir da quebra de carboidratos complexos no trato gastrintestinal entrarem na corrente sanguínea é atravessando as células que revestem o intestino. As propriedades das membranas celulares e os componentes anexos determinam quais substâncias podem e não podem entrar ou sair de uma célula.

As membranas celulares são compostas por uma bicamada lipídica que contém principalmente fosfolipídios e algum colesterol. Nesses lipídios há proteínas, e algumas dessas proteínas estão restritas a um lado da bicamada, enquanto outras estão embutidas na membrana, atravessando de um lado a outro (Fig. A.12). Essas proteínas têm papéis estruturais importantes como receptores, canais ou transportadores.

As substâncias dissolvidas (solutos) se movem ao longo dessas membranas semipermeáveis por difusão simples, difusão facilitada ou transporte ativo. A osmose consiste no movimento de água ao longo das membranas.

Difusão simples

Os solutos se movem de uma concentração alta para uma concentração baixa somente por difusão. A difusão simples envolve o movimento do soluto através da bicamada lipídica; assim, isso é em grande parte influenciado pela solubilidade da substância em lipídios. A maioria das substâncias solúveis em água (p. ex., glicose) e das partículas carregadas (p. ex., íons de sódio) é fracamente solúvel em lipídio. As moléculas grandes, como as proteínas, não conseguem atravessar as membranas. As moléculas muito pequenas (p. ex., O_2, CO_2, H_2O, NH_3) se difundem facilmente através das membranas celulares. As taxas de difusão são afetadas pela temperatura e pela diferença de concentração em cada lado da membrana.

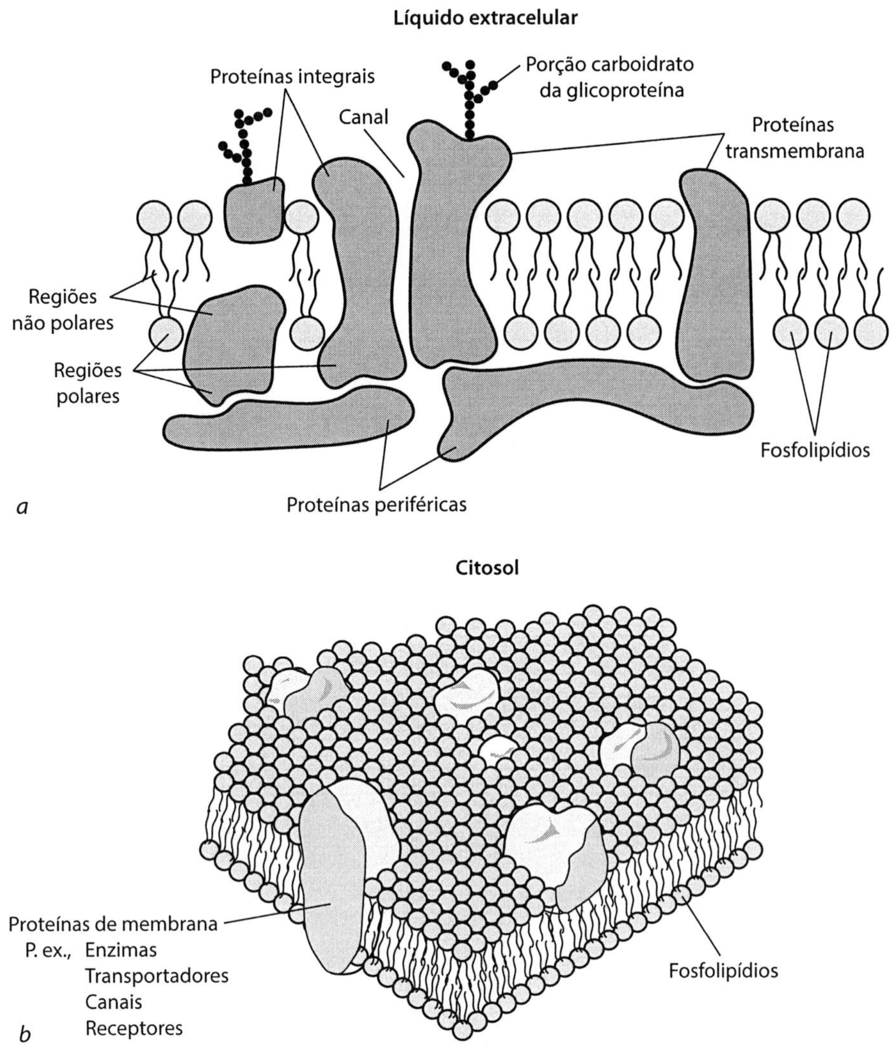

Líquido extracelular

Proteínas integrais

Canal

Porção carboidrato da glicoproteína

Proteínas transmembrana

Regiões não polares

Regiões polares

Fosfolipídios

a

Proteínas periféricas

Citosol

Proteínas de membrana
P. ex., Enzimas
Transportadores
Canais
Receptores

Fosfolipídios

b

FIGURA A.12 Membranas celulares. (*a*) Secção transversal bidimensional e (*b*) vista tridimensional.

Difusão facilitada

Na difusão facilitada, os solutos se movem apenas de uma alta concentração para uma baixa concentração por difusão, todavia usando uma molécula de proteína transportadora específica para atravessar a membrana. A proteína pode ser um transportador móvel ou um canal acoplado a um *gate*, como ilustrado na Figura A.13. Como no exemplo do transporte de membrana da glicose mostrado na Figura A.14, a taxa de transporte através da membrana é maior na difusão facilitada do que na difusão simples, porém a concentrações de glicose elevadas, o transporte facilitado exibe cinética de saturação. A velocidade máxima do transporte facilitado ($V_{máx}$), indicada pela linha pontilhada, é limitada pelo número de proteínas transportadoras disponíveis na membrana. Quando todos os transportadores estão lotados, o movimento adicional somente pode ocorrer por difusão

simples. No músculo, a glicose é transportada para dentro das fibras por uma proteína de transporte chamada GLUT4. O número de transportadores GLUT4 na membrana da fibra muscular é influenciado pelo exercício e pelo hormônio insulina.

Transporte ativo

No transporte ativo, as substâncias são movimentadas contra seu gradiente de concentração, por uma proteína transportadora específica e pela energia fornecida diretamente pela ATP, ou indiretamente pelos gradientes eletroquímicos iônicos. A bomba de sódio-potássio, ou bomba ATPase Na^+/K^+, é um bom exemplo de um mecanismo de transporte celular ativo e é ilustrado na Figura A.15. A energia liberada da hidrólise de ATP move íons de sódio e potássio através da membrana celular, contra os gradientes de concentração prevalentes.

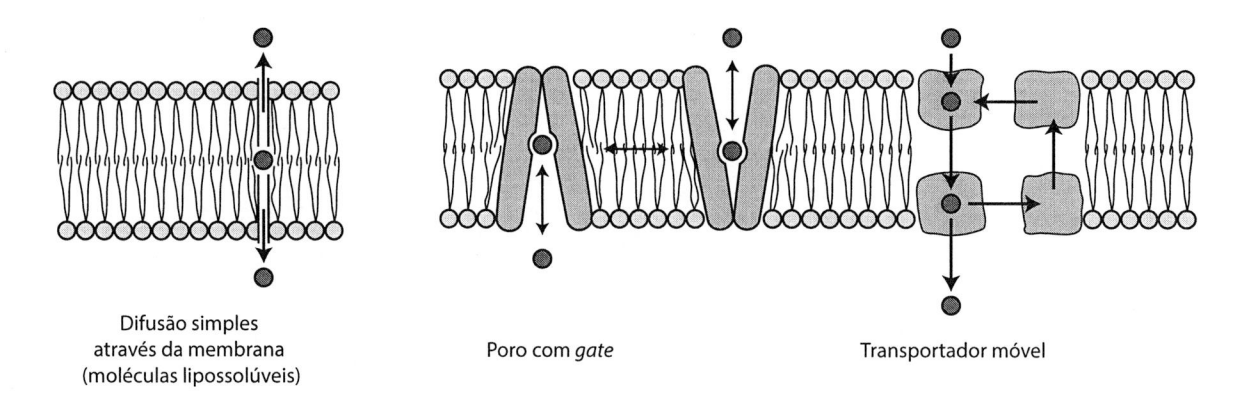

Difusão simples
através da membrana
(moléculas lipossolúveis)

Poro com *gate*

Transportador móvel

Difusão facilitada usando uma proteína de canal ou de transporte

FIGURA A.13 Difusão e difusão facilitada de substâncias através das membranas celulares. Em ambos os casos, a movimentação líquida das moléculas de soluto ocorre de uma alta concentração de soluto para uma baixa concentração de soluto.

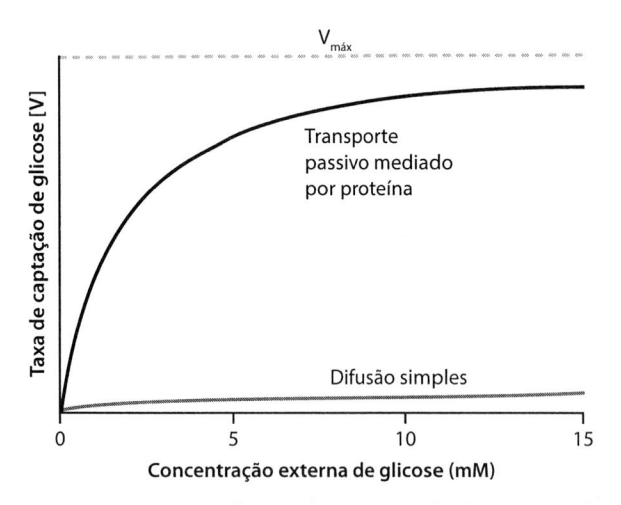

FIGURA A.14 Taxas relativas de captação de glicose nas células por difusão simples e difusão facilitada usando uma proteína de transporte, em relação à concentração de glicose no líquido extracelular.

Para cada molécula de ATP hidrolisada em ADP, são transportados três íons sódio (Na^+) para fora da célula e dois íons potássio (K^+) para dentro da célula. Como mais íons positivamente carregados são deslocados para fora da célula do que para dentro da célula, um gradiente eletroquímico é estabelecido. O interior da célula se torna negativo em relação ao exterior, com uma diferença de potencial elétrico da ordem de 70 milivolts. Dentro da célula, a concentração de Na^+ é mantida em cerca de 12 mM, enquanto no exterior é de aproximadamente 145 mM. A concentração de K^+ dentro da célula é de cerca de 155 mM, mas é de apenas 4 mM no meio extracelular. A presença de canais iônicos de sódio e potássio na membrana também é mostrada na Figura A.15. Quando esses canais se abrem, os íons se movem por difusão da concentração maior para a menor. A abertura seletiva dos canais de sódio (permitindo um rápido influxo de íons Na^+ positivamente carregados) promove uma alteração no potencial de membrana de repouso que é chamada despolarização. A despolarização é importante na geração e propagação de potenciais de ação em células excitáveis como nervos e músculo.

Os mecanismos de cotransporte (ou simporte) usam o gradiente eletroquímico ajustado pela bomba ATPase de Na^+/K^+ para transportar uma substância contra seu gradiente de concentração. Por exemplo, o transporte de internalização da glicose dietética a partir do lúmen intestinal para dentro das células epiteliais intestinais está acoplado ao do Na^+, como ilustrado na Figura A.16. A bomba ATPase de Na^+/K^+ gera uma ampla diferença de concentração do sódio através da membrana. A proteína de simporte de glicose/sódio usa esse gradiente de sódio para transportar glicose para dentro da célula, ao que se segue o transporte separado de glicose através da membrana basal para a circulação sanguínea pela ação de um transportador de glicose (GLUT2).

Osmose

A água pode se difundir prontamente através das membranas, pela bicamada lipídica e pelos poros ou canais proteicos existentes na membrana. A osmose é o movimento líquido da água em consequência de uma diferença de concentração total/soluto particulado através da membrana. A água de move através de uma membrana semipermeável, de uma região de baixa concentração total/soluto particulado (osmolaridade) para uma região de alta concentração total/soluto particulado, até que a concentração total/soluto particulado se iguale em ambos os lados da membrana (Fig. A.17), ou seu movimento seja contrabalançado pelo acúmulo de pressão hidrostática.

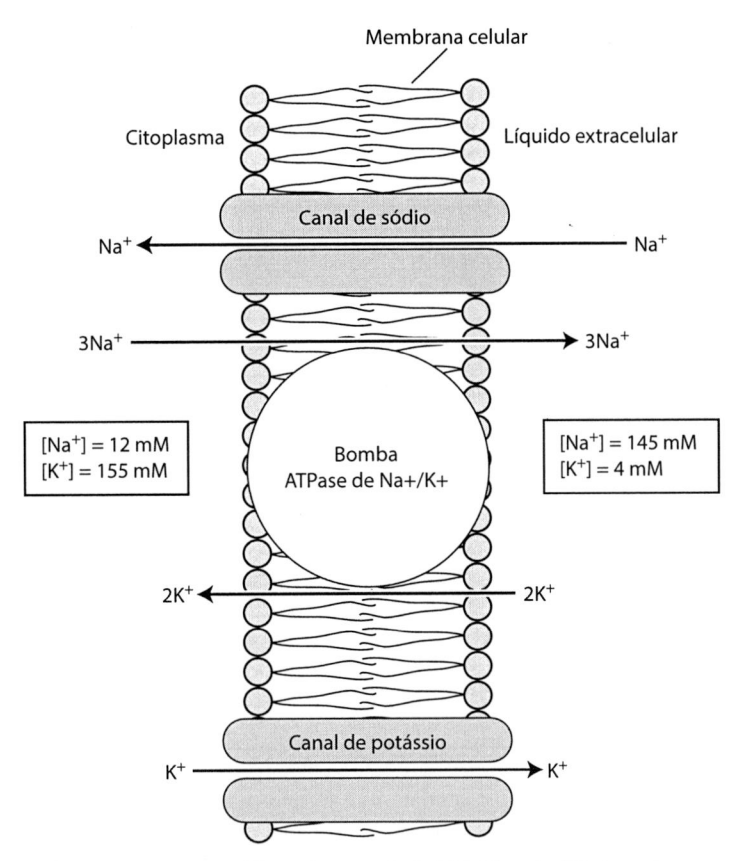

FIGURA A.15   Bomba ATPase de Na+/K+. A energia liberada a partir da hidrólise de ATP é usada para mover íons sódio e potássio através da membrana celular contra os gradientes de concentração prevalentes.

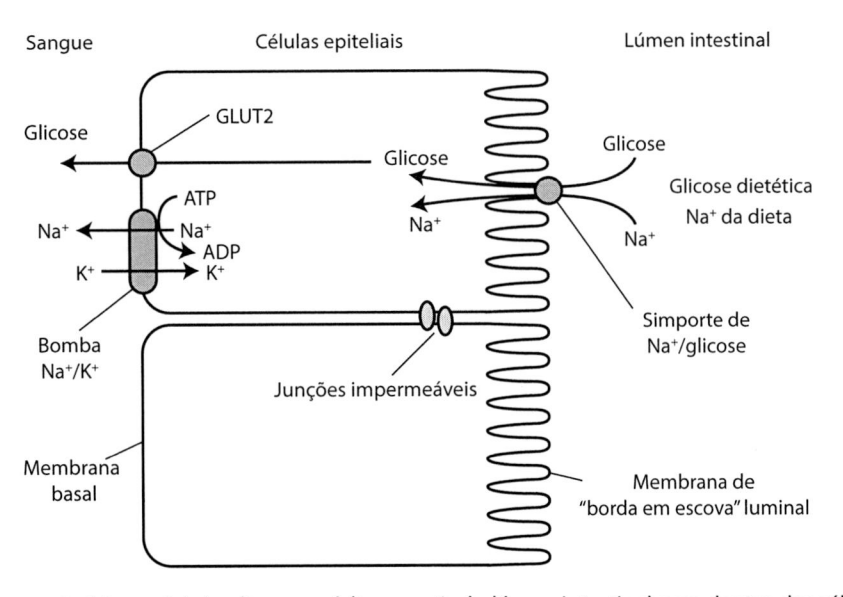

FIGURA A.16   Cotransporte (simporte) de glicose e sódio a partir do lúmen intestinal para dentro das células epiteliais do intestino delgado, seguido de transporte separado através da membrana basal para o sangue por ação de um transportador de glicose (GLUT2) e da bomba ATPase Na+/K+.

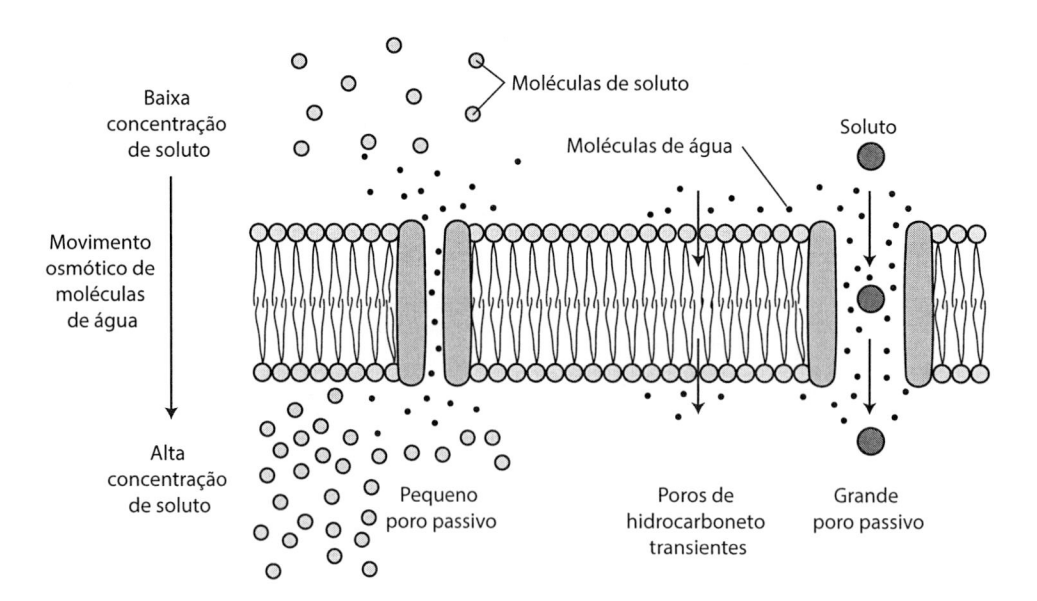

FIGURA A.17   Possíveis mecanismos de permeação de membranas celulares pela água. A água é uma molécula pequena e, portanto, penetra pelos espaços por entre moléculas lipídicas hidrofóbicas, poros específicos para água ou outros poros (p. ex., canais iônicos). As moléculas de água sempre se movem na direção de uma concentração maior de soluto (partícula dissolvida).

Células e organelas

Todos os tecidos do corpo são constituídos por células. Cada célula contém várias estruturas internas chamadas organelas. Essas organelas incluem o núcleo, as mitocôndrias e outras estruturas que são brevemente descritas nesta seção. Nem todas as células contêm todas as estruturas, porque algumas células são especializadas para realizar funções específicas. Por exemplo, eritrócitos maduros são especializados para transportar o pigmento respiratório hemoglobina e oxigênio, e não contêm um núcleo nem qualquer mitocôndria.

Uma célula típica é mostrada na Figura A.18. O diâmetro médio de uma célula no corpo humano mede cerca de 10 micrômetros (1/100º de 1 mm), apesar da ampla variedade de formatos e tamanhos celulares existentes. A célula é compartimentalizada, e as organelas são estruturas subcelulares distintas. No total, o corpo humano adulto contém cerca de 10^{14} células. A maioria das células (exceto por aquelas do tecido adiposo) contém 70-80% de água.

O núcleo é a maior organela. Em geral, é redondo ou oval e circundado por um envelope nuclear composto de duas membranas fosfolipídicas. Esse envelope contém poros pelos quais as moléculas mensageiras passam para o citoplasma. O núcleo armazena a informação genética na forma de ácido desoxirribonucleico (DNA). Essa informação genética passa do núcleo para o citoplasma, onde os aminoácidos são reunidos em proteínas. O nucléolo é uma região densamente corada do núcleo que expressa a informação requerida para as proteínas ribossômicas.

O retículo endoplasmático granuloso consiste em uma extensa rede de membranas dobradas, semelhantes a bainhas, que contêm ribossomos fixos em sua superfície. As proteínas são sintetizadas nos ribossomos. O retículo endoplasmático liso (agranular) é uma rede tubular altamente ramificada e sem ribossomos. Contém enzimas para a síntese de ácido graxo e armazena e libera cálcio, o que representa um processo importante na regulação da contração. O retículo endoplasmático liso especializado no músculo é chamado retículo sarcoplasmático.

O aparelho de Golgi consiste em uma série de sacos membranosos achatados em forma de taça associados a numerosas vesículas. Ele concentra, modifica e seleciona proteínas recém-sintetizadas antes de sua distribuição, por meio de vesículas, para outras organelas, para a membrana plasmática ou para secreções da célula.

A mitocôndria consiste em um corpo oval circundado por duas membranas. A membrana interna se dobra para dentro da matriz mitocondrial, formando as cristas. Esse é o principal sítio de produção de ATP, utilização de oxigênio e produção de dióxido de carbono. Contém as enzimas de oxidação de ácidos graxos, do ciclo do ácido tricarboxílico (de Krebs) e a cadeia de transporte de elétrons.

Os lisossomos são pequenas vesículas membranosas que contêm enzimas digestivas. Após uma lesão, essas enzimas podem ser ativadas e causar necrose (morte) celular.

O citoplasma, ou citosol, é a parte líquida da célula que circunda todas as organelas. Armazena energia na forma de grânulos de glicogênio e gotículas lipídicas, além de conter as enzimas da glicólise anaeróbia.

Embora a forma e o tamanho da célula como ilustrados na Figura A.18 sejam típicos de muitas células, outras células são distintamente especializadas para as funções que exercem. Por exemplo, as células musculares esqueléticas

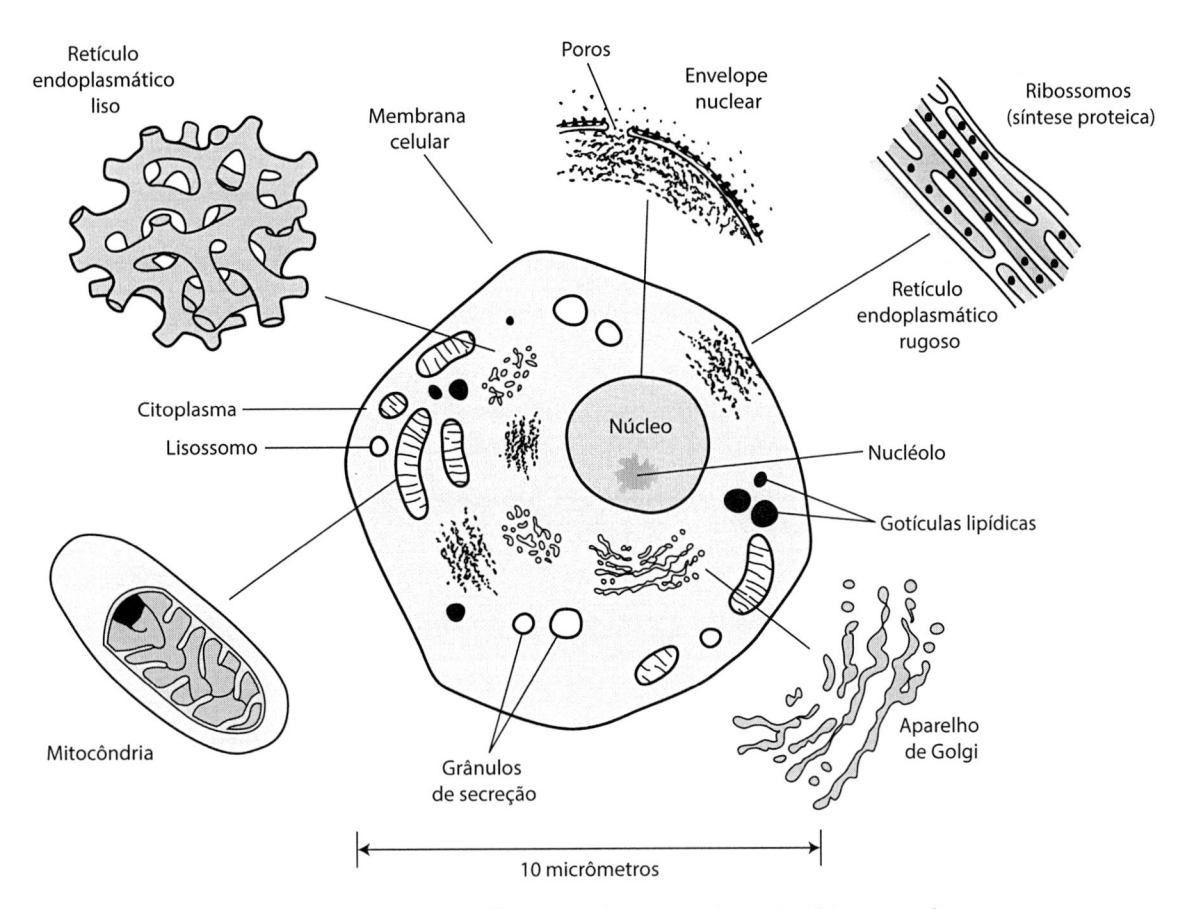

FIGURA A.18 Célula típica em secção transversal. São mostradas as estruturas de várias organelas.

são fibras estriadas cilíndricas e longas (Fig. A.19). O citoplasma das fibras musculares é o sarcoplasma, e a membrana plasmática é o sarcolema. As miofibrilas são elementos contráteis compostos por cadeias de sarcômeros contendo filamentos finos (actina) e espessos (miosina) dispostos em arranjo regular. Circundando as miofibrilas, há o retículo sarcoplasmático, que consiste em uma elaborada estrutura membranosa em forma de saco. Seus túbulos interconectores repousam nos espaços estreitos existentes entre as miofibrilas, circundando e seguindo em paralelo a estas. Exerce papel importante na contração, armazenando íons cálcio que, quando liberados no sarcoplasma, iniciam a contração muscular. Numerosas mitocôndrias estão localizadas nas proximidades da membrana plasmática, sobretudo ao redor da circunferência externa da fibra muscular, perto do suprimento de oxigênio proveniente dos capilares sanguíneos. Os músculos contêm uma mistura de tipos de fibras que são classificados de acordo com sua velocidade contrátil e características metabólicas. Detalhes adicionais podem ser encontrados no Capítulo 3.

Tecidos, órgãos e sistemas

As células do corpo formam estruturas amplas chamadas tecidos (p. ex., músculo) e órgãos (p. ex., coração,

pulmões, fígado). Um tecido consiste em um grupo de células similares especializadas na realização de funções particulares. Um órgão é uma parte distinta do corpo formada a partir da combinação de todos os quatro grupos teciduais principais e projetada para realizar uma função mais geral que a dos tecidos contidos nele.

Embora todas as células somáticas do corpo, com exceção das células germinativas (espermatozoide nos homens, e oócito nas mulheres), contenham a mesma informação genética, nem toda essa informação contida no DNA é expressa na forma de proteína. A especialização celular é possível graças à expressão seletiva de genes por diferentes células. Essa especialização é o que torna, por exemplo, uma célula musculoesquelética diferente de uma célula nervosa ou de um leucócito. As células, de modo geral, podem ser classificadas como pertencentes a um dos quatro grupos de tecidos: epitelial, conjuntivo, nervoso e muscular.

- O tecido epitelial geralmente forma bainhas que conferem proteção contra a abrasão e a entrada de substâncias ou microrganismos potencialmente prejudiciais. O tecido epitelial abrange a superfície cutânea, os revestimentos internos do trato gastrintestinal, os vasos sanguíneos e linfáticos, o trato respiratório, os

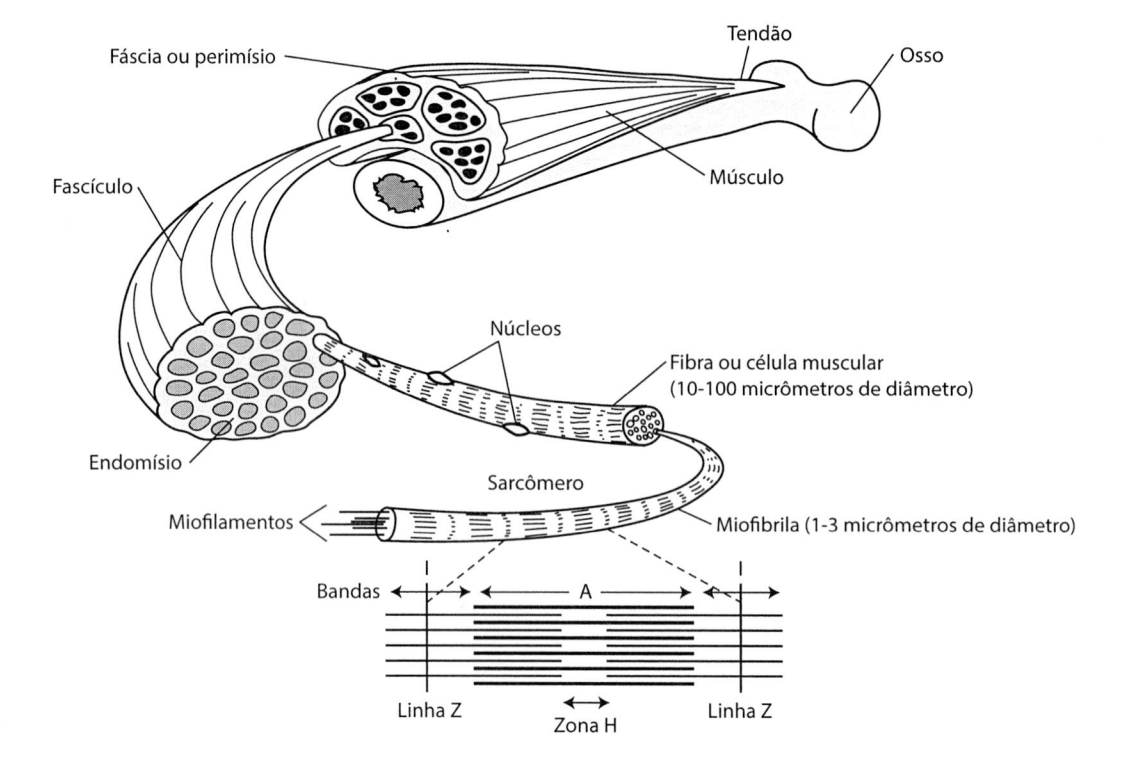

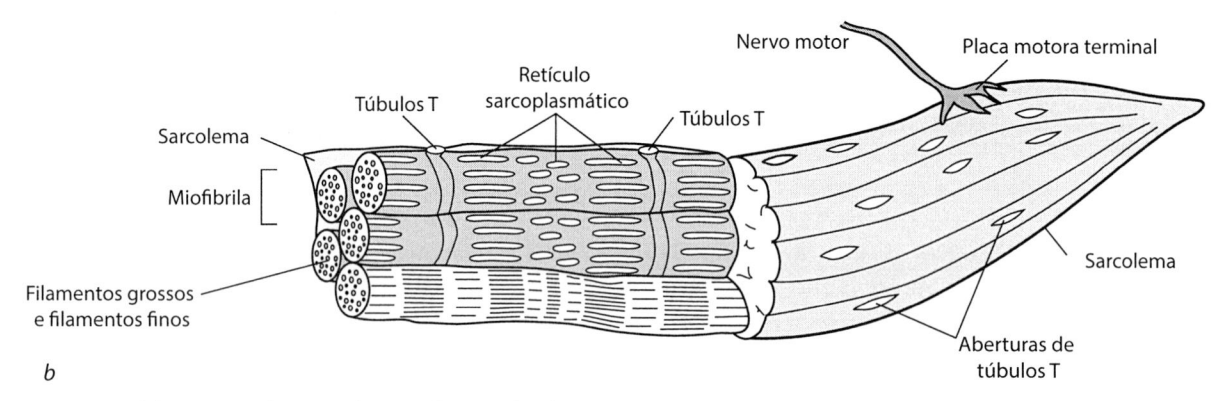

FIGURA A.19   (*a*) Estrutura do músculo esquelético e (*b*) ultraestrutura de uma fibra musculoesquelética mostrando a localização das miofibrilas (proteínas contráteis) e o retículo sarcoplasmático.

túbulos renais, os ureteres e a bexiga. Partes de muitas glândulas também são formadas a partir do tecido epitelial. Alguns tecidos epiteliais sintetizam e liberam secreções, enquanto outros absorvem nutrientes.

- O tecido conjuntivo conecta várias partes do corpo e forma estruturas de suporte ou de proteção junto e ao redor dos tecidos e órgãos. O tecido conjuntivo forma cartilagem e osso, mantém os ossos unidos e fixa os músculos esqueléticos aos ossos e à pele. A maior parte do tecido conjuntivo consiste em células circundadas por uma matriz orgânica, semilíquida e fibrosa. Essa matriz é formada principalmente por colágeno, que é uma proteína fibrosa sintetizada e secretada por células epiteliais especializadas chamadas fibroblastos. O sangue é uma forma de tecido conjuntivo.

Normalmente, as células sanguíneas circulam em um líquido plasmático, mas após uma lesão a um vaso sanguíneo, o plasma forma um coágulo insolúvel por meio da ativação de uma proteína fibrosa insolúvel chamada fibrinogênio.

- O tecido nervoso inicia e conduz sinais elétricos que controlam as ações de muitos tecidos e órgãos corporais. Tecido nervoso é encontrado no cérebro, medula espinal e nervos. Os nervos motores (eferentes) transmitem informação do sistema nervoso central (cérebro e medula espinal) para a periferia. As informações sobre alterações na pressão, composição química e temperatura são transmitidas dos órgãos sensoriais localizados na periferia para o sistema nervoso central por nervos sensoriais (aferentes).

- O tecido muscular é especializado para exercer força por contração (encurtamento do comprimento). Os três tipos diferentes de músculo são o músculo esquelético, o músculo liso e o músculo cardíaco. O músculo esquelético produz movimento corporal por meio de suas conexões com os ossos do esqueleto e está sujeito ao controle voluntário. As células musculares esqueléticas são fibras multinucleadas, estriadas e longas. O músculo liso é encontrado em órgãos internos, como as paredes das artérias e veias, esôfago, estômago, intestino, bexiga e vias aéreas, e não está sujeito ao controle voluntário. As células musculares lisas são fusiformes e menores do que as células musculoesqueléticas. O músculo cardíaco é encontrado no coração e em vasos sanguíneos de grande calibre localizados perto do coração; é involuntário como o músculo liso, e estriado como o músculo esquelético. O músculo cardíaco tem fibras ramificadas e junções celulares especializadas chamadas discos intercalados. Essas características lhe conferem a capacidade de se contrair de forma repetitiva e sincronizada no bombeamento do sangue para os pulmões e outros órgãos do corpo.

Um órgão é um grupo autocontido de tecidos com capacidade de realizar uma ou mais funções especializadas no corpo. Por exemplo, o estômago realiza a digestão. Contém tecido epitelial que forma um revestimento protetor e produz sucos, ácido e muco digestivos. O tecido conjuntivo sustenta a parede do estômago e forma uma camada protetora externa. O músculo liso junto à parede do estômago exerce forças que misturam o alimento com as secreções digestivas e impulsionam o alimento rumo ao intestino delgado. O tecido nervoso conduz sinais que coordenam as ações das glândulas epiteliais e do tecido muscular junto ao estômago, bem como a outras partes do sistema digestivo.

Genes, DNA e síntese proteica

A constituição genética real de uma pessoa é chamada genótipo. A expressão física do genótipo como características ou traços particulares (p. ex., altura, força, cor do cabelo) é chamada fenótipo. O êxito no esporte é determinado por muitos fatores, incluindo motivação, esforço, treino adequado, tática e nutrição. Talvez o fator mais importante, contudo, seja o talento nato em termos de fenótipo corporal – em outras palavras, as características físicas, fisiológicas e metabólicas do corpo. Essas características, que em termos de capacidade atlética podem incluir a composição do tipo de fibra muscular, o tamanho do coração e dos pulmões, além da altura e da massa corporal, são todas amplamente determinadas pelo genótipo (ou dotação genética) da pessoa. Certas características físicas são essenciais para o sucesso em muitos esportes no nível de elite (p. ex., nos últimos 30 anos, nenhum te-

nista do sexo masculino com menos de 1,75 m de altura venceu um torneio do Grand Slam, assim como são raros os jogadores de defesa na NFL pesando menos de 90 kg). As características físicas de um indivíduo são determinadas em grande parte pela informação genética que esse indivíduo carrega. Somente gêmeos monozigóticos, que se desenvolvem a partir do mesmo ovo fertilizado (conhecido como zigoto) em consequência da divisão da massa celular em um estágio muito precoce do desenvolvimento embrionário, carregam exatamente a mesma informação genética. Gêmeos não idênticos (dizigóticos) resultam da fertilização de dois óvulos distintos e têm, portanto, genótipos diferentes.

A natureza da informação genética

Toda informação genética de todas as espécies está contida na estrutura de seu DNA, que determina o tipo e a quantidade de proteína sintetizada em cada célula do organismo. Essas proteínas, por sua vez, são responsáveis pela síntese de todos os outros componentes celulares; o material genético codifica apenas proteínas, e o faz definindo seus aminoácidos componentes. As proteínas constituem a base estrutural de todos os tecidos e órgãos, e é em grande parte o conteúdo de proteína desses tecidos que lhes confere seu formato reconhecível. O que é mais importante, talvez, é o fato de as proteínas encontradas nos diversos tecidos conferirem a cada tecido as suas capacidades metabólicas. A presença ou ausência de uma enzima específica determina se um tecido pode realizar uma função particular, e a atividade (que depende da quantidade de enzima ou da isoforma) determina a velocidade com que o processo pode acontecer. Proteínas e aminoácidos também constituem (ou atuam como precursores de) muitos hormônios, peptídeos reguladores e neurotransmissores do corpo, além de atuarem como receptores para esses sistemas de sinalização e atenderem a uma variedade de outras funções.

Embora todas as células somáticas do corpo (i. e., todas as células com exceção das células germinativas, espermatozoides e óvulos) contenham o mesmo material genético em seus núcleos, nem todos os genes são expressos (i. e., estão disponíveis para serem traduzidos em proteína). Portanto, as características estruturais e funcionais de diferentes tipos celulares são determinadas pela expressão gênica seletiva. Embora todas as células no corpo humano expressem certos genes (p. ex., genes codificadores das enzimas da glicólise), apenas algumas células expressam genes para outras proteínas específicas (p. ex., miosina, troponina, receptores de hormônio ou enzimas de uma via metabólica específica de um tipo de tecido em particular) e outros genes serão reprimidos. Essa propriedade é o que torna um hepatócito diferente de uma célula muscular ou de uma célula nervosa. A alteração da expressão gênica é um dos meios pelos quais o corpo se desenvolve e se adapta. Certos hormônios (em particular hormônios esteroides como cortisol e testosterona) são comprovadamente importantes na regulação da expressão gênica.

Ácidos nucleicos e síntese proteica

O desenvolvimento da célula é determinado pelos cromossomos que estão presentes em seu núcleo, os quais contêm a informação genética que define as características da célula madura por meio da regulação da síntese dos muitos milhares de proteínas que conferem à célula suas características estruturais e funcionais. Os cromossomos são uma forma compacta de DNA complexado a uma proteína chamada cromatina, e somente aparecem momentos antes da divisão celular. Em outros momentos no ciclo celular, o DNA contido no núcleo está em uma forma desenrolada, e quando é liberado do contato com a cromatina pode ser usado como molde para ácido ribonucleico (RNA) e, então, para a síntese proteica. As partes do DNA que codificam proteínas específicas são chamadas genes.

Todas as células somáticas humanas contêm 23 pares de cromossomos, e cada célula contém milhares de proteínas diferentes. Portanto, existem muitos genes em cada cromossomo. Os cromossomos consistem primariamente de DNA; a unidade funcional de DNA, um desoxirribonucleotídeo, consiste em uma molécula de açúcar pentose (cinco carbonos) chamada desoxirribose, um grupo fosfato, e uma base nucleotídica orgânica que pode ser uma purina ou uma pirimidina. As quatro bases presentes no DNA são adenina (A), timina (T), guanina (G) e citosina (C). A adenina e a timina são purinas, enquanto a guanina e a citosina são pirimidinas. O arcabouço da molécula consiste em duas cadeias antiparalelas de grupos desoxirribose e fosfato alternados, e a molécula de DNA mede tipicamente dezenas de milhões dessas unidades de comprimento. A química das bases no DNA permite que haja ligação entre pares de bases. Ligações fortes são formadas somente entre adenina e timina, bem como entre guanina e citosina, e isso é o que faz as duas fitas paralelas que seguem efetivamente em direções opostas e formam uma hélice dupla, como ilustrado na Figura A.20. As ligações de hidrogênio formadas são extremamente estáveis, o que explica a estabilidade da informação genética contida nessas moléculas, mas podem ser quebradas durante o processo de transcrição (ver a próxima seção). A ordem das bases nucleotídicas no DNA determina a ordem dos aminoácidos na proteína que será sintetizada, e o processo é ativado e inativado por sequências de controle.

Transcrição

Transcrição é o processo pelo qual uma fita complementar de ácidos nucleicos (na forma de uma molécula de RNA) baseada em um molde de DNA é formada no núcleo da célula. Isso é necessário para transferir a informação contida na sequência de DNA para o aparato de síntese proteica, que está localizado no citoplasma celular. Durante o processo de transcrição, as ligações de hidrogênio que unem as bases são quebradas, e a enzima RNA polimerase forma uma sequência de ribonucleotídeos seguindo o mesmo arranjo em pares de bases (exceto quanto ao fato de a adenina se ligar à uracila [U] e não à timina no RNA). A sequência de bases nucleotídicas na molécula de DNA original (ou pelo menos em uma de suas fitas – a outra fita não é usada), portanto, determina a ordem das bases na molécula de RNA, conhecida como RNA mensageiro (mRNA), conforme mostra a Figura A.20. Em outras palavras, o DNA serve de molde a partir do qual uma molécula de RNA complementar é transcrita. O mRNA é translocado do núcleo da célula, onde foi formado, para o citoplasma, que é onde os ribossomos (as estruturas em que as proteínas são sintetizadas) estão localizados. Embora uma molécula de mRNA possa ser bastante grande, consegue passar pelos poros existentes na membrana nuclear.

Tradução

O processo de tradução permite que a informação contida na sequência de bases da molécula de mRNA seja usada para determinar a sequência de aminoácidos na cadeia polipeptídica sintetizada. Cada aminoácido é denotado por uma sequência específica de três pares de bases, conhecida como código genético, e cada uma dessas sequências é chamada de códon. Como existem quatro bases nucleotídicas diferentes no RNA (adenina, guanina, citosina e uracila), combinações de três bases (tripletos) podem representar ou codificar até 64 (4^3) aminoácidos. De fato, apenas vinte aminoácidos diferentes são usados na síntese de proteínas, por isso o código genético é dito degenerado, o que significa que existe mais de um códon para cada aminoácido. Por exemplo, o aminoácido valina é codificado pelos tripletos GUU, GUG, GUA e GUG; a lisina é codificada por AAA e AAG; e a metionina é codificada por AUG. Certos códons (UAA, UGA e UAG) atuam como um código de término da cadeia, sinalizando o fim da tradução da informação do mRNA em uma cadeia polipeptídica.

Moléculas de RNA de transferência (tRNA) são encontradas no citoplasma e contêm um sítio de ligação específico (um anticódon) que reconhece e se liga ao códon, e outro que se liga ao aminoácido apropriado. Os ribossomos contêm sítios de ligação para duas moléculas de tRNA e um sítio posicionado logo abaixo destes, ao longo do qual a fita de mRNA pode avançar. Os aminoácidos, portanto, são aproximados e formam ligações peptídicas na sequência apropriada, conforme ilustrado na parte inferior da Figura A.20. O processo é iniciado quando a primeira molécula de tRNA com seu aminoácido ligado é

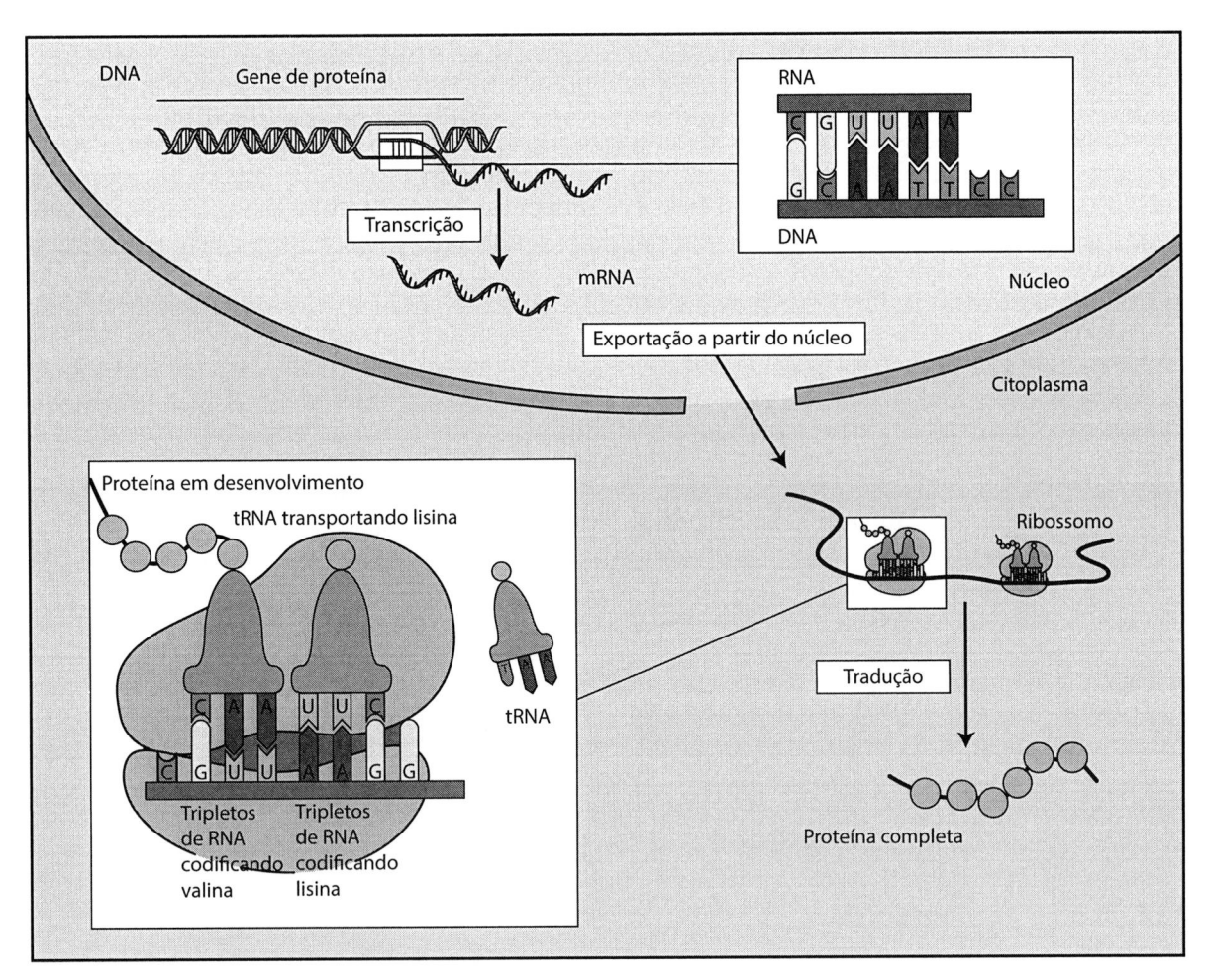

FIGURA A.20 Estrutura do DNA e os processos de transcrição e tradução na síntese de proteínas.

posicionada no mRNA; este primeiro aminoácido sempre é a metionina, e a velocidade com que essa etapa de iniciação ocorre provavelmente é fundamental no controle geral da taxa de síntese proteica. O alongamento da cadeia peptídica termina quando uma sequência de códons que não corresponde a nenhum dos aminoácidos é encontrada. Nesse sentido, a sequência de bases no mRNA determina a sequência de aminoácidos na proteína, o que, por sua vez, determina como a proteína irá se dobrar (i. e., sua estrutura tridimensional ou terciária). A estrutura tridimensional de uma proteína determina diretamente a sua função.

Expressão gênica seletiva

Cada célula no corpo humano contém toda a informação genética necessária para fazer todas as outras células, porém essa informação permanece reprimida e essa expressão parcial da informação genética é o que distingue uma célula muscular de um hepatócito. Isso implica que uma única sequência de DNA tecido-específica esteja dentro ou ao redor de certos genes expressos em um tecido específico, como o músculo esquelético. A ativação ou inativação da expressão de certos genes específicos podem ser influenciadas por hormônios, nutrientes e moléculas sinalizadoras associadas ao exercício. Isso, em parte, é o modo como ocorrem as adaptações ao treino (e também como são modificadas pela nutrição). Por exemplo, o treino de força intenso resulta no aumento paralelo da maioria das proteínas do músculo esquelético, o que é semelhante à suprarregulação paralela das proteínas músculo-específicas que ocorre conforme os mioblastos se desenvolvem em miotubos durante o desenvolvimento embrionário. Outro exemplo de expressão gênica diferencial durante o treino com exercícios é o aumento na densidade mitocondrial na ausência de alteração do tamanho do músculo consequente ao treino de resistência. Nessa situação, o "sinal do exercício" não interage com a mesma sequência de DNA reguladora que controla a transcrição do gene da proteína contrátil. Em vez disso, o fator exercício de resistência interage com uma ou mais sequências de DNA de consenso encontradas unicamente na região reguladora dos genes mitocondriais. Portanto, as adaptações que ocorrem no músculo com o treino refletem uma alteração na expressão do material genético.

O controle da síntese proteica e a expressão do material genético podem ser alcançados de vários modos. O controle transcricional altera a concentração de mRNA, e esse controle é conseguido por meio da regulação da atividade da mRNA polimerase. Proteínas repressoras, que são ativadas ou inibidas dependendo da disponibilidade de substratos específicos, permitem que esse controle seja exercido. Vários hormônios exercem seus efeitos desse modo. O hormônio (ou um complexo hormônio-receptor) pode se ligar a uma região de DNA em um gene sensor, o que leva à transcrição de um gene integrador adjacente e resulta na produção de uma fita de RNA ativadora. O RNA ativador, então, liga-se a um gene receptor, o que permite a expressão de um ou mais genes estruturais que são transcritos em moléculas de mRNA; estas deixam o núcleo e são traduzidas em proteínas nos ribossomos existentes no citoplasma. Esse processo comumente é referido como suprarregulação da expressão gênica. O contrário, a inibição da expressão gênica, também pode ocorrer onde for necessário diminuir a expressão de um gene ou conjunto de genes.

A regulação do processo de tradução acontece no ponto de agrupamento dos aminoácidos sob controle do mRNA, sem qualquer alteração na quantidade de mRNA.

A regulação translacional controla as quantidades de proteína sintetizadas a partir de seu mRNA. Os mecanismos de controle estão principalmente focados no controle do recrutamento ribossômico no códon de iniciação (p. ex., por fosforilação do fator de iniciação de tradução eucariótica 2), mas também podem envolver a modulação do prolongamento ou término da síntese proteica. Na maioria dos casos, a regulação translacional envolve estruturas secundárias de RNA específico no mRNA, e pode ser influenciada por sequências curtas de RNA regulador chamadas microRNA. Estas são pequenas moléculas de RNA não codificador (cada uma contendo cerca de 22 nucleotídeos) que atuam no silenciamento do RNA e na regulação pós-transcricional da expressão gênica. MicroRNA são produzidos no núcleo e se movem para o citoplasma celular, mas alguns microRNA também são encontrados em vários líquidos biológicos, incluindo o plasma sanguíneo. MicroRNA atuam via pareamento de bases com sequências complementares junto às moléculas de mRNA, o que resulta no silenciamento das moléculas de mRNA por clivagem ou desestabilização do mRNA, ou diminui a eficiência da tradução do mRNA em proteínas pelos ribossomos.

Apêndice B

Tabelas de conversão de unidades

Um sistema padronizado conhecido como Sistema Internacional (SI) foi estabelecido para medir energia, volume, peso e comprimento. As unidades do SI são baseadas no sistema métrico. Entretanto, muitos países usam o sistema inglês de medição, enquanto no campo da nutrição ambos os sistemas são adotados. As tabelas a seguir definem as unidades do SI e fornecem equivalentes que permitem ao leitor fazer conversões entre o sistema inglês e o SI.

TABELA B.1 Unidades do SI

Quantidade física	Nome da unidade	Símbolo	Definição de unidade
Comprimento	Metro	m	
Massa	Quilograma	kg	
Tempo	Segundo	s	
Temperatura	Grau Kelvin	°K	
	Grau Celsius	°C	$°C = °K - 273,15$
Quantidade de substância	Mol	mol	
Ângulo	Radiano	rad	
Corrente elétrica	Ampère	A	
Diferença de potencial	Volt	V	$kg \cdot m^2/s^3/A = J/A/s$
Carga elétrica	Coulomb	C	A/s
Resistência	Ohm	Ω	$kg \cdot m^2/s^3/A^2 = V/A$
Energia	Joule	J	$kg \cdot m^2/s^2$
Força	Newton	N	$kg \cdot m/s^2 = J/m$
Potência	Watt	W	$kg \cdot m^2/s^3 = J/s$
Pressão	Pascal	Pa	N/m^2
Frequência	Hertz	Hz	Ciclos/s
Densidade	Quilograma por metro cúbico ou grama por centímetro cúbico		kg/m^3 ou g/cm^3

TABELA B.2   Frações e múltiplos do SI

	Prefixo	Símbolo	Exemplos
FRAÇÃO			
10^{-1}	Deci	d	Decilitro, dL
10^{-2}	Centi	c	Centímetro, cm
10^{-3}	Mili	m	Milissegundo, ms
10^{-6}	Micro	μ	Micromol, μmol
10^{-9}	Nano	n	Nanômetro, nm
10^{-12}	Pico	p	Picograma, pg
10^{-15}	Fento	f	Fentolitro, fL
MÚLTIPLOS			
10^{3}	Quilo	k	Quilograma, kg
10^{6}	Mega	M	Megajoule, MJ
10^{9}	Giga	G	Gigaohm, GΩ

TABELA B.3   Unidades derivadas do SI e unidades não SI usadas em bioquímica, fisiologia e nutrição

Quantidade física	Nome da unidade	Símbolo	Definição de unidade
Comprimento	Grau Angstrom	Å	10^{-10} m = 10^{-1} nm
	Polegada	in	0,0254 m
	Pé	ft	0,3048 m
Massa	Libra	lb	454 g
	Onça	oz	28,4 g
Temperatura	Grau Fahrenheit	°F	1,8 (°C) + 32
Energia	Erg	erg	10^{-7} J
	Caloria	cal	4.184 J
	Cavalo de potência	hp	745,7 W
Força	Dina	dyn	10^{-5} N
Velocidade		V	m/s e km/h
Aceleração			m/s^2
Pressão	Bar	bar	105 N/m^2
	Atmosfera	atm	101,325 kN/m^2
	Torricelli	torr	133,322 N/m^2
Volume	Litro	L	10^{-3} m^3
	Pinta	*pint*	0,473 × 10^{-3} m^3
	Galão	gal	3,75 L ou 8 *pints*
	Onça líquida	fL oz	29,57 × 10^{-6} m^3
Densidade			g/cm^3 = g/mL
Atividade enzimática	Unidade internacional	UI ou U	μmol/min
Concentração	Molar	M	mol/L
	% peso/volume	% w/v	g/dL ou g/100 mL
Viscosidade	Poise	P	10^{-1} kg/s = 10^{-1} Pa/s
Radioatividade	Curie	Ci	37 × 10^{9} contagens/s
	Roentgen	R	22,58 × 10^{-4} contagens /kg

TABELA B.4   Fatores de conversão (equivalentes) úteis para unidades de comprimento, massa (peso), temperatura, energia e volume

Quantidade física	Nome da unidade	Símbolo	Equivalente aproximado
Comprimento	Polegada	in	2,54 cm
	Pé	ft	0,3048 m
	Centímetro	cm	0,394 in
	Metro	m	3,28 ft
Massa	Onça	oz	28,4 g
	Libra	lb	454 g
	Grama	g	0,035 oz
	Quilograma	kg	2,2 lb
Temperatura	Grau Fahrenheit	°F	1,8 (°C) + 32
	Grau Celsius	°C	0,555 (°F) − 32
Energia	Caloria	cal	4,184 J
	Joule	J	0,239 cal
Volume	Onça líquida	fL oz	29,57 mL
	Pinta	*pint*	473 mL
	Galão	gal	3,75 L ou 8 *pints*
	Mililitro	mL	0,034 fL oz
	Litro	L	33,8 fL oz ou 2,112 *pints*
	Colher de chá		5 mL ou 0,17 fL oz
	Colher de sopa		15 mL ou 0,51 fL oz
	Xícara		240 mL ou 8 fL oz

Apêndice C

Ingestão diária recomendada para a América do Norte

TABELA C.1 Valores de componentes alimentares e valores diários baseados em uma dieta de 2.000 calorias

Componente alimentar	Valor diário	Componente alimentar	Valor diário
Gordura total	65 g	Niacina	20 mg
Gordura saturada	20 g	Vitamina B_6	2 mg
Colesterol	300 mg	Folato	400 µg
Sódio	2.400 mg	Vitamina B_{12}	6 µg
Potássio	3.500 mg	Biotina	300 µg
Carboidrato total	300 g	Ácido pantotênico	10 mg
Fibra dietética	25 g	Fósforo	1.000 mg
Proteína	50 g	Iodo	150 µg
Vitamina A	5.000 UI	Magnésio	400 mg
Vitamina C	60 mg	Zinco	15 mg
Cálcio	1.000 mg	Selênio	70 µg
Ferro	18 mg	Cobre	2 mg
Vitamina D	400 UI (10 µg)	Manganês	2 mg
Vitamina E	30 UI (20 mg)	Cromo	120 µg
Vitamina K	80 µg	Molibdênio	75 µg
Tiamina	1,5 mg	Cloreto	3.400 mg
Riboflavina	1,7 mg		

Dados da U.S. Food & Drug Administration, *Food Guidance & Regulation* (2011).

TABELA C.2   Valores de ingestão recomendados para minerais

Idade (anos)	9-13	14-18	19-30	31-50	51-70	≥ 70	9-13	14-18	19-30	31-50	51-70	≥ 70
	HOMENS						MULHERES					
Cálcio (mg/dia)	1.300	1.300	1.000	1.000	1.000	1.200	1.300	1.300	1.000	1.000	1.200	1.200
Cloreto (g/dia)*	2,3	2,3	2,3	2,3	2,0	1,8	2,3	2,3	2,3	2,3	2,0	1,8
Cromo (µg/dia)*	25	35	35	35	30	30	21	24	25	25	20	20
Cobre (µg/dia)	700	890	900	900	900	900	700	890	900	900	900	900
Flúor (mg/dia)*	2	3	4	4	4	4	2	3	3	3	3	3
Iodo (µg/dia)	120	150	150	150	150	150	120	150	150	150	150	150
Ferro (mg/dia)	8	11	8	8	8	8	8	15	18	18	8	8
Magnésio (mg/dia)	240	410	400	420	420	420	240	360	310	320	320	320
Manganês (mg/dia)*	1,9	2,2	2,3	2,3	2,3	2,3	1,6	1,6	1,8	1,8	1,8	1,8
Molibdênio (µg/dia)	34	43	45	45	45	45	34	43	45	45	45	45
Fósforo (mg/dia)	1.250	1.250	700	700	700	700	1.250	1.250	700	700	700	700
Potássio (g/dia)*	4,5	4,7	4,7	4,7	4,7	4,5	4,7	4,7	4,7	4,7	4,7	4,7
Selênio (µg/dia)	40	55	55	55	55	55	40	55	55	55	55	55
Sódio (g/dia)*	1,5	1,5	1,5	1,5	1,3	1,2	1,5	1,5	1,5	1,5	1,3	1,2
Zinco (mg/dia)	8	11	11	11	11	11	8	9	8	8	8	8

Valores de RDA ou AI (este último indicado por asterisco).
Dados de The National Academies of Science Engineering and Medicine, Health and Medicine Division, *Dietary Reference Intakes Tables and Application* (Washington, DC: National Academies of Science, 2011).

TABELA C.3   Valores de ingestão recomendados para vitaminas

Idade (anos)	9-13	14-18	19-30	31-50	51-70	≥ 70	9-13	14-18	19-30	31-50	51-70	≥ 70
	HOMENS						MULHERES					
Biotina (µg/dia)*	20	25	30	30	30	30	20	25	30	30	30	30
Colina (mg/dia)*	375	550	550	550	550	550	375	400	425	425	425	425
Folato (µg/dia)	300	400	400	400	400	400	300	400	400	400	400	400
Niacina (mg/dia)	12	16	16	16	16	16	12	14	14	14	14	14
Ácido pantotênico (mg/dia)*	4	5	5	5	5	5	4	5	5	5	5	5
Riboflavina (mg/dia)	0,9	1,3	1,3	1,3	1,3	1,3	0,9	1,0	1,1	1,1	1,1	1,1
Tiamina (mg/dia)	0,9	1,2	1,2	1,2	1,2	1,2	0,9	1,0	1,1	1,1	1,1	1,1
Vitamina A (µg/dia)	600	900	900	900	900	900	600	700	700	700	700	700
Vitamina B_6 (mg/dia)	1,0	1,3	1,3	1,3	1,7	1,7	1,0	1,2	1,3	1,3	1,5	1,5
Vitamina B_{12} (µg/dia)	1,8	2,4	2,4	2,4	2,4	2,4	1,8	2,4	2,4	2,4	2,4	2,4
Vitamina C (mg/dia)	45	75	90	90	90	90	45	65	75	75	75	75
Vitamina D (µg/dia)	15	15	15	15	15	20	15	15	15	15	15	20
Vitamina E (mg/dia)	11	15	15	15	15	15	11	15	15	15	15	15
Vitamina K (µg/dia)*	60	75	120	120	120	120	60	75	90	90	90	90

Valores de RDA ou AI (este último indicado por asterisco).
Dados de The National Academies of Science Engineering and Medicine, Health and Medicine Division, *Dietary Reference Intakes Tables and Application* (Washington, DC: National Academies of Science, 2011).

TABELA C.4   Valores de referência de ingestões dietéticas de macronutrientes e água total

	HOMENS (IDADES)					
	9-13	14-18	19-30	31-50	51-70	≥ 70
Carboidrato (g/dia)	130	130	130	130	130	130
Fibra (g/dia)*	31	38	38	38	30	30
Ácido alfalinolênico* (g/dia)	1,2	1,6	1,6	1,6	1,6	1,6
Ácido linoleico (g/dia)	12	16	17	17	14	14
Proteína (g/dia)*	34	52	56	56	56	56
Água (L/dia)**	2,4	3,3	3,7	3,7	3,7	3,7
	MULHERES (IDADES)					
	9-13	14-18	19-30	31-50	51-70	≥ 70
Carboidrato (g/dia)	130	130	130	130	130	130
Fibra (g/dia)*	26	26	25	25	21	21
Ácido alfalinolênico* (g/dia)	1,0	1,1	1,1	1,1	1,1	1,1
Ácido linoleico (g/dia)	10	11	12	12	11	11
Proteína (g/dia)*	34	46	46	46	46	46
Água (L/dia)**	2,1	2,3	2,7	2,7	2,7	2,7

Valores calculados usando o valor de referência de peso corporal de 0,8 g/kg. Valores de RDA ou AI (este último indicado por asterisco). Não há nenhum valor para gordura disponível no momento. **Ingestão de água diária total para todos os alimentos e bebidas.
Dados de The National Academies of Science Engineering and Medicine, Health and Medicine Division, *Dietary Reference Intakes Tables and Application* (Washington, DC: National Academies of Science, 2011).

TABELA C.5   Faixas e recomendações para distribuição de macronutrientes

	4-18 anos	≥ 19 anos (adultos)
	FAIXA NA DIETA NUTRICIONALMENTE ADEQUADA (PERCENTUAL DA ENERGIA TOTAL)	
Carboidrato	45-65	45-65
Colesterol	A mais baixa possível	
Gordura	25-35	20-35
Ácido alfalinolênico	0,6-1,2	0,6-1,2
Ácido linoleico	5-10	5-10
Ácidos graxos *trans*	A mais baixa possível	
Ácidos graxos saturados	A mais baixa possível	
Proteína	10-30	10-35
Açúcar	< 25	< 25

Dados de The National Academies of Science Engineering and Medicine, *Dietary Reference Intakes for Energy, Carbohydrate. Fiber, Fat, Fatty Acids, Cholesterol, Protein, and Amino Acids* (2002/2005) (Washington, DC: National Academies of Science, 2005).

TABELA C.6 Valores de referência de ingestões dietéticas e necessidades energéticas estimadas (EER)

Altura	Nível de atividade física	EER PARA HOMENS/DIA		EER PARA MULHERES/DIA	
		18,5 IMC	24,99 IMC	18,5 IMC	24,99 IMC
1,5 m (4,9 ft)		**41,6 kg (91,7 lb)**	**56,2 kg (123,9 lb)**	**41,6 kg (91,7 lb)**	**56,2 kg (123,9 lb)**
	Sedentário	7.732 kJ (1.848 kcal)	8.703 kJ (2.080 kcal)	6.799 kJ (1.625 kcal)	7.372 kJ (1.762 kcal)
	Pouco ativo	8.406 kJ (2.009 kcal)	9.485 kJ (2.267 kcal)	7.544 kJ (1.803 kcal)	8.184 kJ (1.956 kcal)
	Ativo	9.268 kJ (2.215 kcal)	10.485 kJ (2.506 kcal)	8.472 kJ (2.025 kcal)	9.196 kJ (2.198 kcal)
	Muito ativo	10.686 kJ (2.554 kcal)	12.125 kJ (2.898 kcal)	9.586 kJ (2.291 kcal)	10.414 kJ (2.489 kcal)
1,65 m (5,41 ft)		**50,4 kg (111,1 lb)**	**68,0 kg (149,9 lb)**	**50,4 kg (111,1 lb)**	**68,0 kg (149,9 lb)**
	Sedentário	8.653 kJ (2.068 kcal)	9.828 kJ (2.349 kcal)	7.598 kJ (1.816 kcal)	8.293 kJ (1.982 kcal)
	Pouco ativo	9.431 kJ (2.254 kcal)	10.736 kJ (2.566 kcal)	8.435 kJ (2.016 kcal)	9.213 kJ (2.202 kcal)
	Ativo	10.837 kJ (2.490 kcal)	11.891 kJ (2.842 kcal)	9.485 kJ (2.267 kcal)	10.364 kJ (2.477 kcal)
	Muito ativo	12.050 kJ (2.880 kcal)	13.790 kJ (3.296 kcal)	10.740 kJ (2.567 kcal)	11.744 kJ (2.807 kcal)
1,8 m (5,9 ft)		**59,5 kg (131,2 lb)**	**81,0 kg (178,6 lb)**	**59,5 kg (131,2 lb)**	**81,0 kg (178,6 lb)**
	Sedentário	9.627 kJ (2.301 kcal)	11.025 kJ (2.635 kcal)	8.431 kJ (2.015 kcal)	9.251 kJ (2.211 kcal)
	Pouco ativo	10.514 kJ (2.513 kcal)	12.067 kJ (2.884 kcal)	9.368 kJ (2.239 kcal)	10.288 kJ (2.459 kcal)
	Ativo	11.640 kJ (2.782 kcal)	13.389 kJ (3.200 kcal)	10.540 kJ (2.519 kcal)	11.586 kJ (2.769 kcal)
	Muito ativo	13.493 kJ (3.225 kcal)	15.564 kJ (3.720 kcal)	12.071 kJ (2.855 kcal)	13.142 kJ (3.141 kcal)

Nota: para cada ano abaixo de 30, adicionar 29 kJ/dia (7 kcal/dia) para mulheres e 42 kJ/dia (10 kcal/dia) para homens. Para cada ano acima de 30, subtrair essa mesma quantidade.
Dados de The National Academies of Science Engineering and Medicine, *Dietary Reference Intakes for Energy, Carbohydrate, Fiber, Fat, Fatty Acids, Cholesterol, Protein, and Amino Acids* (Washington, DC: National Academies of Science, 2005).

TABELA C.7 Níveis máximos de ingestão para minerais

Idade	9-13 anos	14-18 anos	19-70 anos	≥ 70 anos
		HOMENS E MULHERES		
Cálcio (mg/dia)	3.000	3.000	2.500	2.000
Cloreto (g/dia)	3,4	3,6	3,6	3,6
Cobre (µg/dia)	5.000	8.000	10.000	10.000
Flúor (mg/dia)	10	10	10	10
Iodo (µg/dia)	600	900	1.100	1.100
Ferro (mg/dia)	40	45	45	45
Magnésio (mg/dia)	350	350	350	350
Manganês (mg/dia)	1,9	2,2	2,3	2,3
Molibdênio (µg/dia)	34	43	45	45
Fósforo (mg/dia)	4.000	4.000	4.000	3.000
Selênio (µg/dia)	280	400	400	400
Sódio (g/dia)	2,2	2,3	2,3	2,3
Zinco (mg/dia)	23	34	40	40

Nota: o nível máximo de ingestão (UL) é o nível máximo de nutrientes (fornecidos por alimentos e suplementos juntos) considerado isento de risco de efeitos adversos. Quando não há dados disponíveis para o UL de um dado mineral em particular, é preciso ter cautela quanto a consumir mais do que a ingestão diária recomendada.
Dados de The National Academies of Science Engineering and Medicine, Health and Medicine Division, *Dietary Reference Intakes Tables and Application,* (Washington, DC: National Academies of Science, 2017).

TABELA C.8   Níveis máximos de ingestão para vitaminas

Idade	9-13 anos	14-18 anos	19-70 anos	≥ 70 anos
		HOMENS E MULHERES		
Colina (mg/dia)	2.000	3.000	3.500	3.500
Folato (µg/dia)	600	800	1.000	1.000
Niacina (mg/dia)	20	30	35	35
Vitamina A (µg/dia)	1.700	2.800	3.000	3.000
Vitamina B$_6$ (mg/dia)	60	80	100	100
Vitamina C (mg/dia)	1.200	1.800	2.000	2.000
Vitamina D (µg/dia)	100	100	100	100
Vitamina E (mg/dia)	600	800	1.000	1.000

Nota: o nível máximo de ingestão (UL) é o nível máximo de nutrientes (fornecidos por alimentos e suplementos juntos) considerado isento de risco de efeitos adversos. Quando não há dados disponíveis para o UL de uma dada vitamina em particular, é preciso ter cautela quanto a consumir mais do que a ingestão diária recomendada.
Dados de The National Academies of Science Engineering and Medicine, Health and Medicine Division, *Dietary Reference Intakes Tables and Application* (Washington, DC: National Academies of Science, 2017).

Apêndice D

Valores de referência de ingestão de nutrientes para o Reino Unido

TABELA D.1 Valores de referência de ingestão de nutrientes para proteínas

Idade	Valores de referência de ingestão de nutrientes (g/dia)
0-3 meses	12,5
4-6 meses	12,7
7-9 meses	13,7
10-12 meses	14,9
1-3 anos	14,5
4-6 anos	19,7
7-10 anos	28,3
Homens	
11-14 anos	42,1
15-18 anos	55,2
19-50 anos	55,5
≥ 50 anos	53,3
Mulheres	
11-14 anos	41,2
15-18 anos	55,2
19-50 anos	55,5
≥ 50 anos	53,3
Gestação	61
Durante a lactação	
0-4 meses	66
≥ 4 meses	63

Nota: estes valores consideram uma digestibilidade total.
De *Dietary Reference Values for Food Energy and Nutrients in the United Kingdom: Report of the Panel on Dietary Reference Values of the Committee on Medical Aspects of Food Policy* (London: Her Majesty's Stationery Office, 1991).

TABELA D.2   Valores de referência de ingestão de nutrientes para vitaminas

Idade	Tiamina (mg/dia)	Riboflavina (mg/dia)	Niacina (mg/dia)	Vitamina B$_6$ (mg/dia)	Vitamina B$_{12}$ (µg/dia)	Folato (µg/dia)	Vitamina C (mg/dia)	Vitamina A (mg/dia)	Vitamina D (µg/dia)
0-3 meses	0,2	0,4	3	0,2	0,3	50	25	350	8,5-10
4-6 meses	0,2	0,4	3	0,2	0,3	50	25	350	8,5-10
7-9 meses	0,2	0,4	4	0,3	0,4	50	25	350	8,5-10
10-12 meses	0,3	0,4	5	0,4	0,4	50	25	350	8,5-10
1-3 anos	0,5	0,6	8	0,7	0,5	70	30	400	10
4-6 anos	0,7	0,8	11	0,9	0,8	100	30	400	10
7-10 anos	0,7	1,0	12	1,0	1	150	30	500	10
Homens									
11-14 anos	0,9	1,2	15	1,2	1,2	200	35	600	10
15-18 anos	1,1	1,3	18	1,5	1,5	200	40	700	10
19-50 anos	1,0	1,3	17	1,4	1,5	200	40	700	10
≥ 50 anos	0,9	1,3	16	1,4	1,5	200	40	700	10
Mulheres									
11-14 anos	0,7	1,1	12	1,0	1,2	200	35	600	10
15-18 anos	0,8	1,1	14	1,2	1,5	200	40	600	10
19-50 anos	0,8	1,1	13	1,2	1,5	200	40	600	10
≥ 50 anos	0,8	1,1	12	1,2	1,5	200	40	600	10
Gestação	0,9	1,4	13	1,2	1,5	300	50	700	10
Durante a lactação									
0-6 meses	1,0	1,6	15	1,2	2,0	260	70	950	10
≥ 6 meses	1,0	1,6	15	1,2	2,0	260	70	950	10

De *Dietary Reference Values for Food Energy and Nutrients in the United Kingdom: Report of the Panel on Dietary Reference Values of the Committee on Medical Aspects of Food Policy* (London: Her Majesty's Stationery Office, 1991).

TABELA D.3   Valores de referência de ingestão de nutrientes para minerais

Idade	Cálcio (mg/dia)	Fósforo (mg/dia)	Magnésio (mg/dia)	Sódio (mg/dia)	Potássio (mg/dia)	Cloreto (mg/dia)	Ferro (mg/dia)	Zinco (mg/dia)	Cobre (mg/dia)	Selênio (µg/dia)	Iodo (µg/dia)
0-3 meses	525	400	55	210	800	320	1,7	4,0	0,2	10	50
4-6 meses	525	400	60	280	850	400	4,3	4,0	0,3	13	60
7-9 meses	525	400	75	320	700	500	7,8	5,0	0,3	10	60
10-12 meses	525	400	80	350	700	500	7,8	5,0	0,3	10	60
1-3 anos	350	270	85	500	800	800	6,9	5,0	0,4	15	70
4-6 anos	450	350	120	700	1.100	1.100	6,1	6,5	0,6	20	100
7-10 anos	550	450	200	1.200	2.000	1.800	8,7	7,0	0,7	30	110
Homens											
11-14 anos	1.000	775	280	1.600	3.100	2.500	11,3	9,0	0,8	45	130
15-18 anos	1.000	775	300	1.600	3.500	2.500	11,3	9,5	1,0	70	140
19-50 anos	700	550	300	1.600	3.500	2.500	8,7	9,5	1,2	75	140
≥ 50 anos	700	550	300	1.600	3.500	2.500	8,7	9,5	1,2	75	140
Mulheres											
11-14 anos	800	625	280	1.600	3.100	2.500	14,8	9,0	0,8	45	130
15-18 anos	800	625	300	1.600	3.500	2.500	14,8	7,0	1,0	60	140
19-50 anos	700	550	270	1.600	3.500	2.500	14,8	7,0	1,2	60	140
≥ 50 anos	700	550	270	1.600	3.500	2.500	8,7	7,0	1,2	60	140
Gestação	700	550	270	1.600	3.500	2.500	14,8	7,0	1,2	60	140
Durante a lactação											
0-4 meses	1.250	1.000	320	1.600	3.500	2.500	14,8	13,0	1,5	1,5	140
≥ 4 meses	1.250	1.000	320	1.600	3.500	2.500	14,8	9,5	1,5	75	140

De *Dietary Reference Values for Food Energy and Nutrients in the United Kingdom: Report of the Panel on Dietary Reference Values of the Committee on Medical Aspects of Food Policy* (London: Her Majesty's Stationery Office, 1991).

Apêndice E

Ingestões dietéticas recomendadas para Austrália e Nova Zelândia

TABELA E.1 Ingestões dietéticas recomendadas de vitaminas, minerais e proteína para adultos, expressas como ingestão diária média

	HOMENS		MULHERES			
	19-70 anos	≥ 70 anos	19-70 anos	≥ 70 anos	Gestantes	Lactantes
Vitamina A (µg de equivalentes de retinol)	900	900	700	700	800	1.100
Tiamina (mg)	1,2	1,2	1,1	1,1	1,4	1,4
Riboflavina (mg)	1,3	1,6	1,1	1,1	1,4	1,6
Niacina (mg de equivalentes de niacina)	16	16	14	14	18	17
Vitamina B_6 (mg)	1,3	1,7	1,3	1,5	1,9	2,0
Folato total (µg)	400	400	400	400	600	500
Vitamina B_{12} (µg)	2,4	2,4	2,4	2,4	2,6	2,8
Vitamina C (mg)	45	45	45	45	65	85
Vitamina E* (mg de equivalentes de alfatocoferol)	10	10	7	7	7	11
Zinco (mg)	14	14	8	8	11	12
Ferro (mg)	8	8	18	8	27	9
Iodo (µg)	150	150	150	150	220	270
Magnésio (mg)	420	420	320	320	350	320
Cálcio (mg)	1.000	1.300	1.000	1.300	1.000	1.000
Fósforo (mg)	1.000	1.000	1.000	1.000	1.000	1.000
Selênio (µg)	70	70	60	60	65	75
Sódio (mmol)* (mg)	20-40 460-920	20-40 460-920	20-40 460-920	20-40 460-920	20-40 460-920	20-40 460-920
Potássio (mmol)* (mg)	100 3.800	100 3,800	70 2.800	70 2.800	70 2.800	80 3.200
Proteína (g)	64	81	46	57	60	67

Nota: os valores são RDA ou AI (com este último indicado por asterisco).
National Health and Medical Research Council, Australia 2014 (www.nrv.gov.au/resources/nrv-summary-tables)

Glossário

1,3-DPG (1,3-difosfoglicerato) — Composto intermediário na glicólise.

2,3-DPG (2,3-difosfoglicerato) — Fosfato orgânico altamente aniônico que está presente nos eritrócitos humanos, quase na mesma razão molar que a hemoglobina. Liga-se à desoxi-hemoglobina, porém não à forma oxigenada, o que diminui a afinidade da hemoglobina pelo oxigênio. É essencial para capacitar a hemoglobina a descarregar oxigênio nos capilares teciduais.

3-metil-histidina — Metabólito do aminoácido histidina. Sua excreção urinária é usada como um índice de quebra de proteína contrátil.

5-HT (5-hidroxitriptamina) — Neurotransmissor cerebral. Também conhecida como serotonina.

Absorção — Transporte de nutrientes do intestino para o sangue ou sistema linfático.

Absorciometria por feixe duplo de raios X (DXA ou DEXA, do inglês *dual-energy X-ray absorptiometry*) — Técnica de alta tecnologia que se tornou o padrão clínico para medida da densidade óssea. O princípio se baseia na absorção de raios X de baixa energia.

Acelerômetro — Pequena peça de equipamento que pode ser acoplada ao corpo para registrar todas as acelerações corporais. O número e o grau de acelerações indicam o nível de atividade do indivíduo.

Acetil CoA — Principal combustível para processos oxidativos no corpo. Derivada da quebra de glicogênio, glicose e ácidos graxos.

Ácido — Substância que tende a perder um próton (p. ex., íon hidrogênio).

Ácido ascórbico — Vitamina C. Seu principal papel é o de antioxidante hidrossolúvel.

Ácido fólico ou **folato** — Vitamina hidrossolúvel necessária na síntese de ácidos nucleicos. Parece ser essencial na prevenção de certos tipos de anemia.

Ácido gama-aminobutírico (GABA) — Neurotransmissor cerebral.

Ácido graxo (AG) — Tipo de gordura que contém um grupo de ácido carboxílico (COOH) em uma extremidade da molécula e um grupo metil (CH_3) na outra extremidade, separados por uma cadeia de hidrocarbonetos de comprimento variável. Um exemplo da estrutura típica de um ácido graxo é $CH_3(CH_2)_{14}COOH$ (ácido palmítico ou palmitato).

Ácido graxo de cadeia curta (AGCC) — Ácido graxo que contém no máximo seis átomos de carbono.

Ácido graxo de cadeia longa (AGCL) — Tipo mais abundante de ácido graxo. Os AGCL têm cadeias de hidrocarbonetos contendo 12 ou mais átomos de carbono. Os AGCL são parte dos triacilgliceróis. O ácido palmítico e o ácido oleico são os AGCL mais abundantes em seres humanos.

Ácido graxo de cadeia média (AGCM) — Ácido graxo que contém 8 ou 10 átomos de carbono.

Ácido graxo insaturado (AGI) — Ácido graxo que contém pelo menos uma ligação dupla em sua cadeia de hidrocarbonetos.

Ácido graxo livre (AGL) — Ácido graxo não esterificado a glicerol nem a qualquer outra molécula.

Ácido graxo ômega-3 — Ácido graxo poli-insaturado. São exemplos: ácido eicosapentaenoico (EPA), ácido docosa-hexaenoico (DHA), e ácido alfalinolênico (ALA).

Ácido hidroclorídico (HCl) — Parte dos sucos digestivos gástricos.

Ácido láctico — Produto final de metabolismo na glicólise anaeróbia.

Ácido linoleico — Ácido graxo essencial.

Ácido linolênico — Ácido graxo essencial.

Ácido ribonucleico (RNA) — Ácido nucleico essencial para a síntese proteica. As diferentes formas de RNA são: mRNA, RNA mensageiro; miRNA, micro RNA; rRNA, RNA ribossômico; e tRNA, RNA de transferência.

Ácido ribonucleico de transferência (tRNA) — Transporta aminoácidos para os ribossomos, onde se dá a síntese proteica.

Ácido tricarboxílico (TCA) — Composto que contém três grupos carboxila (-COOH) (p. ex., ácido cítrico).

Ácido úrico — Produto da quebra de ácidos nucleicos presentes em pequenas quantidades na urina da maioria dos mamíferos, inclusive de seres humanos.

Ácidos graxos essenciais — Ácidos graxos insaturados que não podem ser sintetizados no corpo e devem ser obtidos na dieta (p. ex., ácido linoleico e ácido linolênico).

Ácidos graxos não esterificados (AGNE) — Ácido graxo livre (AGL) ou ácido graxo (AG).

Ácidos graxos poli-insaturados (PUFA, do inglês *polyunsaturated fatty acid*) — Ácido graxo que contém mais de uma ligação dupla carbono-carbono.

Ácidos graxos *trans* — Ácidos graxos insaturados que contêm pelo menos uma ligação dupla na configuração *trans*.

Acidose — Distúrbio do equilíbrio acidobásico normal, em que há acúmulo de ácidos em excesso e consequente queda no pH (p. ex., quando o ácido láctico se acumula no músculo e no sangue durante o exercício de alta intensidade).

Acidose metabólica — Desorganização metabólica do equilíbrio acidobásico, em que o pH do sangue é anormalmente baixo.

Aclimatação — Adaptação do corpo a um extremo ambiental (p. ex., calor, frio, altitude).

Actina — Uma das principais proteínas contráteis no músculo. É encontrada nos filamentos finos.

Açúcar — Qualquer um da classe dos carboidratos solúveis, cristalinos e tipicamente doces encontrados em tecidos vegetais e animais, exemplificados pela glicose e sucrose.

Açúcar refinado — Carboidrato doce e cristalino, tipicamente encontrado na forma de sucrose. É extraído da cana-de-açúcar processada ou da beterraba e usado como adoçante de alimentos e bebidas.

Adaptógenos — Substâncias que ajudam o corpo a se adaptar a situações de estresse.

Adenina (A) — Nucleotídeo purina encontrado no DNA e em várias coenzimas.

Adenosina difosfato (ADP) — Produto da quebra de adenosina trifosfato.

Adenosina monofosfato (AMP) — Produto da quebra de adenosina difosfato.

Adenosina monofosfato cíclica (cAMP) — Mensageiro intracelular importante na ação de hormônios.

Adenosina trifosfatase (ATPase) — Enzima que quebra a adenosina trifosfato em adenosina difosfato e fosfato inorgânico e libera energia que pode ser usada para abastecer o trabalho biológico.

Adenosina trifosfato (ATP) — Composto de alta energia que é a fonte imediata para contração muscular e outros processos celulares que requerem energia.

Adipócito — Célula do tecido adiposo, cuja principal função é armazenar triacilglicerol (gordura).

Adrenalina — Hormônio secretado pela glândula suprarrenal. É um estimulante que prepara o corpo para a reação de luta ou fuga, além de ser um importante ativador da quebra de gordura e carboidrato durante o exercício. Também conhecido como epinefrina.

Aeróbio — Aquilo que ocorre na presença de oxigênio livre.

Água — Solvente universal de vida (H_2O). O corpo é composto por 60% de água.

Akt — Enzima proteína quinase B que atua em múltiplos processos celulares, tais como metabolismo da glicose, apoptose, proliferação celular, transcrição e migração celular. A Akt estimula diretamente a atividade de fatores de iniciação de tradução e suprarregula a biogênese ribossômica para aumentar a síntese proteica.

Alanina — Aminoácido não essencial.

Alcalinizantes — Grupo de substâncias com função de tamponamento (p. ex., bicarbonato de sódio, citrato de sódio).

Álcool — Líquido incolor com efeitos depressores e intoxicantes. O álcool etílico ou etanol (C_2H_5OH) é o álcool encontrado em vinhos, destilados e cervejas.

Aldosterona — Hormônio esteroide secretado pelo córtex suprarrenal. Está envolvido principalmente no balanço hídrico e eletrolítico, controlando a excreção de sódio e potássio pelos rins.

Alergia — Reação adversa do sistema imune a uma substância não reconhecida como prejudicial pelo sistema imune da maioria das pessoas.

Alfa-amilase ou **amilase** — Enzima digestiva encontrada na saliva que inicia a digestão de amidos na boca (também chamada ptialina). Catalisa a hidrólise de amido clivando as ligações alfa-1-4-glicosídicas entre as moléculas de glicose componentes. A amilase também está presente no suco pancreático.

Alfa-tocoferol — Álcool mais biologicamente ativo na vitamina E.

Alvo da rapamicina em mamífero (mTOR, do inglês *mammalian target of rapamycin*) — Proteína quinase que regula o crescimento, proliferação, motilidade e sobrevida celulares, bem como a síntese proteica e a transcrição. A sinalização via mTOR é ativada por aminoácidos, insulina e fatores de crescimento, e é comprometida pela deficiência de nutrientes ou de energia. O mTOR regula numerosos componentes envolvidos na síntese proteica, incluindo fatores de iniciação e de alongamento, além da biogênese de ribossomos.

Amenorreia — Ausência de pelo menos três ciclos menstruais sucessivos em mulheres.

Amido — Carboidrato feito por múltiplas unidades de glicose unidas por ligações que podem ser quebradas por processos digestivos humanos. Também conhecido como carboidrato complexo.

Amilopectina — Amido de cadeia ramificada (polímero de glicose).

Amilose — Amido de cadeia reta que é mais resistente à digestão, se comparado à amilopectina.

Aminoácido — Principal molécula proteica estrutural que consiste em um grupo amino (NH_2) e um grupo ácido carboxílico (CO_2H) mais um grupo R que determina as propriedades do aminoácido. É possível usar vinte aminoácidos diferentes para produzir proteína.

Aminoácido de cadeia ramificada (AACR) — Três aminoácidos essenciais que podem ser oxidados pelo músculo, incluindo leucina, isoleucina e valina.

Aminoácidos essenciais — Aminoácidos que devem ser obtidos na dieta e não podem ser sintetizados no corpo. Também conhecidos como aminoácidos indispensáveis.

Aminoácidos não essenciais — Aminoácidos que podem ser sintetizados no corpo.

Amônio (NH_3) — Subproduto metabólico da oxidação de aminoácidos. Pode ser transformado em ureia para ser excretado do corpo.

Anabolismo — Metabolismo construtivo; processo pelo qual compostos corporais simples originam compostos mais complexos.

Anaeróbio — O que ocorre na ausência de oxigênio livre.

Análise de impedância bioelétrica (BIA, do inglês *bioelectrical impedance analysis*) — Método para calcular o percentual de gordura corporal medindo a resistência elétrica decorrente do conteúdo de água do corpo.

Androstenediona — Esteroide androgênico produzido no corpo, que é convertido em testosterona. É comercializado como suplemento dietético.

Anemia — Condição definida por um conteúdo sanguíneo anormalmente baixo de hemoglobina, que resulta em capacidade diminuída de transporte de oxigênio.

Angiogênese — Processo fisiológico pelo qual novos vasos sanguíneos são formados a partir de vasos preexistentes para melhorar o suprimento sanguíneo de um tecido.

Ânion — Eletrólito ou íon negativamente carregado (p. ex., cloreto, Cl^-; fosfato, HPO_4^{2-}).

Anorexia atlética — Forma de anorexia nervosa observada em atletas que apresentam sintomas significativos de transtornos alimentares, mas sem atender aos critérios do *Diagnostic and Statistical Manual of Mental Disorders* (American Psychiatric Association) para anorexia ou bulimia nervosa.

Anorexia nervosa — Transtorno alimentar caracterizado por uma ingestão alimentar anormalmente reduzida e pela recusa em manter um peso corporal normal (de acordo com o esperado para o sexo, idade e altura), visão distorcida da imagem corporal, medo intenso de estar obeso(a) ou com sobrepeso e de ganhar peso, ou pela "sensação de obesidade" quando a pessoa nitidamente está abaixo do peso normal, além da ausência de pelo menos 3 ciclos menstruais sucessivos em mulheres (amenorreia).

Anticorpo — Proteína solúvel produzida por linfócitos B com efeitos antimicrobianos. Também conhecida como imunoglobulina.

Antioxidante — Moléculas capazes de prevenir ou limitar as ações de radicais livres, em geral por meio da remoção de seus elétrons não pareados e, portanto, convertendo-os em algo menos reativo.

Antropometria — Uso de circunferências e diâmetros corporais para avaliar a composição do corpo.

Apêndice — Parte não funcional do intestino delgado que é curta, estreita e consiste em uma evaginação a partir do ceco.

Apetite — Desejo por alimento com o propósito de obter prazer, que se desenvolve por meio de experiências anteriores. Acredita-se que, em seres humanos, seja controlado por um centro do apetite localizado no hipotálamo.

Arginina — É um aminoácido essencial.

Arteriopatia coronariana (AC) — Estreitamento das artérias que suprem o miocárdio e que pode acarretar ataques cardíacos.

Arteriosclerose — Enrijecimento das artérias. *Ver também* aterosclerose.

Arteriovenoso (AV) — Diz respeito à comparação da composição de sangue arterial e venoso.

Aspartame — Adoçante artificial feito de aminoácidos.

Aterosclerose — Forma específica de arteriosclerose caracterizada pela formação de placas gordurosas nas paredes luminais das artérias.

Atividade citotóxica *natural killer* (NKCA) — Capacidade das células *natural killer* de destruir células infectadas por vírus e células tumorais.

Átomo — A menor unidade de um elemento que retém todas as propriedades do elemento. Os átomos de todos os elementos podem ser quebrados fisicamente nas mesmas partículas subatômicas: prótons, nêutrons e elétrons. Portanto, os átomos de vários elementos diferem somente quanto aos números de prótons, nêutrons e elétrons que contêm.

Atrofia — Definhamento; diminuição do tamanho de uma célula, tecido, órgão ou parte.

Auxiliares ergogênicos — Substâncias que melhoram o desempenho no exercício e são usadas nas tentativas de aumentar a capacidade de desempenho atlético ou físico.

Avaliação do esforço percebido (AEP) — Avaliação numérica subjetiva usada para expressar a dificuldade percebida de uma determinada tarefa com exercício.

Balanço do nitrogênio — Estado dietético em que a entrada e saída de nitrogênio são equilibradas de tal modo que o corpo não ganha nem perde proteína tecidual.

Balanço energético — Balanço entre ingestão calórica e gasto de energia.

Balanço proteico — Estado em que as taxas de síntese e degradação proteica são iguais, de modo que o corpo não ganha nem perde proteína tecidual.

Base — Substância que tende a doar um par de elétrons ou coordenar um elétron.

Beta-alanina — Aminoácido não proteico sintetizado a partir de uracila no fígado e convertido no músculo no dipeptídeo carnosina ou beta-alanil-L-histidina, que aumenta a capacidade de tamponamento intracelular. Pode ser tomado como suplemento oral para elevar os níveis de carnosina no músculo e, com isso, melhorar o desempenho no exercício de alta intensidade.

Beta-hidróxi beta-metilbutirato (HMB) — Metabólito do aminoácido essencial leucina. É comercializado como promotor do crescimento muscular.

Betacaroteno — Precursor da vitamina A encontrado em vegetais. Também chamado pró-vitamina A.

Betaoxidação — Processo que requer oxigênio e ocorre na mitocôndria, pelo qual unidades de dois carbonos são sequencialmente removidas da cadeia de hidrocarbonetos de um ácido graxo na forma de acetil-CoA, que então pode entrar no ciclo do TCA.

Bigorrexia — Transtorno mental em que um indivíduo se torna obcecado pela ideia de não ser musculoso o suficiente.

Bile — Líquido produzido pelo fígado e armazenado na vesícula biliar, que contém sais biliares, pigmentos biliares, colesterol e outras moléculas. A bile é secretada no intestino delgado.

Biodisponibilidade — Em relação aos nutrientes presentes no alimento, a quantidade que pode ser absorvida no corpo.

Biogênese mitocondrial — Processo pelo qual as células aumentam o número de mitocôndrias para elevar a capacidade de produção aeróbia de adenosina trifosfato.

Biópsia — Pequena amostra de tecido obtida para análise.

Bomba de sódio — Nome comum dado à sódio-potássio adenosina trifosfatase que ajuda a estabelecer o potencial de membrana de repouso de uma célula.

Borda em escova — Local onde ocorre a absorção de nutrientes no intestino. A superfície das células epiteliais que revestem a parede intestinal é coberta de microvilosidades que formam a borda em escova.

Bulimia nervosa — Transtorno alimentar caracterizado por episódios repetidos de compulsão alimentar (consumo de grandes quantidades de alimentos densos em calorias) seguidos de purga dos conteúdos estomacais, o que resulta em tempo insuficiente para que a maioria dos nutrientes oriundos da refeição pesada sejam absorvidos.

Cadeia de transporte de elétrons (CTE) — Proteínas localizadas na membrana mitocondrial interna que transferem elétrons das formas reduzidas das coenzimas nicotinamida adenina dinucleotídeo (NADH) e flavina adenina dinucleotídeo ($FADH_2$) para o oxigênio e permitem que os prótons sejam bombeados no espaço situado entre as membranas mitocondriais interna e externa. O fluxo de íons hidrogênio (prótons) que volta para a matriz mitocondrial interna via complexo adenosina trifosfato (ATP) sintase é usado para conduzir a síntese de ATP.

Cafeína — Substância estimulante encontrada em muitos produtos alimentícios, tais como café, chá e bebidas à base de cola. Estimula o sistema nervoso central e é usada como auxiliar ergogênico.

Calor específico — Quantidade de energia ou calor necessária para elevar a temperatura de uma unidade de massa (p. ex., 1 g de tecido corporal) em 1ºC. As unidades são J/g/ºC.

Caloria (cal) — Unidade de energia tradicional. Uma caloria expressa a quantidade de energia (calor) necessária para elevar a temperatura de 1 g (1 mL) de água em 1ºC (p. ex., de 14,5ºC para 15,5ºC). A "Caloria", com "c" maiúsculo, por vezes é usada para denotar 1.000 calorias ou 1 quilocaloria (kcal).

Calorimetria direta — Método para determinar o gasto energético pela medida da dissipação de calor do corpo, em geral por meio da utilização de um traje ou câmara com isolamento.

Calorimetria indireta — Método para medir o gasto energético e a utilização de substrato com base em medidas de trocas gasosas. O termo *indireta* refere-se à medida do consumo de oxigênio e da produção de dióxido de carbono, em vez da medida direta da transferência de calor.

Calorímetro — Câmara isolada usada para estimar o gasto energético por meio da medida da dissipação de calor do corpo. Esse método é chamado calorimetria direta.

Calorímetro de bomba — Instrumento usado para medir o conteúdo de energia quando da oxidação de um alimento, com a medição da produção de calor resultante.

Câmara respiratória — Câmara em que a troca de dióxido de carbono e oxigênio é medida para estimar o gasto energético e o uso de substrato.

Capilar — O menor vaso do sistema cardiovascular. As paredes dos capilares têm espessura de apenas uma célula. Todas as trocas de moléculas entre o sangue e o líquido tecidual se dão através das paredes dos capilares.

Carboidrato — Composto de carbono, hidrogênio e oxigênio na proporção 1:2:1 (p. ex., CH_2O). Açúcares, amidos e fibras dietéticas são fontes de carboidrato.

Carboidrato complexo — Alimento que contém amido e outros polissacarídeos, como pães, massas, cereais, frutas e hortaliças (em contraste com alimentos à base de carboidratos simples como glicose, açúcar do leite e açúcar de mesa).

Carboxilação — Reação envolvendo adição de dióxido de carbono, catalisada por uma enzima que usa biotina como grupo prostético.

Carcinógeno — Substância indutora de câncer.

Carga de carboidrato (*carboloading*) — Ingestão de grandes quantidades de carboidrato para otimizar as reservas corporais de glicogênio. Prática comum de atletas de resistência.

Carga glicêmica (CG) — Número que estima a quantidade de alimento que aumentará o nível de glicemia de um indivíduo após a sua ingestão. A carga glicêmica se baseia no índice glicêmico (IG), e é calculada multiplicando a quantidade (em gramas) de carboidrato disponível no alimento (para determinado tamanho de porção) pelo IG do alimento e, então, dividindo esse produto por 100.

Cáries dentais — Erosão ou deterioração do dente causada pelos efeitos de bactérias na boca.

Carnitina — Composto usado para auxiliar o transporte de moléculas de acil-CoA graxo a partir do sarcoplasma muscular, ao longo da membrana mitocondrial interna, para dentro das mitocôndrias para subsequente oxidação.

Carnitina palmitoil transferase (CPT) — Enzima que liga o ácido graxo palmitato à carnitina, de modo a possibilitar seu transporte ao longo da membrana mitocondrial interna, para subsequente oxidação. Também conhecida como carnitina acil transferase (CAT).

Catabolismo — Metabolismo destrutivo, pelo qual compostos químicos complexos no corpo são degradados em compostos mais simples (p. ex., glicogênio em glicose, proteínas em aminoácidos).

Catalisador — Substância que acelera uma reação química, em geral via combinação temporária com os substratos e diminuição da energia de ativação, e que é recuperada inalterada ao final da reação (p. ex., enzima).

Cátion — Eletrólito ou íon positivamente carregado (p. ex., sódio, Na^+; cálcio, Ca^{2+}).

Ceco — Uma bolsa cega, aberta em uma das extremidades, localizada no início do intestino grosso.

Célula — A menor unidade viva distinta do corpo.

Célula *natural killer* (NK) — Tipo de linfócito importante na eliminação de infecções virais e na prevenção de cânceres.

Células brancas do sangue — Células importantes do sistema imune que defendem o corpo contra microrganismos invasores. Também chamadas leucócitos.

Celulose — Um dos principais componentes das paredes celulares vegetais e o polissacarídeo não amido mais abundante. Não pode ser digerida pelas enzimas digestivas humanas.

Ceruloplasmina — Glicoproteína que se liga ao cobre e que se considera ter um efeito protetor contra o dano celular causado por radicais livres.

Cetoácido — Ácido que contém um grupo cetona (-C = O) em adição ao(s) grupo(s) ácido(s).

Cetogênese — Síntese de cetonas como acetoacetato, 3-hidroxibutirato e acetona.

Ciclo do ácido tricarboxílico (ciclo do TCA) — Série de reações importantes no metabolismo energético e que ocorrem na mitocôndria. Também conhecido como ciclo de Krebs (assim chamado em homenagem a Hans Krebs, que descreveu pela primeira vez as reações envolvidas) ou ciclo do ácido cítrico (porque o citrato é um dos principais intermediários no processo).

Ciclos de peso — Um ciclo em que o considerável esforço empregado para conseguir a perda de peso é excedido pelo esforço requerido para manter o novo peso corporal diminuído. Após a perda de peso, este é recuperado em um período de tempo relativamente curto. Também denominado "efeito ioiô".

Cirrose — Doença degenerativa do fígado. Sua causa mais comum é o consumo excessivo de álcool.

Cis — Prefixo indicador do isômero geométrico em que dois grupos semelhantes estão no mesmo lado de uma ligação dupla com rotação restrita (p. ex., em ácidos graxos insaturados nos quais os íons hidrogênio estão no mesmo lado da ligação dupla).

Citocina — Proteína liberada pelas células que atua como mensageiro químico, ligando-se a receptores existentes em outras células. As citocinas incluem as interleucinas (IL), fatores de necrose tumoral (TNF), fatores estimuladores de colônia (CSF) e interferons (IFN).

Citocromo — Proteína heme contendo ferro, integrante da cadeia de transporte de elétrons mitocondrial, que pode ser alternativamente oxidada e reduzida.

Citosina (C) — Nucleotídeo pirimidina encontrado no DNA.

Citotóxico — Capacidade de matar outras células (p. ex., células infectadas por vírus).

Clusters de diferenciação (CD) — Proteínas expressas na superfície celular de leucócitos (células brancas do sangue) que podem ser usadas para identificar diferentes tipos de leucócito ou subpopulações de linfócitos. Também chamados cluster designators.

CoA-SH — Forma livre da coenzima A.

Coativadores do receptor gama do peroxissomo proliferador-ativado (PGC, do inglês peroxisome proliferator-activated receptor gamma coactivators) — Família de coativadores de transcrição importantes no direcionamento da biogênese mitocondrial. Um coativador de transcrição é uma proteína ou um complexo proteico que aumenta a probabilidade de um gene ser transcrito por interação com fatores de transcrição, mas não pela ligação ao DNA de maneira sequência-específica.

Código triplo — Sequências de três nucleotídeos que compõem os códons, que são as unidades de informação genética no DNA ou RNA especificadoras da ordem de aminoácidos em um peptídeo ou proteína.

Coeficiente de digestibilidade — Percentual de energia do alimento ingerido que é digerido, absorvido e disponibilizado para os processos metabólicos no corpo.

Coenzima — Pequenas moléculas que são essenciais em quantidades estequiométricas, para a atividade de certas enzimas. São exemplos a nicotinamida adenina dinucleotídeo (NAD), flavina adenina dinucleotídeo (FAD), piridoxal fosfato (PLP), tiamina pirofosfato (TPP) e biotina.

Coenzima A (CoA) — Molécula que atua como transportador de grupos acil ou acetil (o "A" designa acetilação).

Coenzima Q10 (CoQ10) — Transportador de elétron que medeia a transferência de elétrons de uma flavoproteína para o citocromo c em uma cadeia de transporte de elétrons localizada na membrana mitocondrial interna. Também chamada ubiquinona.

Colecistoquinina — Hormônio secretado pelo duodeno, que atua estimulando a secreção de enzimas no suco pancreático.

Colesterol — Lipídio transportado no sangue em lipoproteínas de alta e baixa densidades (HDL e LDL, respectivamente). Níveis altos de HDL são, de certo modo, protetores contra as cardiopatias coronarianas.

Colesterol de lipoproteína de alta densidade (HDL-C, do inglês high-density lipoprotein cholesterol) — Um modo como os lipídios são transportados no sangue.

Colesterol de lipoproteína de baixa densidade (LDL-C) — Uma forma de transporte do colesterol no sangue. Níveis sanguíneos elevados estão associados com incidência aumentada de cardiopatia coronariana.

Colina — Pode ser encontrada em fosfolipídios (fosfatidilcolina e esfingomielina) e é precursor do neurotransmissor acetilcolina.

Cólon — Intestino grosso. Esta parte do intestino é responsável principalmente pela formação, armazenamento e eliminação das fezes.

Complemento — Proteínas solúveis encontradas em líquidos corporais e produzidas pelo fígado. Uma vez ativadas, exercem diversos efeitos antimicrobianos.

Compor (ganho de) peso — Prática de perder peso rapidamente baseada na crença de que treinar com um peso corporal maior e, em seguida, reduzir o peso pouco antes da competição confere uma vantagem ao atleta.

Condução — Em relação à temperatura corporal, é a transferência de calor de uma substância para outra por contato direto.

Conformação — Formato de moléculas determinado pela rotação em torno de ligações simples, especialmente em cadeias polipeptídicas, em torno de ligações carbono-carbono.

Constante de Michaelis (Km) — Concentração de substrato que possibilita metade da velocidade máxima de uma reação catalisada por enzima.

Convecção — Troca de calor que ocorre entre um meio sólido (p. ex., corpo humano) e outro que se move (p. ex., ar ou água).

Corpos cetônicos — Compostos orgânicos ácidos produzidos durante a oxidação incompleta de ácidos graxos no fígado. Contêm um grupo carboxil (-COOH) e um grupo cetona (-C = O). São exemplos o acetoacetato e o 3-hidroxibutirato.

Cortisol — Hormônio esteroide secretado pelas glândulas suprarrenais.

Creatina — Composto sintetizado a partir de aminoácidos que é precursor da fosfocreatina, uma importante fonte de energia anaeróbia para o exercício de alta intensidade.

Creatina quinase (CK) — Enzima que catalisa a transferência de fosfato da fosfocreatina para a ADP, de modo a formar ATP. Também conhecida como creatina fosfoquinase.

Creatinina — Produto da quebra da creatina, encontrado na urina. Pode ser quantificada para avaliar a função renal geral. Níveis sanguíneos de creatinina anormalmente elevados são observados em indivíduos com insuficiência renal e falência renal.

Cromo — Oligoelemento que atua no metabolismo da glicose.

Cutâneo — Na pele.

Débito de glicose hepático — Glicose liberada do fígado como resultado de glicogenólise ou neoglicogênese.

Degradação proteica — Processo em que aminoácidos individuais de uma proteína são desconectados.

Densidade de energia — Quantidade de energia (ou calorias) por grama de alimento. Alimentos de menor densidade calórica fornecem menos calorias por grama de alimento.

Densidade de nutrientes — Quantidade de nutrientes essenciais expressa por unidade de energia no alimento.

Densitometria — Método usado para estimar a densidade (massa por unidade de volume) dos tecidos ou do corpo inteiro.

Desaminação — Reação que envolve a perda de um grupo amino (NH_2).

Descarboxilação — Reação que envolve a perda de um grupo dióxido de carbono.

Desidratação — Reação que envolve a perda de uma molécula de água ou perda de água corporal (p. ex., com a transpiração).

Desidroepiandrosterona (DHEA) — Hormônio esteroide produzido endogenamente pela glândula suprarrenal. Pode ser comercializado como agente ergogênico esportivo nutricional, na forma de derivado de precursores vegetais. É frequentemente citado como hormônio da juventude.

Desnaturação — Alteração das propriedades físicas e da estrutura tridimensional de uma proteína por ação de tratamento químico ou físico, sem que haja desorganização da estrutura primária, mas que em geral resulta na inativação da proteína (p. ex., inativação da atividade enzimática pela adição de um ácido forte).

Desnutrição proteico-energética (DPE) — Ingestão inadequada de proteínas e energia a partir da dieta.

Desvio padrão (DP) — Medida da variabilidade em torno da média; 68% da população está dentro de um desvio padrão acima e abaixo do valor médio (média), e cerca de 95% da população está dentro de dois desvios padrões do valor médio (média).

Di-hidroxiacetona (DHA) — Quando ligada ao fosfato, é um metabólito na glicólise. Combinada ao piruvato, é comercializada como auxiliar ergogênico.

Di-hidroxifenilalanina (DOPA) — Neurotransmissor cerebral.

Diabetes melito — Distúrbio do metabolismo de carboidrato causado por desajustes na produção ou no uso de insulina. Acarreta elevação da glicemia e perda de açúcar na urina.

Diabetes melito tipo 1 — Condição crônica em que o pâncreas fabrica pouca ou nenhuma insulina porque as células beta foram destruídas e o corpo não consegue usar a glicose (açúcar no sangue) para obter energia. Também chamado diabetes melito insulino-dependente.

Diabetes melito tipo 2 — Distúrbio metabólico de longo prazo, caracterizado por uma glicemia elevada, resistência à insulina e relativa falta de insulina. Desenvolve-se quando o indivíduo está com sobrepeso ou obesidade. Também chamado diabetes melito não insulino-dependente (DMNID).

Diacilglicerol — Esqueleto de glicerol contendo dois ácidos graxos. É formado pela remoção de um ácido graxo do triacilglicerol. Também conhecido como diglicerídeo.

Diário alimentar — Registro escrito de ingestão alimentar sequencial ao longo de determinado período. Frequentemente, os detalhes associados à ingestão de alimento também são registrados.

Diarreia — Evacuação frequente de descarga fecal aquosa em decorrência de distúrbio gastrintestinal ou infecção.

Diastólico — Tempo entre as contrações ventriculares (sístole) em que cada enchimento ventricular ocorre.

Diferenças AV — Diferença entre as concentrações arterial e venosa de uma substância, que indica o consumo ou a liberação líquida dessa substância.

Difusão — Movimento de moléculas de uma região de alta concentração para outra de baixa concentração, que é produzido por sua energia cinética.

Digestão — Processo de quebra do alimento em seus menores componentes para que possam ser absorvidos no intestino.

Digestão mecânica — Quebrar o alimento por mastigação.

Dióxido de carbono (CO_2) — Gás produzido durante a oxidação de carboidratos e gorduras.

Disponibilidade de energia — Quantidade de energia obtida subtraindo-se da ingestão dietética a energia gasta durante o exercício.

Dissacarídeo — Açúcar que rende dois monossacarídeos por hidrólise. A sucrose, que é o dissacarídeo mais comum, é composta por glicose e frutose.

Diuréticos — Fármacos que atuam no rim para promover a formação de urina.

DNA (ácido desoxirribonucleico) — Composto que forma os genes (i. e., material genético).

Dobras de Kerckring (pregas circulares) — Dobras na mucosa intestinal do trato gastrintestinal.

Dopamina — Catecolamina que atua como neurotransmissor e hormônio, formada pela descarboxilação de di-hidroxifenilalanina (DOPA). Precursor de epinefrina (adrenalina) e norepinefrina (noradrenalina).

Ducto pancreático — Tubo conector entre o pâncreas e o duodeno, pelo qual o suco pancreático é transportado para dentro do duodeno.

Duodeno — Os primeiros 20-30 cm do intestino delgado.

Economia — Consumo de oxigênio necessário para se exercitar a determinada carga de trabalho ou velocidade.

Efedrina — agonista alfa-adrenérgico e beta-adrenérgico que também pode aumentar a liberação de norepinefrina. É usada no tratamento de vários distúrbios, incluindo asma, insuficiência cardíaca, rinite e incontinência urinária, bem como por seus efeitos estimuladores sobre o sistema nervoso central no tratamento da narcolepsia e da depressão. A efedrina está na lista de substâncias banidas do Comitê Olímpico Internacional.

Efeito ioiô — *Ver* ciclos de peso.

Efeito térmico do exercício (ETE) — Energia necessária para o exercício. A contração muscular aumentada eleva a produção de calor.

Eficiência — Trabalho real realizado após a contração muscular, expresso como percentual do trabalho total ou da energia gasta.

Eficiência bruta (EB) — Razão entre trabalho total realizado e energia gasta. Os seres humanos são aproximadamente 20% eficientes.

Eficiência delta (ED) — Alteração na energia gasta por minuto em relação à alteração no trabalho real realizado por minuto.

Eficiência do trabalho (ET) — Trabalho realizado dividido pelo gasto de energia menos o custo energético na condição descarregada.

Eficiência líquida (EL) — Trabalho realizado dividido pela energia gasta menos o gasto energético em repouso.

Eicosanoides — Derivados de ácidos graxos no corpo, que atuam como moléculas de sinalização célula-célula. Incluem as prostaglandinas, tromboxanos e leucotrienos.

Elemento — As menores unidades em que uma substância pode ser quimicamente quebrada. Cada elemento tem propriedades diferentes e únicas. Pelo menos 94 elementos comprovadamente existem, mas apenas cerca de doze são comuns em organismos vivos. Os mais abundantes são oxigênio, carbono, hidrogênio e nitrogênio (nessa ordem). Esses quatro elementos constituem 96% da massa de um ser humano.

Eletrólito — Substância que conduz uma corrente elétrica quando dissolvida na água. Os eletrólitos, que incluem ácidos, bases e sais, geralmente se dissociam em íons que carregam uma carga positiva (cátion) ou negativa (ânion).

Eméticos — Fármacos promotores de vômito.

Endócrino — Glândulas sem ducto que secretam hormônios no sangue.

Endógeno — Que se origina no interior do corpo.

Energia — Capacidade de realizar trabalho. A energia existe em várias formas, incluindo a energia mecânica, térmica e química.

Enzima — Proteína com atividade catalítica específica. Designada pelo sufixo *-ase*, que normalmente se segue ao tipo de reação catalisada. Quase todas as reações metabólicas no corpo dependem e são controladas por enzimas.

Enzima limitadora de taxa- — Enzima em uma via metabólica que regula a etapa mais lenta e limita a velocidade do fluxo por essa via.

Epimerização — Tipo de transformação assimétrica em moléculas orgânicas.

Epinefrina — Hormônio secretado pela glândula suprarrenal. É estimulante, prepara o corpo para a reação de luta ou fuga, e é um importante ativador da quebra de gordura e carboidrato durante o exercício. Também conhecida como adrenalina.

Equilíbrio acidobásico — Balanço relativo de produtos ácidos e básicos no corpo.

Equivalentes metabólicos (MET) — Medida do gasto energético expressa como múltiplos da taxa metabólica em repouso. Um MET é igual a uma taxa de consumo de oxigênio aproximada de 3,5 mL de oxigênio por quilograma de peso corporal por minuto.

Ergogênico — Intensificador do desempenho.

Ergolítico — Inibidor do desempenho.

Eritrócito — Célula vermelha do sangue que contém hemoglobina e transporta oxigênio.

Esfíncter esofágico — Uma faixa anelar de fibras de músculo liso que atua como uma valva entre o esôfago e o estômago.

Esfíncter pilórico — Músculo circular que controla a entrada dos conteúdos estomacais no duodeno. O esfíncter pilórico atua como um "portão", fechando a abertura do estômago para o intestino.

Esfingomielina — Tipo de lipídio encontrado nas membranas das células de Schwann, que fornecem a bainha isolante que circunda os axônios dos nervos.

Esôfago — Parte do trato intestinal localizada entre a boca e o estômago.

Espécies reativas de oxigênio (ERO) — Denominação coletiva para radicais livres e outas moléculas altamente reativas derivadas do oxigênio molecular. ERO incluem radical superóxido ($\cdot O_2^-$), radical hidroxila ($\cdot OH^-$), peróxido de hidrogênio (H_2O_2) e ácido hipocloroso ($HOCl$).

Espirometria — Método de medir a respiração.

Espirometria de circuito fechado — Método para medir o gasto energético em repouso no qual o indivíduo respira através de uma bocal para dentro de um sistema fechado (espirômetro) preenchido com oxigênio a 100%.

Estado pós-absortivo — Período subsequente à absorção de uma refeição a partir do trato gastrintestinal.

Ésteres de cetona — Compostos sintéticos que unem um álcool a um corpo cetônico metabolizado no fígado à cetona. Os ésteres de cetona são usados principalmente em pesquisa (na atualidade), para testar sua eficácia na elevação dos níveis de corpos cetônicos.

Esteroide — Molécula complexa derivada do lipídio colesterol, que contém quatro anéis de carbono entrelaçados.

Estradiol — Hormônio sintetizado principalmente no ovário, mas também na placenta, testículo e, possivelmente, no córtex suprarrenal.

Esvaziamento gástrico — Velocidade com que as substâncias (alimento e líquidos) saem do estômago e entram no intestino delgado. Uma velocidade de esvaziamento gástrico alta é desejável para bebidas esportivas.

Eu-hidratação — Estado normal de hidratação do corpo (conteúdo de água).

Evaporação — Perda de água que ocorre quando a água existente sobre as superfícies muda do estado líquido para o gasoso.

Excesso de hidratação — Conteúdo corporal acima do nível normal. Isso geralmente é causado pela ingestão excessiva de água, o que pode resultar em uma intoxicação potencialmente prejudicial pela água.

Excreção — Remoção de resíduos metabólicos.

Exercício excêntrico — Tipos de exercício que envolvem alongamento do músculo durante a ativação, o que pode causar dano a algumas miofibras. Os tipos de exercício que têm um componente excêntrico significativo incluem a corrida em declive, *step* e abaixamento de peso.

Exógeno — O que vem de fora do corpo.

Fagócito — Leucócito capaz de ingerir e digerir microrganismos.

Faixa de distribuição de macronutriente aceitável (AMDR, do inglês *acceptable macronutrient distribution range*) — Faixa de ingestão para uma determinada fonte de energia (i. e., carboidrato, gordura ou proteína) que está associada ao risco diminuído de doença crônica, e que fornece a ingestão adequada de nutrientes essenciais.

FAT/CD36 — Translocador de ácido graxo envolvido no transporte de ácidos graxos ao longo da membrana plasmática.

Fator de crescimento semelhante à insulina (IGF, do inglês *insulin-like growth factor*) — Peptídeo anteriormente denominado somatomedina, que atua principalmente estimulando o crescimento, embora também tenha alguma capacidade de diminuir os níveis de glicemia.

Fator de necrose tumoral (TNF, do inglês *tumor necrosis factor*) — Citocina promotora de inflamação.

Fator estimulador de colônia (CSF, do inglês *colony-stimulating factor*) — Citocina que estimula uma produção aumentada e a liberação de leucócitos (células brancas do sangue) a partir da medula óssea.

Fatores Atwater — Valores médios de energia líquida para carboidrato, gordura e proteína assim nomeados em homenagem a Wilbur Olin Atwater: 16 kJ/g (4 kcal/g) para carboidrato, 36 kJ/g (9 kcal/g) para gordura, e 16 kJ/g (4 kcal/g) para proteína.

Fenótipo — Aparência ou característica fisiológica de um indivíduo que resulta da interação do genótipo e o ambiente.

Ferritina — Proteína usada para armazenar ferro. Encontrada principalmente no fígado, baço e medula óssea. A ferritina solúvel é liberada pelas células no plasma sanguíneo, de forma diretamente proporcional ao conteúdo de ferritina celular. Portanto, a concentração sérica de ferritina pode ser usada para indicar o estado das reservas corporais de ferro.

Fezes — Excremento eliminado a partir dos intestinos, que consiste em bactérias, células oriundas dos intestinos, secreções e uma pequena quantidade de resíduo alimentar.

Fibra — Carboidrato indigerível.

Fibra insolúvel — Fibra que não se dissolve na água.

Fibra solúvel — Fibra que se dissolve bem na água.

Fibras de tipo I — Células musculares de pequeno diâmetro que contêm miosina adenosina trifosfatases de ação relativamente lenta, portanto apresentam contração lenta. Sua cor vermelha é devida à presença de mioglobina. Estas fibras têm alta capacidade de metabolismo oxidativo, são extremamente resistentes à fadiga e são especializadas para o desempenho de contrações repetidas por períodos prolongados.

Fibras de tipo II — Células musculares muito mais pálidas do que as fibras de tipo I porque contêm pouca mioglobina. Têm miosina adenosina trifosfatases de ação rápida, por isso seus tempos de contração (e relaxamento) são relativamente rápidos. Uma alta atividade de glicogênio fosforilase e enzimas glicolíticas confere às fibras de tipo II uma alta capacidade de produção rápida de adenosina trifosfato (porém, de duração relativamente curta).

Flavina adenina dinucleotídeo, forma oxidada (FAD) — Coenzima importante no metabolismo energético.

Flavina adenina dinucleotídeo, forma reduzida (FADH$_2$) — Forma reduzida da coenzima FAD.

Flavina mononucleotídeo, forma oxidada (FMN) — Coenzima importante no metabolismo energético.

Flavina mononucleotídeo, forma reduzida (FMNH$_2$) — Forma reduzida da coenzima FMN.

Fluxo — Taxa de fluxo por uma via metabólica.

Fosfágenos — São os compostos de fosfato de alta energia adenosina trifosfato e fosfocreatina.

Fosfocreatina (PCr) — Importante fonte de energia no exercício de intensidade muito alta. Também chamada creatina fosfato.

Fosfofrutoquinase (PFK) — Enzima taxa-limitante na glicólise.

Fosfolipídios — Gorduras que contêm um grupo fosfato que rende ácidos graxos, glicerol e um composto nitrogenado mediante hidrólise (p. ex., lecitina). Os fosfolipídios são componentes de membrana importantes.

Fosforilação — Reação que envolve a adição de um grupo fosfato (PO_3^{2-}) a uma molécula. Muitas enzimas são ativadas pela ligação covalente de um grupo fosfato. A fosforilação oxidativa de adenosina difosfato forma adenosina trifosfato.

Fosforilação ao nível do substrato — Síntese de ligações fosfato de alta energia por meio da reação de fosfato inorgânico com um substrato ativado e, geralmente, orgânico.

Fosforilação oxidativa — Ressíntese de adenosina trifosfato envolvendo o uso de oxigênio.

Fosforilase — Enzima que quebra o polímero de glicose glicogênio em moléculas de glicose-1-fosfato. Essa quebra de carboidrato armazenado ocorre no fígado e nos músculos.

Fotonutrientes — Certos componentes orgânicos de vegetais que são considerados promotores de saúde humana. Diferem das vitaminas por não serem considerados nutrientes essenciais, o que significa que as pessoas não irão desenvolver deficiências nutricionais em sua ausência. São exemplos os carotenoides, flavonoides e cumarinas.

Fotossíntese — Processo pelo qual as algas e vegetais verdes absorvem energia luminosa e a usam para sintetizar compostos orgânicos, inclusive glicose.

Frutose-1,6-difosfatase (FDPase) — Enzima que catalisa a conversão de frutose-1,6-difosfato em frutose-6-fosfato, uma reação envolvida na neoglicogênese.

Frutose-1,6-difosfato (FDP) — Intermediário metabólico na glicólise.

Frutose-6-fosfato (F-6-P) — Intermediário metabólico na glicólise.

Galato de epigalocatequina (EGCG) — Polifenol encontrado no chá e supostamente com propriedades ergogênicas.

Gasto de energia (GE) — Energia gasta por unidade de tempo para produzir potência.

Gasto energético por atividade (GEA) — Custo energético associado à atividade física (exercício).

Gastrina — Hormônio secretado pelo estômago que estimula a secreção gástrica de ácido hidroclorídrico e pepsina.

Gene — Sequência específica no DNA que codifica uma proteína particular. Os genes estão localizados nos cromossomos. Cada gene é encontrado em uma posição definida (*locus*).

Genótipo — Composição genética ou seleção de genes que, em conjunto com as influências ambientais, determina a aparência ou fenótipo de um indivíduo.

Ginseng — Raiz que há séculos é popular como suplemento nutricional e medicação na Ásia.

Glandulares — Extratos de glândulas animais (como suprarrenais, timo, hipófise e testículos) que, segundo alegações, intensificam a função da glândula equivalente no corpo humano. Os extratos glandulares são degradados durante o processo digestivo, todavia, por isso não podem ter efeito farmacológico.

Glicerol — Molécula de três carbonos que constitui o esqueleto estrutural de triglicerídeos.

Gliceroquinase — Enzima envolvida na fosforilação de glicerol a glicerol-3-fosfato.

Glicogênio — Polímero de glicose usado para armazenar carboidrato no fígado e nos músculos.

Glicogenólise — Quebra de glicogênio em glicose-1-fosfato por ação da fosforilase.

Glicólise — Sequência de reações que converte glicose (ou glicogênio) em piruvato.

Glicoproteína — Proteína ligada a uma ou mais moléculas de açúcar.

Glicose-1-fosfato (G1P) — Composto formado a partir da quebra de glicogênio.

Glicose-6-fosfato (G6P) — Composto formado pela adição de um grupo fosfato a uma molécula de glicose por ação da hexoquinase. Também pode ser formado a partir de G1P por ação da glicose fosfato isomerase. G6P é o substrato de partida para a glicólise.

GLUT — Transportador de glicose (ou outro monossacarídeo) encontrado nas membranas celulares, inclusive no músculo e no fígado.

GLUT2 — Isoforma do transportador de glicose encontrada no fígado e nas membranas celulares epiteliais do intestino.

GLUT4 — Isoforma do transportador de glicose encontrada no sarcolema das fibras musculares.

GLUT5 — Isoforma do transportador de glicose encontrada nas membranas celulares epiteliais do intestino. A GLUT5 é específica para frutose.

Glutamato — Aminoácido que atua como neurotransmissor e precursor de outros neurotransmissores.

Glutamina — Um dos 20 aminoácidos comumente encontrados nas proteínas.

Goma — Forma de fibra dietética hidrossolúvel encontrada em vegetais.

Gordura — Moléculas de gordura contêm os mesmos elementos estruturais dos carboidratos, porém com pouco oxigênio em relação ao carbono e ao hidrogênio; e são fracamente hidrossolúveis. Também conhecidas como lipídios.

Gradiente de concentração — Diferença na concentração de uma substância em cada lado de uma membrana.

Grupo acil — Cadeia longa de hidrocarbonetos de um ácido graxo.

Grupo carboxila (COOH ou CO_2H) — Grupo acídico de aminoácidos e componentes do ciclo do ácido tricarboxílico.

Grupo prostético — Coenzima altamente ligada a uma enzima.

Grupo R — Cadeia lateral de aminoácido.

Grupos alimentares — conjunto de alimentos que compartilham propriedades nutricionais similares ou classificações biológicas. Os guias nutricionais tipicamente dividem os alimentos em grupos alimentares e recomendam porções diárias de cada grupo para uma dieta saudável. Exemplos comuns de grupos alimentares incluem laticínios, carnes vermelhas, frutas, hortaliças, grãos e feijões.

Guanina (G) — Base nucleotídica purina encontrada no DNA.

Guanosina difosfato (GDP) — Composto formado a partir da quebra de guanosina trifosfato.

Guanosina trifosfato (GTP) — Composto de fosfato de alta energia similar à adenosina trifosfato.

H^+ — Íon ou próton de hidrogênio.

HCO_3^- — Íon bicarbonato, que é o principal tampão extracelular.

Hélice — Espiral com diâmetro uniforme e espaçamento periódico entre as hélices. É uma estrutura secundária comum de proteínas e DNA.

Hematócrito — Proporção do volume sanguíneo ocupado pelos elementos celulares (eritrócitos, leucócitos e plaquetas). Também conhecido como volume celular concentrado.

Hematúria — Presença de eritrócitos ou hemoglobina na urina.

Heme — Estrutura molecular anelar incorporada à molécula de hemoglobina, que permite à proteína transportar oxigênio.

Hemicelulose — Forma de fibra dietética encontrada em vegetais. Difere da celulose no sentido de que pode ser hidrolisada por ácido fora do corpo.

Hemocromatose — Presença de excesso de ferro no corpo que resulta em aumento no tamanho do fígado e em dano hepático em indivíduos suscetíveis.

Hemodiluição — Afinamento do sangue decorrente da expansão do volume plasmático na ausência de um aumento equivalente nos eritrócitos.

Hemoglobina — Pigmento respiratório vermelho contendo ferro encontrado nos eritrócitos. É importante no transporte de gases respiratórios e na regulação do pH sanguíneo.

Hemólise — Destruição dos eritrócitos na circulação.

Hemorragia — Dano às paredes dos vasos sanguíneos que resulta em sangramento.

Hexoquinase — Enzima que catalisa a fosforilação de glicose para formar glicose-6-fosfato.

Hidratação — Reação envolvendo a incorporação de uma molécula de água a um composto, ou termo relacionado com o estado do conteúdo corporal de água.

Hidrólise — Reação em que um composto orgânico é dividido pela interação com a água em compostos mais simples.

Hidroxilação — Reação que envolve a adição de um grupo hidroxila (OH) a uma molécula.

Hiper-hidratação — Conteúdo corporal de água que está acima do nível normal.

Hipertermia — Temperatura corporal elevada (> 37ºC).

Hipertônico — Ter maior concentração de partículas dissolvidas (osmolalidade) do que a concentração de outra solução com a qual está sendo comparado (em geral, o plasma sanguíneo, cuja osmolalidade é 290 mOsm/kg).

Hipertrofia muscular — Crescimento e aumento do tamanho das células musculares. O tipo mais comum de hipertrofia muscular resulta de exercícios de força (p. ex., halterofilismo).

Hiperventilação — Estado em que uma quantidade aumentada de ar entra nos alvéolos pulmonares (ventilação alveolar aumentada), que resulta em diminuição na tensão de dióxido de carbono e, finalmente, em alcalose.

Hipo-hidratação — Estado de desidratação que ocorre quando o corpo perde mais líquido do que é ingerido. As causas comuns de desidratação incluem o exercício vigoroso (especialmente no calor), diarreia, vômito, febre ou sudorese excessiva.

Hipoglicemia reativa — Queda da glicemia a níveis hipoglicêmicos (< 3,5 mmol/L) em resposta à ingestão de carboidrato antes do exercício. Também chamada hipoglicemia de rebote.

Hiponatremia — Concentração sérica de sódio abaixo do normal (< 140 mmol/L).

Hipotálamo — Região situada na base do cérebro responsável pela integração do estímulo sensorial e das respostas efetoras na regulação da temperatura corporal. Também contém os centros que controlam a fome, o apetite e a sede.

Hipotermia — Temperatura corporal abaixo do normal.

Hipotônico — Que tem menor concentração de partículas dissolvidas (osmolalidade) do que a de outra solução com a qual está sendo comparado (em geral, o plasma sanguíneo, cuja osmolalidade é 290 mOsm/kg).

Hipovolemia — Volume sanguíneo diminuído.

Homeostase — Tendência a manter a uniformidade ou a estabilidade do ambiente interno da célula ou do corpo.

Hormônio — Químico orgânico produzido em células de uma parte do corpo (em geral, uma glândula endócrina) que se difunde ou é transportado pela circulação sanguínea para células localizadas em outras partes do corpo, nas quais regula e coordena suas atividades.

Hormônio adrenocorticotrófico (ACTH) — Hormônio secretado pela glândula hipófise anterior que estimula a liberação de cortisol a partir das glândulas suprarrenais.

Hormônio antidiurético (ADH) — Hormônio secretado pela glândula hipófise posterior, que influencia a reabsorção de água pelos rins.

Hormônios gonadotróficos — Hormônios liberados da glândula hipófise anterior, promotores da síntese de hormônios esteroides sexuais pelos ovários em mulheres e pelos testículos nos homens.

Humoral — Oriundo de líquido.

Imagem de ressonância magnética (IRM) — Técnica de imagem que gera imagens de tecidos e compartimentos corporais. Os resultados são um pouco similares àqueles obtidos com uma varredura de TC, porém a IRM emprega radiação eletromagnética, em vez de radiação ionizante.

Imunodepressão — Atividade funcional diminuída do sistema imune.

Imunoglobulina (Ig) — Proteína solúvel com efeitos antimicrobianos produzida por linfócitos B. Também conhecida como anticorpo.

In vitro — Fora de um corpo vivo, em um ambiente artificial.

In vivo — Dentro do corpo vivo.

Incisivos — Dentes anteriores usados para cortar o alimento.

Índice de massa corporal (IMC) — Massa corporal (em quilogramas) dividida pela altura (em metros quadrados) (kg/m²). É usado como medida de obesidade.

Índice do termômetro globo bulbar úmido (índice WBGT) — Índice de calor-estresse baseado em quatro fatores medidos com um termômetro globo bulbar úmido.

Índice glicêmico (IG) — Classificação ou número que reflete os efeitos de carboidratos ingeridos em um determinado tipo de alimento sobre a glicemia (também chamada açúcar no sangue) do indivíduo. O índice glicêmico de um alimento é expresso em contraposição a um alimento de referência (em geral, a glicose).

Inflamação — Resposta do corpo à lesão, que inclui vermelhidão (fluxo sanguíneo aumentado) e inchaço (edema) em decorrência do aumento da permeabilidade capilar.

Ingestão adequada (AI) — Ingestão dietética recomendada comparável à RDA, porém baseada em menos evidências científicas.

Ingestão diária recomendada (RDI, do inglês *reference daily intake*) — Padrões de ingestão de nutrientes estabelecidos pela FDA com base na RDA de 1968 para diversas vitaminas e minerais. Foram estabelecidas RDI para bebês, crianças pequenas, indivíduos a partir dos 4 anos de idade, gestantes e mulheres em fase de amamentação.

Ingestão dietética de referência (DRI, do inglês *dietary reference intake*) — Recomendações mais recentes do Food and Nutrition Board of the National Academy of Sciences.

Ingestão dietética recomendada (RDA, do inglês *recommended dietary allowance*) — Ingestão recomendada de um determinado nutriente que atende às necessidades de quase todos (97%) os indivíduos saudáveis de uma mesma faixa etária e do mesmo sexo. As RDA são estabelecidas pelos Food and Nutrition Boards of the National Academy of Sciences.

Insônia — Dificuldade para adormecer ou continuar dormindo.

Insulina — Hormônio secretado pelo pâncreas que está envolvido no metabolismo de carboidrato e, em particular, no controle da glicemia.

Interferon (IFN) — Tipo de citocina. Alguns interferons inibem a replicação viral em células infectadas.

Interleucina — Tipo de citocina produzida por leucócitos e alguns outros tecidos. Atua como mensageiro químico, como um hormônio, mas em geral com efeitos localizados.

Intersticial — Espaços cheios de líquido situados entre as células.

Intolerância alimentar — Condição em que os sintomas de desconforto abdominal com flatulência e inchaço ou diarreia se manifestam toda vez que um alimento em particular é consumido. A causa usual é a falha do corpo em produzir uma quantidade suficiente de determinada enzima necessária para digerir um componente alimentar a fim de que este possa ser absorvido.

Ioimbina — Substância alcaloide derivada da casca da ioimbina, que atua como bloqueador de alfa$_2$-adrenorreceptor (inibidor de monoamina oxidase).

Íon — Qualquer átomo ou molécula com carga elétrica em consequência de perda ou ganho de elétrons de valência (camada mais externa). Os íons podem carregar uma carga positiva (cátion) ou uma carga negativa (ânion).

Isoformas — Formas quimicamente distintas de uma enzima com atividades idênticas, geralmente codificadas por genes distintos. Também chamadas isoenzimas.

Isomerismo geométrico — Forma de estereoisomerismo em que a diferença nas propriedades químicas surge em consequência da rotação impedida em torno da ligação dupla. Um ácido graxo insaturado que contém uma ligação dupla de carbono que possui dois isômeros, dependendo de os átomos de hidrogênio estarem no mesmo lado (*cis*) ou no lado oposto (*trans*) da molécula.

Isômero — Uma ou mais substâncias idênticas quanto às composições moleculares e à massa molecular relativa, porém diferentes quanto à estrutura em virtude do arranjo diferenciado dos átomos dentro da molécula.

Isotonicidade — Ter a mesma concentração de partículas dissolvidas (osmolalidade) que a de outra solução com a qual está sendo comparado (em geral, o plasma sanguíneo, cuja osmolalidade é 290 mOsm/kg).

Isótopo — Uma dentre um conjunto de espécies quimicamente idênticas de um átomo. Os itens de um conjunto de espécies têm o mesmo número atômico, mas diferem quanto aos números de massa (p. ex., isótopos com 12, 13 e 14 carbonos, cujo número atômico é 12). Isótopos contêm números iguais de prótons, mas apresentam números diferentes de nêutrons em seus núcleos; portanto, diferem quanto à massa atômica relativa, mas não quanto às propriedades químicas.

Isótopo estável — Isótopo não radioativo (p. ex., carbono 13 [^{13}C]). Os isótopos estáveis são usados como traçadores em estudos sobre o metabolismo.

Isótopos radiomarcados — Um isótopo é um conjunto de espécies quimicamente idênticas de um átomo. Os itens incluídos no conjunto de espécies têm o mesmo número atômico, porém números de massa diferentes porque contêm números iguais de prótons e números diferentes de nêutrons em seus núcleos. Os isótopos radiomarcados (p. ex., carbono 14 [^{14}C]) transmitem radiação e são usados como traçadores em estudos sobre metabolismo.

Isquemia — Suprimento sanguíneo reduzido a um tecido ou órgão.

Jejum — Inanição; abstinência alimentar que pode ser parcial ou total.

Jejuno — A parte intermediária e mais longa do intestino delgado, onde ocorre grande parte da absorção de nutrientes. O jejuno mede cerca de 1-2 m de comprimento.

Joule (J) — Unidade de energia do SI. Um joule é a quantidade de energia necessária para mover uma massa de 1 g a uma velocidade de 1 m/s.

Ka — Taxa constante de uma reação (p. ex., para dissociação de um ácido fraco em sua base conjugada).

Lactase — Enzima responsável por dividir a lactose em galactose e glicose.

Lactato desidrogenase (LDH) — Enzima catalisadora da redução reversível do piruvato em lactato.

Lácteo — Vaso linfático que drena as vilosidades na parede intestinal.

Lactose — Açúcar do leite, dissacarídeo que une uma molécula de glicose e uma molécula de galactose.

Lactovegetariano — Vegetariano que consome derivados do leite, mas não come ovos.

Laxantes — Fármacos que atuam no intestino para promover a defecação.

Lecitina — Nome comum da fosfatidilcolina, que é o fosfolipídio mais abundante encontrado nas membranas celulares. Ocorre de modo natural em vários itens alimentícios (p. ex., feijões, ovos, germe de trigo).

Leguminosa — Semente ou vagem rica em proteínas de vegetais (p. ex., feijões, ervilhas, lentilhas).

Leptina — Hormônio regulador produzido por adipócitos. Quando liberada na circulação, influencia o hipotálamo no controle do apetite.

Leucina — Aminoácido essencial, é o único aminoácido com efeito estimulador direto na síntese proteica muscular.

Leucócitos — Células brancas do sangue importantes na inflamação e na defesa imune.

Leucocitose — Número aumentado de leucócitos na circulação.

Ligação covalente — Ligação química em que 2 ou mais átomos são unidos pela interação de seus elétrons externos.

Ligação de hidrogênio — Fraca atração inter- ou intramolecular resultante da interação de um átomo de hidrogênio e um átomo eletronegativo contendo um par isolado de elétrons (p. ex., oxigênio ou nitrogênio). A ligação de hidrogênio é importante no DNA e no RNA, e é responsável por grande parte da estrutura terciária das proteínas.

Ligação glicosídica — Ligação química em que o átomo de oxigênio é a ligação comum entre o carbono de uma molécula de açúcar e o carbono de outra. O glicogênio, polímero da glicose, é um polissacarídeo de cadeia ramificada que consiste em moléculas de glicose unidas por ligações glicosídicas.

Ligação iônica — Ligação em que os elétrons de valência são perdidos ou ganhos e os átomos com cargas opostas são mantidos juntos por forças eletrostáticas.

Ligação peptídica — Ligação formada pela condensação do grupo amino e o grupo carboxila de um par de aminoácidos. Os peptídeos são construídos a partir de um arranjo linear de aminoácidos unidos por uma série de ligações peptídicas.

Linfócito — Tipo de leucócito importante na resposta imune adquirida. Inclui células T e células B, e estas últimas produzem anticorpos.

Lipase — Enzima que catalisa a hidrólise de triacilgliceróis em ácidos graxos e glicerol.

Lipase hormônio-sensível (HSL, do inglês *hormone-sensitive lipase*) — Enzima que divide triacilgliceróis em ácidos graxos e glicerol. É regulada por hormônios (principalmente pela epinefrina e insulina).

Lipase lingual — Enzima que quebra gordura e é secretada por células localizadas na base da língua.

Lipídio — Composto constituído por carbono, hidrogênio, oxigênio e, às vezes, outros elementos. Os lipídios se dissolvem em solventes orgânicos, mas são insolúveis em água; incluem triacilglicerol, colesterol e fosfolipídios. O termo "lipídio" é uma designação geral para óleos, gorduras, ceras e compostos relacionados. O óleo é líquido à temperatura ambiente, enquanto a gordura é sólida.

Lipólise — Quebra de triacilgliceróis em ácidos graxos e glicerol.

Lipoproteína de alta densidade (HDL, do inglês *high-density lipoprotein*) — Complexo proteína-lipídio no plasma sanguíneo, que facilita o transporte de triacilgliceróis, colesterol e fosfolipídios.

Lipoproteína de baixa densidade (LDL, do inglês *low-density lipoprotein*) — Complexo proteína-lipídio encontrado no plasma sanguíneo, que facilita o transporte de triacilgliceróis, colesterol e fosfolipídios.

Lipoproteína de densidade muito baixa (VLDL, do inglês *very low-density lipoprotein*) — Complexo de proteína-lipídio presente no plasma sanguíneo, que transporta triacilgliceróis, colesterol e fosfolipídios.

Lipoproteína lipase (LPL) — Enzima catalisadora da quebra de triacilgliceróis em lipoproteínas plasmáticas.

Líquido cerebrospinal (LCS) — Líquido encontrado no cérebro e na medula espinal.

Líquido extracelular — Líquido corporal localizado fora das células, que inclui o plasma sanguíneo, líquido intersticial, líquido cerebrospinal, líquido sinovial e líquido ocular.

Lisossomo — Vesícula membranosa encontrada no citoplasma celular. Os lisossomos contêm enzimas digestivas com capacidade de promover a autodigestão da célula.

Lisozimas — Enzimas que quebram proteínas e atacam bactérias.

Macrófago — Tipo de leucócito encontrado em tecidos, com capacidade de ingerir e destruir material estranho e iniciar a resposta imune adquirida. Os macrófagos teciduais derivam de monócitos sanguíneos.

Macrominerais — Elementos da dieta essenciais para os processos vitais que constituem, cada um, pelo menos 0,01% da massa corporal total. Os sete macrominerais são: potássio, sódio, cloreto, cálcio, magnésio, fósforo e enxofre.

Macronutrientes — Nutrientes ingeridos em quantidades relativamente grandes: carboidrato, gordura, proteína.

Maltodextrina — Polímero de glicose (normalmente contém 6-12 moléculas de glicose) que produz menos efeitos osmóticos do que a glicose e é usado em várias bebidas esportivas como principal fonte de carboidrato.

Maltose — Dissacarídeo que fornece duas moléculas de glicose mediante hidrólise.

Massa livre de gordura (MLG) — Massa magra de um tecido ou corporal total.

Massa magra corporal (MMC) — Todas as partes do corpo, excluindo-se as gorduras.

Mastigação — Mastigar o alimento.

Matéria seca, material seco ou **massa seca (d.m.)** — Em geral, refere-se ao peso do tecido após a remoção da água.

Matriz mitocondrial — Substância que ocupa o espaço delimitado pela membrana interna de uma mitocôndria. Contém enzimas, filamentos de DNA, ribossomos, grânulos e inclusões de cristais de proteína, glicogênio e lipídios.

Megadose — Quantidade excessiva de uma substância em comparação a uma dose normal (p. ex., RDA). Geralmente usada em referência aos suplementos vitamínicos.

Meia-vida — Tempo em que metade da quantidade ou concentração de uma substância é eliminada ou removida do corpo.

Menarca — Aparecimento da menstruação em meninas adolescentes.

Menstruação — Sangramento mensal e secreção da parede uterina externa que ocorre em mulheres sadias.

Metabólito — Produto de uma reação metabólica.

Metaloenzima — Enzima que requer um componente mineral (p. ex., cobre, ferro, magnésio, zinco) para funcionar de maneira efetiva.

Microbiota — Microrganismos encontrados em um ambiente ou local determinados, como aqueles que ocupam o intestino ou a pele.

Microminerais — Elementos dietéticos essenciais aos processos vitais que constituem, cada um, menos de 0,01% da massa corporal total e são necessários em quantidades inferiores a 100 mg/dia. Entre os catorze microminerais estão: ferro, zinco, cobre, cromo e selênio. Também chamados oligoelementos.

Micronutrientes — Vitaminas orgânicas e minerais inorgânicos que devem ser consumidos em quantidades relativamente pequenas na dieta para manter a saúde.

Microvilosidades — Projeções digitiformes muito pequenas (1 mm) de uma membrana celular. Ocorrem na superfície luminal das células do intestino delgado.

Mineral — Elemento inorgânico encontrado na natureza; o termo geralmente é reservado para os elementos sólidos. Em nutrição, o termo *mineral* geralmente é usado para classificar elementos dietéticos essenciais para os processos vitais, como o cálcio e o ferro.

Miofibrila — Estruturas em forma de cordões (1-3 mm de espessura) contendo as proteínas contráteis, que são contínuas de uma extremidade a outra da fibra muscular.

Mioglobina — Proteína que atua como pigmento respiratório intracelular com capacidade de se ligar ao oxigênio e liberá-lo somente a pressões parciais muito baixas.

Miosina — Uma das principais proteínas contráteis no músculo, encontrada nos filamentos grossos.

Mitocôndria — Organelas ovais ou esféricas que contêm as enzimas do ciclo do ácido tricarboxílico e da cadeia de transporte de elétrons. São sítios de fosforilação oxidativa (ressíntese de adenosina trifosfato que envolve o uso de oxigênio).

Mitógeno — Composto químico com capacidade de estimular linfócitos a proliferarem (sofrer divisões celulares rápidas).

Molar (mol) — Unidade de concentração.

Mole — Quantidade de um composto químico cuja massa em gramas equivale ao seu peso molecular, o qual consiste na soma dos pesos atômicos de seus átomos constituintes.

Molécula — Agregação de pelo menos dois átomos de um mesmo elemento ou de elementos diferentes, que são unidos por forças especiais (ligações covalentes), com uma fórmula química exata (p. ex., O_2, $C_6H_{12}O_6$).

Monoacilglicerol — Esqueleto de glicerol que contém um ácido graxo. Também conhecido como monoglicerídeo.

Monócito — Tipo de leucócito encontrado no sangue que pode ingerir e destruir material estranho, além de iniciar a resposta imune adquirida. Quando infiltram os tecidos, os monócitos se transformam em macrófagos.

Monossacarídeo — Açúcar simples que não pode ser hidrolisado em unidades menores (p. ex., glicose, frutose, galactose).

Motilidade — Movimento do alimento ao longo do trato gastrintestinal, por meio de contrações musculares coordenadas do intestino.

Mucosa — Camadas de células que revestem a boca, vias nasais, vias aéreas e intestinos, representando uma barreira à entrada de patógenos no corpo.

Músculo liso — Tipo especializado de tecido muscular não estriado composto por fibras nucleadas individuais. Apresenta contração rítmica e involuntária nas paredes de órgãos viscerais. Também é encontrado nas paredes dos vasos sanguíneos.

MyPlate — Guia nutricional atual publicado pelo USDA Center for Nutrition Policy and Promotion. É um gráfico que ilustra um cenário em que um prato e um copo são divididos nos cinco grupos de alimentos.

MyPyramid — Guia da pirâmide alimentar americana produzido pelo USDA Center for Nutrition Policy and Promotion, usado no período de 2005-2011. Foi substituído pelo *MyPlate*.

Nandrolona — Esteroide com propriedades androgênicas e anabólicas.

Necessidade média estimada (EAR, do inglês *estimated average requirement*) — Valor de ingestão nutricional estimado que atende às necessidades de um indivíduo mediano pertencente a determinada faixa etária e de determinado sexo.

Neoglicogênese — Síntese de glicose a partir de precursores não carboidrato, como glicerol, cetoácidos ou aminoácidos.

Neurotransmissores — Moléculas sinalizadoras endógenas que transferem informação de uma terminação nervosa a outra.

Neutrófilos — Tipo de leucócitos capazes de ingerir e destruir material estranho. É importante como primeira linha de defesa contra bactérias.

NH_2 — Grupo amino.

NH_4^+ — Íon amônio.

Nicotinamida adenina dinucleotídeo fosfato, forma oxidada ($NADP^+$) — Coenzima importante nas reações anabólicas, como a síntese de lipídio e ácido nucleico, que requer NADPH como agente redutor.

Nicotinamida adenina dinucleotídeo fosfato, forma reduzida (NADPH) — Forma reduzida da coenzima NADP.

Nicotinamida adenina dinucleotídeo, forma oxidada (NAD^+) — Coenzima importante no metabolismo energético.

Nicotinamida adenina dinucleotídeo, forma reduzida (NADH) — Forma reduzida da coenzima NAD.

Nível máximo (UL) — Nível máximo de ingestão de nutriente diária que não tende a impor riscos à saúde para a maioria dos indivíduos do grupo para o qual se destina.

NO — Óxido nítrico.

NO_2^- — Íon nitrito.

NO_3^- — Íon nitrato. Este auxiliar ergogênico reduz o custo de oxigênio do exercício. É naturalmente abundante na beterraba e no ruibarbo.

NO· — Radical óxido nítrico.

Norepinefrina — Neuro-hormônio catecolamina, é o neuro-transmissor da maior parte do sistema nervoso simpático (de neurônios adrenérgicos). Também conhecida como noradrenalina.

Nutracêutico — Nutriente que pode atuar como fármaco (medicação) quando tomado em certas quantidades.

Nutrição — Resultado dos processos de ingestão, digestão, absorção e metabolismo do alimento, e a subsequente assimilação de materiais nutritivos nos tecidos.

Nutrição periodizada — Uso estratégico de nutrição ou treino de exercício combinado com nutrição para obter adaptações que melhoram o desempenho do exercício no longo prazo. Também conhecida como treino nutricional.

Nutrição personalizada — Dieta ajustada e plano suplementar que fornecem nutrição efetiva para um indivíduo, dependendo de seu fenótipo, genótipo, sexo, idade e objetivos.

Nutriente — Substância encontrada nos alimentos que fornece energia ou promove o crescimento e reparo dos tecidos.

Nutrigenômica — Estudo das interações entre genes e nutrientes voltada principalmente para os efeitos dos alimentos e constituintes dos alimentos sobre a expressão gênica.

O_2 — Molécula de oxigênio.

·O_2^- (radical superóxido) — Radical livre altamente reativo.

Obesidade — Acúmulo excessivo de gordura corporal. Este termo geralmente é reservado para aqueles cujo peso corporal esteja 20% ou mais acima do peso corporal médio para o próprio tamanho.

OH· — Grupo hidroxila.

OH⁻ (radical hidroxila) — Radical livre altamente reativo.

Óleo de peixe — Óleos ricos em gorduras insaturadas extraídos do corpo dos peixes ou de partes dos peixes, sobretudo do fígado. Os óleos são usados como suplementos dietéticos.

Oligossacarídeo — Polímero de sacarídeo contendo um pequeno número (tipicamente 3-9) de monossacarídeos (açúcares simples).

Ortorrexia nervosa — Transtorno alimentar caracterizado por uma preocupação excessiva com o consumo de alimentos saudáveis.

Osmolalidade — Medida da concentração total de partículas dissolvidas. As unidades são mOsm/kg.

Osmolaridade — Medida da concentração total de uma solução; o número de moles de soluto por litro de solvente normalmente expresso em mOsm/L.

Osmorreceptores — Células sensoriais no hipotálamo capazes de detectar alterações na osmolaridade do sangue.

Osmose — Difusão de moléculas de água de uma menor concentração para uma maior concentração do soluto (substância dissolvida), quando duas soluções são separadas por uma membrana que impede seletivamente a passagem de moléculas de soluto, mas é permeável às moléculas de água.

Osteoblastos — Células responsáveis pela mineralização do osso.

Osteoclastos — Células responsáveis pela quebra (desmineralização) do osso.

Osteoporose — Enfraquecimento da estrutura do osso que ocorre quando a taxa de desmineralização excede a taxa de formação do osso.

Ovolactovegetariano — Vegetariano que consome ovos e derivados do leite.

Ovulação — Liberação mensal de um óvulo pelos ovários, em mulheres.

Oxidação — Reação que envolve perda de elétrons de um átomo. É sempre acompanhada de redução. Por exemplo, o piruvato é reduzido pela forma reduzida da coenzima nicotinamida adenina dinucleotídeo (NADH) na reação catalisada pela lactato desidrogenase para formar lactato. Na reação reversa, o lactato é oxidado pela nicotinamida adenina dinucleotídeo (NAD⁺) quando o piruvato é reformado.

Oxidação de carboidrato exógeno — Oxidação de carboidratos ingeridos ou infundidos, não provenientes das reservas corporais.

Pâncreas — Órgão localizado abaixo e atrás do estômago. Secreta insulina e glucagon, que estão envolvidos na regulação da glicose plasmática, bem como enzimas pancreáticas, que estão envolvidas na digestão de gorduras e proteína no intestino delgado.

Paratormônio (PTH) — Hormônio secretado pelas glândulas paratireoides que está envolvido na regulação da concentração plasmática de íon cálcio.

Patógeno — Microrganismo que pode causar sintomas de doença.

Pectina — Forma de fibra dietética solúvel encontrada em algumas frutas.

Pepsina — Grupo de proteases (enzimas que digerem proteínas) envolvidas na digestão do alimento secretadas no suco pancreático.

Pepsinogênio — Forma inativa (forma de armazenamento) da pepsina. O pepsinogênio é armazenado nas células da parede do estômago.

Peptídeo — Pequeno composto formado pela ligação de 2-9 aminoácidos.

Peristaltismo — Ondas de contração no músculo liso do trato digestivo. Envolve fibras musculares circulares e longitudinais em sucessivas localizações ao longo do trato, servindo para impulsionar os conteúdos do trato em uma direção.

Peroxidação lipídica — Oxidação de ácidos graxos em estruturas lipídicas (p. ex., membranas) decorrente das ações de radicais livres.

Peso seco (d.w.) — Em geral, refere-se ao peso do tecido após a remoção da água.

pH — Medida da acidez ou alcalinidade; $pH = -\log_{10}[H^+]$.

Pi — Fosfato inorgânico (HPO_4^{2-}).

Piloro — Abertura do estômago no duodeno.

Pirógeno — Substância que faz a temperatura corporal subir e ser regulada em um ponto de ajuste mais alto.

Pirose — Indigestão e sensação dolorosa de queimação resultante da entrada de sucos gástricos ácidos no esôfago.

Piruvato — Molécula contendo três carbonos que é o produto final da glicólise.

Piruvato desidrogenase (PDH) — Enzima catalisadora da conversão de piruvato em acetil-CoA.

Placa — Material que se acumula na camada interna das artérias e contribui para a aterosclerose. Contém colesterol, lipídios, plaquetas e outros detritos. A placa contida nas camadas internas da parede arterial podem causar cardiopatia coronariana.

Plasma — Porção líquida do sangue onde ficam as células em suspensão. Tipicamente, representa 55-60% do volume sanguíneo total. Difere do soro por conter fibrinogênio, que é a proteína formadora de coágulo.

Polifenóis — Ampla classe de compostos naturais que inclui os flavonoides, flavonóis, flavanonas e antocianidinas. Estes compostos contêm alguns grupos fenólicos hidroxila (-OH) presos a estruturas anelares, o que lhes confere uma potente atividade antioxidante.

Polipeptídeo — Peptídeo que, mediante hidrólise, rende mais de 10 aminoácidos.

Polissacarídeo — Polímero com mais de 10 resíduos monossacarídicos ligados glicosidicamente em cadeias ramificadas ou não ramificadas. São exemplos o amido e o glicogênio.

Pontes cruzadas — Ligações formadas entre as cabeças de miosina dos filamentos grossos e as moléculas de actina dos filamentos finos, durante a contração muscular.

Potência — Trabalho realizado por unidade de tempo.

Prebiótico — Componente de alimento não digerível que promove crescimento de microrganismos benéficos nos intestinos.

Precursor — Substância a partir da qual é formada outra substância, em geral mais ativa ou madura.

Pró-hormônio — Hormônio proteico que permanece no estado inativo até ser processado e perder partes da sua sequência polipeptídica, tornando-se então biologicamente ativo. Este termo também é usado para descrever um precursor químico de hormônio esteroide como a testosterona.

Probiótico — Suplemento geralmente derivado de laticínios ou um suplemento dietético que contém bactérias vivas que substituem ou se somam às bactérias benéficas normalmente presentes no intestino.

Protease — Enzima catalisadora da digestão ou clivagem de proteínas.

Proteína do soro do leite (*whey*) — Proteína de rápida digestão, rica em leucina, derivada do leite.

Proteína ligante de ácido graxo (FABP, do inglês *fatty acid-binding protein*) — Proteína encontrada no fígado e no músculo que se liga a ácidos graxos para manter uma baixa concentração intracelular de ácidos graxos livres.

Proteína ligante de ácido graxo citosólica (FABPc, do inglês *cytosolic fatty acid-binding protein*) — Proteína encontrada no fígado e no músculo, que se liga a ácidos graxos no citosol celular. Está envolvida no transporte da membrana plasmática para a mitocôndria.

Proteína ligante de ácido graxo da membrana plasmática (FABPpm, do inglês *plasma membrane fatty acid-binding protein*) — Proteína encontrada no fígado e no músculo envolvida no transporte de ácidos graxos ao longo da membrana plasmática.

Proteína quinase ativada por 5'-adenosina monofosfato (AMPK, do inglês *5' adenosine monophosphate-activated protein kinase*) — Enzima que atua na homeostasia energética celular.

Proteína transportadora de acil (ACP, do inglês, *acyl carrier protein*) — Proteína que transporta um complexo acil graxo-carnitina (um ácido graxo ligado à carnitina) ao longo da membrana mitocondrial interna. Também conhecida como acil graxo-carnitina translocase.

Proteínas — Macromoléculas biológicas compostas por uma cadeia de aminoácidos covalentemente ligados. As proteínas podem ter papéis estruturais ou funcionais.

Proteínas de fase aguda — Várias proteínas liberadas do fígado (p. ex., proteína C reativa) e leucócitos que auxiliam a resposta corporal à lesão ou à infecção.

Ptialina — Enzima digestiva encontrada na saliva que inicia a digestão de amidos na boca. Também chamada alfa-amilase.

Quercetina — Composto flavonoide polifenol.

Quilojoule (kJ) — Unidade de energia ($kJ = 10^3$ J).

Quilomícrons — Classe de lipoproteínas que transportam triglicérides e colesterol exógeno (da dieta) do intestino delgado para os tecidos, após as refeições.

Quimo — Líquido homogêneo, semelhante a uma sopa, formado pela mistura do alimento no trato gastrintestinal com as várias secreções do trato gastrintestinal.

Quinase — Enzima que regula uma reação de fosforilação-desfosforilação (i. e., adição ou remoção de um grupo fosfato). Esse processo é uma forma importante de regular a atividade enzimática.

Quociente respiratório (QR) — Razão entre a taxa de produção de dióxido de carbono dividida pela taxa de consumo de oxigênio, que pode ser usada para estabelecer o padrão aproximado do uso de substrato por um órgão ou tecido (p. ex., músculo).

Radiação — Transferência de ondas de energia emitidas por um objeto e absorvidas por outro (p. ex., energia solar da luz do sol).

Radical livre — Átomo ou molécula que contém pelo menos um elétron não pareado em sua órbita externa. Entre os radicais livres importantes, estão os radicais superóxido ($\cdot O_2^-$), hidroxila ($\cdot OH$) e óxido nítrico ($\cdot NO$). São altamente reativos e podem causar dano às membranas lipídicas, ocasionando instabilidade e aumento da permeabilidade da membrana. Os radicais livres também podem causar dano oxidativo a proteínas, incluindo as enzimas, bem como ao DNA.

Razão de troca respiratória (RTR) — Razão entre o dióxido de carbono produzido dividido pelo oxigênio consumido, que representa uma medida do uso de substrato ao nível do corpo inteiro.

Redução — Reação em que uma molécula ganha elétrons.

Reesterificação — Processo durante o qual os ácidos graxos não são liberados na circulação e sim usados para formar novos triacilgliceróis no tecido adiposo.

Referência de ingestão de nutriente (RNI, do inglês *reference nutrient intake*) — Nível de ingestão necessário para atender às necessidades nutricionais conhecidas de mais de 97,5% dos indivíduos sadios. No Reino Unido, a RNI é similar à RDA original.

Regulação covalente — Controle da atividade enzimática pela ligação covalente de grupos fosfato a outros sítios que não o sítio ativo da enzima.

Reperfusão — Restauração do suprimento sanguíneo para um tecido ou órgão.

Resistência anabólica — Taxa comprometida de anabolismo celular (em geral, referindo-se à síntese de proteína muscular) em resposta a estímulos anabólicos como ingestão de proteína e exercício de força.

Resveratrol — Composto polifenol encontrado em certos vegetais e no vinho tinto, dotado de propriedades antioxidantes e potencialmente ergogênicas. Há relatos de que o resveratrol aumenta o desempenho no exercício em roedores.

Retículo sarcoplasmático — Estrutura membranosa elaborada, semelhante a um saco, encontrada na célula muscular. Seus túbulos membranosos interconectantes repousam nos espaços estreitos existentes entre as miofibrilas, circundando e seguindo em paralelo a estas.

Reto — Última porção do cólon conectada ao ânus.

Ribossomo — Organela extremamente pequena composta de proteína e ácido ribonucleico, encontrada livre no citoplasma ou fixa às membranas do retículo endoplasmático celular. É o sítio de síntese proteica.

Sacarina — Adoçante artificial feito de alcatrão de carvão.

Saco de Douglas — Saco plástico (assim chamado em homenagem ao cientista britânico Claude Douglas) usado para coletar os gases expirados por determinado período de tempo e medir o volume, a concentração de oxigênio e a concentração de dióxido de carbono desse gás. A partir das medidas do ar inalado e do ar exalado, é possível calcular o gasto energético e o uso de substrato.

Sais biliares — Sais ou derivados de colesterol na bile, os quais são polares em uma extremidade da molécula e não polares na outra. Os sais biliares atuam emulsificando a gordura no lúmen do intestino delgado.

Sais de cetona — Compostos naturalmente derivados que apenas misturam sódio (e/ou potássio ou cálcio) ao 3-hidroxibutirato para melhorar a absorção.

Sal — Cloreto de sódio; substância cristalina branca que confere à água do mar seu sabor característico e é usada para temperar ou preservar os alimentos. Em química, o sal é qualquer composto químico formado a partir da reação de um ácido com uma base, em que todo ou parte do hidrogênio do ácido é substituído por um metal ou outro cátion.

Sarcolema — Membrana celular de uma fibra muscular.

Sarcômero — A menor unidade contrátil ou segmento de uma fibra muscular. É definido como a região entre duas linhas Z.

Sarcoplasma — Citoplasma ou líquido intracelular em uma fibra muscular.

Serotonina — Neurotransmissor cerebral. Também conhecida como 5-hidroxitriptamina (5-HT).

Síncope por calor — Desmaio causado pela exposição ao calor excessivo.

Síndrome da tríade da mulher atleta — Síndrome caracterizada pelas três condições prevalentes em atletas do sexo feminino: amenorreia, transtorno alimentar e osteoporose.

Síntese proteica — Processo em que aminoácidos individuais, sejam de origem exógena ou endógena, são conectados entre si por ligação peptídica, em uma ordem específica determinada pela sequência de nucleotídeos no DNA.

Sistema imune — Células e moléculas solúveis envolvidas no reparo tecidual após lesão e na proteção do corpo contra infecção.

Sistema respiração por respiração — Sistema automatizado de análise de trocas gasosas para estimar o gasto energético e o uso de substrato. Esses sistemas são capazes de medir a produção de dióxido de carbono e o consumo de oxigênio a cada respiração.

Sistólico — Indica a pressão arterial máxima durante a contração do ventrículo esquerdo do coração.

Soluto — Substância dissolvida em um solvente líquido como a água.

Solvente — Meio líquido em que as partículas podem ser dissolvidas.

Soro — Líquido que permanece após a coagulação do sangue.

STPD — Abreviação que indica que um volume de gás foi expresso como se estivesse sob condições padrão de temperatura (0°C), pressão (760 mmHg, absoluta) e umidade (seca); nessas condições, um mol de gás ocupa 22,4 L.

Substrato — Molécula reagente em uma reação catalisada por uma enzima.

Succinato desidrogenase (SDH) — Enzima do ciclo do ácido tricarboxílico.

Suco gástrico — Secreções da mucosa gástrica. O suco gástrico contém água, ácido hidroclorídrico e pepsinogênio como principais componentes.

Suco pancreático — Secreções do pâncreas transportadas pelo ducto pancreático para o duodeno. O suco pancreático contém bicarbonato e as enzimas digestivas amilase, lipase e tripsina.

Sucrose — Açúcar de mesa; dissacarídeo que consiste em uma combinação de glicose e frutose.

Supercompensação de glicogênio muscular — Concentrações de glicogênio muscular acima do normal, que podem ser alcançadas com uma combinação de exercício e dieta.

Superóxido dismutase (SOD) — Enzima presente nas células do corpo que ajuda a neutralizar radicais livres.

Système Internationale (SI) — Sistema Internacional de Unidades; um sistema de unidades uniforme e universal.

Tampão — Substância que, em solução, previne alterações rápidas na concentração de íon hidrogênio (pH).

Taxa de filtração glomerular — Medida da capacidade dos rins de filtrar e remover produtos residuais.

Taxa metabólica basal (TMB) — Gasto energético sob condições basais de pós-absorção, representando a energia necessária à manutenção da vida em tais condições basais.

Taxa metabólica diária média (ADMR, do inglês *average daily metabolic rate*) — Gasto médio de energia no período de 24 horas.

Taxa metabólica em repouso (TMR) — Gasto energético sob condições de repouso.

Tecido — Associação organizada de células similares que realizam uma função comum (p. ex., tecido muscular).

Tecido adiposo — Tecido adiposo branco que armazena triacilglicerol.

Tempo de trânsito — Tempo que o alimento permanece no trato gastrintestinal.

Termogênese — Produção de calor. Os processos metabólicos corporais geram calor constantemente.

Termogênese induzida pela dieta (TID) — Energia necessária para digestão, assimilação e metabolismo do alimento consumido. Também chamada efeito térmico do alimento (ETA).

Termoplegia — Temperatura corporal elevada de 41°C ou mais, causada pela exposição ao calor excessivo ou a altos níveis de produção de calor e perda diminuída de calor. Pode resultar em dano tecidual e é potencialmente fatal.

Termorreceptores — Células sensoriais capazes de detectar alterações na temperatura.

Termorregulação — Manutenção de uma temperatura central corporal estável e segura, normalmente em torno de 37°C.

Testosterona — Hormônio sexual masculino responsável pelas características sexuais secundárias masculinas na puberdade. Tem efeitos anabólicos e androgênicos, além de ser responsável pelo comportamento agressivo.

Timina (T) — Nucleotídeo pirimidina encontrado no DNA.

Tomografia computadorizada (TC) — Método que usa radiação ionizante através de um feixe de raios X para criar imagens de segmentos corporais. A varredura de TC produz informação qualitativa e quantitativa sobre a área total de tecido investigada, bem como sobre a espessura e o volume dos tecidos em um órgão.

Traçador — Elemento ou composto que contém átomos que podem ser distinguidos de suas contrapartes normais por meios físicos (p. ex., ensaio de radioatividade ou espectrometria de massa) e, por isso, podem ser usados para seguir (rastrear) o metabolismo das substâncias normais.

Tradução — Processo pelo qual os ribossomos e o tRNA decifram o código genético no RNA mensageiro para sintetizar uma proteína ou polipeptídeo específicos.

Trans — Prefixo indicativo do isômero geométrico em que dois grupos análogos estão em lados opostos de uma ligação dupla com rotação restrita (p. ex., em ácidos graxos insaturados, nos quais os íons hidrogênio estão no lado oposto da ligação dupla).

Transaminação — Reação que envolve transferência de um grupo amino (NH_2) de um aminoácido para um cetoácido.

Transcrição gênica — Processo pelo qual a RNA polimerase produz uma fita única de RNA complementar a uma fita de DNA. É a primeira etapa no processo de síntese proteica baseada na informação codificada nos genes.

Transportador de sódio e glicose (SGLT, do inglês *sodium glucose transporter*) — Proteína de transporte que cotransporta sódio e glicose ao longo de uma membrana celular.

Transporte ativo — Movimento ou transporte ao longo das membranas celulares por transportadores de membrana. Exige gasto de energia (adenosina trifosfato).

Transtorno alimentar — Distúrbio psicológico centrado na evitação ou na purga de alimento, como anorexia nervosa e bulimia nervosa.

Transtornos alimentares não especificados (TANE) — Transtorno alimentar que não atende aos critérios para anorexia nervosa ou bulimia nervosa.

Trato alimentar — *Ver* trato gastrintestinal.

Trato gastrintestinal — Principal sítio no corpo usado para digestão e absorção de nutrientes. Consiste em boca, esôfago, estômago, intestino delgado, intestino grosso, reto e ânus. Também chamado trato alimentar.

Treino de alto nível — Termo geral usado para descrever o treino com alta disponibilidade de carboidrato. Os níveis de glicogênio nos músculos e no fígado estão altos no início do exercício, ou carboidratos são ingeridos durante o exercício.

Treino de baixo nível — Termo geral usado para descrever o treino com baixa disponibilidade de carboidrato. Essa baixa disponibilidade de carboidrato pode ser um baixo glicogênio muscular, baixo glicogênio hepático, baixa ingestão de carboidrato durante ou após o exercício, ou combinações disso.

Treino nutricional — *Ver* nutrição periodizada.

Triacilgliceróis de cadeia longa — Triacilgliceróis que consistem em glicerol e três ácidos graxos de cadeia longa.

Triacilglicerol — Forma de armazenamento de gordura (lipídio), composta por três moléculas de ácido graxo ligadas a uma molécula de glicerol de três carbonos. Também conhecida como triglicéride.

Triacilglicerol de cadeia média (TCM) — Triacilglicerol (triglicerídeo) que contém ácidos graxos com cadeias de hidrocarboneto de 6-12 carbonos de comprimento.

Triacilglicerol intramuscular (TGIM) — Forma de armazenamento de gordura encontrada nas fibras musculares.

Triptofano (TRP) — Um aminoácido essencial e precursor do neurotransmissor serotonina no cérebro.

Triptofano livre (fTRP) — Triptofano não ligado à proteína.

Umidade relativa — Percentual de umidade no ar, em comparação com a quantidade de umidade necessária para causar saturação.

Unidade motora — Todas as fibras musculares atendidas por um único motoneurônio.

Uracila (U) — Nucleotídeo pirimidina encontrado no RNA.

Ureia — Produto final do metabolismo proteico. Sua fórmula química é $CO(NH_2)_2$.

Uridina difosfato (UDP) — Coenzima envolvida na síntese de glicogênio.

Urina — Líquido residual produzido nos rins e excretado do corpo, que contém ureia, amônia e outros resíduos metabólicos.

Valor de energia bruto — Quantidade de energia contida no alimento quando medida em um calorímetro de bomba. Essa energia é maior do que a energia que seria disponibilizada para o corpo humano se o alimento fosse ingerido.

Valor diário (VD) — Valores de ingestão recomendada que aparecem nos rótulos dos alimentos. São baseados nas ingestões diárias de referência e nos valores dietéticos de referência recomendados para indivíduos saudáveis, nos Estados Unidos. Os VD são baseados em uma ingestão calórica diária de 8,4 MJ (2.000 kcal).

Valores diários de referência (VDR, do inglês *daily reference value*) — Ingestões diárias recomendadas para macronutrientes (carboidrato, gordura e proteína) e para colesterol, sódio e potássio. Em um rótulo de alimento, VDR se baseia em uma dieta de 8,4 MJ (2.000 kcal).

Vanádio — Oligoelemento que atua no metabolismo da glicose.

Vegano — Indivíduo que não consome produtos de origem animal.

Vegetariano — Indivíduo que não consome carnes e cuja dieta se baseia em vegetais.

Vesícula biliar — Órgão digestivo que armazena bile (produzida no fígado), a qual é usada na digestão e absorção de gorduras no duodeno.

Via Akt-mTOR — Cascata de sinalização importante que tem papel fundamental no aumento da síntese proteica muscular e na hipertrofia.

Vias de transdução de sinal — Série de reações químicas em uma célula que ocorrem quando uma molécula (p. ex., hormônio) se fixa a um receptor presente na membrana celular. A via na verdade é uma cascata de reações bioquímicas que ocorrem dentro da célula, que finalmente atingem a molécula-alvo e influenciam a atividade enzimática ou a expressão gênica.

Vilosidades — Pequenas (1 mm) dobras digitiformes da mucosa do intestino delgado.

Vitamina — Substância orgânica necessária em pequenas quantidades para o funcionamento metabólico normal do corpo. As vitaminas devem estar presentes na dieta porque o corpo não é capaz de sintetizá-las (ou não consegue sintetizar as quantidades adequadas).

Vitamina B_1 — Tiamina.

Vitamina B_2 — Riboflavina.

Vitamina B_6 — Piridoxina.

Vitamina B_{12} — Cianocobalamina.

Vitamina C — Ácido ascórbico.

Vitamina D — Colecalciferol; produto da irradiação do 7-desidrocolesterol encontrado na pele.

Vitamina E — alfa-tocoferol.

Vitamina K — Menoquinona.

$V_{máx}$ — Velocidade máxima de uma reação enzimática quando a concentração de substrato não é limitante.

$\dot{V}O_2$ — Taxa de consumo de oxigênio.

$\dot{V}O_{2máx}$ — Consumo máximo de oxigênio; maior taxa de consumo de oxigênio pelo corpo que pode ser determinada em um teste de exercício incremental até a exaustão.

Watt (W) — Unidade de potência ou taxa de trabalho (J/s).

w.w. (do inglês, *wet weight*) — Peso úmido.

Referências bibliográficas

Aarsland, A., D. Chinkes, and R.R. Wolfe. 1997. Hepatic and whole-body fat synthesis in humans during carbohydrate overfeeding. *Am J Clin Nutr* 65 (6): 1774-1782.

Abbasi, A., E. Fehrenbach, M. Hauth, M. Walter, J. Hudemann, V. Wank, A.M. Niess, and H. Northoff. 2013. Changes in spontaneous and LPS-induced ex vivo cytokine production and mRNA expression in male and female athletes following prolonged exhaustive exercise. *Exerc Immunol Rev* 19:8-28.

Abbasi, A., M. Hauth, M. Walter, J. Hudemann, V. Wank, A.M. Niess, and H. Northoff. 2014. Exhaustive exercise modifies different gene expression profiles and pathways in LPS-stimulated and un-stimulated whole blood cultures. *Brain Behav Immun* 39:130-141.

Abbott, W.G., B.V. Howard, L. Christin, et al. 1988. Short-term energy balance: Relationship with protein, carbohydrate, and fat balances. *Am J Physiol* 255 (3 Pt 1): E332-E337.

Achten, J., M. Gleeson, and A.E. Jeukendrup. 2002. Determination of the exercise intensity that elicits maximal fat oxidation. *Med Sci Sports Exerc* 34 (1): 92-97.

Achten, J., S.L. Halson, L. Moseley, M.P. Rayson, A. Casey, and A.E. Jeukendrup. 2004. Higher dietary carbohydrate content during intensified running training results in better maintenance of performance and mood state. *J Appl Physiol* 96 (4): 1331-1340.

Achten, J., and A.E. Jeukendrup. 2003. The effect of pre-exercise carbohydrate feedings on the intensity that elicits maximal fat oxidation. *J Sports Sci* 21:1017-1024.

Achten, J., M.C. Venables, and A.E. Jeukendrup. 2003. Fat oxidation rates are higher during running compared to cycling over a wide range of intensities. *Metabolism* 52 (6): 747-752.

Acker, S.A.B.E., M.N.J.L. Tromp, G.R.M.M. Haenen, J.F. Wim, V. Vijgh, and A. Bast. 1995. Flavonoids as scavengers of nitric oxide radical. *Bio Chem Res Rev* 3:755-757.

Ackland, T.R., T.G. Lohman, J. Sundgot-Borgen, R.J. Maughan, N.L. Meyer, A.D. Stewart, and W. Müller. 2012. Current status of body composition assessment in sport: Review and position statement on behalf of the ad hoc research working group on body composition health and performance, under the auspices of the I.O.C. Medical Commission. *Sports Med* 42 (3): 227-249.

Afshar, M., S. Richards, D. Mann, A. Cross, G.B. Smith, G. Netzer, E. Kovacs, and J. Hasday. 2015. Acute immunomodulatory effects of binge alcohol consumption. *Alcohol* 49 (1): 57-64.

Akerstrom, T.C., J.B. Birk, D.K. Klein, C. Erikstrup, P. Plomgaard, B.K. Pedersen, and J. Wojtaszewski. 2006. Oral glucose ingestion attenuates exercise-induced activation of 5'-AMP-activated protein kinase in human skeletal muscle. *Biochem Biophys Res Commun* 342:949-955.

Akerstrom, T.C.A., C.P. Fischer, P. Plomgaard, C. Thomsen, G. van Hall, and B. Klarlund Pedersen. 2009. Glucose ingestion during endurance training does not alter adaptation. *J Appl Physiol* 106:1771-1779.

Al-Jaderi, Z., and A.A. Maghazachi. 2013. Effects of vitamin D3, calcipotriol and FTY720 on the expression of surface molecules and cytolytic activities of human natural killer cells and dendritic cells. *Toxins* 5 (11): 1932-1947.

Allen, J.D., J. McLung, A.G. Nelson, and M. Welsch. 1998. Ginseng supplementation does not enhance healthy young adults' peak aerobic exercise performance. *J Am Coll Nutr* 17 (5): 462-466.

Allgrove, J.E., E. Farrell, M. Gleeson, G. Williamson, and K. Cooper. 2011. Regular dark chocolate consumption's reduction of oxidative stress and increase of free-fatty-acid mobilization in response to prolonged cycling. *Int J Sport Nutr Exerc Metab* 21 (2): 113-123.

Alonso, J.M., P. Edouard, G. Fischetto, B. Adams, F. Depiesse, and M. Mountjoy. 2012. Determination of future prevention strategies in elite track and field: Analysis of Daegu 2011 IAAF Championships injuries and illnesses surveillance. *Br J Sports Med* 46:505-514.

Ameri, P., A. Giusti, M. Boschetti, G. Murialdo, F. Minuto, and D. Ferone. 2013. Interactions between vitamin D and IGF-1: From physiology to clinical practice. *Clin Endocrinol* 79:457-463.

American Academy of Pediatrics. 2000. Climatic heat stress and the exercising child and adolescent. *Pediatrics* 106:158-159.

American College of Sports Medicine. 2007. Exercise and fluid replacement. *Med Sci Sports Exerc* 39:377-390.

American College of Sports Medicine. 2015. Protein Intake for Optimal Muscle Maintenance. www.acsm.org/docs/ default-source/ brochures/protein-intake-for-optimal-muscle-maintenance.pdf.

American Dietetic Association. 1997. Health implications of dietary fiber. *Am Diet Assoc* 97:1157-1160.

American Psychiatric Association. 1994. *Diagnostic and statistical manual of mental disorders.* 4th ed. Washington, DC: American Psychiatric Association.

American Psychiatric Association. 2013. *Diagnostic and statistical manual of mental disorders.* 5th ed. Washington, DC: American Psychiatric Association.

Andersen, A.E. 1990. Diagnosis and treatment of males with eating disorders. In *Males with eating disorders,* ed. A.E. Andersen, 133-162. New York: Brunner/Mazel.

Andersen, A.E. 1995. Eating disorders in males. In *Eating disorders and obesity: A comprehensive handbook,* ed. K.D. Brownell and C.G. Fairburn, 177-192. London: Guildford Press.

Anderson, M.J., J.D. Cotter, A.P. Garnham, D.J. Casley, and M.A. Febbraio. 2001. Effect of glycerol-induced hyperhydration on thermoregulation and metabolism during exercise in the heat. *Int J Sport Nutr Exerc Metab* 11 (3): 315-333.

Anderson, R.A., and A.S. Kozlovsky. 1985. Chromium intake, absorption and excretion of subjects consuming self-selected diets. *Am J Clin Nutr* 41 (6): 1177-1183.

Andrews, S., L.A. Balart, M.C. Bethea, et al. 1998. *Sugarbusters.* London: Vermillion.

Angeline, M.E., A.O. Gee, M. Shindle, R.F. Warren, and S.A. Rodeo. 2013. The effects of vitamin D deficiency in athletes. *Am J Sports Med* 41:461-464.

Angus, D.J., M. Hargreaves, J. Dancey, and M.A. Febbraio. 2000. Effect of carbohydrate or carbohydrate plus medium-chain triglyceride ingestion on cycling time trial performance. *J Appl Physiol* 88 (1): 113-119.

Anthony, J.C., T.G. Anthony, and D.K. Layman. 1999. Leucine supplementation enhances skeletal muscle recovery in rats following exercise. *J Nutr* 129 (6): 1102-1106.

Anton, S.D., A. Hida, K. Heekin, K. Sowalsky, C. Karabetian, H. Mutchie, C. Leeuwenburgh, T.M. Manini, and T.E. Barnett. 2017. Effects of popular diets without specific calorie targets on weight loss outcomes: Systematic review of findings from clinical trials. *Nutrients* 9 (8): E822.

Applegate, E. 1999. Effective nutritional ergogenic aids. *Int J Sport Nutr* 9 (2): 229-239.

Applegate, E.A., and L.E. Grivetti. 1997. Search for the competitive edge: A history of dietary fads and supplements. *J Nutr* 127 (5 Suppl): S869-S873.

Aranow, C. 2011. Vitamin D and the immune system. *J Invest Med* 59:881-886.

Ardawi, M.S.M., and E.A. Newsholme. 1994. *Glutamine metabolism in lymphoid tissues,* edited by D. Haussinger and H. Sies, 235-246. Berlin: Springer-Verlag.

Areta, J.L., L.M. Burke, M.L. Ross, D.M. Camera, D.W.D. West, E.M. Broad, N.A. Jeacocke, D.R. Moore, T. Stellingwerff, S.M. Phillips, J.A. Hawley, and V.G. Coffey. 2013. Timing and distribution of protein ingestion during prolonged recovery from resistance exercise alters myofibrillar protein synthesis. *J Physiol* 591:2319-2331.

Arkinstall, M.J., C.R. Bruce, V. Nikolopoulos, et al. 2001. Effect of carbohydrate ingestion on metabolism during running and cycling. *J Appl Physiol* 91 (5): 2125-2134.

Armstrong, L.E. 2002. Caffeine, body fluid-electrolyte balance, and exercise performance. *Int J Sport Nutr Exerc Metab* 12 (2): 189-206.

Armstrong, L.E., D.L. Costill, and W.J. Fink. 1985. Influence of diuretic-induced dehydration on competitive running performance. *Med Sci Sports Exerc* 17:456-461.

Armstrong, L., A. Pumerantz, M. Roti, D. Judelson, G. Watson, J. Dias, B. Sokmen, D. Casa, C. Maresh, H. Lieberman, and M. Kellogg. 2005. Fluid, electrolyte, and renal indices of hydration during 11 days of controlled caffeine consumption. *Int J Sport Nutr Exerc Metab* 15 (3): 252-265.

Artioli, G.G., B. Gualano, A. Smith, J. Stout, and A.H. Lancha Jr. 2010. Role of beta-alanine supplementation on muscle carnosine and exercise performance. *Med Sci Sports Exerc* 42 (6): 1162-1173.

Atherton, P.J., J. Babraj, K. Smith, J. Singh, M.J. Rennie, and H. Wackerhage. 2005. Selective activation of AMPK-PGC1alpha or PKB-TSC2-mTOR signaling can explain specific adaptive responses to endurance or resistance training-like electrical muscle stimulation. *FASEB J* 19:786-788.

Atherton, P.J., T. Etheridge, P.W. Watt, D. Wilkinson, A. Selby, D. Rankin, K. Smith, and M.J. Rennie. 2010. Muscle full effect after oral protein: Time-dependent concordance and discordance between human muscle protein synthesis and mTORC1 signaling. *Am J Clin Nutr* 92:1080-1088.

Atkins, R.C. 1992. *Doctor Atkins' new diet revolution.* New York: Avon Books.

Atkinson, F.S., K. Foster-Powell, and J.C. Brand-Miller. 2008. International table of glycolic index and glycolic load values: 2008. *Diab Care* 31 (12): 2281-2283.

Aulin, K.P. 2000. Minerals: Calcium. In *Nutrition in sport,* edited by R.J. Maughan, 318-325. Oxford: Blackwell Science.

Aune, D., E. Giovannucci, P. Boffetta, L.T. Fadnes, N. Keum, T. Norat, D.C. Greenwood, E. Riboli, L.J. Vatten, and S. Tonstad. 2017. Fruit and vegetable intake and the risk of cardiovascular disease, total cancer and all-cause mortality: A systematic review and dose-response meta-analysis of prospective studies. *Int J Epidemiol* (February 22). https:// doi.org/10.1093/ije/dyw319.

Australian Dietary Guidelines. 2015. www.eatforhealth.gov.au/guidelines/about-australian-dietary-guidelines.

Baar, K., and L.E. Heaton. 2015. In-season recovery nutrition for American football. *Sport Sci Exch* 28 (144): 1-6.

Baar, K., A.R. Wende, T.E. Jones, M. Marison, L.A. Nolte, M. Chen, D.P. Kelly, and J.O. Holloszy. 2002. Adaptations of skeletal muscle to exercise: Rapid increase in the transcriptional coactivator PGC-1. *FASEB J* 16:1879-1886.

Bach, A.C., and V.K. Babayan. 1982. Medium-chain triglycerides: An update. *Am J Clin Nutr* 36:950-962.

Bagby, G.J., H.J. Green, S. Katsuta, and P.D. Gollnick. 1978. Glycogen depletion in exercising rats infused with glucose, lactate or pyruvate. *J Appl Physiol* 45 (3): 425-429.

Bailey, S.J., J. Fulford, A. Vanhatalo, P.G. Winyard, J.R. Blackwell, F.J. DiMenna, D.P. Wilkerson, N. Benjamin, and A.M. Jones. 2010. Dietary nitrate supplementation enhances muscle contractile efficiency during knee-extensor exercise in humans. *J Appl Physiol* 109 (1): 135-148.

Bailey, S.J., P. Winyard, A. Vanhatalo, J.R. Blackwell, F.J. Dimenna, D.P. Wilkerson, J. Tarr, N. Benjamin, and A.M. Jones. 2009. Dietary nitrate supplementation reduces the O_2 cost of low-intensity exercise and enhances tolerance to high-intensity exercise in humans. *J Appl Physiol* 107 (4): 1144-1155.

Baker, L.B., R.P. Nuccio, and A.E. Jeukendrup. 2014. Acute effects of dietary constituents on motor skill and cognitive performance in athletes. *Nutr Rev* 72 (12): 790-802.

Ballantyne, C.S., S.M. Phillips, J.R. MacDonald, M.A. Tarnopolsky, and J.D. MacDougall. 2000. The acute effects of androstenedione supplementation in healthy young males. *Can J Appl Physiol* 25 (1): 68-78.

Ballor, D.L., and R.E. Keesey. 1991. A meta-analysis of the factors affecting exercise-induced changes in body mass, fat mass and fat-free mass in males and females. *Int J Obes* 15 (11): 717-726.

Balsom, P.D., B. Ekblom, K. Soderlund, B. Sjodin, and E. Hultman. 1993. Creatine supplementation and dynamic high-intensity intermittent exercise. *Scand J Med Sci Sports* 3:143-149.

Balsom, P.D., S.D.R. Harridge, K. Soderlund, B. Sjodin, and B. Ekblom. 1993. Creatine supplementation per se does not enhance endurance exercise performance. *Acta Physiol Scand* 149:521-523.

Balsom, P.D., K. Wood, P. Olsson, and B. Ekblom. 1999. Carbohydrate intake and multiple sprint sports: With special reference to football (soccer). *Int J Sports Med* 20 (1): 48-52.

Banderet, L.E., and H.R. Lieberman. 1989. Treatment with tyrosine, a neurotransmitter precursor, reduces environmental stress in humans. *Brain Res Bull* 22 (4): 759-762.

Barnett, C., D.L. Costill, M.D. Vukovich, K.J. Cole, B.H. Goodpaster, S.W. Trappe, and W.J. Fink. 1994. Effect of L-carnitine supplementation on muscle and blood carnitine content and lactate accumulation during high-intensity sprint cycling. *Int J Sports Nutr* 4 (3): 280-288.

Barnosky, A.R., K.K. Hoddy, T.G. Unterman, and K.A. Varady. 2014. Intermittent fasting vs daily calorie restriction for type 2 diabetes prevention: A review of human findings. *Transl Res* 164 (4): 302-311.

Bar-Or, O. 2001. Nutritional considerations for the child athlete. *Can J Appl Physiol* 26 (Suppl): S186-S191.

Barrett, B. 2003. Medicinal properties of Echinacea: Critical review. *Phytomedicine* 10:66-86.

Barrett, B.P., R.L. Brown, K. Locken, R. Maberry, J.A. Bobula, and D. D'Alessio. 2002. Treatment of the common cold with unrefined Echinacea: A randomized, double-blind, placebo-controlled trial. *Ann Intern Med* 137:939-946.

Barron, J.L., T.D. Noakes, W. Levy, C. Smith, and R.P. Millar. 1985. Hypothalamic dysfunction in overtrained athletes. *J Clin Endocrinol Metab* 60 (4): 803-806.

Barry, A., T. Cantwell, F. Doherty, J.C. Folan, M. Ingoldsby, J.P. Kevany, J.D. O'Broin, H. O'Connor, B. O'Shea, B.A. Ryan, and J. Vaughan. 1981. A nutritional study of Irish athletes. *Br J Sports Med* 5:99.

Bass, S., and K. Inge. 2006. Nutrition for special populations: Children and young athletes. In *Clinical Sports Nutrition*, edited by L.M. Burke and V. Deakin, 589-632. Sydney: McGraw Hill.

Bassit, R.A., L.A. Sawada, R.F.P. Bacurau, F. Navarro, E. Martins, R.V.T. Santos, E.C. Caperuto, P. Rogeri, and L.F.B.P. Costa-Rosa. 2002. Branched-chain amino acid supplementation and the immune response of long-distance athletes. *Nutrition* 18:376-379.

Baumgartner, R.N., W.C. Chumlea, and A.F. Roche. 1990. Bioelectric impedance for body composition. *Exerc Sport Sci Rev* 18:193-224.

Beaumont, R., P. Cordery, M. Funnell, S. Mears, L. James, and P. Watson. 2017. Chronic ingestion of a low dose of caffeine induces tolerance to the performance benefits of caffeine. *J Sports Sci* 35 (19): 1920-1927.

Beckers, E.J., A.E. Jeukendrup, F. Brouns, A.J.M. Wagenmakers, and W.H.M. Saris. 1992. Gastric emptying of carbohydrate-medium chain triglyceride suspensions at rest. *Int J Sports Med* 13 (8): 581-584.

Beelen, M., J. Berghuis, B. Bonaparte, S.B. Ballak, A.E. Jeukendrup, and L.J. van Loon. 2009. Carbohydrate mouth rinsing in the fed state: Lack of enhancement of time-trial performance. *Int J Sport Nutr Exerc Metab* 19 (4): 400-409.

Beidleman, B.A., J.L. Puhl, and M.J. De Souza. 1995. Energy balance in female distance runners. *Am J Clin Nutr* 61 (2): 303-311.

Bell, P.G., M.P. McHugh, E. Stenenson, and G. Howatson. 2014. The role of cherries in exercise and health. *Scand J Med Sci Sports* 24 (3): 477-490.

Bell, R.D., J.D. Macdougall, R. Billeter, and H. Howald. 1980. Muscle-fiber types and morphometric analysis of skeletal-muscle in 6-year-old children. *Med Sci Sports Exerc* 12:28-31.

Below, P., R. Mora-Rodriguez, J. Gonzalez-Alonso, and E.F. Coyle. 1995. Fluid and carbohydrate ingestion independently improve performance during 1 h of intense cycling. *Med Sci Sports Exerc* 27:200-210.

Bendik I., A. Friedel, F.F. Roos, P. Weber, and M. Eggersdorfer. 2014. Vitamin D: A critical and essential micronutrient for human health. *Front Physiol* 5:248.

Bennell, K., G. Matheson, and W. Heevwisse. 1999. Risk factors for stress fractures. *Sports Med* 28:91-122.

Bennet, W.M., A.A. Connacher, C.M. Scrimgeour, and M.J. Rennie. 1990. The effect of amino acid infusion on leg protein turnover assessed by L-[15N]phenylalanine and L-[1-13C]leucine exchange. *Eur J Clin Invest* 20 (1): 41-50.

Bennet, W.M., and M.J. Rennie. 1991. Protein anabolic actions of insulin in the human body. *Diabetic Med* 8:199-207.

Bentley, J. 2017. US trends in food availability and a dietary assessment of loss adjusted food availability 1970-2014. Economic Information Bulletin Number 166, US Department of Agriculture. https://www.ers.usda.gov/webdocs/publications/82220/eib-166.pdf?v=42762.

Berg, A., H. Northoff, and D. Konig. 1998. Influence of Echinacin (E31) treatment on the exercise-induced immune response in athletes. *J Clin Res* 1:367-380.

Bergstrom, J., and E. Hultman. 1966. Muscle glycogen synthesis after exercise: An enhancing factor localized in muscle cells in man. *Nature* 210:309-310.

Bergstrom, J., and E. Hultman. 1967a. A study of glycogen metabolism during exercise in man. *Scand J Clin Invest* 19:218-228.

Bergstrom, J., and E. Hultman. 1967b. Synthesis of muscle glycogen in man after glucose and fructose infusion. *Acta Med Scand* 182 (1): 93-107.

Bermon, S. 2007. Airway inflammation and upper respiratory tract infection in athletes: Is there a link? *Exerc Immunol Rev* 13:6-14.

Bermon, S., L.M. Castell, P.C. Calder, N.C. Bishop, E. Blomstrand, F.C. Mooren, K. Krüger, A.N. Kavazis, J.C. Quindry, D.S. Senchina, D.C. Nieman, M. Gleeson, D.B. Pyne, C.M. Kitic, G.L. Close, D.E. Larson-Meyer, A. Marcos, S.N. Meydani, D. Wu, N.P. Walsh, and R. Nagatomi. 2017. Consensus statement: Immunonutrition and exercise. *Exerc Immunol Rev* 23:8-50.

Bernard, T., F. Sultana, R. Lepers, C. Hausswirth, and J. Brisswalter. 2010. Age-related decline in olympic triathlon performance: Effect of locomotion mode. *Exp Aging Res* 36:64-78.

Beumont, P.J.V. 1995. The clinical presentation of anorexia and bulimia nervosa. In *Eating disorders and obesity: A comprehensive handbook,* edited by K.D. Brownell and C.G. Fairburn, 151-158. London: Guildford Press.

Beumont, P.J.V., B. Arthur, J.D. Russell, and S.W. Touyz. 1994. Excessive physical activity in dieting disorder patients: Proposals for a supervised exercise program. *Int J Eating Disorders* 15:21-36.

Bibbò, S., G. Ianiro, V. Giorgio, F. Scaldaferri, L. Masucci, A. Gasbarrini, and G. Cammarota. 2016. The role of diet on gut microbiota composition. *Eur Rev Med Pharmacol Sci* 20 (22): 4742-4749.

Bierkamper, G.G., and A.M. Goldberg. 1980. Release of acetylcholine from the vascular perfused rat phrenic nervehemidiaphragm. *Brain Res* 202 (1): 234-237.

Biolo, G., K. Tipton, S. Klein, and R. Wolfe. 1997. An abundant supply of amino acids enhances the metabolic effect of exercise on muscle protein. *Am J Physiol* 273 (1 Pt 1): E122-E129.

Biolo, G., B.D. Williams, R.Y. Fleming, and R.R. Wolfe. 1999. Insulin action on muscle protein kinetics and amino acid transport during recovery after resistance exercise. *Diabetes* 48 (5): 949-957.

Birch, R., D. Noble, and P.L. Greenhaff. 1994. The influence of dietary creatine supplementation on work output and metabolism during repeated bouts of maximal isokenetic cycling in man. *Eur J Appl Physiol* 69 (3): 268-276.

Bischoff-Ferrari, H.A., E.J. Orav, W.C. Willett, and B. Dawson-Hughes. 2014. The effect of vitamin D supplementation on skeletal, vascular, or cancer outcomes. *Lancet Diabetes Endocrinol* 2 (5): 363-364.

Bishop, N.C., A.K. Blannin, and M. Gleeson. 2000. Effect of carbohydrate and fluid intake during prolonged exercise on saliva flow and IgA secretion. *Med Sci Sports Exerc* 32:2046-2051.

Bishop, N.C., A.K. Blannin, L. Rand, R. Johnson, and M. Gleeson. 1999. Effects of carbohydrate and fluid intake on the blood leucocyte response to prolonged exercise. *J Sports Sci* 17:26-27.

Bishop, N.C., A.K. Blannin, P.J. Robson, N.P., Walsh, and M. Gleeson. 1999. The effects of carbohydrate supplementation on neutrophil degranulation responses to a soccer-specific exercise protocol. *J Sports Sci* 17:787-779.

Bishop, N.C., A.K. Blannin, N.P. Walsh, and M. Gleeson. 2001. Effect of dietary carbohydrate status on bacterial lipopolysaccharide-stimulated neutrophil degranulation response following cycling to fatigue. *Int J Sports Med* 22:226-231.

Bishop, N.C., C. Fitzgerald, P.J. Porter, G.A. Scanlon, and A.C. Smith. 2005. Effect of caffeine ingestion on lymphocyte counts and subset activation in vivo following strenuous cycling. *Eur J Appl Physiol* 93 (5-6): 606-613.

Bishop, N.C., G.J. Walker, L.A. Bowley, et al. 2005. Lymphocyte responses to influenza and tetanus toxoid in vitro following intensive exercise and carbohydrate ingestion on consecutive days. *J Appl Physiol* 99 (4): 1327-1335.

Blaak, E. 2001. Gender differences in fat metabolism. *Curr Opin Clin Nutr Metab Care* 4 (6): 499-502.

Blannin, A.K., L.J. Chatwin, R. Cave, and M. Gleeson. 1996. Effects of submaximal cycling and long-term endurance training on neutrophil phagocytic activity in middle aged men. *Br J Sports Med* 30:125-129.

Blom, P.C.S., A.T. Høstmark, O. Vaage, K.R. Kardel, and S. Maehlum. 1987. Effect of different post-exercise sugar diets on the rate of muscle glycogen resynthesis. *Med Sci Sports Exerc* 19:491-496.

Blomstrand, E., S. Andersson, P. Hassmen, B. Ekblom, and E.A. Newsholme. 1995. Effect of branched-chain amino acid and carbohydrate supplementation on the exercise-induced change in plasma and muscle concentration of amino acids in human subjects. *Acta Physiol Scand* 153 (2): 87-96.

Blomstrand, E., P. Hassmen, S. Ek, B. Ekblom, and E.A. Newsholme. 1997. Influence of ingesting a solution of branchedchain amino acids on perceived exertion during exercise. *Acta Physiol Scand* 159 (1): 41-49.

Blomstrand, E., P. Hassmen, B. Ekblom, and E.A. Newsholme. 1991. Administration of branched-chain amino acids during sustained exercise–effects on performance and on plasma concentration of some amino acids. *Eur J Appl Physiol* 63 (2): 83-88.

Bloomfield, S.A. 2001. Optimizing bone health: Impact of nutrition, exercise and hormones. *Sports Science Exchange 82* 14(3). www.gssiweb.com/en/sports-science-exchange/Article/sse-82-optimizing-bone-health-impact-of-nutritionexercise-and-hormones.

Blot, W. 1997. Vitamin/mineral supplementation and cancer risk: International chemoprevention trials. *Proc Soc Exp Biol Med* 261:291-296.

Blundell, J.E., C. Gibbons, P. Caudwell, G. Finlayson, and M. Hopkins. 2015. Appetite control and energy balance: Impact of exercise. *Obes Rev Suppl* 1:67-76.

Blundell, J.E., R.J. Stubbs, D.A. Hughes, S. Whybrow, and N.A. King. 2003. Cross talk between physical activity and appetite control: Does physical activity stimulate appetite? *Proc Nutr Soc* 62 (3): 651-661.

Boden, G., X. Chen, J. Ruiz, G.D. van Rossum, and S. Turco. 1996. Effects of vanadyl sulfate on carbohydrate and lipid metabolism in patients with non-insulin-dependent diabetes mellitus. *Metabolism* 45 (9): 1130-1135.

Bohe, J., A. Low, R.R. Wolfe, and M.J. Rennie. 2003. Human muscle protein synthesis is modulated by extracellular, not intramuscular amino acid availability: A dose-response study. *J Physiol* 552 (Pt 1): 315-324.

Boirie, Y., M. Dangin, P. Gachon, M.-P. Vasson, J.-L. Maubois, and B. Beaufrere. 1997. Slow and fast dietary proteins differently modulate postprandial protein accretion. *Proc Natl Acad Sci USA* 94 (26): 14930-14935.

Boisseau, N., and P. Delamarche. 2000. Metabolic and hormonal responses to exercise in children and adolescents. *Sports Med* 30:405-422.

Boisseau, N., M. Vermorel, M. Rance, P. Duche, and P. Patureau-Mirand. 2007. Protein requirements in male adolescent soccer players. *Eur J Appl Physiol* 100:27-33.

Bolster, D.R., M.A. Pikosky, P.C. Gaine, W. Martin, R.R. Wolfe, K.D. Tipton, D. Maclean, C.M. Maresh, and N.R. Rodriguez. 2005. Dietary protein intake impacts human skeletal muscle protein fractional synthetic rates after endurance exercise. *Am J Physiol Endocrinol Metab* 289:E678-E683.

Bond, H., L. Morton, and A.J. Braakhuis. 2012. Dietary nitrate supplementation improves rowing performance in welltrained rowers. *Int J Sport Nutr Exerc Metab* 22 (4): 251-256.

Bonen, A., D.J. Dyck, A. Ibrahimi, and N.A. Abumrad. 1999. Muscle contractile activity increases fatty acid metabolism and transport and FAT/CD36. *Am J Physiol* 276 (4 Pt 1): E642-E649.

Boorsma, R.K., J. Whitfield, and L.L. Spriet. 2014. Beetroot juice supplementation does not improve performance of elite 1500-m runners. *Med Sci Sports Exerc* 46 (12): 2326-2334.

Booth, A.O., C.E. Huggins, N. Wattanapenpaiboon, and C.A. Nowson. 2015. Effect of increasing dietary calcium through supplements and dairy food on body weight and body composition: A meta-analysis of randomised controlled trials. *Br J Nutr* 114 (7): 1013-1025.

Borchers, A.T., C. Selmi, F.J. Meyers, C.L. Keen, and M.E. Gershwin. 2009. Probiotics and immunity. *J Gastroenterol* 44 (1): 26-46.

Borsheim, E., and R. Bahr. 2003. Effect of exercise intensity, duration and mode on post-exercise oxygen consumption. *Sports Med* 33 (14): 1037-1060.

Borsheim, E., K. Tipton, S. Wolf, and R. Wolfe. 2002. Essential amino acids and muscle protein recovery from resistance exercise. *Am J Physiol Endocrinol Metab* 283 (4): E648-E657.

Bouchard, C. 1994. Genetics of obesity: Overview and research directions. In *The genetics of obesity,* edited by C. Bouchard, 223-233. Boca Raton, FL: CRC Press.

Bouchard, C., A. Tremblay, J.P. Despres, A. Nadeau, P.J. Lupien, G. Theriault, J. Dullault, S. Moorjani, S. Pinault, and G. Fournier. 1990. The response to long-term overfeeding in identical twins. *N Engl J Med* 322 (21): 1477-1482.

Boudou, P., E. Sobngwi, F. Mauvais-Jarvis, P. Vexiau, and J.-F. Gautier. 2003. Absence of exercise-induced variations in adiponectin levels despite decreased abdominal adiposity and improved insulin sensitivity in type 2 diabetic men. *Eur J Endocrinol* 149 (5): 421-424.

Boutcher, S.H. 2011. High-intensity intermittent exercise and fat loss. *J Obesity* (November 24). http://doi. org/10.1155/2011/868305.

Bowtell, J.L., K. Gelly, M.L. Jackman, A. Patel, M. Simeoni, and M.J. Rennie. 1999. Effect of oral glutamine on whole body carbohydrate storage during recovery from exhaustive exercise. *J Appl Physiol* 86:1770-1777.

Bradbury, K.E., P.N. Appleby, and T.J. Key. 2014. Fruit, vegetable, and fiber intake in relation to cancer risk: Findings from the European Prospective Investigation into Cancer and Nutrition (EPIC). *Am J Clin Nutr* 100 (Suppl 1):394S-398S.

Bredle, D.L., J.M. Stager, W.F. Brechue, and M.O. Farber. 1988. Phosphate supplementation, cardiovascular function, and exercise performance in humans. *J Appl Physiol* 65 (4): 1821-1826.

Bremer, J. 1983. Carnitine-metabolism and functions. *Phys Rev* 63 (4): 1420-1479.

Brewerton, T.D., E.J. Stellefson, N. Hibbs, E.L. Hodges, and C.E. Cochrane. 1995. Comparison of eating disorder patients with and without compulsive exercising. *Int J Eating Disorders* 17:413-416.

Brilla, L.R., and T.E. Landerholm. 1990. Effect of fish oil supplementation on serum lipids and aerobic fitness. *J Sports Med Phys Fitness* 30:173-180.

Broeder, C.E., K.A. Burrhus, L.S. Svanevik, et al. 1997. Assessing body composition before and after resistance or endurance training. *Med Sci Sports Exerc* 29 (5): 705-712.

Brooks, G.A. 1986. The lactate shuttle during exercise and recovery. *Med Sci Sports Exerc* 18 (3): 360-368.

Brouns, F., and E. Beckers. 1993. Is the gut an athletic organ? Digestion, absorption and exercise. *Sports Med* 15 (4): 242-257.

Brouns, F., W.H. Saris, E. Beckers, H. Adlercreutz, G.J. van der Vusse, H.A. Keizer, H. Kuipers, P. Menheere, A.J. Wagenmakers, and F. ten Hoor. 1989. Metabolic changes induced by sustained exhaustive cycling and diet manipulation. *Int J Sports Med* 10 (Suppl 1): S49-S62.

Brouns, F., W.H.M. Saris, J. Stroecken, E. Beckers, R. Thijssen, N.J. Rehrer, and F. ten Hoor. 1989a. Eating, drinking, and cycling. A controlled Tour de France simulation study, part I. *Int J Sports Med* 10 (Suppl 1): S32-S40.

Brouns, F., W.H.M. Saris, J. Stroecken, E. Beckers, R. Thijssen, N.J. Rehrer, and F. ten Hoor. 1989b. Eating, drinking, and cycling. A controlled Tour de France simulation study, part II: Effect of diet manipulation. *Int J Sports Med* 10 (Suppl 1): S41-S48.

Brouns, F., J. Senden, E.J. Beckers, and W.H.M. Saris. 1995. Osmolarity does not affect the gastric emptying rate of oral rehydration solutions. *JPEN* 19:403-406.

Brouwer, I.A., A.J. Wanders, and M.B. Katan. 2010. Effect of animal and industrial trans fatty acids on HDL and LDL cholesterol levels in humans: A quantitative review. *PLoS One* 5 (3): e9434.

Brown, G.D. and S. Gordon. 2003. Fungal beta-glucans and mammalian immunity. *Immunity* 19:311-315.

Brown, G., M. Vukovich, and D.S. King. 2006. Testosterone prohormone supplements. *Med Sci Sports Exerc* 38 (8): 1451-1461.

Brownell, K.D., S.N. Steen, and J.H. Wilmore. 1987. Weight regulation practices in athletes: Analysis of metabolic and health effects. *Med Sci Sports Exerc* 6:546-560.

Brownlie, T., V. Utermohlen, P.S. Hinton, C. Giordano, and J.D. Haas. 2002. Marginal iron deficiency without anemia impairs aerobic adaptation among previously untrained women. *Am J Clin Nutr* 75:734-742.

Brune, M., B. Magnusson, H. Persson, and L. Hallberg. 1986. Iron losses in sweat. *Am J Clin Nutr* 43:438-443.

Brutsaert, T.D., S. Hernandez-Cordero, J. Rivera, T. Viola, G. Hughes, and J.D. Haas. 2003. Iron supplementation improves progressive fatigue resistance during dynamic knee extensor exercise in iron-depleted, nonanemic women. *Am J Clin Nutr* 77:441-448.

Bucci, L.R., J.F. Hickson, Jr., I. Wolinsky, and J.M. Pivarnik. 1992. Ornithine supplementation and insulin release in bodybuilders. *Int J Sport Nutr* 2 (3): 287-291.

Burckes-Miller, M.E., and D.R. Black. 1988. Male and female college athletes: Prevalence of anorexia nervosa and bulimia nervosa. *Athletic Training* 2:137-140.

Burd, N.A., Tang, J.E., Moore, D.R., and Phillips, S.M. 2009. Exercise training and protein metabolism: Influences of contraction, protein intake, and sex-based differences. *J Appl Physiol* 106:1692-1701.

Burd, N.A., D.W. West, D.R. Moore, P.J. Atherton, A.W. Staples, T. Prior, J.E. Tang, M.J. Rennie, S.K. Baker, and S.M. Phillips. (2011). Enhanced amino acid sensitivity of myofibrillar protein synthesis persists for up to 24h after resistance exercise in young men. *J Nutr* 141:568-573.

Burdon, C.A., I. Spronk, H.L. Cheng, and H.T. O'Connor. 2016. Effect of glycemic index of a pre-exercise meal on endurance exercise performance: A systematic review and meta-analysis. *Sports Med* 47 (6): 1087-1101.

Burgomaster, K.A., K.R. Howarth, S.M. Phillips, M. Rakobowchuk, M.J. Macdonald, S.L. McGee, and M.J. Gibala. 2008. Similar metabolic adaptations during exercise after low volume sprint interval and traditional endurance training in humans. *J Physiol* 586 (1): 151-160.

Burke, L.M., Ross, M.L., Garvican-Lewis, L.A., Welvaert, M., Heikura, I.A., Forbes, S.G., Mirtschin, J.G., Cato, L.E., Strobel, N., Sharma, A.P., and Hawley, J.A. 2017. Low carbohydrate, high fat diet impairs exercise economy and negates the performance benefit from intensified training in elite race walkers. *J Physiol.* 595 (9): 2785-2807.

Burke, L.M. 2001. Nutritional practices of male and female endurance cyclists. *Sports Med* 31 (7): 521-532.

Burke, L.M. 2010. Fueling strategies to optimize performance: Training high or training low? *Scand J Med Sci Sports* 20 (Suppl. 2): 48-58.

Burke, L.M., D.J. Angus, G.R. Cox, K.M. Gawthorn, J.A. Hawley, M.A. Febbraio, and M. Hargreaves. 1999. Fat adaptation with carbohydrate recovery promotes metabolic adaptation during prolonged cycling. *Med Sci Sports Exerc* 31 (5): 297.

Burke, L.M., A. Claassen, J.A. Hawley, and T.D. Noakes. 1998. Carbohydrate intake during prolonged cycling minimizes effect of glycemic index of preexercise meal. *J Appl Physiol* 85:2220-2226.

Burke, L.M., G.R. Collier, and M. Hargreaves. 1993. Muscle glycogen storage after prolonged exercise: Effect of glycemic index of carbohydrate feedings. *J Appl Physiol* 75 (2): 1019-1023.

Burke, L.M., and V. Deakin. 2000. *Clinical sports nutrition.* 2nd ed. New York: McGraw-Hill.

Burke, L.M., J.A. Hawley, M.L Ross, D.R. Moore, S.M. Phillips, G.R. Slater, T. Stellingwerff, K.D. Tipton, A.P. Garnham, and V.G. Coffey. 2012. Preexercise aminoacidemia and muscle protein synthesis after resistance exercise. *Med Sci Sports Exerc* 44:1968-1977.

Burke, L.M., J.A. Hawley, S.H. Wong, and A.E. Jeukendrup. 2011. Carbohydrates for training and competition. *J Sports Sci* 29 (Suppl 1): S17-S27.

Burke, L.M., B. Kiens, and J.L. Ivy. 2004. Carbohydrates and fat for training and recovery. *J Sports Sci* 22:15-30.

Burke, L.M., D.B. Pyne, and R.D. Telford. 1996. Effect of oral creatine supplementation on single-effort sprint performance in elite swimmers. *Int J Sport Nutr* 6 (3): 222-233.

Burke, L.M., M.L. Ross, L.A. Garvican-Lewis, M. Welvaert, I.A. Heikura, S.G. Forbes, J.G. Mirtschin, L.E. Cato, N. Strobel, A.P. Sharma, and J.A. Hawley. 2017. Low carbohydrate, high fat diet impairs exercise economy and negates the performance benefit from intensified training in elite race walkers. *J Physiol* 595 (9): 2785-2807.

Burke, L.M., L.J. van Loon, and J.A. Hawley. 2017. Postexercise muscle glycogen resynthesis in humans. *J Appl Physiol* 122 (5): 1055-1067.

Burke, L.M., J.A. Winter, D. Cameron-Smith, M. Enslen, M. Farnfield, and J. Decombaz. 2012. Effect of intake of different dietary protein sources on plasma amino acid profiles at rest and after exercise. *Int J Sport Nutr Exerc Metab* 22:452-462.

Burns, J.M., D.L. Costill, W.J. Fink, J.B. Mitchell, and J.A. Hol. 1988. Effects of choline on endurance performance. *Med Sci Sports Exerc* 20 (2): S25.

Buscemi, N., B. Vandermeer, N. Hooton, R. Pandya, L. Tjosvold, L. Hartling, G. Baker, T.P. Klassen, and S. Vohra. 2005. The efficacy and safety of exogenous melatonin for primary sleep disorders: A meta-analysis. *J Gen Intern Med* 20 (12): 1151-1158.

Bussau, V.A., T.J. Fairchild, A. Rao, P. Steele, and P.A. Fournier. 2002. Carbohydrate loading in human muscle: An improved 1 day protocol. *Eur J Appl Physiol* 87 (3): 290-295.

Busschaert, C., I. De Bourdeaudhuij, V. Van Holle, S.F. Chastin, G. Cardon, and K. De Cocker. 2015. Reliability and validity of three questionnaires measuring context-specific sedentary behaviour and associated correlates in adolescents, adults and older adults. *Int J Behav Nutr Phys Act* 12:117.

Butte, N.F. 2000. Fat intake of children in relation to energy requirements. *Am J Clin Nutr* 72 (5 Suppl): 1246S-1252S.

Butterfield, G.E., and D.H. Calloway. 1984. Physical activity improves protein utilization in young men. *Br J Nutr* 51 (2): 171-184.

Byrne, A., and D.G. Byrne. 1993. The effect of exercise on depression, anxiety, and other mood states: A review. *J Psychosomatic Res* 37:565-574.

Byrne, S., and N. McLean. 2002. Elite athletes: Effects of pressure to be thin. *J Sci Med Sport* 5:80-94.

Cade, R., M. Conte, C. Zauner, D. Mars, J. Peterson, D. Lunne, N. Hommen, and D. Packer. 1984. Effects of phosphate loading on 2,3-diphosphoglycerate and maximal oxygen uptake. *Med Sci Sports Exerc* 16 (3): 263-268.

Calder, P.C. 2006. N-3 polyunsaturated fatty acids, inflammation, and inflammatory diseases. *Am J Clin Nutr* 83:1505S-1519S.

Calle, E.E., M.J. Thun, J.M. Petrelli, et al. 1999. Body-mass index and mortality in a prospective cohort of U.S. adults. *N Engl J Med* 341 (15): 1097-1105.

Cannon, J.G., S.F. Orencole, R.A. Fielding, M. Meydani, S.N. Meydani, M.A. Fiatarone, et al. 1990. Acute phase response in exercise: Interaction of age and vitamin E on neutrophils and muscle enzyme release. *Am J Physiol* 259:R1214-R1219.

Caris, A.V., F.S. Lira, M.T. de Mello, L.M. Oyama, and R.V.T. dos Santos. 2014. Carbohydrate and glutamine supplementation modulates the Th1/Th2 balance after exercise performed at a simulated altitude of 4500 m. *Nutrition* 30:1331-1336.

Carter, J.M., A.E. Jeukendrup, and D.A. Jones. 2004. The effect of carbohydrate mouth rinse on 1-h cycle time trial performance. *Med Sci Sports Exerc* 36 (12): 2107-2111.

Casey, A., D. Constantin-Teodosiu, S. Howell, E. Hultman, and P.L. Greenhaff. 1996. Creatine ingestion favorably affects performance and muscle metabolism during maximal exercise in humans. *Am J Physiol* 271 (1 Pt 1): E31-E37.

Casey, A., and P.L. Greenhaff. 2000. Does dietary creatine supplementation play a role in skeletal muscle metabolism and performance? *Am J Clin Nutr* 72 (2 Suppl): 607S-617S.

Casey, A., R. Mann, K. Banister, J. Fox, P.G. Morris, I.A. Macdonald, and P.L. Greenhaff. 2000. Effect of carbohydrate ingestion on glycogen resynthesis in human liver and skeletal muscle, measured by (13)C MRS. *Am J Physiol Endocrinol Metab* 278 (1): E65-E75.

Castell, L.M., and E.A. Newsholme. 1996. Does glutamine have a role in reducing infections in athletes? *Eur J Appl Physiol* 73:488-490.

Castell, L.M., J.R. Poortmans, R. Leclercq, M. Brasseur, J. Duchateau, and E.A. Newsholme. 1997. Some aspects of the acute phase response after a marathon race, and effect of glutamine supplementation. *Eur J Appl Physiol* 75:47-53.

Castell, L.M., J.R. Poortmans, and E.A. Newsholme. 1996. Does glutamine have a role in reducing infections in athletes? *Eur J Appl Physiol* 73:488-490.

Centers for Disease Control and Prevention. 2013. Alcohol-Related Disease Impact (ARDI) application 2013. Available at www.cdc.gov/ARDI

Centers for Disease Control and Prevention. 1998. Hyperthermia and dehydration-related deaths associated with intentional rapid weight loss in three collegiate wrestlers—North Carolina, Wisconsin, and Michigan, November–December 1997. *MMWR Morb Mortal Wkly Rep* 47 (6): 105-108.

Chambers, E.S., M.W. Bridge, and D.A. Jones. 2009. Carbohydrate sensing in the human mouth: Effects on exercise performance and brain activity. *J Physiol* 15:1779-94.

Chan, J.L., and C.S. Mantzoros. 2005. Role of leptin in energy-deprivation states: Normal human physiology and clinical implications for hypothalamic amenorrhea and anorexia nervosa. *Lancet* 366 (9479): 74-85.

Chandler, J., and J. Hawkins. 1984. The effect of bee pollen on physiological performance. *Int J Biosci Res* 6:107.

Chaouloff, F., G.A. Kennett, B. Serrurier, D. Merino, and G. Curzon. 1986. Amino acid analysis demonstrates that increased plasma free tryptophan causes the increase of brain tryptophan during exercise in the rat. *J Neurochem* 46 (5): 1647-1650.

Chasiotis, D. 1983. The regulation of glycogen phosphorylase and glycogen breakdown in human skeletal muscle. *Acta Physiol Scand Suppl* 518:1-68.

Cheung, S.S., G.W. McGarr, M.M. Mallette, P.J. Wallace, C.L. Watson, I.M. Kim, and M.J. Greenway. 2015. Separate and combined effects of dehydration and thirst sensation on exercise performance in the heat. *Scand J Med Sci Sports* 25 (Suppl 1): 104-111.

Chia, J.S., L.A. Barrett, J.Y. Chow, and S.F. Burns. 2017. Effects of caffeine supplementation on performance in ball games. *Sports Med* (July 24). http://doi.org/10.1007/s40279-017-0763-6.

Chilibeck, P.D., C. Magnus, and M. Anderson. 2007. Effect of in-season creatine supplementation on body composition and performance in rugby union football players. *Appl Physiol Nutr Metab* 32 (6): 1052-1057.

Christensen, E.H. 1932. Der Stoffwechsel und die Respiratorischen Funktionen bei schwerer körperlicher Arbeit. *Skand Arch Physiol* 81:160-171.

Christensen, E.H., and O. Hansen. 1939. Arbeitsfähigkeit und Ernährung. *Skand Arch Physiol* 81:160-171.

Christensen. P.M., M. Nyberg, and J. Bangsbo. 2013. Influence of nitrate supplementation on VO kinetics and endurance of elite cyclists. Scand J Med Sci Sports 23 (1): e21-e31.

Churchward-Venne, T.A., L. Breen, D.M. DiDonato, A.J. Hector, C.J. Mitchell, D.R. Moore, T. Stellingwerff, D. Breuille, E.A. Offord, S.K. Baker, and S.M. Phillips. 2014. Leucine supplementation of a low-protein mixed macronutrient beverage enhances myofibrillar protein synthesis in young men: A double-blind, randomized trial. *Am J Clin Nutr* 99:276-286.

Civitarese, A.E., M.K. Hesselink, A.P. Russell, E. Ravussin, and P. Schrauwen. 2005. Glucose ingestion during exercise blunts exercise-induced gene expression of skeletal muscle fat oxidative genes. *Am J Physiol Endocrinol Metab* 289:E1023-E1029.

Clairmont, A., D. Tessman, A. Stock, S. Nicolai, W. Stahl, and H. Sies. 1996. Induction of gap junctional intercellular communication by vitamin D in human skin fibroblasts is dependent on the nuclear vitamin D receptor. *Carcinogenesis* 17 (6): 1389-1391.

Clancy, S.P., P.M. Clarkson, M.E. DeCheke, K. Nosaka, P.S. Freedson, J.J. Cunningham, and B. Valentine. 1994. Effects of chromium picolinate supplementation on body composition, strength, and urinary chromium loss in football players. *Int J Sport Nutr* 4 (2): 142-153.

Clancy, R.L., M. Gleeson, A. Cox, et al. 2006. Reversal in fatigued athletes of a defect in interferon γ secretion after administration of Lactobacillus acidophilus. *Br J Sports Med* 40:351-354.

Clemes, S.A., S. O'Connell, L.M. Rogan, and P.L. Griffiths. 2010. Evaluation of a commercially available pedometer used to promote physical activity as part of a national programme. *Br J Sports Med* 44:1178-83.

Close, G.L., J. Russell, J.N. Cobley, D.J. Owens, G. Wilson, W. Gregson, W.D. Fraser, and J.P. Morton. 2013. Assessment of vitamin D concentration in non-supplemented professional athletes and healthy adults during the winter months in the UK: Implications for skeletal muscle function. *J Sports Sci* 31 (4): 344-353.

Close, G.L., T. Ashton, T. Cable, D. Doran, C. Holloway, F. McArdle, and D.P. MacLaren. 2006. Ascorbic acid supplementation does not attenuate post-exercise muscle soreness following muscle-damaging exercise but may delay the recovery process, *Brit J Nutr* 95:976-981.

Cluberton, L.J., S.L. McGee, R.M. Murphy, and M. Hargreaves. 2005. Effect of carbohydrate ingestion on exercise-induced alterations in metabolic gene expression. *J Appl Physiol* 99:1359-1363.

Cockburn, E., P. Robson-Ansley, P.R. Hayes, and E. Stevenson. 2012. Effect of volume of milk consumed on the attenuation of exercise-induced muscle damage. *Eur J Appl Physiol* 112 (9): 3187-3194.

Coffey, V.G., Z. Zhong, A. Shield, B.J. Canny, A.V. Chibalin, J.R. Zierath, J.A. Hawley. 2006. Early signaling responses to divergent exercise stimuli in skeletal muscle from welltrained humans. *FASEB J* 20:190-192.

Cohen, N., M. Halberstam, P. Shlimovich, C.J. Chang, H. Shamoon, and L. Rossetti. 1995. Oral vanadyl sulfate improves hepatic and peripheral insulin sensitivity in patients with non-insulin-dependent diabetes mellitus. *J Clin Invest* 95:2501-2509.

Collins, M.A., M.L. Millard-Stafford, P.B. Sparling, et al. 1999. Evaluation of the BOD POD for assessing body fat in collegiate football players. *Med Sci Sports Exerc* 31 (9): 1350-1356.

Collomp, K., S. Ahmaidi, M. Audran, et al. 1991. Effects of caffeine ingestion on performance and anaerobic metabolism during the Wingate test. *Int J Sports Med* 12 (5): 439-443.

Conlay, L.A., R.J. Wurtman, K. Blusztajn, I.L. Coviella, T.J. Maher, and G.E. Evoniuk. 1986. Decreased plasma choline concentrations in marathon runners. *N Engl J Med* 315 (14): 892.

Conger, S.A., G.L. Warren, M.A. Hardy, and M.L. Millard-Stafford. 2011. Does caffeine added to carbohydrate provide additional ergogenic benefit for endurance? *Int J Sport Nutr Exerc Metab* 21 (1): 71-84.

Conlee, R.K., R.L. Hammer, W.W. Winder, M.L. Bracken, A.G. Nelson, and D.W. Barnett. 1990. Glycogen repletion and exercise endurance in rats adapted to a high fat diet. *Metabolism* 39 (3): 289-294.

Constantin-Teodosiu, D., J.I. Carlin, G. Cederblad, R.C. Harris, and E. Hultman. 1991. Acetyl group accumulation and pyruvate dehydrogenase activity in human muscle during incremental exercise. *Acta Physiol Scand* 143 (4): 367-372.

Coris, E.E., A.M. Ramirez, and D.J. Van Durme. 2004. Heat illness in athletes: The dangerous combination of heat, humidity and exercise. *Sports Medicine* 34 (1): 9-16.

Costa, C., A. Tsatsakis, C. Mamoulakis, M. Teodoro, G. Briguglio, E. Caruso, D. Tsoukalas, D. Margina, E. Dardiotis, D. Kouretas, and C. Fenga. 2017. Current evidence on the effect of dietary polyphenols intake on chronic diseases. *Food Chem Toxicol* 110:286-299.

Costill, D.L., A. Bennett, G. Branam, and D. Eddy. 1973. Glucose ingestion at rest and during prolonged exercise. *J Appl Physiol* 34 (6): 764-769.

Costill, D.L., R. Bowers, G. Branam, and K. Sparks. 1971. Muscle glycogen utilization during prolonged exercise on successive days. *J Appl Physiol* 31:834-838.

Costill, D.L., E. Coyle, G. Dalsky, W. Evans, W. Fink, and D. Hoopes. 1977. Effects of elevated plasma FFA and insulin on muscle glycogen usage during exercise. *J Appl Physiol* 43 (4): 695-699.

Costill, D.L., G.P. Dalsky, and W.J. Fink. 1978. Effects of caffeine ingestion on metabolism and exercise performance. *Med Sci Sports Exerc* 10 (3): 155-158.

Costill, D.L., and W.J. Fink. 1974. Plasma volume changes following exercise and thermal dehydration. *J Appl Physiol* 37:521-525.

Costill, D.L., M.G. Flynn, J.P. Kirwan, J.A. Houmard, J.B. Mitchell, R. Thomas, and S.H. Park. 1988. Effects of repeated days of intensified training on muscle glycogen and swimming performance. *Med Sci Sports Exerc* 20:249-254.

Costill, D.L., and J.M. Miller. 1980. Nutrition for endurance sport: Carbohydrate and fluid balance. *Int J Sports Med* 1:2-14.

Costill, D.L., and B. Saltin. 1974. Factors limiting gastric emptying during rest and exercise. *J Appl Physiol* 37 (5): 679-683.

Costill, D.L., W.M. Sherman, W.J. Fink, C. Maresh, M. Witten, and J.M. Miller. 1981. The role of dietary carbohydrates in muscle glycogen resynthesis after strenuous running. *Am J Clin Nutr* 34:1831-1836.

Cox, A.J., D.B. Pyne, P.U. Saunders, and P.A. Fricker. 2010. Oral administration of the probiotic Lactobacillus fermentum VRI-003 and mucosal immunity in endurance athletes. *Br J Sports Med* 44 (4): 222-226.

Cox, G.R., B. Desbrow, P.G. Montgomery, M.E. Anderson, C.R. Bruce, T.A. Macrides, D.T. Martin, A. Moquin, A. Roberts, J.A. Hawley, and L.M. Burke. 2002. Effect of different protocols of caffeine intake on metabolism and endurance performance. *J Appl Physiol* 93 (3): 990-999.

Cox, P.J., T. Kirk, T. Ashmore, K. Willerton, R. Evans, A. Smith, A.J. Murray, B. Stubbs, J. West, S.W. McLure, M.T. King, M.S. Dodd, C. Holloway, S. Neubauer, S. Drawer, R.L. Veech, J.L. Griffin, and K. Clarke. 2016. Nutritional ketosis alters fuel preference and thereby endurance performance in athletes. *Cell Metab* 24 (2): 256-268.

Coyle, E.F., and A.R. Coggan. 1984. Effectiveness of carbohydrate feeding in delaying fatigue during prolonged exercise. *Sports Med* 1:446-458.

Coyle, E.F., A.R. Coggan, M.K. Hemmert, and J.L. Ivy. 1986. Muscle glycogen utilization during prolonged strenuous exercise when fed carbohydrate. *J Appl Physiol* 61 (1): 165-172.

Coyle, E.F., A.E. Jeukendrup, M.C. Oseto, B.J. Hodgkinson, and T.W. Zderic. 2001. Low-fat diet alters intramuscular substrates and reduces lipolysis and fat oxidation during exercise. *Am J Physiol Endocrinol Metab* 280 (3): E391-E398.

Coyle, E.F., A.E. Jeukendrup, A.J.M. Wagenmakers, and W.H.M. Saris. 1997. Fatty acid oxidation is directly regulated by carbohydrate metabolism during exercise. *Am J Physiol* 273:E268-E275.

Craig, E.N., and E.G. Cummings. 1966. Dehydration and muscular work. *J Appl Physiol* 21:670-674.

Crook, T.H., J. Tinklenberg, J. Yesavage, W. Petrie, M.G. Nunzi, and D.C. Massari. 1991. Effects of phosphatidylserine in age-associated memory impairment. *Neurology* 41 (5): 644-649.

Crooks, C., M.L. Cross, C. Wall, and A. Ali. 2010. Effect of bovine colostrum supplementation on respiratory tract mucosal defenses in swimmers. *Int J Sport Nutr Exerc Metab* 20:224-235.

Crooks, C.V., C.R. Wall, M.L. Cross, et al. 2006. The effect of bovine colostrum supplementation on salivary IgA in distance runners. *Int J Sport Nutr Exerc Metabol* 16:47-64.

Cumming, D. 1996. Exercise-associated amenorrhoea, low bone density and oestradiol replacement therapy. *Arch Intern Med* 156:2193-2195.

Curatolo, P.W., and D. Robertson. 1983. The health consequences of caffeine. *Ann Intern Med* 98 (5 Pt 1): 641-653.

Currell, K., and A.E. Jeukendrup. 2008a. Superior endurance performance with ingestion of multiple transportable carbohydrates. *Med Sci Sports Exerc* 40 (2): 275-281.

Currell, K., and A.E. Jeukendrup. 2008b. Validity, reliability and sensitivity of measures of sporting performance. *Sports Med* 38 (4): 297-316.

DaCosta, M., and K.A. Halmi. 1992. Classification of anorexia nervosa: Question of subtypes. *Int J Eating Disorders* 11:305-314.

Davies, K.J.A., A.T. Quintanilha, G.A. Brooks, and L. Packer. 1982. Free radicals and tissue damage produced by exercise. *Biochem Physiol Res Communications* 107:1198-1205.

Davis, C. 1992. Body image, dieting behaviours and personality factors: A study of high performance female athletes. *Int J Sport Psychol* 23:179-192.

Davis, C., S.H. Kennedy, E. Ralevski, and M. Dionne. 1994. The role of physical activity in the development and maintenance of eating disorders. *Psycholog Med* 24:957-967.

Davis, J.M., C.J. Carlstedt, S. Chen, M.D. Carmichael, and E.A. Murphy. 2010. The dietary flavonoid quercetin increases VO$_2$max and endurance capacity. *Int J Sport Nutr* 20 (1): 56-62.

Davis, J.M., E.A. Murphy, A.S. Brown, M.D. Carmichael, A. Ghaffar, and E.P. Mayer. 2004. Effects of oat beta-glucan on innate immunity and infection after exercise stress. *Med Sci Sports Exerc* 36:1321-1327.

Davis, J.M., E.A. Murphy, J.L. McClellan, M.D. Carmichael, and J.D. Gangemi. 2008. Quercetin reduces susceptibility to influenza infection following stressful exercise. *Am J Physiol* 295 (2): R505-R509.

Davis, S.E., G.B. Dwyer, K. Reed, et al. 2002. Preliminary investigation: The impact of the NCAA Wrestling Weight Certification Program on weight cutting. *J Strength Cond Res* 16 (2): 305-307.

Davison, G., and B.C. Diment. 2010. Bovine colostrum supplementation attenuates the decrease of salivary lysozyme and enhances the recovery of neutrophil function after prolonged exercise. *Br J Nutr* 103 (10): 1425-1432.

Davison, G., M. Gleeson, and S. Phillips. 2007. Antioxidant supplementation and immunoendocrine responses to prolonged exercise. *Med Sci Sports Exerc* 39 (4): 645-652.

Davison, G., C. Kehaya, B.C. Diment, and N.P. Walsh. 2016. Carbohydrate supplementation does not blunt the prolonged exercise-induced reduction of in vivo immunity. *Eur J Nutr* 55 (4): 1583-1593.

Deakin, V. 2000. Iron depletion in athletes. In *Clinical sports nutrition*, edited by V. Deakin, 273-311. New York: McGrawHill.

Dean, S. 2017. Medical nutrition therapy for thyroid, adrenal, and other endocrine disorders. In *Krause's food and the nutrition care process*, edited by L.K.Mahn and J.L.Raymond, 619-630, 14th ed. Saint Louis, MO: Elsevier.

De Bock, K., W. Derave, B.O. Eijnde, M.K. Hesselink, E. Koninckx, A.J. Rose, P. Schrauwen, A. Bonen, E.A. Richter, and P. Hespel. 2008. Effect of training in the fasted state on metabolic responses during exercise with carbohydrate intake. *J Appl Physiol* 104 (4): 1045-1055.

de Castro, J.M. 1987. Macronutrient relationships with meal patterns and mood in the spontaneous feeding behavior of humans. *Physiol Behav* 39 (5): 561-569.

de Castro, J.M., and D.K. Elmore. 1988. Subjective hunger relationships with meal patterns in the spontaneous feeding behavior of humans: Evidence for a causal connection. *Physiol Behav* 43 (2): 159-165.

Decombaz, J., R. Jentjens, M. Ith, E. Scheurer, T. Buehler, A. Jeukendrup, and C. Boesch. 2011. Fructose and galactose enhance postexercise human liver glycogen synthesis. *Med Sci Sports Exerc* 43 (10): 1964-1971.

de Koning, L., V.S. Malik, M.D. Kellogg, E.B. Rim, W.C. Willett, and F.B. Hu. 2012. Sweetened beverage consumption, incident coronary heart disease and biomarkers of risk in men. *Circulation* 125:1735-1741.

De Luca, L., and S. Ross. 1996. Beta-carotene increases lung cancer incidence in cigarette smokers. *Nutr Rev* 54:178-180.

Depaola, D.P., M.P. Faine, and C.A. Pamer. 1999. Nutrition in relation to dental medicine. In *Modern nutrition in health and disease,* edited by M.E. Shils, J.A. Olson, M. Shike, and A.C. Ross, 1099-1124. Baltimore: Williams & Wilkins.

Derave, W., Everaert, I., Beeckman, S., and Baguet, A. 2010. Muscle carnosine metabolism and beta-alanine supplementation in relation to exercise and training. *Sports Med* 40 (3): 247-263.

Derave, W., M.S. Ozdemir, R. Harris, A. Pottier, H. Reyngoudt, K. Koppo, J.A. Wise, and E. Achten. 2007. Beta-alanine supplementation augments muscle carnosine content and attenuates fatigue during repeated isokinetic contraction bouts in trained sprinters. *J Appl Physiol* 103 (5): 1736-1743.

Derman, W., M. Schwellnus, E. Jordaan, C.A. Blauwet, C. Emery, P. Pit-Grosheide, N.A. Marques, O. Martinez-Ferrer, J. Stomphorst, P. Van de Vliet, N. Webborn, and S.E. Willick. 2013. Illness and injury in athletes during the competition period at the London 2012 Paralympic Games: Development and implementation of a web-based surveillance system (WEB-IISS) for team medical staff. *Br J Sports Med* 47:420–425.

de Ruyter, J. C., M.R. Olthof, J.C. Seidell, and M.B. Katan. 2012. A trial of sugar-free or sugar-sweetened beverages and body weight in children. *New Eng J Med* 367 (15): 1397-1406.

DeSilva, P., and S.B.G. Eysenck. 1987. Personality and addictiveness in anorexic and bulimic patients. *Pers Indiv Differ* 8:749-751.

Devries, M.C., S.A. Lowther, A.W. Glover, M.J. Hamadeh, and M.A. Tarnopolsky. 2007. IMCL area density, but not IMCL utilization, is higher in women during moderate-intensity endurance exercise, compared with men. *Am J Physiol Regul Integr Comp Physiol* 293 (6): R2336-R2342.

Diaz, K.M., D.J. Krupka, M.J. Chang, J. Peacock, Y. Ma, J. Goldsmith, J.E. Schwartz, and K.W. Davidson. 2015. Fitbit®: An accurate and reliable device for wireless physical activity tracking. *Int J Cardiol* 185:138-140.

Dill, D.B., H.T. Edwards, and J.H. Talbott. 1932. Factors limiting the capacity for work. *J Physiol* 1932:49-62.

Diogenes GI Database. 2010. www.diogenes-eu.org/GI-Database/Default.htm.

Dodd, S.L., E. Brooks, S.K. Powers, and R. Tulley. 1991. The effects of caffeine on graded exercise performance in caffeine naive versus habituated subjects. *Eur J Appl Physiol* 62:424-429.

Doherty, M., and P.M. Smith. 2004. Effects of caffeine ingestion on exercise testing: A meta-analysis. *Int J Sport Nutr Exerc Metab* 14 (6): 626-646.

Doherty, M., and P.M. Smith. 2005. Effects of caffeine ingestion on rating of perceived exertion during and after exercise: A meta-analysis. *Scand J Med Sci Sports* 15 (2): 69-78.

Dohm, G.L., R.T. Beeker, R.G. Israel, and E.B. Tapscott. 1986. Metabolic responses after fasting. *J Appl Physiol* 61 (4): 1363-1368.

Dohm, G.L., E.B. Tapscott, H.A. Barakat, and G.J. Kasperek. 1983. Influence of fasting on glycogen depletion in rats during exercise. *J Appl Physiol* 55 (3): 830-833.

Donini, L.M., D. Marsili, M.P. Graziani, et al. 2004. Orthorexia nervosa: A preliminary study with a proposal for diagnosis and an attempt to measure the dimension of the phenomenon. *Eat Weight Disord* 9 (2): 151-157.

Douglas, R.M., H. Hemila, E. Chalker, and B. Treacy. 2007. Vitamin C for preventing and treating the common cold. *Cochrane Database Syst Rev* 18(3): CD000980.

Drinkwater, B.L., K. Nilson, C.H. Chesnut 3rd, et al. 1984. Bone mineral content of amenorrheic and eumenorrheic athletes. *N Engl J Med* 311 (5): 277-281.

Duchman, S.M., A.J. Ryan, H.P. Schedl, R.W. Summers, T.L. Bleiler, and C.V. Gisolfi. 1997. Upper limit for intestinal absorption of a dilute glucose solution in men at rest. *Med Sci Sports Exerc* 29 (4): 482-488.

Duffy, D.J., and R.K. Conlee. 1986. Effects of phosphate loading on leg power and high intensity treadmill exercise. *Med Sci Sports Exerc* 18 (6): 674-677.

Dulloo, A.G., and J. Jacquet. 1998. Adaptive reduction in basal metabolic rate in response to food deprivation in humans: A role for feedback signals from fat stores. *Am J Clin Nutr* 68 (3): 599-606.

Dummer, G.M., L.W. Rosen, and W.W. Heusner. 1987. Pathogenic weight-control behaviors of young competitive swimmers. *Physician Sports Med* 5:75-86.

Dunn, T.M., and S. Bratman. 2016. On orthorexia nervosa: A review of the literature and proposed diagnostic criteria. *Eat Behav* 21:11-17.

Dupre, J., J.D. Curtis, R.W. Waddell, and J.C. Beck. 1968. Alimentary factors in the endocrine response to administration of arginine in man. *Lancet* 2 (7558): 28-29.

Durnin, J.V., and J. Womersley. 1974. Body fat assessed from total body density and its estimation from skin fold thickness: Measurements on 481 men and women aged from 16 to 72 years. *Br J Nutr* 32 (1): 77-97.

Duthie, G.G. 1999. Determination of activity of antioxidants in human subjects. *Pro Nutr Soc* 58:1015-1024.

Dyck, D.J., S.A. Peters, P.S. Wendling, A. Chesley, E. Hultman, and L.L. Spriet. 1996. Regulation of muscle glycogen phosphorylase activity during intense aerobic cycling with elevated FFA. *Am J Physiol* 265:E116-E125.

Dyck, D.J., C.T. Putman, G.J.F. Heigenhauser, E. Hultman, and L.L. Spriet. 1993. Regulation of fat-carbohydrate interaction in skeletal muscle during intense aerobic cycling. *Am J Physiol* 265:E852-E859.

Eden, B., and P. Abernethy. 1994. Nutritional intake during an ultraendurance running race. *Int J Sports Nutr* 4:166–174.

Edwards, H.T., R. Margaria, and D.B. Dill. 1934. Metabolic rate, blood sugar and the utilization of carbohydrate. *Am J Physiol* 108:203-209.

Egan, B., and J.R. Zierath. Exercise metabolism and the molecular regulation of skeletal muscle adaptation. *Cell Metabolism* 17 (2): 162-184.

Eichner, E.R. 2000. Minerals: Iron. In *Nutrition in sport,* edited by R.J. Maughan, 326-338. Oxford: Blackwell Science.

Elango, R., R.O. Ball, and P.B. Pencharz. 2012. Recent advances in determining protein and amino acid requirements in humans. *Br J Nutr* 108 (Suppl 2):S22–S30.

el-Khoury, A.E., A. Forslund, R. Olsson, S. Branth, A. Sjödin, A. Andersson, A. Atkinson, A. Selvaraj, L. Hambraeus, and V.R. Young. 1997. Moderate exercise at energy balance does not affect 24-h leucine oxidation or nitrogen retention in healthy men. *Am J Physiol* 273(2 Pt 1):E394-E407.

Elliot, T.A., M.G. Cree, A.P. Sanford, R.R. Wolfe, and K.D. Tipton. 2006. Milk ingestion stimulates net muscle protein synthesis following resistance exercise. *Med Sci Sports Exerc* 38 (4): 667-674.

Elowsson, P., A.H. Forslund, H. Mallmin, et al. 1998. An evaluation of dual-energy X-ray absorptiometry and underwater weighing to estimate body composition by means of carcass analysis in piglets. *J Nutr* 128 (9): 1543-1549.

Engels, H.J., and J.C. Wirth. 1997. No ergogenic effects of ginseng (Panax ginseng C.A. Meyer) during graded maximal aerobic exercise. *J Am Diet Assoc* 97 (10): 1110-1115.

Epling, W.F., and W.D. Pierce. 1988. Activity-based anorexia: A biobehavioral perspective. *Int J Eating Disorders* 7:475-485.

Eshak, E.S., H. Iso, Y. Kokubo, I. Saito, K. Yamagishi, M. Inoue, and S. Tsugane. 2012. Soft drink intake in relation to incident ischemic heart disease, stroke, and stroke subtypes in Japanese men and women: The Japan Public Health Centre–based study cohort I. *Am J Clin Nutr* 96:1390-1397.

Essig, D., D.L. Costill, and P.J. Van Handel. 1980. Effects of caffeine ingestion on utilization of muscle glycogen and lipid during leg ergometer cycling. *Int J Sports Med* 1:86-90.

Evain-Brion, D., M. Donnadieu, M. Roger, and J.C. Job. 1982. Simultaneous study of somatotrophic and corticotrophic pituitary secretions during ornithine infusion test. *Clin Endocrinol* 17 (2): 119-122.

Evans, G.W. 1989. The effect of chromium picolinate on insulin controlled parameters in humans. *Int J Biosoc Med Res* 11:163-180.

Evenson, K.R., M.M. Goto, and R.D. Furberg. 2015. Systematic review of the validity and reliability of consumer-wearable activity trackers. *Int J Behav Nutr Phys Act* 12:159.

Fahey, T.D., J.D. Larsen, G.A. Brooks, W. Colvin, S. Henderson, and D. Lary. 1991. The effects of ingesting polylactate or glucose polymer drinks during prolonged exercise. *Int J Sport Nutr* 1 (3): 249-256.

Fairchild, T.J., S. Fletcher, P. Steele, C. Goodman, B. Dawson, and P. Fournier. 2002. Rapid carbohydrate loading after a short bout of near maximal-intensity exercise. *Med Sci Sports Exerc* 34 (6): 980-986.

Falk, B., R. Burstein, I. Ashkenazi, et al. 1989. The effect of caffeine ingestion on physical performance after prolonged exercise. *Eur J Appl Physiol* 59:168-173.

Falk, B., and R. Dotan. 2008. Children's thermoregulation during exercise in the heat: A revisit. *Appl Physiol Nutr Metab* 33:420-427.

Falk, B., and R. Dotan. 2011. Temperature regulation and elite young athletes. *Med Sport Sci* 56:126-149.

Fallowfield, J.L., C. Williams, J. Booth, B.H. Choo, and S. Growns. 1996. Effect of water ingestion on endurance capacity during prolonged running. *J Sports Sci* 14:497-502.

Fares, E.J., and B. Kayser. 2011. Carbohydrate mouth rinse effects on exercise capacity in preand postprandial states. *Journal of Nutrition and Metabolism*, vol. 2011, Article ID 385962, 6 pages. doi:10.1155/2011/385962.

Ferguson, T., A.V. Rowlands, T. Olds, and C. Maher. 2015. The validity of consumer-level, activity monitors in healthy adults worn in free-living conditions: A cross-sectional study. *Int J Behav Nutr Phys Act* 12:42.

Fernandez-San-Martin, M.I., R. Masa-Font, L. Palacios-Soler, P. Sancho-Gómez, C. Calbó-Caldentey, and G. Flores-Mateo. 2010. Effectiveness of valerian on insomnia: A meta-analysis of randomized placebo-controlled trials. *Sleep Med* 11 (6): 505-511.

Ferreira, L.F., and B.J. Behnke. 2011. A toast to health and performance! Beetroot juice lowers blood pressure and the O_2 cost of exercise. *J Appl Physiol* 110 (3): 585-586.

Fery, F., and E.O. Balasse. 1983. Ketone body turnover during and after exercise in overnight-fasted and starved humans. *Am J Physiol* 245:E18-E25.

Field, A.E., T. Byers, D.J. Hunter, et al. 1999. Weight cycling, weight gain, and risk of hypertension in women. *Am J Epidemiol* 150 (6): 573-579.

Fielding, R.A., T.J. Manfredi, W. Ding, M.A. Fiatarone, W.J. Evans, and J.G. Cannon. 1993. Acute phase response in exercise. III. Neutrophil and IL-1b accumulation in skeletal muscle. *Am J Physiol* 265:R166-R172.

Fischer, C.P., N.J. Hiscock, M. Penkowa, et al. 2004. Supplementation with vitamins C and E inhibits the release of interleukin-6 from contracting human skeletal muscle. *J Physiol* 558:633-645.

Flatt, J.-P. 1995. Use and storage of carbohydrate and fat. *Am J Clin Nutr* 61:952S-959S.

Fogelholm, G.M., R. Koskinen, and J. Laasko. 1993. Gradual and rapid weight loss: Effects on nutrition and performance in male athletes. *Med Sci Sports Exerc* 25:371-377.

Fogelholm, G.M., H.K. Naveri, K.T. Kiilavuori, and M.H. Harkonen. 1993. Low dose amino acid supplementation: No effects on serum growth hormone and insulin in male weightlifters. *Int J Sports Nutr* 3:290-297.

Fogelholm, M. 1994a. Vitamins, minerals and supplementation in soccer. *J Sports Sci* 12:S23-S27.

Fogelholm, M. 1994b. Effects of body weight reduction on sports performance. *Sports Med* 4:249-267.

Fontani, G., F. Corradeschi, A. Felici, F. Alfatti, S. Migliorini, and L. Lodi. 2005. Cognitive and physiological effects of Omega-3 polyunsaturated fatty acid supplementation in healthy subjects. *Eur J Clin Invest* 35:691-699.

Food and Nutrition Board. 2005. *Dietary reference intakes for energy, carbohydrate, fiber, fat, fatty acids, cholesterol, protein, and amino acids (macronutrients)*. Washington, DC: National Academies Press.

Foster, C., D.L. Costill, and W.J. Fink. 1979. Effects of preexercise feedings on endurance performance. *Med Sci Sports* 11 (1): 1-5.

Fowler, P.M., R. Duffield, and D. Lu. 2016. Effects of long-haul transmeridian travel on subjective jet-lag and self-reported sleep and upper respiratory symptoms in professional Rugby League players. *Int J Sports Physiol Perform* 11 (7): 876-884.

Frexes-Steed, M., D.B. Lacy, J. Collins, and N.N. Abumrad. 1992. Role of leucine and other amino acids in regulating protein metabolism in vivo. *Am J Physiol* 262 (6 Pt 1): E925-E935.

Fujii, N., T. Hayashi, M.F. Hirshman, J.T. Smith, S.A. Habinowski, L. Kaijser, J. Mu, O. Ljungqvist, M.J. Birnbaum, L.A. Witters, A. Thorell, and L.J. Goodyear. 2000. Exercise induces isoform-specific increase in 5'AMP-activated protein kinase activity in human skeletal muscle. *Biochem Biophys Res Commun* 273:1150-1155.

Fuchs, C.J., J.T. Gonzalez, M. Beelen, N.M. Cermak, F.E. Smith, P.E. Thelwall, R. Taylor, T.I. Trenell, E. Stevenson, and L.J. van Loon. 2016. Sucrose ingestion after exhaustive exercise accelerates liver, but not muscle glycogen repletion compared with glucose ingestion in trained athletes. *J Appl Physiol* 120 (11): 1328-1334.

Fujita, S., H.C. Dreyer, M.J. Drummond, E.L. Glynn, E. Volpi, and B.B. Rasmussen. 2009. Essential amino acid and carbohydrate ingestion before resistance exercise does not enhance postexercise muscle protein synthesis. *J Appl Physiol* 106:1730-1739.

Fung, T., V. Malik, K. Rexrode, J.E. Manson, W.C. Willett, and F.B. Hu. 2009. Sweetened beverage consumption and risk of coronary heart disease in women. *Am J Clin Nutr* 89 (4): 1037-1042.

Gadpalle, W.J., C.F. Sandborn, and W.W. Wagner. 1987. Athletic amenorhea, major affective disorders and eating disorders. *Am J Psychiatry* 144:939-943.

Galbo, H. 1983. *Hormonal and metabolic adaptation to exercise*. New York: Verlag.

Galloway, S.D., M.S. Tremblay, J.R. Sexsmith, and C.J. Roberts. 1996. The effects of acute phosphate supplementation in subjects of different aerobic fitness levels. *Eur J Appl Physiol* 72 (3): 224-230.

Galloway, S.D.R., and R.J. Maughan. 2000. The effects of fluid and substrate provision on thermoregulatory and metabolic responses to prolonged exercise in a hot environment. *J Sports Sci* 18:339-351.

Gam, S., K.J. Guelfi, and P.A. Fournier. 2013. Opposition of carbohydrate in a mouth-rinse solution to the detrimental effect of mouth rinsing during cycling time trials. *Int J Sport Nutr Exerc Metab.* 23:48-56.

Gant, N., A. Ali, and A. Foskett. 2010. The influence of caffeine and carbohydrate coingestion on simulated soccer performance. *Int J Sport Nutr Exerc Metab* 20 (3): 191-197.

Gardiner, J.E., and M.C. Gwee. 1974. The distribution in the rabbit of choline administered by injection or infusion. *J Physiol (Lond)* 239 (3): 459-476.

Garner, M.D., P.E. Garfinkel, W. Rockert, and M.P. Olmsted. 1987. A prospective study of eating disturbances in the ballet. *Psychother Psychosomat* 48:170-175.

Garvican, L.A., L. Lobigs, R. Telford, K. Fallon, and C.J. Gore. 2011. Haemoglobin mass in an anaemic female endurance runner before and after iron supplementation. *Int J Sports Physiol Perform* 6:137-40.

Geleijnse, J.M., L.J. Launer, D.A. Van der Kuip, A. Hofman, and J.C. Witteman. 2002. Inverse association of tea and flavonoid intakes with incident myocardial infarction: The Rotterdam Study. *Am J Clin Nutr* 75 (5): 880-886.

Geng, T., L. Qi, and T. Huang. 2018. Effects of dairy products consumption on body weight and body composition among adults: An updated meta-analysis of 37 randomized control trials. *Mol Nutr Food Res* 62(1). doi: 10.1002/mnfr.201700410.

Gibala, M.J., and S.L. McGee. 2008. Metabolic adaptations to short-term high-intensity interval training: A little pain for a lot of gain? *Exerc Sport Sci Rev* 36 (2): 58-63.

Gibson, S.A. 1996. Are high-fat, high-sugar foods and diets conducive to obesity? *Int J Food Sci Nutr* 47 (5): 405-415.

Girandola, R.N., R.A. Wiswell, and R. Bulbulian. 1980. Effects of pangamic acid (B-15) ingestion on metabolic response to exercise. *Biochem Med* 24 (2): 218-222.

Girgis, C.M., R.J. Clifton-Bligh, N. Turner, S.L. Lau, and J.E. Gunton. 2014. Effects of vitamin D in skeletal muscle: Falls, strength, athletic performance and insulin sensitivity. *Clin Endocrinol* 80:169-181.

Glazer, J.L. 2008. Eating disorders among male athletes. *Curr Sports Med Rep* 7 (6): 332-337.

Gleeson, M. 1998. Temperature regulation during exercise. *Int J Sports Med* 19 (Suppl 2): S96-S99.

Gleeson, M. 2000. Minerals and exercise immunology. In *Nutrition and exercise immunology*, edited by D.C. Nieman and B.K. Pedersen, 137-154. Boca Raton, FL: CRC Press.

Gleeson, M. 2006. Immune system adaptation in elite athletes. *Curr Opin Clin Nutr Metab Care* 9 (6): 659-665.

Gleeson, M. 2008. Dosing and efficacy of glutamine supplementation in human exercise and sport training. *J Nutr* 138 (10): 2045S-2049S.

Gleeson, M. 2013. Exercise, nutrition and immunity. In *Diet, immunity and inflammation*, edited by P.C. Calder and P. Yaqoob, 652-685. Cambridge: Woodhead Publishing.

Gleeson, M. 2014. Biochemistry of exercise. In *Sports nutrition*, edited by R.J. Maughan, 36-58. Chichester, UK: Blackwell.

Gleeson, M. 2016. Immunological aspects of sport nutrition. *Immunol Cell Biol* 94:117-123.

Gleeson, M., and N.C. Bishop. 2000a. Elite athlete immunology: Importance of nutrition. *Int J Sports Med* 21 (Suppl 1): S44-S50.

Gleeson, M., and N.C. Bishop. 2000b. Modification of immune responses to exercise by carbohydrate, glutamine and antioxidant supplements. *Immunol Cell Biol* 78:554-561.

Gleeson, M., and N.C. Bishop. 2013. URI in athletes: Are mucosal immunity and cytokine responses key risk factors? *Exerc Sport Sci Rev* 41:148-153.

Gleeson, M., N.C.Bishop, D.J. Stensel, M.R. Lindley, S.S. Mastana, and M.A. Nimmo. 2011. The anti-inflammatory effects of exercise: Mechanisms and implications for the prevention and treatment of disease. *Nat Rev Immunol* 11:607-615.

Gleeson, M., N.C. Bishop, and N.P. Walsh, eds. 2013. *Exercise immunology*. Abingdon: Routledge.

Gleeson, M., A.K. Blannin, N.P. Walsh, N.C. Bishop, and A.M. Clark. 1998. Effect of low and high carbohydrate diets on the plasma glutamine and circulating leukocyte responses to exercise. *Int J Sport Nutr* 8:49-59.

Gleeson, M., R.J. Maughan, and P.L. Greenhaff. 1986. Comparison of the effects of pre-exercise feeding of glucose, glycerol and placebo on endurance and fuel homeostasis in man. *Eur J Appl Physiol* 55 (6): 645-653.

Gleeson, M., J. Siegler, L.M. Burke, S. Stear, and L.M. Castell. 2012. A to Z of nutritional supplements: Dietary supplements, sports nutrition foods and ergogenic aids for health and performance—Part 31. (Probiotics). *Br J Sports Med* 46:377-378.

Global News Wire. 2017. Dietary supplements market will reach USD 220.3 billion in 2022: Zion Market Research. https:// globe-newswire.com/news-release/2017/01/11/905073/0/en/Global-Dietary-Supplements-Market-will-reach-USD-220-3-Billion-in-2022-Zion-Market-Research.html.

Gniadecki, R., B. Gajkowska, and M. Hansen. 1997. 1,25-dihydroxyvitamin D3 stimulates the assembly of adherens junctions in keratinocytes: Involvement of protein kinase C. *Endocrinology* 138(6): 2241-2248.

Godek, S.F., A.R. Bartolozzi, and J.J. Godek. 2005. Sweat rate and fluid turnover in American football players compared with runners in a hot and humid environment. *Br J Sports Med* 39:205-211.

Goedecke, J.H., R. Elmer-English, S.C. Dennis, I. Schloss, T.D. Noakes, and E.V. Lambert. 1999. Effects of medium-chain triacylglycerol ingested with carbohydrate on metabolism and exercise performance. *Int J Sports Nutr* 9 (1): 35-47.

Going, S.B., M.P. Massett, M.C. Hall, et al. 1993. Detection of small changes in body composition by dual-energy x-ray absorptiometry. *Am J Clin Nutr* 57 (6): 845-850.

Goldberg, A.L., and T.W. Chang. 1978. Regulation and significance of amino acid metabolism in skeletal muscle. *Fed Proc* 37:2301-2307.

Golden, N.H. 2002. A review of the female athlete triad (amenorrhea, osteoporosis and disordered eating). *Int J Adolesc Med Health* 14:9-17.

Gomez-Cabrera, M.C., C. Borras, F.V. Pallardo, J. Sastre, L.L. Ji, and J. Vina. 2005. Decreasing xanthine oxidase-mediated oxidative stress prevents useful cellular adaptations to exercise in rats. *J Physiol* 567:113-120.

Gomez-Cabrera, M.C., E. Domenech, M. Romagnoli, A. Arduini, C. Borras, F.V. Pallardo, J. Sastre, and J. Vina. 2008. Oral administration of vitamin C decreases muscle mitochondrial biogenesis and hampers training-induced adaptations in endurance performance. *Am J Clin Nutr* 87 (1): 142-149.

Gonçalves, L.S., V.S. Painelli, G. Yamaguchi, L.F. Oliveira, B. Saunders, R.P. da Silva, E. Maciel, G.G. Artioli, H. Roschel, and B. Gualano. 2017. Dispelling the myth that habitual caffeine consumption influences the performance response to acute caffeine supplementation. *J Appl Physiol* 123 (1): 213-220.

Gontzea, I., R. Sutzeescu, and S. Dumitrache. 1975. The influence of adaptation to physical effort on nitrogen balance in man. *Nutr Rep Internat* 11 (3): 231-236.

Gonzalez, J.T., C.J. Fuchs, J.A. Betts, and L.J. van Loon. 2016. Liver glycogen metabolism during and after prolonged endurance-type exercise. *Am J Physiol Endocrinol Metab* 311 (3): E543-E553.

González-Alonso, J., C. Teller, S.L. Andersen, F.B. Jensen, T. Hyldig, and B. Nielsen. 1999. Influence of body temperature on the development of fatigue during prolonged exercise in the heat. *J Appl Physiol* 86 (3): 1032-1039.

Goulet, E.D. 2011. Effect of exercise-induced dehydration on time-trial exercise performance: A meta-analysis. *Br J Sports Med* 45 (14): 1149-1156.

Graham, T.E., E. Hibbert, and P. Sathasivam. 1998. Metabolic and exercise endurance effects of coffee and caffeine ingestion. *J Appl Physiol* 85 (3): 883-889.

Graham, T.E., and L.L. Spriet. 1991. Performance and metabolic responses to a high caffeine dose during prolonged exercise. *J Appl Physiol* 71 (6): 2292-2298.

Graham, T.E., and L.L. Spriet. 1995. Metabolic, catecholamine, and exercise performance responses to various doses of caffeine. *J Appl Physiol* 78 (3): 867-874.

Graham, T.E., J.W. Rush, and M.H. van Soeren. 1994. Caffeine and exercise: Metabolism and performance. *Can J Appl Physiol* 19(2): 111-138.

Granados, J., T.L. Gillum, K.M. Christmas, and M.R. Kuennen. 2014. Prohormone supplement 3ß-hydroxy-5α-androst-1-en-17-one enhances resistance training gains but impairs user health. *J Appl Physiol* 116 (5): 560-569.

Graudal, N.A., A.M. Galloe, and P. Garred. 1998. Effects of sodium restriction on blood pressure, renin, aldosterone, catecholamines, cholesterols, and triglyceride: A meta-analysis. *JAMA* 279 (17): 1383-1391.

Gray, M.E., and L.W. Titlow. 1982. The effect of pangamic acid on maximal treadmill performance. *Med Sci Sports Exerc* 14 (6): 424-427.

Green, A.L., D.A. Sewell, L. Simpson, E. Hultman, and P.L. Greenhaff. 1995. Carbohydrate ingestion stimulates creatine uptake in human skeletal muscle. *J Physiol* 489:27P.

Green, A.L., E.J. Simpson, J.J. Littlewood, I.A. MacDonald, and P.L. Greenhaff. 1996. Carbohydrate ingestion augments creatine retention during creatine feeding in humans. *Acta Physiol Scand* 158:195-202.

Green, H.J. 1995. Metabolic determinants of activity induced muscular fatigue. In *Exercise metabolism*, edited by M. Hargreaves, 211-256. Champaign, IL: Human Kinetics.

Green, N.R., and A.A. Ferrando. 1994. Plasma boron and the effects of boron supplementation in males. *Environ Health Perspect* 102 (Suppl 7): 73-77.

Greenhaff, P.L. 1998. The nutritional biochemistry of creatine. *Nutr Biochem* 11:1610-1618.

Greenhaff, P.L., K. Bodin, R.C. Harris, D.A. Jones, D.B. McIntyre, K. Soderlund, and D.L. Turner. 1993. The influence of oral creatine supplementation on muscle phosphocreatine resynthesis following intense contraction in man. *J Physiol* 467:75P.

Greenhaff, P.L., K. Bodin, K. Soderlund, and E. Hultman. 1994. Effect of oral creatine supplementation on skeletal muscle phosphocreatine resynthesis. *Am J Physiol* 266:E725-E730.

Greenhaff, P.L., A. Casey, A.H. Short, R. Harris, K. Soderlund, and E. Hultman. 1993. Influence of oral creatine supplementation of muscle torque during repeated bouts of maximal voluntary exercise in man. *Clin Sci* 84:565-571.

Greenhaff, P.L., and J.A. Timmons. 1998a. Pyruvate dehydrogenase complex activation status and acetyl group availability as a site of interchange between anaerobic and oxidative metabolism during intense exercise. *Adv Exp Med Biol* 441:287-298.

Greenhaff, P.L., and J.A. Timmons. 1998b. Interaction between aerobic and anaerobic metabolism during intense muscle contraction. *Exerc Sport Sci Rev* 26:1-30.

Greenleaf, J.E. 1979. Hyperthermia in exercise. In *International review of physiology: Environmental physiology III,* Vol. 20, edited by D. Robertshaw, 1-50. Baltimore: University Park Press.

Greer, F., C. McLean, and T.E. Graham. 1998. Caffeine, performance, and metabolism during repeated Wingate exercise tests. *J Appl Physiol* 85 (4): 1502-1508.

Guezennec, C.Y., J.F. Nadaud, P. Satabin, F. Léger, and P. Lafargue. 1989. Influence of polyunsaturated fatty acid diet on the hemorrheological response to physical exercise in hypoxia. *Int J Sports Med* 10 (4): 286-291.

Halberstam, M., N. Cohen, P. Shlimovich, L. Rossetti, and H. Shamoon. 1996. Oral vanadyl sulfate improves insulin sensitivity in NIDDM but not in obese nondiabetic subjects. *Diabetes* 45:659-666.

Hall, J.N., S. Moore, S.B. Harper, and J.W. Lynch. 2009. Global variability in fruit and vegetable consumption. *Am J Prev Med* 36 (5): 402-409, e405.

Hall, K.D., T. Bemis, R. Brychta, K.Y. Chen, A. Courville, E.J. Crayner, S. Goodwin, J. Guo, L. Howard, N.D. Knuth, B.V. Miller 3rd, C.M. Prado, M. Siervo, M.C. Skarulis, M. Walter, P.J. Walter, and L. Yannai. 2015. Calorie for calorie, dietary fat restriction results in more body fat loss than carbohydrate restriction in people with obesity. *Cell Metab* 22 (3): 427-436.

Hall, K.D., K.Y. Chen, J. Guo, Y.Y. Lam, R.L. Leibel, L.E. Mayer, M.L. Reitman, M. Rosenbaum, S.R. Smith, B.T. Walsh, and E. Ravussin. 2016. Energy expenditure and body composition changes after an isocaloric ketogenic diet in overweight and obese men. *Am J Clin Nutr* 104 (2): 324-333.

Hall, K.D., and J. Guo. 2017. Obesity energetics: Body weight regulation and the effects of diet composition. *Gastroenterology* 152 (7): 1718-1727.

Hallmark, M.A., T.H. Reynolds, C.A. DeSouza, C.O. Dotson, R.A. Anderson, and M.A. Rogers. 1996. Effects of chromium and resistive training on muscle strength and body composition. *Med Sci Sports Exerc* 28 (1): 139-144.

Halson, S. 2013. Nutritional interventions to enhance sleep. *Sports Sci Exch* 26 (116): 1-5.

Halson, S.L. 2014. Sleep in elite athletes and nutritional interventions to enhance sleep. *Sports Med* 44 (Suppl 1): S13-S23.

Halson, S.L., G.I. Lancaster, J. Achten, M. Gleeson, and A.E. Jeukendrup. 2004. Effects of carbohydrate supplementation on performance and carbohydrate oxidation after intensified cycling training. *J Appl Physiol* 97 (4): 1245-1253.

Hamilton, B. 2010. Vitamin D and human skeletal muscle. *Scand J Med Sci Sports* 20:182-190.

Handzlik, M., and M. Gleeson. 2013. Likely additive ergogenic effects of combined pre-exercise dietary nitrate and caffeine ingestion in trained cyclists. *ISRN Nutr* (December 14). http://doi.org/10.5402/2013/396581.

Hansen, A.K., C.P. Fischer, P. Plomgaard, J.L. Andersen, B. Saltin, B.K. Pedersen. 2005. Skeletal muscle adaptation: Training twice every second day vs. training once daily. *J Appl Physiol* 98:93-99.

Hao, Q., Z. Lu, B.R. Dong, C.Q. Huang, and T. Wu. 2011. Probiotics for preventing acute upper respiratory tract infections. *Cochrane Database Syst Rev* (September 7): CD006895.

Hargreaves, M. 1995. *Exercise metabolism*. Champaign, IL: Human Kinetics. Hargreaves, K.M., J.A. Hawley, and A.E. Jeukendrup. 2004. Pre-exercise carbohydrate and fat ingestion: Effects on metabolism and performance. *J Sports Sci* 22:31-38.

Hargreaves, K.M., and W.M. Pardridge. 1988. Neutral amino acid transport at the human blood-brain barrier. *J Biol Chem* 263 (36): 19392-19397.

Harper, A.E. 1999. Nutritional essentiality: Evolution of the concept. *Nutr Today* 36:216-222.

Harris, R.C., K. Soderlund, and E. Hultman. 1992. Elevation of creatine in resting and exercised muscle of normal subjects by creatine supplementation. *Clin Sci* 83:367-374.

Harris, R.C., M.J. Tallon, M. Dunnett, L. Boobis, J. Coakley, H.J. Kim, J.L. Fallowfield, C.A. Hill, C. Sale, and J.A. Wise. 2006. The absorption of orally supplied beta-alanine and its effect on muscle carnosine synthesis in human vastus lateralis. *Amino Acids* 30 (3): 279-289.

Hartman, J.W., J.E. Tang, S.B. Wilkinson, M.A. Tarnopolsky, R.L. Lawrence, A.V. Fullerton, and S.M. Phillips. 2007. Consumption of fat-free fluid milk after resistance exercise promotes greater lean mass accretion than does consumption of soy or carbohydrate in young, novice, male weightlifters. *Am J Clin Nutr* 86 (2): 373-381.

Haskell, W.L., I.M. Lee, R.R. Pate, et al. 2007. Physical activity and public health: Updated recommendation for adults from the American College of Sports Medicine and the American Heart Association. *Med Sci Sports Exerc* 39:1423-1434.

Hasten, D.L., E.P. Rome, B.D. Franks, and M. Hegsted. 1992. Effects of chromium picolinate on beginning weight training students. *Int J Sport Nutr* 2 (4): 343-350.

Haubrich, D.R., P.F. Wang, D.E. Clody, and P.W. Wedeking. 1975. Increase in rat brain acetylcholine induced by choline or deanol. *Life Sci* 17 (6): 975-980.

Hausswirth, C., J. Louis, A. Aubry, G. Bonnet, R. Duffield, and Y. Le Meur. 2014. Evidence of disturbed sleep and increased illness in overreached endurance athletes. *Med Sci Sports Exerc* 46 (5): 1036-1045.

Havel, R.J., B. Pernow, and N.L. Jones. 1967. Uptake and release of free fatty acids and other metabolites in the legs of exercising men. *J Appl Physiol* 23 (1): 90-99.

Hawley, J.A., A.N. Bosch, S.M. Weltan, S.C. Dennis, and T.D. Noakes. 1994. Glucose kinetics during prolonged exercise in euglycemic and hyperglycemic subjects. *Pflügers Arch* 426:378-386.

Hawley, J.A., Burke, L.M., Phillips, S.M., and Spriet, L.L. 2011. Nutritional modulation of training-induced skeletal muscle adaptations. *J Appl Physiol* 110:834-845.

Hawley, J.A., E.J. Schabort., T.D. Noakes, and S.C. Dennis. 1997. Carbohydrate loading and exercise performance. *Sports Med* 24 (1): 1-10.

Haywood, B.A., K.E. Black, D. Baker, J. McGarvey, P. Healey, and R.C. Brown. 2014. Probiotic supplementation reduces the duration and incidence of infections but not severity in elite rugby union players. *J Sci Med Sport* 17:356-360.

He, C.-S., X.H. Aw Yong, N.P. Walsh, and M. Gleeson. 2016. Is there an optimal vitamin D status for immunity in athletes and military personnel? *Exerc Immunol Rev* 22:42-64.

He, C.-S., M. Handzlik, W.D. Fraser, A. Muhamad, H. Preston, A. Richardson, and Gleeson, M. 2013. Influence of vitamin D status on respiratory infection incidence and immune function during 4 months of winter training in endurance sport athletes. *Exerc Immunol Rev* 19:86-101.

Heaton, L.E., J.K. Davis, E.S. Rawson, R.P. Nuccio, O.C. Witard, W. Stein, K. Baar, J.M. Carter, and L.B. Baker. 2017. Selected in-season nutritional strategies to enhance recovery for team sport athletes: A practical overview. *Sports Med* 47 (11): 2201-2218.

Heikkinen, A., A. Alaranta, I. Helenius, and T. Vasankari. 2011. Dietary supplementation habits and perceptions of supplement use among elite Finnish athletes. *Int J Sport Nutr Exerc Metab* 21 (4): 271-279.

Heinonen, O.J. 1996. Carnitine and physical exercise. *Sports Med* 22 (2): 109-132.

Helge, J.W., B. Wulff, and B. Kiens. 1998. Impact of a fat-rich diet on endurance in man: Role of the dietary period. *Med Sci Sports Exerc* 30:456-461.

Hemila, H. 2011. Zinc lozenges may shorten the duration of colds: A systematic review. *Open Resp Med J* 5:51-58.

Henry, C.J.K., H.J. Lightowler, C.M. Stirk, H. Renton, and S. Hails. 2005. Glycaemic index and glycaemic load values of commercially available products in the UK. *Br J Nutr* 94:922-930.

Henson, D.A., D.C. Nieman, J.C.D. Parker, M.K. Rainwater, D.E. Butterworth, B.J. Warren, A. Utter, J.M. Davis, O.R. Fagoaga, and S.L. Nehlsen-Cannarella. 1998. Carbohydrate supplementation and the lymphocyte proliferative response to long endurance running. *Int J Sports Med* 19:574-580.

Herbert, V. 1979. Pangamic acid ("vitamin B_{15}"). *Am J Clin Nutr* 32 (7): 1534-1540.

Hertog, M.C.L., E.M. Feskens, P.C.H. Hollman, and M.B. Katan. 1993. Dietary antioxidant flavonoids and risk of coronary heart disease: The Zutphen elderly study. *Lancet* 342:1007-1011.

Hespel, P., Maughan, R.J., and Greenhaff, P.L. 2006. Dietary supplements for football. *J Sports Sci* 24:749-761.

Heymsfield, S.B., R. Smith, M. Aulet, et al. 1990. Appendicular skeletal muscle mass: Measurement by dual-photon absorptiometry. *Am J Clin Nutr* 52 (2): 214-218.

Hickson, M. 2015. Nutritional interventions in sarcopenia: A critical review. *Proc Nutr Soc* 74 (4): 378-386.

Hill, C.A., R.C. Harris, H.J. Kim, B.D. Harris, C. Sale, L.H. Boobis, C.K. Kim, and J.A. Wise. 2007. Influence of beta-alanine supplementation on skeletal muscle carnosine concentrations and high intensity cycling capacity. *Amino Acids* 32 (2): 225-233.

Hinton, P.S., C. Giordano, T. Brownlie, and J.D. Haas. 2000. Iron supplementation improves endurance after training in iron-depleted, nonanemic women. *J Appl Physiol* 88:1103-1111.

Hiscock, N., and B.K. Pedersen. 2002. Exercise-induced immunosuppression-plasma glutamine is not the link. *J Appl Physiol* 93:813-822.

Hobson, R.M., B. Saunders, G.Ball, R.C. Harris, and C. Sale. 2012. Effects of beta-alanine supplementation on exercise performance: A review by meta-analysis. *Amino Acids* 43:25-37.

Hodgson, A.B., R.K. Randell, and A.E. Jeukendrup. 2013. The effect of green tea extract on fat oxidation at rest and during exercise: Evidence of efficacy and proposed mechanisms. *Adv Nutr* 4 (2): 129-140.

Hogervorst, E., S. Bandelow, J. Schmitt, R. Jentjens, M. Oliveira, J. Allgrove, T. Carter, and M. Gleeson. 2008. Caffeine improves physical and cognitive performance during exhaustive exercise. *Med Sci Sports Exerc* 40 (10): 1841-1851.

Hogervorst, E., W.J. Riedel, E. Kovacs, F. Brouns, and J. Jolles. 1999. Caffeine improves cognitive performance after strenuous physical exercise. *Int J Sports Med* 20 (6): 354-361.

Holloszy, J.O., and W. Booth. 1976. Biochemical adaptations to endurance exercise in muscle. *Ann Rev Physiol* 38:273-291.

Holloszy, J.O., and E.F. Coyle. 1984. Adaptations of skeletal muscle to endurance exercise and their metabolic consequences. *J Appl Physiol* 56 (4): 831-838.

Hooper, L., N. Martin, A. Abdelhamid, and G. Davey Smith. 2015. Reduction in saturated fat intake for cardiovascular disease. *Cochrane Database Syst Rev* (June 10): CD011737.

Hopkins, W.G. 2000. Measures of reliability in sports medicine and science. *Sports Med* 30 (1): 1-15.

Hoppeler, H., and M. Fluck. 2003. Plasticity of skeletal muscle mitochondria: Structure and function. *Med Sci Sports Exerc* 35:95-104.

Horowitz, J.F., R. Mora-Rodriguez, L.O. Byerley, and E.F. Coyle. 2000. Preexercise medium-chain triglyceride ingestion does not alter muscle glycogen use during exercise. *J Appl Physiol* 88 (1): 219-225.

Horowitz, J.F., R. Mora-Rodriguez, L.O. Byerley, and E.F. Coyle. 1997. Lipolytic suppression following carbohydrate ingestion limits fat oxidation during exercise. *Am J Physiol* 273:E768-E775.

Horswill, C.A. 1995. Effects of bicarbonate, citrate, and phosphate loading on performance. *Int J Sports Nutr* 5:S111-S119.

Houltham, S.D., and D.S. Rowlands 2014. A snapshot of nitrogen balance in endurance-trained women. *Appl Physiol Nutr Metab* 39 (2): 219-225.

Houmard, J.A., D.L. Costill, J.A. Davis, J.B. Mitchell, D.D. Pascoe, and R.A. Robergs. 1990. The influence of exercise intensity on heat acclimation in trained subjects. *Med Sci Sports Exerc* 22 (5): 615-620.

Howarth, K.R., N.A. Moreau, S.M. Phillips, and M.J. Gibala. 2009. Coingestion of protein with carbohydrate during recovery from endurance exercise stimulates skeletal muscle protein synthesis in humans. *J Appl Physiol* 106 (4): 1394-1402.

Howatson, G., P.G. Bell, J. Tallent, B. Middleton, M.P. McHugh, and J. Ellis. 2012. Effect of tart cherry juice (Prunus cerasus) on melatonin levels and enhanced sleep quality. *Eur J Nutr* 51 (8): 909-916.

Howell, S., and R. Kones. 2017. "Calories in, calories out" and macronutrient intake: The hope, hype, and science of calories. *Am J Physiol Endocrinol Metab* 313(5):E608-E612.

Hoy, M.K., and J.D. Goldman. 2014. Fiber intake of the U.S. population: What we eat in America, NHANES 2009-2010. Food Surveys Research Group Dietary Data Brief No. 12. September.

Hu, D., J. Huang, Y. Wang, D. Zhang, and Y. Qu. 2014. Fruits and vegetables consumption and risk of stroke: A meta-analysis of prospective cohort studies. *Stroke* 45 (6): 1613-1619.

Hubert, P., N.A. King, and J.E. Blundell. 1998. Uncoupling the effects of energy expenditure and energy intake: Appetite response to short-term energy deficit induced by meal omission and physical activity. *Appetite* 31:9-19.

Hulston, C.J., and A.E. Jeukendrup. 2008. Substrate metabolism and exercise performance with caffeine and carbohydrate intake. *Med Sci Sports Exerc* 40 (12): 2096-2104.

Hultman, E. 1967. Physiological role of muscle glycogen in man, with special reference to exercise. *Circ Res* 10:I99-I114.

Hultman, E., and L.H. Nilsson. 1971. Liver glycogen in man: Effects of different diets and muscular exercise. In *Muscle metabolism during exercise, II*, edited by B. Pernow and B. Saltin, 143-151. New York: Plenum.

Hultman, E., K. Soderlund, J.A. Timmons, G. Cederblad, and P.L. Greenhaff. 1996. Muscle creatine loading in men. *J Appl Physiol* 81 (1): 232-237.

Hultman, E., P.L. Greenhaff, J.M. Ren, and K. Soderlund. 1991. Energy metabolism and fatigue during intense muscle contraction. *Biochem Soc Trans* 19 (2): 347-353.

Hunt, C., N.K. Chakaravorty, G. Annan, N. Habibzadeh, and C.J. Schorah. 1994. The clinical effects of vitamin C supplementation in elderly hospitalized with acute respiratory infections. *Int J Vit Nutr Res* 64:202-207.

Hunt, J.N., and I. Donald. 1954. The influence of volume on gastric emptying. *J Physiol* 126:459-474.

Inbar, O., N. Morris, Y. Epstein, and G. Gass. 2004. Comparison of thermoregulatory responses to exercise in dry heat among prepubertal boys, young adults and older males. *Exp Physiol* 89:691-700.

Inder, W.J., M.P. Swanney, R.A. Donald, T.C.R. Prickett, and J. Hellemans. 1998. The effect of glycerol and desmopressin on exercise performance and hydration in triathletes. *Med Sci Sports Exerc* 30:1263-1269.

Irwin, C., B. Desbrow, A. Ellis, B. O'Keeffe, G. Grant, and M. Leveritt. 2011. Caffeine withdrawal and high-intensity endurance cycling performance. *J Sports Sci* 29:509-515.

Issekutz, B., H.I. Miller, P. Paul, and K. Rodahl. 1964. Source of fat in exercising dogs. *Am J Physiol* 207 (3): 583-589.

Isselbacher, K.J. 1968. Mechanisms of absorption of long and medium chain triglycerides. In *Medium chain triglycerides,* edited by J.R. Senior, 21-37. Philadelphia: University of Pensylvania Press.

Ivy, J.L. 1998. Glycogen resynthesis after exercise: Effect of carbohydrate intake. *Int J Sports Med* 19:S142-S145.

Ivy, J.L., A.L. Katz, C.L. Cutler, W.M. Sherman, and E.F. Coyle. 1988. Muscle glycogen synthesis after exercise: Effect of time of carbohydrate ingestion. *J Appl Physiol* 64:1480-1485.

Ivy, J.L., and C.-H. Kuo. 1998. Regulation of GLUT4 protein and glycogen synthase during musle glycogen synthesis after exercise. *Acta Physiol Scand* 162:295-304.

Ivy, J.L., D.L. Costill, W.J. Fink, and R.W. Lower. 1979. Influence of caffeine and carbohydrate feedings on endurance performance. *Med Sci Sports* 11:6-11.

Ivy, J.L., M.C. Lee, J.T. Brozinick, and M.J. Reed. 1988. Muscle glycogen storage after different amounts of carbohydrate ingestion. *J Appl Physiol* 65:2018-2023.

Ivy, J.L., P.T. Res, R.C. Sprague, and M.O. Widzer. 2003. Effect of a carbohydrate-protein supplement on endurance performance during exercise of varying intensity. *Int J Sport Nutr Exerc Metab* 13 (3): 382-395.

Jackman, M., P. Wendling, D. Friars, and T.E. Graham. 1996. Metabolic catecholamine, and endurance responses to caffeine during intense exercise. *J Appl Physiol* 81 (4): 1658-1663.

Jackson, A.S., and M.L. Pollock. 1978. Generalized equations for predicting body density of men. *Br J Nutr* 40 (3): 497-504.

Jackson, M.J. 2000. Exercise and oxygen radical production by muscle. In *Handbook of oxidants and antioxidants in exercise,* edited by C.K. Sen, L. Packer, and O.P. Hanninnen Osmo, 297-321. Amsterdam: Elsevier.

Jagetia, G.C., and B.B. Aggarwal. 2007. "Spicing up" of the immune system by curcumin. *J Clin Immunol* 27 (1): 19-35.

Jakubowicz, D., N. Beer, and R. Rengifo. 1995. Effect of dehydroepiandrosterone on cyclic-guanosine monophosphate in men of advancing age. *Ann N Y Acad Sci* 774:312-315.

James, L.J., J. Moss, J Henry, C. Papadopoulou, and S.A. Mears. 2017. Hypohydration impairs endurance performance: A blinded study. *Physiol Rep* 5 (12). pii: e13315.

James, R.M., S. Ritchie, I. Rollo, and L.J. James. 2016. No dose response effect of carbohydrate mouth rinse on cycling timetrial performance. *Int J Sport Nutr Exerc Metab* 27:25-31.

Jansson, E., and L. Kaijser. 1982. Effect of diet on the utilization of blood-borne and intramuscular substrates during exercise in man. *Acta Physiol Scand* 115:19-30.

Jeffery, R.W., W.L. Hellerstedt, S.A. French, et al. 1995. A randomized trial of counseling for fat restriction versus calorie restriction in the treatment of obesity. *Int J Obes Relat Metab Disord* 19 (2): 132-137.

Jentjens, R.L., and A.E. Jeukendrup. 2002. Effect of acute and short-term administration of vanadyl sulphate on insulin sensitivity in healthy active humans. *Int J Sport Nutr Exerc Metab* 12 (4): 470-479.

Jentjens, R.L., and A.E. Jeukendrup. 2003. Effects of pre-exercise ingestion of trehalose, galactose and glucose on subsequent metabolism and cycling performance. *Eur J Appl Physiol* 88 (4-5): 459-465.

Jentjens, R.L., and A.E. Jeukendrup. 2005. High rates of exogenous carbohydrate oxidation from a mixture of glucose and fructose ingested during prolonged cycling exercise. *Br J Nutr* 93 (4): 485-492.

Jentjens, R.L., L. Moseley, R.H. Waring, L.K. Harding, and A.E. Jeukendrup. 2004. Oxidation of combined ingestion of glucose and fructose during exercise. *J Appl Physiol* 96 (4): 1277-1284.

Jentjens, R.L., C. Shaw, T. Birtles, R.H. Waring, L.K. Harding, and A.E. Jeukendrup. 2005. Oxidation of combined ingestion of glucose and sucrose during exercise. *Metabolism* 54 (5): 610-618.

Jentjens, R.L., K. Underwood, J. Achten, K. Currell, C.H. Mann, and A.E. Jeukendrup. 2006. Exogenous carbohydrate oxidation rates are elevated after combined ingestion of glucose and fructose during exercise in the heat. *J Appl Physiol* 100 (3): 807-816.

Jentjens, R.L., L.J. van Loon, C.H. Mann, A.J. Wagenmakers, and A.E. Jeukendrup. 2001. Addition of protein and amino acids to carbohydrates does not enhance postexercise muscle glycogen synthesis. *J Appl Physiol* 91 (2): 839-846.

Jentjens, R.L., M.C. Venables, and A.E. Jeukendrup. 2004. Oxidation of exogenous glucose, sucrose, and maltose during prolonged cycling exercise. *J Appl Physiol* 96 (4): 1285-1291.

Jeppesen, J. and B. Kiens. 2012. Regulation and limitations to fatty acid oxidation during exercise. *J Physiol* 590 (5): 1059-1068.

Jeukendrup, A.E. 2002. Regulation of skeletal muscle fat metabolism. *Ann N Y Acad Sci* 967:217-35.

Jeukendrup, A.E. 2004. Carbohydrate intake during exercise and performance. *Nutrition* 20 (7-8): 669-677.

Jeukendrup, A.E. 2008. Carbohydrate feeding during exercise. *Eur J Sport Sci* 8 (2): 77-86.

Jeukendrup, A.E. 2011. Nutrition for endurance sports: Marathon, triathlon, and road cycling. *J Sports Sci* 29 (Suppl 1): S91-S99.

Jeukendrup, A.E. 2013a. Oral carbohydrate rinse: Placebo or beneficial? *Curr Sports Med Rep* 12 (4): 222-227.

Jeukendrup, A. 2013b. The new carbohydrate intake recommendations. *Nestle Nutr Inst Workshop Ser* 75:63-71.

Jeukendrup, A.E. 2014. A step towards personalized sports nutrition: carbohydrate intake during exercise. *Sports Med.* 44 Suppl 1:S25-33.

Jeukendrup, A.E. 2017a. Periodized nutrition for athletes. *Sports Med* 47 (Suppl 1): 51-63.

Jeukendrup, A.E. 2017b. Training the gut for athletes. *Sports Med* 47 (Suppl 1): 101-110.

Jeukendrup, A.E., F. Brouns, A.J.M. Wagenmakers, and W.H.M. Saris. 1997. Carbohydrate-electrolyte feedings improve 1 h time trial cycling performance. *Int J Sports Med* 18 (2): 125-129.

Jeukendrup, A.E., N.P. Craig, and J.A. Hawley. 2000. The bioenergetics of world class cycling. *J Sci Med Sport* 3 (4): 414-433.

Jeukendrup, A.E., M.K.C. Hesselink, A.C. Snyder, H. Kuipers, and H.A. Keizer. 1992. Physiological changes in male competitive cyclists after two weeks of intensified training. *Int J Sports Med* 13:534-541.

Jeukendrup, A.E., and R.L. Jentjens. 2000. Oxidation of carbohydrate feedings during prolonged exercise: Current thoughts, guidelines and directions for future research. *Sports Med* 29 (6): 407-424.

Jeukendrup, A.E., and S.C. Killer. 2010. The myths surrounding pre-exercise carbohydrate feeding. *Ann Nutr Metab* 57 (Suppl 2): 18-25.

Jeukendrup, A.E., L. Moseley, G.I. Mainwaring, S. Samuels, S. Perry, and C.H. Mann. 2006. Exogenous carbohydrate oxidation during ultraendurance exercise. *J Appl Physiol* 100 (4): 1134-1141.

Jeukendrup, A.E., W.H.M. Saris, F. Brouns, and A.D.M. Kester. 1996. A new validated endurance performance test. *Med Sci Sport Exerc* 28 (2): 266-270.

Jeukendrup, A.E., W.H.M. Saris, P. Schrauwen, F. Brouns, and A.J.M. Wagenmakers. 1995. Metabolic availability of medium chain triglycerides co-ingested with carbohydrates during prolonged exercise. *J Appl Physiol* 79 (3): 756-762.

Jeukendrup, A.E., J.J.H.C. Thielen, A.J.M. Wagenmakers, F. Brouns, and W.H.M. Saris. 1998. Effect of MCT and carbohydrate ingestion on substrate utilization and cycling performance. *Am J Clin Nutr* 67:397-404.

Jeukendrup, A.E., K. Vet-Joop, A. Sturk, J.H. Stegen, J. Senden, W.H. Saris, and A.J. Wagenmakers. 2000. Relationship between gastro-intestinal complaints and endotoxaemia, cytokine release and the acute-phase reaction during and after a long-distance triathlon in highly trained men. *Clin Sci (Colch)* 98 (1): 47-55.

Jeukendrup, A.E., A.J. Wagenmakers, J.H. Stegen, A.P. Gijsen, F. Brouns, and W.H. Saris. 1999. Carbohydrate ingestion can completely suppress endogenous glucose production during exercise. *Am J Physiol* 276 (4 Pt 1): E672-E683.

Jeukendrup, A.E., A.J.M. Wagenmakers, L.M.L.A. Van Etten, R.L.P. Jentjens, G.J. Oomen, J.H.C.H. Stegen, P.F. Schoffelen, and W.H.M. Saris. 2000. Negative fat balance in weight stable physically active humans on a low-fat diet. *J Physiol* 523:223P.

Jeukendrup, A.E., and G.A. Wallis. 2005. Measurement of substrate oxidation during exercise by means of gas exchange measurements. *Int J Sports Med* 26 (Suppl 1): S28-S37.

Ji, L.L. 2007. Antioxidant signaling in skeletal muscle: A brief review. *Experimental Gerontology* 42 (7): 582-593.

Johannes, C.B., R.K. Stellato, H.A. Feldman, C. Longcope, and J.B. McKinlay. 1999. Relation of dehydroepiandrosterone and dehydroepiandrosterone sulfate with cardiovascular disease risk factors in women: Longitudinal results from the Massachusetts Women's Health Study. *J Clin Epidemiol* 52 (2): 95-103.

Johansson, L., K. Solvoll, G.E. Bjorneboe, and C.A. Drevon. 1998. Under- and overreporting of energy intake related to weight status and lifestyle in a nationwide sample. *Am J Clin Nutr* 68 (2): 266-274.

Johnstone, A.M. 2007. Fasting – The ultimate diet? *Obesity Rev* 8:211-222.

Jones, A.W., S.J. Cameron, R. Thatcher, M.S. Beecroft, L.A. Mur, and G. Davison. 2014. Effects of bovine colostrum supplementation on upper respiratory illness in active males. *Brain Behav Immun* 39:194-203.

Jones, G. 2008. Caffeine and other sympathomimetic stimulants: Modes of action and effects on sports performance. *Essays Biochem* 44:109-123.

Jongkees, B.J., B. Hommel, S. Kühn, and L.S. Colzato. 2015. Effect of tyrosine supplementation on clinical and healthy populations under stress or cognitive demands—A review. *J Psychiatr Res* 70:50-57.

Jordy, A.B. and B. Kiens. 2014. Regulation of exercise-induced lipid metabolism in skeletal muscle. *Exp Physiol* 99 (12): 1586-1592.

Jouris, K. B., J. L. McDaniel, and E. P. Weiss. 2011. The effect of omega-3 fatty acid supplementation on the inflammatory response to eccentric strength exercise. *J Sports Sci Med* 10:432-438.

Jówko, E., B. Długołecka, B. Makaruk, and I. Cieśliński. 2015. The effect of green tea extract supplementation on exercise-induced oxidative stress parameters in male sprinters. *Eur J Nutr* 54 (5): 783-791.

Jówko, E., P. Ostaszewski, M. Jank, J. Sacharuk, A. Zieniewicz, J. Wilczak, and S. Nissen. 2001. Creatine and beta-hydroxy-beta-methylbutyrate (HMB) additively increase lean body mass and muscle strength during a weight-training program. *Nutrition* 17 (7-8): 558-566.

Jozsi, A.C., T.A. Trappe, R.D. Starling, B. Goodpaster, S.W. Trappe, W.J. Fink, D.L. Costill. 1996. The influence of starch structure on glycogen resynthesis and subsequent cycling performance. *Int J Sports Med* 17 (5): 373-378.

Judelson, D.A., C.M. Maresh, J.M. Anderson, et al. 2007. Hydration and muscular performance: Does fluid balance affect strength, power and high-intensity endurance? *Sports Medicine* 37 (10): 907-921.

Kagan, A., B.R. Harris, W. Winkelstein, Jr., K.G. Johnson, H. Kato, S.L. Syme, G.G. Rhoads, M.L. Gay, M.Z. Nichaman, H.B. Hamilton, and J. Tillotson. 1974. Epidemiologic studies of coronary heart disease and stroke in Japanese men living in Japan, Hawaii and California: Demographic, physical, dietary and biochemical characteristics. *J Chronic Dis* 27 (7-8): 345-364.

Kaiser, K.A., J.M. Shikany, K.D. Keating, and D.B. Allison. 2013. Will reducing sugar-sweetened beverage consumption reduce obesity? Evidence supporting conjecture is strong, but evidence when testing effect is weak. *Obes Rev* 14:620-633.

Kamada, T., S. Tokuda, S.-I. Aozaki, and S. Otsuji. 1993. Higher levels of erethrocyte membrane fluidity in sprinters and long-distance runners. *J Appl Physiol* 74 (1): 354-358.

Kaminski, M., and R. Boal. 1992. An effect of ascorbic acid on delayed-onset muscle soreness. *Pain* 50:317-321.

Kandelman, D. 1997. Sugar, alternative sweeteners and meal frequency in relation to caries prevention: New perspectives. *Br J Nutr* 77 (Suppl 1): S121-S128.

Kantamala, D., M. Vongsakul, and J. Satayavivad. 1990. The in vivo and in vitro effects of caffeine on rat immune cell activities: B, T and NK cells. *Asian Pac J Allergy Immunol* 8:77-82

Karlsson, J., and B. Saltin. 1970. Lactate, ATP, and CP in working muscles during exhaustive exercise in man. *J Appl Physiol* 29 (5): 596-602.

Kasperek, G.J., and R.D. Snider. 1989. Total and myofibrillar protein degradation in isolated soleus muscles after exercise. *Am J Physiol* 257 (1 Pt 1): E1-E5.

Kato, H., K. Suzuki, M. Bannai, and D.R. Moore. 2016. Protein requirements are elevated in endurance athletes after exercise as determined by the indicator amino acid oxidation method. *PLoS One* 11(6):e0157406.

Kazis, K., and E. Iglesias. 2003. The female athlete triad. *Adolesc Med* 14:87-95.

Keeffe, E.B., D.K. Lowe, J.R. Goss, and R. Wayne. 1984. Gastrointestinal symptoms of marathon runners. *West J Med* 141:481-484.

Keesey, R.E., and M.D. Hirvonen. 1997. Body weight set-points: Determination and adjustment. *J Nutr* 127 (9): 1875S-1883S.

Keizer, H., H. Kuipers, and G. van Kranenburg. 1987. Influence of liquid and solid meals on muscle glycogen resynthesis, plasma fuel hormone response, and maximal physical working capacity. *Int J Sports Med* 8:99-104.

Keizer, H., H. Kuipers, G. van Kranenburg, and P. Geurten. 1987. Influence of liquid and solid meals on glycogen resynthesis, plasma fuel hormone response, and maximal physical working capacity. *Int J Sports Med* 8 (2): 99-104.

Kekkonen, R.A., T.J. Vasankari, T. Vuorimaa, et al. 2007. The effects of probiotics on respiratory infections and gastrointestinal symptoms during training in marathon runners. *Int J Sport Nutr Exerc Metabol* 17:352-363.

Kelly, J.M., B.A. Gorney, and K.K. Kalm. 1978. The effects of a collegiate wrestling season on body composition, cardiovascular fitness and muscular strength and endurance. *Med Sci Sports* 10 (2): 119-124.

Keys, A., A. Menotti, M.J. Karvonen, C. Aravanis, H. Blackburn, R. Buzina, B.S. DjordjevicS, A.S. Dontas, F. Fidanza, and M.H. Keys. 1986. The diet and 15-year death rate in the seven countries study. *Am J Epidemiol* 124 (6): 903-915.

Khatta, M., B.S. Alexander, C.M. Krichten, M.L. Fisher, R. Freudenberger, S.W. Robinson, and S.S. Gottlieb. 2000. The effect of coenzyme Q10 in patients with congestive heart failure. *Ann Intern Med* 132 (8): 636-640.

Killer, S.C., I.S. Svendsen, A.E. Jeukendrup, and M. Gleeson. 2015. Evidence of disturbed sleep and mood state in welltrained athletes during short-term intensified training with and without a high carbohydrate nutritional intervention. *J Sports Sci* (September 25): 1-9.

Kim, Y.S., T.J. Sayers, N.H. Colburn, J.A. Milner, and H.A. Young. 2015. Impact of dietary components on NK and Treg cell function for cancer prevention. *Mol Carcinog* 54:669-678.

King, N.A., V.J. Burley, and J.E. Blundell. 1994. Exercise-induced suppression of appetite: Effects on food intake and implications for energy balance. *Eur J Clin Nutr* 48 (10): 715-724.

King, D.S., R.L. Sharp, M.D. Vukovich, G.A. Brown, T.A. Reifenrath, N.L. Uhl, and K.A. Parsons. 1999. Effect of oral androstenedione on serum testosterone and adaptations to resistance training in young men: A randomized controlled trial. *JAMA* 281 (21): 2020-2028.

Kit, B.K., T.H. Fakhouri, S. Park, S.J. Nielsen, and C.L. Ogden. 2013. Trends in sugar-sweetened beverage consumption among youth and adults in the United States: 1999-2010. *Am J Clin Nutr* 98 (1): 180-188.

Klein, S., E.F. Coyle, and R.R. Wolfe. 1994. Fat metabolism during low-intensity exercise in endurance trained and untrained men. *Am J Physiol* 267:E934-E940.

Klein, S., J.-M. Weber, E.F. Coyle, and R.R. Wolfe. 1996. Effect of endurance training on glycerol kinetics during strenuous exercise in humans. *Metabolism* 45 (3): 357-361.

Knapik, J., C. Meredith, B. Jones, R. Fielding, V. Young, and W. Evans. 1991. Leucine metabolism during fasting and exercise. *J Appl Physiol* 70 (1): 43-47.

Knapik, J.J., C.N. Meredith, B.H. Jones, L. Suek, V.R. Young, and W.J. Evans. 1988. Influence of fasting on carbohydrate and fat metabolism during rest and exercise in men. *J Appl Physiol* 64 (5): 1923-1929.

Knapik, J.J., R.A Steelman, S.S. Hoedebecke, K.G. Austin, E.K. Farina, and H.R. Lieberman. 2016. Prevalence of dietary supplement use by athletes: Systematic review and meta-analysis. *Sports Med* 46 (1): 103-123.

Knopf, R.F., J.W. Conn, J.C. Floyd, Jr., S.S. Fajans, J.A. Rull, E.M. Guntsche, and C.A. Thiffault. 1966. The normal endocrine response to ingestion of protein and infusions of amino acids: Sequential secretion of insulin and growth hormone. *Trans Assoc Am Physicians* 79:312-321.

Koenigsberg, P.S., K.K. Martin, H.R. Hlava, and M.L. Riedesel. 1995. Sustained hyperhydration with glycerol ingestion. *Life Sci* 57 (7): 645-653.

Kohrt, W.M. 1995. Body composition by DXA: Tried and true? *Med Sci Sports Exerc* 27 (10): 1349-1353.

Kongsbak M., T.B. Levring, C. Geisler, and M.R. von Essen. 2013. The vitamin d receptor and T cell function. *Front Immunol* 4:148.

Konig, D., A. Berg, C. Weinstock, J. Keul, and H. Northoff. 1997. Essential fatty acids, immune function and exercise. *Exerc Immunol Rev* 3:1-31.

Koopman, R., M. Beelen, T. Stellingwerff, B. Pennings, W.H.M. Saris, A.K. Kies, H. Kuipers, and L.J. van Loon. 2007. Coingestion of carbohydrate with protein does not further augment postexercise muscle protein synthesis. *Am J Physiol Endocrinol Metab* 293:E833-E842.

Koopman, R., D.L. Pannemans, A.E. Jeukendrup, A. Gijsen, J.M.G. Senden, D. Halliday, W.H.M. Saris, L.J.C. van Loon, and A.J.M. Wagenmakers. 2004. Combined ingestion of protein and carbohydrate improves protein balance during ultra-endurance exercise. *Am J Physiol Endocrinol Metab* 287 (4): E712-E720.

Koopman, R., A.J.M. Wagenmakers, R.J.F. Manders, A.H.G. Zorenc, J.M.G. Senden, M. Gorselink, H.A. Keizer, and L.J.C. van Loon. 2005. Combined ingestion of protein and free leucine with carbohydrate increases postexercise muscle protein synthesis in vivo in male subjects. *Am J Physiol Endocrinol Metab* 288 (4): E645-653.

Kopp-Hoolihan, L. 2001. Prophylactic and therapeutic uses of probiotics: A review. *J Am Diet Assoc* 101:229-238.

Koubi, H.E., D. Desplanches, C. Gabrielle, J.M. Cottet-Emard, B. Sempore, and R.J. Favier. 1991. Exercise endurance and fuel utilization: A reevaluation of the effects of fasting. *J Appl Physiol* 70 (3): 1337-1343.

Koulmann, N., C. Jimenez, D. Regal, et al. 2000. Use of bioelectrical impedance analysis to estimate body fluid compartments after acute variations of the body hydration level. *Med Sci Sports Exerc* 32 (4): 857-864.

Kovacs, E.M.R., J.H.C.H. Stegen, and F. Brouns. 1998. Effect of caffeinated drinks on substrate metabolism, caffeine excretion, and performance. *J Appl Physiol* 85:709-715.

Kraemer, W.J., J.F. Patton, S.E. Gordon, et al. 1995. Compatibility of high-intensity strength and endurance training on hormonal and skeletal muscle adaptations. *J Appl Physiol* 78 (3): 976-989.

Krahenbuhl, G.S., and T.J. Williams. 1992. Running economy: Changes with age during childhood and adolescence. *Med Sci Sports Exerc* 24:462-466.

Krajcovicova-Kudlackova M, Buckova K, Klimes I, and E. Seboková. 2003. Iodine deficiency in vegetarians and vegans. *Ann Nutr Metab* 47 (5): 183-185.

Kreider, R.B., M. Ferreira, M. Wilson, P. Grindstaff, S. Plisk, J. Reinardy, E. Cantler, and A.L. Almada. 1998. Effects of creatine supplementation on body composition, strength, and sprint performance. *Med Sci Sports Exerc* 30 (1): 73-82.

Kreider, R.B., G.W. Miller, D. Schenck, C.W. Cortes, V. Miriel, C.T. Somma, P. Rowland, C. Turner, and D. Hill. 1992. Effects of phosphate loading on metabolic and myocardial responses to maximal and endurance exercise. *Int J Sport Nutr* 2 (1): 20-47.

Kreider, R.B., G.W. Miller, M.H. Williams, C.T. Somma, and T.A. Nasser. 1990. Effects of phosphate loading on oxygen uptake, ventilatory anaerobic threshold, and run performance. *Med Sci Sports Exerc* 22 (2): 250-256.

Krentz, E.M., and P. Warschburger. 2011. Sports-related correlates of disordered eating in athletic sports. *Psych Sport Exerc* 12:375-382.

Krogh, A., and J. Lindhard. 1920. The relative value of fat and carbohydrate as sources of muscular energy. *Biochem J* 14:290-363.

Kron, L., J.L. Katz, G. Gorzynski, and H. Weiner. 1978. Hyperactivity in anorexia nervosa: A fundamental clinical feature. *Comp Psych* 19:433-440.

Kuipers, H., W.H.M. Saris, F. Brouns, H.A. Keizer, and C. ten Bosch. 1989. Glycogen synthesis during exercise and rest with carbohydrate feeding in males and females. *Int J Sports Med* 10 (Suppl 1): S63-S67.

Kumanyika, S.K., and J.A. Cutler. 1997. Dietary sodium reduction: Is there cause for concern? *J Am Coll Nutr* 16 (3): 192-203.

Laaksi, I. 2012. Vitamin D and respiratory infection in adults. *Proc Nutr Soc* 71:90-97.

Laaksi, I., J.P. Ruohola, V. Mattila, A. Auvinen, T. Ylikomi, and H. Pihlajamaki. 2010. Vitamin D supplementation for the prevention of acute respiratory tract infection: A randomized, double-blinded trial among young Finnish men. *J Infect Dis* 202:809-814.

Lambert, C.P., D. Ball, J.B. Leiper, and R.J. Maughan. 1999. The use of a deuterium tracer technique to follow the fate of fluids ingested by human subjects: Effects of drink volume and tracer concentration and content. *Exp Physiol* 84 (2): 391-399.

Lambert, M.I., J.A. Hefer, R.P. Millar, and P.W. Macfarlane. 1993. Failure of commercial oral amino acid supplements to increase serum growth hormone concentrations in male body-builders. *Int J Sport Nutr* 3 (3): 298-305.

Lamont, L.S., A.J. McCullough, and S.C. Kalhan. 1999. Comparison of leucine kinetics in endurance-trained and sedentary humans. *J Appl Physiol* 86 (1): 320-325.

Lamprecht, M., ed. 2015. *Antioxidants in sport nutrition*. Boca Raton, FL: CRC Press/Taylor & Francis.

Lancaster, G.I., Q. Khan, P.T. Drysdale, et al. 2005. Effect of prolonged exercise and carbohydrate ingestion on type 1 and type 2 lymphocyte distribution and intracellular cytokine production in humans. *J Appl Physiol* 98:565-571.

Lancha Jr, A.H., S. Painelli Vde, B. Saunders, and G.G. Artioli. 2015. Nutritional strategies to modulate intracellular and extracellular buffering capacity during high-intensity exercise. *Sports Med* 45 (Suppl 1): S71-S81.

Lane, S.C., S.R. Bird, L.M. Burke, and J.A. Hawley. 2013. Effect of a carbohydrate mouth rinse on simulated cycling timetrial performance commenced in a fed or fasted state. *Appl Physiol Nutr Metab* 38:134-9.

Lane, S.C., J.A. Hawley, B. Desbrow, A.M. Jones, J.R. Blackwell, M.L. Ross, A.J. Zemski, and L.M. Burke. 2014. Single and combined effects of beetroot juice and caffeine supplementation on cycling time trial performance. *Appl Physiol Nutr Metab* 39 (9): 1050-1057.

Lang, F., G.L. Busch, M. Ritter, H. Volkl, S. Waldegger, E. Gulbins, and D. Haussinger. 1998. Functional significance of cell volume regulatory mechanisms. *Physiol Rev* 78 (1): 247-306.

Lanou, A.J., and N.D. Barnard. 2008. Dairy and weight loss hypothesis: An evaluation of the clinical trials. *Nutr Rev* 66 (5): 272-279.

Lansley, K.E., P.G. Winyard, S.J. Bailey, A. Vanhatalo, D.P. Wilkerson, J.R. Blackwell, N. Gilchrist, N. Benjamin, and A.M. Jones 2011. Acute dietary nitrate supplementation improves cycling time trial performance. *Med Sci Sports Exerc* 43 (6): 1125-1131.

Lansley, K.E., Winyard, P.G., Fulford, J., Vanhatalo, A., Bailey, S.J., Blackwell, J.R., DiMenna, F.J., Gilchrist, M., Benjamin, N., and Jones, A.M. 2011. Dietary nitrate supplementation reduces the O_2 cost of walking and running: A placebocontrolled study. *J Appl Physiol* 110 (3): 591-600.

Larsen, F.J., Schiffer, T.A., Borniquel, S., Sahlin, K., Ekblom, B., Lundberg, J.O., and Weitzberg, E. 2011. Dietary inorganic nitrate improves mitochondrial efficiency in humans. *Cell Metab* 13 (2): 149-159.

Larsen, F.J., Weitzberg, E., Lundberg, J.O., and Ekblom, B. 2007. Effects of dietary nitrate on oxygen cost during exercise. *Acta Physiol (Oxf)* 191 (1): 59-66.

Latzka, W.A., M.N. Sawka, S.J. Montain, G.S. Skrinar, R.A. Fielding, R.P. Matott, and K.B. Pandolf. 1997. Hyperhydration: Thermoregulatory effects during compensable exercise-heat stress. *J Appl Physiol* 83 (3): 860-866.

Latzka, W.A., M.N. Sawka, S.J. Montain, G.S. Skrinar, R.A. Fielding, R.P. Matott, and K.B. Pandolf. 1998. Hyperhydration: Tolerance and cardiovascular effects during uncompensable exercise-heat stress. *J Appl Physiol* 84:1858-1864.

Layman, D., and D. Walker. 2006. Potential importance of leucine in treatment of obesity and the metabolic syndrome. *J Nutr* 136 (1 Suppl): 319S-323S.

Lebenstedt, M., P. Platte, and K.M. Pirke. 1999. Reduced resting metabolic rate in athletes with menstrual disorders. *Med Sci Sports Exerc* 31 (9): 1250-1256.

Ledikwe, J.H., H.M. Blanck, L. Kettel Khan, M.K. Serdula, J.D. Seymour, B.C. Tohill, and B.J. Rolls. 2006. Dietary energy density is associated with energy intake and weight status in US adults. *American Journal of Clinical Nutrition* 83 (6): 1362-1368.

Leenders, N.M., D.R. Lamb, and T.E. Nelson. 1999. Creatine supplementation and swimming performance. *Int J Sport Nutr* 9 (3): 251-262.

Lee-Young, R.S., M.J. Palmer, K.C. Linden, K. LePlastrier, B.J. Canny, M. Hargreaves, G.D. Wadley, B.E. Kemp, and G.K. McConell. 2006. Carbohydrate ingestion does not alter skeletal muscle AMPK signaling during exercise in humans. *Am J Physiol Endocrinol Metab* 291:E566-E573.

Leibel, R.L., M. Rosenbaum, and J. Hirsch. 1995. Changes in energy expenditure resulting from altered body weight. *N Engl J Med* 332 (10): 621-628.

Leiper, J.B., N.P. Broad, and R.J. Maughan. 2001. Effect of intermittent high-intensity exercise on gastric emptying in man. *Med Sci Sports Exerc* 33 (8): 1270-1278.

Leiper, J.B., A.S. Prentice, C. Wrightson, and R.J. Maughan. 2001. Gastric emptying of a carbohydrate-electrolyte drink during a soccer match. *Med Sci Sports Exerc* 33 (11): 1932-1938.

Lemos, T., and D. Gallagher. 2017. Current body composition measurement techniques. *Curr Opin Endocrinol Diabetes Obes* 24 (5): 310-314.

Lepers, R., B. Knechtle, and P.J. Stapley. 2013. Trends in triathlon performance: Effects of sex and age. *Sports Med* 43:851-863.

Levine, S.A., B. Gordon, and C.L. Derick. 1924. Some changes in chemical constituents of blood following a marathon race. *JAMA* 82:1778-1779.

Lichtenstein, A.H. 2014. Dietary trans fatty acids and cardiovascular disease risk: Past and present. *Curr Atheroscler Rep* 16 (8): 433.

Lichtenstein, A.H., L.M. Ausman, S.M. Jalbert, and E.J. Schaefer. 1999. Effects of different forms of dietary hydrogenated fats on serum lipoprotein cholesterol levels. *N Engl J Med* 340 (25): 1933-1940.

Lieberman, H.R. 2003. Nutrition, brain function and cognitive performance. *Appetite* 40 (3): 245-254.

Lin, J., K.M. Rexrode, F. Hu, C.M. Albert, C.U. Chae, E.B. Rimm, M.J. Stampfer, and J.E. Manson. 2007. Dietary intakes of flavonols and flavones and coronary heart disease in US women. *Am J Epidemiol* 165 (11): 1305-1313.

Linde, K., B. Barrett, K. Wolkart, R. Bauer, and D. Melcahrt. 2006. Echinacea for preventing and treating the common cold. *Cochrane Database Syst Rev* (February 20): CD000530.

Linderman, J.K., and K.L. Gosselink. 1994. The effects of sodium bicarbonate ingestion on exercise performance. *Sports Med* 18 (2): 75-80.

Liu, X.M., Y.J. Liu, Y. Huang, H.J. Yu, S. Yuan, B.W. Tang, P.G. Wang, and Q.Q. He. 2017. Dietary total flavonoids intake and risk of mortality from all causes and cardiovascular disease in the general population: A systematic review and meta-analysis of cohort studies. *Mol Nutr Food Res* (January 5). http://doi.org/10.1002/mnfr.201601003.

Lohman, T.G., and S.B. Going. 1993. Multicomponent models in body composition research: Opportunities and pitfalls. *Basic Life Sci* 60:53-58.

Loucks, A. 2006. The evolution of the female athlete triad. In *Clinical sports nutrition,* 3rd ed., edited by L. Burke and V. Deakin, 227-235. New York: McGraw-Hill.

Loucks, A.B. 2004. Energy balance and body composition in sports and exercise. *J Sports Sci* 22 (1): 1-14.

Loucks, A.B., B. Kiens, and H.H. Wright. 2011. Energy availability in athletes. *J Sports Sci* 29 (Suppl 1): S7-S15.

Loucks, A.B., and J.R. Thuma. 2003. Luteinizing hormone pulsatility is disrupted at a threshold of energy availability in regularly menstruating women. *J Clin Endocr Metab* 88:297-311.

Loy, S.F., R.K. Conlee, W.W. Winder, A.G. Nelson, D.A. Arnall, and A.G. Fisher. 1986. Effect of 24-hour fast on cycling endurance time at two different intensities. *J Appl Physiol* 61 (2): 654-659.

Lukaski, H.C., W.W. Bolonchuk, W.A. Siders, and D.B. Milne. 1996. Chromium supplementation and resistance training: Effects on body composition, strength, and trace element status of men. *Am J Clin Nutr* 63 (6): 954-965.

Lyons, T.P., M.L. Riedesel, L.E. Meuli, and T.W. Chick. 1990. Effects of glycerol-induced hyperhydration prior to exercise in the heat on sweating and core temperature. *Med Sci Sports Exerc* 22 (4): 477-483.

Mackinnon, L.T. 1999. *Advances in exercise and immunology.* Champaign, IL: Human Kinetics.

Macknin, M.L. 1999. Zinc lozenges for the common cold. *Cleveland Clin J Med* 66:27-32.

MacLaren, D., and Morton, J. 2011. *Biochemistry for sport and exercise metabolism.* London: Wiley.

MacLean, D.A., T.E. Graham, and B. Saltin. 1994. Branched-chain amino acids augment ammonia metabolism while attenuating protein breakdown during exercise. *Am J Physiol* 267 (6 Pt 1): E1010-E1022.

Macnaughton, L.S., S.L. Wardle, O.C. Witard, C. McGlory, D.L Hamilton, S. Jeromson, C.E. Lawrence, G.A. Wallis, and K.D. Tipton. 2016. The response of muscle protein synthesis following whole-body resistance exercise is greater following 40 g than 20 g of ingested whey protein. *Physiol Rep* 4 (15): e12893.

MacRae, H., and K.M. Mefferd. 2006. Dietary antioxidant supplementation combined with quercetin improves cycling time trial performance. *Int J Sport Nutr Exerc Metab* 16 (4): 405-419.

Madsen, K., D.A. MacLean, B. Kiens, and D. Christensen. 1996. Effects of glucose, glucose plus branched-chain amino acids, or placebo on bike performance over 100 km. *J Appl Physiol* 81 (6): 2644-2650.

Malik, V.S., A. Pan, W.C. Willett, and F.B. Hu. 2013. Sugar-sweetened beverages and weight gain in children and adults: A systematic review and meta-analysis. *Am J Clin Nutr* 98:1084-1102.

Malik, V.S., M.B. Schulze, and F.B. Hu. 2006. Intake of sugar-sweetened beverages and weight gain: A systematic review. *Am J Clin Nutr* 84:274-288.

Maliszewski, A.F., and P.S. Freedson. 1996. Is running economy different between children and adults? *Ped Exerc Sci* 8:351-360.

Malm, C., M. Svensson, B. Ekblom, and B. Sjodin. 1997. Effects of ubiquinone-10 supplementation and high intensity training on physical performance in humans. *Acta Physiol Scand* 161 (3): 379-384.

Mannix, E.T., J.M. Stager, A. Harris, and M.O. Farber. 1990. Oxygen delivery and cardiac output during exercise following oral phosphate-glucose. *Med Sci Sports Exerc* 22 (3): 341-347.

Manore, M.M. 2000. Effect of physical activity on thiamine, riboflavin, and vitamin B-6 requirements. *Am J Clin Nutr* 72:598S-606S.

Manore, M.M. 2002. Dietary recommendations and athletic menstrual dysfunction. *Sports Med* 32:887-901.

Marchbank, T., G. Davison, J.R. Oakes, M.A. Ghatei, M. Patterson, M.P. Moyer, and R.J. Playford. 2011. The neutraceutical bovine colostrum truncates the increase in gut permeability caused by heavy exercise in athletes. *Am J Gastrointest Liver Physiol* 300:G477-G484.

Marmy-Conus, N., S. Fabris, J. Proietto, and M. Hargreaves. 1996. Pre-exercise glucose ingestion and glucose kinetics during exercise. *J Appl Physiol* 81 (2): 853-857.

Marshall, I. 2000. Zinc for the common cold. *Cochrane Database Syst Rev 2*:CD001364.

Martin, B., S. Robinson, and D. Robertshaw. 1978. Influence of diet on leg uptake of glucose during heavy exercise. *Am J Clin Nutr* 31:62-67.

Martin, C.K., L.K. Heilbronn, L. de Jonge, J.P. DeLany, J. Volaufova, S.D. Anton, L.M. Redman, S.R. Smith, and E. Ravussin. 2007. Effect of calorie restriction on resting metabolic rate and spontaneous physical activity. *Obesity (Silver Spring)* 15 (12): 2964-2973.

Martinsen, M., S. Bratland-Sanda, A.K. Eriksson, et al. 2010. Dieting to win or to be thin? A study of dieting and disordered eating among adolescent elite athletes and nonathlete controls. *Br J Sports Med* 44 (1): 70-76.

Matsakas, A., and Patel, K. 2009. Intracellular signalling pathways regulating the adaptation of skeletal muscle to exercise and nutritional changes. *Histol Histopathol* 24:209-222.

Matson, L.G., and Z. Vu Tran. 1993. Effects of sodium bicarbonate ingestion on anaerobic performance: A meta-analytic review. *Int J Sport Nutrition* 3:2-28.

Matsuzaki, T. 1998. Immunomodulation by treatment with Lactobacillus casei strain Shirota. *Int J Food Microbiol* 41 (2): 133-140.

Matthews, C.E., I.S. Ockene, P.S. Freedson, M.C. Rosal, P.A. Merriam, and J.R. Hebert. 2002. Moderate to vigorous physical activity and the risk of upper-respiratory tract infection. *Med Sci Sports Exerc* 34:1242-1248.

Matthews, D.E. 1999. Proteins and amino acids. In *Modern nutrition in health and disease,* edited by M.E. Shils, J.A. Olson, M. Shike, and A.C. Ross, 11-30. Baltimore: Williams & Wilkins.

Maughan, R.J. 1985. Thermoregulation and fluid balance in marathon competition at low ambient temperature. *Int J Sports Med* 6:15-19.

Maughan, R.J. 1991. Fluid and electrolyte loss and replacement in exercise. *J Sports Sci* 9:117-142.

Maughan, R.J., L.M. Burke, J. Dvorak, D.E. Larson-Meyer, P. Peeling, S.M. Phillips, E.S. Rawson, N.P. Walsh, I. Garthe, H. Geyer, R. Meeusen, L.J.C. van Loon, S.M. Shirreffs, L.L. Spriet, M. Stuart, A. Vernec, K. Currell, V.M. Ali, R.G. Budgett, A. Ljungqvist, M. Mountjoy, Y.P. Pitsiladis, T. Soligard, U. Erdener, and L. Engebretsen. 2018. IOC consensus statement: Dietary supplements and the high-performance athlete. *Br J Sports Med* 52 (7): 439-455.

Maughan, R.J., A.E. Donnelly, M. Gleeson, P.H. Whiting, K.A. Walker, and P.J. Clough. 1989. Delayed-onset muscle damage and lipid peroxidation in man after a downhill run. *Muscle Nerve* 12:332-336.

Maughan, R.J., C.E. Fenn, M. Gleeson, and J.B. Leiper. 1987. Metabolic and circulatory responses to the ingestion of glucose polymer and glucose/electrolyte solutions during exercise in man. *Eur J Appl Physiol* 56:356-362.

Maughan, R.J., and M. Gleeson. 1988. Influence of a 36 h fast followed by refeeding with glucose, glycerol or placebo on metabolism and performance during prolonged exercise in man. *Eur J Appl Physiol* 57 (5): 570-576.

Maughan, R.J., and M. Gleeson. 2004. *The biochemical basis of sports performance.* Oxford: Oxford University Press.

Maughan, R.J., and M. Gleeson. 2010. *The biochemical basis of sports performance.* 2nd ed. Oxford: Oxford University Press.

Maughan, R.J., M. Gleeson, P.L. Greenhaff. 1997. *Biochemistry of exercise and training.* Oxford: Oxford University Press.

Maughan, R.J., P.L. Greenhaff, J.B. Leiper, D. Ball, C.P. Lambert, and M. Gleeson. 1997. Diet composition and the performance of high-intensity exercise. *J Sports Sci* 15 (3): 265-275.

Maughan, R.J., J.B. Leiper, and S.M. Shirreffs. 1996. Restoration of fluid balance after exercise-induced dehydration: Effects of food and fluid intake. *Eur J Appl Physiol* 73:317-325.

Maughan, R.J., and R. Murray, eds. 2000. *Sports drinks: Basic science and practical aspects.* Boca Raton, FL: CRC Press.

Maughan, R.J., and D.J. Sadler. 1983. The effects of oral administration of salts of aspartic acid on the metabolic response to prolonged exhausting exercise in man. *Int J Sports Med* 4 (2): 119-123.

Maughan, R.J., and S.M. Shirreffs. 2011. IOC consensus conference on nutrition in sport, 25-27 October 2010, International Olympic Committee, Lausanne, Switzerland. *J Sports Sci* 29 (Suppl 1): S1.

Maughan, R.J., C. Williams, D.M. Campbell, and D. Hepburn. 1978. Fat and carbohydrate metabolism during low intensity exercise: Effects of the availability of muscle glycogen. *Eur J Appl Physiol* 39:7-16.

McCarty, M.F. 1996. Chromium (III) picolinate (letter). *FASEB J* 10 (2): 365-369.

McDowall, J.A. 2007. Supplement use by young athletes. *J Sports Sci Med* 6:337-342.

McElroy, B.H., and S.P. Miller. 2002. Effectiveness of zinc gluconate glycine lozenges (Cold-Eeze) against the common cold in school-aged subjects: A retrospective chart review. *Am J Ther* 9:472-475.

McFarlin, B.K., K.C. Carpenter, T. Davidson, and M.A. McFarlin. 2013. Baker's yeast beta glucan supplementation increases salivary IgA and decreases cold/flu symptomatic days after intense exercise. *J Diet Suppl* 10(3): 171-183.

McGee, S.L., K.F. Howlett, R.L. Starkie, D. Cameron-Smith, B.E. Kemp, and M. Hargreaves. 2003. Exercise increases nuclear AMPK alpha2 in human skeletal muscle. *Diabetes* 52:926-928.

McLay, R.T., C.D. Thomson, S.M. Williams, and N.J. Rehrer. 2007. Carbohydrate loading and female endurance athletes: Effect of menstrual-cycle phase. *Int J Sport Nutr Exerc Metab* 17 (2): 189-205.

McLellan, T.M., and D.G. Bell. 2004. The impact of prior coffee consumption on the subsequent ergogenic effect of anhydrous caffeine. *Int J Sport Nutr Exerc Metab* 14 (6): 698-708.

McLellan, T.M., S.M. Pasakios, and H.R. Lieberman. 2014. Effects of protein in combination with carbohydrate supplements on acute or repeat endurance exercise performance: A systematic review. *Sports Med* 44 (4): 535-550.

McMurray, R.G., V. Ben-Ezra, W.A. Forsythe, et al. 1985. Responses of endurance-trained subjects to caloric deficits induced by diet or exercise. *Med Sci Sports Exerc* 17 (5): 574-579.

McNaughton, L.R. 1990. Sodium citrate and anaerobic performance: Implications of dosage. *Eur J Appl Physiol* 61 (5-6): 392-397.

McNaughton, L., and R. Cedaro. 1992. Sodium citrate ingestion and its effects on maximal anaerobic exercise of different durations. *Eur J Appl Physiol* 64 (1): 36-41.

McNaughton, L., B. Dalton, and G. Palmer. 1999. Sodium bicarbonate can be used as an ergogenic aid in high-intensity, competitive cycle ergometry of 1 h duration. *Eur J Appl Physiol* 80 (1): 64-69.

McNaughton, L., B. Dalton, and J. Tarr. 1999. Inosine supplementation has no effect on aerobic or anaerobic cycling performance. *Int J Sport Nutr* 9:333-344.

Meeusen, R., M. Duclos, C. Foster, A. Fry, M. Gleeson, D. Nieman, J. Raglin, G. Rietjens, J. Steinacker, and A. Urhausen. 2013. Prevention, diagnosis, and treatment of the overtraining syndrome: Joint consensus statement of the European College of Sport Science and the American College of Sports Medicine. *Med Sci Sports Exerc* 45 (1): 186-205.

Mendenhall, L.A., Swanson, S.C., Hasbash, D.L., and Coggan, A.R. 1994. Ten days of exercise training reduces glucose production and utilization during moderate-intensity exercise. *Am J Physiol* 266 (1 Pt 1): E136-E143.

Meneton, P., X. Jeunemaitre, H.E. de Wardener, and G.A. MacGregor. 2005. Links between dietary salt intake, renal salt handling, blood pressure, and cardiovascular diseases. *Physiol Rev* 85:679-715.

Mengheri, E. 2008. Health, probiotics and inflammation. *J Clin Gastroenterol* 42 (2): S177-S178.

Mensink, R.P., and M.B. Katan. 1990. Effect of dietary trans fatty acids on high-density and low-density lipoprotein cholesterol levels in healthy subjects. *N Engl J Med* 323 (7): 439-445.

Meydani, M., W.J. Evans, A. Handleman, R.A. Biddle, R.A. Fielding, S.N. Meydani, et al. 1993. Protective effect of vitamin E on exercise-induced oxidative damage in young and older adults. *Am J Physiol* 264:R992-R998.

Meyer, F., H. O'Connor, and S.M. Shirreffs. 2007. Nutrition for the young athlete. *J Sports Sci* 25 (Suppl 1): S73-S82.

Michalska, A., N. Szejko, A. Jakubczyk, and M. Wojnar. 2016. Nonspecific eating disorders: A subjective review. *Psychiatr Pol* 50 (3): 497-507.

Mickleborough, T.D., S.K. Head, and M.R. Lindley. 2011. Exercise-induced asthma: Nutritional management. *Curr Sports Med Rep* 10 (4): 197-202.

Mikkelsen, P.B., S. Toubro, and A. Astrup. 2000. Effect of fat-reduced diets on 24-h energy expenditure: Comparisons between animal protein, vegetable protein, and carbohydrate. *Am J Clin Nutr* 72 (5): 1135-1141.

Miller, S.L., K.D. Tipton, D.L. Chinkes, S.E. Wolf, and R.R. Wolfe. 2003. Independent and combined effects of amino acids and glucose after resistance exercise. *Med Sci Sports Exerc* 35 (3): 449-455.

Miller, W.C., R. Bryce, and R.K. Conlee. 1984. Adaptations to a high-fat diet that increase exercise endurance in male rats. *J Appl Physiol* 56 (1): 78-83.

Minocha, A. 2009. Probiotics for preventive health. *Nutr Clin Prac* 24 (2): 227-241.

Mishell, D.R. 1993. Non-contraceptive benefits of oral contraceptives. *J Reprod Med* 38:1021-1029.

Mitchell, C.J., T.A. Churchward-Venne, D.D. West, N.A. Burd, L. Breen, S.K. Baker, and S.M. Phillips. 2012. Resistance exercise load does not determine training-mediated hypertrophic gains in young men. *J Appl Physiol* 113:71-77.

Mitchell, J.B., F.X. Pizza, A. Paquet, J.B. Davis, M.B. Forrest, and W.A. Braun. 1998. Influence of carbohydrate status on immune responses before and after endurance exercise. *J Appl Physiol* 84:1917-1925.

Modlesky, C.M., K.J. Cureton, R.D. Lewis, et al. 1996. Density of the fat-free mass and estimates of body composition in male weight trainers. *J Appl Physiol* 80 (6): 2085-2096.

Molfino, A., G. Gioia, F. Rossi Fanelli, and M. Muscaritoli. 2013. Beta-hydroxy-beta-methylbutyrate supplementation in health and disease: A systematic review of randomized trials. *Amino Acids* 45 (6): 1273-1292.

Montagnani, G.F., B. Arena, and N. Maffulli. 1992. Oestradiol and progesterone during exercise in healthy untrained women. *Med Sci Sports Exerc* 24:764-768.

Montain, S.J., M.K. Hopper, A.R. Coggan, and E.F. Coyle. 1991. Exercise metabolism at different time intervals after a meal. *J Appl Physiol* 70 (2): 882-888.

Monteleone, P., L. Beinat, C. Tanzillo, M. Maj, and D. Kemali. 1990. Effects of phosphatidylserine on the neuroendocrine response to physical stress in humans. *Neuroendocrinology* 52 (3): 243-248.

Monteleone, P., M. Maj, L. Beinat, M. Natale, and D. Kemali. 1992. Blunting by chronic phosphatidylserine administration of the stress-induced activation of the hypothalamo-pituitary-adrenal axis in healthy men. *Eur J Clin Pharmacol* 42 (4): 385-388.

Moore, D.R., T.A. Churchward-Venne, O. Witard, L. Breen, N.A. Burd, K.D. Tipton, and S.M. Phillips. 2015. Protein ingestion to stimulate myofibrillar protein synthesis requires greater relative protein intakes in healthy older versus younger men. *J Gerontol Ser A Biol Sci Med Sci* 70:57-62.

Moore, D.R., N.C. Del Bel, K.I. Nizi, J.W. Hartman, J.E. Tang, D. Armstrong, and SM. Phillips. 2007. Resistance training reduces fastedand fed-state leucine turnover and increases dietary nitrogen retention in previously untrained young men. *J Nutr* 137 (4):985-991.

Moore, D.R., M.J. Robinson, J.L. Fry, J.E. Tang, E.I. Glover, S.B. Wilkinson, T. Prior, M.A. Tarnopolsky, and S.M. Phillips. 2009. Ingested protein dose response of muscle and albumin protein synthesis after resistance exercise in young men. *Am J Clin Nutr* 89 (1): 161-168.

Mooren, F.C. 2015. Nutritional supplements in sport, exercise and health. In *An A-Z guide,* edited by L.M. Castell, S.J. Stear, and L.M. Burke, 178-179. London: Routledge.

Moran, D.S., J.P. McClung, T. Kohen, and H.R. Lieberman. 2013. Vitamin D and physical performance. *Sports Med* 43:601-611.

Morrison, M.A., L.L. Spriet, and D.J. Dyck. 2000. Pyruvate ingestion for 7 days does not improve aerobic performance in well-trained individuals. *J Appl Physiol* 89:549-556.

Mortola, J.F., and S.S. Yen. 1990. The effects of oral dehydroepiandrosterone on endocrine-metabolic parameters in postmenopausal women. *J Clin Endocrinol Metab* 71 (3): 696-704.

Morton, J.F., and J.F. Guthrie. 1998. Changes in children's total fat intakes and their group sources of fat, 1989-91 versus 1994-95: Implications for diet quality. *Fam Econ Nutr Rev* 11:44-57.

Morton, J.P., Z. Iqbal, B. Drust, D. Burgess, G.L. Close, and P.D. Brukner. 2012. Seasonal variation in vitamin D status in professional soccer players of the English Premier League. *Appl Physiol Nutr Metab* 37(4): 798-802.

Morton, R.W., C. McGlory, and S.M. Phillips. 2015. Nutritional interventions to augment resistance training-induced skeletal muscle hypertrophy. *Front Physiol* 6: 245.

Moseley, L., G.I. Lancaster, and A.E. Jeukendrup. 2003. Effects of timing of pre-exercise ingestion of carbohydrate on subsequent metabolism and cycling performance. *Eur J Appl Physiol* 88 (4-5): 453-458.

Mosley, M., and Spencer, M. 2014. *The fast diet: Lose weight, stay healthy, live longer.* New York: Atria Books.

Mosley P.E. 2009. Bigorexia: Bodybuilding and muscle dysmorphia. *Eur Eat Disord Rev* 17 (3): 191-198.

Mountjoy, M., J. Sundgot-Borgen, L. Burke, S. Carter, N. Constantini, C. Lebrun, N. Meyer, R. Sherman, K. Steffen, R. Budgett, and A. Ljungqvist. 2014. The IOC consensus statement: Beyond the Female Athlete Triad—Relative Energy Deficiency in Sport (RED-S). *Br J Sports Med* 48 (7): 491-497.

Mourier, A., A.X. Bigard, B. de Kerviler, B. Roger, H. Legrand, and C.Y. Guezennec. 1997. Combined effects of caloric restriction and branched-chain amino acid supplementation on body composition and exercise performance in elite wrestlers. *Int J Sports Med* 18 (1): 47-55.

Mujika, I., J.C. Chatard, L. Lacoste, F. Barale, and A. Geyssant. 1996. Creatine supplementation does not improve sprint performance in competitive swimmers. *Med Sci Sports Exerc* 28 (11): 1435-1441.

Murray, K.O., H.L. Paris, A.D. Fly, R.F. Chapman, T.D. Mickleborough. Carbohydrate mouth rinse improves cycling time-trial performance without altering plasma insulin concentration. *J Sports Sci Med.* 17:145-152.

Murray, R., D.E. Eddy, G.L. Paul, J.G. Seifert, and G.A. Halaby. 1991. Physiological responses to glycerol ingestion during exercise. *J Appl Physiol* 71 (1): 144-149.

Murray, A.J., N.S. Knight, M.A. Cole, L.E. Cochlin, E. Carter, K. Tchabanenko, T. Pichulik, M.K. Gulston, H.J. Atherton, M.A. Schroeder, R.M. Deacon, Y. Kashiwaya, M.T. King, R. Pawlosky, J.N. Rawlins, D.J. Tyler, J.L. Griffin, J. Robertson, R.L. Veech, and K. Clarke. 2016. Novel ketone diet enhances physical and cognitive performance. *FASEB J* 30 (12): 4021-4032.

Mursu, J., S. Voutilainen, T. Nurmi, T.P. Tuomainen, S. Kurl, and J.T. Salonen. 2008. Flavonoid intake and the risk of ischaemic stroke and CVD mortality in middle-aged Finnish men: The Kuopio Ischaemic Heart Disease Risk Factor Study. *Br J Nutr* 100 (4): 890-895.

Myburgh, K.H. 2014. Polyphenol supplementation: Benefits for exercise performance or oxidative stress? *Sports Med* (Suppl 1): S57-S70.

Myburgh, K.H., L.K. Bachrach, and B. Lewis. 1993. Low bone mineral density at axial and appendicular sites in amenorrhoeic athletes. *Med Sci Sports Exerc* 25:1197-1202.

Myerson, M., B. Gutin, M.P. Warren, et al. 1991. Resting metabolic rate and energy balance in amenorrheic and eumenorrheic runners. *Med Sci Sports Exerc* 23 (1): 15-22.

Nachtigall, D., P. Nielsen, R. Fischer, R. Engelgardt, and E.E. Gabbe. 1996. Iron deficiency in distance runners: A reinvestigation using 59Fe-labelling and non-invasive liver iron quantification. *Int J Sports Med* 17:473-479.

Naclerio, F., E. Larumbe-Zabala, R. Cooper, A. Jimenez, and M. Goss-Sampson. 2014. Effect of a carbohydrate-protein multi-ingredient supplement on intermittent sprint performance and muscle damage in recreational athletes. *Appl Physiol Nutr Metab* 39 (10): 1151-1158.

Nadel, E.R., E. Cafarelli, M.F. Roberts, and C.B. Wenger. 1979. Circulatory regulation during exercise in different ambient temperatures. *J Appl Physiol* 46:430-437.

Nadel, E.R., S.M. Fortney, and C.B. Wenger. 1980. Effect of hydration state on circulatory and thermal regulations. *J Appl Physiol* 49:715-721.

Nagao, F., M. Nakayama, T. Muto, and K. Okumura. 2000. Effects of a fermented milk drink containing Lactobacillus casei strain Shirota on the immune system in healthy human subjects. *Biosci Biotechnol Biochem* 64 (12): 2706-2708.

Nair, K.S., D.E. Matthews, S.L. Welle, and T. Braiman. 1992. Effect of leucine on amino acid and glucose metabolism in humans. *Metabolism* 41 (6): 643-648.

Narkar, V.A., M. Downes, R.T. Yu, E. Embler, Y.X. Wang, E. Banayo, M.M. Mihaylova, M.C. Nelson, Y. Zou, H. Juguilon, H. Kang, R.J. Shaw, and R.M. Evans. 2008. AMPK and PPARdelta agonists are exercise mimetics. *Cell* 134:405-415.

Nattiv, A., A.B. Loucks, M.M. Manore, C.F. Sanborn, J. Sundgot-Borgen, M.P.Warren, and American College of Sports Medicine. 2007. American College of Sports Medicine position stand. The female athlete triad. *Med Sci Sports Exerc* 39 (10): 1867-1882.

Nehlsen-Cannarella, S.L., O.R. Fagoaga, D.C. Nieman, D.A. Henson, D.E. Butterworth, R.L. Schmitt, E.M. Bailey, B.J. Warren, A. Utter, and J.M. Davis. 1997. Carbohydrate and the cytokine response to 2.5 h of running. *J Appl Physiol* 82:1662-1667.

Nelson, J.L., and R.A. Rogbergs. 2007. Exploring the potential ergogenic effects of glycerol hyperhydration. *Sports Medicine* 37 (11): 981-1000.

Nestler, J.E., C.O. Barlascini, J.N. Clore, and W.G. Blackard. 1988. Dehydroepiandrosterone reduces serum low density lipoprotein levels and body fat but does not alter insulin sensitivity in normal men. *J Clin Endocrinol Metab* 66 (1): 57-61.

Neufer, P.D., A.J. Young, and M.N. Sawka. 1989. Gastric emptying during exercise: Effects of heat stress and hypohydration. *Eur J Appl Physiol* 58:433-439.

Neville, V., M. Gleeson, and J.P. Folland. 2008. Salivary IgA as a risk factor for upper respiratory infections in elite professional athletes. *Med Sci Sports Exerc* 40:1228-1236.

Newsholme, E.A., I.N. Acworth, and E. Blomstrand. 1987. Amino acids, brain neurotransmitters and a functional link between muscle and brain that is important in sustained exercise. In *Advances in myochemistry*, edited by G. Benzi, 127-147. London: John Libby Eurotext.

Newsholme, E.A., E. Blomstrand, and B. Ekblom. 1992. Physical and mental fatigue: Metabolic mechanisms and importance of plasma amino acids. *Brit Med Bull* 48 (3): 477-495.

Newsholme, E.A., M. Parry-Billings, N. McAndrew, and R. Budgett. 1991. A biochemical mechanism to explain some mechanisms of overtraining. In *Advances in nutrition and top sport*, Vol. 32, edited by F. Brouns, 79-93. Basel: Karger.

Nielsen, F.H. 1996. Other trace elements. In *Present knowledge of nutrition*, edited by E.E. Ziegler and L.J. Filer, 355-358. Washington, DC: ILSI Press.

Nielsen, F.H., C.D. Hunt, L.M. Mullen, and J.R. Hunt. 1987. Effect of dietary boron on mineral, estrogen, and testosterone metabolism in postmenopausal women. *FASEB J* 1 (5): 394-397.

Nieman, D.C. 1994. Exercise, infection, and immunity. *Int J Sports Med* 15 (Suppl 3): S131-S141.

Nieman, D.C., D.A. Henson, M.D. Austin, and W. Sha. 2011. Upper respiratory tract infection is reduced in physically fit and active adults. *Br J Sports Med* 45:987-992.

Nieman, D.C., D.A. Henson, O.R. Fagoaga, et al. 2002. Change in salivary IgA following a competitive marathon race. *Int J Sports Med* 23:69-75.

Nieman, D.C., D.A. Henson, S.J. Gross, et al. 2007. Quercetin reduces illness but not immune perturbations after intensive exercise. *Med Sci Sports Exerc* 39:1561-1569.

Nieman, D.C., D.A. Henson, S.R. McAnulty, et al. 2002. Influence of vitamin C supplementation on oxidative and immune changes after an ultramarathon. *J Appl Physiol* 92:1970-1977.

Nieman, D.C., D.A. Henson, S.R. McAnulty, F. Jin, and K.R. Maxwell. 2009. n-3 polyunsaturated fatty acids do not alter immune and inflammation measures in endurance athletes. *Int J Sport Nutr Exerc Metab* 19 (5): 536-546.

Nieman, D.C., D.A. Henson, M. McMahon, J.L. Wrieden, J.M. Davis, E.A. Murphy, S.J. Gross, L.S. McAnulty, and C.L. Dumke. 2008. Beta-glucan, immune function, and upper respiratory tract infections in athletes. *Med Sci Sports Exerc* 40 (8): 1463-1471.

Nieman, D.C., D.A. Henson, K.R. Maxwell, A.S. Williams, S.R. McAnulty, F. Jin, R.A. Shanely, and T.C. Lines. 2009. Effects of quercetin and EGCG on mitochondrial biogenesis and immunity. *Med Sci Sports Exerc* 41 (7): 1467-1475.

Nieman, D.C., L.M. Johansen, J.W. Lee, and K. Arabatzis. 1990. Infectious episodes in runners before and after the Los Angeles Marathon. *J Sports Med Phys Fitness* 30:316-328.

Nieman, D.C., A.R. Miller, D.A. Henson, B.J. Warren, G. Gusewitch, R.L. Johnson, J.M. Davis, D.E. Butterworth, and S.L. Nehlsen-Cannarella. 1993. Effects of highversus moderate-intensity exercise on natural killer activity. *Med Sci Sports Exerc* 25:1126-1134.

Nieman, D.C., S.L. Nehlsen-Cannarella, O.R. Fagoaga, et al. 1998a. Effects of mode and carbohydrate on the granulocyte and monocyte response to intensive, prolonged exercise. *J Appl Physiol* 84 (4): 1252-1259.

Nieman, D.C., S.L. Nehlsen-Cannarella, O.R. Fagoaga, et al. 1998b. Influence of mode and carbohydrate on the cytokine response to heavy exertion. *Med Sci Sports Exerc* 30 (5): 671-678.

Nieman, D.C., S.L. Nehlsen-Cannarella, O.R. Fagoaga, D.A. Henson, M. Shannon, J.M. Davis, M.D. Austin, C.L. Hisey, J.C. Holbeck, J.M. Hjertman, M.R. Bolton, and B.K. Schilling. 1999. Immune response to two hours of rowing in elite female rowers. *Int J Sports Med* 20:476-481.

Nieman, D.C., and B.K. Pedersen, eds. 2000. *Nutrition and exercise immunology*. Boca Raton, FL: CRC Press.

Nieman, D.C., A.S. Williams, R.A. Shanely, F. Jin, S.R. McAnulty, N.T. Triplett, M.D. Austin, and D.A. Henson. 2010. Quercetin's influence on exercise performance and muscle mitochondrial biogenesis. *Med Sci Sports Exerc* 42 (2): 338-345.

Nieper, A. 2005. Nutritional supplement practices in UK junior national track and field athletes. *Br J Sports Med* 39:645-649.

Nilsson, L.H., and E Hultman. 1973. Liver glycogen in man: The effects of total starvation or a carbohydrate-poor diet followed by carbohydrate refeeding. *Scand J Clin Lab Invest* 32:325-330.

Nissen, S.L., and R.L. Sharp. 2003. Effect of dietary supplements on lean mass and strength gains with resistance exercise: A meta-analysis. *J Appl Physiol* 94 (2): 651-659.

Nissen, S.L., R.L. Sharp, L. Panton, M. Vukovich, S. Trappe, and J.C. Fuller Jr. 2000. Beta-hydroxy-beta-methylbutyrate (HMB) supplementation in humans is safe and may decrease cardiovascular risk factors. *J Nutr* 130 (8): 1937-1945.

Nissen, S.L., R. Sharp, M. Ray, J.A. Rathmacher, D. Rice, J.C. Fuller, Jr., A.S. Connelly, and N. Abumrad. 1996. Effect of leucine metabolite beta-hydroxy-beta-methylbutyrate on muscle metabolism during resistance-exercise training. *J Appl Physiol* 81 (5): 2095-2104.

Nitzke, S., J. Freeland-Graves, and American Dietetic Association. 2007. Position of the American Dietetic Association: Total diet approach to communicating food and nutrition information. *J Am Dietetic Assoc* 107 (7): 1224-32.

Noakes, T.D. 1986. *Lore of running.* Cape Town: Oxford University Press.

Noakes, T.D. 2007. The limits of human endurance: What is the greatest endurance performance of all time? Which factors regulate performance at extreme altitude? *Adv Exp Med Biol* 618:255-276.

Noakes, T.D., N. Goodwin, B.L. Rayner, T. Branken, and R.K.N. Taylor. 1985. Water intoxication: A possible complication during endurance exercise. *Med Sci Sports Exerc* 17:370-375.

Noakes, T.D., and J. Windt. 2017. Evidence that supports the prescription of low-carbohydrate high-fat diets: A narrative review. *Br J Sports Med* 51 (2): 133-139.

Nose, H., G.W. Mack, X. Shi, and E.R. Nadel. 1988. Role of osmolality and plasma volume during rehydration in humans. *J Appl Physiol* 65:325-331.

Notivol, R., I. Carrio, L. Cano, M. Estorch, and F. Vilardell. 1984. Gastric emptying of solid and liquid meals in healthy young subjects. *Scand J Gastroenterol* 19 (8): 1107-1113.

Nybo, L., P. Rasmussen, and M.N. Sawka. 2014. Performance in the heat-physiological factors of importance for hyperthermia-induced fatigue. *Compr Physiol* 4 (2): 657-689.

O'Connell, E.J., J.E. Allgrove, L.V. Pollard, M. Xiang, and L.S. Harbige. 2009. A pilot study investigating the effects of Yakult fermented milk drink (L. casei Shirota) on salivary IFN-γ, sIgA, IgA1 and IgA2 in healthy volunteers. In *Proceedings of the Yakult International Symposium.* June 18-19: Amsterdam (The Netherlands).

Odland, L.M., G.J.F. Heigenhauser, G.D. Lopaschuk, and L.L. Spriet. 1996. Human skeletal muscle malonyl-COA at rest and during prolonged submaximal exercise. *Am J Physiol* 270:E541-E44.

Odland, L.M., R.A. Howlett, G.J. Heigenhauser, E. Hultman, and L.L. Spriet. 1998. Skeletal muscle malonyl-COA content at the onset of exercise at varying power outputs in humans. *Am J Physiol* 274 (6 Pt 1): E1080-E1085.

Okudan, N., M. Belviranli, H Pepe, and H Gokbel. 2015. The effects of beta alanine plus creatine administration on performance during repeated bouts of supramaximal exercise in sedentary men. *J Sports Med Phys Fitness* 55 (11): 1322-1328.

Olsen, N.J., and B.L. Heitmann. 2009. Intake of calorically sweetened beverages and obesity. *Obes Rev* 10:68-75.

Olveira, G., and I. González-Molero. 2016. An update on probiotics, prebiotics and symbiotics in clinical nutrition. *Endocrinol Nutr* 63 (9): 482-494.

Oostenbrug, G.S., R.P. Mensink, T. De Vries, M.R. Hardeman, F. Brouns, and G. Hornstra. 1997. Exercise performance, red blood cell characteristics and lipid peroxidation: Effect of fish oil and vitamin E. *J Appl Physiol* 83 (3): 746-752.

Oppliger, R.A., H.S. Case, C.A. Horswill, et al. 1996. American College of Sports Medicine position stand: Weight loss in wrestlers. *Med Sci Sports Exerc* 28 (6): ix-xii.

Oppliger, R.A., D.H. Nielsen, C.G. Vance. 1991. Wrestlers' minimal weight: Anthropometry, bioimpedance, and hydrostatic weighing compared. *Med Sci Sports Exerc* 23 (2): 247-253.

Oscai, L.B., D.A. Essig, and W.K. Palmer. 1990. Lipase regulation of muscle triglyceride hydrolysis. *J Appl Physiol* 69 (5): 1571-1577.

Outram, S., and B. Stewart. 2015. Doping through supplement use: A review of the available empirical data. *Int J Sport Nutr Exerc Metab* 25 (1) :54-59.

Owens, D.J., W.D. Fraser, and G.L. Close. 2015. Vitamin D and the athlete: Emerging insights. *Eur J Sport Sci* 15:73-84.

Packer, L. 1997. Oxidants, antioxidant nutrients and the athlete. *J Sports Sci* 15:353-363.

Paddon-Jones, D., A. Keech, and D. Jenkins. 2001. Short-term beta-hydroxy-beta-methylbutyrate supplementation does not reduce symptoms of eccentric muscle damage. *Int J Sport Nutr Exerc Metab* 11 (4): 442-450.

Paddon-Jones, D., E. Westman, R.D. Mattes, R.R. Wolfe, A. Astrup, and M. Westerterp-Plantenga. 2008. Protein, weight management, and satiety. *Am J Clin Nutr* 87 (5): 1558S-1561S.

Pagala, M.K., T. Namba, and D. Grob. 1984. Failure of neuromuscular transmission and contractility during muscle fatigue. *Muscle Nerve* 7 (6): 454-464.

Pálmer, H.G., J.M. González-Sancho, J. Espada, M.T. Berciano, I. Puig, J. Baulida, M. Quintanilla, A. Cano, A.G. de Herreros, M. Lafarga, and A. Muñoz. 2001. Vitamin D(3) promotes the differentiation of colon carcinoma cells by the induction of E-cadherin and the inhibition of beta-catenin signaling. *J Cell Biol* 154(2): 369-387.

Pan, D.A., S. Lillioja, A.D. Kriketos, M.R. Milner, L.A. Baur, C. Bogardus, A.B. Jenkins, and L.H. Storlien. 1997. Skeletal muscle triglyceride levels are inversely related to insulin action. *Diabetes* 46:983-988.

Pannemans, D.L.E., A.J.M. Wagenmakers, K.R. Westerterp, G. Schaafsma, and D. Halliday. 1998. Effect of protein source and quantity on protein metabolism in elderly women. *Am J Clin Nutr* 68 (6): 1228-1235.

Panton, L.B., J.A. Rathmacher, S. Baier, and S. Nissen. 2000. Nutritional supplementation of the leucine metabolite beta-hydroxy-beta-methylbutyrate (Hmb) during resistance training. *Nutrition* 16 (9): 734-739.

Papacosta, E., G. Nassis, and M. Gleeson. 2015. Effects of acute post-exercise chocolate milk consumption during intensive judo training on the recovery of salivary hormones, salivary IgA, mood state, muscle soreness and judo-related performance. *Appl Physiol Nutr Metab* 40:1-7.

Papet, I., P. Ostaszewski, F. Glomot, C. Obled, M. Faure, G. Bayle, S. Nissen, M. Arnal, and J. Grizard. 1997. The effect of a high dose of 3-hydroxy-3-methylbutyrate on protein metabolism in growing lambs. *Br J Nutr* 77 (6): 885-896.

Parry-Billings, M., R. Budgett, Y. Koutedakis, E. Blomstrand, S. Brooks, C. Williams, P.C. Calder, S. Pilling, R. Baigrie, and E.A. Newsholme. 1992. Plasma amino acid concentrations in the overtraining syndrome: Possible effects on the immune system. *Med Sci Sports Exerc* 24 (12): 1353-1358.

Pasakios, S.M., H.R. Lieberman, and T.M. McLellan. 2014. Effects of protein supplements on muscle damage, soreness and recovery of muscle function and physical performance: A systematic review. *Sports Med* 44 (5): 655-670.

Pasman, W.J., M.A. van Baak, A.E. Jeukendrup, and A. deHaan. 1995. The effect of varied dosages of caffeine on endurance performance time. *Int J Sports Med* 16 (4): 225-230.

Patton, G.C., R. Selzer, C. Coffey, J.B. Carlin, and R.Wolfe. 1999. Onset of adolescent eating disorders: Population based cohort study over 3 years. *Br Med J* 318 (7186): 765-768.

Peake, J.M., O. Neubauer, P.A. Della Gatta, and K. Nosaka. 2017. Muscle damage and inflammation during recovery from exercise. *J Appl Physiol* 122 (3): 559-570.

Pedersen, B.K., and H. Bruunsgaard. 1995. How physical exercise influences the establishment of infections. *Sports Med* 19:393-400.

Pedersen, B.K., and Febbraio, M. A. 2008. Muscle as an endocrine organ: Focus on muscle-derived interleukin-6. *Physiol Rev* 88:1379-1406.

Pedersen, B.K., J. Helge, E. Richter, T. Rhode, K. Ostrowski, and B. Kiens. 2000. Training and natural immunity: Effects of diets rich in fat or carbohydrate. *Eur J Appl Physiol* 82:98-102.

Pedersen, D.J., S.J. Lessard, V.G. Coffey, E.G. Churchley, A.M. Wootton, T. Ng, M.J. Watt, and J.A. Hawley. 2008. High rates of muscle glycogen resynthesis after exhaustive exercise when carbohydrate is coingested with caffeine. *J Appl Physiol* 105 (1): 7-13.

Peeling, P., M.J. Binnie, P.S.R. Goods, M. Sim, and L.M. Burke. 2018. Evidence-based supplements for the enhancement of athletic performance. *Int J Sport Nutr Exerc Metab* 28 (2): 178-187.

Peeling, P., and C. Goodman. 2015. Iron. In *Nutritional supplements in sport, exercise and health*, edited by L.M. Castell, S.J. Stear, and L.M. Burke, 158-161. London: Routledge.

Pendergast, D.R., P.J. Horvath, J.J. Leddy, and J.T. Venkatraman. 1996. The role of dietary fat on performance, metabolism and health. *Am J Sports Med* 24 (6): S53-S58.

Pennings, B., Y. Boirie Y, J.M. Senden, A.P. Gijsen, H. Kuipers H, and L.J. van Loon. 2011. Whey protein stimulates postprandial muscle protein accretion more effectively than do casein and casein hydrolysate in older men. *Am J Clin Nutr* 93 (5): 997-1005.

Perry, B., and Y. Wang. 2012. Appetite regulation and weight control: The role of gut hormones. *Nutr Diabetes* 2 (1): e26.

Perry, C.G., G.J. Heigenhauser, A. Bonen, and L.L. Spriet. 2008. High-intensity aerobic interval training increases fat and carbohydrate metabolic capacities in human skeletal muscle. *Appl Physiol Nutr Metab* 33 (6): 1112-1123.

Perusse, L., and C. Bouchard. 2000. Gene-diet interactions in obesity. *Am J Clin Nutr* 72 (5 Suppl): 1285S-1290S.

Peternelj, T.T., and J.S. Coombes. 2011. Antioxidant supplementation during exercise training: Beneficial or detrimental? *Sports Med* 41 (12): 1043-1069.

Peters, E.M., and E.D. Bateman. 1983. Ultramarathon running and URTI: An epidemiological survey. *S Afr Med J* 64:582-584.

Peters, E.M., and J.M. Goetzsche. 1997. Dietary practices of South African ultradistance athletes. *Int J Sport Nutr* 7:80-103.

Peters, E.M., J.M. Goetzsche, B. Grobbelaar, and T.D. Noakes. 1993. Vitamin C supplementation reduces the incidence of post-race symptoms of upper respiratory tract in ultramarathon runners. *Am J Clin Nutr* 57:170-174.

Peters, E.M., J.M. Goetzsche, L.E. Joseph, and T.D. Noakes. 1996. Vitamin C as effective as combinations of anti-oxidant nutrients in reducing symptoms of upper respiratory tract infections in ultramarathon runners. *S Afr J Sports Med* 11:23-27.

Petroczi, A., D.P. Naughton, G. Pearce, R. Bailey, A. Bloodworth, and M. McNamee. 2008. Nutritional supplement use by elite young UK athletes: Fallacies of advice regarding efficacy. *J Int Soc Sports Nutr* 5:22.

Pew. 2013. Tracking for Health. Pew Research Center's Internet & American Life Project. www.pewinternet.org/Reports/2013/Tracking-for-Health.aspx.

Peyrebrune, M.C., M.E. Nevill, F.J. Donaldson, and D.J. Cosford. 1998. The effects of oral creatine supplementation on performance in single and repeated sprint swimming. *J Sports Sci* 16 (3): 271-279.

Phillips, G.C. 2007. Glutamine: the nonessential amino acid for performance enhancement. *Curr Sports Med Rep* 6 (4): 265-268.

Phillips, S.M. 2011. The science of muscle hypertrophy: Making dietary protein count. *Proc Nutr Soc* 70:100-103.

Phillips, S.M. 2012. Dietary protein requirements and adaptive advantages in athletes. *Brit J Nutr* 108 (Suppl 2): S158-S167.

Phillips, S.M. 2013. Protein consumption and resistance exercise: Maximizing anabolic potential. *Sport Science Exchange* 26 (107): 1-5.

Phillips, S.M. 2015. Nutritional supplements in support of resistance exercise to counter age-related sarcopenia. *Adv Nutr* 6 (4): 452-460.

Phillips, S.M. 2016. The impact of protein quality on the promotion of resistance exercise-induced changes in muscle mass. *Nutr Metab* 13:64.

Phillips, S.M., A.A. Aragon, P.J. Arciero, S.M. Arent, et al. 2017. Changes in body composition and performance with supplemental HMB-FA+ATP. *J Strength Cond Res* (March 13). http://doi.org/10.1519/JSC.0000000000001760.

Phillips, S.M., K.D. Tipton, A. Aarsland, S.E. Wolf, and R.R. Wolfe. 1997. Mixed muscle protein synthesis and breakdown after resistance exercise in humans. *Am J Physiol* 273 (1 Pt 1): E99-E107.

Phillips, S.M., K.D. Tipton, A.A. Ferrando, and R.R. Wolfe. 1999. Resistance training reduces the acute exercise-induced increase in muscle protein turnover. *Am J Physiol* 276 (1 Pt 1): E118-E124.

Phinney, S.D., B.R. Bistrian, W.J. Evans, E. Gervino, and G.L. Blackburn. 1983. The human metabolic response to chronic ketosis without caloric restriction: Preservation of submaximal exercise capability with reduced carbohydrate oxidation. *Metabolism* 32 (9): 769-776.

Phinney, S.D., B.R. Bistrian, R.R. Wolfe, and G.L. Blackburn. 1983. The human metabolic response to chronic ketosis without caloric restriction: Physical and biochemical adaptation. *Metabolism* 32 (8): 757-768.

Phinney, S.D., E.S. Horton, E.A.H. Sims, J.S. Hanson, E. Danforth, and B.M. LaGrange. 1980. Capacity for moderate exercise in obese subjects after adaptation to a hypocaloric, ketogenic diet. *J Clin Invest* 66:1152-1161.

Phoenix, J., R.H. Edwards, and M.J. Jackson. 1991. The effect of vitamin E analogues and long hydrocarbon chain compounds on calcium-induced muscle damage: A novel role for alpha-tocopherol? *Biochim Biophys Acta* 1097:212-218.

Pilegaard, H., C. Keller, A. Steensberg, J.W. Helge, B.K. Pedersen, B. Saltin, and P.D. Neufer. 2002. Influence of pre-exercise muscle glycogen content on exercise-induced transcriptional regulation of metabolic genes. *J Physiol* 541:261-271.

Pilegaard, H., Domino, K., Noland, T., Juel, C., Hellsten, Y., Halestrap, A.P., and Bangsbo, J. 1999. Effect of high-intensity exercise training on lactate/H+ transport capacity in human skeletal muscle. *Am J Physiol* 276 (2 Pt 1): E255-E261.

Pilegaard, H., B. Saltin, and P.D. Neufer. 2003. Exercise induces transient transcriptional activation of the PGC-1alpha gene in human skeletal muscle. *J Physiol* 546:851-858.

Pinchan, G., R.K. Gauttam, O.S. Tomar, and A.C. Babaj. 1988. Effects of primary hypohydration on physical work capacity. *Int J Biometeorol* 32:176-180.

Pinckaers, P.J., T.A. Churchward-Venne, D. Bailey, and L.J. van Loon. 2017. Ketone bodies and exercise performance: The next magic bullet or merely hype? *Sports Med* 47 (3): 383-391.

Pirnay, F., J.M. Crielaard, N. Pallikarakis, M. Lacroix, F. Mosora, G. Krzentowski, A.S. Luyckx, and P.J. Lefebvre. 1982. Fate of exogenous glucose during exercise of different intensities in humans. *J Appl Physiol* 53:1620-1624.

Pirnay, F., A.J. Scheen, J.F. Gautier, M. Lacroix, and P.J. Lefèbvre. 1995. Exogenous glucose oxidation during exercise in relation to the power output. *Int J Sports Med* 16 (7): 456-460.

Pizza, F.X., J.M. Peterson, J.H. Baas, and T.J. Koh. 2005. Neutrophils contribute to muscle injury and impair its resolution after lengthening contractions in mice. *J Physiol* 562 (3): 899-913.

Polivy, J., and C.P. Herman. 1995. Dieting and its relation to eating disorders. In *Eating disorders and obesity: A comprehensive handbook*, edited by K.D. Brownell and C.G. Fairburn, 83-86. London: Guildford Press.

Pomeroy, C., and S.F. Mitchell. 1992. Medical issues in the eating disorders. In *Eating, body weight and performance in athletes: Disorders of modern society*, edited by K.D. Brownell, J. Rodin, and J.H. Wilmore, 202-221. Philadelphia: Lea & Febiger.

Pope Jr, H.G., K.A. Phillips, and R. Olivardia. 2000. *The Adonis complex: The secret crisis of male body obsession*. New York: Free Press.

Poppitt, S.D., and A.M. Prentice. 1996. Energy density and its role in the control of food intake: Evidence from metabolic and community studies. *Appetite* 26 (2), 153-174.

Potteiger, J.A., G.L. Nickel, M.J. Webster, M.D. Haub, and R.J. Palmer. 1996. Sodium citrate ingestion enhances 30 km cycling performance. *Int J Sports Med* 17 (1): 7-11.

Pottier, A., J. Bouckaert, W. Gilis, T. Roels, and W. Derave. 2010. Mouth rinse but not ingestion of a carbohydrate solution improves 1-h cycle time trial performance. *Scand J Med Sci Sports* 20 (1): 105-111.

Powers, S.K., and M.J. Jackson. 2008. Exercise-induced oxidative stress: Cellular mechanisms and impact on muscle force production. *Physiol Rev* 88:1243-1276.

Powers, S.K., A.N. Kavazis, and J.M. McClung. 2007. Oxidative stress and disuse muscle atrophy. *J Appl Physiol* 102:2389-2397.

Powers, S., W.B. Nelson, and E. Larson-Meyer. 2011. Antioxidant and vitamin D supplements for athletes: Sense or nonsense? *J Sports Sci* 29:S47-S55.

Prado de Oliveira, E., R.C Burin, and A.E.Jeukendrup. 2014. Gastrointestinal complaints during exercise: Prevalence, etiology, and nutritional recommendations. *Sports Med* 44 (Suppl 1):S79–S85.

Prietl, B., G. Treiber, T.R.Pieber, and K. Amrein. 2013. Vitamin D and immune function. *Nutrients* 5(7): 2502-2521.

Pujol, P., J. Huguet, F. Drobnic, et al. 2000. The effect of fermented milk containing Lactobacillus casei on the immune response to exercise. *Sports Med Train Rehab* 9:209-223.

Pyne, D.B., N.P. West, A.J. Cox, and A.W. Cripps. 2015. Probiotics supplementation for athletes – Clinical and physiological effects. *Eur J Sport Sci* 15:63-72.

Quadrilatero, J., and L. Hoffman-Goetz. 2004. N-acetyl-L-cysteine prevents exercise-induced intestinal lymphocyte apoptosis by maintaining intracellular glutathione levels and reducing mitochondrial membrane depolarization. *Biochem Biophys Res Comm* 319:894-901.

QuickStats. 2017. Percentage of total daily kilocalories consumed from sugar-sweetened beverages among children and adults, by sex and income level: National Health and Nutrition Examination Survey, United States, 2011-2014. *MMWR Morb Mortal Wkly Rep* 66 (6): 181.

Racinais, S., J.M. Alonso, A.J. Coutts, A.D. Flouris, O. Girard, J. González-Alonso, C. Hausswirth, O. Jay, J.K. Lee, N. Mitchell, G.P. Nassis, L. Nybo, B.M. Pluim, B. Roelands, M.N. Sawka, J.E. Wingo, and J.D. Périard. 2015. Consensus recommendations on training and competing in the heat. *Scand J Med Sci Sports* 25 (Suppl 1):6-19.

Randle, P.J., P.B. Garland, C.N. Hales, and E.A. Newsholme. 1963. The glucose fatty acid cycle: Its role in insulin sensitivity and the metabolic disturbances of diabetes mellitus. *Lancet* 1:786-789.

Rankin, P., E. Stevenson, and E. Cockburn. 2015. The effect of milk on the attenuation of exercise-induced muscle damage in males and females. *Eur J Appl Physiol* 115 (6): 1245-1261.

Rankinen, T., L. Perusse, S.J. Weisnagel, et al. 2002. The human obesity gene map: The 2001 update. *Obes Res* 10 (3): 196-243.

Ransdell, L., J. Vener, and J. Huberty. 2009. Master athletes: An analysis of running, swimming and cycling performance by age and gender. *J Exerc Sci Fitness* 7 (Suppl): S61-S73.

Rasmussen, B.B., K.D. Tipton, S.L. Miller, S.E. Wolf, and R.R. Wolfe. 2000. An oral essential amino acid-carbohydrate supplement enhances muscle protein anabolism after resistance exercise. *J Appl Physiol* 88 (2): 386-392.

Rasmussen, B.B., E. Volpi, D.C. Gore, and R.R. Wolfe. 2000. Androstenedione does not stimulate muscle protein anabolism in young healthy men. *J Clin Endocrinol Metab* 85 (1): 55-59.

Reale, R., G. Slater, I.C. Dunican, G.R. Cox, and L.M. Burke. 2017. The effect of water loading on acute weight loss following fluid restriction in combat sports athletes. *Int J Sport Nutr Exerc Metab* 28:1-22.

Rector, R.S., R. Rogers, M. Ruebel, et al. 2008. Participation in road cycling vs running is associated with lower bone mineral density in men. *Metabolism* 57 (2): 226-232.

Rehrer, N.J., E.J. Beckers, F. Brouns, F. ten Hoor, and W.H. Saris. 1990. Effects of dehydration on gastric emptying and gastrointestinal distress while running. *Med Sci Sports Exerc* 22 (6): 790-795.

Rehrer, N.J., M. van Kemenade, W. Meester, F. Brouns, and W.H.M. Saris. 1992. Gastrointestinal complaints in relation to dietary intake in triathletes. *Int J Sport Nutr* 2:48-59.

Rehrer, N.J., A.J.M. Wagenmakers, E.J. Beckers, D. Halliday, J.B. Leiper, F. Brouns, R.J. Maugham, K. Westerterp, and W.H.M. Saris. 1992. Gastric emptying, absorption and carbohydrate oxidation during prolonged exercise. *J Appl Physiol* 72 (2): 468-475.

Reid, M.B. 2008. Free radicals and muscle fatigue: Of ROS, canaries, and the IOC. *Free Rad Biol Med* 44:169-179.

Reidy, P.T., D.K. Walker, J.M. Dickinson, D.M. Gundermann, M.J. Drummond, K.L. Timmerman, C.S. Fry, M.S. Borack, M.B. Cope, R. Mukherjea, K. Jennings, E. Volpi, and B.B. Rasmussen. 2013. Protein blend ingestion following resistance exercise promotes human muscle protein synthesis. *J Nutr* 143:410-416.

Reitelseder, S., J. Agergaard, S. Doessing, I.C. Helmark, P. Lund, N.B. Kristensen, J. Frystyk, A. Flyvbjerg, P. Schjerling, G. van Hall, M. Kjaer, and L. Holm.et al. 2011. Whey and casein labeled with L-[1-13C]leucine and muscle protein synthesis: Effect of resistance exercise and protein ingestion. *Am J Physiol Endocrinol Metab* 300:E231-E242.

Remely, M., I. Tesar, B. Hippe, S. Gnauer, P. Rust, and A.G. Haslberger. 2015. Gut microbiota composition correlates with changes in body fat content due to weight loss. *Benef Microbes* 6 (4): 431-439.

Ren, J.M., C.F. Semenkovich, E.A. Gulve, J. Gao, and J.O. Holloszy. 1994. Exercise induces rapid increases in GLUT4 expression, glucose transport capacity, and insulin-stimulated glycogen storage in muscle. *J Biol Chem* 269 (20): 14396-14401.

Rennie, M.J. 2005. Body maintenance and repair: How food and exercise keep the musculoskeletal system in good shape. *Exp Physiol* 90:427-436.

Rennie, M.J., P.A. MacLellan, H.S. Hundal, B. Weryl, K. Smith, P.M. Taylor, C. Egan, and P.W. Watt. 1989. Skeletal muscle glutamine concentration and muscle protein turnover. *Clin Exp* 38:47-51.

Rennie, M.J., and K.D. Tipton. 2000. Protein and amino acid metabolism during and after exercise and the effects of nutrition. *Annu Rev Nutr* 20:457-483.

Res, P.T., B. Groen, B. Pennings, M. Beelen, G.A. Wallis, A.P. Gijsen, J.M. Senden, and L.J. van Loon. 2012. Protein ingestion before sleep improves postexercise overnight recovery. *Med Sci Sports Exerc* 44:1560-1569.

Riddell, M.C. 2008. The endocrine response and substrate utilization during exercise in children and adolescents. *J Appl Physiol* 105:725-733.

Riddoch, C., and T. Trinick. 1988. Gastrointestinal disturbances in marathon runners. *Br J Sports Med* 22 (2): 71-4.

Riley, M.L., R.G. Israel, D. Holbert, E.B. Tapscott, and G.L. Dohm. 1988. Effect of carbohydrate ingestion on exercise endurance and metabolism after 1-day fast. *Int J Sports Med* 9:320-324.

Rimm, E.B., M.B. Katan, A. Ascherio, M.J. Stampfer, and W.C. Willett. 1996. Relation between intake of flavonoids and risk for coronary heart disease in male health professionals. *Ann Intern Med* 125 (5): 384-389.

Rippe, J.M., and T.J. Angelopoulos. 2016. Sugars, obesity, and cardiovascular disease: Results from recent randomized control trials. *Eur J Nutr* 55 (Suppl 2): 45-53.

Ristow, M., K. Zarse, A. Oberbach, N. Klöting, M. Birringer, M. Kiehntopf, M. Stumvoll, C.R. Kahn, and M. Blüher. 2009. Antioxidants prevent health-promoting effects of physical exercise in humans. *Proc Natl Acad Sci* 106 (21): 8665-8670.

Rivera-Brown, A.M., R. Gutierrez, J.C. Gutierrez, W.R. Frontera, and O. Bar-Or. 1999. Drink composition, voluntary drinking, and fluid balance in exercising, trained, heat-acclimatized boys. *J Appl Physiol* 86:78-84.

Roberts, J.D., M.G. Roberts, M.D. Tarpey, J.C. Weekes, and C.H. Thomas. 2015. The effect of a decaffeinated green tea extract formula on fat oxidation, body composition and exercise performance. *J Int Soc Sports Nutr* 12 (1): 1.

Robertson, T.L., H. Kato, G.G. Rhoads, A. Kagan, M. Marmot, S.L. Syme, T. Gordon, R.M. Worth, J.L. Belsky, D.S. Dock, M. Miyanishi, and S. Kawamoto. 1977. Epidemiologic studies of coronary heart disease and stroke in Japanese men living in Japan, Hawaii and California: Incidence of myocardial infarction and death from coronary heart disease. *Am J Cardiol* 39 (2): 239-243.

Rohde, T., S. Asp, D. Maclean, and B.K. Pedersen. 1998. Competitive sustained exercise in humans, and lymphokine activated killer cell activity – An intervention study. *Eur J Appl Physiol* 78:448-453.

Rollo, I., M. Cole, R. Miller, and C. Williams. 2010. Influence of mouth rinsing a carbohydrate solution on 1-h running performance. *Med Sci Sports Exerc* 42:798-804.

Rollo, I., C. Williams, N. Gant, and M. Nute. 2008. The influence of carbohydrate mouth rinse on self-selected speeds during a 30-min treadmill run. *Int J Sport Nutr Exerc Metab* 18:585-600.

Rollo, I., C. Williams, and M. Nevill. 2011. Influence of ingesting versus mouth rinsing a carbohydrate solution during a 1-h run. *Med Sci Sports Exerc* 43:468-75.

Romeo, J., J. Warnberg J, E. Nova, et al. 2007. Moderate alcohol consumption and the immune system. A review. *Br J Nut* 98 (1): S111-S116.

Romer, L.M., J.P. Barrington, and A.E. Jeukendrup. 2001. Effects of oral creatine supplementation on high intensity, intermittent exercise performance in competitive squash players. *Int J Sports Med* 22 (8): 546-552.

Romijn, J.A., E.F. Coyle, L.S. Sidossis, A. Gastaldelli, J.F. Horowitz, E. Endert, and R.R. Wolfe. 1993. Regulation of endogenous fat and carbohydrate metabolism in relation to exercise intensity. *Am J Physiol* 265:E380-E391.

Romijn, J.A., E.F. Coyle, L.S. Sidossis, X.-J. Zhang, and R.R. Wolfe. 1995. Relationship between fatty acid delivery and fatty acid oxidation during strenuous exercise. *J Appl Physiol* 79 (6): 1939-1945.

Rontoyannis, G.P., T. Skoulis, and K.N. Pavlou. 1989. Energy balance in ultramarathon running. *Am J Clin Nutr* 49 (5 Suppl):976-9.

Rosen, L.W., and D.O. Hough. 1988. Pathogenic weight control behaviors of female college gymnasts. *Physician Sports Med* 9:141-144.

Rosenberger, M., M. Buman, W. Haskell, M. McConnell, and L. Carstensen. 2016. Twenty-four hours of sleep, sedentary behavior, and physical activity with nine wearable devices. *Med Sci Sports Exerc* 48 (3): 457-465.

Rosenthal, L.A., D.D. Taub, M.A. Moors, and K.J. Blank. 1992. Methylxanthine-induced inhibition of the antigenand superantigen-specific activation of T and B lymphocytes. *Immunopharmacol* 24:302-217

Ross, A.C., J.E. Manson, S.A. Abrams, J.F. Aloia, P.M. Brannon, S.K. Clinton, R.A. Durazo-Arvizu, J.C. Gallagher, R.L. Gallo, G. Jones, C.S. Kovacs, S.T. Mayne, C.J. Rosen, and S.A. Shapses. 2011. The 2011 report on dietary reference intakes for calcium and vitamin D from the Institute of Medicine: What clinicians need to know. *J Clin Endocrinol Metab* 96:53-58.

Ross, S. 2000. Functional foods: The Food and Drug Administration perspective. *Am J Clin Nutr* 71 (6 Suppl): 1735S-1738S.

Rossiter, H.B., E.R. Cannell, and P.M. Jakeman. 1996. The effect of oral creatine supplementation on the 1000-m performance of competitive rowers. *J Sports Sci* 14 (2): 175-179.

Roth, A., and G. Fonagy. 1998. *What works for whom?* New York: Guildford Press.

Rowland, T. 2008. Thermoregulation during exercise in the heat in children: Old concepts revisited. *J Appl Physiol* 105 (2): 718-724.

Roxas, M., and J. Jurenka. 2007. Colds and influenza: A review of diagnosis and conventional, botanical, and nutritional considerations. *Alt Med Rev* 12 (1): 25-48.

Rucinski, A. 1989. Relationship of body image and dietary intake of competitive ice skaters. *J Am Dietetic Assoc* 89:98-100.

Rueda, R. 2007. The role of dietary gangliosides on immunity and the prevention of infection. *Br J Nutr* 98:S68-S73.

Rugg-Gunn, A. 2013. Dental caries: Strategies to control this preventable disease. *Acta Med Acad* 42 (2): 117-130.

Rustad, P.I., M. Sailer, K.T. Cumming, P.B. Jeppesen, K.J. Kolnes, O. Sollie, J. Franch, J.L. Ivy, H. Daniel, and J. Jensen. 2016. Intake of protein plus carbohydrate during the first two hours after exhaustive cycling improves performance the following day. *PLoS One* 11(4):e0153229.

Sabatini, S. 2001. The female athlete triad. *Am J Med Sci* 322:193-195.

Sale, C., and R.C. Harris. 2014. Buffering agents. In *Sports nutrition*, edited by R.J. Maughan, 324-335. Chichester, UK: Blackwell.

Sale, C., C.A. Hill, J. Ponte, and R.C. Harris. 2012. Beta-alanine supplementation improves isometric endurance of the knee extensor muscles. *J Int Soc Sports Nutr* 9:26.

Sale, C., Saunders, B., and Harris, R.C. 2010. Effect of beta-alanine supplementation on muscle carnosine concentrations and exercise performance. *Amino Acids* 39 (2): 321-333.

Saltin, B. 1973. Metabolic fundamentals in exercise. *Med Sci Sports Exerc* 5:137-146.

Saltin, B., A.P. Gagge, and J.A.J. Stolwijk. 1968. Muscle temperature during submaximal exercise in man. *J Appl Physiol* 25:679-688.

Sandage, B.W., R.N. Sabounjian, R. White, and R.J. Wurtman. 1992. Choline citrate may enhance athletic performance. *Physiologist* 35:236A.

Saris, W.H.M., B.H. Goodpaster, A.E. Jeukendrup, F. Brouns, D. Halliday, and A.J.M. Wagenmakers. 1993. Exogenous carbohydrate oxidation from different carbohydrate sources during exercise. *J Appl Physiol* 755:2168-2172.

Sarna, S., and J. Kaprio. 1994. Life expectancy of former elite athletes. *Sports Med* 17 (3): 49-51.

Sasaki, J.E., A. Hickey, M. Mavilia, J. Tedesco, D. John, S. Kozey, S. Keadle, and P.S. Freedson. 2014. Validation of the Fitbit wireless activity tracker for prediction of energy expenditure. *J Phys Act Health* 12:149-154.

Sasaki, H., J. Maeda, S. Usui, and T. Ishiko. 1987. Effect of sucrose and caffeine ingestion on performance of prolonged strenuous running. *Int J Sports Med* 8:261-265.

Saunders, B., K. Elliott-Sale, G.G. Artioli, P.A. Swinton, E. Dolan, H. Roschel, C. Sale, and B. Gualano. 2017. ß-alanine supplementation to improve exercise capacity and performance: A systematic review and meta-analysis. *Br J Sports Med* 51 (8): 658-669.

Saunders, M.J. 2011. Carbohydrate-protein intake and recovery from endurance exercise: Is chocolate milk the answer? *Curr Sports Med Rep* 10 (4): 203-210.

Saunders, M.J., J.E. Blevins, and C.E. Broeder. 1998. Effects of hydration changes on bioelectrical impedance in endurance trained individuals. *Med Sci Sports Exerc* 30 (6): 885-892.

Saunders, M.J., M.D. Kane, and M.K. Todd. 2004. Effects of a carbohydrate-protein beverage on cycling endurance and muscle damage. *Med Sci Sports Exerc* 36 (7): 1233-1238.

Saunders, M.J., N.D. Luden, and J.E. Herrick. 2007. Consumption of an oral carbohydrate-protein gel improves cycling endurance and prevents postexercise muscle damage. *J Strength Cond Res* 21 (3): 678-684.

Saunders, M.J., R.W. Moore, A.K. Kies, N.D. Luden, and C.A. Pratt. 2009. Carbohydrate and protein hydrolysate coingestions improvement of late-exercise time-trial performance. *Int J Sport Nutr Exerc Metab* 19 (2): 135-149.

Savoie, F.A., R.W. Kenefick, B.R. Ely, S.N. Cheuvront, and E.D. Goulet. 2015. Effect of hypohydration on muscle endurance, strength, anaerobic power and capacity and vertical jumping ability: A meta-analysis. *Sports Med* 45 (8): 1207-1227.

Sawka, M.N., L.M. Burke, E.R. Eichner, R.J. Maughan, S.J. Montain, and N.S. Stachenfeld. 2007. American College of Sports Medicine position stand: Exercise and fluid replacement. *Med Sci Sports Exerc* 39:377-390.

Sawka, M.N., S.N. Cheuvront, and R.W. Kenefick. 2015. Hypohydration and human performance: Impact of environment and physiological mechanisms. *Sports Med* 45 (Suppl 1): S51-S60.

Sawka, M.N., and S.J. Montain. 2000. Fluid and electrolyte supplementation for exercise heat stress. *Am J Clin Nutr* 72 (2): 564S-572S.

Sawka, M.N., and K.B. Pandolf. 1990. Effects of body water loss on physiological function and exercise performance. In *Perspectives in exercise science and sports medicine,* Vol. 3, edited by C.V. Gisolfi and D.R. Lamb, 1-38. Carmel, IN: Benchmark Press.

Sawka, M.N., and C.B. Wenger. 1988. Physiological responses to acute-exercise heat stress. In *Human performance physiology and environmental medicine at terrestrial extremes,* edited by K. Pandolf, 1-38. Indianapolis, IN: Benchmark Press.

Sawka, M.N., A.J. Young, B.S. Cadarette, L. Levine, and K.B. Pandolf. 1985. Influence of heat stress and acclimation on maximal aerobic power. *Eur J Appl Physiol* 53:294-298.

Sawka, M.N., A.J. Young, R.P. Francesconi, S.R. Muza, and K.B. Pandolf. 1985. Thermoregulatory and blood responses during exercise at graded hypohydration levels. *J Appl Physiol* 59:1394-1401.

Sawka, M.N., A.J. Young, W.A. Latzka, P.D. Neufer, M.D. Quigley, and K.B. Pandolf. 1992. Human tolerance to heat strain during exercise: Influence of hydration. *J Appl Physiol* 73:368-375.

Scherr, J., D.C. Nieman, T. Schuster, J. Habermann, M. Rank, S. Braun, A. Pressler, B. Wolfarth, and M. Halle. 2012. Nonalcoholic beer reduces inflammation and incidence of respiratory tract illness. *Med Sci Sports Exerc* 44 (1): 18-26.

Schlundt, D.G., J.O. Hill, J. Pope-Cordle, et al. 1993. Randomized evaluation of a low fat ad libitum carbohydrate diet for weight reduction. *Int J Obes Relat Metab Disord* 17 (11): 623-629.

Schoenfeld, B.J., A.A. Aragon, and J.W. Krieger. 2013. The effect of protein timing on muscle strength and hypertrophy: A meta-analysis. *J Int Soc Sports Nutr* 10:53.

Schwellnus, M.P., W.E. Derman, E. Jordaan, et al. 2012. Elite athletes travelling to international destinations >5 time zone differences from their home country have a 2-3-fold increased risk of illness. *Br J Sports Med* 46:816-821.

Schwellnus, M., T. Soligard, J.M. Alonso, R. Bahr, B. Clarsen, P. Dijkstra, T.J. Gabbett, M. Gleeson, M. Hägglund, M.R. Hutchinson, C.J. Van Rensburg, K. Khan, R. Meeusen, J.W. Orchard, B.M. Pluim, M. Raftery, U. Erdener, R. Budgett, and L. Engebretsen. 2016. How much is too much? (Part 2) International Olympic Committee consensus statement on load in sport and risk of illness. *Br J Sports Med* 50 (17): 1043-1052.

Scott, J.W., F.A. Ross, J.K. Liu, and D.G. Hardie. 2007. Regulation of AMP-activated protein kinase by a pseudosubstrate sequence on the gamma subunit. *EMBO J* 26:806-815.

Sears, B. 1995. *The zone: A dietary road map*. New York: Harper Collins.

Segura, R., and J.L. Ventura. 1988. Effect of L-tryptophan supplementation on exercise performance. *Int J Sports Med* 9:301-305.

Segura-García, C., M.C. Papaianni, F. Caglioti et al. 2012. Orthorexia nervosa: A frequent eating disordered behavior in athletes. *Eat Weight Disord* 17 (4): e226-e233.

Senate Select Committee on Nutrition and Human Needs. 1977. *Dietary goals for the United States*. Washington, DC: U.S. Government Printing Office.

Sheppard, L., A.R. Kristal, and L.H. Kushi. 1991. Weight loss in women participating in a randomized trial of low-fat diets. *Am J Clin Nutr* 54 (5): 821-828.

Sherman, W.M., and D.L. Costill. 1984. The marathon: Dietary manipulation to optimize performance. *Am J Sports Med* 12 (1): 44-51.

Sherman, W.M., D.L. Costill, W.J. Fink, and J.M. Miller. 1981. The effect of exercise and diet manipulation on muscle glycogen and its subsequent utilization during performance. *Int J Sports Med* 2:114-118.

Sherman, W.M., J.A. Doyle, D.R. Lamb, and R.H. Strauss. 1993. Dietary carbohydrate, muscle glycogen, and exercise performance during 7 d of training. *Am J Clin Nutr* 57:27-31.

Shi, X., R.W. Summers, H.P. Schedl, S.W. Flanagan, R. Chang, and C.V. Gisolfi. 1995. Effects of carbohydrate type and concentration and solution osmolality on water absorption. *Med Sci Sports Exerc* 27 (12): 1607-1615.

Shils, M.E., J.A. Olson, M. Shike, and A.C. Ross. 1999. *Modern nutrition in health and disease*. 9th ed. Baltimore: Williams & Wilkins.

Shing, C.M., J.M. Peake, K. Suzuki, D.G. Jenkins, and J.S. Coombes. 2013. A pilot study: Bovine colostrum supplementation and hormonal and autonomic responses to competitive cycling. *J Sports Med Phys Fitness* 53:490-501.

Shing, C.M., J.M. Peake, K. Suzuki, M. Okutsu, R. Pereira, L. Stevenson, D.G. Jenkins, and J.S. Coombes. 2007. Effects of bovine colostrum supplementation on immune variables in highly trained cyclists. *J Appl Physiol* 102:1113-1122.

Shirreffs, S.M., and R.J. Maughan. 1997. Restoration of fluid balance after exercise-induced dehydration: Effects of alcohol consumption. *J Appl Physiol* 83:1152-1157.

Shirreffs, S.M., and R.J. Maughan. 1998. Volume repletion following exercise-induced volume depletion in man: Replacement of water and sodium losses. *Am J Physiol* 274:F868-F875.

Shirreffs, S.M., and R.J. Maughan. 2000. Rehydration and recovery of fluid balance after exercise. *Exer Sports Sci Rev* 28:27-32.

Shirreffs, S.M., A.J. Taylor, J.B. Leiper, and R.J. Maughan. 1996. Post-exercise rehydration in man: Effects of volume consumed and drink sodium content. *Med Sci Sports Exerc* 28:1260-1271.

Shuler, F.D., M.K. Wingate, G.H. Moore, and C. Giangarra. 2012. Sports health benefits of vitamin D. *Sports Health* 4(6): 496-501.

Sidossis, L.S., A. Gastaldelli, S. Klein, and R.R. Wolfe. 1997. Regulation of plasma fatty acid oxidation during lowand high-intensity exercise. *Am J Physiol* 272:E1065-E1070.

Silber, B.Y., and J.A. Schmitt. 2010. Effects of tryptophan loading on human cognition, mood, and sleep. *Neurosci Biobehav Rev* 34 (3): 387-407.

Silva, A.C., M.S. Santos-Neto, A.M. Soares, M.C. Fonteles, R.L. Guerrant, and A.A. Lima. 1998. Efficacy of a glutamine-based oral rehydration solution on the electrolyte and water absorption in a rabbit model of secretory diarrhea induced by cholera toxin. *J Pediatr Gastroenterol Nutr* 26 (5): 513-519.

Simi, B., B. Sempore, M.-H. Mayet, and R.J. Favier. 1991. Additive effects of training and high-fat diet on energy metabolism during exercise. *J Appl Physiol* 71 (1): 197-203.

Simoneau, J.A., and C. Bouchard. 1989. Human variation in skeletal muscle fiber-type proportion and enzyme activities. *Am J Physiol* 257:E567-E572.

Simonsen, J.C., W.M. Sherman, D.R. Lamb, A.R. Dernbach, J.A. Doyle, and R. Strauss. 1991. Dietary carbohydrate, muscle glycogen, and power output during rowing training. *J Appl Physiol* 70:1500-1505.

Singh, A., M.L. Failla, and, P.A. Deuster. 1994. Exercise-induced changes in immune function: Effects of zinc supplementation. *J Appl Physiol* 76:2298-2301.

Siri, W.E. 1956. The gross composition of the body. *Adv Biol Med Physiol* 4:239-280.

Sirrs, S.M., and R.A. Bebb. 1999. DHEA: Panacea or snake oil? *Can Fam Physician* 45:1723-1728.

Sjodin, A.M., A.B. Andersson, J.M. Hogberg, and K.R. Westerterp. 1994. Energy balance in cross-country skiers: A study using doubly labeled water. *Med Sci Sports Exerc* 26 (6): 720-724.

Skeaff, C.M., and J. Miller. 2009. Dietary fat and coronary heart disease: Summary of evidence from prospective cohort and randomised controlled trials. *Ann Nutr Metab* 55 (1-3): 173-201.

Slater, G., D. Jenkins, P. Logan, H. Lee, M. Vukovich, J.A. Rathmacher, and A.G. Hahn. 2001. Beta-hydroxy-beta-methylbutyrate (hmb) supplementation does not affect changes in strength or body composition during resistance training in trained men. *Int J Sport Nutr Exerc Metab* 11 (3): 384-396.

Slattery K., D. Bentley, and A.J. Coutts. 2015. The role of oxidative, inflammatory and neuroendocrinological systems during exercise stress in athletes: Implications of antioxidant supplementation on physiological adaptation during intensified physical training. *Sports Med* 45 (4): 453-471.

Sly, L.M., M. Lopez, W.M. Nauseef, and N.E. Reiner. 2001. 1-alpha, 5-Dihydroxyvitamin D3-induced monocyte antimycobacterial activity is regulated by phosphatidylinositol 3-kinase and mediated by the NADPH-dependent phagocyte oxidase. *J Biol Chem* 276(38): 35482-35493.

Slyper, A.H. 2013. The influence of carbohydrate quality on cardiovascular disease, the metabolic syndrome, type 2 diabetes, and obesity: An overview. *J Pediatr Endocrinol Metab* 26 (7-8): 617-629.

Smathers, A.M., M.G. Bemben, and D.A. Bemben. 2009. Bone density comparisons in male competitive road cyclists and untrained controls. *Med Sci Sports Exerc* 41 (2): 290-296.

Smith, G.I., P. Atherton, D.N. Reeds, B.S. Mohammed, D. Rankin, M.J. Rennie, and B. Mittendorfer. 2011a. Dietary Omega-3 fatty acid supplementation increases the rate of muscle protein synthesis in older adults: A randomized controlled trial. *Am J Clin Nutr* 93:402-412.

Smith, G.I., P. Atherton, D.N. Reeds, B.S. Mohammed, D. Rankin, M.J. Rennie, and B. Mittendorfer. 2011b. Omega-3 polyunsaturated fatty acids augment the muscle protein anabolic response to hyperinsulinaemia-hyperaminoacidaemia in healthy young and middle-aged men and women. *Clin Sci* 121:267-278.

Smith, J.W., D.D. Pascoe, D.H. Passe, B.C. Ruby, L.K. Stewart, L.B. Baker, and J.J. Zachwieja. 2013. Curvilinear dose-response relationship of carbohydrate (0-120 g·h(-1)) and performance. *Med Sci Sports Exerc* 45 (2): 336-341.

Smyth, P.P., and L.H. Duntas. 2005. Iodine uptake and loss-can frequent strenuous exercise induce iodine deficiency? *Horm Metab Res* 37 (9): 555-558.

Snijders, T., P.T. Res, J.S.J. Smeets, S. Vliet, J. VanKranenburg, K. VanMaase, A.K. Kies, L.B. Verdijk, and L.J. van Loon.et al. 2015. Protein ingestion before sleep increases muscle mass and strength gains during prolonged resistance-type exercise training in healthy young men. *J Nutr* 145:1178-1784.

Snow-Harter, C.M. 1994. Bone health and prevention of osteoporosis in active and athletic women. *Clin Sport Med* 13:389-404.

Snyder, A.C., K.P. O'Hagan, P.S. Clifford, et al. 1993. Exercise responses to in-line skating: Comparisons to running and cycling. *Int J Sports Med* 14 (1): 38-42.

Sole, C.C., and T.D. Noakes. 1989. Faster gastric emptying for glucose-polymer and fructose solutions than for glucose in humans. *Eur J Appl Physiol* 58:605-612.

Somerville, V.S., A.J. Braakhuis, and W.G. Hopkins. 2016. Effect of flavonoids on upper respiratory tract infections and immune function: A systematic review and meta-analysis. *Adv Nutr* 7:488-497.

Somerville, V., C. Bringans, and A. Braakhuis. 2017. Polyphenols and performance: A systematic review and meta-analysis. *Sports Med* 47 (8): 1589-1599.

Song, Q.-H., R.M. Xu, Q.-H. Zhang, G.-Q. Shen, M. Ma, X.P. Zhao, Y.-H. Guo, and Y. Wang. 2015. Glutamine supplementation and immune function during heavy load training. *Int J Clin Pharmacol Ther* 53:372-376.

Spector, S.A., M.R. Jackman, L.A. Sabounjian, C. Sakkas, D.M. Landers, and W.T. Willis. 1995. Effect of choline supplementation on fatigue in trained cyclists. *Med Sci Sports Exerc* 27 (5): 668-673.

Spriet, L.L. 1991. Phosphofructokinase activity and acidosis during short-term tetanic contractions. *Can J Physiol Pharmacol* 69:298-304.

Spriet, L.L. 1995a. Anaerobic metabolism during high-intensity exercise. In *Exercise metabolism*, edited by M. Hargreaves, 1-39. Champaign, IL: Human Kinetics.

Spriet, L.L. 1995b. Caffeine and performance. *Int J Sports Nutr* 5:S84-S99.

Spriet, L.L., D.A. MacLean, D.J. Dyck, E. Hultman, G. Cederblad, and T.E. Graham. 1992. Caffeine ingestion and muscle metabolism during prolonged exercise in humans. *Am J Physiol* 262:E891-E898.

Spurr, G.B., A.M. Prentice, P.R. Murgatroyd, G.R. Goldberg, J.C. Reina, and N.T. Christman. 1988. Energy expenditure from minute-by-minute heart-rate recording: Comparison with indirect calorimetry. *Am J Clin Nutr* 48:552-559.

Stackhouse, S.K., D.S. Reisman, and S.A. Binder-Macleod. 2001. Challenging the role of pH in skeletal muscle fatigue. *Physical Therapy* 81:1897–1903.

Stackpool, C.M., J.P. Porcari, R.P. Mikat, C. Gillette, and C. Foster. 2014. The accuracy of various activity trackers in estimating steps taken and energy expenditure. *Journal of Fitness Research* 3:32-48.

Stanko, R.T., R.J. Robertson, R.W. Galbreath, J.J. Reilly, K.D. Greenawalt, and F.L. Goss. 1990. Enhanced leg exercise endurance with a high-carbohydrate diet and dihydroxyacetone and pyruvate. *J Appl Physiol* 69 (5): 1651-1656.

Stanko, R.T., R.J. Robertson, R.J. Spina, J.J. Reilly, Jr., K.D. Greenawalt, and F.L. Goss. 1990. Enhancement of arm exercise endurance capacity with dihydroxyacetone and pyruvate. *J Appl Physiol* 68 (1): 119-124.

Starling, R.D., T.A. Trappe, K.R. Short, M. Sheffield-Moore, A.C. Jozsi, W.J. Fink, and D.L. Costill. 1996. Effect of inosine supplementation on aerobic and anaerobic cycling performance. *Med Sci Sports Exerc* 28 (9): 1193-1198.

Staron, R.S., F.C. Hagerman, R.S. Hikida, T.F. Murray, D.P. Hostler, M.T. Crill, K.E. Ragg, and K. Toma. 2000. Fiber type composition of the vastus lateralis muscle of young men and women. *J Histochem Cytochem* 48:623-629.

Starritt, E.C., R.A. Howlett, G.J. Heigenhauser, and L.L. Spriet. 2000. Sensitivity of CPT I tomalonyl-COA in trained and untrained human skeletal muscle. *Am J Physiol Endocrinol Metab* 278 (3): E462-E468.

Stearns, D.M., J.J. Belbruno, and K.E. Wetterhahn. 1995. A prediction of chromium (III) accumulation in humans from chromium dietary supplements. *FASEB J* 9 (15): 1650-1657.

Stearns, D.M., Sr., J.P. Wise, S.R. Patierno, and K.E. Wetterhahn. 1995. Chromium (III) picolinate produces chromosome damage in Chinese hamster ovary cells. *FASEB J* 9 (15): 1643-1648.

Steensberg, A., C. Keller, R. Hillig, C. Fresig, J.F. Wojtaszewski, B.K. Pedersen, H. Pilegaard, and M. Sander. 2007. Nitric oxide production is a proximal signalling event controlling exercise-induced mRNA expression in human skeletal muscle. *FASEB J* 21 (11): 2683-2694.

Stellingwerff T., and G.R. Cox. 2014. Systematic review: Carbohydrate supplementation on exercise performance or capacity of varying durations. *Appl Physiol Nutr Metab* 39 (9): 998-1011.

Stellingwerff, T., L.L. Spriet, M.J. Watt, N.E. Kimber, M. Hargreaves, J.A. Hawley, and L.M. Burke. 2006. Decreased PDH activation and glycogenolysis during exercise following fat adaptation with carbohydrate restoration. *Am J Physiol Endocrinol Metab* 290 (2): E380-388.

Stensrud, T., F. Ingjer, H. Holm, and S.B. Strømme. 1992. L-tryptophan supplementation does not improve running performance. *Int J Sports Med* 13 (6): 481-485.

Stephens, F.B., D. Constantin-Teodosiu, D. Laithwaite, E.J. Simpson, and P.L. Greenhaff. 2006. Insulin stimulates L-carnitine accumulation in human skeletal muscle. *FASEB J* 20 (2): 377-379.

Stephens, F.B., C.E. Evans, D. Constantin-Teodosiu, and P.L. Greenhaff. 2007. Carbohydrate ingestion augments L-carnitine retention in humans. *J Appl Physiol* 102 (3): 1065-1070.

Stephens, F.B., and Greenhaff, P.L. 2014. Creatine. In *Sports nutrition*, edited by R.J. Maughan, 301-312. Oxford: Wiley, Blackwell.

Stephens, F.B., B.T. Wall, K. Marimuthu, C.E. Shannon, D. Constantin-Teodosiu, I.A. Macdonald, and P.L. Greenhaff. 2013. Skeletal muscle carnitine loading increases energy expenditure modulates fuel metabolism gene networks and prevents body fat accumulation in humans. *J Physiol* 591 (Pt 18): 4655-4666.

Stewart, I., L. McNaughton, P. Davies, and S. Tristram. 1990. Phosphate loading and the effects on V·O max in trained cyclists. *Res Q Exerc Sport* 61 (1): 80-84.

Stoecker, B.J. 1996. Chromium. In *Present knowledge in nutrition*, edited by E.E. Ziegler and L.J. Filer, 344-353. Washington, DC: ILSI Press.

Stolarczyk, L.M., V.H. Heyward, M.D. Van Loan, et al. 1997. The fatness-specific bioelectrical impedance analysis equations of Segal et al.: Are they generalizable and practical? *Am J Clin Nutr* 66 (1): 8-17.

Storm, F., B.W. Heller, and C. Mazzà. 2015. Step detection and activity recognition accuracy of seven physical activity monitors. *PLoS One* 10 (3): e0118723.

Stout, J.R., J.T. Cramer, M. Mielke, J. O'Kroy, D.J. Torok, and R.F.Zoeller. 2006. Effects of twenty-eight days of beta-alanine and creatine monohydrate supplementation on the physical working capacity at neuromuscular fatigue threshold. *J Strength Cond Res* 20 (4): 928-931.

St-Pierre, J., J.A. Buckingham, S.J. Roebuck, and M.D. Brand. 2002. Topology of superoxide production from different sites in the mitochondrial electron transport chain. *J Biol Chem* 277:44784-44790.

Stubbs, R.J., C.J. Habron, P.R. Murcatroyd, and A.M. Prentice. 1995. Covert manipulation of dietary fat and energy density: Effect on substrate flux and food intake in men eating ad libitum. *Am J Clin Nutr* 62:316-329.

Stubbs, R.J., C.J. Harbron, and A.M. Prentice. 1996. Covert manipulation of the dietary fat to carbohydrate ratio of isoenergetically dense diets: Effect on food intake in feeding men ad libitum. *Int J Obes Relat Metab Disord* 20 (7): 651-660.

Stubbs, R.J., P. Ritz, W.A. Coward, and A.M. Prentice. 1995. Covert manipulation of the ratio of dietary fat to carbohydrate and energy density: Effect on food intake and energy balance in free-living men eating ad libitum. *Am J Clin Nutr* 62 (2): 330-337.

Sundgot-Borgen, J. 1994a. Eating disorders in female athletes. *Sports Med* 3:176-188.

Sundgot-Borgen, J. 1994b. Risk and trigger factors for the development of eating disorders in female elite athletes. *Med Sci Sports Exerc* 4:414-419.

Sundgot-Borgen, J. 2000. Eating disorders in athletes. In *Nutrition in sport,* edited by R.J. Maughan, 510-522. Oxford: Blackwell Science.

Sundgot-Borgen, J., and S. Larsen. 1993. Pathogenic weight-control methods and self-reported eating disorders in female elite athletes and controls. *Scand J Med Sci Sports* 3:150-155.

Sutton, J.R., and O. Bar-Or. 1980. Thermal illness in fun running. *Am Heart J* 100:778-781.

Svendsen, I.S., I.M Taylor, E. Tonnesen, et al. 2016. Training and competition-related risk factors for respiratory tract and gastrointestinal infections in elite cross-country skiers. *Br J Sports Med* 50:809-815.

Svensson, M., C. Malm, M. Tonkonogi, B. Ekblom, B. Sjodin, and K. Sahlin. 1999. Effect of Q10 supplementation on tissue Q10 levels and adenine nucleotide catabolism during high-intensity exercise. *Int J Sport Nutr* 9 (2): 166-180.

Swensen, T., G. Crater, D.R. Bassett, Jr., and E.T. Howley. 1994. Adding polylactate to a glucose polymer solution does not improve endurance. *Int J Sports Med* 15 (7): 430-434.

Symons, T.B., M. Sheffield-Moore, R.R. Wolfe, and D. Paddon-Jones. 2009. A moderate serving of high-quality protein maximally stimulates skeletal muscle protein synthesis in young and elderly subjects. *J Am Diet Assoc* 109:1582-1586.

Tang, J.E., J.W. Hartman, and S.M. Phillips. 2006. Increased muscle oxidative potential following resistance training induced fibre hypertrophy in young men. *Appl Physiol Nutr Metab* 31 (5): 495-501.

Tang, J.E., D.R. Moore, G.W. Kujbida, M.A. Tarnopolsky, and S.M. Phillips. 2009. Ingestion of whey hydrolysate, casein, or soy protein isolate: effects on mixed muscle protein synthesis at rest and following resistance exercise in young men. *J Appl Physiol* 107:987-992.

Tappy, L. 1996. Thermic effect of food and sympathetic nervous system activity in humans. *Reprod Nutr Dev* 36 (4): 391-397.

Tappy, L., and K.A. Lê. 2010. Metabolic effects of fructose and the worldwide increase in obesity. *Physiol Rev* 90 (1): 23-46.

Tappy, L., and K.A. Lê. 2015. Health effects of fructose and fructose-containing caloric sweeteners: Where do we stand 10 years after the initial whistle blowings? *Curr Diab Rep* 15 (8): 54.

Tarnopolsky, M.A. 2004. Protein requirements for endurance athletes. *Nutrition* 20:662-668.

Tarnopolsky, M.A., S.A. Atkinson, S.M. Phillips, and J.D. MacDougall. 1995. Carbohydrate loading and metabolism during exercise in men and women. *J Appl Physiol* 78 (4): 1360-1368.

Tarnopolsky, M.A., M. Bosman, J.R. MacDonald, D. Vandeputte, J. Martin, and B.D. Roy. 1997. Post-exercise protein-carbohydrate and carbohydrate supplements increase muscle glycogen in men and women. *J Appl Physiol* 83 (6): 1877-1883.

Tartibian, B., B. H. Maleki, and A. Abbasi 2009. The effects of ingestion of omega-3 fatty acids on perceived pain and external symptoms of delayed onset muscle soreness in untrained men. *Clin J Sport Med* 19:115-119.

Te Morenga, L., S. Mallard, and J. Mann. 2013. Dietary sugars and body weight: Systematic review and meta-analysis of randomized controlled trials and cohort studies. *BMJ* 346:e7492.

Temple, J.L., C. Bernard, S.E. Lipshultz, J.D. Czachor, J.A. Westphal, and M.A. Mestre. 2017. The safety of ingested caffeine: A comprehensive review. *Front Psychiatry* (May 26): 80.

Terjung, R.L., P. Clarkson, E.R. Eichner, P.L. Greenhaff, P.J. Hespel, R.G. Israel, W.J. Kraemer, R.A. Meyer, L.L. Spriet, M.A. Tarnopolsky, A.J. Wagenmakers, and M.H. Williams. 2000. American College of Sports Medicine roundtable: The physiological and health effects of oral creatine supplementation. *Med Sci Sports Exerc* 32 (3): 706-717.

Tenforde, A.S., M.T. Barrack, A. Nattiv, and M. Fredericson. 2016. Parallels with the female athlete triad in male athletes. *Sports Med* 46 (2): 171-182.

Thein-Nissenbaum, J.M., M.J. Rauh, K.E. Carr, et al. 2011. Associations between disordered eating, menstrual dysfunction, and musculoskeletal injury among high school athletes. *J Orthop Sports Phys Ther* 41 (2): 60-69.

Thomas D.T., K.A. Erdman, and L.M. Burke. 2016. American College of Sports Medicine Joint Position Statement: Nutrition and athletic performance. *Med Sci Sports Exerc* 48 (3): 543-568.

Thompson, R.A., and R.T. Sherman. 2010. *Eating disorders in sport.* New York: Routledge, Taylor and Francis Group.

Thompson, R.A., and R. Trattner-Sherman. 1993. *Helping athletes with eating disorders.* Champaign, IL: Human Kinetics.

Thorning, T.K., A. Raben, T. Tholstrup, S.S. Soedamah-Muthu, I. Givens, and A. Astrup. 2016. Milk and dairy products: Good or bad for human health? An assessment of the totality of scientific evidence. *Food Nutr Res* 60:32527.

Thorogood, M. 1996. Nutrition. In *Prevention of cardiovascular disease: An evidence-based approach*, edited by M. Lawrence, Neil, D. Mant, and G. Fowler, 54-66. Kings Lynn: Oxford University Press.

Threapleton, D.E., D.C. Greenwood, C.E. Evans, C.L. Cleghorn, C. Nykjaer, C. Woodhead, J.E. Cade, C.P. Gale, and V.J. Burley. 2013. Dietary fibre intake and risk of cardiovascular disease: Systematic review and meta-analysis. *BMJ* 347:f6879.

Tiidus, P.M., Tupling, A.R., and Houston, M.E. 2012. *Biochemistry primer for exercise science.* 4th ed. Champaign, IL: Human Kinetics.

Timmons, J.A., S.M. Poucher, D. Constantin-Teodosiu, V. Worrall, I.A. Macdonald, and P.L. Greenhaff. 1996. Increased acetyl group availability enhances contractile function of canine skeletal muscle during ischemia. *J Clin Invest* 97:879-883.

Tiollier, E., C.D.T.M. Chennaoui, D. Gomez-Merino, et al. 2007. Effect of a probiotics supplementation on respiratory infections and immune and hormonal parameters during intense military training. *Military Med* 172:1006-1011.

Tippett, K.S., and L.E. Cleveland., eds. 1999. How current diets stack up: Comparison with dietary guidelines. *Agriculture Information Bulletin* 750:51-70.

Tipton, K.D. 2013. Dietary strategies to attenuate muscle loss during recovery from injury. *Nestle Nutr Inst Workshop Ser* 75:51-61.

Tipton, C.M., and R.A. Oppliger. 1993. Nutritional and fitness considerations for competitive wrestlers. *World Rev Nutr Diet* 71:84-96.

Tipton, K.D., T.A. Elliott, M.G. Cree, A.A. Aarsland, A.P. Sanford, and R.R. Wolfe. 2007. Stimulation of net muscle protein synthesis by whey protein ingestion before and after exercise. *Am J Physiol Endocrinol Metab* 292 (1): E71-E76.

Tipton, K.D., A.A. Ferrando, S.M. Phillips, D. Doyle, Jr., and R.R. Wolfe. 1999. Postexercise net protein synthesis in human muscle from orally administered amino acids. *Am J Physiol* 276 (4 Pt 1): E628-E634.

Tipton, K.D., B.B. Rasmussen, S.L. Miller, S.E. Wolf, S.K. Owens-Stovall, B.E. Petrini, and R.R. Wolfe. 2001. Timing of amino acid-carbohydrate ingestion alters anabolic response of muscle to resistance exercise. *Am J Physiol Endocrinol Metab* 281 (2): E197-E206.

Todd, J.J., L.K. Pourshahidi, E.M. McSorley, S.M. Madigan, and P.J. Magee. 2015. Vitamin D: Recent advances and implications for athletes. *Sports Med* 45:213-229.

Tomás-Barberán, F.A., M.V. Selma, and J.C. Espín. 2016. Interactions of gut microbiota with dietary polyphenols and consequences to human health. *Curr Opin Clin Nutr Metab Care* 19 (6): 471-476.

Tonevitsky, A.G., D.V. Maltseva, A. Abbasi, T.R. Samatov, D.A. Sakharov, M.U. Shkurnikov, A.E. Lebedev, V.V. Galatenko, Grigoriev, and H. Northoff. 2013. Dynamically regulated miRNA-mRNA networks revealed by exercise. *BMC Physiol* 13:9.

Torstveit, M.K., and J. Sundgot-Borgen. 2014. Eating disorders in male and female athletes. In *Sports nutrition*, edited by R. J. Maughan, 513-525. Oxford: Blackwell Science.

Touyz, S.W., P.J.V. Beumont, and S. Hook. 1987. Exercise anorexia: A new dimension in anorexia nervosa? In *Handbook of Eating Disorders: Part 1*, edited by P.J.V. Beumont, G.D. Burrows, and R.C. Casper, 143-157. Amsterdam: Elsevier.

Trapp, E.G., D.J. Chisholm, J. Freund, and S.H. Boutcher. 2008. The effects of high-intensity intermittent exercise training on fat loss and fasting insulin levels of young women. *Int J Obesity* 32 (4): 684-691.

Trappe, T.A., F. White, C.P. Lambert, D. Cesar, M. Hellerstein, and W.J. Evans. 2002. Effect of ibuprofen and acetaminophen on postexercise muscle protein synthesis. *Am J Physiol Endocrinol Metab* 282:E551-556.

Tremblay, M.S., S.D. Galloway, and J.R. Sexsmith. 1994. Ergogenic effects of phosphate loading: Physiological fact or methodological fiction? *Can J Appl Physiol* 19 (1): 1-11.

Trexler, E.T., A.E. Smith-Ryan, J.R. Stout, J.R., Hoffman, C.D. Wilborn, C. Sale, R.B. Kreider, R. Jäger, C.P. Earnest, L. Bannock, B. Campbell, D. Kalman, T.N. Ziegenfuss, and J. Antonio. 2015. International Society of Sports Nutrition position stand: Beta-alanine. *J Int Soc Sports Nutr* (July 15). http://doi.org/10.1186/s12970-015-0090-y.

Tsintzas, K., and C. Williams. 1998. Human muscle glycogen metabolism during exercise: Effect of carbohydrate supplementation. *Sports Med* 25 (1): 7-23.

Tsintzas, O.K., C. Williams, L. Boobis, and P. Greenhaff. 1995. Carbohydrate ingestion and glycogen utilisation in different muscle fibre types in man. *J Physiol* 489 (1): 243-250.

Turcotte, L.P., E.A. Richter, and B. Kiens. 1995. Lipid metabolism during exercise. In *Exercise metabolism,* edited by M. Hargreaves, 99-130. Champaign, IL: Human Kinetics.

U.K. National Diet and Nutrition Survey Rolling Programme for 2008/2009 to 2011/2012. 2014. www.gov.uk/government/ collections/national-diet-and-nutrition-survey.

U.K. National Diet and Nutrition Survey Rolling Programme for 2012/2013 to 2013/2014. 2016. www.gov.uk/government/uploads/system/uploads/attachment_data/file/551352/NDNS_Y5_6_UK_Main_Text.pdf.

USADA. n.d. Supplement 441: Realize, Recognize, Reduce. www. usada.org/substances/supplement-411/reduce-risk-testing-positive-experiencing-adverse-health-effects.

U.S. Department of Agriculture. 2005. *Dietary guidelines for Americans, 2005.* www.health.gov/dietaryguidelines.

U.S. Department of Agriculture. 2015. *2015-2020 dietary guidelines for Americans.* https://health.gov/dietaryguidelines/2015/guidelines.

U.S. Department of Agriculture. 2003. *USDA national nutrient database for standard reference.* www.nal.usda.gov/fnic/foodcomp/Data/index.html.

Vandenberghe, K., M. Goris, P. Van Hecke, M. Van Leemputte, L. Vangerven, and P. Hespel. 1997. Long-term creatine intake is beneficial to muscle performance during resistance training. *J Appl Physiol* 83 (6): 2055-2063.

Vandenbogaerde, T.J., and W.G. Hopkins. 2011. Effects of acute carbohydrate supplementation on endurance performance: A meta-analysis. *Sports Med* 41 (9): 773-792.

van der Meulen, J.H., A. McArdle, M.J. Jackson, and J.A. Faulkner. 1997. Contraction-induced injury to the extensor digitorum longus muscles of rats: The role of vitamin E. *J Appl Physiol* 83:817-823.

van Erp-Baart, A.M.J., W.H.M. Saris, R.A. Binkhorst, J.A. Vos, and J.W.H. Elvers. 1989a. Nationwide survey on nutritional habits in elite athletes. Part I: Energy carbohydrate, protein. *Int J Sports Med* 10 (Suppl 1): S3-S10.

van Erp-Baart, A.M.J., W.H.M. Saris, R.A. Binkhorst, J.A. Vos, and J.W.H. Elvers. 1989b. Nationwide survey on nutritional habits in elite athletes. Part II: Mineral and vitamin intake. *Int J Sports Med* 10 (1): S11-S16.

van Essen, M.J., and M.J. Gibala. 2006. Failure of protein to improve time trial performance when added to a sports drink. *Med Sci Sports Exerc* 38 (8): 1476-1483.

Van Etten, L.M., F.T. Verstappen, and K.R. Westerterp. 1994. Effect of body build on weight-training-induced adaptations in body composition and muscular strength. *Med Sci Sports Exerc* 26 (4): 515-521.

van Hall, G. 2015. The physiological regulation of skeletal muscle fatty acid supply and oxidation during moderate-intensity exercise. *Sports Med* 45 (Suppl 1): S23-S32.

van Hall, G., J.S.H. Raaymakers, W.H.M. Saris, and A.J.M. Wagenmakers. 1995. Ingestion of branched-chain amino acids and tryptophan during sustained exercise in man: Failure to affect performance. *J Physiol* 486 (3): 789-794.

Van Loan, M.D., N.L. Keim, K. Berg, et al. 1995. Evaluation of body composition by dual energy X-ray absorptiometry and two different software packages. *Med Sci Sports Exerc* 27 (4): 587-591.

van Loon, L.J., P. Greenhaff, D. Constantin-Teodosiu, W.H. Saris, and A.J. Wagenmakers. 2001. The effects of increasing exercise intensity on muscle fuel utilisation in humans. *J Physio* 536 (Pt 1): 295-304.

van Loon, L.J., W.H. Saris, M. Kruijshoop, and A.J. Wagenmakers. 2000. Maximizing postexercise muscle glycogen synthesis: Carbohydrate supplementation and the application of amino acid or protein hydrolysate mixtures. *Am J Clin Nutr* 72 (1): 106-111.

Van Nieuwenhoven, M.A., R.-J.M. Brummer, and F. Brouns. 2000. Gastrointestinal function during exercise: Comparison of water, sports drink, and sports drink with caffeine. *J Appl Physiol* 89 (3): 1079-1085.

van Oort, M.M., J.M. van Doorn, A. Bonen, J.F.C. Glatz, D.J. van der Horst, K.W. Rodenburg, and J.J.F.P. Luiken. 2008. Insulin-induced translocation of CD36 to the plasma membrane is reversible and shows similarity to that of GLUT4. *Biochim Biophys Acta* 1781 (1-2): 61-71.

Van Soeren, M.H., and T.E. Graham. 1998. Effect of caffeine on metabolism, exercise endurance, and catecholamine responses after withdrawal. *J Appl Physiol* 85 (4): 1493-1501.

Van Soeren, M.H., P. Sathasivam, L.L. Spriet, and T.E. Graham. 1993. Caffeine metabolism and epinephrine responses during exercise in users and nonusers. *J Appl Physiol* 75 (2): 805-812.

Van Thienen, R., K. Van Proeyen, B. Vanden Eynde, J. Puype, T. Lefere, and P. Hespel. 2009. Beta-alanine improves sprint performance in endurance cycling. *Med Sci Sports Exerc* 41 (4): 898-903.

Van Tonder, A., M. Schwellnus, S. Swanevelder, E. Jordaan, W. Derman, and D.C. Janse van Rensburg. 2016. A prospective cohort study of 7031 distance runners shows that 1 in 13 report systemic symptoms of an acute illness in the 7-day period before a race, increasing their risk of not finishing the race 1.9 times for those runners who started the race: SAFER study IV. *Br J Sport Med* 50:939-945.

van Vliet, S., N.A. Burd, and L.J. van Loon. 2015. The skeletal muscle anabolic response to plant- versus animal-based protein consumption. *J Nutr* 145 (9): 1981-1991.

Van Zeyl, C.G., E.V. Lambert, J.A. Hawley, T.D. Noakes, and S.C. Dennis. 1996. Effects of medium-chain triglyceride ingestion on carbohydrate metabolism and cycling performance. *J Appl Physiol* 80:2217-2225.

Varnier, M., P. Sarto, D. Martines, L. Lora, F. Carmignoto, G.P. Leese, and R. Naccarato. 1994. Effect of infusing branched-chain amino acid during incremental exercise with reduced muscle glycogen content. *Eur J Appl Physiol* 69 (1): 26-31.

Venables, M.C., L. Shaw, A.E. Jeukendrup, A. Roedig-Penman, M. Finke, R.G. Newcombe, J. Parry, and A.J. Smith. 2005. Erosive effect of a new sports drink on dental enamel during exercise. *Med Sci Sports Exerc* 37 (1): 39-44.

Vergauwen, L., F. Brouns, and P. Hespel. 1998. Carbohydrate supplementation improves stroke performance in tennis. *Med Sci Sports Exerc* 30 (8): 1289-1295.

Verma, S., M.C. Cam, and J.H. McNeill. 1998. Nutritional factors that can favorably influence the glucose/insulin system: Vanadium. *J Am Coll Nutr* 17:11-18.

Veverka, D.V., C. Wilson, M.A. Martinez, R. Wenger, and A. Tamosuinas. 2009. Use of zinc supplements to reduce upper respiratory infections in United States Air Force Academy cadets. *Complement Ther Clin Pract* 15(2): 91-95.

Vist, G.E., and R.J. Maughan. 1994. Gastric emptying of ingested solutions in man: Effect of beverage glucose concentration. *Med Sci Sports Exerc* 26 (10): 1269-1273.

Vist, G.E., and R.J. Maughan. 1995. The effect of osmolality and carbohydrate content on the rate of gastric emptying of liquids in man. *J Physiol* 486 (Pt 2): 523-531.

Vitetta, L., D. Briskey, H. Alford, S. Hall, and S. Coulson. 2014. Probiotics, prebiotics and the gastrointestinal tract in health and disease. *Inflammopharmacology* 22 (3): 135-154.

Volek, J.S., D.J. Freidenreich, C. Saenz, L.J. Kunces, B.C. Creighton, J.M. Bartley, P.M. Davitt, C.X. Munoz, J.M. Anderson, C.M. Maresh, E.C. Lee, M.D. Schuenke, G. Aerni, W.J. Kraemer, and S.D. Phinney. 2016. Metabolic characteristics of keto-adapted ultra-endurance runners. *Metabolism* 65 (3): 100-110.

Volek, J.S., W.J. Kraemer, J.A. Bush, M. Boetes, T. Incledon, K.L. Clark, and J.M. Lynch. 1997. Creatine supplementation enhances muscular performance during high-intensity resistance exercise. *J Am Diet Assoc* 97 (7): 765-770.

Volek, J.S., R. Silvestre, J.P. Kirwan, M.J. Sharman, D.A. Judelson, B.A. Spiering, J.L. Vingren, C.M. Maresh, J.L. Vanheest, and W.J. Kraemer. 2006. Effects of chromium supplementation on glycogen synthesis after high-intensity exercise. *Med Sci Sports Exerc* 38 (12): 2102-2109.

Volman, J.J., J.D. Ramakers, and J. Plat. 2008. Dietary modulation of immune function by b-glucans. *Physiol Behav* 94 (2): 276-284.

Volpe, S.L., L.J. Taper, and S. Meacham. 1993. The relationship between boron and magnesium status and bone mineral density in the human: A review. *Magnes Res* 6 (3): 291-296.

von Allworden, H.N., S. Horn, J. Kahl, and W. Feldheim. 1993. The influence of lecithin on plasma choline concentrations in triathletes and adolescent runners during exercise. *Eur J Appl Physiol* 67 (1): 87-91.

von Essen, M.R., M. Kongsbak, P. Schjerling, K. Olgaard, N. Odum, and C. Geisler. 2010. Vitamin D controls T cell antigen receptor signaling and activation of human T cells. *Nat Immunol* 11(4): 344-349.

Vukovich, M.D., D.L. Costill, and W.J. Fink. 1994. Carnitine supplementation: Effect on muscle carnitine and glycogen content during exercise. *J Appl Physiol* 26 (9): 1122-1129.

Vukovich, M.D., D.L. Costill, M.S. Hickey, S.W. Trappe, K.J. Cole, and W.J. Fink. 1993. Effect of fat emulsion infusion and fat feeding on muscle glycogen utilization during cycle exercise. *J Appl Physiol* 75 (4): 1513-1518.

Wachter, S., M. Vogt, R. Kreis, C. Boesch, P. Bigler, H. Hoppeler, and S. Krahenbuhl. 2002. Long-term administration of L-carnitine to humans: Effect on skeletal muscle carnitine content and physical performance. *Clin Chim Acta* 318 (1-2): 51-61.

Wagenmakers, A.J.M. 1991. L-carnitine supplementation and performance in man. In *Advances in nutrition and top sport,* Vol. 32, edited by F. Brouns, 110-127. Basel: Karger.

Wagenmakers, A.J. 1999a. Amino acid supplements to improve athletic performance. *Curr Opin Clin Nutr Metab Care* 2 (6): 539-544.

Wagenmakers, A.J.M. 1999b. Nutritional supplements: Effects on exercise performance and metabolism. In *The metabolic basis of performance in exercise and sport,* edited by D.R. Lamb and R. Murray, 209-220. Carmel, IN: Cooper.

Wagenmakers, A.J.M., J.H. Brookes, J.H. Coakley, T. Reilly, and R.H.T. Edwards. 1989. Exercise-induced activation of branched-chain 2-oxo acid dehydrogenase in human muscle. *Eur J Appl Physiol* 59:159-167.

Wagner, D.R., V.H. Heyward, and A.L. Gibson. 2000. Validation of air displacement plethysmography for assessing body composition. *Med Sci Sports Exerc* 32 (7): 1339-1344.

Wahrenberg, H., J. Bolinder, and P. Arner. 1991. Adrenergic regulation of lipolysis in human fat cells during exercise. *Eur J Clin Invest* 21:534-541.

Walberg, J.L., M.K. Leidy, D.J. Sturgill, D.E. Hinkle, S.J. Ritchey, and D.R. Sebolt. 1988. Macronutrient content of a hypoenergy diet affects nitrogen retention and muscle function in weight lifters. *Int J Sports Med* 9 (4): 261-266.

Walker, G.J., P. Caudwell, N. Dixon, and N.C. Bishop. 2006. The effect of caffeine ingestion on neutrophil oxidative burst responses following prolonged exercise. *Int J Sport Nutr Exerc Metab* 16 (1): 24-35.

Wall, B.T., J.P. Morton, and L.J.C. van Loon. 2015. Strategies to maintain skeletal muscle mass in the injured athlete: Nutritional considerations and exercise mimetics. *Eur J Sport Sci* 15 (1): 53-62.

Wall, B.T., F.B. Stephens, D. Constantin-Teodosiu, K. Marimuthu, I.A. Macdonald, and P.L. Greenhaff. 2011. Chronic oral ingestion of L-carnitine and carbohydrate increases muscle carnitine content and alters muscle fuel metabolism during exercise in humans. *J Physiol* 589 (Pt 4): 963-973.

Wallace, M.B., J. Lim, A. Cutler, and L. Bucci. 1999. Effects of dehydroepiandrosterone vs androstenedione supplementation in men. *Med Sci Sports Exerc* 31 (12): 1788-1792.

Waller, M.F., and E.M. Haymes. 1996. The effects of heat and exercise on sweat iron loss. *Med Sci Sports Exer* 28:197-203.

Wallis, G.A., R. Dawson, J. Achten, J. Webber, and A.E. Jeukendrup. 2006. Metabolic response to carbohydrate ingestion during exercise in males and females. *Am J Physiol Endocrinol Metab* 290 (4): E708-E715.

Wallis, G.A., D.S. Rowlands, C. Shaw, R.L.P.G. Jentjens, and A.E. Jeukendrup. 2005. Oxidation of combined ingestion of maltodextrins and fructose during exercise. *Med Sci Sports Exerc* 37 (3): 426-432.

Walsh, N.P., A.K. Blannin, N.C. Bishop, P.J. Robson, and M.Gleeson. 2000. Oral glutamine supplementation does not attenuate the fall in human neutrophil lipopolysaccharide-stimulated degranulation following prolonged exercise. *Int J Sport Nutr* 10:39-50.

Walsh, N.P., A.K. Blannin, P.J. Robson, and M. Gleeson. 1998. Glutamine, exercise and immune function: Links and possible mechanisms. *Sports Med* 26:177-191.

Walsh, N.P., M. Gleeson, D.B. Pyne, D.C. Nieman, F.S. Dhabhar, R.J. Shephard, S.J. Oliver, S. Bermon, and A. Kajènienè. 2011. Position statement part two: Maintaining immune health. *Exerc Immunol Rev* 17:64-103.

Walsh, N.P., M. Gleeson, R.J. Shephard, M. Gleeson, J.A. Woods, N.C. Bishop, M. Fleshner, C. Green, B.K. Pedersen, L. Hoffman-Goetz, C.J. Rogers, H. Northoff, A. Abbasi, and P. Simon. 2011. Position statement part one: Immune function and exercise. *Exerc Immunol Rev* 17:6-63.

Walters T.J., K.L. Ryan, L.M. Tate, and P.A. Mason. 2000. Exercise in the heat is limited by a critical internal temperature. *J Appl Physiol* 89 (2): 799-806.

Wannamethee, S.G., A.G. Shaper, and M. Walker. 2002. Weight change, weight fluctuation, and mortality. *Arch Intern Med* 162 (22): 2575-2580.

Wapnir, R.A., M.C. Sia, and S.E. Fisher. 1996. Enhancement of intestinal water absorption and sodium transport by glycerol in rats. *J Appl Physiol* 81 (6): 2523-2527.

Warren, B.J., A.L. Stanton, and D.L. Blessing. 1990. Disordered eating patterns in competitive female athletes. *Int J Eating Disorders* 5:565-569.

Warren, J.A., R.R. Jenkins, L. Packer, E.H. Witt, and R.B. Armstrong. 1992. Elevated muscle vitamin E does not attenuate eccentric exercise-induced muscle injury. *J Appl Physiol* 72:2168-2175.

Weaver, C., and S. Rajaram. 1992. Exercise and iron status. *J Nutrition* 122:782-787.

Weck, M., S.R. Bornstein, and M. Blüher. 2012. Strategies for successful weight reduction: Focus on energy balance. *Dtsch Med Wochenschr* 137:2223-2228.

Wee, S.L., C. Williams, S. Gray, and J. Horabin. 1999. Influence of high and low glycemic index meals on endurance running capacity. *Med Sci Sports Exerc* 31 (3): 393-399.

Weigle, D.S., P.A. Breen, C.C. Matthys, H.S. Callahan, K.E. Meeuws, V.R. Burden, and J.Q. Purnell. 2005. A high-protein diet induces sustained reductions in appetite, ad libitum caloric intake, and body weight despite compensatory changes in diurnal plasma leptin and ghrelin concentrations. *Am J Clin Nutr* 82 (1): 41-48.

Welle, S., R. Jozefowicz, and M. Statt. 1990. Failure of dehydroepiandrosterone to influence energy and protein metabolism in humans. *J Clin Endocrinol Metab* 71 (5): 1259-1264.

Wemple, R.D., D.R. Lamb, and K.H. McKeever. 1997. Caffeine vs caffeine-free sports drinks: Effects on urine production at rest and during prolonged exercise. *Int J Sports Med* 18 (1): 40-46.

West, N.P., D.B. Pyne, J.M. Peake, and A.W. Cripps. 2009. Probiotics, immunity and exercise: A review. *Exerc Immunol Rev* 15:107-126.

West, N.P., D.B. Pyne, A.W. Cripps, W.G. Hopkins, D.C. Eskesen, A. Jairath, C.T. Christophersen, M.A. Conlon, and P.A. Fricker. 2011. Lactobacillus fermentum (PCC®) supplementation and gastrointestinal and respiratory tract illness symptoms: A randomised control trial in athletes. *Nutr J* 10:30.

West, N.P., P.L. Horn, D.B. Pyne, V.J. Gebski, S.J. Lahtinen, P.A. Fricker, and A.W. Cripps. 2014. Probiotic supplementation for respiratory and gastrointestinal illness symptoms in healthy physically active individuals. *Clin Nutr* 2014 33:581-587.

Westerblad, H., D.G. Allen, and J. Lannergren. 2002. Muscle fatigue: Lactic acid or inorganic phosphate the major cause? *News Physiol Sci* 17 (1): 17-21.

Westerterp, K.R. 1993. Food quotient, respiratory quotient, and energy balance. *Am J Clin Nutr* 57 (5 Suppl): 759S-764S.

Westerterp, K.R. 2013. Metabolic adaptations to over-and-underfeeding: Still a matter of debate? *Eur J Clin Nutr* 67:443-445.

Westerterp, K.R., J.H. Donkers, E.W. Fredrix, and P. Boekhoudt. 1995. Energy intake, physical activity and body weight: A simulation model. *Br J Nutr* 73:337-347.

Weyers, A.M., S.A. Mazzetti, D.M. Love, et al. 2002. Comparison of methods for assessing body composition changes during weight loss. *Med Sci Sports Exerc* 34 (3): 497-502.

Whitham, M., and J. McKinney. 2007. Effect of a carbohydrate mouthwash on running time-trial performance. *J Sports Sci* 25:1385-92.

WHO. 1996. *Trace elements in human nutrition and health.* Geneva: WHO Press.

WHO. 2015a. *Guideline: Sugars intake for adults and children.* Geneva: WHO Press.

WHO. 2015b. Healthy Diet Factsheet. www.who.int/mediacentre/factsheets/fs394/en.

Wiles, J.D., S.R. Bird, J. Hopkins, and M. Riley. 1992. Effect of caffeinated coffee on running speed, respiratory factors, blood lactate and perceived exertion during 1500-m treadmill running. *Br J Sports Med* 26 (2): 116-191.

Wilkes, D., Gledhill, N., and Smyth, R. 1983. Effect of acute induced metabolic alkalosis on 800-m racing time. *Med Sci Sports Exerc* 15:277-280.

Wilkinson, S.B., P.L. Kim, D. Armstrong, and S.M. Phillips. 2006. Addition of glutamine to essential amino acids and carbohydrate does not enhance anabolism in young human males following exercise. *Appl Physiol Nutr Metab* 31 (5): 518-529.

Wilkinson, S.B., S.M. Phillips, P.J. Atherton, R. Patel, K.E. Yarasheski, M.A. Tarnopolsky, M.J. Rennie. 2008. Differential effects of resistance and endurance exercise in the fed state on signaling molecule phosphorylation and protein synthesis in human muscle. *J Physiol* 586:3701-3717.

Wilkinson, S.B., M.A. Tarnopolsky, M.J. MacDonald, J.R. Macdonald, D. Armstrong, and S. M. Phillips. 2007. Consumption of fluid skim milk promotes greater muscle protein accretion following resistance exercise than an isonitrogenous and isoenergetic soy protein beverage. *Am J Clin Nutr* 85:1031-1040.

Willett, W.C. 2000. Diet and cancer. *Oncologist* 5:393-404.

Williams, C., and J.T. Devlin. 1992. *Foods, Nutrition, and Sports Performance.* London: E & F Spon.

Williams, J.H., J.F. Signorile, W.F. Barnes, and T.W. Henrich. 1988. Caffeine, maximal power output and fatigue. *Br J Sports Med* 22 (4): 132-134.

Williams, M.H. 1993. Nutritional supplements for strength trained athletes. *Sports Sci Exch* 6 (6): 1-4.

Williams, M.H., R.B. Kreider, and J.D. Branch. 1999. *Creatine: The power supplement.* Champaign, IL: Human Kinetics.

Williams, M.H., R.B. Kreider, D.W. Hunter, et al. 1990. Effect of inosine supplementation on 3-mile treadmill run performance and V·O peak. *Med Sci Sports Exerc* 22 (4): 517-522.

Wilmore, J.H., K.C. Wambsgans, M. Brenner, et al. 1992. Is there energy conservation in amenorrheic compared with eumenorrheic distance runners? *J Appl Physiol* 72 (1): 15-22.

Wilson, J.G., J.M. Wilson, and A.H. Manninen. 2008. Effects of beta-hydroxy-beta-methylbutyrate (HMB) on exercise performance and body composition across varying levels of age, sex, and training experience: A review. *Nutr Metab (Lond)* 5:1.

Winder, W.W., and D.G. Hardie. 1996. Inactivation of acetyl-CoA carboxylase and activation of AMP-activated protein kinase in muscle during exercise. *Am J Physiol* 270:E299-304.

Witard, O.C., S.R. Jackman, L. Breen, K. Smith, A. Selby, and K.D. Tipton. 2014. Myofibrillar muscle protein synthesis rates subsequent to a meal in response to increasing doses of whey protein at rest and after resistance exercise. *Am J Clin Nutr* 99:86-95.

Witard, O.C., J.E. Turner, S.R. Jackman, A.K. Kies, A.E. Jeukendrup, J.A. Bosch, and K.D. Tipton. 2013. High dietary protein restores overreaching induced impairments in leukocyte trafficking and reduces the incidence of upper respiratory tract infection in elite cyclists. *Brain Behav Immun* 39:211-219.

Wojtaszewski, J.F., C. MacDonald, J.N. Nielsen, Y. Hellsten, D.G. Hardie, B.E. Kemp, B. Kiens, and E.A. Richter. 2003. Regulation of 5′AMP-activated protein kinase activity and substrate utilization in exercising human skeletal muscle. *Am J Physiol Endocrinol Metab* 284:E813-E822.

Wolfe, R.R. 1992. *Radioactive and stable isotope tracers in biomedicine.* New York: Wiley-Liss.

Wolfe, R.R., S. Klein, F. Carraro, and J.-M. Weber. 1990. Role of triglyceride-fatty acid cycle in controlling fat metabolism in humans during and after exercise. *Am J Physiol* 258:E382-E389.

Wright, D.C., D.H. Han, P.M. Garcia-Roves, P.C. Geiger, T.E. Jones, J.O. Holloszy. 2007. Exercise-induced mitochondrial biogenesis begins before the increase in muscle PGC-1alpha expression. *J Biol Chem* 282:194-199.

Wurtman, R.J., and M.C. Lewis. 1991. Exercise, plasma composition and neurotransmission. *Med Sport Sci* 32:94-109.

Wylie, L.J., J. Kelly, S.J. Bailey, J.R. Blackwell, P.F. Skiba, P.G. Winyard, A.E. Jeukendrup, A. Vanhatalo, and A.M. Jones. 2013. Beetroot juice and exercise: Pharmacodynamic and dose-response relationships. *J Appl Physiol* 115 (3): 325-336.

Wylie, L.J., M. Mohr, P. Krustrup, S.R. Jackman, G. Ermıdis, J. Kelly, M.I. Black, S.J. Bailey, A. Vanhatalo, and A.M. Jones. 2013. Dietary nitrate supplementation improves team sport-specific intense intermittent exercise performance. *Eur J Appl Physiol* 113 (7): 1673-1684.

Wynne, K., S. Stanley, B. McGowann, and S. Bloom. 2005. Appetite control. *J Endocrinol* 184:291-318.

Wyss, M., and R. Kaddurah-Daouk. 2000. Creatine and creatinine metabolism. *Physiol Rev* 80 (3): 1107-1213.

Yang, Y., A. Creer, B. Jemiolo, and S. Trappe. 2005. Time course of myogenic and metabolic gene expression in response to acute exercise in human skeletal muscle. *J Appl Physiol* 98:1745-1752.

Yaspelkis, B.B., J.G. Patterson, P.A. Anderla, Z. Ding, and J.L. Ivy. 1993. Carbohydrate supplementation spares muscle glycogen during variable-intensity exercise. *J Appl Physiol* 75 (4): 1477-1485.

Yeo, S.E., R.L.P.G. Jentjens, G.A. Wallis, and A.E. Jeukendrup. 2005. Caffeine increases exogenous carbohydrate oxidation during exercise. *J Appl Physiol* 99:844-850.

Yeo, W.K., C.D. Paton, A.P. Garnham, L.M. Burke, A.L. Carey, and J.A. Hawley. 2008. Skeletal muscle adaptation and performance responses to once a day versus twice every second day endurance training regimens. *J Appl Physiol* 105:1462-1470.

Yfanti, C., Akerström, T., Nielsen, S., Nielsen, A.R., Mounier, R., Mortensen, O.H., Lykkesfeldt, J, Rose, A.J., Fischer, C.P., and Pedersen, B.K. 2010. Antioxidant supplementation does not alter endurance training adaptation. *Med Sci Sports Exerc* 42 (7): 1388-1395.

Zawadzki, K.M., B.B. Yaspelkis III, and J.L. Ivy. 1992. Carbohydrate-protein complex increases the rate of muscle glycogen storage after exercise. *J Appl Physiol* 72 (5): 1854-1859.

Zeisel, S.H. 1998. *Choline and phosphatidylcholine*. Washington, DC: ILSI Press.

Zeisel, S.H., K.A. Da Costa, P.D. Franklin, E.A. Alexander, J.T. Lamont, N.F. Sheard, and A. Beiser. 1991. Choline, an essential nutrient for humans [see comments]. *FASEB J* 5 (7): 2093-2098.

Zemel, M.B. 2004. Role of calcium and dairy products in energy partitioning and weight management. *Am J Clin Nutr* 79 (5): 907S-912S.

Zemel, M.B., J. Richards, S. Mathis, A. Milstead, L. Gebhardt, and E. Silva. 2005. Dairy augmentation of total and central fat loss in obese subjects. *Int J Obes (Lond)* 29 (4): 391-397.

Zemel, M.B., H. Shi, B. Greer, D. Dirienzo, and P.C. Zemel. 2000. Regulation of adiposity by dietary calcium. *FASEB J* 14 (9): 1132-1138.

Zenith International. 2013. Soft Drinks. www.zenithinternational.com/reports_data/market_reports/soft_drinks.

Zerba, E., T.E. Komorowski, and J.A. Faulkner. 1990. Free radical injury to skeletal muscles of young, adult, and old mice. *Am J Physiol* 258:C429-C435.

Ziegenfuss, T.N., J.M. Berardi, and L.M. Lowery. 2002. Effects of prohormone supplementation in humans: A review. *Can J Appl Physiol* 27 (6): 628-646.

Zinker, B.A., K. Britz, and G.A. Brooks. 1990. Effects of a 36-hour fast on human endurance and substrate utilization. *J Appl Physiol* 69 (5): 1849-1855.

Zoeller, R.F., J.R. Stout, J.A. O'Kroy, D.J. Torok, and M. Mielke. 2007. Effects of twenty-eight days of beta-alanine and creatine monohydrate supplementation on aerobic power, ventilatory and lactate thresholds, and time to exhaustion. *Amino Acids* 33 (3): 505-510.

Índice remissivo